Gymnastik – aber richtig

von Peter Michler und Monika Graß
unter Mitarbeit von Harald Bärenthaler

4. Auflage

Anschrift des Eigenverlags:
Peter Michler
Im Winkel 1
6971 Hard, Österreich
http://www.gymnastik.at

Telefon und Fax: 05574/78391
aus Deutschland und Schweiz (0043)5574/78391
e-mail: office@gymnastik.at

Photographie Werner Branz, Bregenz
Graphik Hubert Egartner

Unser Dank gilt all den unsichtbaren und stillen Helfern, die am Gelingen von „Gymnastik - aber richtig" entscheidend mitgewirkt haben.

Ein ganz besonderer Dank gilt unserem langjährigen Freund Dipl. Sportlehrer Harald Bärenthaler. Durch sein Engagement und durch seine Erfahrung konnten viele seiner praktischen Anregungen in diesem Buch verwirklicht werden.

ISBN: 3-9500524-0-2

4. neu überarbeitete und erweiterte Auflage 1996

Druck J. N. Teutsch, Bregenz

Inhalt

Mag. Toni Innauer
Sportdirektor Nordisch beim ÖSV

Als Sportler gehörte ich den von uns ironischerweise als „Schneepfluggeneration" bezeichneten Pionieren des Leistungssports moderner Prägung an. Sehr wohl wurde damals viel Gehirnschmalz und Begeisterung in die Suche nach und Umsetzung von leistungssteigernden Methoden und Strategien verwendet. Die „Pioniere" brachten auch wirklich einiges vorwärts ... aber wo gehobelt wird, da fliegen bekanntlich auch Späne ...
Viele kleine und gröbere, zum Teil bleibende körperliche Erinnerungen sprechen eine kinästhetisch unmißverständliche Sprache und sind Erinnerungen an Fehler bzw. Versäumnisse dieser Epoche.
Die Bedeutung eines begleitenden und ausgewogenen Gymnastikprogrammes im Hinblick auf dessen ausgleichende, regenerierende, sogar leistungssteigernde und vor allem vorbeugende Wirkung konnte noch nicht in der heute bekannten Gewichtung erfaßt werden.

Nachdem manche „überlebende Pioniere" (alters- und interessebedingt) in Trainerpositionen übergewechselt sind, ist die Hochschätzung richtiger und ständiger Gymnastik auch im Hochleistungssport Allgemeingut und vitales Bedürfnis der nunmehr Verantwortlichen. Die Durchführung der Übungen wird nach einem Muskelfunktionstest und einer exakten Einschulung in den persönlichen Verantwortungsbereich des Athleten delegiert. Er ist für das begleitende „Service" seines Körpers im Sinne der Korrektur allgemeiner und individueller Schwachstellen und den Ausgleich großer Trainingsbelastungen in letzter Konsequenz selbst verantwortlich.

Wir alle, ob Spitzensportler, Ex-Sportler oder gesundheitsbewußte sportliche Normalverbraucher tragen die Verantwortung für die Funktionstüchtigkeit und damit auch für einen bedeutenden Teil unserer Lebensqualität letztendlich selber.

Das vorliegende Buch „Gymnastik, aber richtig!" wird von mir gerne empfohlen. Es besticht durch die Vielzahl der angebotenen Übungen, die klaren Darstellungen und durch die, von mir besonders geschätzten Gegenüberstellungen von geeignetem und ungeeignetem Übungsgut.

Toni Innauer

Elisabeth Gehrer
Bundesministerin für Unterricht und kulturelle Angelegenheiten

Vor uns liegt die Neuauflage einer Sammlung funktionsgerechter Übungen für Wirbelsäule und Gelenke zur Abwehr oder Verbesserung muskulärer Disbalancen. Die Tatsache, daß bereits nach wenigen Jahren des Erscheinens eine 4. Auflage, den neuesten sportmedizinischen Erkenntnissen angepaßt, vorliegt, zeigt von der hohen Verantwortung, die die Autoren verspüren. Diese Auflage wurde um Grundbewegungsmuster, Mobilisationsübungen und Kurzprogramme erweitert. Damit kommen wir einem verstärkten Bedarf nach sachgerechter und zielführender Information im Bereich der Gesundheitsförderung nach.

In der österreichischen Schule sind seit einigen Jahren Bewegungsprogramme über die Aktion „Bewegte Schule" in den verschiedenen Schulstufen initiiert worden. Gerade weil jede Einrichtung, die ihre Mitglieder zum längeren Stillsitzen zwingt, auch von der Überlegung ausgehen muß, wie man diesen einseitigen Belastungen entgegenwirken kann, erscheint es mir, als nunmehr für das Unterrichtsressort verantwortlich, ganz besonders wertvoll, wenn diese Ideen aufgegriffen und durch persönliche Initiative erweitert werden.

Ich glaube daher, daß das vorliegende Buch in der Hand der Lehrerinnen und Lehrer eine wirksame Hilfe bedeutet, sich der Zusammenhänge von muskulärer Disbalance und der gezielten Abhilfe klar zu werden und wünsche der neuen Auflage des Werkes eine rasche Verbreitung und damit eine Vervielfältigung des wertvollen Gedankengutes.

Prof. Mag. Wolfgang Leitenstorfer
Abteilungsvorstand für Trainerausbildungen
an der BAfL Innsbruck

Dietmar Constantini
Cheftrainer des FC Tirol Innsbruck

Als Leiter der Abteilung für Trainerausbildung an der Bundesanstalt für Leibeserziehung Innsbruck werde ich immer wieder mit der Frage konfrontiert, welche Literaturbeiträge den Teilnehmern empfohlen werden können, um ihnen die Arbeit mit und „an“ den Sportlern zu erleichtern und ihnen zu helfen, die erworbenen Kenntnisse in die Praxis umsetzen zu können!
Gerade die Gegenüberstellung von geeigneten und nicht geeigneten Übungen bietet vor allem dem noch unerfahrenen Trainer wirklich die Möglichkeit, sein Gymnastikprogramm sinnvoll, abwechslungsreich und leistungsunterstützend aufbauen zu können!
Die einfache, klare und deutliche Darstellung der Übungen trägt außerdem dazu bei, daß sich der „Leser“ auf das Wesentliche konzentrieren kann und nicht von Unwesentlichem abgelenkt wird.

In bezug auf richtige Gymnastik für viele Bereiche kann das vorliegende Buch den oben geforderten Ansprüchen vollauf gerecht werden.

Als Tormann- und REHA-Trainer des FC Tirol kann ich den Wert des Buches auch für diesen speziellen Bereich des Sportes nur unterstreichen!
Muskelverkürzungen und/oder Abschwächungen bzw. muskuläre Disbalancen sind gerade in der populären Sportart Fußball noch immer an der Tagesordnung und Muskelfunktionstests sowie allgemeine wie auch sportartspezifische Gymnastik kann nicht nur dem Trainer, sondern vor allem eben den Sportlern helfen, Schäden am aktiven und passiven Bewegungsapparat vorzubeugen, was selbstredend viel besser ist, als später „rehabilitieren“ zu müssen!
Die im Buch dargestellten Übungen bilden einen wichtigen Bereich in der Gymnastikarbeit des FC Tirol und bewähren sich sowohl in der Vorbereitung als auch im Bereich des Cooling-Downs nach Spielen und Training.

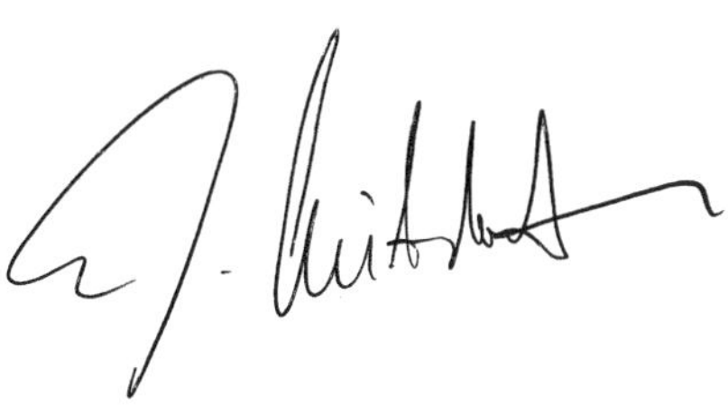
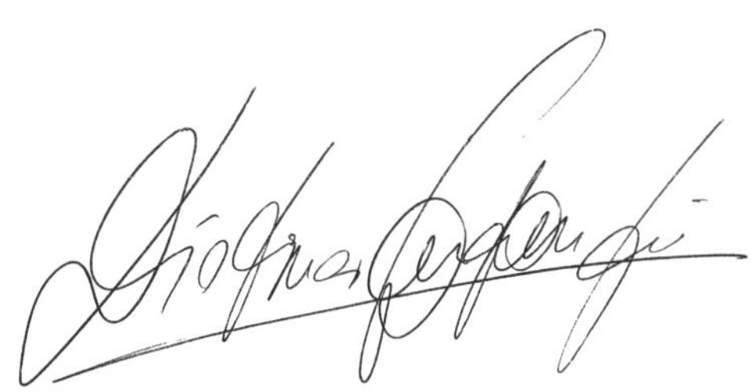

Prof. Norbert Breuß
Fachinspektor für Leibesübungen

In den vergangenen Jahren wurden in Schulen, in Sportvereinen und auch beim individuellen Fitneß-Training mit bestem Gewissen und - wie man glaubte - auch bestem Wissen gymnastische Übungen betrieben, die nach heutiger Erkenntnis nicht nur von der Übungsabsicht sinnlos waren, sondern sich vielfach sogar schädigend auf den Bewegungsapparat auswirkten.

Die heutigen sportmedizinischen Erkenntnisse zeigen uns klare Richtlinien auf, welche körperlichen Übungen die Übungsabsicht auch wirklich erbringen, und vor allem wie diese Gymnastik unserer Anatomie und Physiologie entsprechend und funktionell richtig ausgeführt wird.

Es ist nicht nur erforderlich, die in diesem Buch aufgezeigten Übungen richtig - in obigem Sinn -, zu lehren und durchzuführen, sondern auch entscheidend, das Wissen über das funktionell und körpergerechte Bewegen in jedes Sporttreiben mitaufzunehmen. Nur dann bringt uns der Sport tatsächlich jene Werte, die wir anstreben: nämlich Freude, Lustgewinn, Wohlbefinden und Gesundheit und nicht „Sportschäden“, Unlust und Frust.

Ich bin sicher, daß viele Sporttreibende auf ein solches Buch gewartet haben, weil sie an sich selbst die Erfahrung erlebten, daß irgend etwas an diesen althergebrachten Übungen nicht stimmen konnte. Für all jene, die sich mit Leibesübungen, Sport und Fitneß beschäftigen, ob als Lehrer, Übungsleiter, Trainer, aktiver Sportler oder „nur“ Individualist, soll dieses Buch ein Beginn oder schon eine Fortsetzung sein, viele altbekannte Formen aus ihrem Übungsschatz zu streichen und dafür funktionell richtige aufzunehmen.

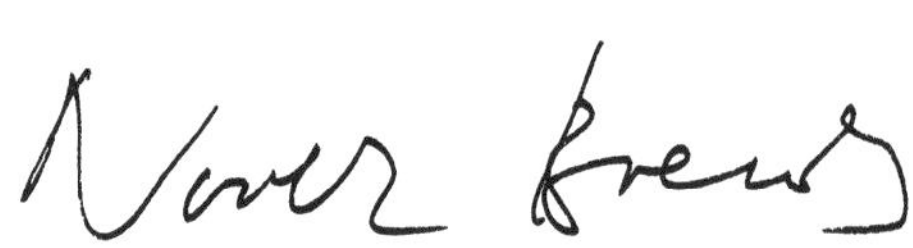

Dr. med.-univ. Werner Benzer
Facharzt für Innere Medizin, Kardiologie und internistische Sportheilkunde
Leiter des Instituts für Sportmedizin am Landeskrankenhaus Feldkirch

In nahezu allen Sportarten werden immer noch Rekorde eingestellt. Daraus ist abzulesen, daß der Leistungsumfang und die Leistungsintensität in den verschiedensten Sportdisziplinen weiter zunimmt. Eine Grundvoraussetzung dazu ist die kontinuierliche Steigerung des Trainingsumfanges. Wegen der streng sportartspezifischen Trainingsmethoden bleibt immer weniger Zeit für die aktive Erholung.

Richtig durchgeführte Gymnastik bietet dazu die idealen Voraussetzungen. Sie ist ein wesentlicher Bestandteil beim Aufwärmen und bei der aktiven Erholung des Leistungssportlers.

Der Wettkampfsport präsentiert sich mit seiner Öffentlichkeitswirkung als Inbegriff von Gesundheit und Fitneß. Die aktiv sportbetreibende Bevölkerung stellt jedoch in unserer Gesellschaft eine Minderheit dar. So wichtig für diese Gruppe Gymnastik ist, um so wichtiger ist diese Art der sportlichen Betätigung jedoch vor allem für die Menschen, die unter Bewegungsmangel leiden. Gerade jene, die durch körperliche Inaktivität bereits Schäden am Bewegungsapparat, verbunden mit dementsprechenden Beschwerden aufweisen, können durch gezielte Gymnastik ein weiteres Fortschreiten der Sekundärschäden verhindern.

Der Autor des vorliegenden Buches gibt somit sowohl der Sportlerin bzw. dem Sportler als auch dem an Bewegungsmangel leidenden Menschen einen ebenso fachlich fundierten wie praxisnahen Leitfaden in die Hand, Gymnastik - aber richtig zu betreiben. Das Buch sollte sich auch ausgezeichnet als Lehr- und Lernhilfe im Turn- und Trainingsbereich, etc. eignen.

Dr. Reinhard Spöttl
Facharzt für Orthopädie und Orthopädische Chirurgie
Leiter der Rückenschule Dornbirn
Ausschußleiter Haltungsturnen des Arbeitskreises für Vorsorge- und Sozialmedizin Vorarlberg

Die aufrechte Haltung ist eine Hochleistung des Bewegungsapparates und bedarf eines perfekten Zusammenspiels der Aufrichtemechanismen: der Muskulatur, des Bandapparates, des Nervensystemes, der Gelenke usw.

Die technischen Fortschritte in unserer „Hochzivilisation“ haben zu einem Bewegungsmangel geführt, der sich sehr nachteilig auf den Bewegungsapparat auswirkt:

- Schäden an der Muskulatur - einseitige Verkürzung und Erschlaffung bei gestörtem Muskelgleichgewicht.
- Schäden an Gelenken - reduzierte Gelenksbeweglichkeit durch verkürzte, unelastische Bänder.
- Schäden am Nervensystem - verkümmerte Reaktions- und Koordinationsfähigkeit, unterentwickeltes Bewegungsgefühl und Muskelempfinden.

Gymnastik kann diesen Schäden entgegenwirken - Gymnastik, aber richtig.

Dem Autor ist es gelungen mit anschaulichem Bildmaterial und gut verständlichen Texten, Gymnastik dem Interessierten näherzubringen.

Bedauerlicherweise werden häufig in Sportvereinen, Schulen und beim individuellen Training Übungen durchgeführt, die den Bewegungsapparat belasten; solche schädlichen Übungen sind im vorliegenden Buch den korrekten Übungen gegenübergestellt.
Die korrekte Darstellung der Übungstechnik und des Übungszieles gibt die Möglichkeit, ein optimales Trainingsprogramm zusammenzustellen.

Somit kann ich das Buch „Gymnastik - aber richtig“ bestens empfehlen. Es sollte jedem Turnlehrer, Übungsleiter, Trainer, aber auch dem Trainierenden selbst als wichtige Anleitung zur Verfügung stehen.

Ich wünsche dem Buch viel Erfolg und Weiterverbreitung.

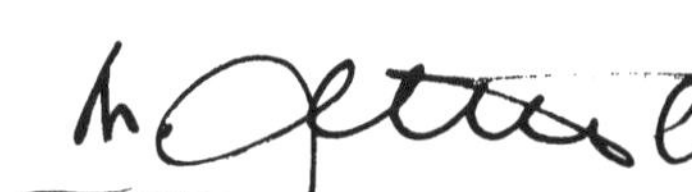

Vorwort

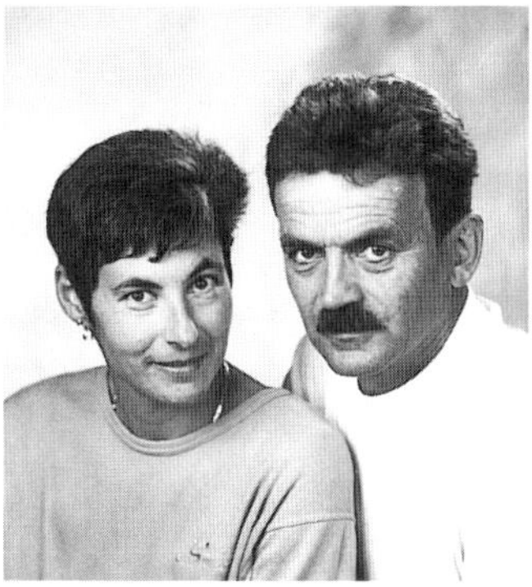

Die arbeitsfreie Zeit nimmt stetig zu. Eine aktive Freizeitgestaltung erfreut sich immer größerer Beliebtheit. Die „berufliche Bewegungsarmut" (z.B. meist sitzende Tätigkeiten, lange Autofahrten, ...) gekoppelt mit einer meist einseitig sportlichen Beanspruchung, sorgt aber nur allzu oft für schmerzhafte Verspannungen, Muskelverkürzungen und starke Abnützungen.
Einer gezielten Ausgleichsgymnastik kommt somit eine immer größer werdende Bedeutung zu. Das Ziel ist eine Gymnastik, in der schwache bzw. gering ausgebildete Muskelgruppen gekräftigt und verkürzte Muskeln gedehnt werden. So sind gymnastische Übungen integrierte Bestandteile des komplexen Sports.

Vor jeder sportlichen Betätigung nimmt die Gymnastik eine bedeutende Stellung ein. Der Organismus wird auf die erhöhten Anforderungen vorbereitet, die Muskulatur wird besser durchblutet, die Stoffwechselvorgänge sowie die Sauerstoffversorgung werden optimiert. Ein gut funktionierender Organismus stimuliert darüber hinaus auch die Psyche des Sportlers.
Gymnastik bewirkt Entspannung. Sie sorgt nach Wettkämpfen für den Abbau von Spannungszuständen und für die Eindämmung von Streßsymptomen. Gymnastik ist aus dem Freizeit- und Schulsport ebensowenig wegzudenken, wie aus dem Hochleistungssport.

Um möglichst vielen Aspekten des Sports und somit der Bewegung gerecht zu werden, haben wir - grob vereinfacht - das Buch in drei Abschnitte gegliedert:

- Allgemeiner theoretischer Teil
  ... liefert ein besseres Verständnis der anatomischen Zusammenhänge;
  ... beleuchtet die Hintergründe der praktischen Übungen
- Übungssammlung
  ... gegliedert nach Absichten (Mobilisieren - Dehnen - Kräftigen) und Muskelgruppen
  ... gegliedert in methodischer Reihenfolge (vom Leichten zum Schweren)
- Die Goldenen Zwölf
  ... spezifische Kurzprogramme zu einigen gebräuchlichen Sportarten sowie als Ausgleich für längerdauernde sitzende Tätigkeiten

„Gymnastik - aber richtig" bietet eine reichhaltige Übungssammlung und soll ein Ratgeber für den Trainer, den Sportlehrer, aber auch für den Sportler selber sein.

In diesem Sinne wünschen wir allen viel Freude an der Bewegung.

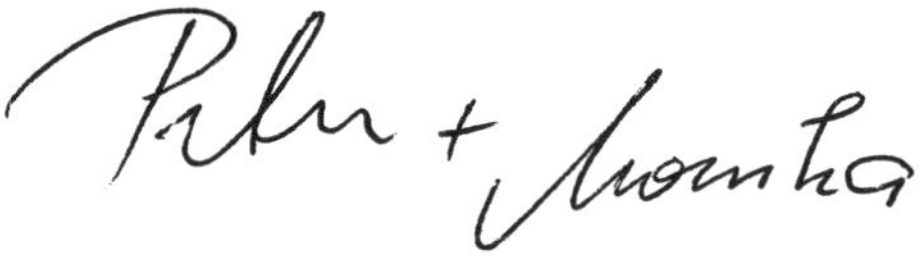

2 Die Wirbelsäule

Beachte: Die Wirbelsäule ist so gut wie ihre Muskulatur!

Für die Wirbelsäule ist die Rumpf- und Hüftmuskulatur von besonderer Bedeutung. Sie hat die Aufgabe, den Körper aufrecht zu halten und Bewegungen zu ermöglichen. Die Rumpf- und Hüftmuskeln halten den Oberkörper und das Becken dynamisch und stabilisieren die Wirbelsäule.

2.1 Aufbau der Wirbelsäule

Die Wirbelsäule bildet die zentrale Achse des menschlichen Körpers. Sie hat, von der Seite betrachtet, die Form einer doppelt s-förmigen Säule und besteht aus einzelnen knöchernen Segmenten, den Wirbeln. Straffe Bänder (z. B. vorderes und hinteres Längsband) stabilisieren die Wirbelsäule in ihrer Form.

Die Wirbelsäule besteht aus 33 bis 34 Wirbeln:

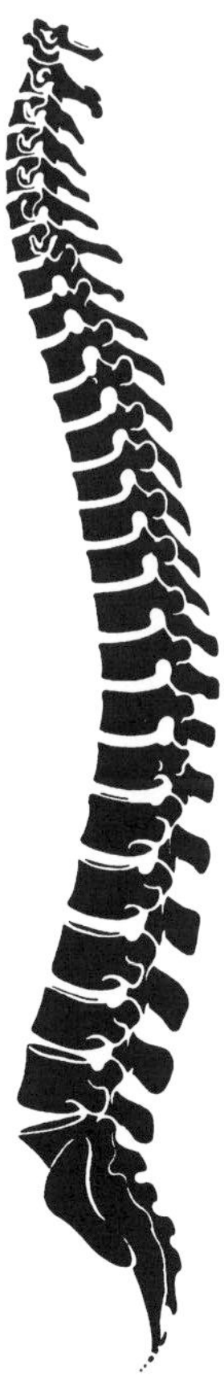

Im Bereich der Halswirbelsäule (HWS) und der Lendenwirbelsäule (LWS) ist die Wirbelsäule nach vorne gekrümmt (Lordose).

Im Bereich der Brustwirbelsäule (BWS) und des Kreuzbeines ist die Wirbelsäule nach hinten gekrümmt (Kyphose).

Diese Krümmungen sorgen für eine optimale Federungs- und Tragefunktion.

Die Größe der einzelnen Wirbel nimmt von oben nach unten, entsprechend der zunehmenden Last bzw. Belastung, zu. Die Wirbelkörper sind untereinander durch die Zwischenwirbelscheiben, die sogenannten Bandscheiben, verbunden.

Die Bandscheiben

Sie bestehen aus einem äußeren, formgebenden Faserring und einem gallertartigen Kern in der Mitte. Der Faserring ist aus konzentrischen Schichten aufgebaut (wie eine Zwiebel), und der Kern besteht aus einer schleimigen Masse mit hohem Wassergehalt.

Die Bandscheiben haben die Funktion eines „Wasserkissens". Sie dämpfen Stöße und Erschütterungen und vermitteln der Wirbelsäule Beweglichkeit, wobei der zentrale Gallertkern bei Bewegungen immer zur Gegenseite ausweicht. Darüber hinaus haben sie die Aufgabe, den senkrechten (vertikalen) Druck abzufangen und zu verteilen.

Übermäßige Druckbelastungen der Wirbelsäule führen zu einer Höhenabnahme der Bandscheiben. Durch Flüssigkeitsabgabe verringert sich das Volumen der Bandscheibe. Die Folge ist ein Nachlassen der Spannung und dadurch eine Verminderung der Stabilisierung durch die Längsbänder. Diese Lockerung kann zu einer Stellungsänderung der Wirbelkörper führen, und die austretenden Nerven werden häufig bedrängt und dadurch gereizt. Hat aber die Wirbelsäule nach Belastung genügend Zeit sich zu erholen, können die Bandscheiben wieder ihre volle Höhe und Belastbarkeit zurückerlangen.

Bandscheibe im belasteten Zustand
(nach Flüssigkeitsabgabe)

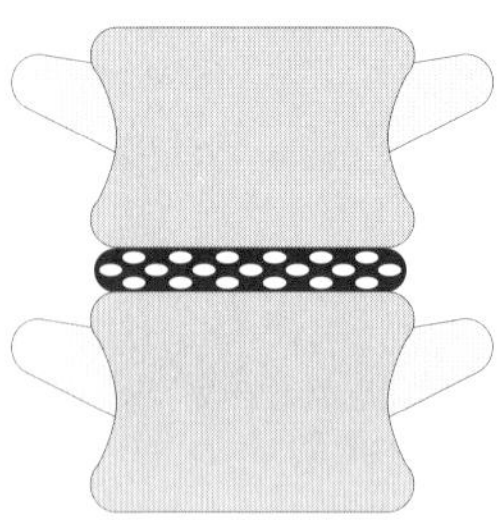

Bandscheibe im erholten Zustand
(nach Flüssigkeitsaufnahme)

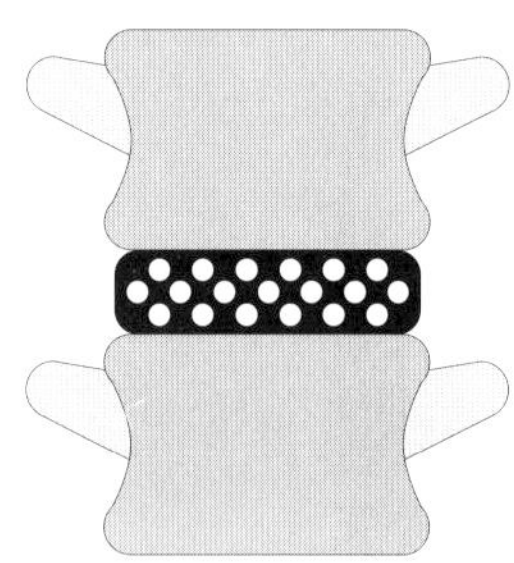

Im entlasteten Zustand nimmt die Bandscheibe wieder Flüssigkeit auf. Der ständige Wechsel von Belastung und Entlastung regelt den Flüssigkeitshaushalt der Bandscheibe (= Prinzip der Diffusion), denn „die Bandscheibe lebt von der Bewegung". (Vgl. Junghanns, 1986, S. 54)

Ist die Bandscheibenhöhe reduziert, kann sie ihre Stoßdämpferfunktion nicht mehr optimal erfüllen. Dies ist vor allem nach längeren, statischen Belastungen (sitzende Tätigkeiten, längere Autofahrten, ...) oder am Abend (durch die stundenlange aufrechte Haltung) der Fall. Der Druck auf die Bandscheiben variiert je nach Körperstellung und äußeren Einflüssen. Neben Haltung und Bewegung bestimmt die Lage des Körpers die Beanspruchung der Bandscheiben. Beim Sitzen, zum Beispiel, ist der Druck auf die Zwischenwirbelscheiben größer als beim Stehen. Ist die Sitzhaltung darüber hinaus noch gebeugt, führt dies wiederum zu einer Druckerhöhung in den Bandscheiben der Lendenwirbelsäule sowie zu einer Dauerbelastung der Brustbeingelenke und zu einer Verkürzung der Nackenmuskulatur. (Vgl. Schnack, 1992, S. 64)

Schematische Darstellung eines Wirbelsäulenabschnittes beim Seitneigen:

Wirbelsäulenabschnitt beim aufrechten Stand

Wirbelsäulenabschnitt beim Seitneigen

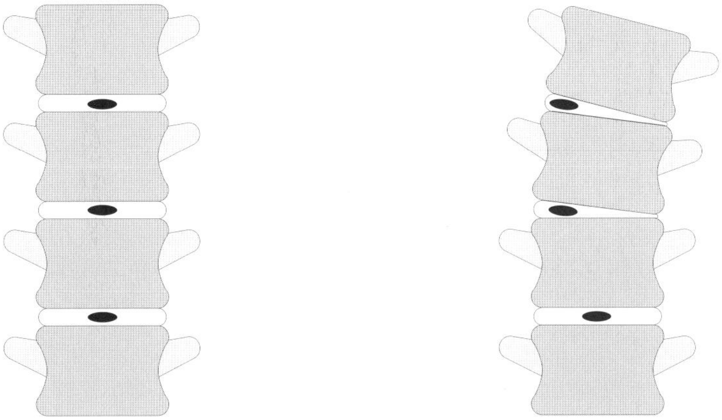

Der Gallertkern der Bandscheibe (Nucleus pulposus) weicht bei Bewegung zur Gegenseite aus und kann bei häufiger Fehl- und Überbelastung geschädigt werden.

2.2 Aufgaben der Wirbelsäule

Auf einen Nenner gebracht, gehören Schützen, Stützen oder Tragen, Federn, Bewegen oder Ausgleichen zu den Aufgaben der Wirbelsäule

Schutzfunktion

Die Wirbelsäule umschließt das Rückenmark und schützt die Ursprünge der Rückenmarksnerven.

Stütz- oder Tragefunktion

Die Wirbelsäule stützt Kopf, Rumpf, Schultern und Beckengürtel.
Der Kopf kann frei beweglich getragen werden; der Rumpf kann nicht mehr zu einer formlosen Masse zusammensinken.
Durch die doppelte s-Krümmung der Wirbelsäule wird die Körperlast verteilt.

Federungsfunktion

Die Wirbelsäule ist elastisch im Beckengürtel verankert (starke Bänder „halten Kreuzbein und Beckenschaufel zusammen" = Iliosacral-Gelenk: ISG). Dadurch werden Erschütterungen gedämpft und das Gehirn vor Stößen geschützt.
Darüber hinaus wirken die Bandscheiben als Verteiler von Druck- und Stoßkräften.

Bewegungs- und Ausgleichsfunktion

Die Wirbelsäule ist die Bewegungsachse des Körpers und für die Erhaltung des Gleichgewichts durch Ausgleichsbewegungen von entscheidender Bedeutung.
Sie erlaubt alle notwendigen Bewegungen wie Beugen, Strecken, Drehen und Seitneigen (dynamische Funktionen).

2.3 Beweglichkeit der Wirbelsäule

Die Beweglichkeit der Wirbelsäule wird durch die kleinen Wirbelgelenke und die straffen Bänder bestimmt. Obwohl zwischen den einzelnen Wirbeln nur ein kleiner Bewegungsspielraum herrscht, ergibt die Summe der Teilbewegungen doch ein beträchtliches Bewegungsausmaß. Eine vollständige Beweglichkeit ist dann gegeben, wenn alle Segmente beweglich sind. Ist jedoch ein Teil weniger beweglich oder sogar blockiert, so werden die anderen Segmente stärker beansprucht. Überlastungssyndrome, Schmerzen und Abnützungserscheinungen an den übermäßig beanspruchten Stellen der Wirbelsäule können die Folge sein.

Bewegungsmöglichkeiten der einzelnen Wirbelsäulenabschnitte:
Beugen, Strecken, Drehen (Drehen um die Längsachse = Rotation) und Seitneigen sind generell die 4 verschiedenen Bewegungsmöglichkeiten.
Sämtliche Bewegungen der einzelnen Wirbelsäulenabschnitte können auch kombiniert erfolgen, z. B. Beuge-Dreh- und Streck-Drehbewegungen.

Halswirbelsäule

Die Halswirbelsäule ist der beweglichste Wirbelsäulenabschnitt.
Beugen, Strecken, Drehen und Seitneigen sind sehr gut möglich.

Brustwirbelsäule

Durch die Verbindung von Brustwirbelsäule und Brustkorb (Rippen) sind die Bewegungen zum Teil etwas eingeschränkt.
Beugen, Strecken, Drehen und Seitneigen sind möglich.

Lendenwirbelsäule

Beugen und Strecken sind sehr gut möglich; Drehbewegungen hingegen minimal und Seitneigen nur in eingeschränktem Maße.

Sowohl durch die unterschiedliche Beweglichkeit der einzelnen Wirbelsäulenabschnitte als auch durch vermehrte Bewegungen werden deren Übergänge stärker beansprucht. So weisen Übergänge von der Hals- in die Brustwirbelsäule, von der Brust- in die Lendenwirbelsäule sowie von der Lendenwirbelsäule in das Kreuzbein öfters Schädigungen auf.

Besonders empfindlich reagiert die Wirbelsäule auf kombinierte Bewegungen im Stand, wie z. B. Beuge-Dreh- und Streck-Drehbewegungen.

3 Die Muskeln

Im Muskel lassen sich generell zwei Fasertypen unterscheiden:
1. langsam kontrahierende ST-Fasern (slow twitch fibres)
2. schnell kontrahierende FT-Fasern (fast twitch fibres)

Je nach Aufgabe des Muskels ist ein charakteristischer Fasertyp verstärkt ausgebildet. So sind für Ausdauerleistungen die ST-Fasern (rot, dünn und langsam kontrahierend) und für schnellkräftige Leistungen die FT-Fasern (weiß, dick und schnell kontrahierend) verantwortlich.

Je nach Anteil der verschiedenen Fasertypen können die Muskeln eingeteilt werden in
- tonische Muskeln mit überwiegendem Anteil an ST-Fasern
- phasische Muskeln mit überwiegendem Anteil an FT-Fasern
- gemischte Muskeln mit ST- und FT-Fasern zu annähernd gleichen Teilen

3.1 Tonische Muskeln

Tonische Muskeln verrichten hauptsächlich Haltearbeit. Sie sind für Statik und aufrechte Haltung verantwortlich. Sie neigen zur Verkürzung.

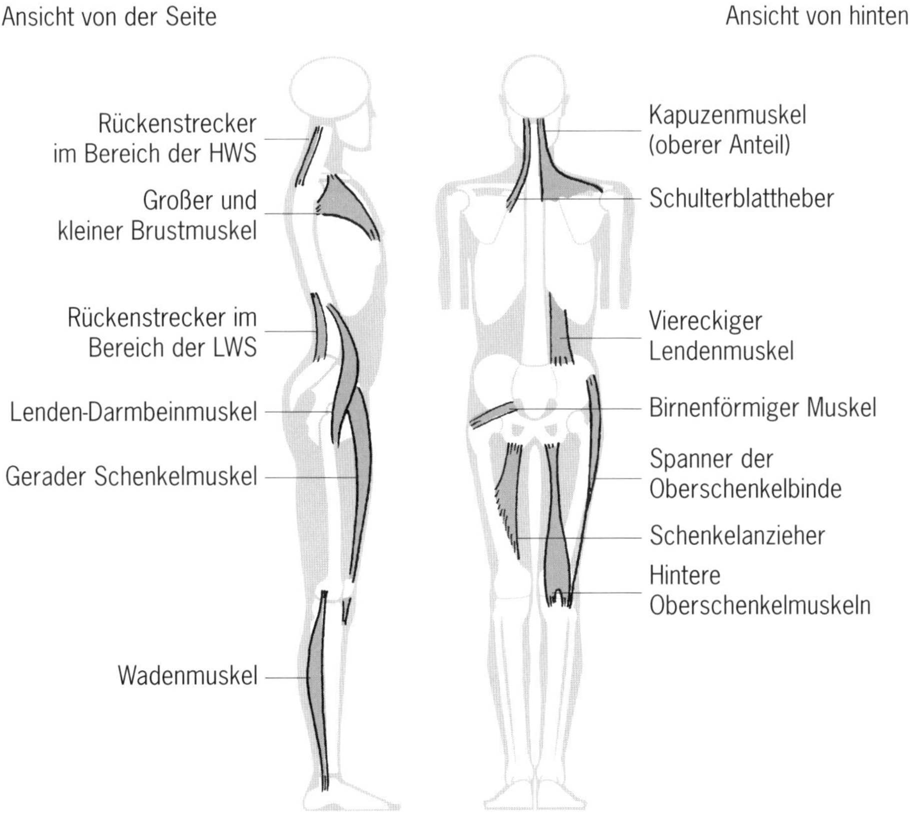

3.1.1 Häufig verkürzte tonische Muskeln

Schulterblattheber (M. levator scapulae)

Funktion: Heben des Schulterblattes und Unterstützen der Schulterblattdrehung nach innen.

Kapuzenmuskel/oberer Anteil (M. trapezius/pars descendens)

Funktion: Nach-oben-Ziehen der Schulter;
Zur-Wirbelsäule-Ziehen des Schulterblattes (Adduktion) und Unterstützen der Schulterblattdrehung;
Halten des Schulterblattes und dadurch Fixierung des Schultergürtels.

Viereckiger Lendenmuskel (M. quadratus lumborum)

Funktion: Seitneigen im Lendenbereich

Spanner der Oberschenkelbinde (M. tensor fasciae latae)

Funktion: Beugen und Abspreizen (Abduzieren) des Beines im Hüftgelenk;
Innendrehen des Oberschenkels;
Pressen des Oberschenkelkopfes in die Hüftpfanne.

Birnenförmiger Muskel (M. piriformis)

Funktion: Außendrehen und Abspreizen des Oberschenkels

Schenkelanzieher (Adduktoren)

Funktion: Heranführen (Adduzieren) und Drehen des Oberschenkels und Stabilisieren des Beckens im Einbeinstand.

Hintere Oberschenkelmuskeln (M. ischiocrurales)

Funktion: Beugen im Knie- und Strecken im Hüftgelenk;
Unterstützen der Drehung des gebeugten Unterschenkels.

Rückenstrecker (M. erector spinae) im Bereich der HWS und LWS

Funktion: Strecken und Seitneigen der Wirbelsäule

Großer und kleiner Brustmuskel (M. pectoralis major et minor)

Funktion Arme (großer Brustmuskel): Heranführen und Einwärtsdrehen.
Funktion Brustkorb (großer und kleiner Brustmuskel): Heben der Rippen bei aufgestützten Armen (Hilfsmuskel bei der Einatmung).
Funktion Schultergürtel:
großer Brustmuskel: Nach-vorne-Senken der Schulter;
kleiner Brustmuskel: Senken und Drehen des Schulterblattes.

Lenden-Darmbeinmuskel (M. iliopsoas)

a) Lendenmuskel (M. psoas major)
b) Darmbeinmuskel (M. iliacus)

Funktion: Beugen im Hüftgelenk;
Heranführen (Adduzieren), Außendrehen und Nach-vorne-oben-Führen des Oberschenkels;
Stabilisieren des Beckens.

Gerader Schenkelmuskel (M. rectus femoris)

Funktion: Beugen im Hüft- und Strecken im Kniegelenk

Wadenmuskel (M. triceps surae)

a) Zwillingswadenmuskel (M. gastrocnemius)
b) Schollenmuskel (M. soleus)

Funktion: Strecken im oberen Sprunggelenk (Senken der Fußspitze = Plantarflexion);
Beugen im Kniegelenk.

3.1.2 Beispiel eines zur Verkürzung neigenden Muskels

Der Lenden-Darmbeinmuskel (Musculus iliopsoas)

Der Lenden-Darmbeinmuskel (M. iliopsoas) ist vielfach auch unter dem Namen „Hüftlendenmuskel" bekannt.
Er setzt sich aus 2 Teilen zusammen, dem Musculus iliacus und dem Musculus psoas major. Der M. iliacus entspringt an der Innenseite der Beckenschaufel und der M. psoas major an der Brust- und Lendenwirbelsäule. Gemeinsam setzen sie am kleinen Rollhügel des Oberschenkelknochens (Trochanter minor femoris) an.

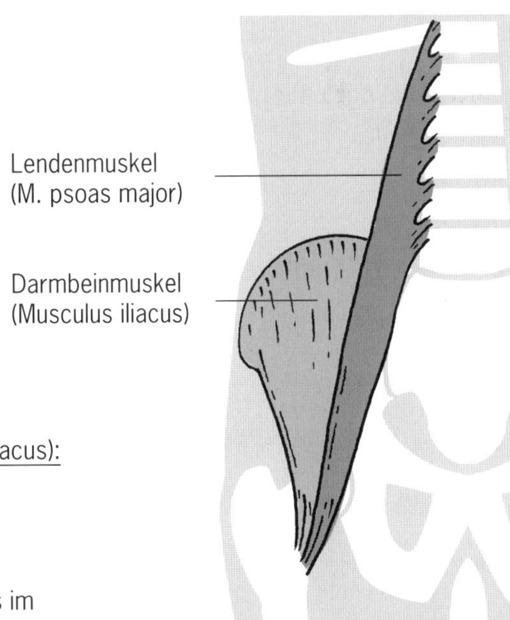

Ursprung des Lendenmuskels (M. psoas major):
12. (letzter) Brustwirbel bis zum 4. Lendenwirbel sowie an den Rippenfortsätzen

Ursprung des Darmbeinmuskels (M. iliacus):
Innenseite der Darmbeinschaufel und vorderer unterer Darmbeinstachel

Gemeinsamer Ansatz beider Muskeln:
Innenseite des Oberschenkelknochens im Bereich des kleinen Rollhügels

Lendenmuskel und Darmbeinmuskel bilden den Lenden-Darmbeinmuskel (Musculus iliopsoas), den stärksten Beuger im Hüftgelenk. Er hilft z. B., den Rumpf aus der Rückenlage aufzurichten.

Aufgrund seiner Beugewirkung im Hüftgelenk wird der M. iliopsoas beim Gehen, Laufen und beim langen Sitzen beansprucht. Da er den Oberschenkel nach vorne oben führt, wird er auch als der „typische Laufmuskel" bezeichnet. So kommt er in verschiedenen Sportarten verstärkt zum Einsatz:

z. B. in der Leichtathletik beim Hürdenlauf
im Gerätturnen beim Schwebestütz am Barren
im Fußball als „Schußmuskel"

Der Lendenmuskel (M. psoas major) ist noch gering an der Seitneigung der Wirbelsäule beteiligt. Gemeinsam mit der Bauch- und der Gesäßmuskulatur hat der Lenden-Darmbeinmuskel wesentlichen Anteil an der Stabilisierung der Lendenwirbelsäule und der Beckenstellung. Darüber hinaus dreht er den Oberschenkel auswärts und führt ihn seitlich heran (Adduktion).

Während der Lenden-Darmbeinmuskel zur Verkürzung neigt, weisen die Bauch- und Gesäßmuskeln (seine Gegenspieler) häufig Abschwächungen auf. Aus dieser Verkürzung des M. iliopsoas resultiert eine stärkere Beckenkippung nach vorne und somit eine Verstärkung der Lendenlordose.

Diese muskuläre Dysbalance ist sehr häufig die Ursache für Beschwerden im Bereich der Lendenwirbelsäule und der hinteren Oberschenkelmuskulatur.
Alle Auswirkungen eines verkürzten Musculus iliopsoas machen eine gezielte Dehnung notwendig. Will man das Muskelgleichgewicht und somit die „Einbettung" der Wirbelsäule in ein korrektes Muskelkorsett wiederherstellen, ist es wichtig, den dominanten Lenden-Darmbeinmuskel zu dehnen und die abgeschwächte Bauch- und Gesäßmuskulatur zu kräftigen.

3.2 Phasische Muskeln

Phasische Muskeln haben vor allem Bewegungsfunktion. Sie verrichten dynamische Arbeit und neigen zur Abschwächung.

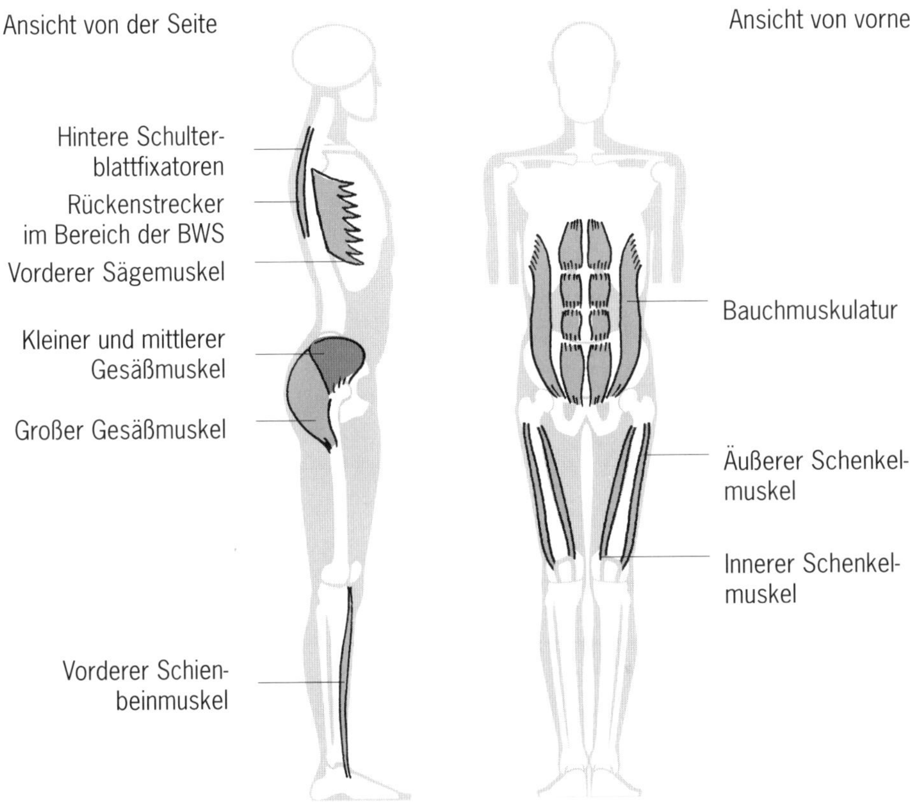

3.2.1 Häufig abgeschwächte phasische Muskeln

Bauchmuskulatur (Abdominalmuskeln)

a) gerader Bauchmuskel (M. rectus abdominis)
Funktion: Beugen des Rumpfes;
Nach-hinten-Kippen des Beckens;
Stabilisieren des Beckens.

b) schräge Bauchmuskeln (Mm. obliquii abdominis)
1. äußerer schräger Bauchmuskel (M. obliquus externus abdominis)
2. innerer schräger Bauchmuskel (M. obliquus internus abdominis)
Funktion: Beugen, Drehen und Seitneigen des Rumpfes

c) querverlaufender Bauchmuskel (M. transversus abdominis)
Funktion: Überwiegend an der „Bauchpresse“ beteiligt;
Formt mit anderen Muskeln die Taille.

Äußerer/innerer Schenkelmuskel (M. vastus lateralis/medialis)
Funktion: Strecken im Kniegelenk

Hintere Schulterblattfixatoren

a) Großer und kleiner Rautenmuskel (M. rhomboideus major et minor)
   Funktion: Fixieren der Schulterblätter (an den Brustkorb pressen); Zur-Wirbelsäule-Ziehen der Schulterblätter.
b) Kapuzenmuskel (M. trapezius)
   mittlerer Anteil (pars horizontalis)
   Funktion: Nach-hinten-Ziehen und Stabilisieren der Schulterblätter
   unterer Anteil (pars ascendens)
   Funktion: Senken der Schultern und Unterstützen der Schulterblattdrehung

Rückenstrecker (M. erector spinae) im Brustwirbelsäulenbereich
Funktion: Aufrichten und Seitneigen der Brustwirbelsäule

Vorderer Sägemuskel (M. serratus anterior)
Funktion: Ziehen der Schulterblätter nach vorne;
Drehen der Schulterblätter (ermöglicht das Hochheben der Arme);
Fixieren der Schulterblätter (an den Brustkorb pressen).

Gesäßmuskulatur (M. glutaeus)

a) großer Gesäßmuskel (M. glutaeus maximus)
   Funktion: Strecken und Auswärtsdrehen im Hüftgelenk;
   Nach-hinten-Kippen des Beckens;
   Abspreizen (Abduzieren) durch obere Anteile und Heranführen (Adduzieren) durch untere Anteile;
   Stabilisieren des Beckens.
b) mittlerer Gesäßmuskel (M. glutaeus medius)
   Funktion: Abspreizen des Oberschenkels;
   Innendrehen durch vordere Anteile und Außendrehen durch hintere Anteile;
   Unterstützen des Beugens und Streckens im Hüftgelenk.
c) kleiner Gesäßmuskel (M. glutaeus minimus)
   Funktion: Abspreizen und Innendrehen des Oberschenkels

Vorderer Schienbeinmuskel (M. tibialis anterior)
Funktion: Heben des Fußes im oberen Sprunggelenk (Fersenschub = Dorsalflexion);
Heben des inneren Fußrandes (Supination) im unteren Sprunggelenk.

3.2.2 Beispiel eines zur Abschwächung neigenden Muskels

Die Bauchmuskeln (Abdominalmuskeln)

Die Bauchmuskeln lassen sich in gerade, schräge und querverlaufende Bauchmuskeln einteilen. Als wichtiger Anteil an der Rumpfmuskulatur kommt ihnen sowohl schützende wie auch stabilisierende und dynamische Funktion zu: Sie schützen die Organe zwischen Brustkorb und oberem Beckenrand (Schutzreflex); sie sind entscheidend an der Ausatmung beteiligt; sie kippen das Becken nach hinten; sie stabilisieren es; sie ermöglichen Bewegungen des Rumpfes wie Beugen, Drehen und Seitneigen.

Gut ausgebildete Bauchmuskeln (sie sind die Antagonisten der Rückenmuskeln) entlasten und stabilisieren die Wirbelsäule bei großen Belastungen, wie z. B. beim Heben von großen Gewichten. Durch die sogenannte Bauchpresse (Intraabdomineller Druck = Kontraktion sämtlicher Bauchmuskeln in Verbindung mit dem Zwerchfell) wird der Bauchdruck erhöht. Dieser „erhöhte Bauchdruck" wirkt nach oben und unten entlastend für die Bandscheiben.

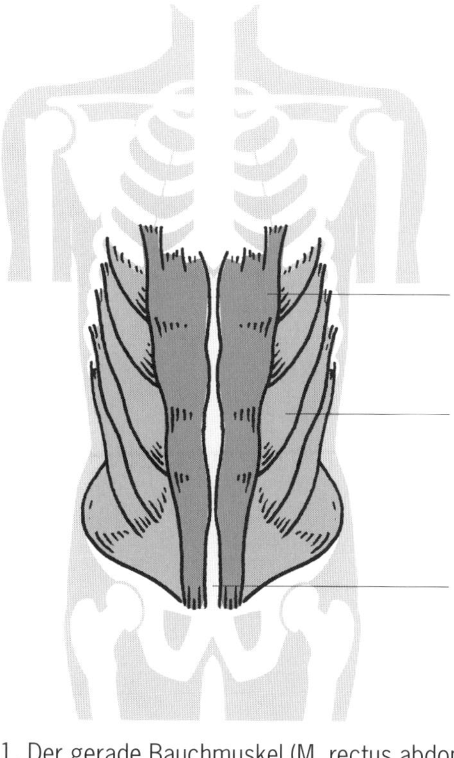

1. Gerader Bauchmuskel
   (M. rectus abdominis)

2. Äußerer schräger Bauchmuskel
   (M. obliquus externus abdominis)

Weiße Linie (Linea alba)

Linea alba: Ein sehniger Streifen (zwischen rechtem und linkem geraden Bauchmuskel), der vom Schwertfortsatz des Brustbeines zum Schambein verläuft.

1. Der gerade Bauchmuskel (M. rectus abdominis)

Ursprung: Außenfläche des 5. bis 7. Rippenknorpels und Schwertfortsatz des Brustbeines
Ansatz: Oberer Rand des Schambeines
Funktion: Beugen des Rumpfes und Nach-hinten-Kippen des Beckens;
Stabilisieren des Beckens.

Durch seinen Ansatz am Schambein ist der gerade Bauchmuskel für die Aufrechterhaltung des Beckens verantwortlich. Ist er zu schwach ausgebildet, kippt das Becken nach vorne. Die Folge ist eine Verstärkung der natürlichen Krümmung der Lendenwirbelsäule (Lendenlordose). Diese Fehlstellung des Beckens bzw. der Lendenwirbelsäule wird meist noch durch einen dominanten, verkürzten Lenden-Darmbeinmuskel (M. iliopsoas) unterstützt.

2. Der äußere schräge Bauchmuskel (M. obliquus externus abdominis) - Skizze Seite 25

Ursprung: Außenfläche der 5. bis 12. Rippe
Ansatz: Darmbeinkamm, Leistenband, Schambeinhöcker und weiße Linie (Linea alba)

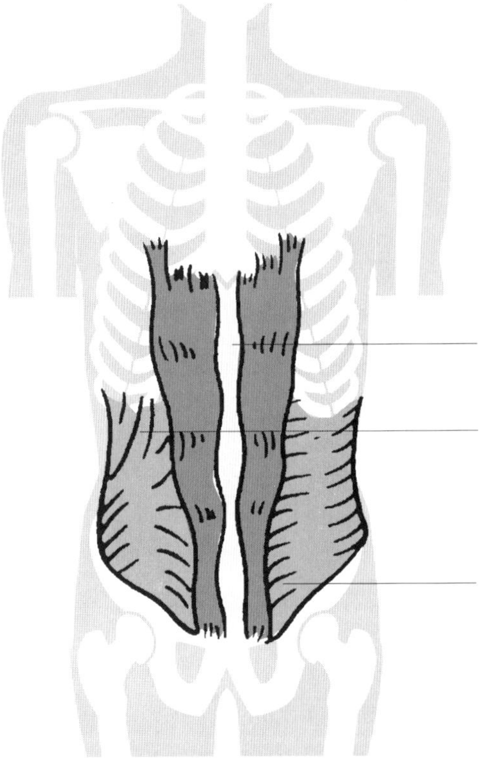

3. Der innere schräge Bauchmuskel (M. obliquus internus abdominis)

Ursprung: Darmbeinkamm, Leistenband
Ansatz: 9. bis 12. Rippe, weiße Linie (Linea alba)

Funktionen der schrägen Bauchmuskeln (Mm. obliquii abdominis):
Beide Muskeln (äußere schräge und innere schräge) haben im wesentlichen einen fächerförmigen Verlauf und sind an der Atmung und an der Bauchpresse beteiligt.
Bei beidseitiger Beanspruchung unterstützen sie den geraden Bauchmuskel beim Rumpfbeugen vorwärts. Bei einseitiger Beanspruchung neigen sie den Rumpf zur Seite. Das Drehen des Oberkörpers erfolgt durch Aktivieren eines äußeren schrägen Bauchmuskels und des inneren schrägen Bauchmuskels der Gegenseite.

Zusammenspiel der äußeren und inneren schrägen Bauchmuskeln

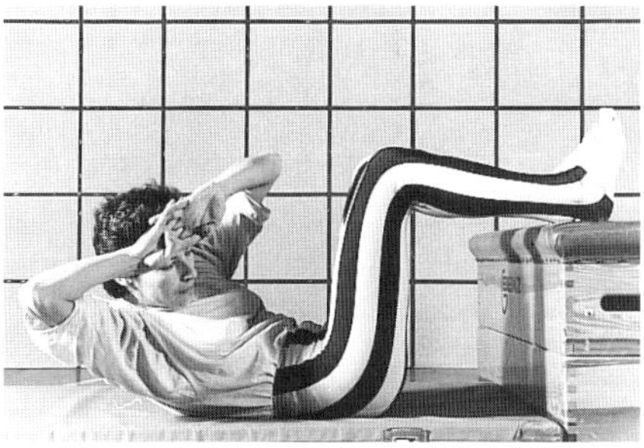

„Linker Ellbogen zum rechten Knie“

Die schrägen Bauchmuskeln werden bei dieser Übung so belastet, daß der linke äußere schräge und der rechte innere schräge Bauchmuskel beansprucht werden.

4. Der querverlaufende Bauchmuskel (M. transversus abdominis) - Skizze Seite 26

Ursprung: 7. bis 12. Rippenknorpel, Darmbeinkamm
Ansatz: weiße Linie (Linea alba)
Funktion: Er bildet die tiefste Schicht der Bauchmuskeln und hat die Funktion einer elastischen Binde, die die Bauchorgane stützt. Mit anderen Muskeln ist er an der Taillenformung und der Bauchpresse beteiligt.
Die Bauchmuskeln können durch Kontraktion den Bauchdruck erhöhen und wirken beim Heben entlastend für die Bandscheiben.

3.3 Zusammenfassender Überblick über tonische und phasische Muskeln

	tonische Muskeln	phasische Muskeln
Fasertyp	vorwiegend langsam kontrahierende ST-Fasern (slow twitch fibres)	vorwiegend schnell kontrahierende FT-Fasern (fast twitch fibres)
Funktion	überwiegend Haltearbeit	überwiegend Bewegungsarbeit
	viele Beuger	überwiegend Strecker
Reaktion bei Fehlbelastung	Verkürzung	Abschwächung

Tonische und phasische Muskeln stehen zueinander in direkter Beziehung. So sind z. B. Beugemuskeln häufig verkürzt, während die Streckmuskeln oft abgeschwächt sind. Ein verkürzter, tonischer Muskel kann seine phasischen Mitspieler (Synergisten) und Gegenspieler (Antagonisten) hemmen. Die Verkürzung bewirkt, daß Synergist und Antagonist nicht maximal aktiviert und trainiert werden können. Es kommt zu einem muskulären Ungleichgewicht, wodurch das natürliche Zusammenspiel der Muskeln empfindlich gestört wird.

3.3.1 Zusammenspiel von Muskeln

Für jede Bewegung ist ein bestimmter Muskel (Kennmuskel) verantwortlich. Dieser Kennmuskel wird als Agonist bezeichnet.
Der Agonist wird dabei von Hilfsmuskeln (Mitspielern) unterstützt. Diese Mitspieler werden als Synergisten bezeichnet.
Jedem Agonist wirkt ein bestimmter Muskel entgegen (Gegenspieler). Dieser Gegenspieler wird als Antagonist bezeichnet.

4 Muskuläre Dysbalance (= muskuläres Ungleichgewicht)

Ursachen der muskulären Dysbalance können einerseits Bewegungsmangel und andererseits einseitige Belastungen sein:
Bewegungsmangel bewirkt eine zunehmende Abschwächung der nicht beanspruchten phasischen Muskulatur. Einseitige Belastungen aufgrund vieler Wiederholungen von typischen Bewegungsabläufen führen im Laufe der Zeit zu Verkürzungen der tonischen Muskeln. Die beanspruchte Muskulatur wird sowohl durch stereotype Bewegungen als auch durch falsche Haltungen gekräftigt (Muskeln verkürzen sich). Die nicht beanspruchten phasischen Muskeln werden weiter vernachlässigt.

Muskuläre Dysbalancen können

1. ... die Statik der Wirbelsäule beeinträchtigen:
   Die Krümmung der Lendenwirbelsäule (Lendenlordose) und die Beckenkippung werden durch den Spannungszustand des Lenden-Darmbeinmuskels, des geraden Oberschenkelmuskels, der Gesäßmuskeln und der Bauchmuskeln bestimmt. Die unterschiedlichen am Becken angreifenden Muskeln regeln die Stabilisierung des Beckens:
   - Hüftbeuge-(Lenden-Darmbeinmuskel, gerader Oberschenkelmuskel) und Rückenmuskeln im LWS-Bereich sind häufig verkürzt;
   - Hüftstreck-(Gesäßmuskeln) und Bauchmuskeln sind häufig abgeschwächt.

So verstärkt ein verkürzter Lenden-Darmbeinmuskel (Musculus iliopsoas) die Lendenlordose und die Beckenkippung nach vorne.
Das Ungleichgewicht von verkürzten Brustmuskeln und abgeschwächten Schulterblattfixatoren hat als äußeres Bild meist einen Rundrücken. Dies wird meist noch von einer Verkürzung der tonischen Zwischenrippenmuskeln begleitet und führt zu einer Einschränkung der Brustkorbbeweglichkeit und der Atmung. Diese muskulären Dysbalancen verändern die charakteristische Krümmung und somit die Statik der Wirbelsäule.

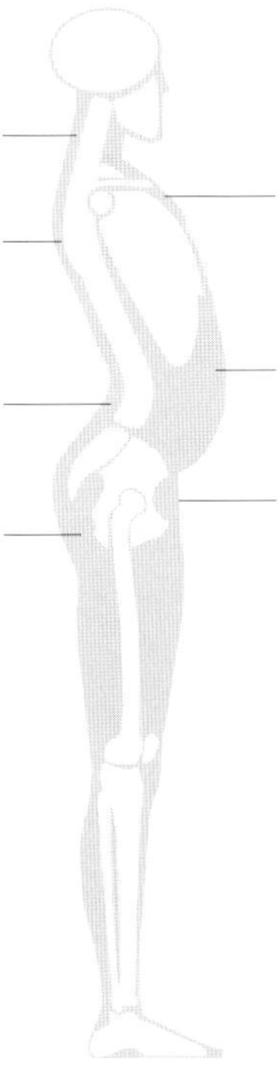

2. ... durch geändertes Muskelspiel die Gelenke überlasten:
   Knorpelflächen, Bänder und Kapseln sowie Sehnen und deren Ansätze können fehlbelastet werden.
   Muskelzerrungen und Sehnenansatzbeschwerden sind die Folge einer oft sehr intensiven und meist einseitigen Beanspruchung. Der Körper reagiert mit Reizzuständen im Bereich der Achillessehne (durch Verkürzung der Wadenmuskulatur) oder im Bereich des Kniegelenks (durch Verkürzung verschiedener Oberschenkelmuskeln) oder im Bereich der Sehnenansätze am Becken (wie z. B. Leistenbeschwerden durch Verkürzung der Adduktoren), um nur einige Beispiele zu nennen.

Ein muskuläres Ungleichgewicht vermindert die Belastbarkeit des aktiven und passiven Bewegungsapparates, erhöht die Verletzungsanfälligkeit und bewirkt eine Minderung der sportlichen Leistungsfähigkeit.
Daraus resultiert die Notwendigkeit, muskuläre Dysbalancen möglichst früh zu erkennen, um korrigierend eingreifen zu können. Noch besser allerdings ist die Kenntnis über die Problematik, der zur Verkürzung neigenden tonischen und der zur Abschwächung neigenden phasischen Muskulatur. Wird dies in der Trainingsplanung berücksichtigt, so dehne ich zuerst die verkürzte Muskulatur und kräftige ihre Gegenspieler (Antagonisten). Das Training verfehlt ihr Ziel, wenn nur die „sportartspezifische Muskulatur“ gekräftigt wird und die Gegenspieler vernachlässigt werden. Bewegungen sind das Ergebnis von mehreren Muskelaktivitäten, die parallel oder in Serie erfolgen. Dabei ist eine Muskelkette gerade nur so stark wie ihr schwächstes Glied.

Eine optimale Kräftigung der abgeschwächten Muskulatur ist nur dann möglich, wenn ihre verkürzten Gegenspieler auf die „normale Länge" gedehnt worden sind. Nur durch gezieltes Dehnen der verkürzten (tonischen) Muskulatur sowie durch gezieltes Kräftigen der abgeschwächten (phasischen) Muskeln kann der muskulären Dysbalance entgegengewirkt werden.

5 Belastungen des Bewegungsapparates

Der menschliche Bewegungsapparat besteht aus „aktiven und passiven Elementen".
Der aktive Bewegungsapparat umfaßt Muskeln, Sehnen, Sehnenscheiden, Schleimbeutel und Fascien.
Der passive entspricht dem Skelettsystem und umfaßt Knochen, Gelenke und Bänder.

5.1 Allgemein

Alle „Kraftübungen", für die die kräftemäßigen Voraussetzungen fehlen, können den Bewegungsapparat unfunktionell beanspruchen (Fehl- bzw. Überbelastung von Muskelpartien und Gelenken).
So ist z. B. beim Liegestütz vorlings bei ungenügend ausgebildeten Schulterblattfixatoren und Armstreckern eine Überlastung des gesamten Schultergürtels und der Lendenwirbelsäule möglich. Um dies zu vermeiden, sollte das Training methodisch und „in kleinen Schritten" aufgebaut sein. Ziel ist es, sich, von einfachen bzw. leichten Übungen ausgehend, zu steigern: „Vom Leichten zum Schweren!"

5.2 Belastungen der Fußgelenke

Fußgelenke bestehen aus oberem und unterem Sprunggelenk.

Oberes Sprunggelenk
Sprung-, Schien- und Wadenbein bilden das obere Sprunggelenk. Innen- und Außenbänder stabilisieren und schützen das Gelenk.
Funktion: Beugung (Dorsalflexion) und Streckung (Plantarflexion) des Fußes

Unteres Sprunggelenk
Sprung-, Kahn- und Fersenbein bilden das untere Sprunggelenk.
Funktion: Heben des inneren (Supination) bzw. äußeren Fußrandes (Pronation)
Vor allem durch das untere Sprunggelenk kann die Fußstellung dem unterschiedlichsten Bodenprofil angepaßt werden, sodaß eine möglichst große Auflagefläche erreicht wird. Bei steter Überlastung (so z. B. beim Laufen auf harter Unterlage) bzw. bei Bänderschwäche ist eine Senkung des Fußgewölbes möglich.

Die Größe der Körpermasse, die Kleinheit der Kontaktfläche sowie Sportarten, die die Fußgelenke sehr stark belasten, sind oft Gründe für Probleme oder Verletzungen.
So lastet zum Beispiel beim Gehen auf den Fußkanten (Innen- oder Außenkanten) das gesamte Körpergewicht auf den äußeren bzw. inneren Anteilen des unteren Sprunggelenks.

Somit ist die Kontaktfläche im Gelenk sehr gering. Dies führt zur einseitig erhöhten Belastung des Gelenksknorpels und des jeweiligen Bandes.
Die meisten aller Sprunggelenksverletzungen sind Bänderverletzungen. Diese werden oft bei Antritten, Sprüngen, Landungen (schräges „Aufsetzen" des Fußes, Bodenunebenheiten) oder durch Ermüdung bzw. Unachtsamkeit oder durch Umknicken hervorgerufen.

Funktionsstörungen der Achillessehne (Achillodynie)

Ursachen:

- dauernde Überforderung der Wadenmuskeln
- ausgiebiges Lauf- und Sprungtraining auf harter Unterlage
- schlechte oder falsche Lauftechnik
- unzureichendes Auf- und Abwärmen oder Vernachlässigen des Dehnens
- unvollständige Regenerationsphasen
- plötzliche Intensitätssteigerung des Trainings
- häufiges Tragen von Schuhen mit hohen Absätzen
- unzureichende Sportschuhe

Wichtig

Gute Schuhe schützen ihr Sprunggelenk!
Regelmäßige Fußgymnastik ist der beste Garant für eine ausgewogene - gut ausgebildete - Fußmuskulatur sowie für einen straffen Bandapparat (Siehe „Allgemeine Fußgymnastik", S. 304).

5.3 Belastungen der Kniegelenke

a) Belastungen der Kniegelenke beim Überstrecken

überstrecktes Knie

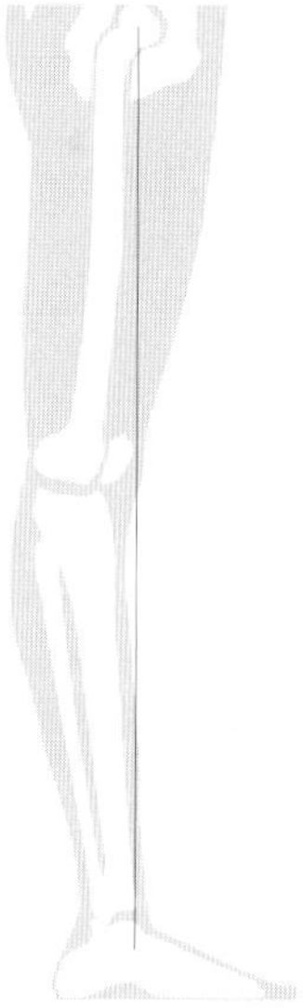

gestrecktes Knie

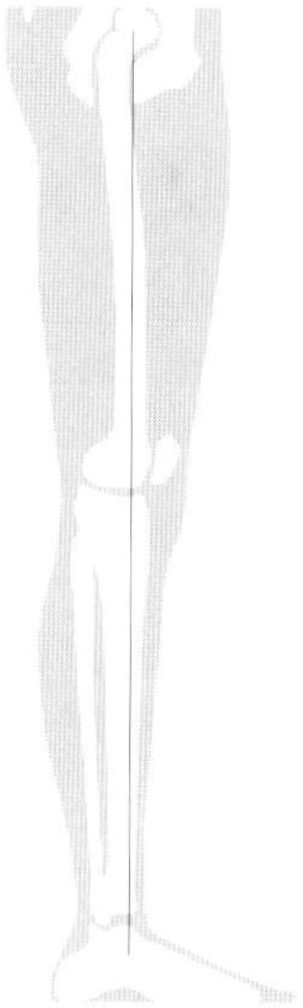

Beim überstreckten Kniegelenk ist die Kniekehle einer außergewöhnlichen Belastung ausgesetzt.

Der gesamte hintere Kapselbandapparat wird überstreckt. Von den Kreuzbändern - den zentralen Pfeilern - wird vor allem das hintere überdehnt.
Darüber hinaus kann dies zur Reizung der an der Oberfläche der Kniekehlen verlaufenden Nerven führen.
Erfolgt die Überstreckung ruckartig, schwungvoll oder unter sehr großer Gewalteinwirkung, sodaß die hintere Beugemuskulatur nicht mehr dagegenhalten kann, sind die hinteren Kreuzbänder gefährdet. Ein Riß des hinteren Kreuzbandes ist in seinen Folgewirkungen sehr problematisch.
Abschließend kann gesagt werden:
Bei schwacher Muskulatur des Oberschenkels sind die Kreuzbänder schutzlos!

b) Belastungen der Kniegelenke in der tiefen Hocke

Die Kniegelenkstrecker (M. quadriceps femoris) stabilisieren die Kniescheibe und sind dafür verantwortlich, daß sie „in der richtigen Spur gleitet". Je größer die Kniebeugung ist, desto größer ist die Zugkraft auf die Kniescheibensehne und die Kniescheibe selbst:

Kniewinkel > 90°
Kniegelenksschonende Stellung

Bei leicht gebeugten Knien sind die Kniestrecker leicht angespannt. Die Kniescheibe wird nach oben in Richtung Oberschenkel gezogen. Die gleiche Zugkraft wirkt auch auf die Kniescheibensehne zwischen Kniescheibe und Schienbein.

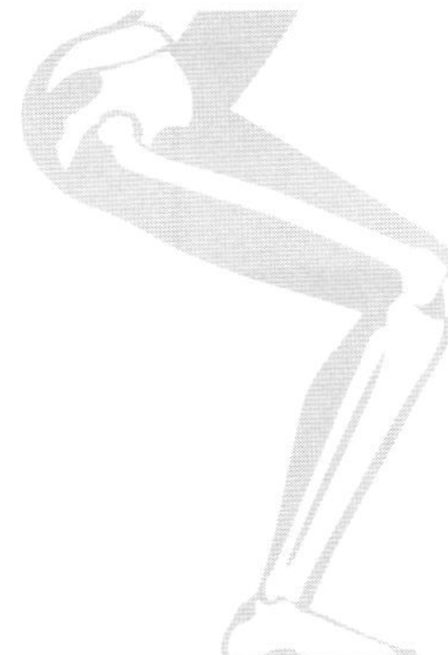

Kniewinkel 90°

Wird der Kniewinkel verkleinert, so werden die Kräfte auf Kniescheibe, Meniskus und Kniescheibensehne größer.

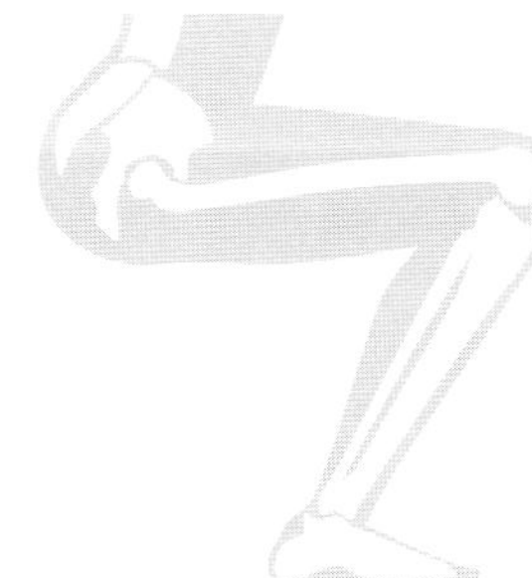

Kniewinkel < 90°
Kniegelenksbelastende Stellung

Verstärkt man die Kniebeuge, so verlagert sich das Knie noch weiter nach vorne. Der Kniegelenkstrecker (M. quadriceps femoris) muß größere Muskelarbeit leisten. Die Kniescheibe wird dabei von Kräften belastet, die sie nach oben (Richtung Oberschenkel) und nach hinten (Richtung Oberschenkelknochen) ziehen. Die Gefahr von Abnützungen am Knorpel (an der Innenseite der Kniescheibe) sowie der Überlastung der Kniescheibensehne ist dabei sehr groß, wenn Stellungen mit kleinem Kniewinkel (< 90°) wiederholt eingenommen werden.

Tiefe Hocke: Knie stark gebeugt (Kniewinkel $< 90^\circ$) und Unterschenkel meist leicht nach außen gedreht

Die Gefahr einer Überbeanspruchung des Kniegelenks bei Übungen in tiefer Hocke kann noch zusätzlich erhöht werden, wenn

- auf altersspezifische Gegebenheiten des Sportlers keine Rücksicht genommen wird (z. B. auf empfindliche Knorpel im Wachstum oder auf degenerierte Knorpel im „Seniorenalter"),
- sie regelmäßig wiederholt werden,
- sie mit zusätzlicher Belastung ausgeführt werden (z. B. Tief-Hochsprünge mit Bleiwesten zum Schnellkrafttraining),
- sie schwungvoll ausgeführt werden (der Schwung wird in einem sehr kleinen Winkel abgebremst),
- die Beanspruchung durch plötzliche Krafteinwirkung ruckartig erfolgt (z. B. Kosakentanz, Hüpfen aus oder in der tiefen Hocke,...).

Zu hohe Druck- und Scherkräfte im inneren Gelenksspalt können Verletzungen an den Zonen der Muskelansätze, an der Innenseite des Kniegelenks sowie vorzeitige Degeneration vor allem des inneren Meniskus zur Folge haben.

Die Kräfte, die auf die Kniescheibe bzw. deren Sehne (Sehne zwischen Kniescheibe und Schienbein) wirken, sind umso größer, je kleiner der Kniewinkel ist. Die Kraft auf die Kniescheibensehne erhöht sich bei der tiefen Kniebeuge auf das 7,6fache des Körpergewichtes. (Vgl. Weineck, 1990, S. 140)
Die Kniescheibe wird hierdurch sehr stark nach hinten in Richtung Oberschenkelknochen gezogen. Der Knorpel an der Innenseite der Kniescheibe ist somit einem starken Belastungsreiz ausgesetzt. Dies führt vor allem bei Jugendlichen sehr häufig zu Knorpelreizungen der Kniescheibe, die sogenannte Chondropathia patellae.
Beim Schwungholen oder bei der Landung nach Sprüngen (Abbremsen) wird das Kniegelenk in der tiefen Hocke meist noch zusätzlich nach innen belastet. Der Innenmeniskus ist dabei sehr stark gefährdet, da er durch seine Verwachsung mit der Gelenkskapsel und dem inneren Seitenband dem Druck weniger gut ausweichen kann.

Bei der Kräftigung der Kniegelenkstrecker ist es also empfehlenswert, auf die gelenksschonenden Übungen (Kniewinkel $> 90^\circ$) auszuweichen oder auf Übungen, bei denen das Bein in der Endstellung bei gestrecktem Knie am meisten gekräftigt wird (Kräftigung mit Widerstand!).

5.4 Belastungen der Wirbelsäule

Die Ursachen, welche zu Überlastungen der Wirbelsäule führen, können vielfältiger Natur sein:

a) <u>Dauerdruck</u>
   - bei langandauernder Beanspruchung der Wirbelsäule in starker Krümmung (falsche Körperhaltung, sitzende Arbeitshaltung, ...)

b) Druckbelastungen bei Übungen in Bauch-, Rücken- und Hanglage

→ in Bauchlage

Übungen, die wiederholt schwungvoll in eine verstärkte Hohlrückenstellung (Hyperextension) führen, können die kleinen Wirbelgelenke und die Wirbelkörperränder der HWS und der LWS fehlbelasten (z. B. Bauchwippe).

→ in Rücken- oder Hanglage

Alle Übungen, bei denen die Bewegungen aus dem Hohlrücken („Hohlkreuz") erfolgen (z. B. beim Schwungholen aus einer Gegenbewegung), überlasten den Bereich der Lendenwirbelsäule und bewirken eine unerwünschte Kräftigung der tonischen Muskulatur.
So können unfunktionelle Übungen, wie z. B. das gleichzeitige Heben der gestreckten Beine (große Hebelwirkung), das Gleichgewicht zwischen Wirbelsäule und Muskulatur empfindlich stören.

c) Übermäßige Druckbelastung in Extremstellungen

- bei Sportarten mit hohen Axialbelastungen
  (Trampolin- und Wasserspringen, Gewichtheben, ...)
- durch Stauchungs- und Scherkräfte sowie durch Überstreckungen bei Landungen nach Sprüngen (Belastung der Bandscheiben und des hinteren Längsbandes beim Vorbeugen und Belastung der Wirbelbogengelenke bei der Neigung nach hinten) (Gerätturnen, Rhythmische Sportgymnastik, Eiskunstlauf, ...)
- bei Sportarten mit starken Beuge- und Streckbewegungen
  (Rudern, Delphinschwimmen, Speerwerfen, ...) sowie
  bei Sportarten mit Beuge-Dreh- und Streck-Drehbewegungen
  (Tennisaufschlag, Golfabschlag, ...)
- beim Heben und Bewegen von Gewichten (Lasten)

Besondere Risiken für unsere Wirbelsäule bergen Sportarten, die durch Stöße, Schläge und Erschütterungen die „normale" Belastung der Bandscheiben um ein Vielfaches erhöhen. Diese übermäßigen Druckbelastungen gefährden die Wirbelsäule um so mehr, wenn sie im Zustand reduzierter Bandscheibenhöhe erfolgen. Alle Übungen in Rumpfvorhalte führen allein schon durch das Gewicht des Oberkörpers zu einer starken Belastung im Bereich der Lendenwirbelsäule. Alle Beugedreh- und Streckdrehbewegungen, die wiederholt sehr schwungvoll oder mit Lasten (Heben, Ablegen oder Weitergeben von Gewichten) ausgeführt werden, führen zu einer starken Beanspruchung der Wirbelsäule.

d) Muskuläre Dysbalance im Bereich des Rumpfes und des Beckens

Die Wirbelsäule kann nicht lange in einer aufrechten Haltung (belastungsarmen Stellung) gehalten werden (z. B. bei schwacher Bauch- und Rückenmuskulatur). Eine muskuläre Dysbalance im Beckenbereich bestimmt eine geänderte Beckenstellung. Eine Änderung der „normalen Neigung des Beckens" führt oft zu einer erheblichen Druckerhöhung in den Bandscheiben der Lendenwirbelsäule.

Gemeinsam ist allen Ursachen, die zur Überlastung der Wirbelsäule führen können, der negative Einfluß auf die betreffenden Bandscheiben.

5.4.1 Belastung der Wirbelsäule beim Heben

Beim Heben von Gewichten, ist ganz besonders darauf zu achten, daß die Bewegungen „technisch exakt“ ausgeführt werden. Eine falsche Bewegungsausführung kann besonders im Bereich der Lendenwirbelsäule großen Schaden anrichten.

Untersuchungen (nach Matthiaß; in Junghanns, 1986, S. 50) haben gezeigt, daß der Druck auf die Bandscheiben beim Heben eines „nur“ 50kg schweren Gewichtes auf 720kg anwachsen kann.
Wirbelsäulenbelastung beim falschen Heben eines 50 kg schweren Gewichtes:

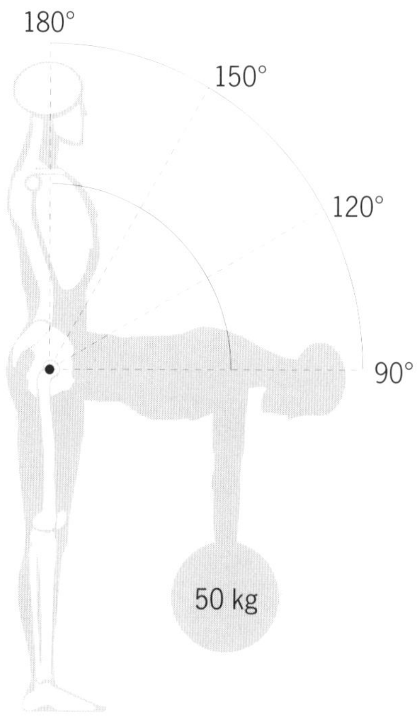

Druckbelastung der Bandscheibe des 5. Lendenwirbels (L5/S1) in verschiedenen Neigungswinkeln der Wirbelsäule:

180° ➞ 90 kg
150° ➞ 360 kg
120° ➞ 630 kg
90° ➞ 720 kg

(nach Matthiaß; in Junghanns, 1986, S. 50)

Häufige Extremstellungen sowie falsche Belastungen führen oft zu frühzeitigen Veränderungen in der Wirbelsäule, verbunden mit entsprechenden Abnützungserscheinungen. Eine unkontrollierte Ausführung verstärkt die Beanspruchung und führt meist schon frühzeitig zu Verschleißvorgängen der Wirbelsäule.

5.4.2 Richtiges Heben und Weitergeben von Gewichten (Lasten)

5.4.2.1 Das richtige Heben

Die Belastung der Bandscheibe wird erhöht, wenn „eine Abweichung der Wirbelsäule aus der Achse“ erfolgt. (Vgl. Schnack, 1992, S. 68)
Wird ein Gewicht falsch gehoben, kann sich der Druck auf die Bandscheibe des 5. Lendenwirbels bis auf das ca. 14fache erhöhen. D. h. ein Gewicht von 50 kg belastet bei einer Neigung von 90° diese Bandscheibe mit 720 kg!

Wird ein Gewicht jedoch „korrekt“ gehoben, ist nur eine 4fache Belastung dieser Bandscheibe gegeben (bei 50 kg ⟶ 200 kg Belastung). (Vgl. Reinhardt 1989, S. 28)

U N G E E I G N E T

korrekt = Beine hüftbreit; in die Knie gehen; Rücken strecken und stabilisieren.

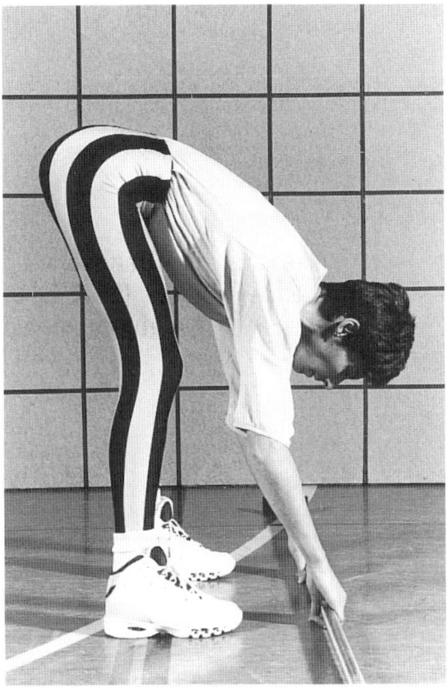

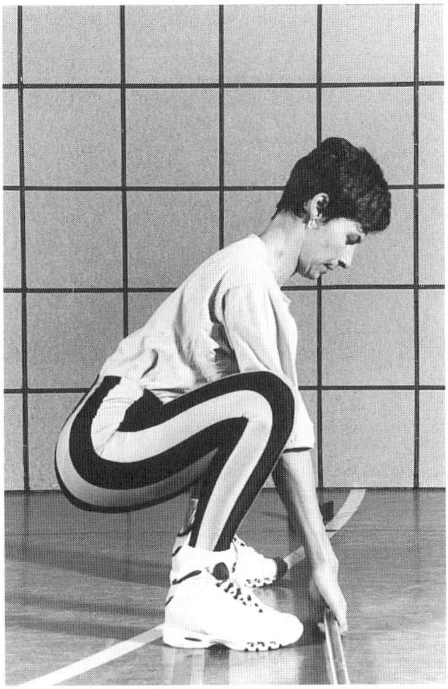

negativ:

- Gegenstand zu weit weg vom Körperschwerpunkt (langer Hebelarm)
- gestreckte Arme und tiefer Oberkörper bilden eine langen Lastarm

Die Vorderseite der Wirbelsäule wird punktuell und kantig belastet. In dieser Rumpfvorhalte kommt es allein schon durch das Gewicht des Oberkörpers zu einer starken Belastung der LWS.

positiv:

- Abstand des Gegenstandes zum Körperschwerpunkt (im Bereich der LWS) möglichst kurz
- Stabilisierung der Wirbelsäule durch Aktivierung der Bauch- und Rückenmuskulatur

Die Druckeinwirkung auf die Bandscheibe wird möglichst gering gehalten. Die Last wird gleichmäßig auf die Bandscheiben verteilt.

Weiters ist beim Heben von größeren Lasten auf festes Schuhwerk zu achten.
Werden große Gewichte mehrmals barfuß gehoben, kann dies zu Absenkungen im Fußgewölbe führen. Deshalb: Große Gewichte niemals barfuß heben!

Stabile Ausgangsstellung:
Körperschwerpunkt nahe der Last (zur Verkürzung des Hebelarmes) und tief einatmen

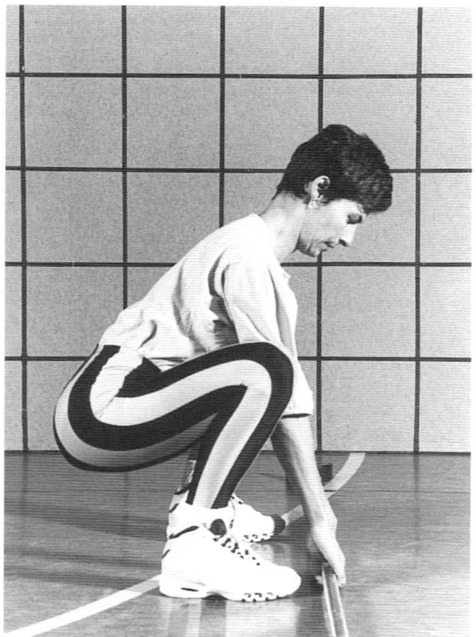

Stabilisieren der Lendenwirbelsäule durch Anspannen der Bauch- und Rückenmuskulatur!
Sprung-, Knie- und Hüftgelenk strecken (Gesäßmuskeln aktivieren) und beim Heben ausatmen!

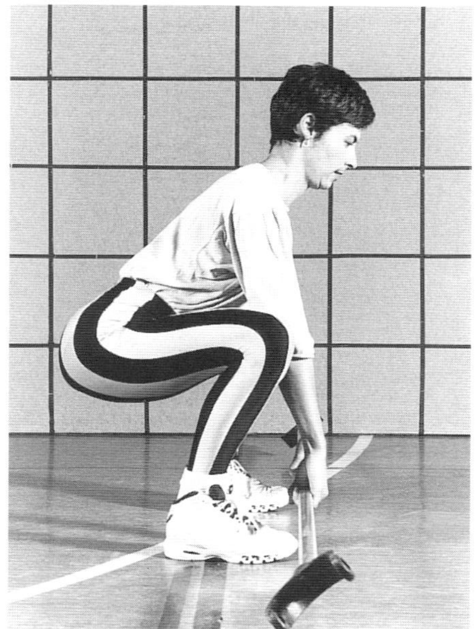

Achte vor allem auf eine Stabilisierung des Rückens und vermeide, Lasten zu heben, ohne die Knie vorher zu beugen!

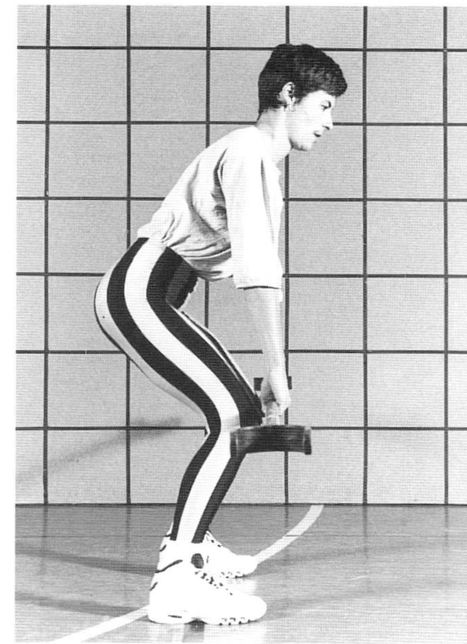

Durch bewußtes Anspannen der Bauchmuskulatur und des Zwerchfells (tiefes Einatmen in der Ausgangsposition vor dem Heben) entsteht ein erhöhter Druck im Bauchraum (Intraabdomineller Druck), der nach oben und unten entlastend wirkt ⟶ „Bauchpresse". Die Bandscheiben werden trotz hoher Belastung vor dem Zusammenpressen geschützt und die komprimierende Wirkung kann dadurch um ca. 40% reduziert werden. (Vgl. Wirhed, 1988, S. 49)

Heben und Absetzen mit möglichst geringer Belastung der Wirbelsäule bedeutet:
Bewegung langsam und dosiert ausführen!
Bewegung durch bewußt langsames Ausatmen unterstützen!

Das Heben eines schweren Gegenstandes mit gleichzeitiger Drehung des Rumpfes bewirkt einen unphysiologischen Druck auf die Bandscheibenränder.
Jede Drehung in Kombination mit einer Beugung oder Streckung der Wirbelsäule ist im Stand zu vermeiden! Sind solche Bewegungen jedoch unvermeidlich, sollte der Rumpf stabilisiert und möglichst im Körperzentrum gehalten werden.

Deshalb: Niemals heben und drehen gleichzeitig!

5.4.2.2 Das richtige Weitergeben

Beim Weitergeben von schweren Gegenständen werden häufig Fehler gemacht. Zum Schutz der Wirbelsäule sollte die richtige Bewegungsausführung geübt werden.

U N G E E I G N E T

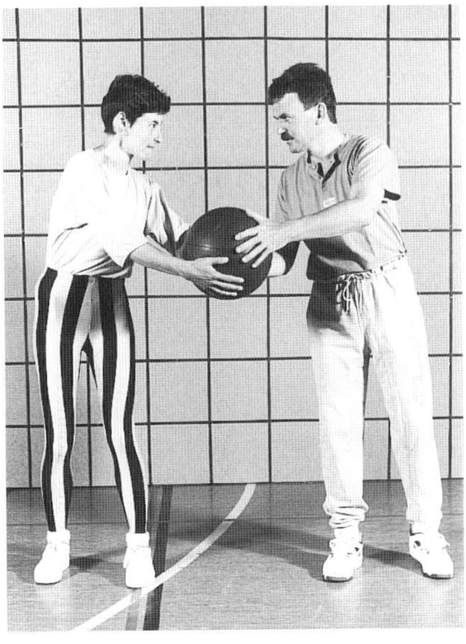

ACHTUNG:
Der Drehpunkt der Bewegung befindet sich im Übergang zwischen BWS und LWS.

korrekt = Stabilisierung der LWS durch Anspannen der Bauch-, Rücken- und Gesäßmuskulatur

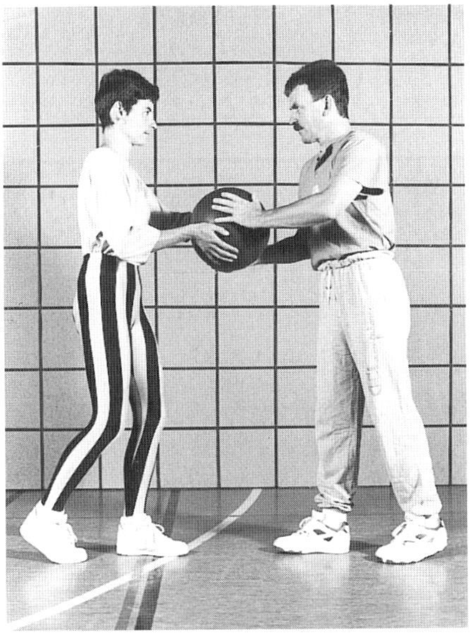

Leite die Bewegung von unten ein:
Beine und Oberkörper gleichzeitig Richtung Partner drehen.
Die seitliche Bewegung wird also mit einer Drehbewegung der Beine durchgeführt (kleine Schritte!).

5.4.3 Entlastungshaltungen für die Wirbelsäule

Entlastungshaltungen haben die Aufgabe, den Körper von belastenden Kräften und die Wirbelsäule von ihrer tragenden Funktion zu befreien. Dies wird erreicht, wenn große Teile des Körpergewichts auf die Unterstützungsfläche abgegeben werden (z. B. in Rückenlage am Boden).
Die Entlastung der Wirbelsäule bewirkt oder beschleunigt die Aufnahme von Flüssigkeit in der Bandscheibe. Durch muskuläre Entspannung wird die Wirbelsäule entlastet und kann wieder ihre ursprünglich geschwungene Form einnehmen. Druckbelastungen auf die Nervenwurzeln werden verkleinert oder beseitigt.

Kauerstellung
→ Fersensitz mit abgelegtem Oberkörper auf den Oberschenkeln

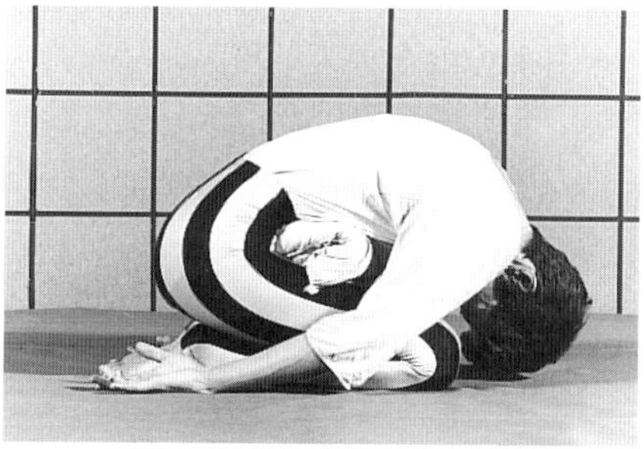

Bei Kniegelenksproblemen auf die anderen Entlastungshaltungen ausweichen!

Eventuell mit Unterstützung: Polster zwischen Bauch und Oberschenkeln!
In dieser Entspannungsposition wird die Wirbelsäule „lang gemacht".

Einbeinstand auf kniehohem Kasten
→ Arme stabilisieren den Oberkörper durch Stütz am Oberschenkel

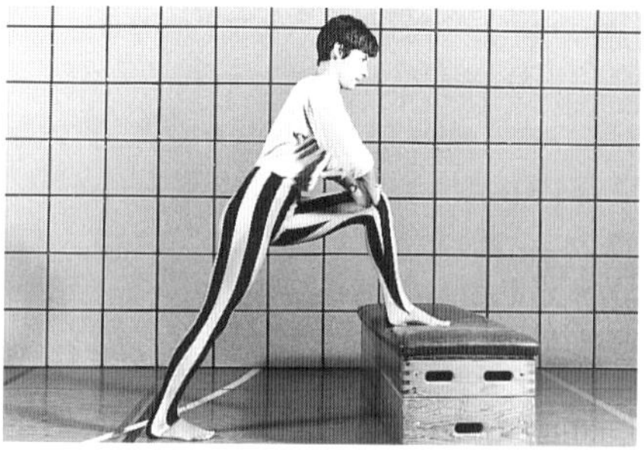

Rückenlage
Beine gestreckt — Fersenschub
→ Kinn Richtung Brust (Faust hat zwischen Kinn und Brustbein Platz)

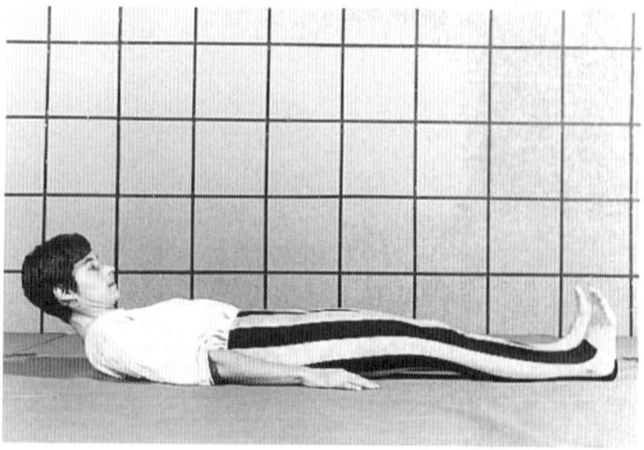

Rückenlage mit angewinkelten Beinen
→ Gebeugte Beine zum Oberkörper gezogen

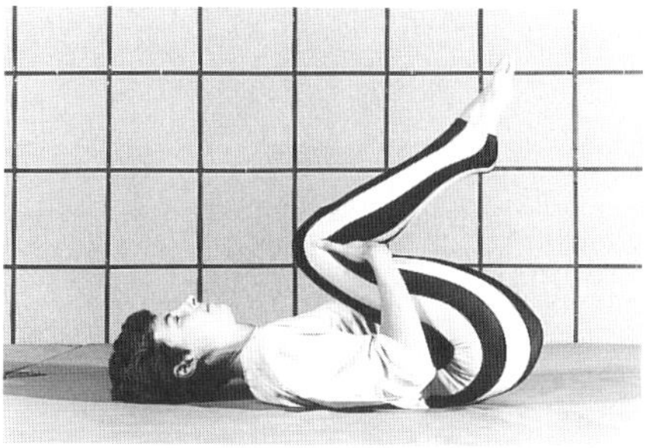

→ Gebeugte Beine auf kniehohem Kasten (Stuhl oder Bett) abgelegt

In dieser Lage sind die Bandscheiben
1. vom Druck des Oberkörpers,
2. von der Zugkraft der Rückenmuskeln,
3. von der Zugkraft des Lenden-Darmbeinmuskels befreit.

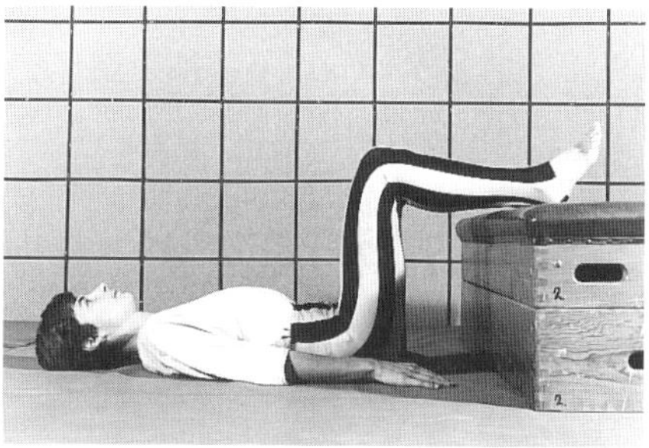

Entlastungshaltungen für die Wirbelsäule sollten möglichst oft eingenommen werden. Dazu zählen unter anderem auch das Anlehnen im Sitzen und im Stehen oder das Abstützen des Kopfes im Sitzen, um nur einige zu nennen.

6 Entspannung

6.1 Entspannung im Sport

Unter Entspannung versteht man ein bewußtes Zurücknehmen jeglicher Anspannung und Aktivität, das sogenannte „Abschalten".

Optimale Entspannungsposition:

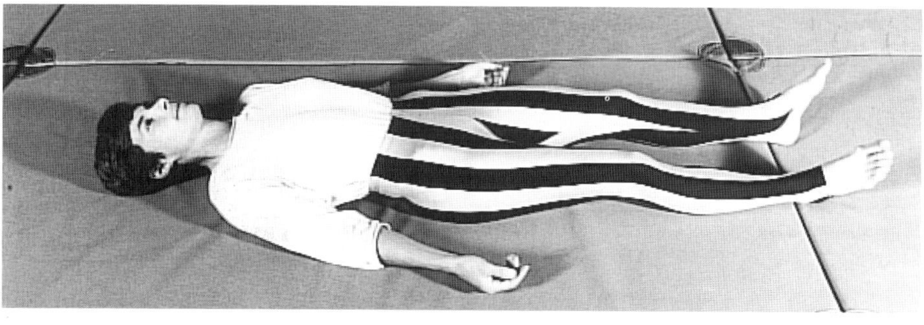

6.1.1 Gründe, die eine Entspannung wichtig und notwendig werden lassen

Entspannung, . . .

- ..., um Spannungszustände, Stress und auch Ängste abzubauen.
- ..., um einen angenehmen, positiven Zustand zu erleben, in dem sich Körper, Geist und Seele regenerieren können.
- ..., um eine erhöhte Aufmerksamkeit und Konzentrationsfähigkeit zu erreichen.
- ..., um eine verbesserte Leistungsbereitschaft zu erzielen.
- ..., um das Umlernen von bereits automatisierten Bewegungen zu erleichtern.
- ..., um den Zustand von Über-Aktivität oder Nervosität auf einen normalen Stand zu bringen (z. B. vor, nach oder gar während des Wettkampfes).
- ..., um nach intensiven sportlichen Belastungen den Körper schneller zu regenerieren.
- ..., um den Zustand des Übertrainings rascher abzubauen.

Positive Vorstellungen, Bilder aber auch bestimmte Bewegungsabläufe können im entspannten Zustand sehr gut angeeignet, eingespeichert und verankert werden. Im Zustand der Entspannung ist es am besten möglich, das Unterbewußtsein zu beeinflussen.
Die vielfältigen Möglichkeiten der Entspannung reichen von Atemübungen, Massagen, Wasseranwendungen, Sauna, Regenerationsläufen, Lockerungs- und Dehnungsübungen, Abwärmübungen bis zu speziellen Entspannungstechniken.
Zu den bekanntesten speziellen Entspannungstechniken gehören unter anderem das Autogene Training, die Konzentrative Muskelentspannung sowie die Progressive Muskelrelaxation nach E. Jacobson.

6.1.2 Zeitpunkt des Entspannens

Entspannung als Einstimmung (z. B. vor dem Aufwärmen)

Jeder Sportler sollte durch eine kurze und individuelle Entspannungsphase das Aufwärmen einleiten und sich somit auf das kommende Training (den kommenden Wettkampf) einstellen. Bei entsprechender Nervosität ist es ratsam, die Entspannung zu vertiefen bzw. zu verlängern. Dies ist jedoch sehr stark von der Persönlichkeit des Sportlers und der jeweiligen Situation abhängig.

Entspannung als Regeneration während einer Trainingseinheit bzw. eines Wettkampfes

Um ein hohes Leistungsniveau möglichst lange zu halten, ist es notwendig, Pausen für eine gezielte Entspannung zu nützen. Nur so können sportliche Leistungsfähigkeit, Leistungsbereitschaft, Konzentration und Motivation über einen längeren Zeitraum gesichert bzw. wiederhergestellt werden.

Entspannung als Entlastung nach starker Beanspruchung (Training, Wettkampf)

Besonders nach intensiven sportlichen Belastungen ist ein tiefes Entspannen zu empfehlen. Physische und psychische Belastungszustände können möglichst rasch abgebaut werden. Somit ist eine günstige Ausgangssituation für das nächste Training bzw. für den nächsten Wettkampf gegeben.

Entspannungsmaßnahmen sollen ein fixer Bestandteil sportlichen Trainings sein.

6.2 Entspannungstechniken

Trotz der großen Auswahl möchten wir uns hier nur auf zwei Entspannungsmöglichkeiten beschränken, die als Grundlage für den Sportler dienlich sein können.

6.2.1 Hinführen zur Entspannung durch bewußtes Wahrnehmen des Atems

In angenehmer Rückenlage oder im Sitz (mit beiden Beinen am Boden!) wird versucht, sich ausschließlich auf die Atmung zu konzentrieren.

Einatmen (Inspiration) durch die Nase

Ausatmen (Exspiration) durch den leicht geöffneten Mund

„Bauchatmung"

Leg Deine Hände auf den Bauch und versuche nun, ruhig „zu den Händen hin" einzuatmen. Du spürst wie sich der Bauch füllt und beim Ausatmen, wie sich die Bauchdecke senkt.

„Brustatmung"

Leg beide Hände auf den Brustkorb und versuche nun, zu den Händen hin einzuatmen. Du spürst wie sich der Brustkorb hebt und beim Ausatmen, wie sich der Brustkorb senkt.

„Kombinierte Bauch-Brustatmung"

Leg eine Hand auf den Bauch, die andere auf den Brustkorb.
Versuche beim Einatmen bewußt wahrzunehmen, wie sich nacheinander Bauch- und Brustraum füllen. Halte den Atem kurz an und versuche nun, bewußt von oben nach unten auszuatmen (d.h. zuerst Brustraum und anschließend Bauchraum leeren).

Bewußtwerden des Atems

Fühle nun wie der Atem von selbst fließt.
Atme durch die Nase langsam ein und laß den Atem langsam durch den leicht geöffneten Mund ausströmen.
Leg nach der Ein- und nach der Ausatmung eine kurze Pause von ca. 2 Sekunden ein. Du spürst wie die Atmung tief und entspannt abläuft. Laß Dich beim Ausatmen innerlich los und der Atem wird ruhig und gleichmäßig.

Von allen Atemtechniken führt die Bauchatmung zur tiefsten Entspannung.

6.2.2. Entspannen nach der Anspannungs-Entspannungsmethode nach Edmund Jacobson (sog. Progressive Muskelrelaxation)

Die Fähigkeit sich zu entspannen ist erlernbar wie jede andere motorische Fähigkeit. Um zu lernen, wie man sich entspannt, ist es wichtig, die Spannung und Entspannung bewußt wahrzunehmen.
Wir erlernen eine Technik und benutzen die Anspannung um Entspannung zu erreichen. Bei der Anspannungs-Entspannungs-Methode lernen wir, alle Muskelgruppen des Körpers anzuspannen und zu lockern.

Die Anspannung und Entspannung der einzelnen Muskelgruppen erfolgt in 3 Phasen:
1. Konzentration auf die jeweilige Muskelgruppe
2. Anspannen der Muskelgruppe
   Kontinuierliche Steigerung der Muskelkontraktion.
   Die „noch angenehm empfundene" Maximalspannung ca. 5 bis 7 Sekunden halten und den Spannungszustand bei fließendem Atem bewußt wahrnehmen (keine Preßatmung).
3. Entspannen der Muskelgruppe
   Zurücknehmen der Muskelkontraktion (Reduzieren auf ein Minimum) und bewußtes Wahrnehmen des Unterschiedes zur vorherigen Anspannung.
   Das Entspannen dauert ca. 2 bis 3mal solange wie die Phase der Anspannung (Richtwert ca. 15 bis 20 Sekunden)

Wird dieser Vorgang mit der selben Muskelgruppe wiederholt, kann der Entspannungseffekt verstärkt werden.

Das Grundverfahren nach E. Jacobson umfaßt 16 Muskelgruppen, die aber durch Zusammenfassung auf 7 (bzw. 4) Muskelgruppen reduziert werden können. Dadurch wird ermöglicht - bei etwas Übung - den ganzen Körper in 10 bis 15 Minuten zu entspannen.

<u>Anspannungs-Entspannungs-Methode in der reduzierten Form (7 Muskelgruppen)</u>
(Vgl. Bernstein/Borkovec, 1990, S. 86ff)

1. Muskelgruppe: Hand - Unterarm - Oberarm der dominanten Körperseite
   - Ballen der Finger zur Faust
     (Vorstellungshilfe: „Einen nassen Schwamm ausdrücken")
   - Beugen des Unterarmes und Druck des Oberarmes gegen die Unterlage
     → Entspannen von Oberarm - Unterarm - Hand

2. Muskelgruppe: Hand - Unterarm - Oberarm der nichtdominanten Körperseite
   - Ballen der Finger zur Faust
     (Vorstellungshilfe: „Einen nassen Schwamm ausdrücken")
   - Beugen des Unterarmes und Druck des Oberarmes gegen die Unterlage
     → Entspannen von Oberarm - Unterarm - Hand

3. Muskelgruppe: Gesicht
   (Vorstellungshilfe: „Sich nicht küssen lassen wollen")
   - Runzeln der Stirn
   - Zusammenkneifen der Augen
   - Rümpfen der Nase
   - Zusammenbeißen der Zähne
   - Gegeneinanderpressen der Lippen
   - Gegen den Gaumen drücken der Zunge
     → Entspannen von Zunge - Lippen - Zähne - Nase - Augen - Stirn

4. Muskelgruppe: Nacken und Hals
   - Nacken lang machen und Hinterkopf gegen die Unterlage drücken
     (Vorstellungshilfe: „Langen Hals und Doppelkinn machen")
     → Entspannen von Nacken und Hals

5. Muskelgruppe: Brust, Schultern, oberer Rücken, Bauch und Gesäß
   (Vorstellungshilfe: „Oberkörper hart wie ein Brett machen")
   - Brust, Schultern und oberen Rücken anspannen
   - Schulterblätter nach hinten-unten ziehen
   - Bauch einziehen
   - Gesäß anspannen
     ⟶ Entspannen von Gesäß - Bauch - Rücken - Schultern - Brust

6. Muskelgruppe: Fuß - Unterschenkel - Oberschenkel der dominanten Körperseite
   - Zehen Richtung Schienbein ziehen
   - Unterschenkel- und Oberschenkelmuskulatur anspannen
   - Ferse gegen die Unterlage drücken (bei Krampfneigung Spannung zurücknehmen)
     ⟶ Entspannen von Oberschenkel - Unterschenkel - Fuß

7. Muskelgruppe: Fuß - Unterschenkel - Oberschenkel der nichtdominanten Körperseite
   - Zehen Richtung Schienbein ziehen
   - Unterschenkel- und Oberschenkelmuskulatur anspannen
   - Ferse gegen die Unterlage drücken (bei Krampfneigung Spannung zurücknehmen)
     ⟶ Entspannen von Oberschenkel - Unterschenkel - Fuß

Die Progressive Muskelrelaxation zielt darauf ab, die Muskelgrundspannung herabzusetzen. Mit diesem Verfahren wird im Muskel erst Spannung aufgebaut und anschließend wieder abgebaut.
Der Kontrast zwischen Spannung und Entspannung ist dabei sehr wesentlich. Er ermöglicht, die beiden Zustände und Empfindungen zu vergleichen und damit die Entspannung intensiver zu erleben.

7 Grundbewegungen

Alltagsbewegungen sind immer wiederkehrende Grundbewegungen wie Beugen, Strecken, Drehen, Heben usw. Meist werden sie unbedacht jahrelang nach dem gleichen Muster ausgeführt. Mögliche mangelhafte oder sogar falsche Bewegungsmuster sollen von körpergerechten abgelöst werden. Dabei empfiehlt es sich, von einfachsten natürlichen Grundbewegungen auszugehen. Sie sollen häufig und bewußt geübt werden, sodaß sie bei wiederholten Bewegungsabläufen automatisch angewandt werden können.

Will man die sportliche Leistungsfähigkeit durch verbesserte Technik steigern, so sind die richtigen, natürlichen Bewegungen des Rumpfes und der Extremitäten Voraussetzung. Ziel ist die Optimierung der Bewegung.

Natürliche Grundbewegungen sollen
- Wirbelsäule und Gelenke keiner Fehlbelastung aussetzen.
- die Bewegungsausführung mit möglichst geringem Kraft- und Energieaufwand ermöglichen.

Denn nur so kann eine optimale Bewegungsqualität erreicht werden.

Diese richtigen Bewegungsmuster müssen zum Teil erlernt werden und bedingen den Einsatz ganz bestimmter Muskelgruppen (Agonisten = Kennmuskeln). Die für eine Bewegung primär verantwortlichen Muskeln werden von anderen Muskelgruppen unterstützt (Synergisten = Mitspieler).

Im Überblick haben wir die wichtigsten Grundbewegungen mit ihren charakteristischen Muskelaktivitäten zusammengefaßt:

1. Rumpfbeugen aus der Rückenlage

... erfolgt grundsätzlich durch das Aktivieren der Bauchmuskeln

Aktivieren der Bauchmuskeln bedeutet: „Bauch einziehen“

Bauchmuskeln anspannen (Vorspannung) und Nacken lang machen

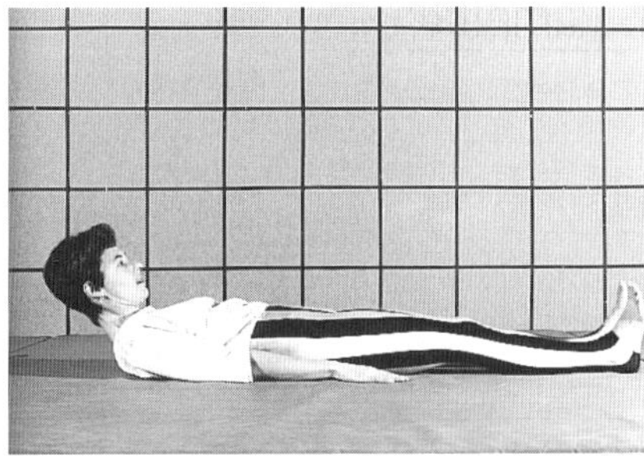

Langsames Aufrollen des Oberkörpers bis zur Lendenwirbelsäule

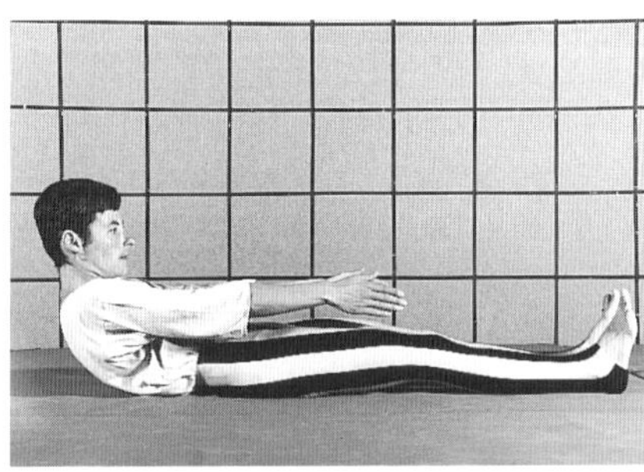

Sind die Hals-, Brust- und Lendenwirbelsäule maximal gekrümmt, ist die Rumpfbeugung abgeschlossen.

Auch im Stehen sollte die Rumpfbeugung durch ein Aktivieren der Bauchmuskeln erfolgen!

2. Rumpfstreckung

... erfolgt grundsätzlich durch das Aktivieren der Rückenstrecker

Die Bewegung wird durch ein Aktivieren der Gesäßmuskeln eingeleitet:
„Gesäßbacken zusammenpressen“

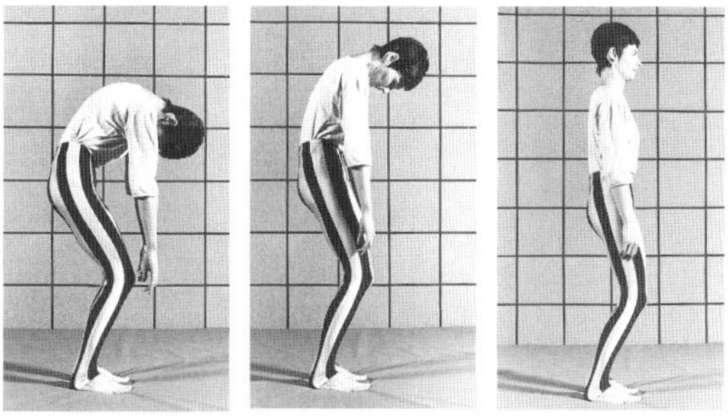

Anspannen der Gesäßmuskeln und zusätzliches, langsames Anspannen der Rückenstrecker!

Wirbel für Wirbel aufrollen!
Schultern und Arme hängen lassen!
Kopf erst zum Schluß heben!

3. Rumpfdrehen und Rumpfseitneigen

Ausgangsstellung

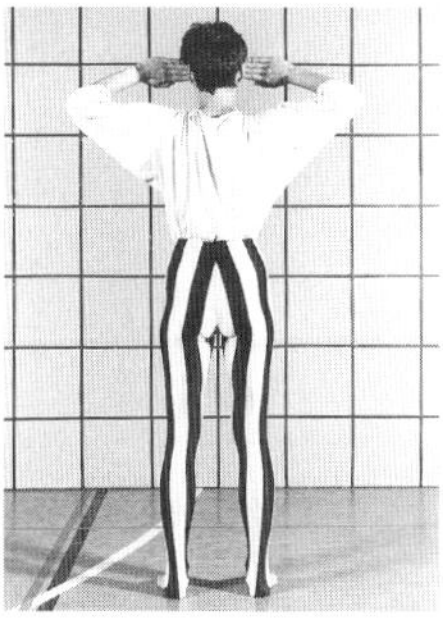

Rumpfdrehen

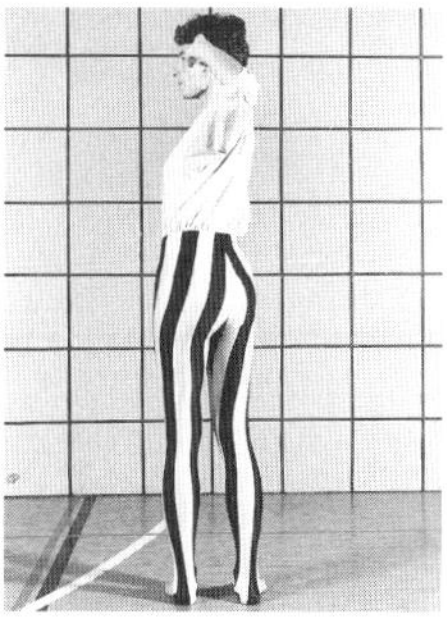

Ausgangsstellung

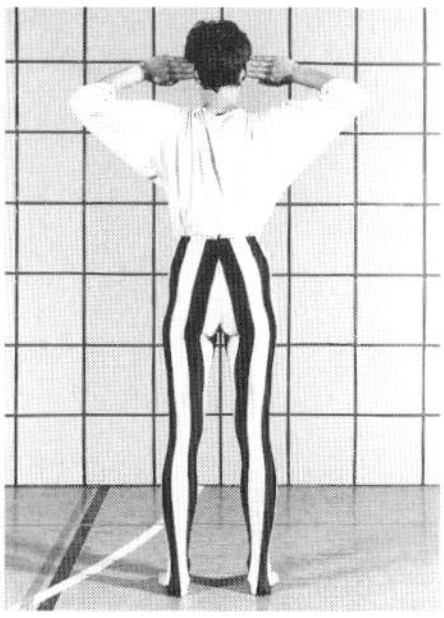

Rumpfseitneigen

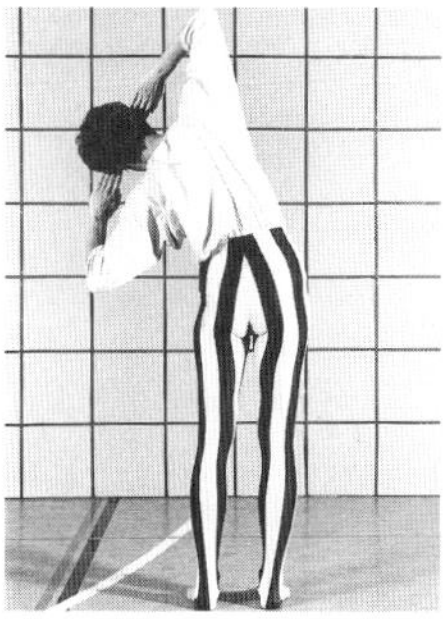

Beim Rumpfdrehen ist auf einen gestreckten Oberkörper zu achten.
Bei allen Übungen, bei denen sich der Rumpf aus dem Körperzentrum bewegt, ist ein Anspannen der Bauch- und Gesäßmuskulatur sowie der Rückenstrecker zur Entlastung der Wirbelsäule Grundvoraussetzung.

4. Hüftbeugen

... erfolgt grundsätzlich durch das Aktivieren der typischen Hüftbeuger (M. iliopsoas, M. rectus femoris)

Übe aus der Vorspannung!
(Nacken lang machen; Faust hat zwischen Kinn und Brustbein Platz)!

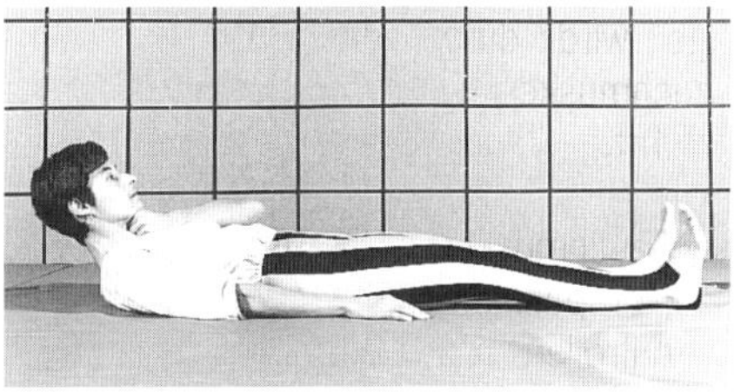

Durch Anspannen der Bauchmuskulatur (Synergist) wird die Lendenwirbelsäule beim Hüftbeugen entlastet.

Knie Richtung Schulter ziehen

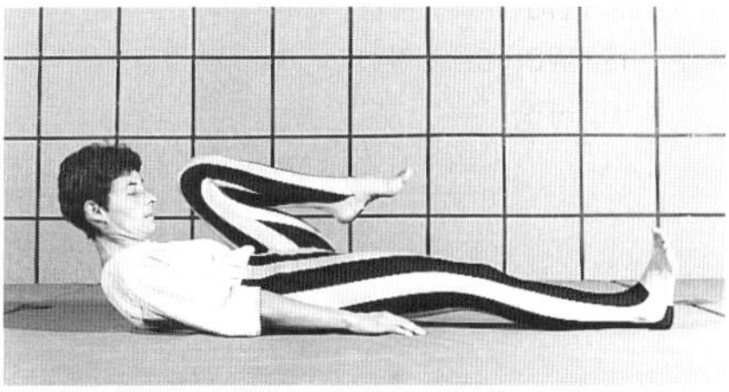

Durch das Aktivieren der Bauchmuskeln (Vorspannung) wird das korrekte Hüftbeugen eingeleitet.

5. Hüftstreckung

... erfolgt grundsätzlich durch Aktivieren der Gesäßmuskulatur (vor allem des großen Gesäßmuskels) mit Unterstützung der inneren Hüft- (M. adductor magnus) und der hinteren Oberschenkelmuskulatur (Synergisten)

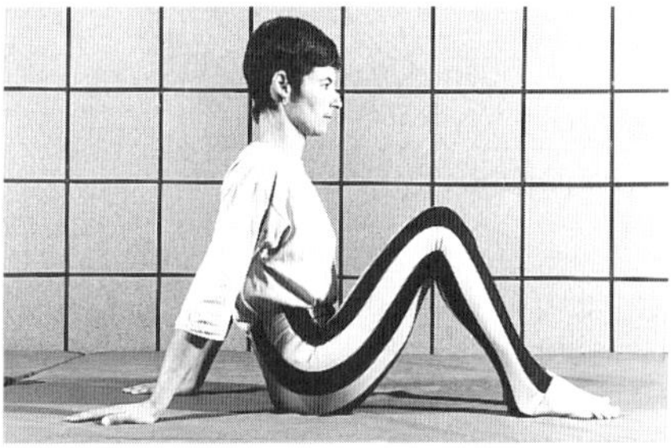

Bauch einziehen, Gesäßbacken zusammenpressen und Becken heben

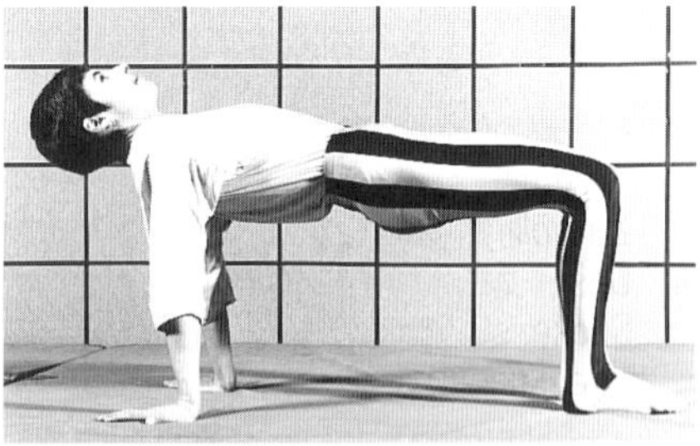

Hüfte strecken, sodaß Oberschenkel und Oberkörper waagrecht sind. Kopf bleibt in Verlängerung der Wirbelsäule!

6. Rumpf-Hüftbeugen aus der Rückenlage (Kombinationsübung)

Die Rumpf-Hüftbeugung aus der Rückenlage wird durch das Aktivieren der Bauchmuskeln sowie der Hüftbeuger ausgeführt.

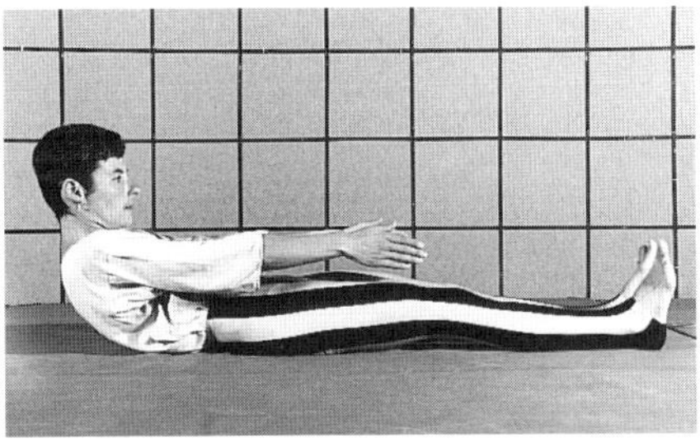

Wirbelsäule ist maximal gekrümmt (Lendenwirbelsäule hat Bodenkontakt)

- Bauchmuskeln anspannen (Vorspannung)
- Aufrollen des Rumpfes, bis die Wirbelsäule maximal gekrümmt ist (Rumpfbeugung ist beendet); LWS hat noch Bodenkontakt.
- Das weitere Aufrollen - durch eine Beugung im Hüftgelenk - geschieht durch Aktivierung der Hüftbeuger

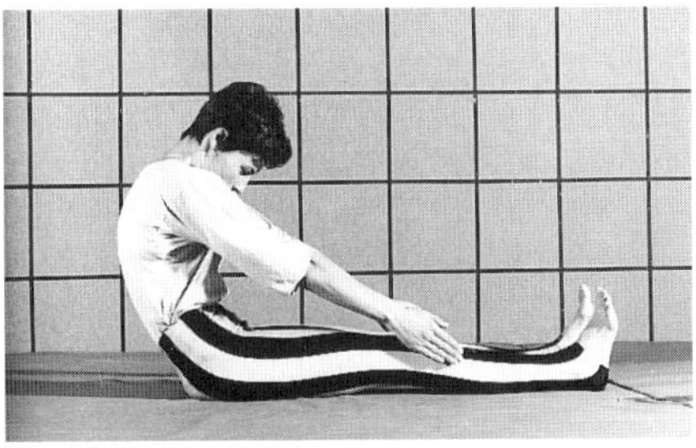

7. Hüft-Rumpfstrecken

(Kombinationsübung)

Alle Hüft-Rumpfstreckungen werden grundsätzlich durch ein Aktivieren der Gesäßmuskeln (vor allem des großen Gesäßmuskels) in Verbindung mit der inneren Hüft- (M. adductor magnus) und der hinteren Oberschenkelmuskulatur sowie der Rückenstrecker ausgeführt.

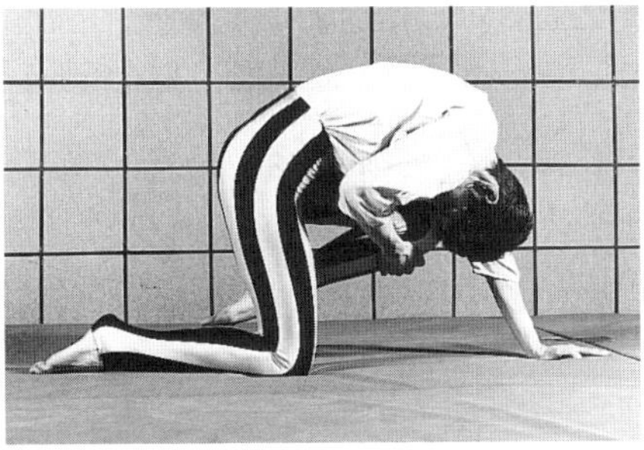

- Anspannen der Gesäß- und der hinteren Oberschenkelmuskulatur bis zur völligen Hüftstreckung
- Das zusätzliche Aktivieren der Rückenstrecker bewirkt die Rumpfstreckung

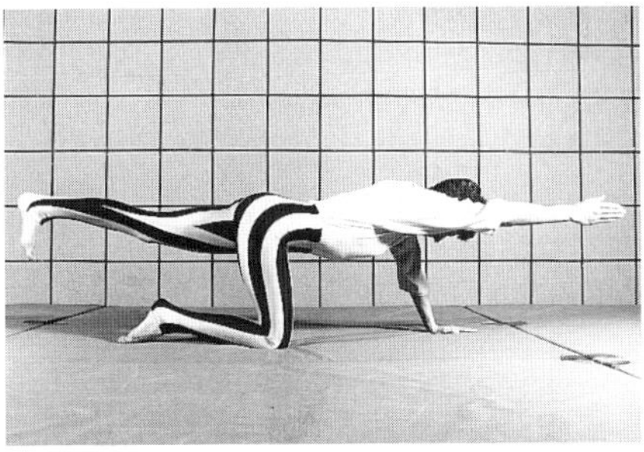

8. Armbewegungen

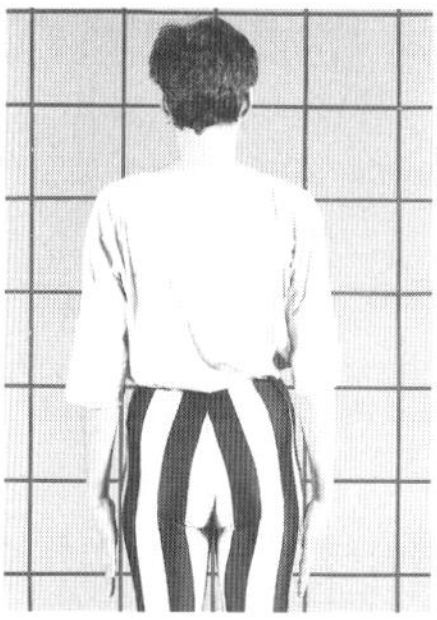

Stand
Arme angelegt,
Daumen zeigen nach
vorne!

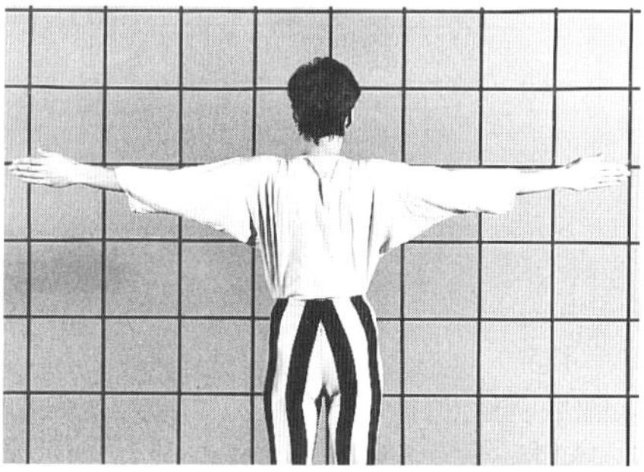

Stand
Arme auswärtsdrehend in die Seithalte
führen (Schulterblattdrehung ohne
Anheben der Schulterblätter)
Daumen zeigen nach oben!

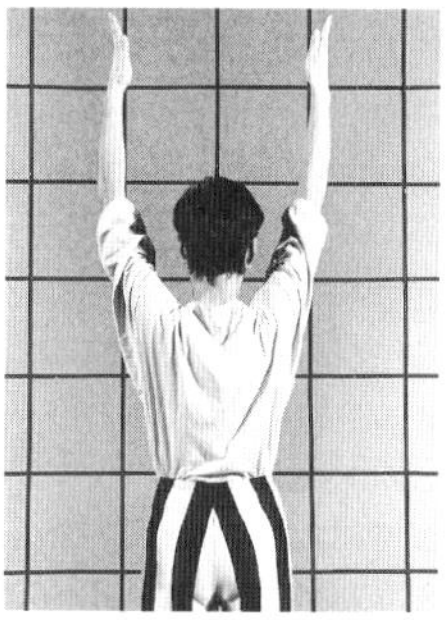

Stand
Arme auswärtsdrehen;
weiter in die Hochhalte
führen. Daumen zeigen
nach hinten!

9. Beinbeugung - Beinstreckung

→ Gestrecktes Bein im Kniegelenk
beugen und im Fußgelenk strecken

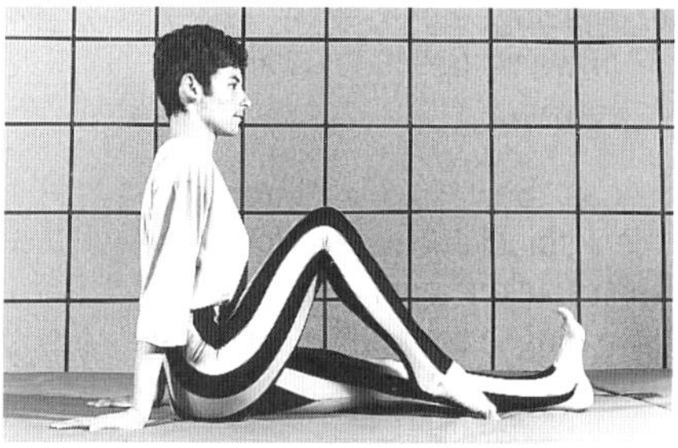

Fußgelenk gestreckt → Plantarflexion

→ Gebeugtes Bein im Kniegelenk
strecken und im Fußgelenk beugen:
Fersenschub

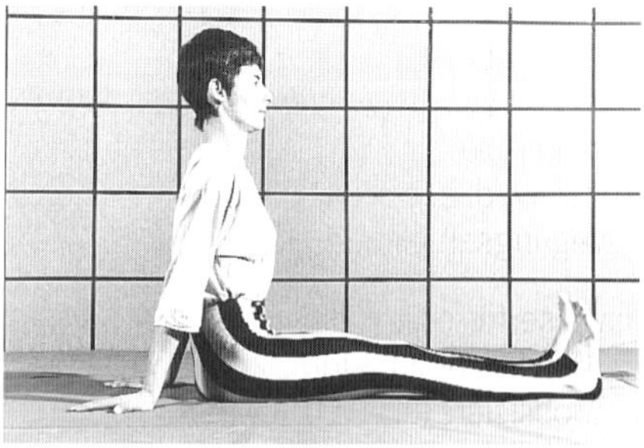

Fußgelenk gebeugt → Dorsalflexion

Grundsätzlich gilt

Fußgelenk gebeugt - Dorsalflexion (= Fersenschub)
Bei leicht gestrecktem Knie (nicht überstreckt) ist im Fußgelenk gebeugt. Das „Schieben der Ferse“ unterstützt die Funktion des Muskels an der Oberschenkelvorderseite (M. quadriceps femoris) bei der Kniestreckung.
Fußgelenk gestreckt - Plantarflexion (= Senken der Fußspitze).
Bei gebeugtem Bein ist im Fußgelenk gestreckt.

8 Mobilisierung

Mobilisieren bedeutet beweglich machen. Die Beweglichkeit vereint Gelenkigkeit und Dehnfähigkeit.
Die Dehnfähigkeit der Muskulatur kann durch gezieltes Training verbessert werden. Wird die Dehnfähigkeit erweitert, kann der Bewegungsumfang in den Gelenken (die Schwingungsweite) erhalten bzw. zusätzlich vergrößert werden.
Spezielle Übungen zur Erhaltung bzw. Verbesserung der Dehnfähigkeit werden im Kapitel „Dehnen" (Seite 70) sehr ausführlich behandelt.
Die Gelenkigkeit ist in hohem Maße erblich festgelegt und somit wenig beeinflußbar. Daher ist darauf zu achten, daß der Bewegungsumfang der Gelenke bzw. in den Gelenken erhalten, verbessert oder wiederhergestellt wird.

Mobilität bedeutet Bewegungsausmaß, dieses kann normal (mobil), zu groß (hypermobil) oder zu klein (hypomobil) sein.
Bewegungseinschränkungen in Gelenken können hervorgerufen sein durch ...
- Krankheiten und Verletzungen (z.B. Narbengewebe nach Muskelrissen,...);
- muskuläre Dysbalance (Verkürzungen und Abschwächungen durch oft wiederkehrende einseitige Belastung);
- zu wenig Bewegung oder natürlich bedingte Abnützung (Gelenk nie in seinem totalen Bewegungsausmaß genutzt).

Ist das Bewegungsausmaß gering, droht es zu klein zu werden oder liegen gar Gelenksblockaden vor, muß mobilisiert werden. Viele Sportarten wie Schwimmen, Tennisspielen oder Speerwerfen, um nur einige zu nennen, erfordern ein hohes Bewegungsausmaß. Dies verpflichtet wiederum zu regelmäßigem Mobilisieren.

Wir behandeln im folgenden Abschnitt die Mobilisierung der 3 größten Gelenksysteme (Wirbelsäule, Schultergelenk und Hüftgelenk). Einige Übungen - zur Mobilisierung der Wirbelsäule und des Hüftgelenks - sind sehr gut geeignet, um gleichzeitig Brustkorb und Becken beweglicher zu machen. Wir beschränken uns im folgenden Kapitel auf die rein aktive Mobilisierung. Der Übende führt dabei die Bewegungen selber aus.
Lockere Bewegungen verteilen die Schmierflüssigkeit in den Gelenkinnenräumen. Knorpel verdicken sich und gewähren einen besseren Schutz vor Gelenkschäden. Die Gelenkskapsel wird besser durchblutet und elastischer. Dadurch wird im Gelenk eine größere Bewegungsamplitude möglich.

Hinweise für eine zielführende Mobilisierung
- Mobilisiere im aufgewärmten Zustand!
- Mobilisiere in entspannter Haltung!
- Mobilisiere in allen Bewegungsrichtungen!
- Mobilisiere ohne großen Kraftaufwand!
- Mobilisiere langsam, kontrolliert und grundsätzlich schmerzfrei!

Mobilisierende Übungen sollten ein fixer Bestandteil eines ausgewogenen Gymnastikprogrammes sein, da als Nebeneffekt eine leichte Steigerung von Muskeldurchblutung und Kreislauf stattfindet. Dies bietet zudem eine ideale Ausgangsbasis für nachfolgende sportartspezifische Aufwärm- und Kraftübungen.

Absicht:

Mobilisierung der Halswirbelsäule

. . . Seitneigen oder Seitverschieben des Kopfes

→ Langsames Seitneigen des Kopfes

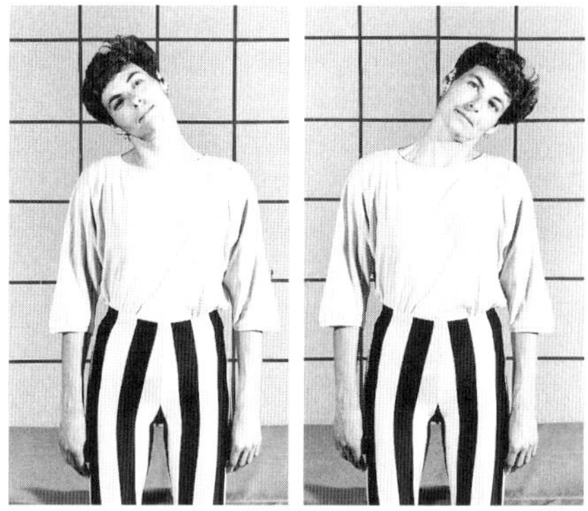

Schultern bleiben auf gleicher Höhe!

→ Langsames Seitverschieben des Kopfes

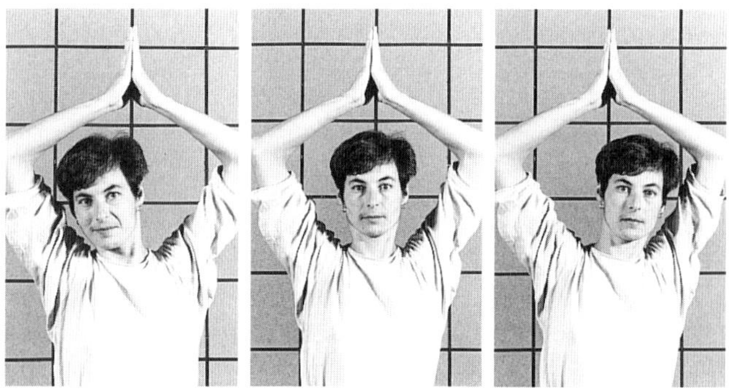

Führe die Übungen stets langsam und mit dem Gesicht nach vorne aus.

Absicht:

Mobilisierung der Halswirbelsäule

. . . Zurückschieben des Kopfes

→ Bei aufrechter Kopfhaltung Kinn gerade zurückschieben!

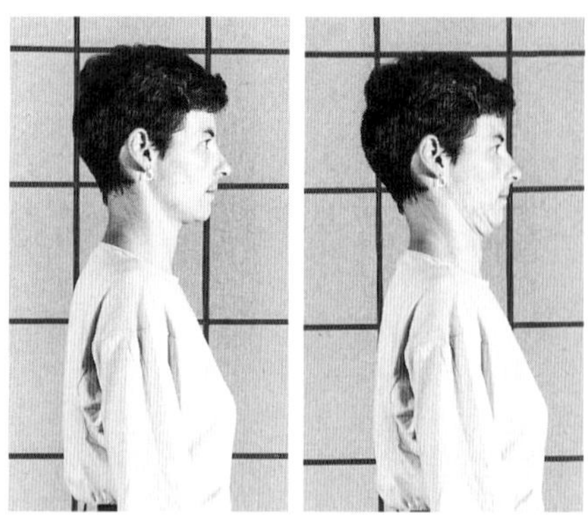

Besonders geeignet zur Entlastung des Nervenkanals.

Absicht:

Mobilisierung der Halswirbelsäule

. . . Drehen des Kopfes

→ Kopf nach rechts und links drehen

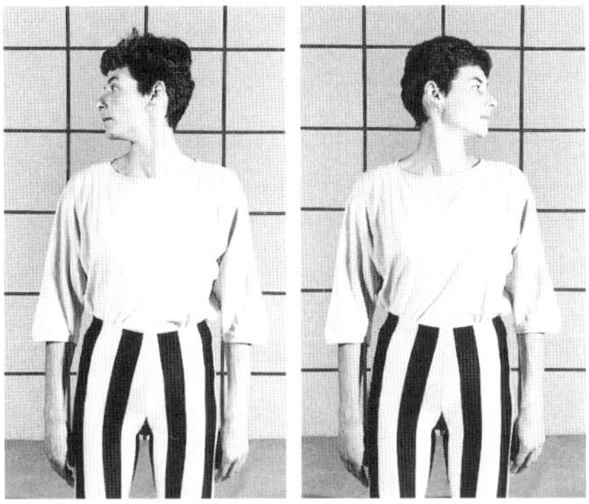

→ Kopf zur Seite drehen und mehrmals nicken

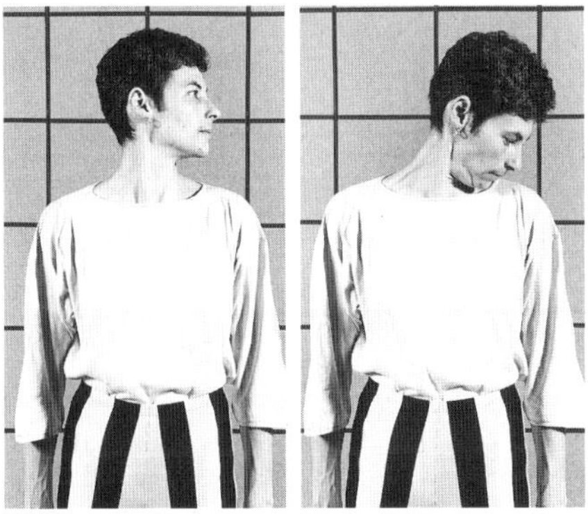

→ mit dem Kopf einen Halbkreis beschreiben

Achtung:
Dabei nicht nach hinten ausweichen!

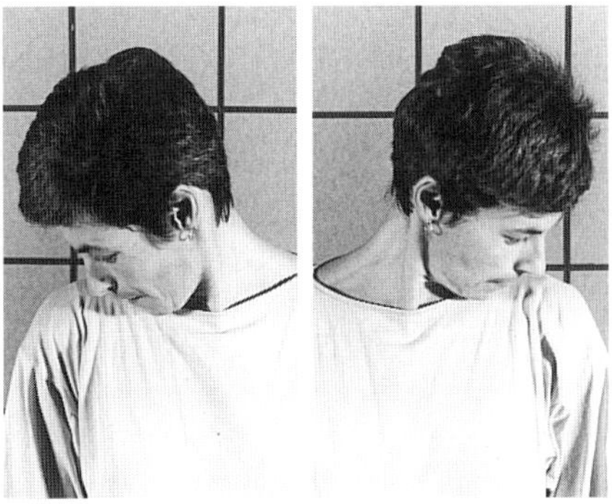

Beachte:
Alle Kopfbewegungen (Halswirbelsäulenübungen) sollen langsam ausgeführt werden!

Absicht:

Mobilisierung der Hals- und Brustwirbelsäule

. . . Beugen und Strecken der HWS und der oberen Segmente der BWS

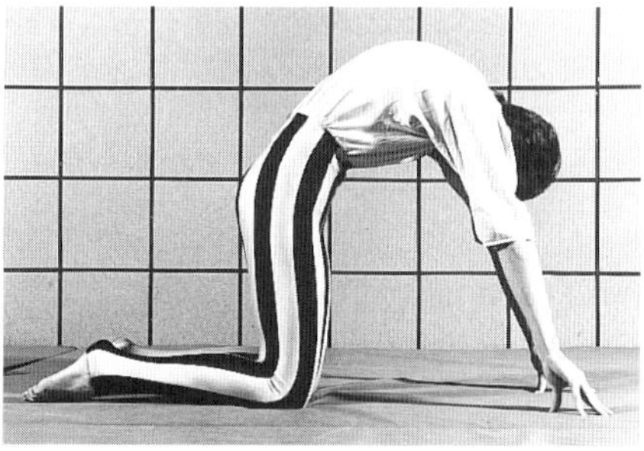

Bankstellung im Fingerkuppenstand
→ Katzenbuckel - gerader Rücken

Kinn zur Brust und langsam in den Rundrücken drücken

Entspannen:
Wirbelsäule und Kopf bilden eine Gerade

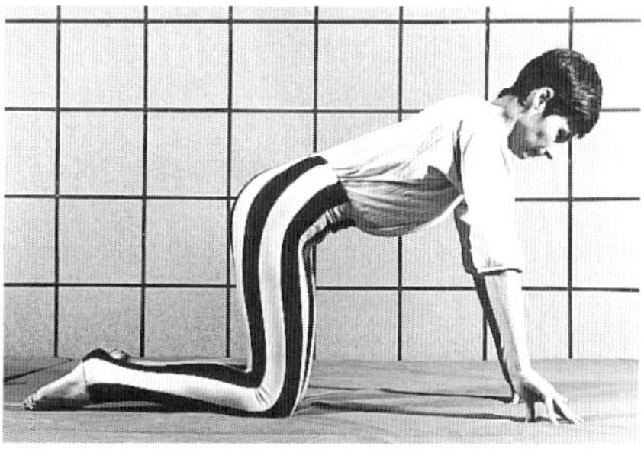

Absicht:

Mobilisierung der Brustwirbelsäule

. . . Beugen und Strecken der HWS (untere Segmente) und der BWS

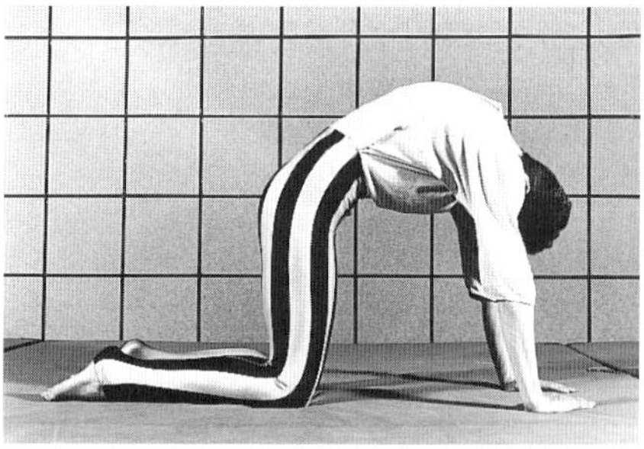

Bankstellung (Handflächen am Boden)
→ Katzenbuckel - gerader Rücken

Kinn zur Brust und langsam in den Rundrücken drücken

Entspannen:
Wirbelsäule und Kopf bilden eine Gerade

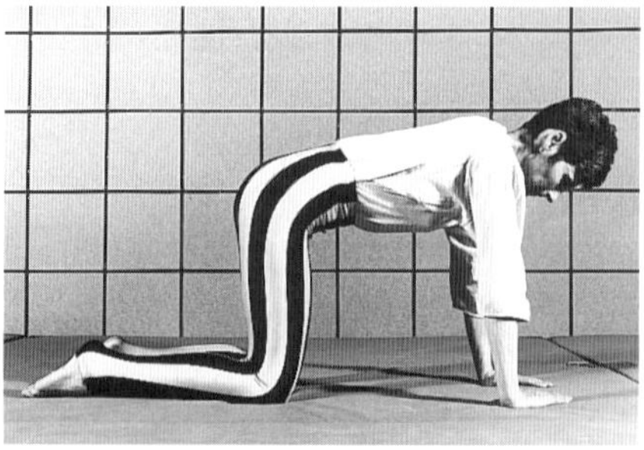

Absicht:

Mobilisierung der Lendenwirbelsäule

. . . Beugen und Strecken der Lendenwirbelsäule

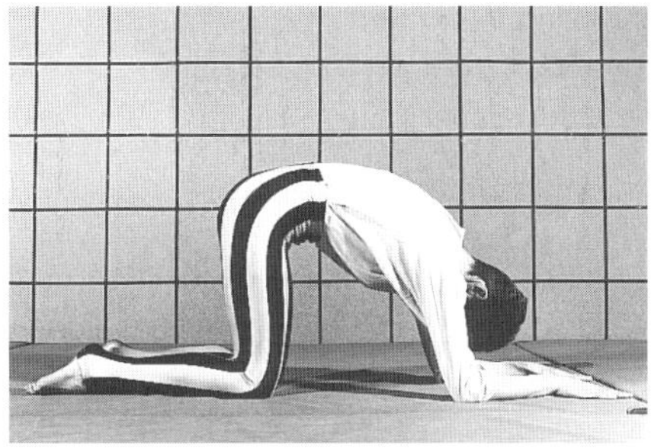

Bankstellung im Unterarmstand
→ Katzenbuckel - gerader Rücken

Kinn zur Brust und langsam in den Rundrücken drücken

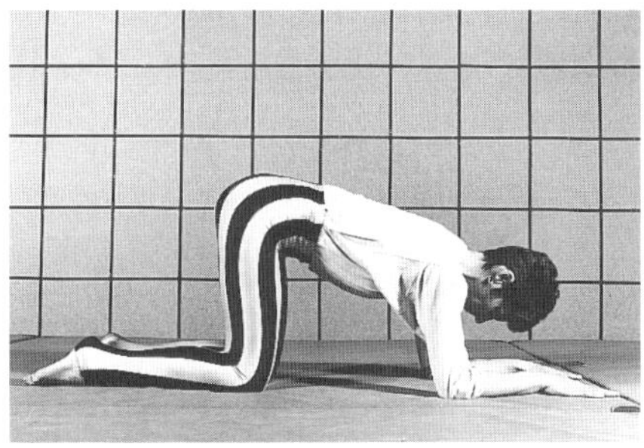

Entspannen:
Wirbelsäule und Kopf bilden eine Gerade

Absicht:

Mobilisierung der Lendenwirbelsäule und des Hüftgelenks

. . . Kippen des Beckens

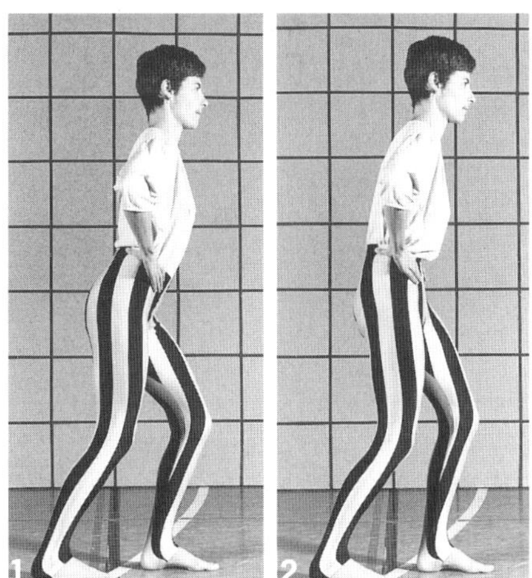

Schrittstellung, Knie leicht gebeugt

1. → Becken nach vorne kippen „Schambein nach hinten“!

2. → Becken nach hinten kippen („Bauch einziehen“: Bauch- und Gesäßmuskeln anspannen) Schambein weit nach vorne schieben!

Absicht:

Mobilisierung der Lendenwirbelsäule und des Hüftgelenks

. . . Kippen des Beckens

Stand; Knie leicht gebeugt

1. → Becken nach vorne kippen „Schambein nach hinten“!

2. → Becken nach hinten kippen Bauch „einziehen“ (Bauch- und Gesäßmuskeln anspannen)! Schambein weit nach vorne schieben!

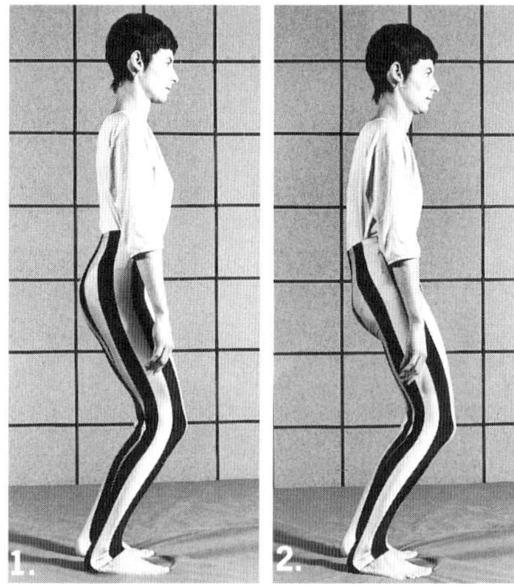

Absicht:

Mobilisierung der Lendenwirbelsäule und des Hüftgelenks

. . . Kippen des Beckens

Fersensitz mit geradem Rücken

1. → Becken nach vorne kippen „Schambein nach hinten“!

2. → Becken nach hinten kippen „Bauch einziehen“ (Bauch- und Gesäßmuskeln anspannen)! Schambein weit nach vorne schieben!

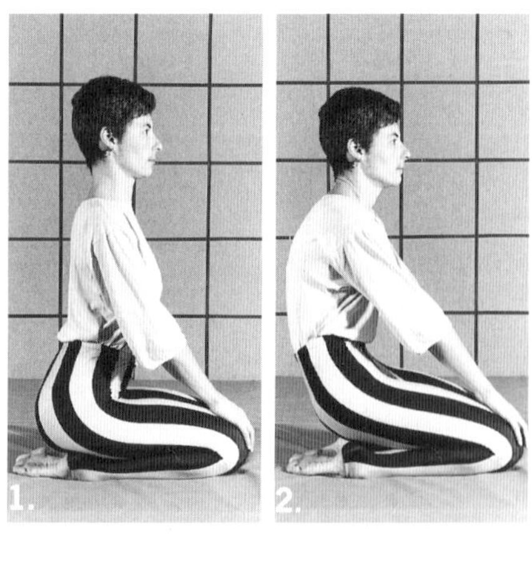

Absicht:

Mobilisierung der Lendenwirbelsäule und des Hüftgelenks

. . . Kippen des Beckens

Rückenlage mit angewinkelten Beinen

1. → Becken nach vorne kippen
Schultern drücken zu Boden

Hand hat unter der Lendenwirbelsäule Platz.

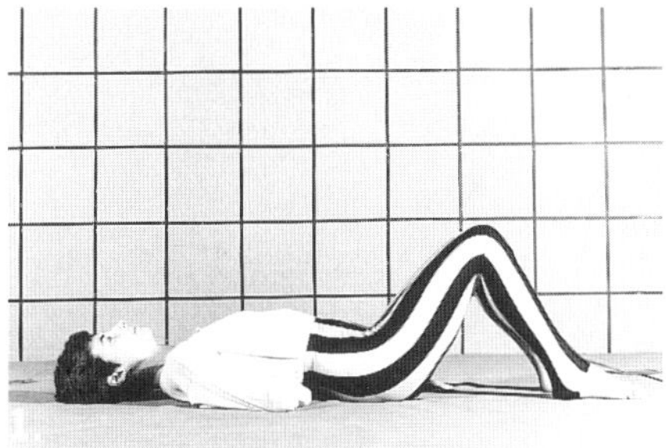

2. → Becken nach hinten kippen
(„Schambein nach oben schieben", Bauch einziehen)

Durch leichtes Anheben des Kopfes (Faust hat zwischen Kinn und Brustbein Platz) Lendenwirbelsäule bewußt zu Boden drücken.
Handflächen schieben nach vor.

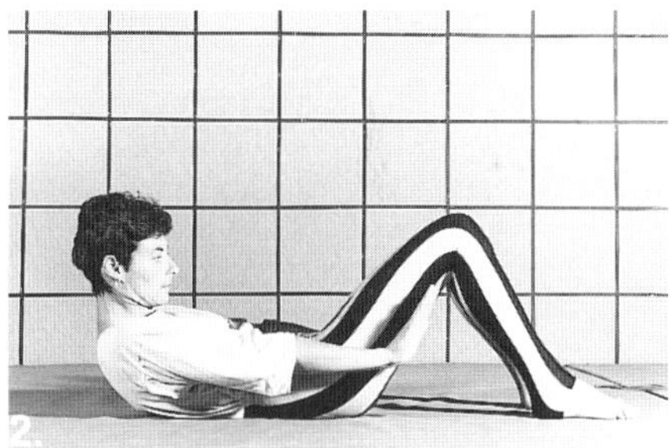

Absicht:

Mobilisierung der Wirbelsäule

. . . Beugen der Wirbelsäule

Stand mit leicht gebeugten Beinen
→ Rumpf langsam abrollen

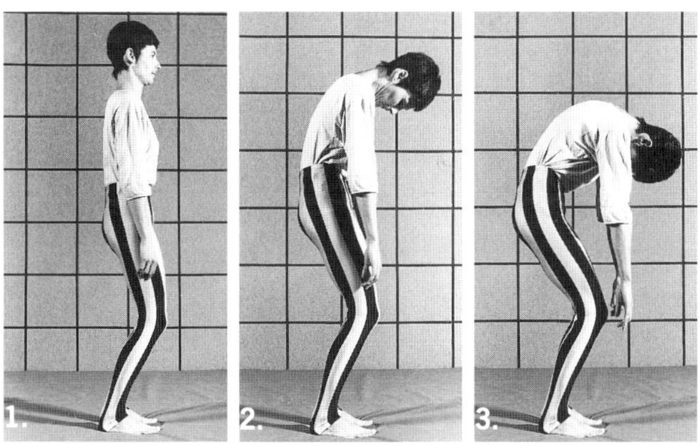

Das Aufrollen des Rumpfes erfolgt durch Aktivieren der Gesäßmuskeln und der Rückenstrecker! → Strecken der Wirbelsäule

1. Leite das Abrollen des Rumpfes durch Aktivieren der Bauchmuskeln ein
2. Kinn zur Brust
3. Rumpf, Kopf und Arme locker hängen lassen

Absicht:

Mobilisierung der Wirbelsäule

. . . Strecken der Wirbelsäule
(Ganzkörperstreckung)

Bauchlage mit Armen in Hochhalte, Fersenschub
→ Hände und Fersen soweit wie möglich wegschieben

1. Hände soweit wie möglich vorschieben

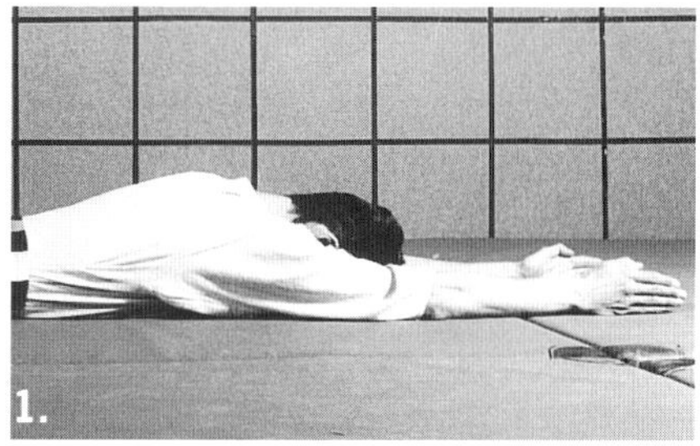
1.

2. Fersen so weit wie möglich nach hinten schieben

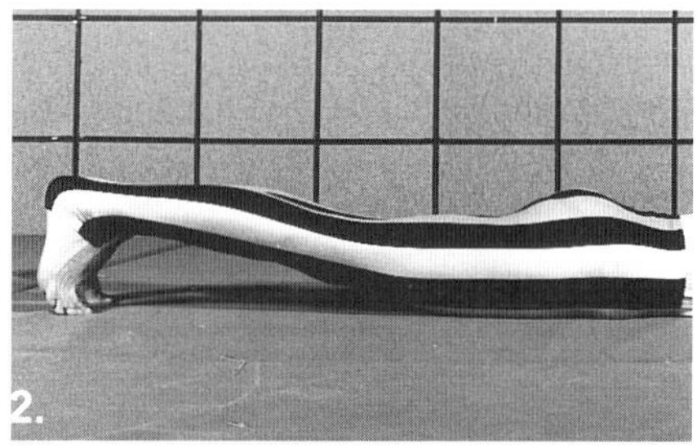
2.

3. Eine Hand und gegengleiche Ferse so weit wie möglich voneinander wegschieben (Diagonalzug)

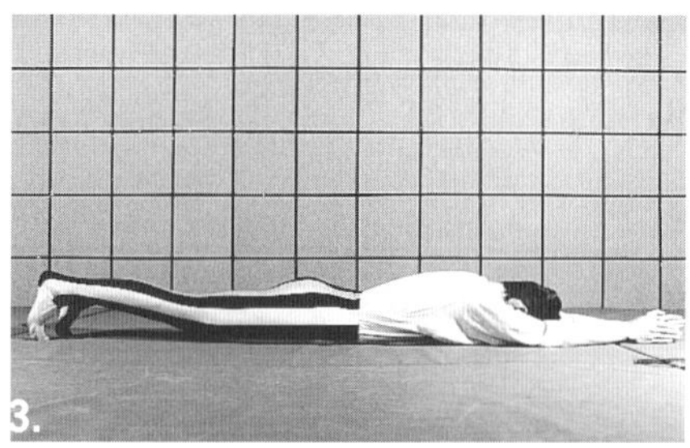
3.

4. Hände und Fersen gleichzeitig so weit wie möglich voneinander wegschieben

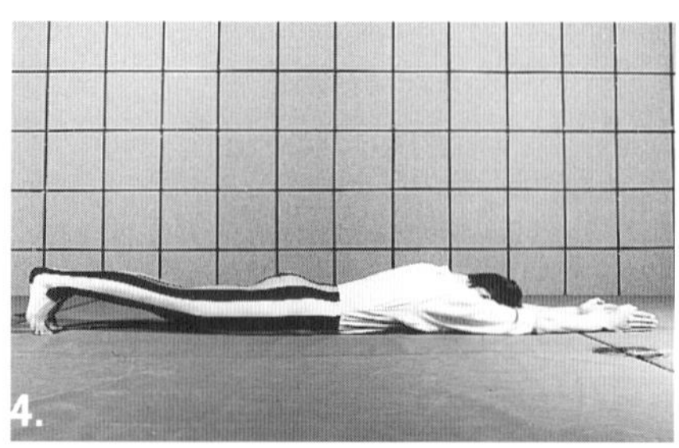
4.

Absicht:

Mobilisierung der Wirbelsäule

. . . Beugen und Strecken der Wirbelsäule

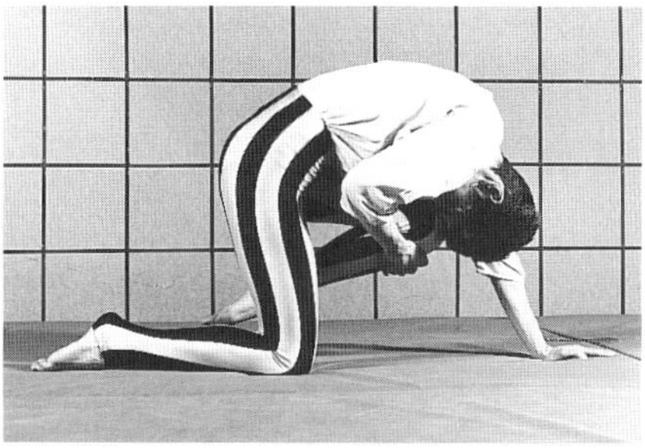

Bankstellung
→ Linkes Knie mit rechter Hand und Stirn zusammenführen

Beugen: Aktivieren der Bauchmuskeln

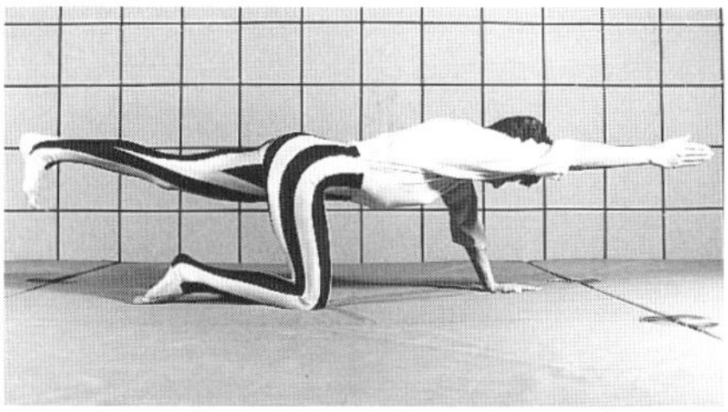

→ Linkes Bein und rechten Arm bis max. in die waagrechte Verlängerung des Oberkörpers strecken

Strecken: Aktivieren der Gesäßmuskeln und der Rückenstrecker

Ferse schiebt!
Kopf in Verlängerung der Wirbelsäule!

Absicht:

Mobilisierung der Wirbelsäule

. . . Seitneigen der Wirbelsäule

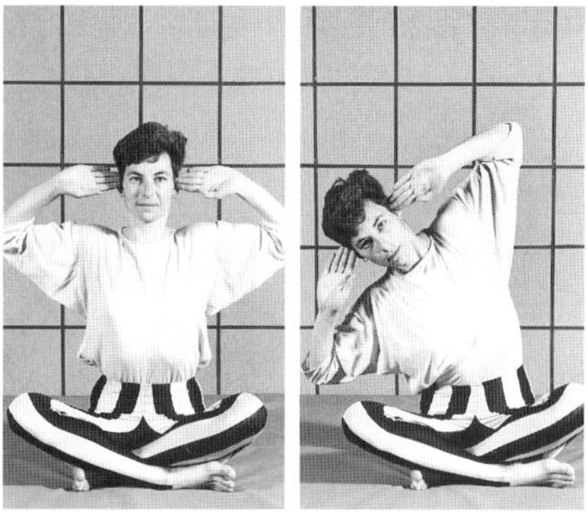

Sitz mit aufrechtem Oberkörper
Bauch- und Gesäßmuskeln anspannen und Rückenstrecker aktivieren
→ Oberkörper zur Seite neigen und Knie dabei zu Boden drücken

Der Oberkörper soll eine rein seitliche Bewegung ausführen.

Gesäß behält Bodenkontakt!

Absicht:

Mobilisierung der Wirbelsäule

. . . Drehen der Wirbelsäule

Kniestand
Knie hüftbreit; Becken stabilisiert
→ Oberkörper langsam zur Seite drehen

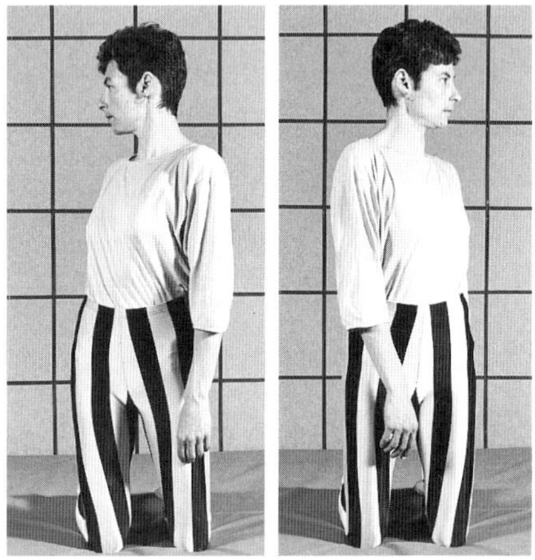

Durch Bauch- und Gesäßspannung Becken stabilisieren. Oberkörper langsam nach links und rechts drehen.

Arme und Schultern locker hängen lassen!

Absicht:

Mobilisierung der Wirbelsäule

. . . Drehen der Wirbelsäule

Bankstellung
→ Einen Arm unter dem Körper durchführen

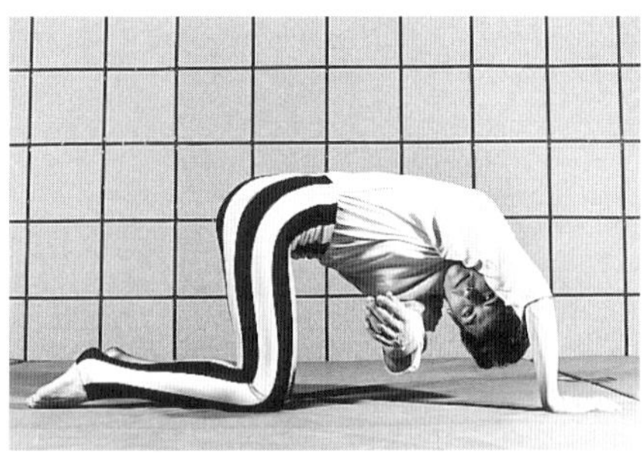

Wird der Hand nachgeschaut, so wird die Mobilisierung verstärkt.

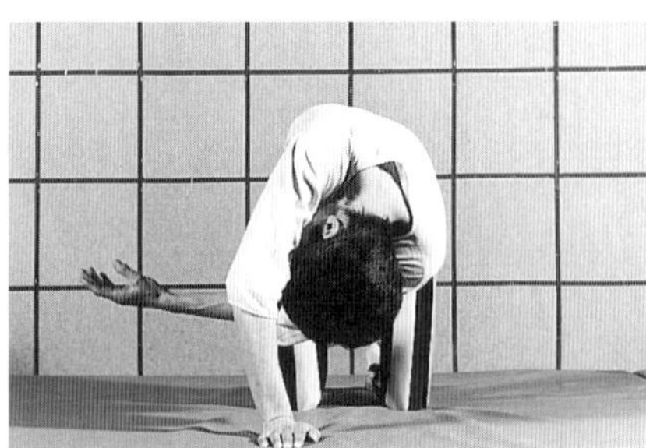

Absicht:

Mobilisierung der Wirbelsäule

. . . Drehen der Wirbelsäule

Rückenlage mit überkreuzten,
gebeugten Beinen
Arme in tiefer Seithalte

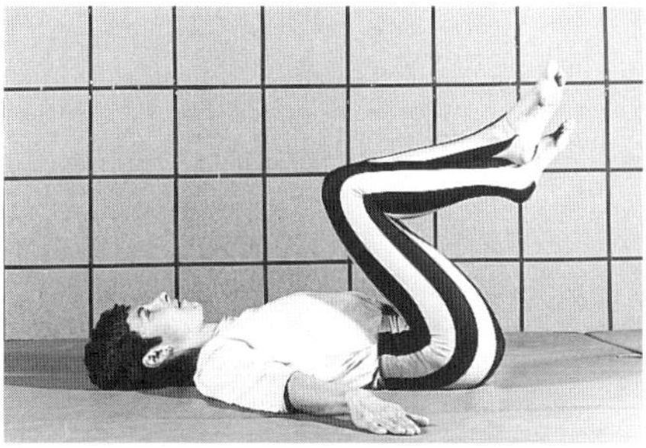

→ Gebeugte Beine langsam links und rechts ablegen

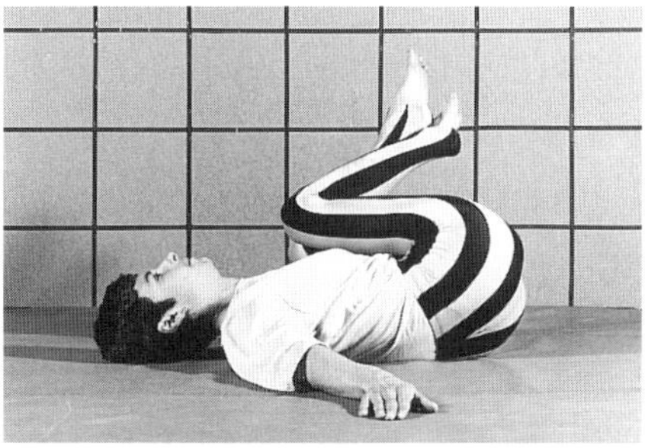

Ziehen die Knie Richtung Schulter, werden die oberen Anteile der Wirbelsäule mitmobilisiert.

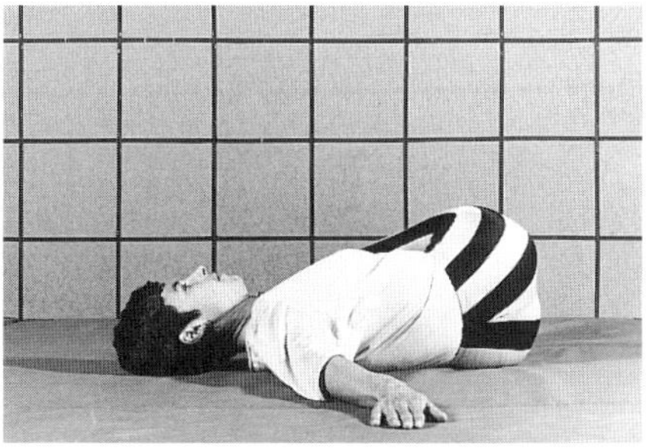

Absicht:

Mobilisierung des Hüftgelenks (speziell der Gelenkskapsel)

. . . Beugen und Strecken in der Hüfte

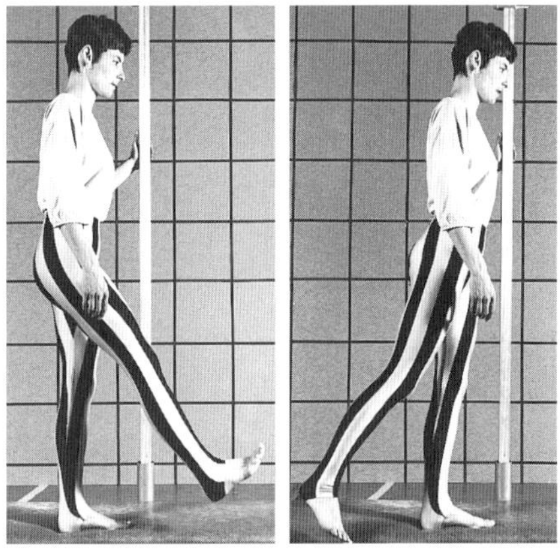

Stabiler Stand auf erhöhter Unterlage
→ Vorwärts- und Rückwärtspendeln eines Beines

Becken nicht ausdrehen!

. . . Abspreizen und Heranführen (Abduktion und Adduktion) in der Hüfte

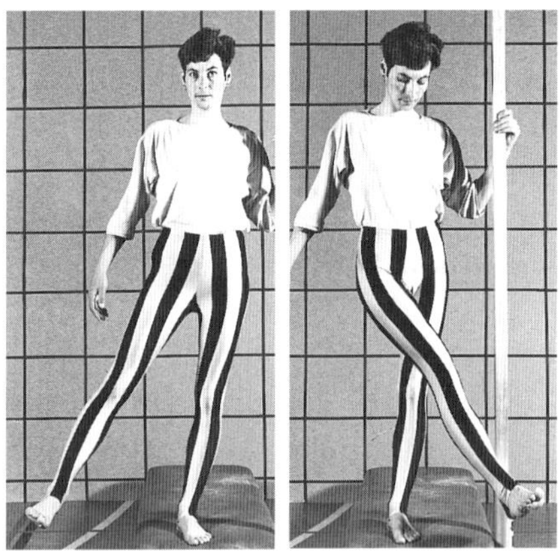

→ Pendeln eines Beines vor dem Körper

Oberkörper bleibt ruhig!

Um eine günstige Übungswirkung zu erzielen, sollte das Pendeln mindestens 30 Sekunden lang ausgeführt werden.

Absicht:

Mobilisierung des Hüftgelenks

. . . Drehen in der Hüfte (Innenrotation)

Grätschsitz mit angewinkelten Beinen
→ Einwärtsdrehen eines Beines

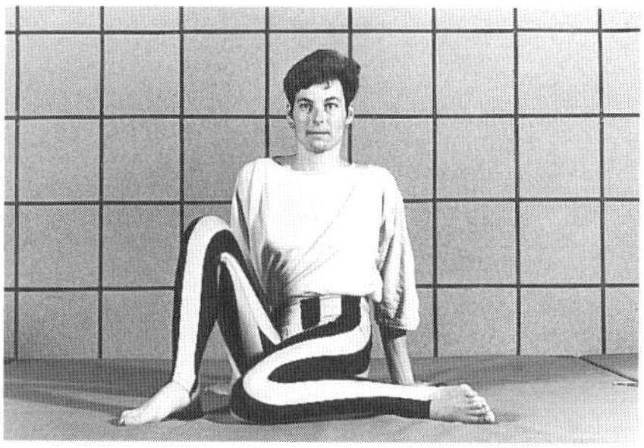

Das Knie eines Beines wird langsam Richtung Boden geführt.

Übe stets beidseitig!

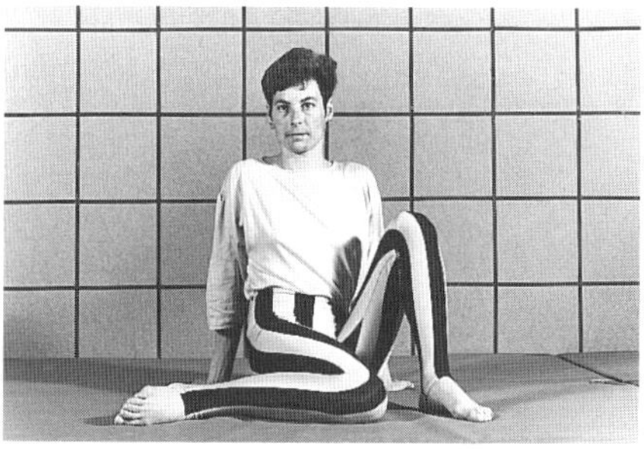

Absicht:

Mobilisierung der Hüftgelenke

. . . Drehen in der Hüfte

Bauchlage mit leicht gegrätschten, gebeugten Beinen

→ Innenrotation
Einwärtsdrehen der Oberschenkel (Unterschenkel soweit wie möglich „öffnen")

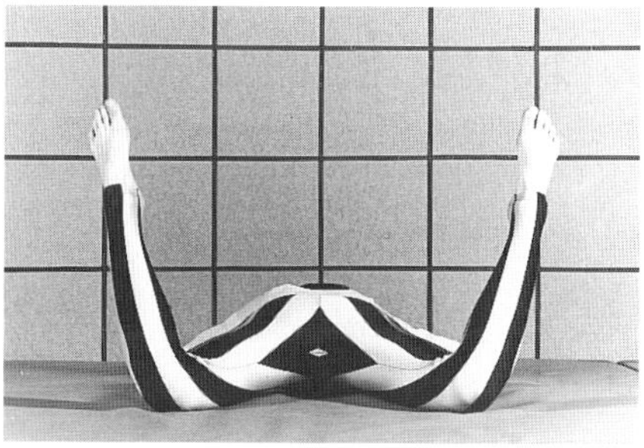

→ Außenrotation
Auswärtsdrehen der Oberschenkel (Unterschenkel soweit wie möglich kreuzen)

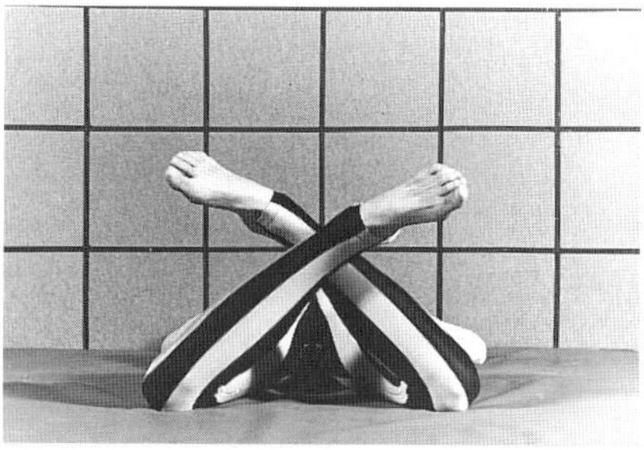

Vermeide Ausweichbewegungen des Beckens!

Absicht:

Mobilisierung des Hüftgelenks

. . . Kombinierte Bewegung in der Hüfte

Kreisen eines gebeugten Beines

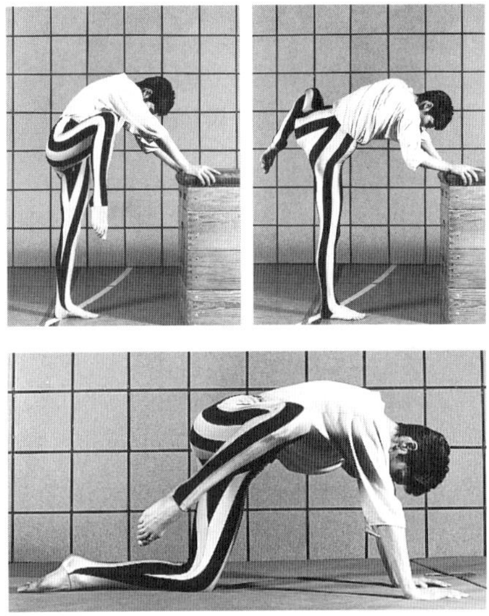

→ im Stand
Mit gebeugtem Bein Kreise beschreiben (Radius und Richtung variieren)

→ in der Bankstellung

Mobilisiere langsam, aber dynamisch und stets beidseitig!

Absicht:

Mobilisierung des Schultergürtels

. . . Heben und Senken der Schultern

Kniestand mit aufrechtem Oberkörper

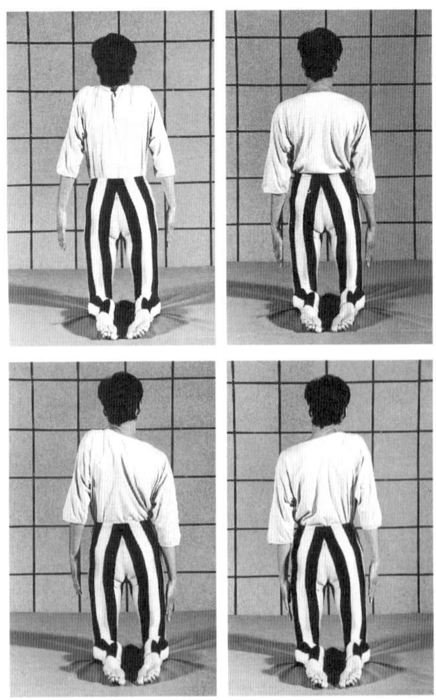

→ Heben und Senken der Schultern beidseitig oder links/rechts im Wechsel!

Absicht:

Mobilisierung des Schultergürtels

. . . Kreisen der Schultern

→ Schulterkreisen rückwärts beidseitig oder links/rechts im Wechsel

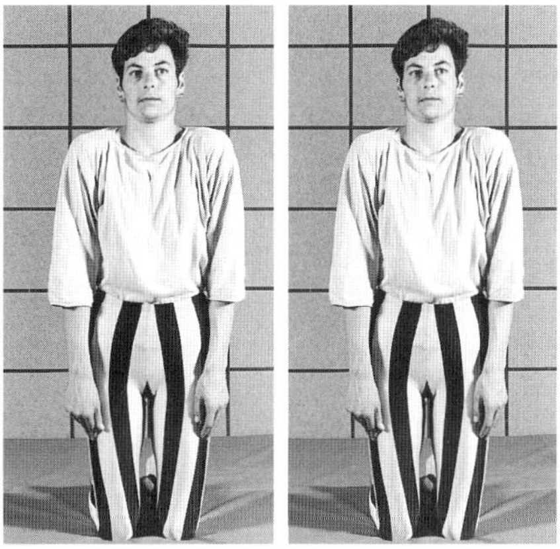

Arme locker hängen lassen: Schultern nur wenig anheben

→ Arme in Schlaghalte
Mit den Ellbogen Kreise beschreiben (dabei Richtung und Bewegungsamplitude variieren).

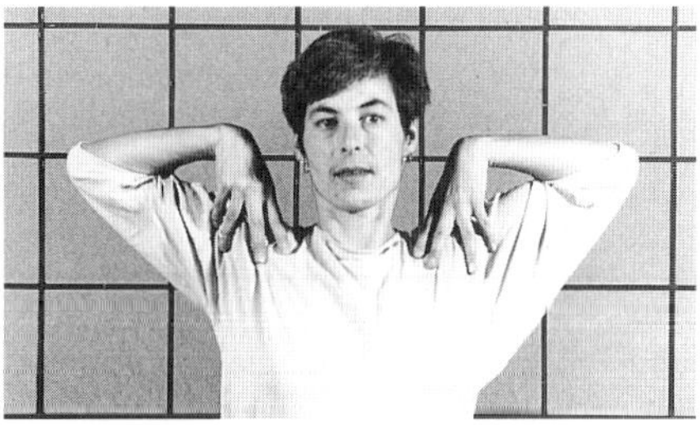

Bewegungen langsam und kontrolliert ausführen!

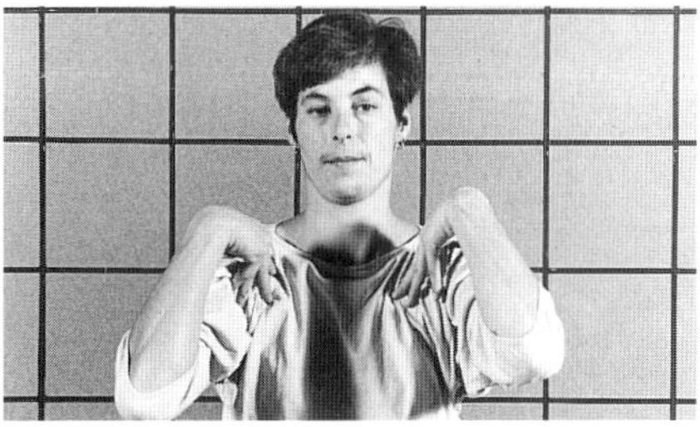

Grundsätzlich sollen in der Funktionsgymnastik Arm- und Schulterbewegungen häufiger nach hinten als nach vorne durchgeführt werden. Dadurch erreichen wir eine Kräftigung der zur Abschwächung neigenden hinteren Schultergürtelmuskulatur, eine Dehnung der zur Verkürzung neigenden Brustmuskulatur sowie eine Streckung der Wirbelsäule.

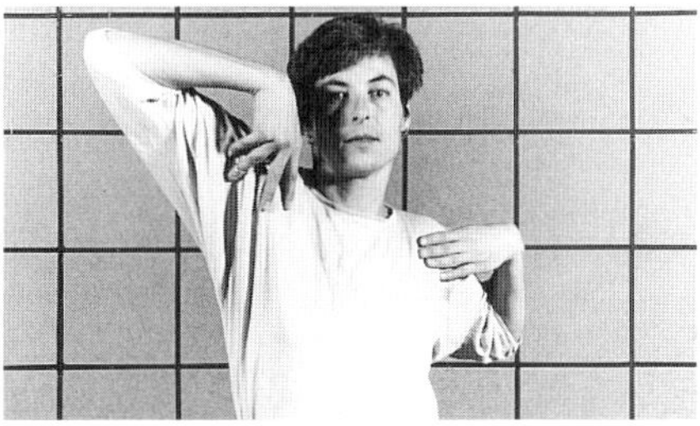

Absicht:

Mobilisierung des Schultergelenks (speziell der Gelenkskapsel)

. . . Pendeln der Arme

→ Gegengleiches Vorwärts- und Rückwärtspendeln der Arme

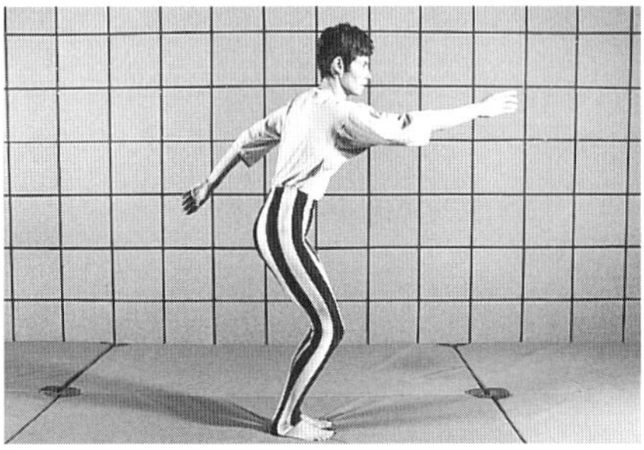

→ Pendeln der Arme vor dem Körper: Überkreuzen und zur Seite führen

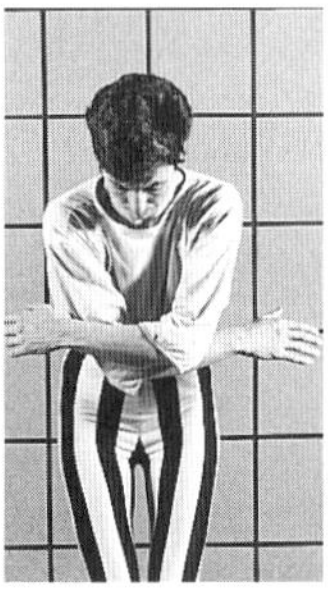

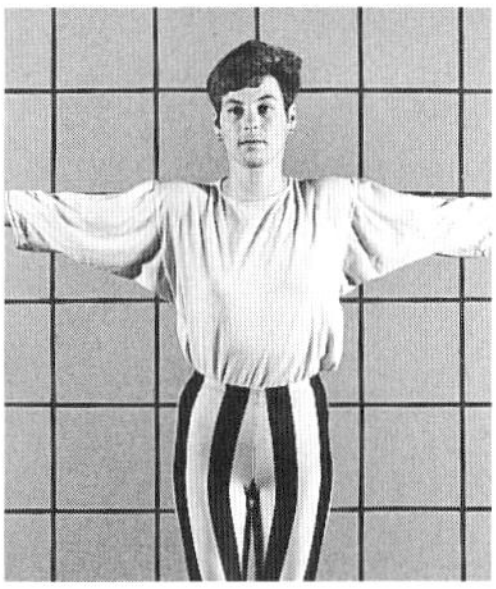

„Pendle" locker und rhythmisch mit gleichzeitigem, leichtem Beugen/ Strecken der Beine!

Bei allen Übungen im Stand Bauch- und Gesäßspannung halten!

Absicht:

Mobilisierung des Schultergelenks

. . . Vor- und Zurückführen der gestreckten Arme

→ Horizontales Vor- und Zurückführen eines gestreckten Armes

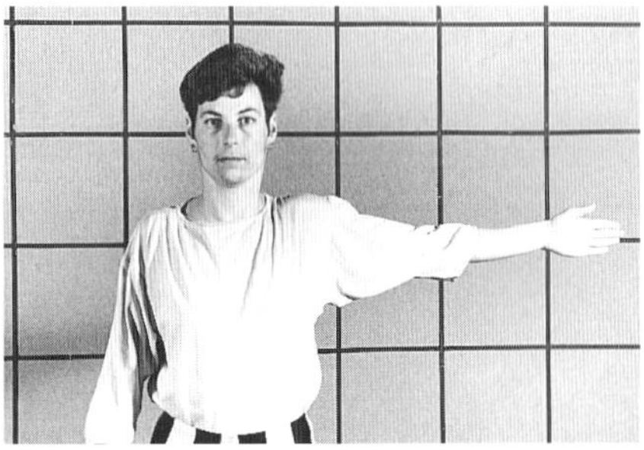

Daumen zeigt nach oben!

→ Horizontales Vor- und Zurückführen beider gestreckten Arme

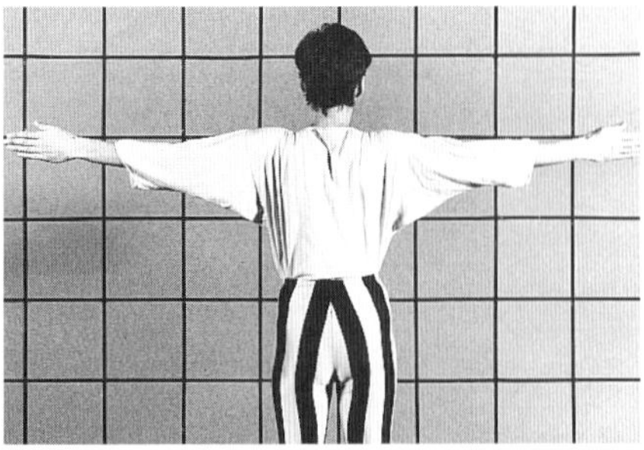

Bauch- und Gesäßspannung halten!

Absicht:

Mobilisierung des Schultergelenks

. . . Drehen in der Schulter

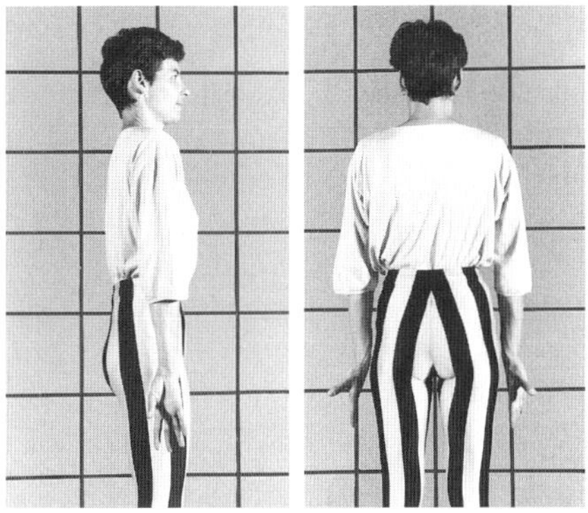

→ Innenrotation
Einwärtsdrehen der Arme:
Schultern nach vor

Bewegung bewußt langsam ausführen!

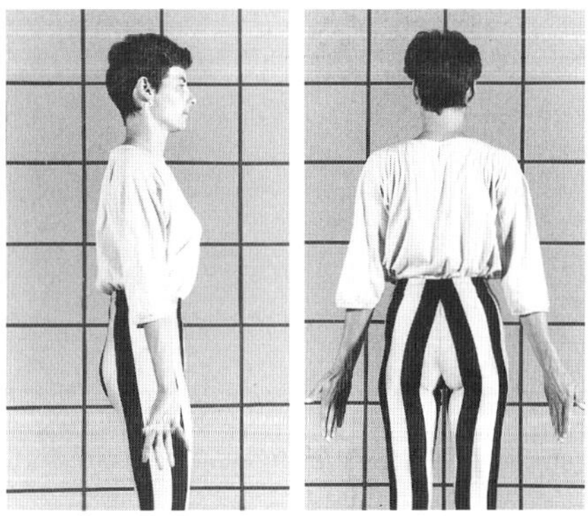

→ Außenrotation
Auswärtsdrehen der Arme:
Schulterblätter hinten zusammenziehen

Bauch- und Gesäßspannung halten.

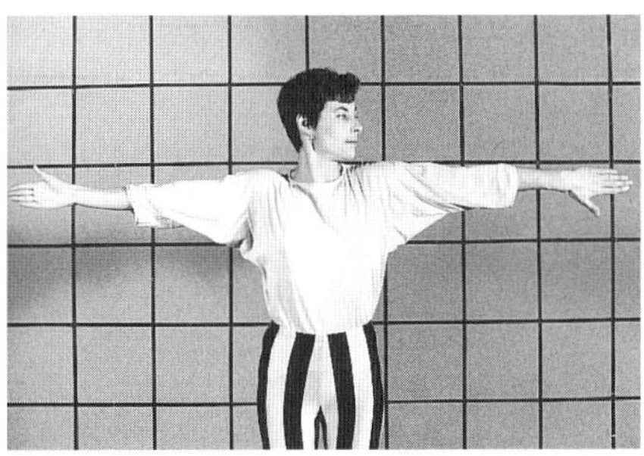

Kombinationsübung
→ Gegengleiches Einwärts- und Auswärtsdrehen der gestreckten Arme in Seithalte

Blick zum Handrücken (Daumen unten)

Absicht:

Mobilisierung des Schultergelenks

. . . Drehen in der Schulter

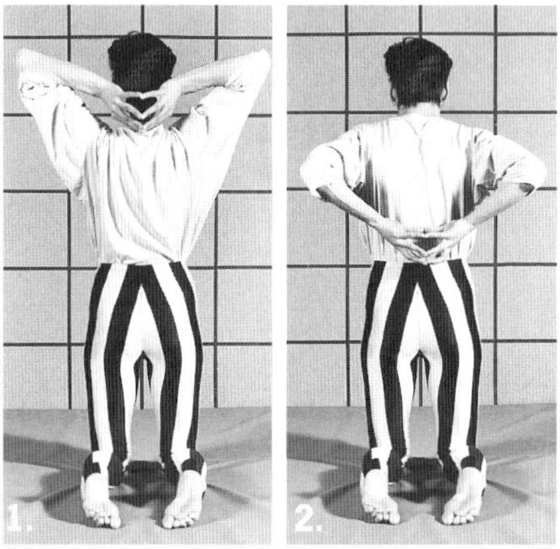

Zusammenführen der Fingerspitzen hinter dem Körper (Schürzengriff)

1. → Außenrotation
   Zusammenführen der Fingerspitzen im Nacken

Wichtig: Zur Vergrößerung des Bewegungsumfanges, Ellbogen nach außen und zurück ziehen!

2. → Innenrotation
   Zusammenführen der Fingerspitzen am Rücken

(Je höher dies gelingt, desto größer ist die Innenrotation!)

Kombinationsübung (für Geübte):
→ Zusammenführen der Fingerspitzen am Rücken
Ein Arm führt die Bewegung über den Nacken und der andere Arm über den Rücken aus.

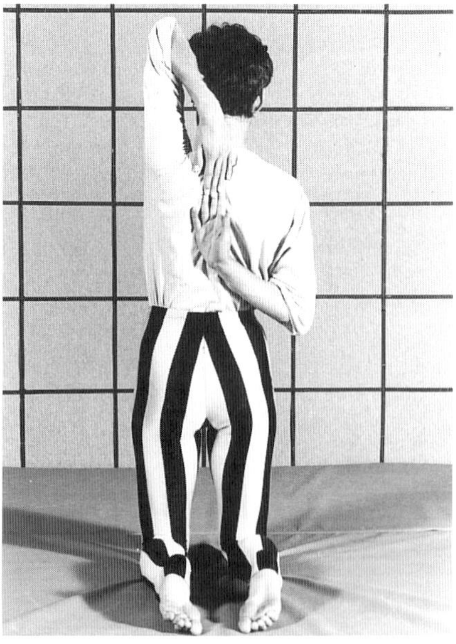

Absicht:

Mobilisierung des Schultergelenks

. . . Drehen in der Schulter

Stand: beide Hände halten den Stab hinter dem Körper

Kombination von Innen- und Außenrotation in der Schulter.

→ Abwechselndes Nach-oben- und Nach-unten-Ziehen des Stabes, ohne diesen loszulassen!

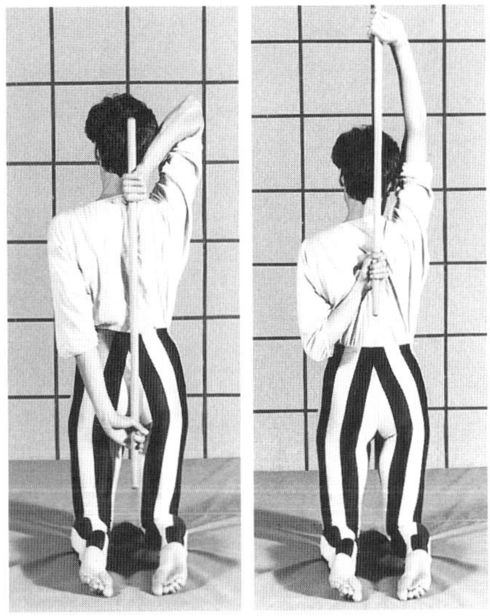

Mobilisiere stets beidseitig!

Absicht:

Mobilisierung des Schultergelenks und der Wirbelsäule

. . . Heben der Schultern und des Schultergürtels

Stand oder Kniestand
Arme im ausgedrehten Flechtgriff über Kopf
→ Langsames Nach-oben-Schieben der Handflächen

Bewegung langsam und mehrere Atemzüge lang ausführen.

Atme bewußt:
Beim Hochführen der Arme ausatmen!

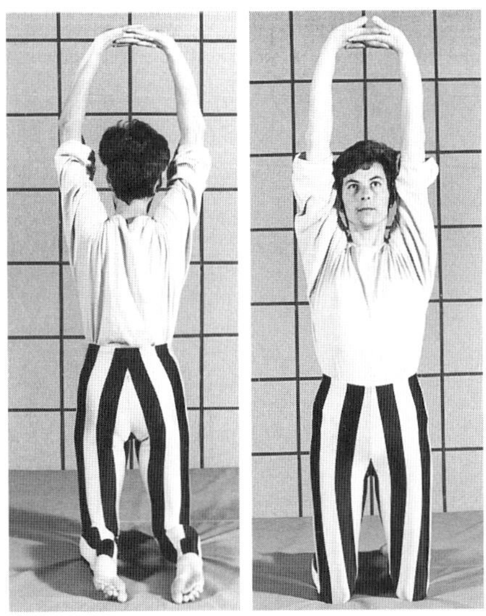

Bei Übungen im Kniestand ist eine weiche Unterlage zu empfehlen.

9 Dehnen

9.1 Bedeutung des Dehnens

Bei jeder sportlichen Tätigkeit erhöht sich der Muskeltonus (Spannungszustand in der Muskulatur). Kräftigende Übungen bzw. ein spezielles Krafttraining wirken immer tonussteigernd, während Dehnungsübungen tonussenkend - entspannend - wirken.

Ein Hauptziel jedes trainierenden Menschen sollte sein, schwache bzw. gering ausgebildete Muskelgruppen zu kräftigen und verkürzte Muskeln zu dehnen. Denn nur durch eine gezielt eingesetzte Gymnastik können kräftige, elastische Muskeln, eine harmonisch geschwungene Wirbelsäule, eine normale Beckenneigung und die volle Bewegungsfähigkeit im Fuß-, Knie-, Hüft-, Ellbogen- und Schultergelenk erreicht werden. So ist gezieltes Dehnen ein integrierter Bestandteil jeder sportlichen Aktivität, also nicht nur im Leistungs-, sondern auch im Freizeitsport.
Jede Spezialisierung bzw. Intensivierung des Trainings führt oft zu Verkürzungen der hauptsächlich beteiligten Muskelgruppen. Jeder beanspruchte Muskel nimmt an Umfang zu; d. h. er verkürzt sich. Einer einseitigen muskulären Belastung folgt eine permanente Erhöhung des Muskeltonus, wobei es zu Verhärtungen und Verspannungen kommt.

Das Dehnen verringert muskuläre Spannungen und fördert neben der Beweglichkeit die Geschmeidigkeit und die Empfindung für die Bewegung. Regelmäßiges Dehnen hilft weiters, Haltungsschwächen zu verhindern bzw. zu korrigieren, denn nur wer regelmäßig dehnt, hat keine Muskelverkürzungen.
Verkürzte Muskeln schränken die Gelenke in ihrem Bewegungsumfang ein. Dauerschäden an diesen Gelenken sowie eine erhöhte Verletzungsanfälligkeit können die Folge sein. Dabei gilt unser Augenmerk vor allem denjenigen Muskelgruppen, die generell zu Verkürzungen neigen (Näheres siehe Seite 19),
wie zum Beispiel: die hintere und seitliche Nackenmuskulatur
die Brustmuskeln
die Rückenstrecker im HWS- und LWS-Bereich
die Adduktoren (die Beinanzieher)
die Hüftbeuger
die Kniestrecker, die Kniebeuger und die Wadenmuskeln

Da mit zunehmendem Alter Verschleißerscheinungen auftreten und man in der weiteren Folge von eingeschränkter Beweglichkeit spricht, ist das Dehnen auch für ältere Menschen sehr wichtig.

9.2 Dehnmethoden

Übersicht über die gebräuchlichsten Dehnmethoden

1. Dynamische Dehnmethoden
   a) Aktiv dynamische Dehnung
   b) Passiv dynamische Dehnung
   c) Kombination aus aktiv dynamischer und aktiv statischer Dehnung

2. Statische Dehnmethoden
   a) Aktiv statische Dehnung
   b) Passiv statische Dehnung
      Sonderformen des passiv statischen Dehnens
      – Passives Stretching
      – Intermittierendes passives Dehnen
      – Anspannungs-Entspannungs-Dehnungs-Methode

9.2.1 Dynamische Dehnmethoden

Kennzeichen der dynamischen Dehnmethoden sind weich und rhythmisch ausgeführte Bewegungen mit meist relativ kleinem Bewegungsumfang. Diese Bewegungen sollen langsam ziehend und stets kontrolliert ausgeführt werden.

a) Aktiv dynamisches Dehnen
   ... eines Muskels bzw. einer Muskelgruppe erfolgt durch den rhythmischen Wechsel von Kontraktion und Entspannung seiner Gegenspieler. Der zu dehnende Muskel wird durch Kontraktion seiner Gegenspieler in Dehnstellung gebracht.

b) Passiv dynamisches Dehnen
   ... eines Muskels erfolgt durch den Wechsel von Belastung und Entlastung unter Mithilfe äußerer Kräfte (Schwerkraft, Partner, Geräte). Der zu dehnende Muskel wird durch Einsatz äußerer Kräfte in Dehnstellung gebracht.

c) Aktiv dynamisches Dehnen in Kombination mit aktiv statischem Dehnen
   ... eines Muskels erfolgt durch den mehrmaligen rhythmischen Wechsel von Kontraktion und Entspannung seines Gegenspielers mit anschließendem Halten in der Dehnstellung. Der zu dehnende Muskel wird durch Kontraktion seiner Gegenspieler in Dehnstellung gebracht.

Die Dehngymnastik früherer Jahre war vor allem von schwungvollen Bewegungen geprägt. Man versuchte durch Schwingen, Wippen und intensives Nachfedern die Muskeln möglichst weit zu dehnen, um einen möglichst großen Bewegungsumfang der Gelenke zu erreichen. Die Elastizität der Muskeln und Sehnen kann hierdurch jedoch nicht verbessert werden. Durch die ruckartige Dehnung wird der Dehnreflex (Schutzreflex der Muskulatur) aktiviert; d. h. der Muskel zieht sich als Schutz vor einem Überdehnen anfänglich zusammen. Wird dieser Schutzreflex ruckartig überwunden, können Muskelfaserverletzungen (Mikroverletzungen, Zerrungen, ...) die Folge sein. Diese Verletzungen führen in der Ausheilphase zu Narbenbildungen und verringern somit die Elastizität.
Ist die Bewegung weder ruckartig, zerrend noch schmerzhaft, wird der Dehnreflex nicht aktiviert. (Nach Hoster; vgl. Freiwald 1994, S. 58)
Schnell ausgeführte Übungen mit meist langen Hebeln (im Sinne der sogenannten Schwunggymnastik) sind tonussteigernd und erhöhen die Explosivkraft der Muskulatur. Sie entsprechen daher nicht der dynamischen Dehnmethode im üblichen Sinne, sondern vielmehr dem sogenannten Muskelschnellkrafttraining. So ist es bei der dynamischen Dehnmethode wichtig, daß die Bewegungen weich und rhythmisch ausgeführt werden.

Ein vorrangiges Ziel, der dynamischen Dehnung ist, die Muskeln und Sehnen optimal auf die kommenden sportlichen Anforderungen vorzubereiten. Das bedeutet, Verminderung der Verletzungsgefahr, Sicherung der Bewegungsökonomie und -qualität bei gleichzeitiger Möglichkeit, den Muskeltonus zu regulieren (durch Dehndauer bzw. Wiederholungsanzahl). Das aktiv dynamische Dehnen ist besonders für das Kindesalter geeignet, welches durch einen ausgeprägten natürlichen Bewegungsdrang gekennzeichnet ist. In diesem Altersabschnitt überwiegen die aktiven, dynamischen Beweglichkeitsübungen gegenüber den passiven, statischen. Dies gilt auch für den Schulsport. Neben der Berücksichtigung des natürlichen Bewegungsdranges wird mit dieser Methode gleichzeitig die Dehnfähigkeit (der Agonisten) erhöht und zusätzlich die antagonistische Muskulatur gekräftigt.
Weiters wird durch den ständigen Belastungswechsel (Zusammenziehen und Strecken der Muskeln) die Koordinationsfähigkeit der das Gelenk überziehenden Muskeln verbessert. Wichtig ist jedoch, daß die Dehnübungen weich rhythmisch und nicht ruckartig, schnellkräftig und zerrend ausgeführt werden. Denn nur so läßt sich ein Aktivieren des Dehnreflexes verhindern.

9.2.2 Statische Dehnmethoden

Kennzeichen der statischen Dehnmethode ist, daß der zu dehnende Muskel in eine Dehnstellung gebracht wird und in dieser für einige Sekunden gehalten wird.
Statisches Dehnen = gehaltenes Dehnen = Stretching

a) Aktiv statisches Dehnen
Die Dehnstellung wird durch die Muskelarbeit des Gegenspielers erreicht.

b) Passiv statisches Dehnen
Die Dehnstellung wird durch Unterstützung äußerer Kräfte erreicht.

9.2.2.1 Aktiv statisches Dehnen

Der zu dehnende Muskel wird durch die muskuläre Arbeit (Kontraktion) des Gegenspielers in eine Dehnstellung gebracht und in dieser für einige Sekunden gehalten.
Ein Vorteil dieser Dehnform ist eine zusätzliche Kräftigung der kontrahierenden Muskulatur (Gegenspieler).

Aktiv statisches Dehnen am Beispiel der Adduktoren

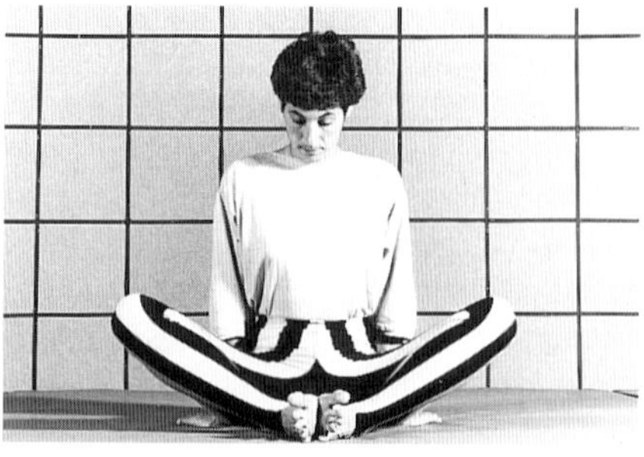

Die Knie werden langsam so weit wie möglich nach unten gezogen und in der Endstellung gehalten.

Ein Muskel (Agonist) wird aktiv durch die Kraft seines Gegenspielers (Antagonist) gedehnt.

Das Nach-unten-Ziehen der Knie durch die äußere Hüft- und Oberschenkelmuskulatur (Antagonisten) bringt die Adduktoren (Agonisten) in Dehnstellung.
So werden die Agonisten gedehnt, während ihre Antagonisten gleichzeitig gekräftigt werden.

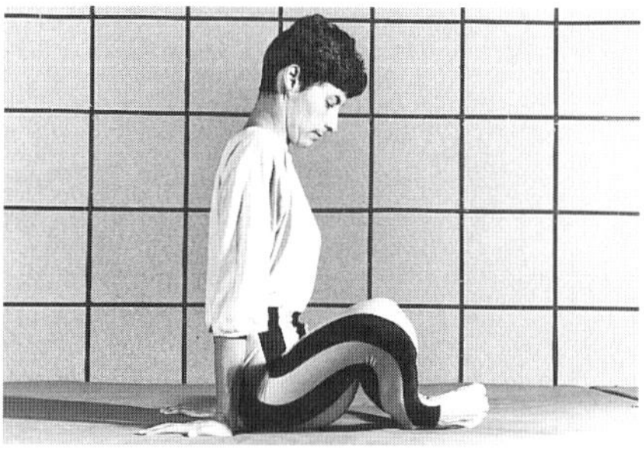

Nicht immer genügt jedoch die Kraft der Antagonisten, um die beabsichtigte Dehnung optimal auszuführen.

9.2.2.2 Passiv statisches Dehnen

Die zu dehnende Muskulatur wird durch Unterstützung äußerer Kräfte (Schwerkraft, Partner, Geräte, ...) langsam in eine Dehnstellung gebracht.
Die Dehnspannung soll kontinuierlich aufgebaut und gerade noch angenehm empfunden werden. Bis zum Nachlassen der Muskelspannung wird diese Dehnstellung gehalten.

Passiv statisches Dehnen am Beispiel der Adduktoren

Die Ellbogen drücken beide Knie soweit wie möglich nach unten und halten sie in dieser Endstellung = gewünschte Dehnstellung der Adduktoren

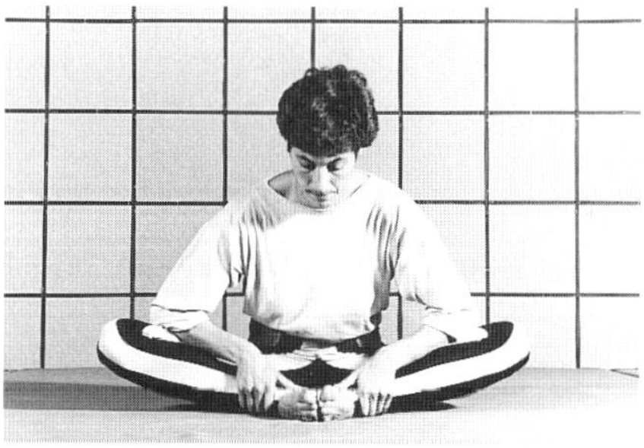

Die Dehnstellung wird also nicht durch die Muskelkraft des Antagonisten, sondern mit Hilfe von „anderen" Kräften erreicht: Ellbogen, Gewicht des Oberkörpers, ...

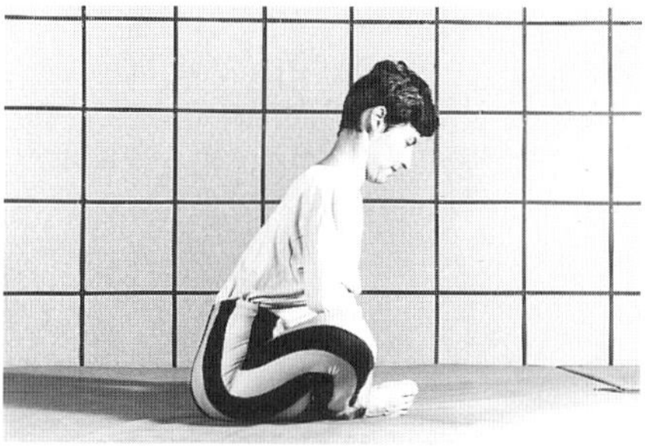

Beim passiv statischen Dehnen ist ein größerer Dehneffekt möglich als beim aktiv statischen Dehnen!
Das Dehnen mit Partnerhilfe setzt viel Verständnis und Gefühl voraus. Um Überdehnungen (Schmerzen) zu vermeiden und ein gezieltes Dehnen zu ermöglichen, wird vom Partner Rücksicht und ein hohes Maß an Einschätzungsvermögen verlangt.

9.2.2.3 Sonderformen des passiv statischen Dehnens

a) Passives Stretching nach Bob Anderson

Das passive Stretching nach Bob Anderson besteht aus dem kurz andauernden Easy-Stretch und dem anschließenden länger dauernden Development-Stretch.

Der Muskel (bzw. die Muskelgruppe) wird langsam in eine sanfte Dehnstellung gebracht und passiv statisch (ca. 10 Sekunden) gedehnt, bis die Muskelspannung nachläßt = Easy Stretch.
Anschließend wird durch ein kontrolliertes Verstärken der Dehnung eine neue Endstellung erreicht. Diese wird nun bis zum Nachlassen der neuerlichen Spannung (ca. 10 bis 30 Sekunden) gehalten = Development Stretch.
Dieser Vorgang kann mehrmals wiederholt werden (= Stufenweises Dehnen).
Das richtige Dehngefühl kann nur nach eigener Erfahrung beurteilt werden. Wichtig ist, daß alle Bewegungsabläufe ruhig und ohne Federn und ohne Schwung ausgeführt werden. Die Dehndauer und die Anzahl der Wiederholungen kann je nach Zielsetzung und Dehnerfahrung des Übenden beliebig variiert werden.

b) Intermittierendes passives Dehnen

Beim intermittierenden passiven Dehnen findet ein ständiger Wechsel von passiv statischer Dehnung und völliger Entspannung des Muskels statt. Dieser ständige Wechsel sorgt für eine gute Durchblutung und dadurch für einen intensiven Abbau von Stoffwechselprodukten, die die Muskulatur belasten.
Aus diesem Grunde sollte unmittelbar nach hohen Muskelbelastungen (Training, Wettkampf) das intermittierende passive Dehnen angewandt werden.
Die besten Ergebnisse werden erzielt, wenn bei mehrmaligem Wechsel für Dehnung und Entspannung jeweils ca. 10 Sekunden verwendet werden.

c) Anspannungs-Entspannungs-Dehnungs-Methode (AED-Methode)

Die Anspannungs-Entspannungs-Dehnungs-Methode ist auch noch unter folgenden Begriffen bekannt

- PNF-Stretching = Propriozeptive-neuromuscular-fascilitoring-Stretching
- CRH-Stretching = Contract-Relax-Hold-Stretching
- Postisometrische Dehnung

Zur Vorbereitung dieser komplexen Dehnungsmethode wird die zu dehnende Muskelgruppe in Dehnstellung gebracht und einige Sekunden gehalten (leichte Vordehnung).
Jetzt kann mit der eigentlichen AED-Methode begonnen werden

1. Muskelgruppe maximal anspannen (ca. 5 Sekunden)
2. Muskelgruppe entspannen (ca. 2 Sekunden)
3. Muskelgruppe passiv statisch dehnen (ca. 10 bis 15 Sekunden)

→ Muskelgruppe maximal anspannen

Die Muskelgruppe wird bis zum Maximum angespannt (= isometrische Kontraktion gegen einen Widerstand). Das Aufbauen und Halten der maximalen Anspannung soll innerhalb von ca. 5 Sekunden erfolgen. Danach erfolgt ein völliges Nachlassen der willkürlichen Spannungsaktivität.

→ Muskelgruppe entspannen

Ohne die Gelenkstellung zu verändern, werden die Muskeln ca. 2 Sekunden entspannt. Das Nachlassen der Spannung wird deutlich spürbar.

→ Muskelgruppe passiv statisch dehnen

Die zuvor angespannte und anschließend kurz entspannte Muskulatur wird nun behutsam (ca. 10 bis 15 Sekunden) passiv gedehnt (langsames Herantasten an die optimale, individuelle Dehnspannung).
Der gesamte Ablauf (Anspannung - Entspannung - Passive Dehnung) sollte 2- bis 3mal wiederholt werden.
Die Muskulatur ist nach der isometrischen Kontraktion besonders dehnfähig, da der Widerstand der Muskeln gegen eine Dehnung (natürlicher Schutzreflex) vermindert ist. Dadurch kann ein größerer Dehneffekt erzielt werden.
Je stärker die Anspannung, desto stärker die Entspannung und desto effektiver die Dehnung!
Bei der Anspannungs-Entspannungs-Dehnungs-Methode ist es besonders wichtig, daß ruhig und gleichmäßig geatmet wird; keinesfalls sollte gepreßt werden! Das Anhalten der Atemluft beim Anspannen der Muskulatur verzögert die Entspannung und wirkt sich hinderlich auf den Muskelstoffwechsel aus.

Anspannungs-Entspannungs-Dehnungs-Methode am Beispiel der Adduktoren

Vorbereitung:
Dehnstellung einnehmen und vordehnen

→ **Anspannen der Adduktoren**
(Isometrische Kontraktion)

Die Ellbogen bieten der isometrischen Kontraktion Widerstand.
Ohne eine Bewegung im Hüftgelenk auszuführen, drücken die Knie mit maximaler Kraft gegen die Ellbogen.

Isometrische Kontraktion ca. 5 Sekunden

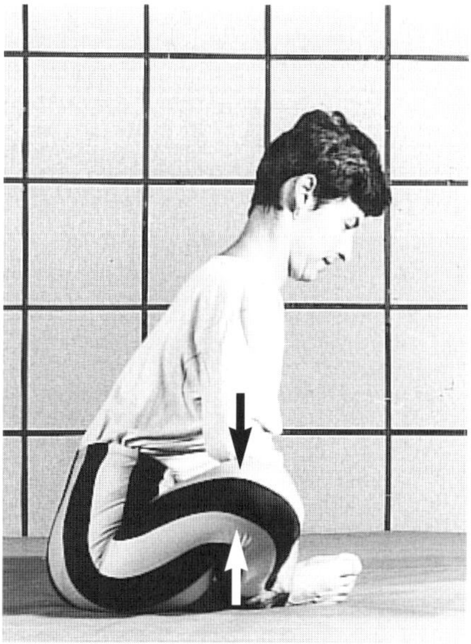

→ **Entspannungsphase** (2 Sekunden)

Die willkürliche Anspannung der Adduktoren wird gelöst (dabei bleibt die Gelenkstellung unverändert).

→ Passiv statische Dehnung der Adduktoren

Der Entspannung folgt eine sanfte Dehnung. Die Ellbogen drücken gegen beide Knie, bis die gewünschte Spannung erreicht ist.
Diese Dehnspannung wird ca. 10 bis 15 Sekunden gehalten.

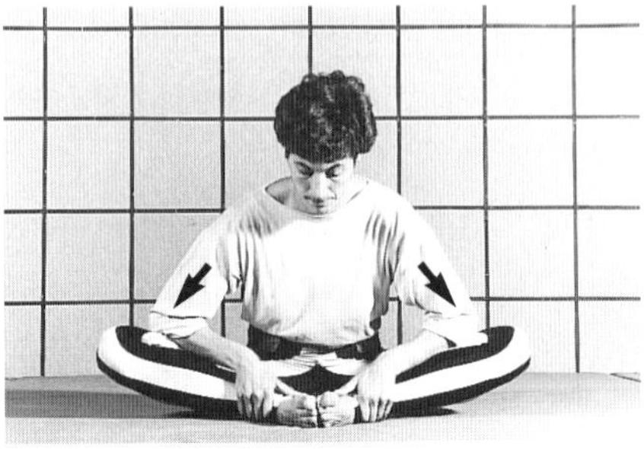

Der Anspannungs-Entspannungs-Dehnungs-Methode sowie den passiv statischen Dehnungsarten ist immer dann den Vorzug zu geben, wenn es um die Steigerung der Dehnfähigkeit bzw. um die Behebung von Muskelverkürzungen geht.

9.2.2.4 Intensivstretching

Kennzeichen des sogenannten Intensivstretchings ist mehrmaliges Stretchen in möglichst kurzen Zeitabständen (so z.B. auch mehrmals täglich). Ihre Anwendungsbereiche liegen im Breiten- und Leistungssport, in der Haltungskorrektur und in der Rehabilitation. Mit Hilfe des Intensivstretchings kann die Beweglichkeit besonders rasch verbessert werden.

9.3 Die Wahl der richtigen Dehnmethode

Auf der Strecke bleibt des öfteren die differenzierte Anwendung des Dehnens. Die Wahl der richtigen Dehnmethode hängt davon ab, welches Ziel mit dem Dehnen verfolgt wird.

Mögliche Gründe für das Dehnen
- Dehnen, um die Muskulatur auf bevorstehende sportliche Anforderungen optimal vorzubereiten (spezielles Training, Wettkampf, ...)
- Dehnen, um die muskuläre Spannung (Tonus), die nach jeder länger dauernden Bewegung erhöht ist, zu senken
- Dehnen, um Verkürzungen zu vermeiden bzw. zu beheben und Haltungsschwächen vorzubeugen

9.3.1 Dehnen vor einer sportlichen Belastung (Training, Wettkampf)

Dehnungsübungen im Rahmen des Aufwärmens haben die Aufgabe, die Muskulatur auf bevorstehende sportliche Anforderungen optimal vorzubereiten:
- Sie versetzen den Bewegungsapparat in eine höhere Leistungsbereitschaft.
- Sie verbessern die Bewegungsökonomie und Bewegungsqualität.
- Sie ermöglichen eine bessere Feinkoordination bei geringerem Kraftaufwand.
- Sie vermindern das Verletzungsrisiko und bewirken eine Harmonisierung der psychischen Vorgänge (Konzentration, Motivation, ...).

Gedehnt werden vor allem die Muskeln, die bei der jeweiligen Sportart stark beansprucht werden. Die Muskeln werden meist nur kurzzeitig gedehnt (lang gemacht), um auf

Extrembelastungen vorbereitet zu sein. Durch eine zu lange Dehndauer bzw. durch eine zu große Wiederholungsanzahl wird der Tonus abgebaut. Die Muskeln werden schlaff, und die Leistungsbereitschaft ist nicht mehr optimal gegeben. „Spritzigkeit und Explosivität gehen verloren." Daher ist bei der Anwendung der statischen Dehnform auf relativ kurze Dehndauer (ca. 5 bis 10 Sekunden) und geringe Wiederholungsanzahl (1–2mal) zu achten.

Wahl der Dehnmethode
In der Aufwärmphase können die Dehnübungen sowohl dynamisch als auch statisch (vorrangig passiv statisch oder nach der AED-Methode) durchgeführt werden. Nach statisch durchgeführten Dehnübungen ist es empfehlenswert, zur dynamischen Dehnung - mit weich geführten Bewegungen - überzugehen. Speziell bei schnellkraftorientierten Sportarten sollen als Ergänzung gymnastische Kräftigungsübungen folgen, da sie tonuserhöhend wirken. Dies ist ganz besonders in der unmittelbaren Wettkampfvorbereitung zu beachten.

Dehnen vor der Belastung im Überblick
Dehne erst nach einem allgemeinen Aufwärmen (Körper auf Betriebstemperatur)!

Dehnmethode	Dehndauer	Wiederholungsanzahl	Bemerkungen
Passiv statische Dehnung	5 bis 10 Sekunden	1 bis 2	. . . nach statischer Dehnung → dynamisches Dehnen anschließen
AED-Methode	5 bis 10 Sekunden	1 bis 2	
Aktiv dynamische Dehnung	kurz	5 bis 10	. . . langsam ziehend und kontrolliert

Die empfohlenen Richtwerte von Dehndauer und Wiederholungsanzahl können jederzeit den individuellen Voraussetzungen entsprechend variiert und angepaßt werden.
Grundsätzlich sind Dehndauer und Wiederholungsanzahl abhängig von den individuellen Voraussetzungen des Sportlers (z.B. Dehnerfahrung) und von den spezifischen Anforderungen der jeweiligen Sportart.

9.3.2 Dehnen nach einer sportlichen Belastung (Training, Wettkampf)

Nach vollbrachter sportlicher Leistung ist es sinnvoll, den Körper gezielt abzuwärmen. Dies bedeutet, die Aktivität geordnet zurückzunehmen und somit für eine Normalisierung sämtlicher psycho-physischer Vorgänge zu sorgen.
Anstrengendes Training/anstrengender Wettkampf bedingen meist einen intensiven Ermüdungszustand. Um die Regeneration zu beschleunigen, sind aktive Entmüdungsmaßnahmen notwendig. Unter „aktivem Entmüden" (Abwärmen = Cool-down) versteht man einfache Ganzkörperübungen, wie lockeres Auslaufen oder Ausschwimmen mit anschließendem Dehnen der stark beanspruchten Muskulatur. Diese Maßnahmen erfordern

zwar oft eine gewisse Überwindung, sind aber aufgrund ihrer vorteilhaften Wirkung unerläßlich. Gezielte Dehnungsübungen sind ein wesentlicher Teil des Abwärmens. Sie beruhigen das Herz-Kreislauf-System, wirken tonussenkend und beugen Muskelverspannungen vor. Weiters beschleunigen sie den Abbau der Ermüdungsstoffe und ermöglichen eine raschere Energieversorgung. Ihre zusätzlich positive Wirkung auf die Psyche (z. B. Streßabbau), erleichtert das sogenannte „Abschalten" und schafft somit ein günstiges Ausgangsniveau für die nächste Trainingsbelastung.

Wahl der Dehnmethode
Unmittelbar nach einer anstrengenden Belastung ist das intermittierende Dehnen besonders wirkungsvoll. Durch den mehrmaligen Wechsel von passiver Dehnung (ca. 10 Sekunden) und völliger Entspannung des Muskels (ca. 10 Sekunden) ist eine gesteigerte Durchblutung sowie ein intensiver Stoffwechsel gewährleistet.
Weitere Dehnungsmöglichkeiten nach Belastungen sind das Passiv statische Dehnen und das Passive Stretching.

Dehnen nach einer sportlichen Belastung im Überblick

Beachte
Ein stark ermüdeter Muskel ist unelastisch und reagiert auf zu starke (zu intensive) Dehnreize sehr empfindlich (Verletzungsgefahr) ⟶ Dehne behutsam!

Dehnmethode	Dehndauer	Wiederholungsanzahl	Bemerkungen
Intermittierendes Dehnen	10 Sekunden	ca. 5 bis 8	Entspannung ebenfalls 10 Sekunden
Passiv statisches Dehnen	10 bis 20 Sekunden	ca. 3 bis 5	
Passives Stretching Easy-Stretch Development-Stretch	 ca. 10 Sekunden ca. 10 bis 20 Sek.	ca. 3 bis 5	

Die empfohlenen Richtwerte von Dehndauer und Wiederholungsanzahl entsprechen dem notwendigen Minimum (Untergrenze). Je nach individuellen Bedürfnissen, je nach Sportart oder Art der Belastung kann es jedoch notwendig sein, den Dehnumfang (vor allem durch Erhöhung der Wiederholungsanzahl) zu vergrößern.

9.3.3 Dehnen, um Verkürzungen vorzubeugen bzw. zu beheben

Muskelverkürzungen vorzubeugen ist leichter als sie zu beheben!
Sind aber Verkürzungen einmal vorhanden, bedarf es mühsamer und konsequenter „Arbeit", sie wieder zu beseitigen. Daher ist es wichtig, die zur Verkürzung neigenden Muskeln (tonische Muskeln siehe Seite 19) stets in ihren Funktionen zu überprüfen, regelmäßig zu dehnen und damit muskulären Dysbalancen vorzubeugen.

Wahl der Dehnmethode

Ist das vorrangige Ziel, die Beweglichkeit zu verbessern bzw. zu erhalten, so bieten sich vor allem die statischen Dehnmethoden (das aktiv statische Dehnen, das passiv statische Dehnen, das passive Stretching sowie die AED-Methode) an.
Bei der aktiv statischen Dehnmethode wird neben der Dehnung der Muskulatur eine gleichzeitige Kräftigung der Gegenspieler erzielt. Aus diesem Grund ist sie für den Schulsport ganz besonders gut geeignet.
Oft reicht allerdings die Muskelkraft der Antagonisten nicht aus, um vor allem bei Verkürzungen den gewünschten Dehneffekt zu erzielen.
Beim passiv statischen Dehnen bzw. beim passiven Stretching ist durch das Einwirken äußerer Kräfte ein wesentlich größerer „Dehnungswinkel" und daher ein höherer Dehneffekt möglich als beim aktiv statischen Dehnen.
Die Anspannungs-Entspannungs-Dehnungs-Methode (AED-Methode) sorgt für den größten Dehneffekt und wird deshalb häufig von Leistungssportlern angewandt. Durch das anfängliche, maximale Kontrahieren des Muskels ist beim anschließenden Dehnen ein noch größerer Dehnungswinkel möglich als beim passiv statischen Dehnen.
Diese Dehnform (AED-Methode) ist jedoch sehr anspruchsvoll und daher vor allem für Geübte - die regelmäßig dehnen - zu empfehlen.

Bei starken Verkürzungen ist das Intensiv-Stretching zu empfehlen: Mehrmals täglich Dehnen! Untersuchungen haben gezeigt, daß es am effektivsten ist, alle zwei bis drei Stunden die verkürzten Muskeln zu dehnen. (Vgl. Schnack, 1992, S. 132ff)

Dehnen, um Verkürzungen vorzubeugen bzw. zu beheben im Überblick

Beginne mit dem Dehnen wenn möglich erst nach einem allgemeinen Aufwärmen („Körper auf Betriebstemperatur bringen")

Dehnmethode	Dehndauer	Wiederholungsanzahl
Aktiv statische Dehnung	ca. 10 Sekunden	mindestens 5 Wiederholungen
Passiv statische Dehnung	ca. 10 bis 20 Sekunden	3 bis 5 Wiederholungen
Passives Stretching Easy-Stretch Development-Stretch	 ca. 10 Sekunden ca. 10 bis 20 Sekunden	3 bis 5 Wiederholungen
AED-Methode	ca. 10 bis 15 Sekunden	3 bis 5 Wiederholungen

Bei Verkürzungen, dehne oft und mehrmals täglich!
Die empfohlenen Richtwerte von Dehndauer und Wiederholungsanzahl können jederzeit den individuellen Voraussetzungen und Bedürfnissen entsprechend erhöht werden.
In vielen Fällen vermag ein gezieltes Dehnprogramm die Wiederherstellung des Bewegungsapparates (nach Verletzungen, Operationen) zu beschleunigen. Dies macht aber die Rücksprache mit dem Arzt bzw. eine begleitende ärztliche Kontrolle dringend notwendig!

9.4 Worauf ist beim Dehnen zu achten?

– Atmung

Beim Dehnen soll bewußt, gleichmäßig und ruhig geatmet werden. Auf keinen Fall darf gepreßt werden, denn je entspannter der Körper ist, desto wirkungsvoller ist das Dehnen. Eine bewußte Atmung kann die positive Wirkung des Dehnens wesentlich verstärken.

– Körperhaltung

Bei allen Dehnübungen bleibt der Kopf in der verlängerten Achse der Wirbelsäule. Bei vielen Übungen ist es notwendig, die Wirbelsäule zu stabilisieren, um Fehlstellungen und dadurch Fehlbelastungen zu vermeiden.

– exakte Ausführung

Bei starken Verkürzungen empfiehlt es sich, betroffene Muskelgruppen einzeln zu dehnen. So sollte zum Beispiel auf Übungen verzichtet werden, bei denen beide Beine gleichzeitig in Streckung gedehnt werden.
Besser ist es, zunächst ein Bein zu dehnen und erst anschließend das andere. Somit ist eine bessere Kontrolle gegeben. Dehne aber stets beidseitig!

Dehnen – wie?

Dehne wenn möglich im aufgewärmten Zustand. Der Körper sollte vor dem Dehnen die sogenannte Betriebstemperatur (ca. 38,5°C) erreichen. Dazu bieten sich kreislaufanregende Übungen wie lockeres Laufen und Springen an. Die Muskulatur ist besser durchblutet, der Kreislauf ist angeregt. Dadurch erhöht sich der Dehnungseffekt, während das Verletzungsrisiko vermindert wird.
Bei Dehnung eines nicht vorgewärmten Muskels ist äußerste Vorsicht geboten. Der Muskel ist bei starken Dehnungsreizen verletzungsanfällig, und verlangt daher ein behutsames und einfühlsames Dehnen. Auf eine allgemeine „Vorwärmung“ der Muskulatur sollte jedoch - wenn möglich - nicht verzichtet werden.

Eine bewußte Bewegungsvorstellung kann beim Einnehmen der Dehnstellung die Dehnungswirkung positiv beeinflussen. Allein schon die Vorstellung, wie der Muskel „lang wird“ ist sehr hilfreich. Denke und fühle Dich in den Muskel hinein!
Alle Dehnübungen sind vorsichtig und konzentriert durchzuführen. Zerrende, reißende und wippende Bewegungen sind unbedingt zu vermeiden, da sich der Muskel als Schutz vor einer Überdehnung zusammenzieht. Dieses anfängliche Zusammenziehen des Muskels ist ein ganz natürlicher Schutzreflex. Wird dieses Zusammenziehen ruckartig überwunden (zum Beispiel durch Federn oder Wippen), können Mikroverletzungen und Zerrungen die Folge sein.
Durch richtiges Dehnen wird die Muskelkontraktion allmählich aufgelöst, und der Muskel entspannt sich. Dehne so weit, bis ein Spannungsgefühl entsteht, das gerade noch als angenehm empfunden wird. Taste Dich also langsam an Deine optimale Dehnspannung heran (nach dem Millimeterprinzip)!
Vergiß nicht, nach dem Dehnen die Muskulatur zu lockern!

UNGEEIGNET

→ Kopfkreisen

Absicht:
Dehnung der Nackenmuskulatur und Mobilisierung der Halswirbelsäule

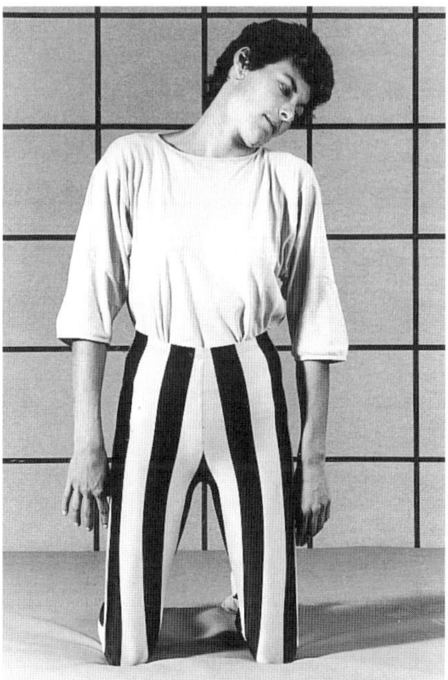

Da kein Kugelgelenk vorhanden ist, kann es zu einer Schädigung der Zwischenwirbelscheiben und der Wirbelkörperränder kommen. Das Einengen der Kopfarterie kann zu Schwindel führen.

GEEIGNET

→ Zur-Seite-Legen des Kopfes Kopf nach links legen, rechte Handfläche zieht zu Boden

Absicht:
Dehnung der seitlichen Nackenmuskulatur

Aktiv statische Dehnung

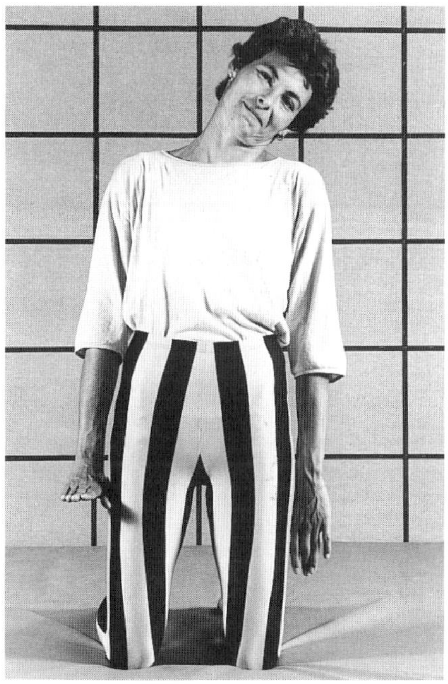

Bei Übungen im Kniestand verhindert eine weiche Unterlage (Matte) unangenehme Druckschmerzen im Kniegelenk.

Dehne stets beidseitig!

UNGEEIGNET

→ Zur-Seite-Legen des Kopfes
Kopf nach rechts legen, rechte Hand zieht linken Arm nach rechts unten

Absicht:
Dehnung der seitlichen Nackenmuskulatur

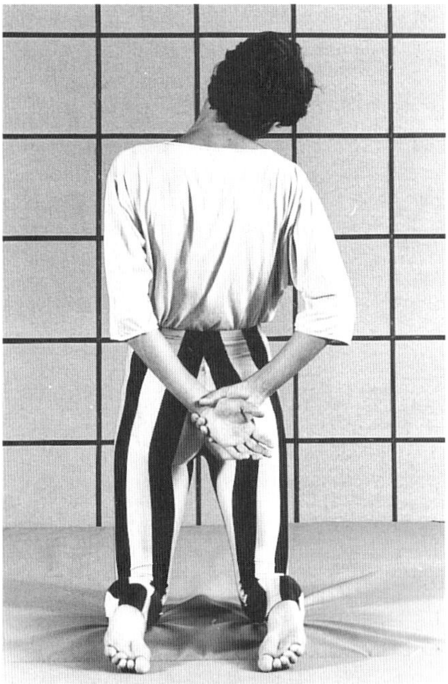

Durch den diagonalen Zug entstehen Kräfte, die die Wirbelsäule im nicht stabilisierten Zustand seitlich belasten.

GEEIGNET

→ Langsames Zur-Seite-Legen des Kopfes mit der Hand
Handfläche der Gegenseite zieht zu Boden

Absicht:
Dehnung der seitlichen Nackenmuskulatur

Passiv statische Dehnung

Hand fixiert den Kopf in Endstellung

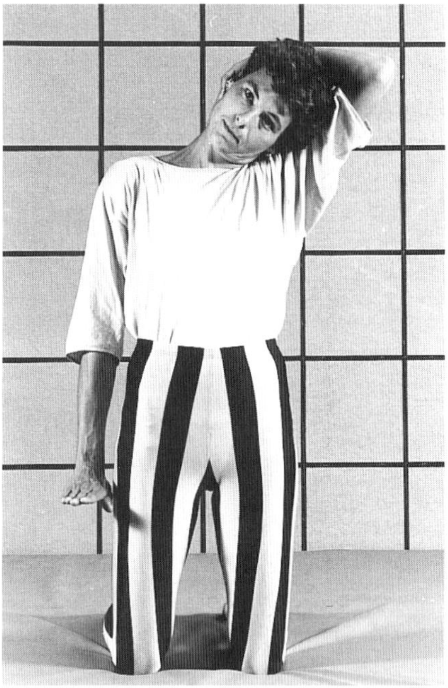

Eine weiche Unterlage verhindert unangenehme Druckschmerzen im Kniegelenk.

Dehne stets beidseitig!

UNGEEIGNET

→ **Kopfkreisen**

Absicht:
Dehnung der Nackenmuskulatur und Mobilisierung der Halswirbelsäule

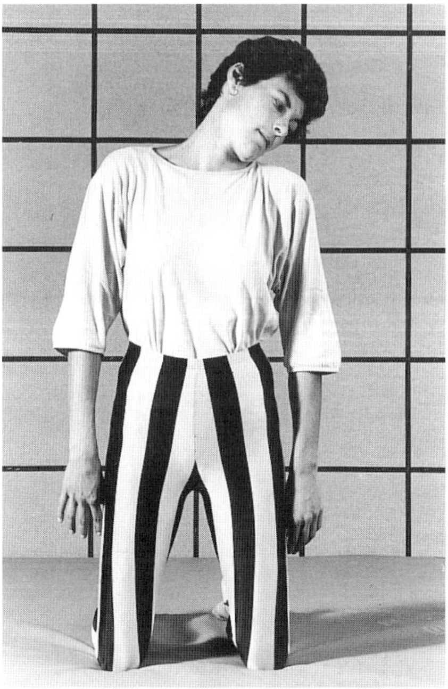

Da kein Kugelgelenk vorhanden ist, kann es zu einer Schädigung der Zwischenwirbelscheiben und der Wirbelkörperränder kommen.
Das Einengen der Kopfarterie kann zu Schwindel führen.

GEEIGNET

Sitz
gespreizte Finger liegen flach am Hinterkopf, oberhalb des Haaransatzes
→ **Nach-oben- und Nach-vorne-Ziehen des Kopfes durch Druck der Finger**

Absicht:
Dehnung der Rückenstrecker im HWS-Bereich (Kopfstrecker)

Passiv statische Dehnung

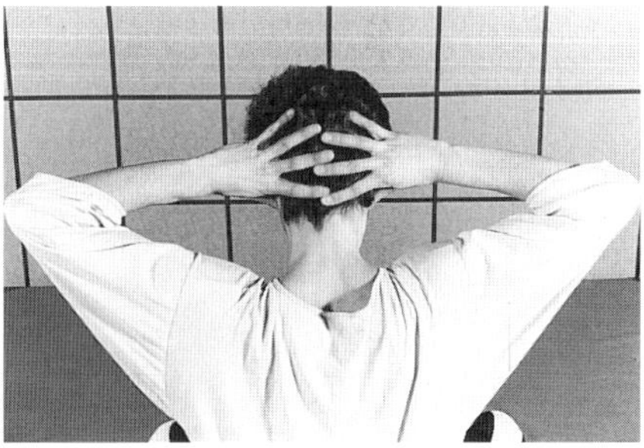

Oberkörper aufrichten

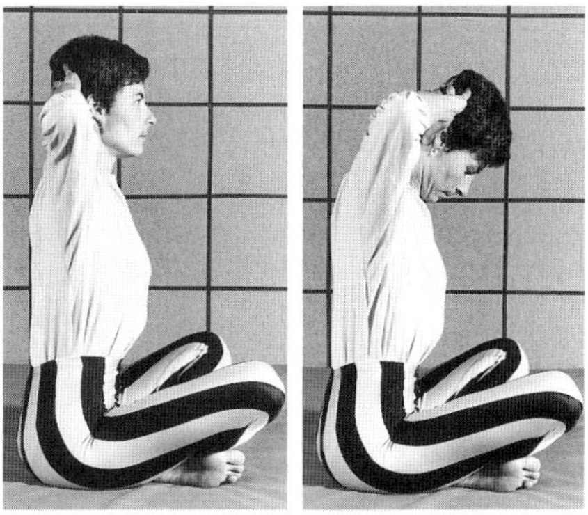

Durch Druck der Finger an den Hinterkopf (Ellbogen außen) den Kopf nach oben und dann nach vorne schieben.

U N G E E I G N E T

Partnerübung
A rücklings im Hang, B klettert unter A
⟶ B steigt Sprosse für Sprosse hinauf und federt A hinaus

Absicht:
Dehnung der Armmuskeln und der Brustmuskulatur

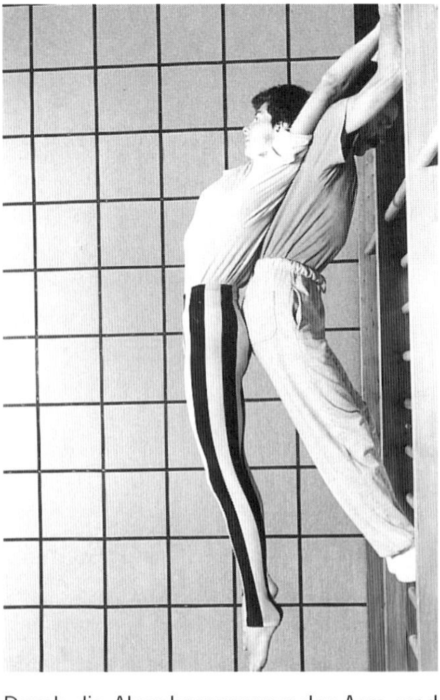

Durch die Abwehrspannung der Arm- und vorderen Rumpfmuskulatur ist keine Dehnung möglich. Vielmehr können Überdehnungen und Zerrungen die Folge sein.

G E E I G N E T

Stand seitlich an der Sprossenwand; Handfläche des gestreckten Armes in Schulterhöhe an einem festen Widerstand
⟶ Körper vom Arm langsam wegdrehen

Absicht:
Dehnung der Armbeuger und der Brustmuskulatur

Passiv statische Dehnung

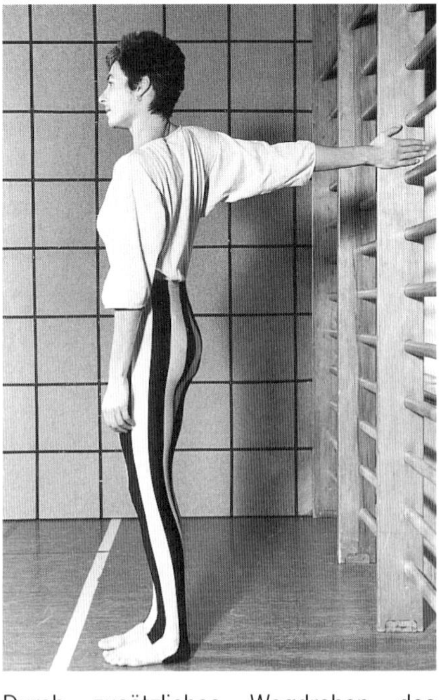

Durch zusätzliches Wegdrehen des Kopfes oder durch Zurückziehen der Gegenschulter kann die Dehnung verstärkt werden.

UNGEEIGNET

Partnerübung
A rücklings im Hang, B klettert unter A
→ B steigt Sprosse für Sprosse hinauf und federt A hinaus

Absicht:
Dehnung der Armmuskeln und der Brustmuskulatur

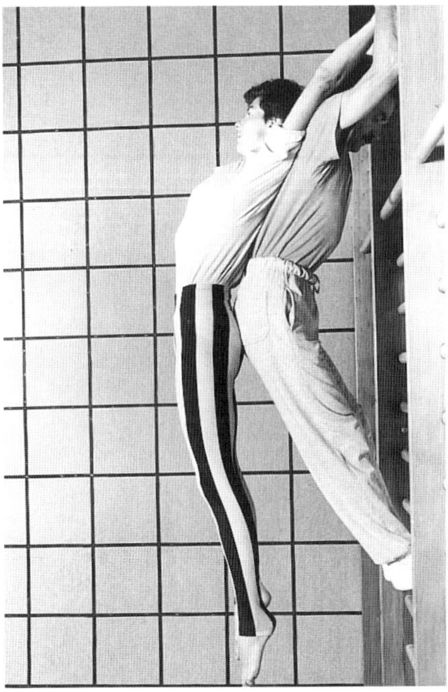

Durch die Abwehrspannung der Arm- und vorderen Rumpfmuskulatur ist keine Dehnung möglich. Vielmehr können Überdehnungen und Zerrungen die Folge sein.

GEEIGNET

Bauchlage mit Armen in Seithalte Handflächen am Boden
→ Drehen des Rumpfes

Absicht:
Dehnung der Armbeuger und der Brustmuskulatur

Passiv statische Dehnung

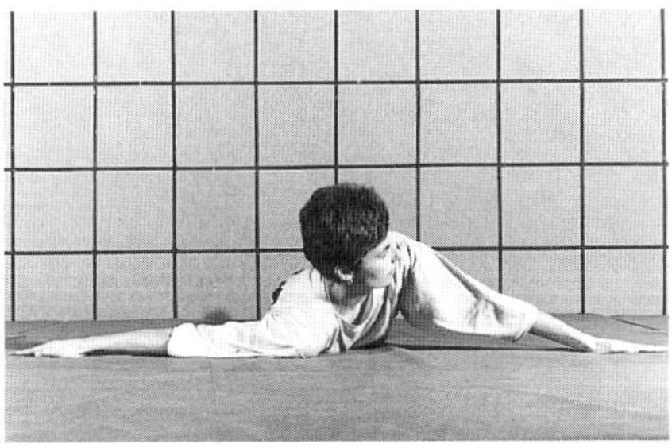

Beim Wegdrehen des Rumpfes um eine Schulter behält diese Bodenkontakt.

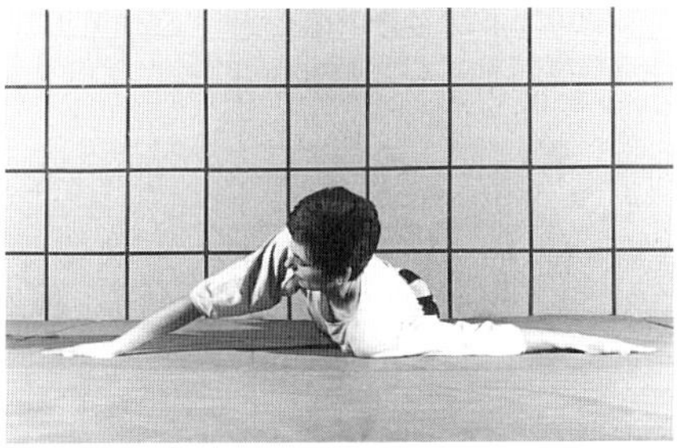

Dehne behutsam und stets beidseitig!

U N G E E I G N E T

Partnerübung
A im Sitz mit Armen in Rückhalte
→ B führt die gestreckten Arme rhythmisch nach hinten-oben

Absicht:
Dehnung der Schultermuskulatur und der Armbeuger sowie der Brustmuskulatur

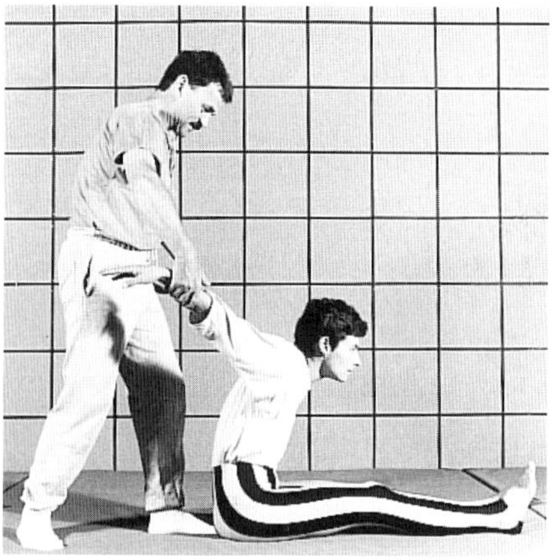

Bei der dynamischen Ausführung in dieser Extremstellung ist kein gezieltes Dehnen möglich.
Vielmehr können Überdehnungen und Zerrungen (Faserrisse) die Folge sein.

G E E I G N E T

Stand
waagrecht gestreckten Arm einwärtsgedreht mit Handrücken an einem Widerstand
→ Oberkörper wegdrehen

Absicht:
Dehnung der Armbeuger, der vorderen Anteile des Deltamuskels und der Brustmuskulatur

Passiv statische Dehnung

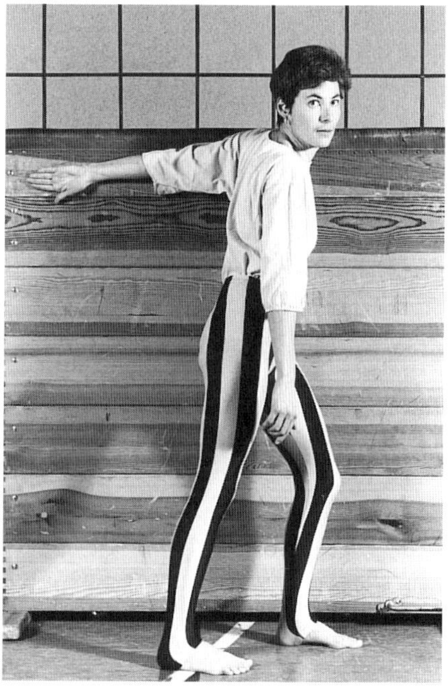

Oberkörper langsam vom Arm wegdrehen.

Dehne beidseitig!

U N G E E I G N E T

Partnerübung
A rücklings im Hang, B klettert unter A
→ B steigt Sprosse für Sprosse hinauf und federt A hinaus

Absicht:
Dehnung der Armmuskeln und der Brustmuskulatur

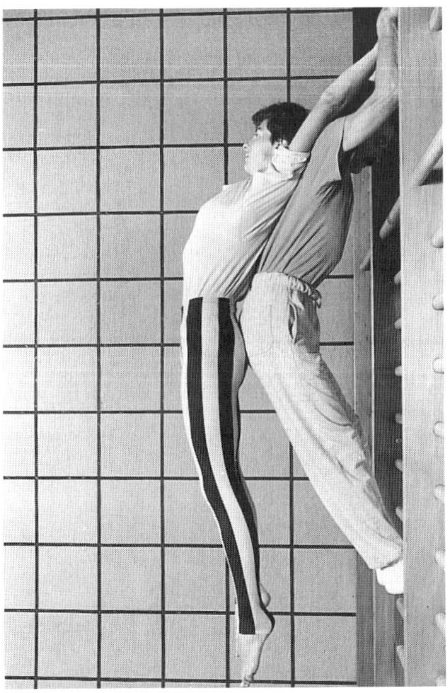

Durch die Abwehrspannung der Arm- und vorderen Rumpfmuskulatur ist keine Dehnung möglich. Vielmehr können Überdehnungen und Zerrungen die Folge sein.

G E E I G N E T

Sitz mit angewinkelten Beinen
Arme weit hinter dem Körper abgestützt; Finger zeigen nach hinten
→ Becken heben und vorschieben

Absicht:
Dehnung der Armbeuger

Passiv statische Dehnung

Ausgangsstellung

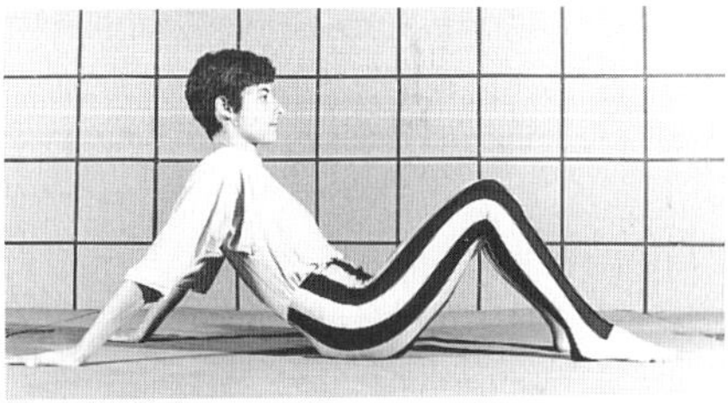

Becken heben und soweit wie möglich vorschieben.

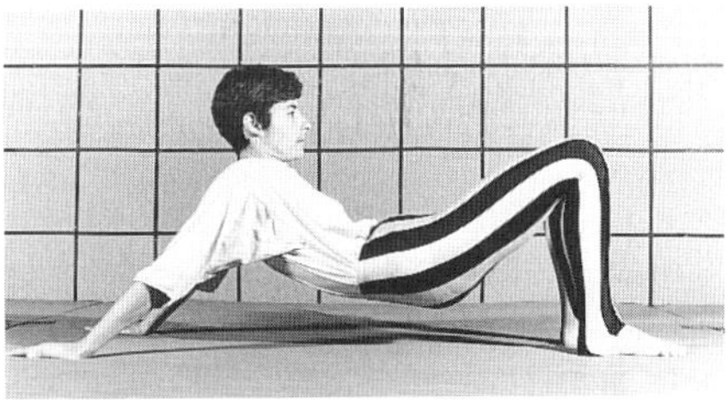

Sobald die gewünschte Spannung erreicht ist, Becken nach vorne ablegen.

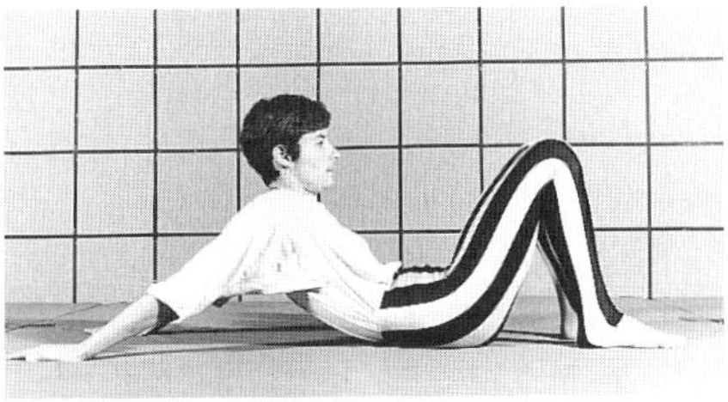

Dehne behutsam!

UNGEEIGNET

Partnerübung
A rücklings im Hang, B klettert unter A
→ B steigt Sprosse für Sprosse hinauf und federt A hinaus

Absicht:
Dehnung der Armmuskeln und der Brustmuskulatur

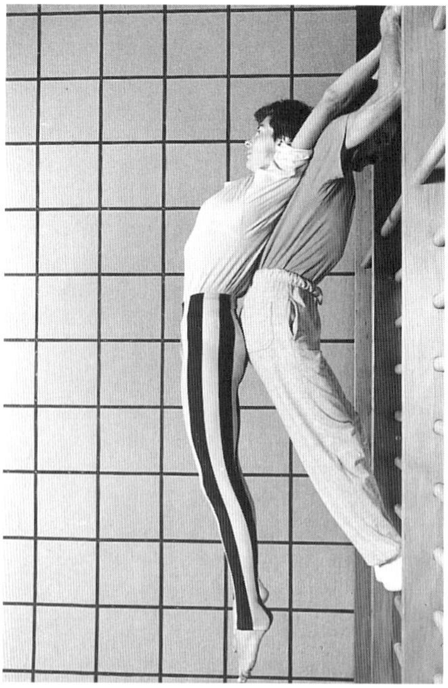

Durch die Abwehrspannung der Arm- und vorderen Rumpfmuskulatur ist keine Dehnung möglich. Vielmehr sind Überdehnungen und Zerrungen möglich.

GEEIGNET

Schrittstellung
Rücken zur Sprossenwand; gestreckte Arme halten in Schulterhöhe
→ Durch Beugen der Knie den Oberkörper nach vorne absenken

Absicht:
Dehnung der Armbeuger und der Brustmuskulatur

Passiv statische Dehnung

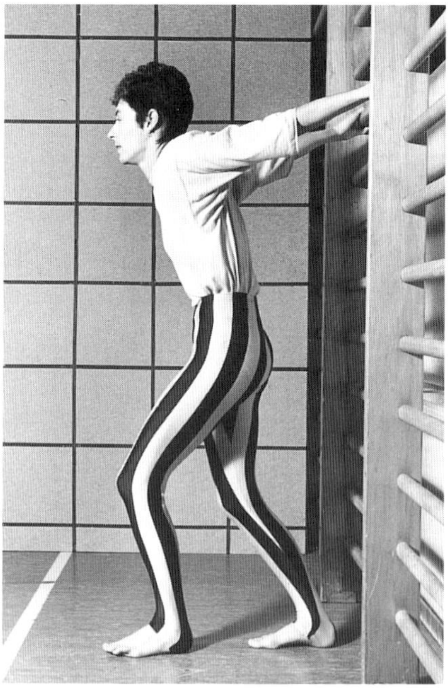

Knie langsam soweit beugen (Kniewinkel größer 90°), daß das Spannungsgefühl noch gut erträglich ist.

U N G E E I G N E T

Partnerübung
A im Sitz mit Armen in Rückhalte
→ B führt die gestreckten Arme rhythmisch nach hinten-oben

Absicht:
Dehnung der Schultermuskulatur und der Armbeuger sowie der Brustmuskulatur

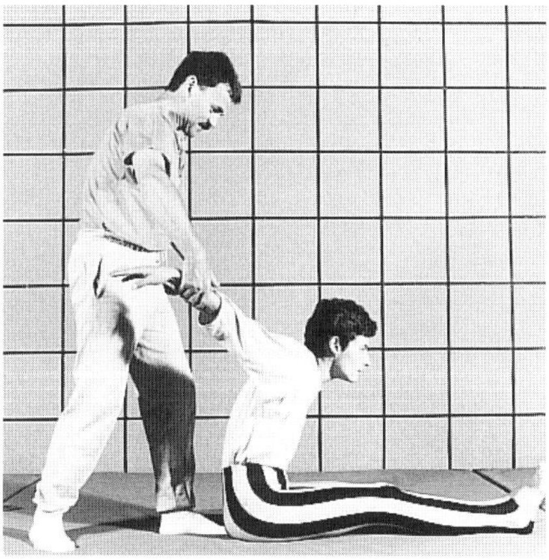

Bei der dynamischen Ausführung in dieser Extremstellung ist kein gezieltes Dehnen möglich.
Vielmehr können Überdehnungen und Zerrungen (Faserrisse) die Folge sein.

G E E I G N E T

→ Waagrechtes Zum-Körper-Drücken eines Armes

Absicht:
Dehnung der Schultermuskulatur (hintere Anteile des Deltamuskels) und der Armstrecker

Passiv statische Dehnung

1. Gestreckten Arm mit dem anderen Unterarm zum Körper drücken

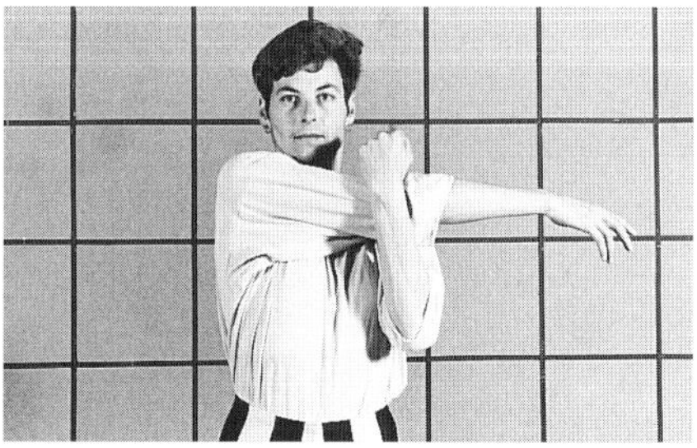

2. Ellbogen mit der anderen Hand zur Schulter drücken

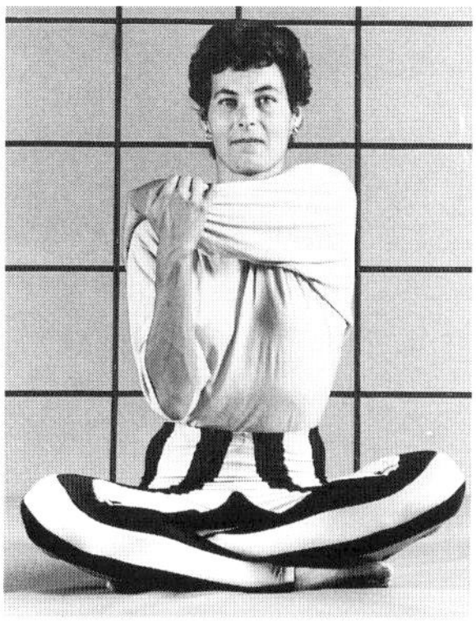

Kopf bleibt in Verlängerung der Wirbelsäule.
Achte bei allen Übungen im Stand auf eine ausreichende Bauch- und Gesäßspannung!

U N G E E I G N E T

Partnerübung
A im Sitz mit Armen in Rückhalte
→ B führt die gestreckten Arme rhythmisch nach hinten-oben

Absicht:
Dehnung der Schultermuskulatur und der Armstrecker sowie der Brustmuskulatur

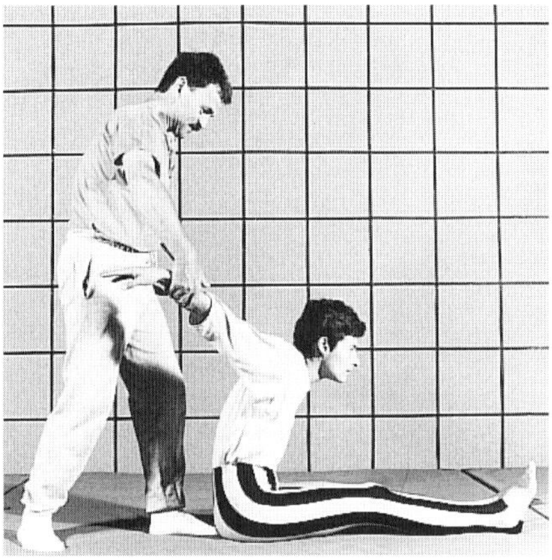

Bei der dynamischen Ausführung in dieser Extremstellung ist kein gezieltes Dehnen möglich.
Vielmehr können Überdehnungen und Zerrungen (Faserrisse) die Folge sein.

G E E I G N E T

Arme in U-Halte
→ Rechtwinklig gebeugte Arme zusammenführen

Absicht:
Dehnung der Muskulatur des Schultergürtels

Aktiv statische Dehnung

Bei aufrechtem Oberkörper Unterarme vor dem Körper zusammenführen

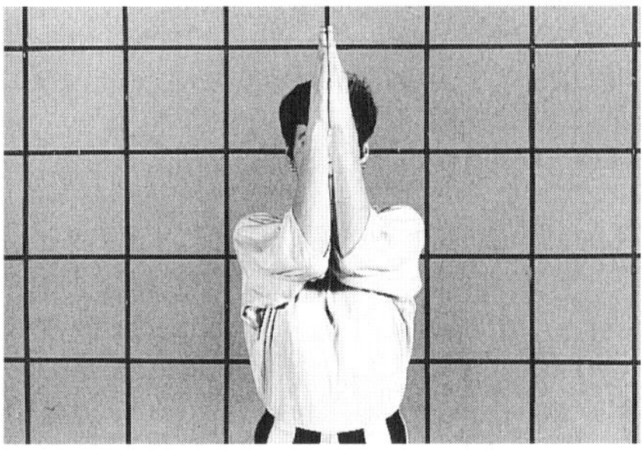

Winkelstellung der Arme beibehalten (jeweils 90°)

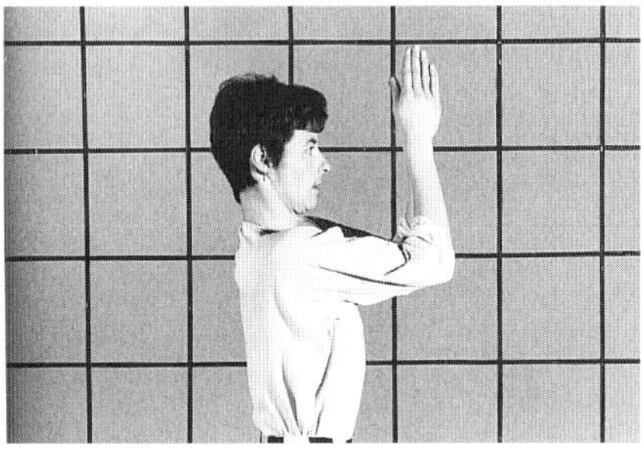

Ellbogen zusammenhalten!

U N G E E I G N E T

Partnerübung
A im Sitz mit Armen in Rückhalte
→ B führt die gestreckten Arme rhythmisch nach hinten-oben

Absicht:
Dehnung der Schultermuskulatur und der Armstrecker

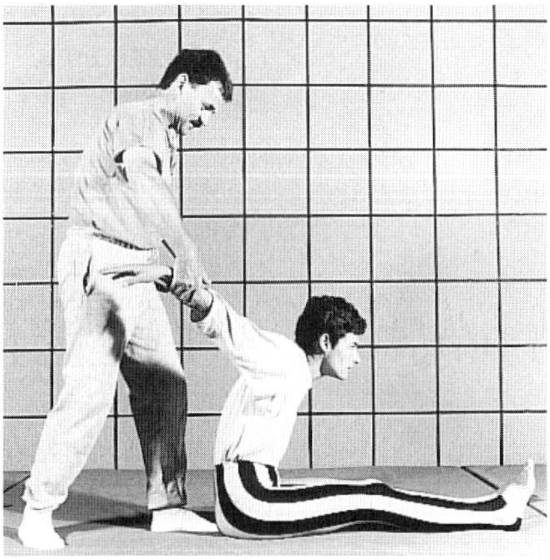

Bei der dynamischen Ausführung in dieser Extremstellung ist kein gezieltes Dehnen möglich.
Vielmehr können Überdehnungen und Zerrungen (Faserrisse) die Folge sein.

G E E I G N E T

Stand
ein Arm gebeugt hinter dem Kopf
→ Mit der anderen Hand wird der Ellbogen nach unten gedrückt

Absicht:
Dehnung der Armstrecker

Passiv statische Dehnung

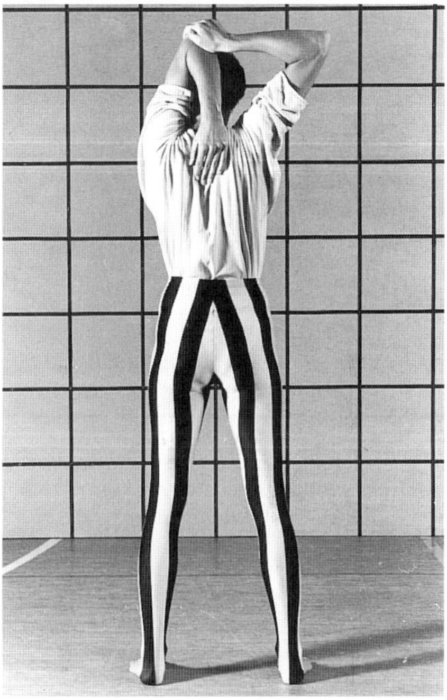

Bauch und Gesäßspannung halten!

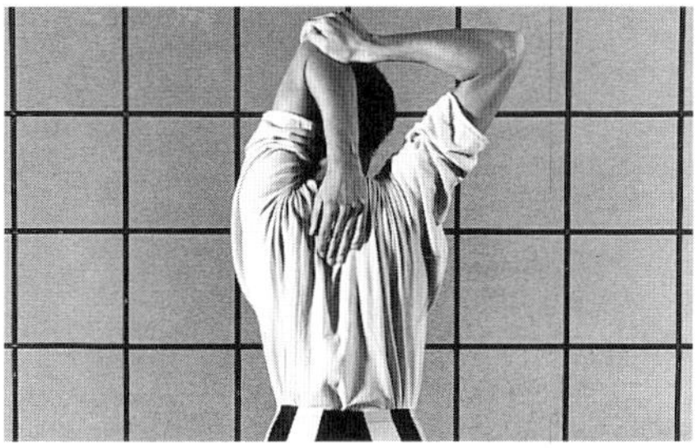

Dehne beidseitig!

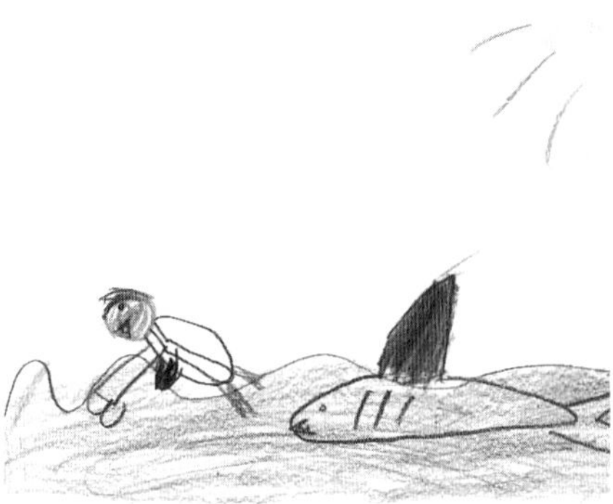

Bernhard, 7 Jahre

GEEIGNET

Stand
Hände im Flechtgriff ausgedreht
→ Handflächen schieben bis zur völligen Streckung der Arme nach vor

Absicht:
Dehnung der Handgelenkbeuger

Aktiv statische Dehnung

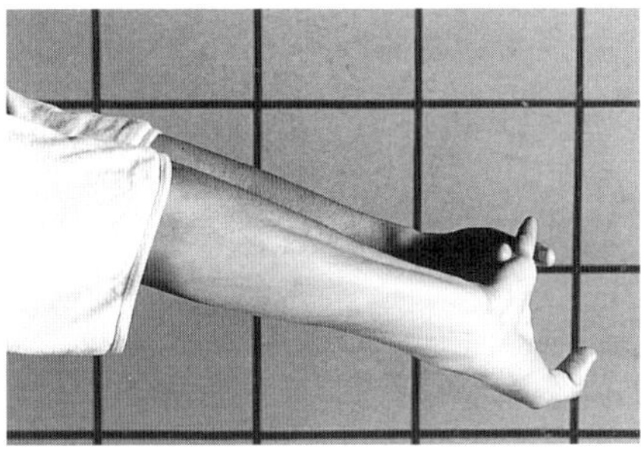

Leite die Dehnung durch eine Rollbewegung der Schultern nach vorne ein.

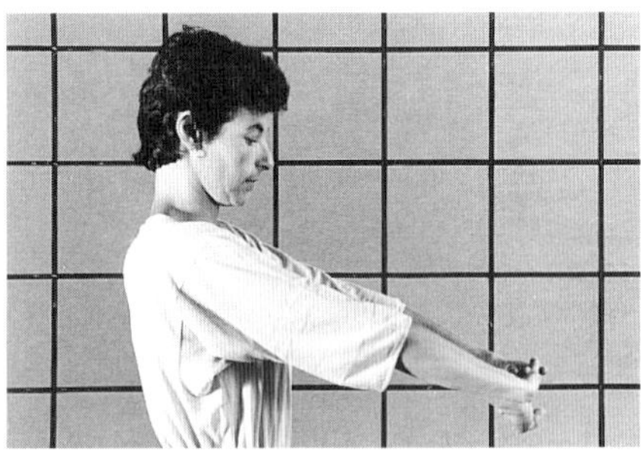

Streckbewegung langsam ausführen!

GEEIGNET

Ein Arm gebeugt; andere Hand fixiert an den Fingern
→ Arm auswärtsdrehend strecken; Handgelenkbeugung verstärken (handrückenwärts)

Absicht:
Dehnung der Handgelenkbeuger

Passiv statische Dehnung

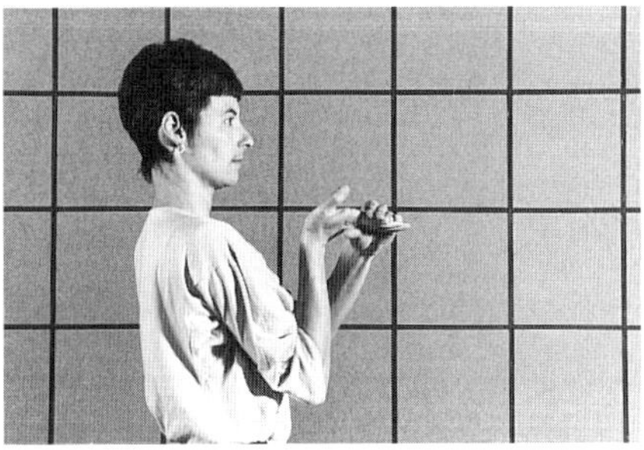

Gebeugten Arm langsam auswärtsdrehend strecken (Daumen zeigt in Endstellung nach unten)

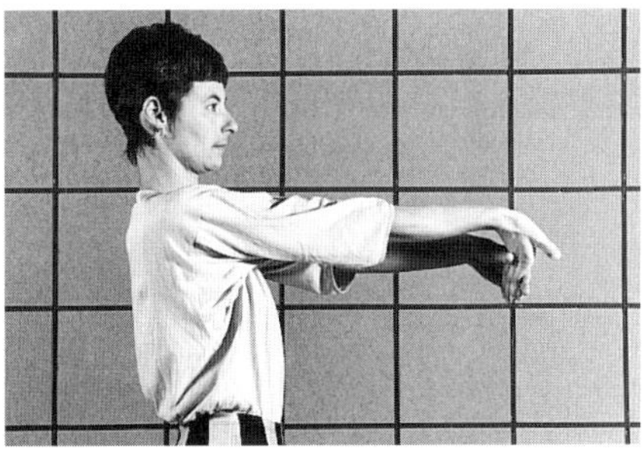

Besonders wirkungsvolle Übung zur Prophylaxe von Beschwerden an der Ellbogeninnenseite („Golferarm“, „Werferarm“).

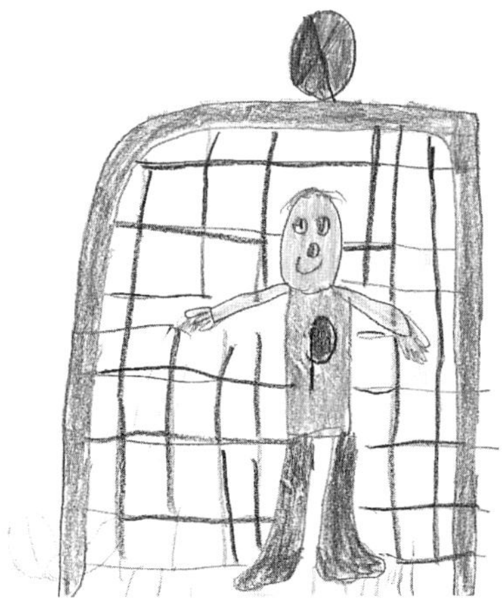

Martin, 7 Jahre

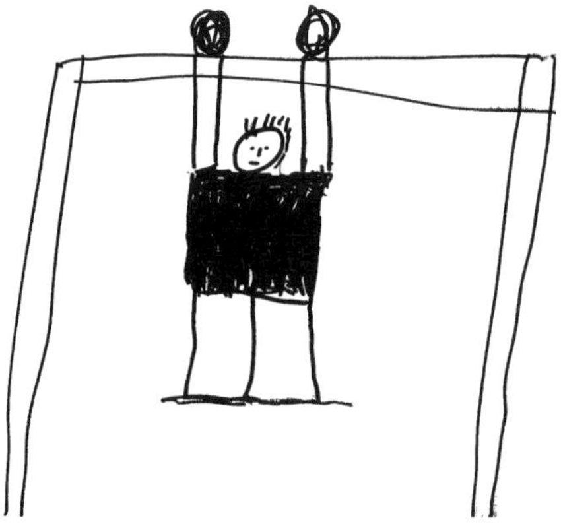

Manuel, 9 Jahre

GEEIGNET

Schrittstellung
gebeugte Arme auswärtsgedreht;
Fingerspitzen berühren Widerstand in Schulterhöhe
→ Ellbogen strecken durch Drücken der Handflächen gegen Widerstand (Wand)

Absicht:
Dehnung der Handgelenkbeuger

Passiv statische Dehnung

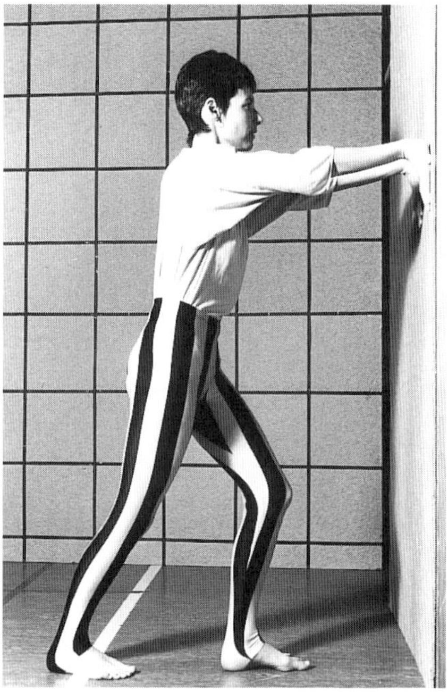

Werden die Knie leicht gebeugt (Oberkörper abgesenkt), kann die Dehnung noch verstärkt werden.
Achte auf einen geraden Rücken!

G E E I G N E T

Schritt- oder Bankstellung
Handflächen der gestreckten auswärtsgedrehten Arme auf Unterlage (Kasten, Boden)
→ Oberkörper langsam zurückziehen

Absicht:
Dehnung der Handgelenkbeuger

Passiv statische Dehnung

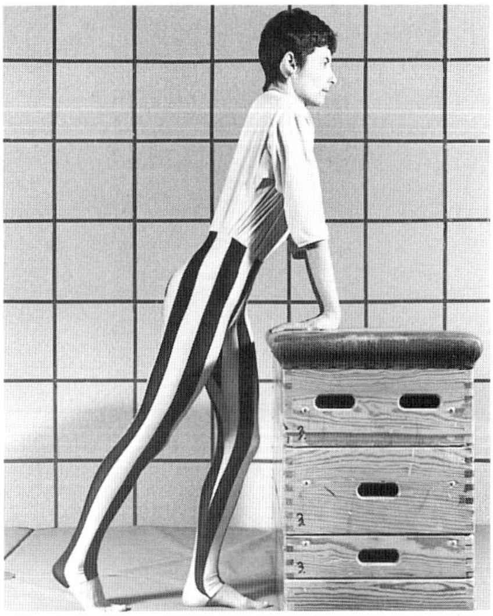

Finger zeigen leicht nach hinten

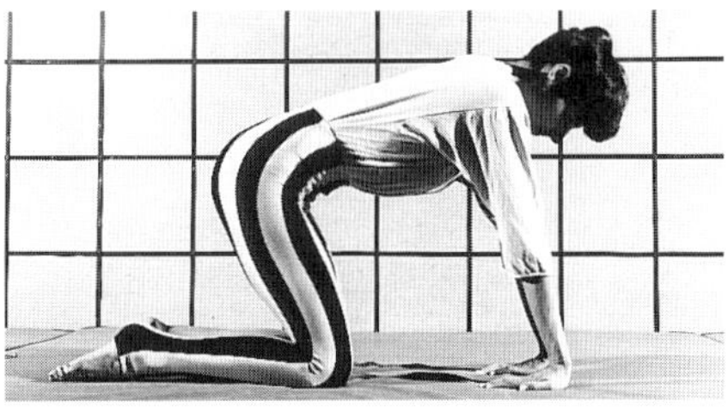

Oberkörper so weit zurückführen, bis gewünschte Spannung erreicht ist.

Variation
Finger zeigen nur leicht nach hinten

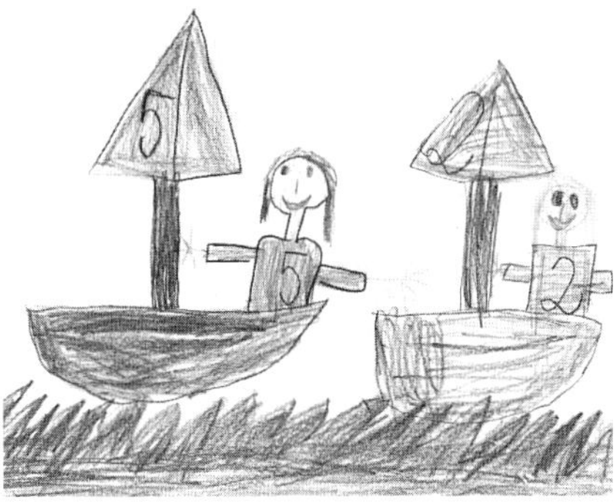

Anja, 6 Jahre

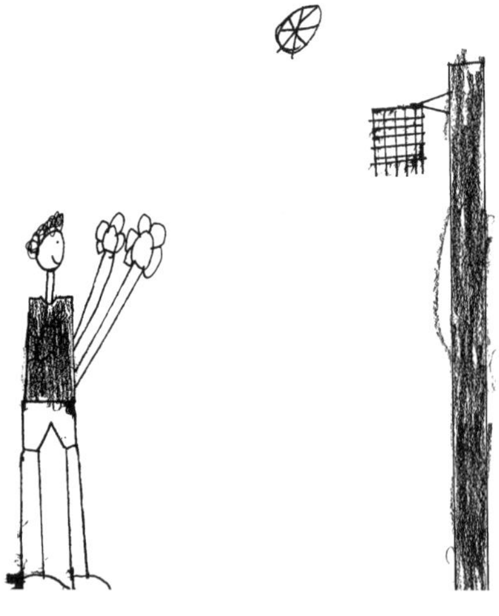

Zijad, 10 Jahre

GEEIGNET

Stand
Arme leicht gebeugt; Hand bei gebeugtem Handgelenk fixiert
→ Strecken der Arme

Absicht:
Dehnung der Handgelenkstrecker

Passiv statische Dehnung

Ausgangsstellung

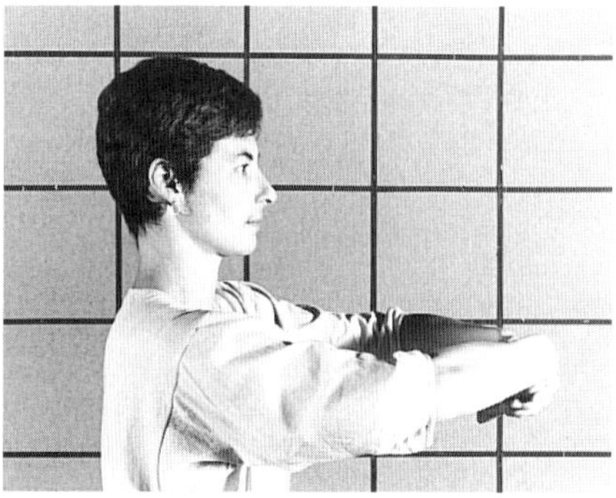

Eine Hand fixiert die andere bei gebeugtem Handgelenk

Arme langsam strecken

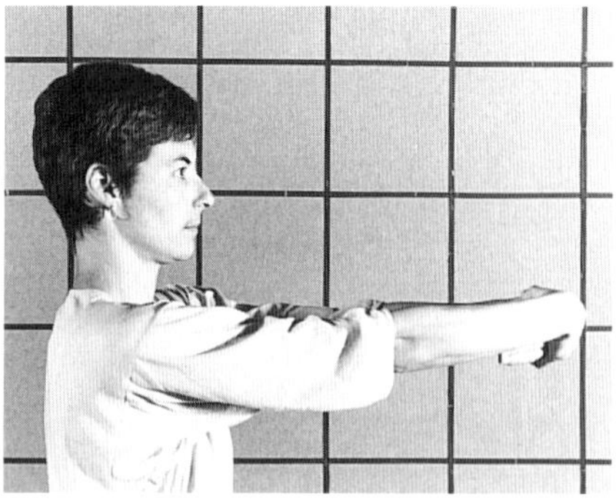

Beim Strecken der Arme bleibt das Handgelenk in Beugung fixiert!

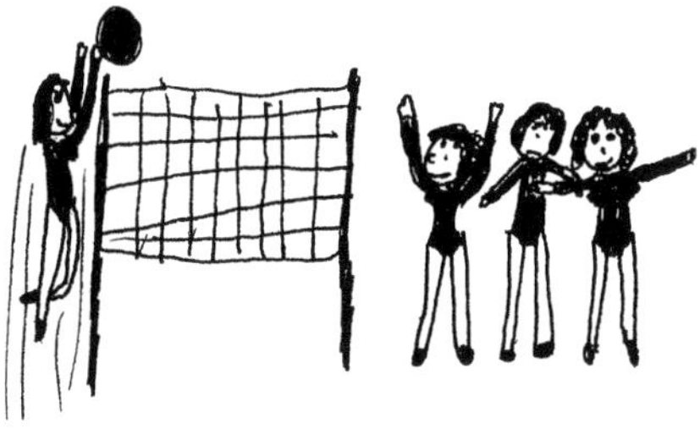

Sabrina, 9 Jahre

G E E I G N E T

Stand
gestreckter Arm einwärtsgedreht; von Gegenhand am Rumpf fixiert
→ Handgelenk beugen (handflächenwärts)

Absicht:
Dehnung der Handgelenkstrecker

Aktiv statische Dehnung

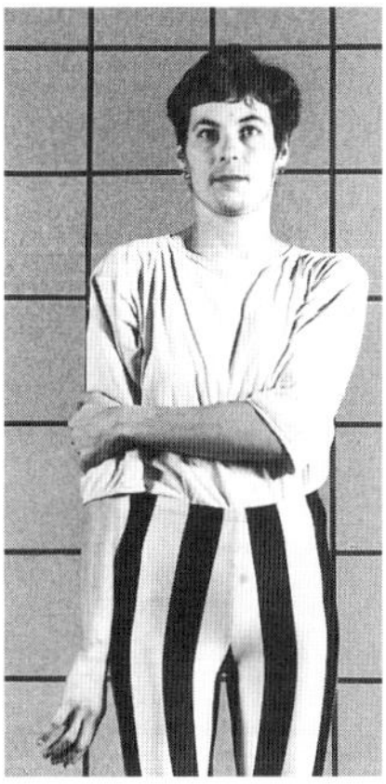

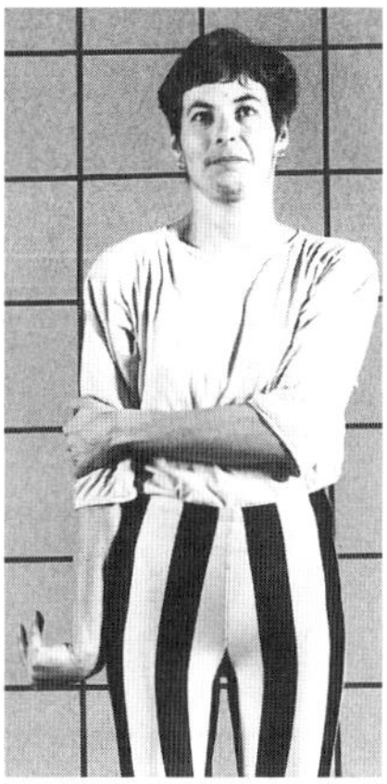

Partnerübung:
→ Partner fixiert Ellbogen und beugt im Handgelenk (handflächenwärts)

Passiv statische Dehnung

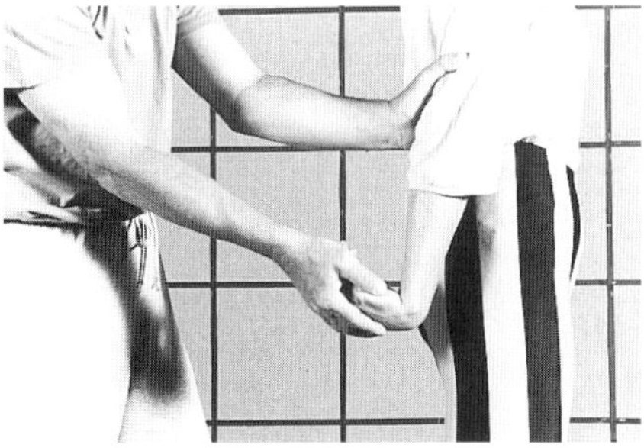

Besonders wirkungsvolle Übung zur Prophylaxe von Beschwerden an der Ellbogenaußenseite (Tennisarmbeschwerden).

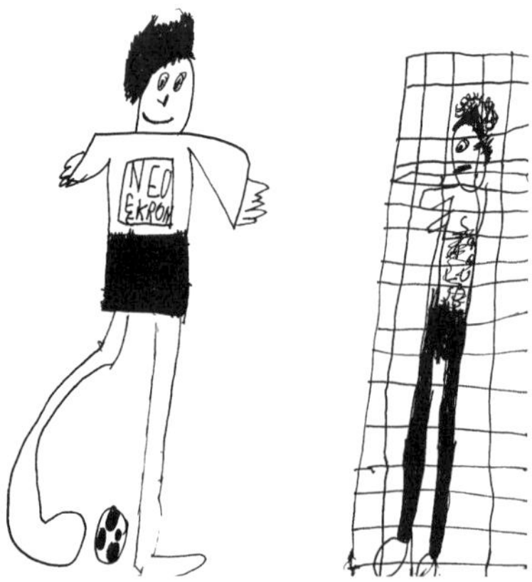

Matthias, 9 Jahre

G E E I G N E T

Stand
überkreuzte Unterarme im Flechtgriff; leicht gebeugt
⟶ Obere Hand zieht die untere so weit wie möglich nach oben

Absicht:
Dehnung der Handgelenkstrecker

Passiv statische Dehnung

Ausgangsposition

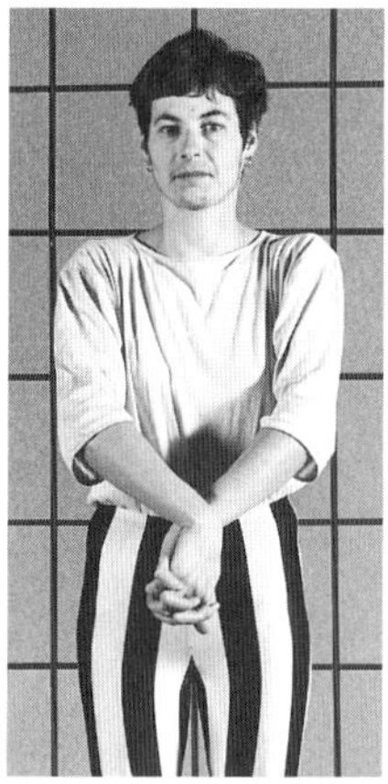

Ellbogen strecken und gleichzeitig den Arm einwärtsdrehen.

Endposition

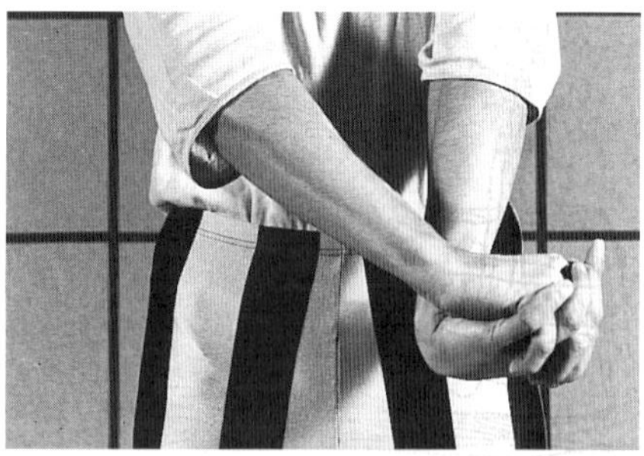

Gut geeignet zur Prophylaxe von Tennisarmbeschwerden.

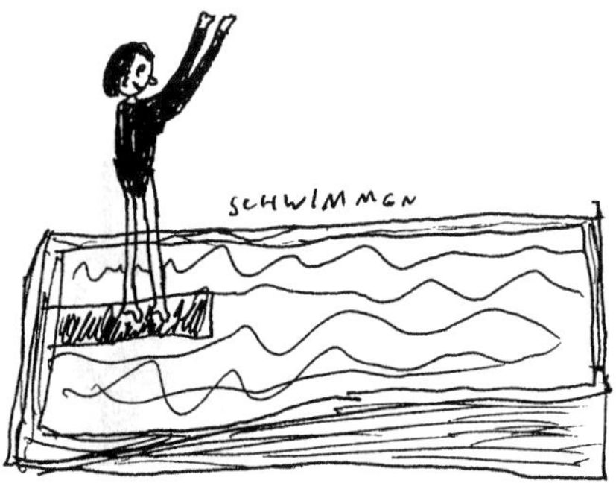

Sabrina, 9 Jahre

GEEIGNET

Einbeinkniestand
Oberkörper auf Oberschenkel abgelegt
⟶ Handrücken flach auf den Boden legen

Absicht:
Dehnung der Handgelenkstrecker

Passiv statische Dehnung

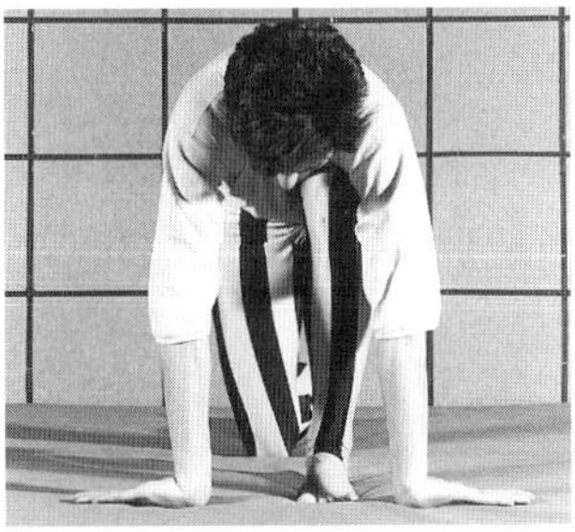

Oberkörper auf Oberschenkel abgestützt: Arme gestreckt in Schulterbreite. Finger leicht nach hinten.

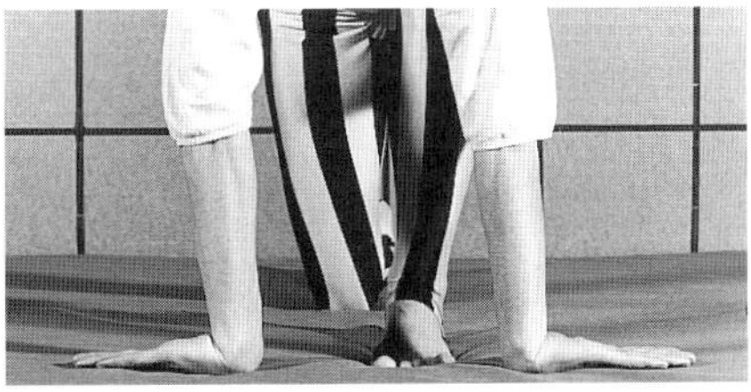

Durch zusätzliches Beugen der Finger zur Faust wird die Dehnung verstärkt.

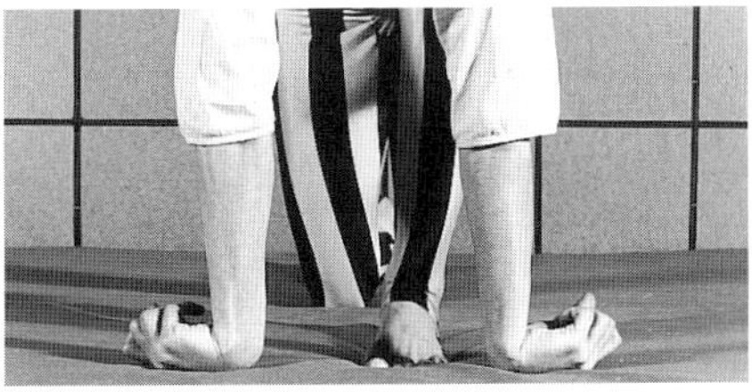

Übung nur auf weicher Unterlage ausführen!

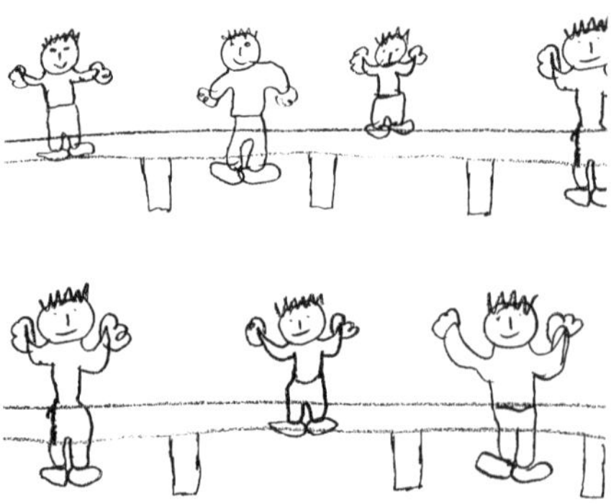

Hüseyin, 10 Jahre

G E E I G N E T

Einbeinkniestand
Oberkörper auf Oberschenkel abgelegt; Handrücken am Boden
→ Handgelenke so weit wie möglich zusammenführen

Absicht:
Dehnung der Handgelenkstrecker

Passiv statische Dehnung

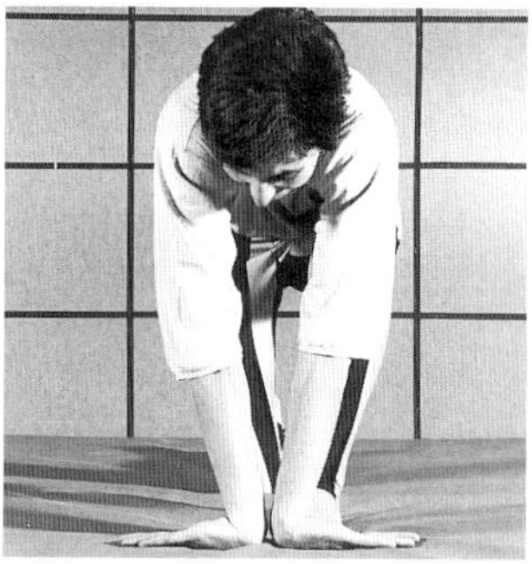

Arme bilden ein gleichschenkliges Dreieck. Finger zeigen leicht nach hinten.

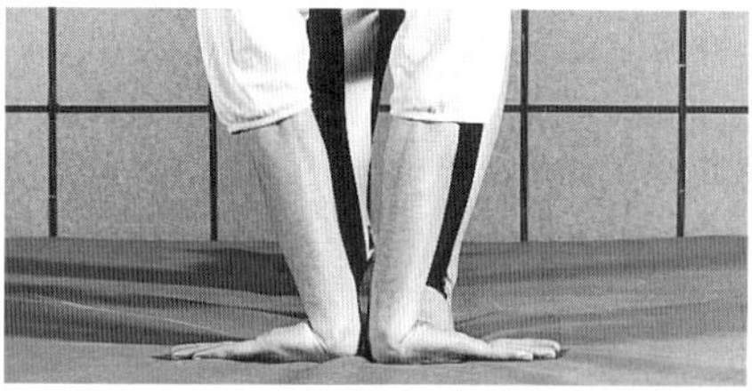

Durch zusätzliches Beugen der Finger zur Faust wird die Dehnung verstärkt.

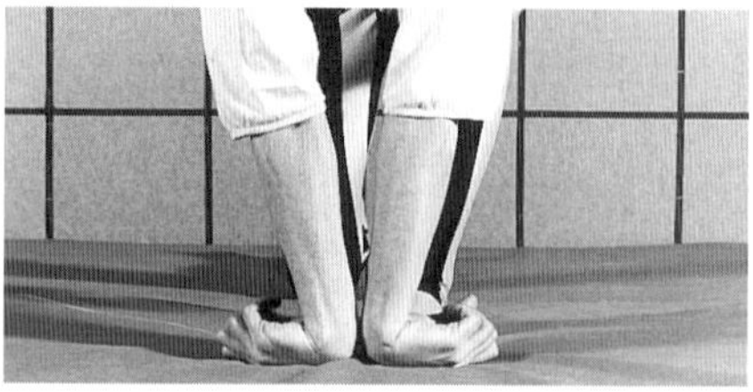

Übung nur auf weicher Unterlage ausführen.

U N G E E I G N E T

→ Rollbewegung rückwärts mit gestreckten Beinen

Absicht:
Dehnung der Rücken-, Gesäß- und hinteren Oberschenkelmuskulatur

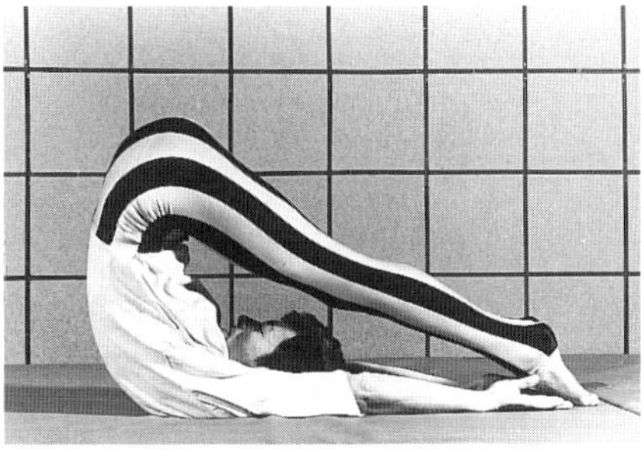

Beinahe das gesamte Körpergewicht liegt auf der Hals- und Brustwirbelsäule → starke Belastung dieses Wirbelsäulenabschnittes.

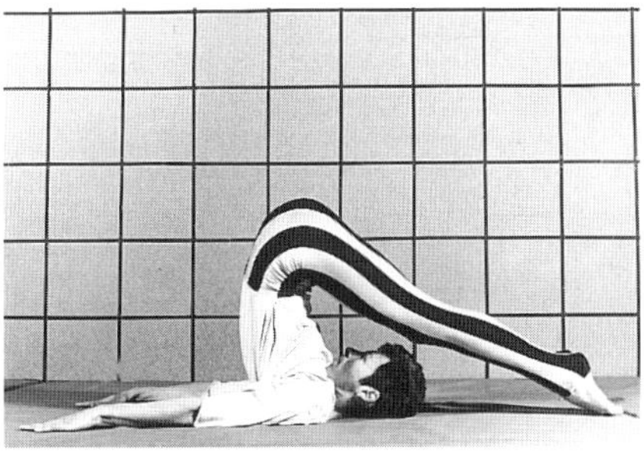

Bei schwungvoller Ausführung kann das hintere Längsband der Wirbelsäule überdehnt werden.

G E E I G N E T

Sitz
Beine hüftbreit; (Kniewinkel > 90°)
→ Oberkörper nach vorne beugen, Hände greifen von innen nach außen zu den Zehen

Absicht:
Dehnung der Rückenmuskeln (vor allem der Rückenstrecker im LWS-Bereich) und der Gesäßmuskulatur

Passiv statische Dehnung

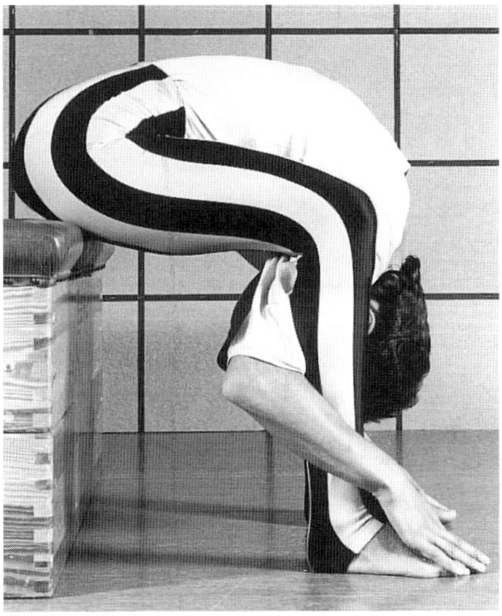

Durch den Zug der Arme und durch ein bewußtes Nach-hinten-Drücken der Lendenwirbelsäule kann die Dehnung verstärkt werden.

U N G E E I G N E T

→ Rollbewegung rückwärts mit gebeugten Beinen

Absicht:
Dehnung der Rücken-, Gesäß- und der hinteren Oberschenkelmuskulatur

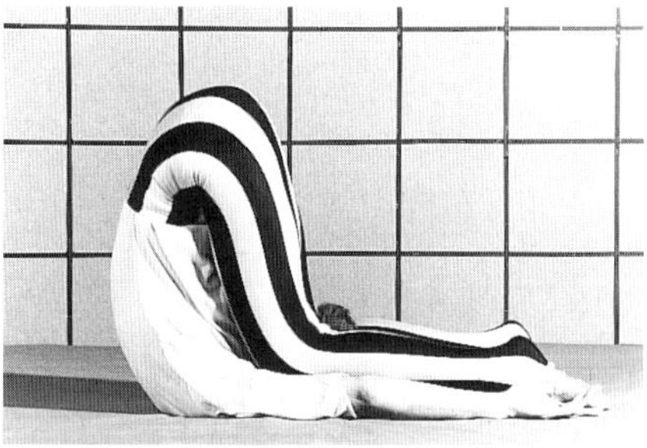

Beinahe das gesamte Körpergewicht liegt auf der Hals- und Brustwirbelsäule → starke Belastung dieses Wirbelsäulenabschnittes.

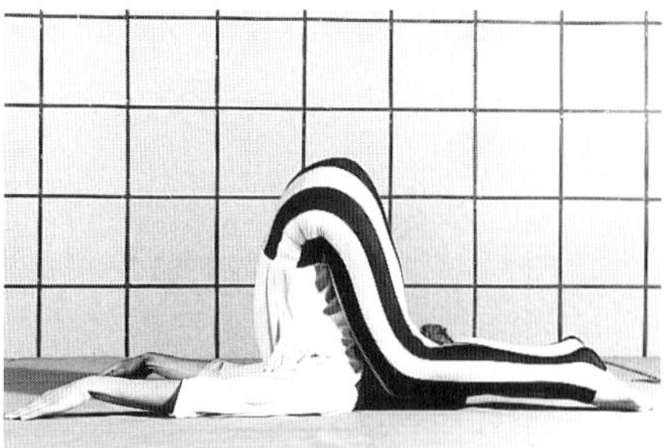

Bei schwungvoller Ausführung kann das hintere Längsband der Wirbelsäule überdehnt werden.

G E E I G N E T

Sitz mit angewinkelten Beinen (hüftbreit)
→ Oberkörper beugen und zwischen den Beinen hängen lassen

Absicht:
Dehnung der Rückenmuskeln (vor allem der Rückenstrecker)

Passiv statische Dehnung

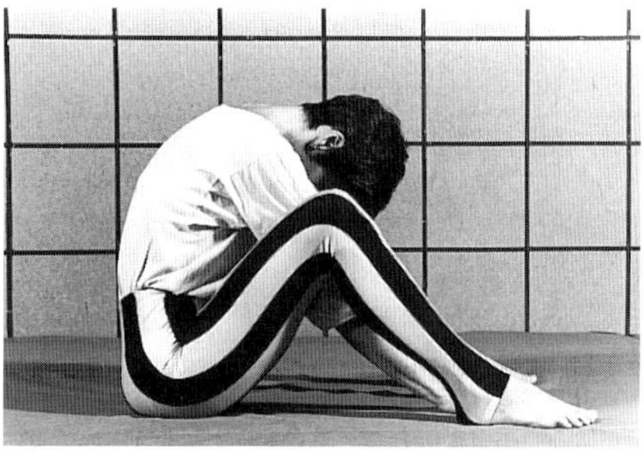

Ellbogen ziehen leicht nach unten

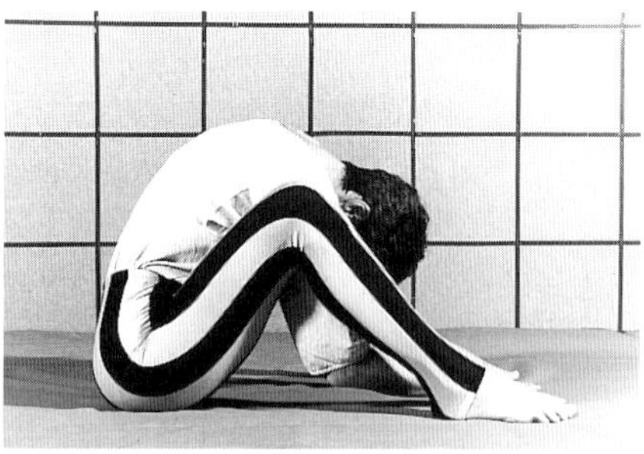

Durch Zug der Ellbogen nach unten kann die Dehnung verstärkt werden.

U N G E E I G N E T

→ Rollbewegung rückwärts mit gebeugten Beinen

Absicht:
Dehnung der Rücken-, Gesäß- und hinteren Oberschenkelmuskulatur

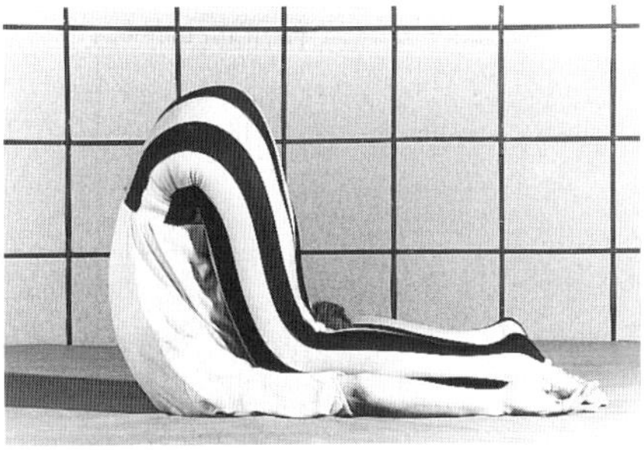

Das gesamte Körpergewicht liegt auf der Hals- und Brustwirbelsäule.

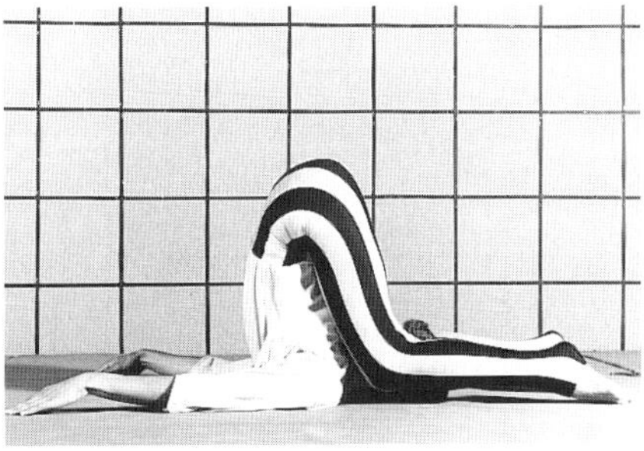

Bei schwungvoller Ausführung kann das hintere Längsband der Wirbelsäule überdehnt werden.

G E E I G N E T

Sitz mit angewinkelten Beinen, Hände greifen von innen nach außen zu den Füßen
→ Kopf zieht nach vorne-unten

Absicht:
Dehnung der Rückenmuskeln (vor allem der Rückenstrecker und des breiten Rückenmuskels) und der Gesäßmuskulatur

Passiv statische Dehnung

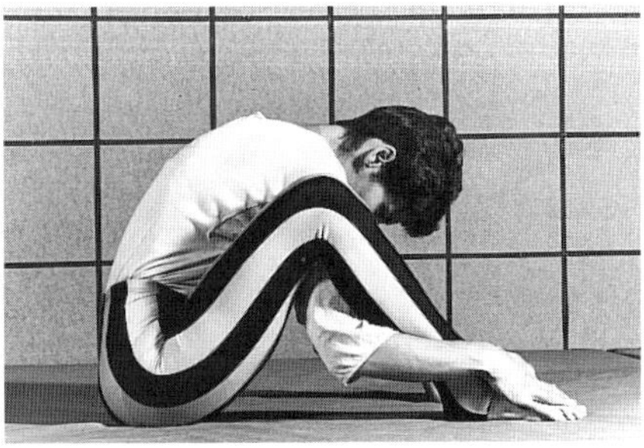

Wird die Lendenwirbelsäule bewußt nach hinten gedrückt, kann die Dehnung verstärkt werden.

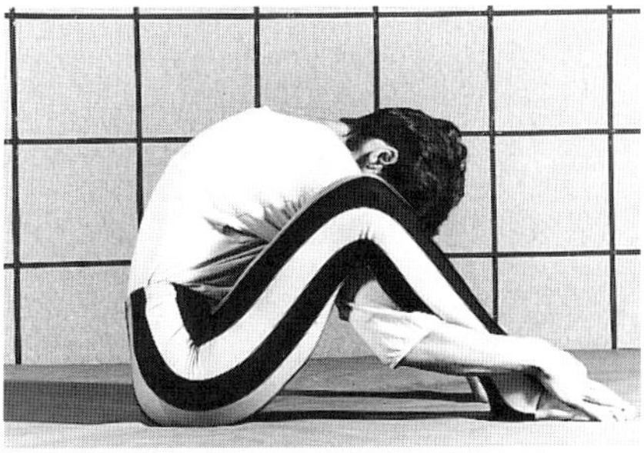

Fußsohlen behalten Bodenkontakt!

UNGEEIGNET

Grätschstand
→ Wippen durch die gestreckten Beine

Absicht:
Dehnung der Rücken- und der hinteren Oberschenkelmuskulatur

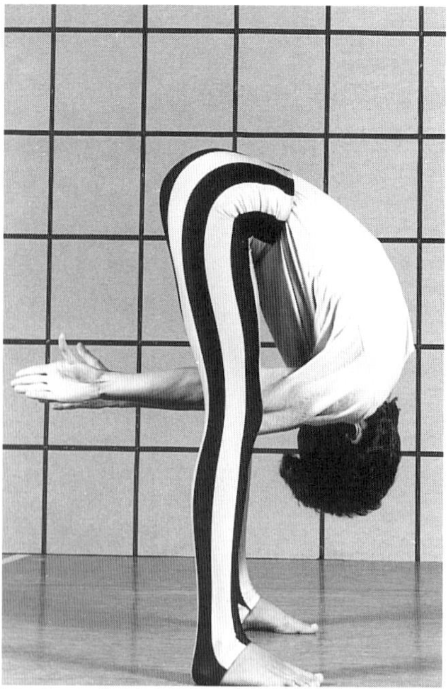

Eine Schädigung der Lendenwirbelsäule ist ebenso möglich wie eine Überdehnung des hinteren Längsbandes. Die schwächste Stelle der Dehnungskette - die Lendenwirbelsäule - wird bei diesen Bewegungen stark belastet. Dabei kann auch der Ischiasnerv mit seinen Ausläufern irritiert werden, der, ausgehend von der Lendenwirbelsäule, an der Beinrückseite verläuft.

GEEIGNET

Tiefer Hockstand
→ Kopf langsam Richtung Füße ziehen

Absicht:
Dehnung der hinteren Rumpfmuskulatur (vor allem der Rückenstrecker)

Aktiv statische Dehnung

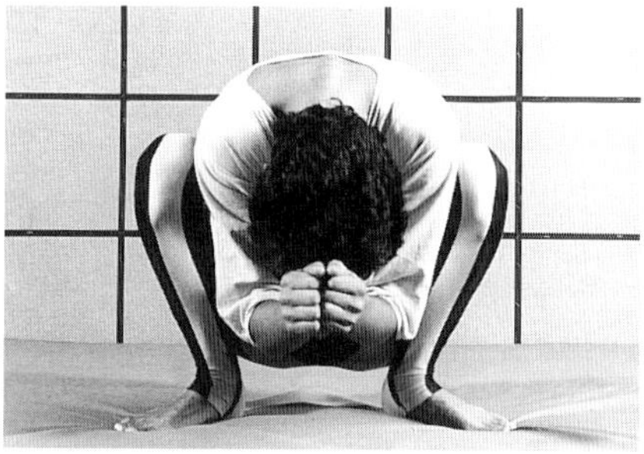

Kopf langsam zwischen die Knie Richtung Füße ziehen.

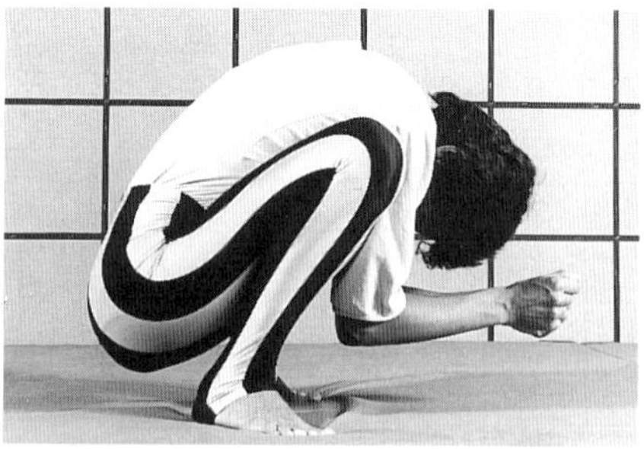

Beachte:
Bei Kniegelenksproblemen sollte auf die vorhergehenden Übungen ausgewichen werden.

U N G E E I G N E T

Grätschstand
→ Diagonalwippen bei gebeugten Beinen zu den Fersen, Becken gleichzeitig vorschieben

Absicht:
Dehnung der vorderen und seitlichen Rumpfmuskulatur
(Gleichgewichtsschulung)

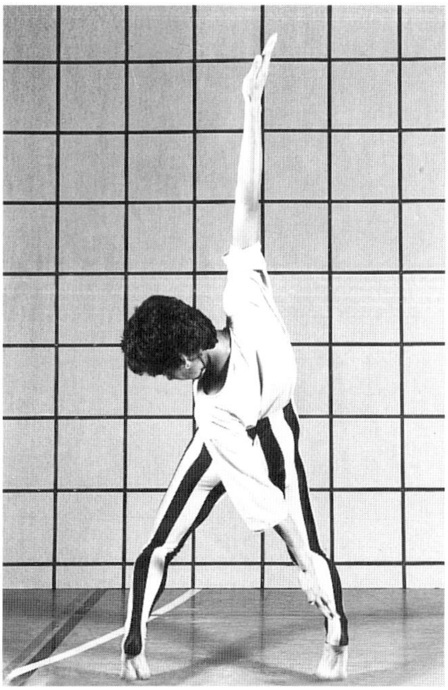

Starke Belastung im Kniegelenk und im Bereich der Lendenwirbelsäule, da der Übende ruckartig in den Hohlrücken (sog. „Hohlkreuz“) zieht.

G E E I G N E T

→ Arme nach hinten ziehen
1. Arme in Seithochhalte zurückführen
2. Arme rechtwinklig gebeugt zurückführen

Absicht:
Dehnung der Brustmuskeln

Aktiv statische Dehnung

1. gestreckte Arme in Seithochhalte nach hinten-oben ziehen

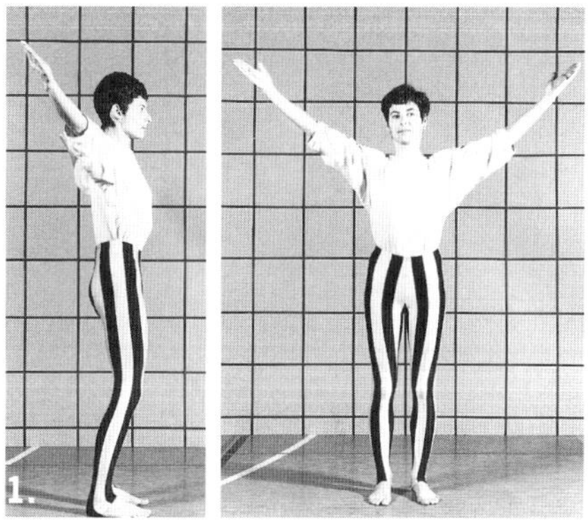

Bauch- und Gesäßspannung halten!
Achte auf einen geraden Rücken und die richtige Armhaltung!

2. Arme rechtwinklig gebeugt

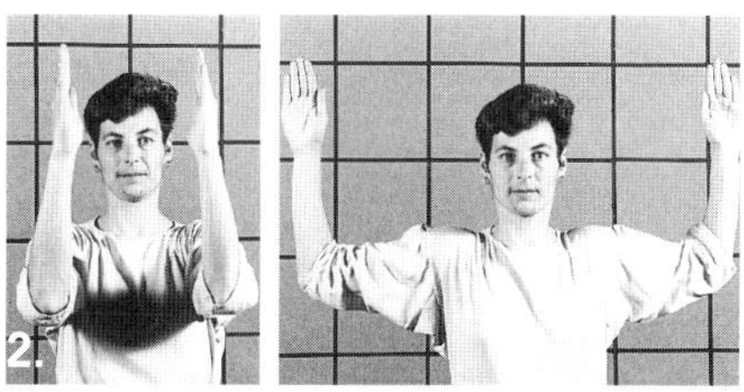

Während der Dehnung Winkelstellung der Arme beibehalten.

U N G E E I G N E T

Rumpfwippe vorwärts an der Sprossenwand
→ Tiefwippen des Rumpfes

Absicht:
Dehnung der Brustmuskulatur

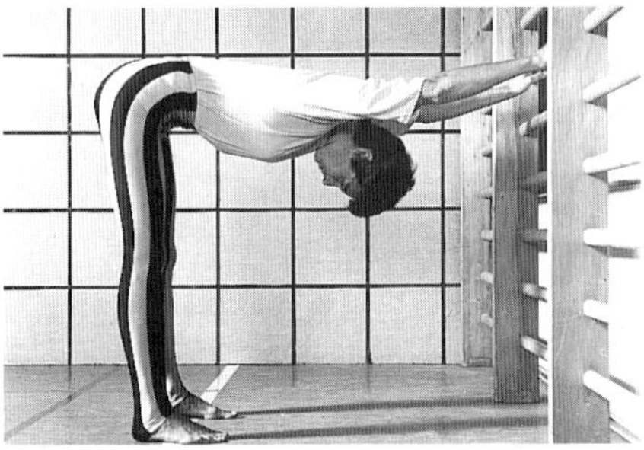

Auf sämtliche Wippübungen - vor allem in kaltem Zustand - sollte verzichtet werden, da durch ein Wippen kein gezieltes Dehnen möglich ist.

Vielmehr können Überdehnungen bzw. Zerrungen die Folge sein.

G E E I G N E T

Schrittstellung, Unterarm des rechtwinklig gebeugten Armes an einem festen Widerstand
→ Beugen des vorderen Knies

Absicht:
Dehnung der Brustmuskeln

Passiv statische Dehnung

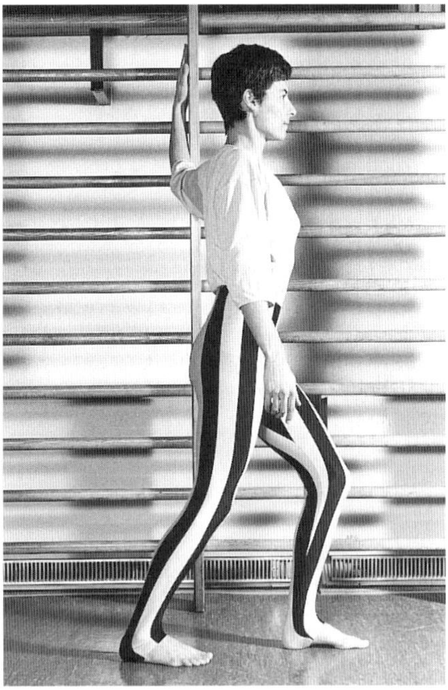

Durch Beugen des vorderen Knies auf Zug gehen → Gewichtsverlagerung nach vorne

Die Dehnung kann noch durch eine zusätzlich Drehung des Oberkörpers (nach außen) verstärkt werden.

Je nach Höhe des fixierten Armes werden verschiedene Anteile der Brustmuskulatur gedehnt.

UNGEEIGNET

Partnerübung
Glockenläuten

Absicht:
Dehnung der vorderen Rumpfmuskulatur

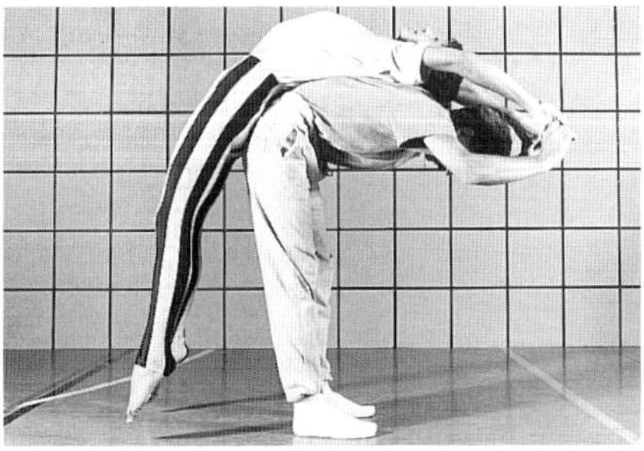

Das Hochziehen des Partners kann zu Zerrungen - vor allem im Bereich der Schulter - führen.

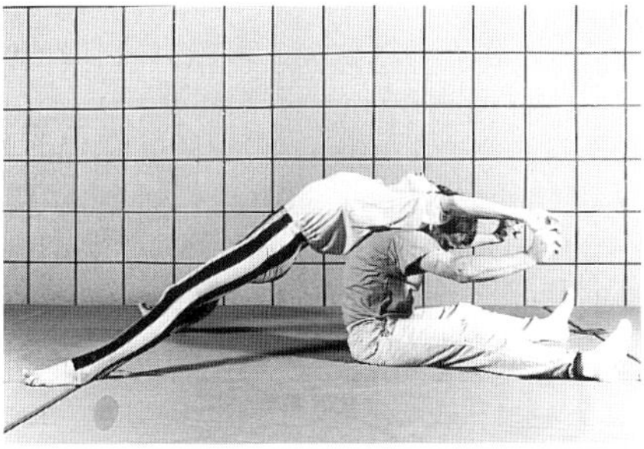

Durch die Abwehrspannung der Arm- und Rumpfmuskulatur ist keine gezielte Dehnung möglich.

GEEIGNET

Partnerübung
A im Langsitz mit Armen in Nackenhalte
→ B zieht die Arme von A nach hinten-oben

Absicht:
Dehnungen der Brustmuskeln

Passiv statische Dehnung

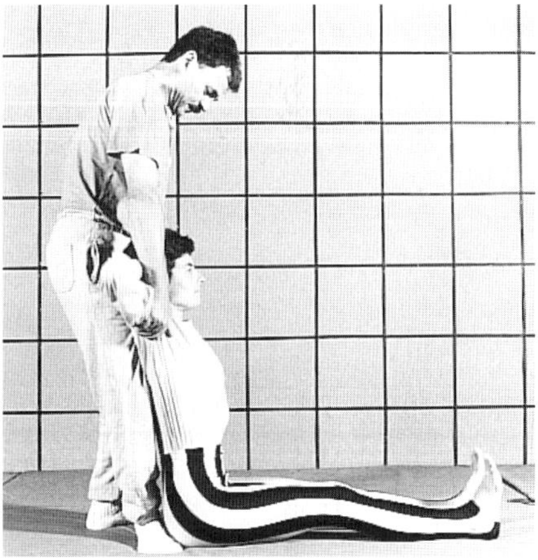

Durch den Halt an den Oberarmen werden der Oberkörper gestreckt und die Brustmuskeln gedehnt.

Hinweis:
B zieht den Oberkörper von A entlang der Innenseite des ausgedrehten Beines hoch. Dadurch wird verhindert, daß das Knie gegen den Rücken des Übenden drückt.

U N G E E I G N E T

Partnerübung
A in Bauchlage; Arme in Nackenhalte
⟶ B zieht A an den Ellbogen hoch

Absicht:
Dehnung der Brust- und Bauchmuskulatur

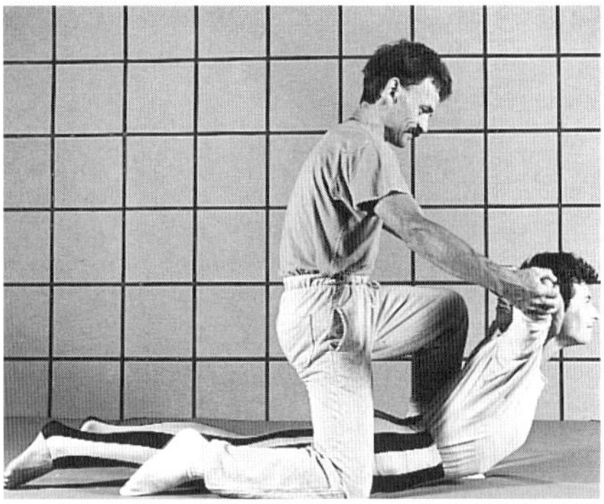

Die Wirbelsäule befindet sich in einer extremen Stellung: besonders große Belastung im Lendenwirbelsäulenbereich.

G E E I G N E T

Schneidersitz mit geradem Rücken
⟶ Nach-oben-Schieben der ausgedrehten Hände im Flechtgriff

Absicht:
Dehnung der Brustmuskulatur und der Handgelenkbeuger

Aktiv statische Dehnung

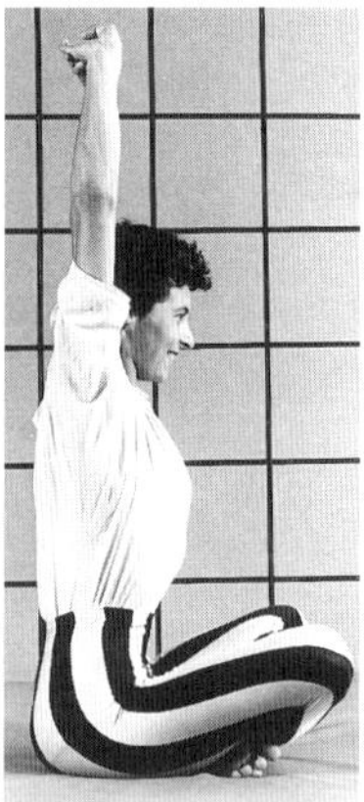

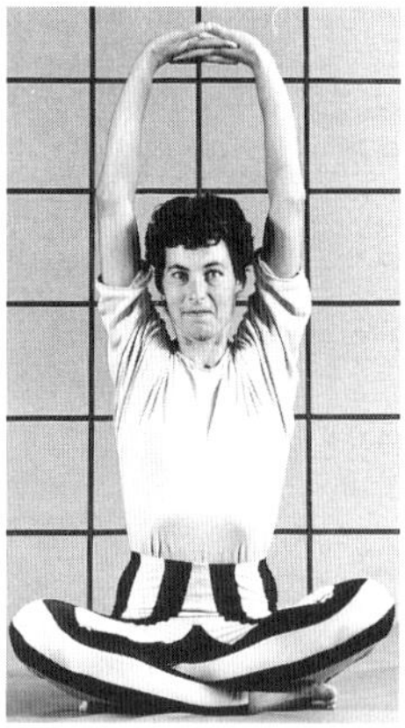

Typische Aufrichte- und Streckübung für die Wirbelsäule.

Achte sowohl auf eine Bauch- und Gesäßspannung als auch auf einen geraden Rücken. Kopf bleibt in Verlängerung der Wirbelsäule!

U N G E E I G N E T

Partnerübung
Doppelwippe
→ Tiefwippen des Rumpfes mit Händen auf den Schultern des Partners

Absicht:
Dehnung der vorderen Rumpfmuskulatur

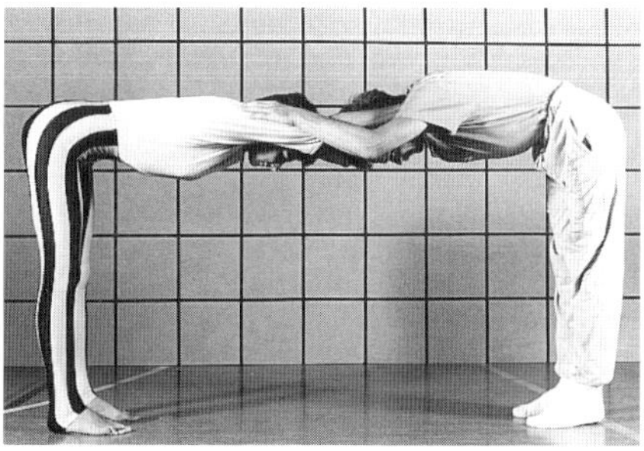

Allein schon durch die Rumpfvorhalte ist der Bereich der Lendenwirbelsäule sehr stark belastet.
Durch wippende oder federnde Bewegungen ist kein gezieltes Dehnen möglich. Häufig kommt es dabei zu Überdehnungen bzw. Zerrungen (kleine Muskeleinrisse) in der Brust- und der hinteren Oberschenkelmuskulatur (Reizung der Ischiasnerven).

G E E I G N E T

Sitz mit angewinkelten Beinen, Arme über Kopf verschränkt
→ Arme nach hinten-oben ziehen

Absicht:
Dehnung der Brustmuskeln

Aktiv statische Dehnung

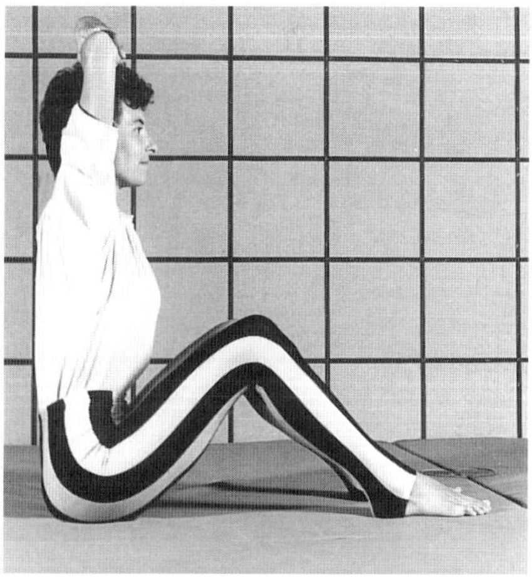

Bauchspannung halten!

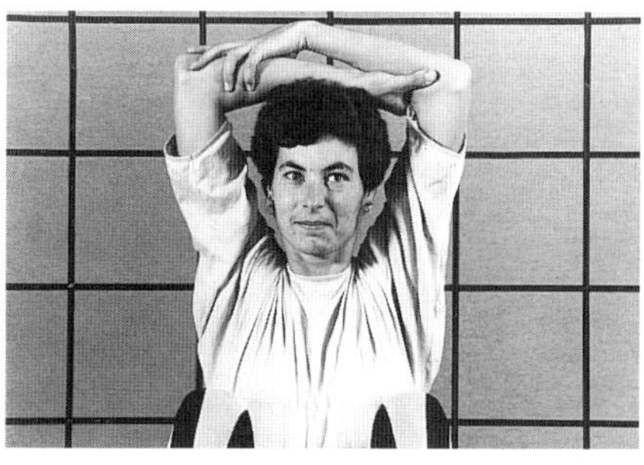

Kopf nicht in den Nacken nehmen, wenn die Ellbogen nach hinten-oben ziehen.

UNGEEIGNET

Stand oder Kniestand
→ Rückfedern des Rumpfes

Absicht:
Dehnung der vorderen Rumpfmuskulatur

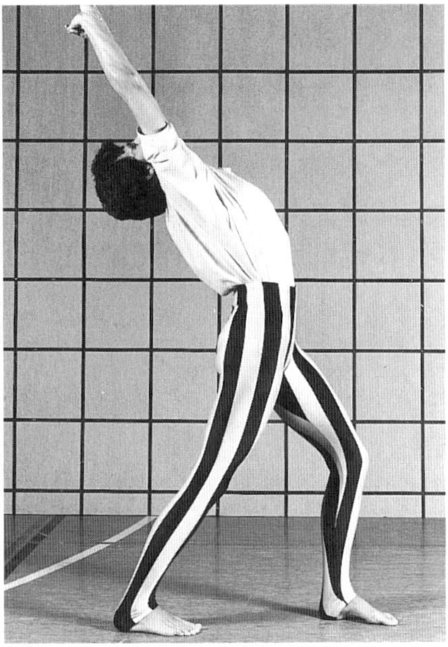

Das Rückfedern des Rumpfes führt zur starken Belastung der Lendenwirbelsäule.

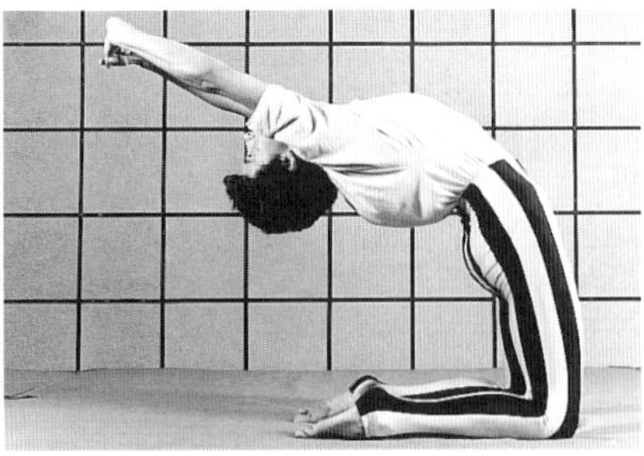

Starker Druck vor allem im Bereich des 5. Lendenwirbels.

GEEIGNET

Bankstellung im Fingerkuppenstand (schulterbreit, möglichst weit vorne)
→ Zurückziehen des Oberkörpers

Absicht:
Dehnung der Brustmuskeln

Passiv statische Dehnung

Ausgangsstellung

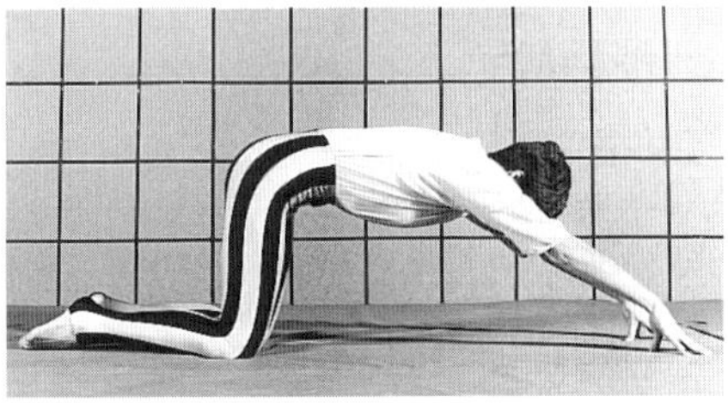

Oberkörper zurückziehen

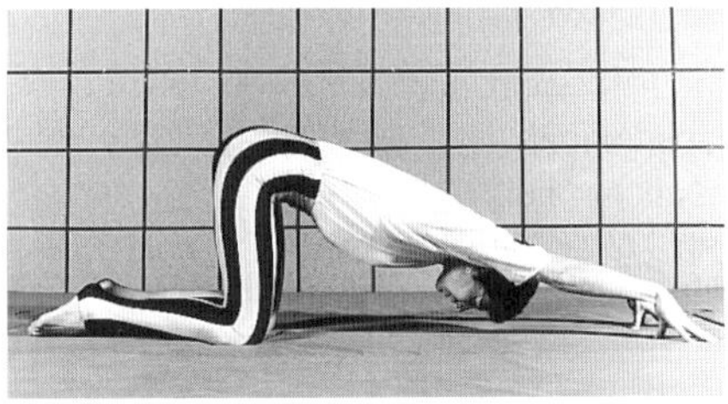

Kopf bleibt in Verlängerung der Wirbelsäule!

Variation

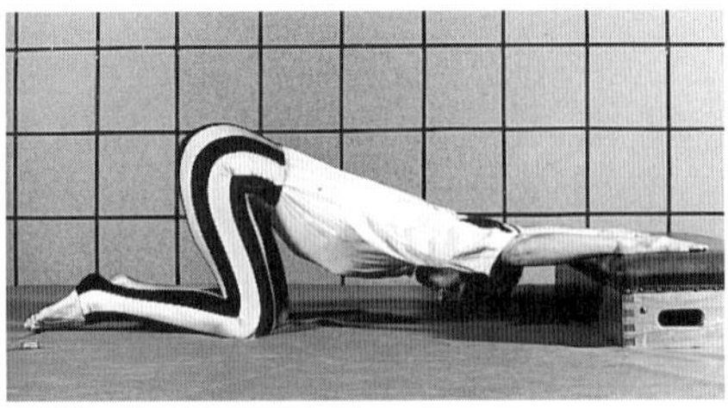

durch Brustdehnung am Kastenoberteil

U N G E E I G N E T

Partnerübung: Passive Wippe
A in tiefer Rutschhalte
→ B wippt durch Druck auf die Schulterblätter den Rumpf von A

Absicht:
Dehnung der vorderen Rumpfmuskulatur

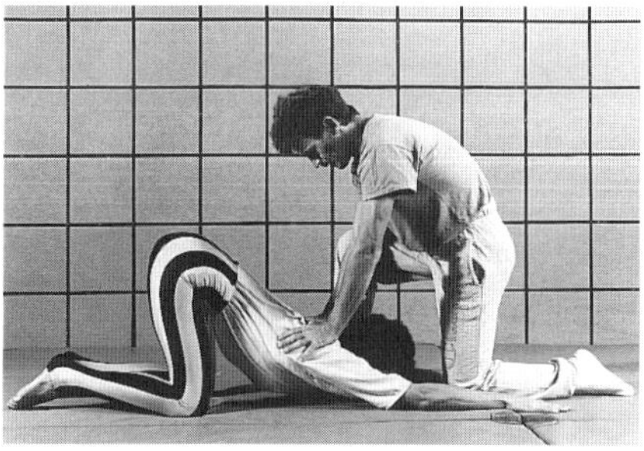

Durch wippende oder federnde Bewegungen ist kein gezieltes Dehnen möglich. Vielmehr können Überdehnungen bzw. Zerrungen (kleine Muskeleinrisse) die Folge sein.

G E E I G N E T

Rutschhalte mit gestreckten Armen (schulterbreit)
→ Langsames Zurückziehen des Oberkörpers

Absicht:
Dehnung der Brustmuskulatur und der Armbeuger

Passiv statische Dehnung

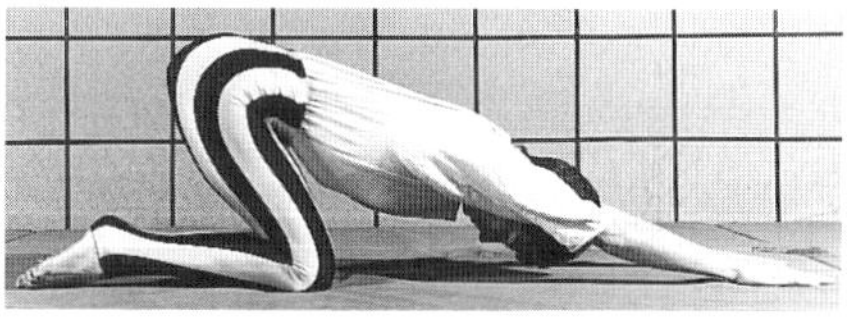

Gesäß zieht nach hinten! Handflächen drücken nach unten.

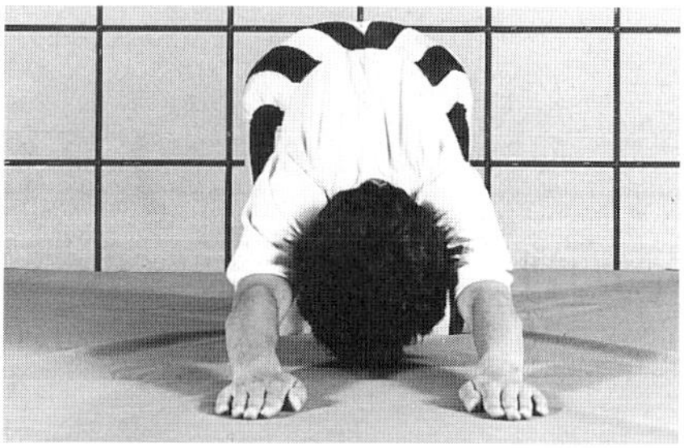

Kopf in Verlängerung der Wirbelsäule!

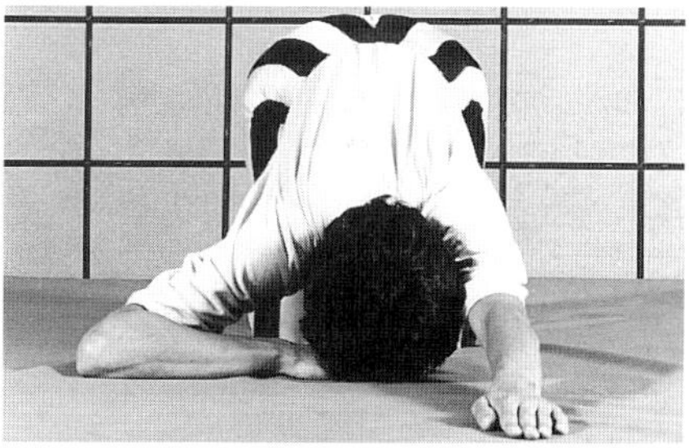

Bei einarmiger Ausführung ist eine bessere Kontrolle der Dehnung möglich! Dehne stets beidseitig und variiere die Armstellung (breit und schmal)!

UNGEEIGNET

Partnerübung
A in Bauchlage
⟶ B wippt gleichzeitig ein Bein und den gegengleichen Arm von A hoch

Absicht:
Dehnung der Brust-, Bauch- und der vorderen Oberschenkelmuskulatur

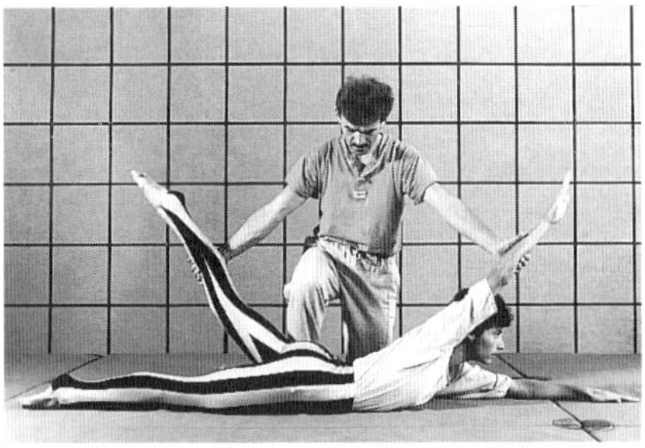

Durch das Hochfedern eines gestreckten Beines und des gegengleichen Armes kommt es zu einer starken Überbeanspruchung im Bereich der Lendenwirbelsäule. Überdehnungen, Zerrungen der vorderen Rumpf- und Oberschenkelmuskulatur sind möglich.

GEEIGNET

Rückenlage mit angewinkelten Beinen, Kopf gehoben, Nacken lang
⟶ Arme gestreckt zurückführen

Absicht:
Dehnung der Brustmuskeln

Aktiv statische Dehnung

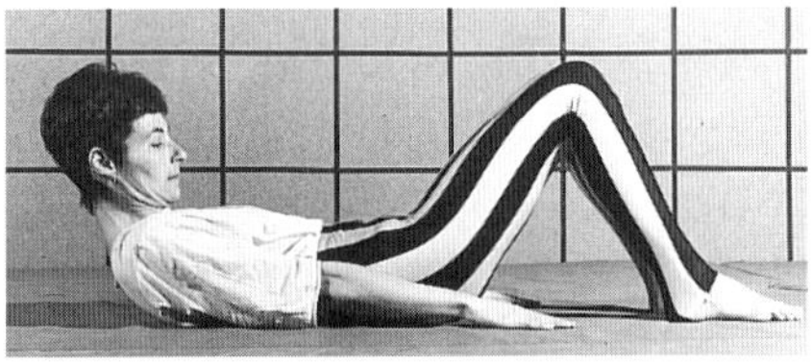

1. Ein Arm gestreckt zurückführen

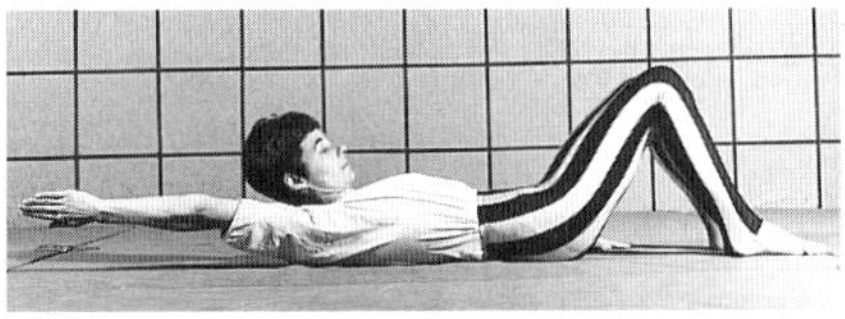

2. Beide Arme gestreckt zurückführen

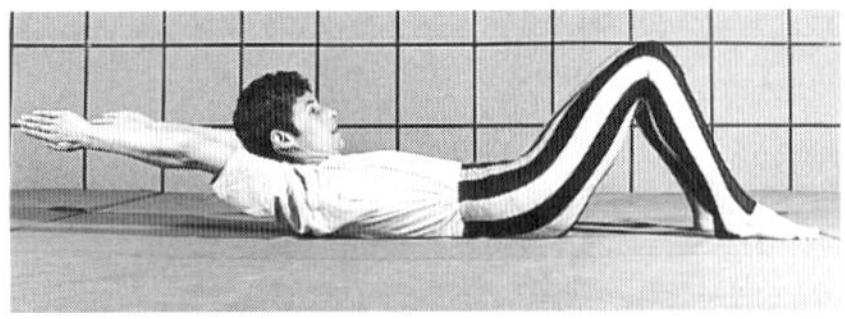

Übung ohne Ausweichbewegung der Arme nach außen ausführen

Variation

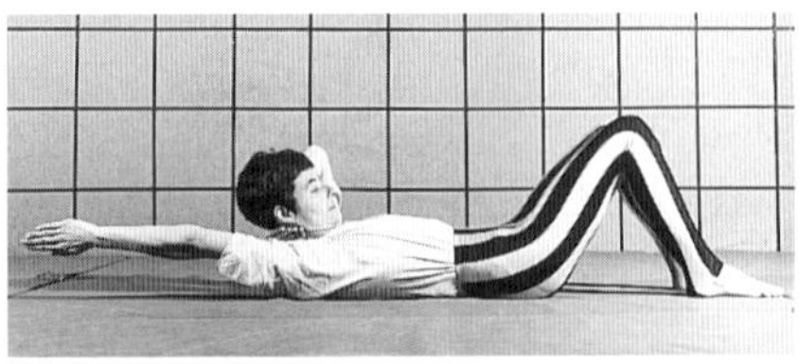

durch Fixieren des Kopfes

UNGEEIGNET

Partnerübung
Bauchlage
→ Hochziehen des Partners

Absicht:
Dehnung der Brust- und Bauchmuskeln

a) ... mit dem Stab

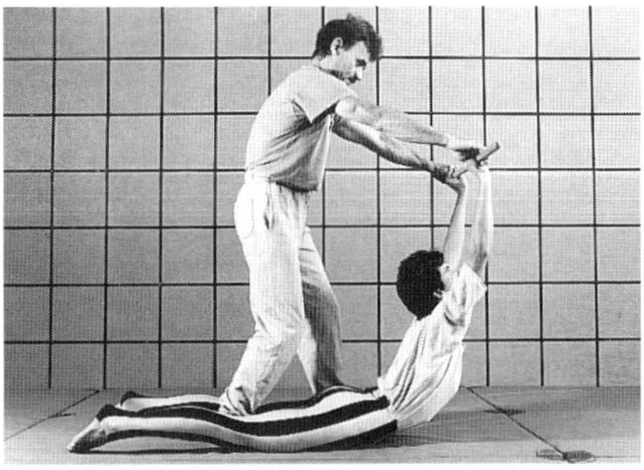

b) ... an den Fußgelenken

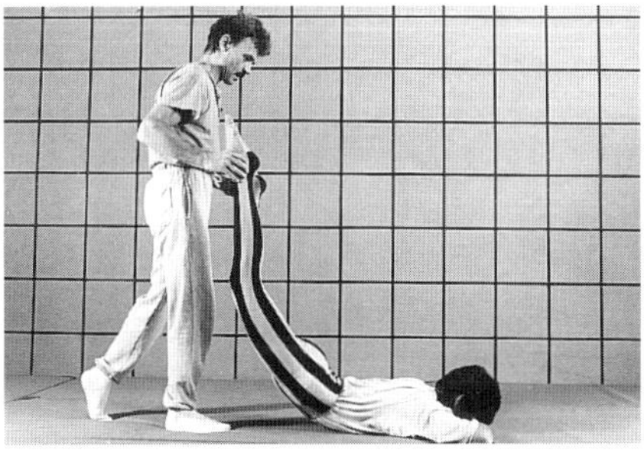

Extremstellung der Wirbelsäule; vor allem im Bereich der Lendenwirbelsäule starke Überbeanspruchung. Darüberhinaus sind Überdehnungen der Brust- und Bauchmuskeln möglich.

GEEIGNET

Partnerübung
A in Bauchlage
→ B zieht vorsichtig das Seil mit den gestreckten Armen von A hoch, Stirn bleibt am Boden

Absicht:
Dehnung der Brustmuskulatur

Passiv statische Dehnung

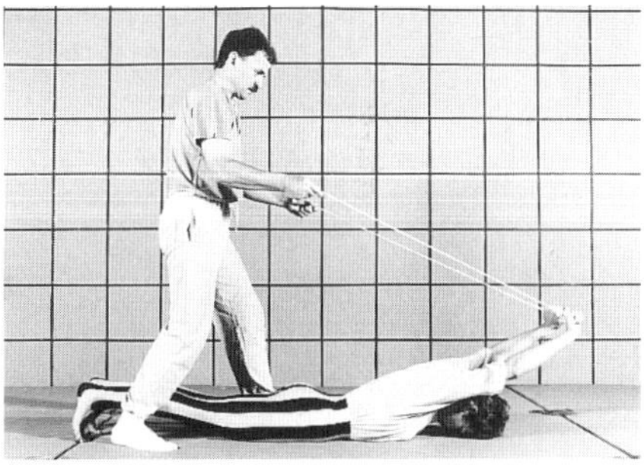

Nur soweit hochziehen, bis der Kopf beginnt abzuheben.

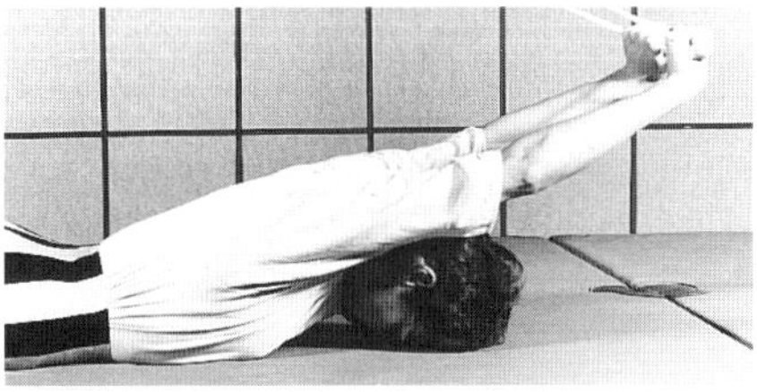

Stirn behält Bodenkontakt!

Variation

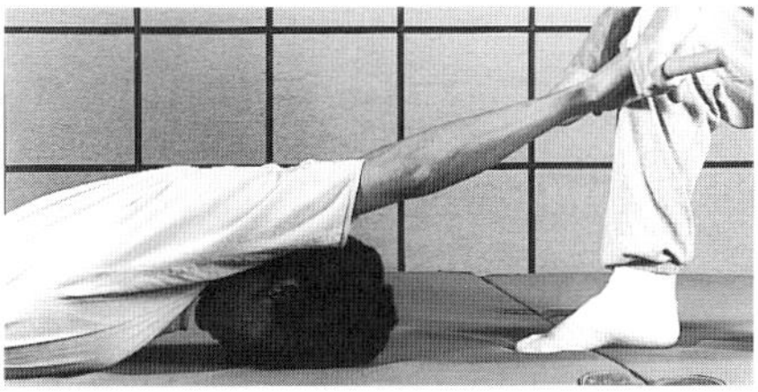

Gehaltener Stab wird leicht nach oben gezogen (Stirn bleibt am Boden)!

U N G E E I G N E T

Partnerübung
A in Bauchlage; Arme in Nackenhalte
→ B zieht A an den Ellbogen hoch

Absicht:
Dehnung der Brust- und Bauchmuskulatur

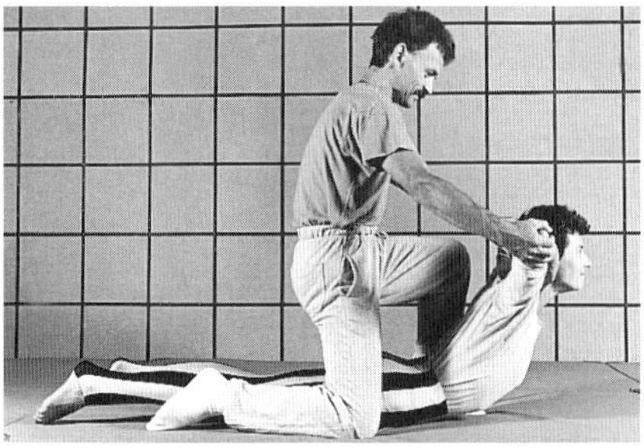

Die Wirbelsäule befindet sich in einer extremen Stellung; besonders große Belastung im Lendenwirbelsäulenbereich.

G E E I G N E T

Rückenlage mit angewinkelten Beinen; Arme über Kopf
→ Strecken von Armen und Beinen

Absicht:
Dehnung der Bauchmuskeln
(in kombinierter Ganzkörperdehnung)

Aktiv statische Dehnung

Ausgangsposition

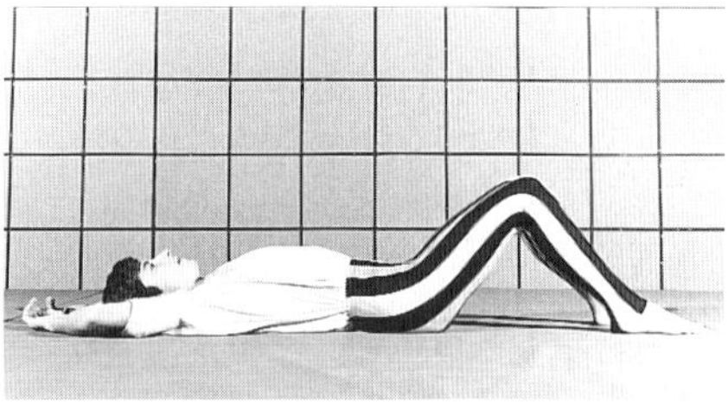

Strecken der Arme und Beine

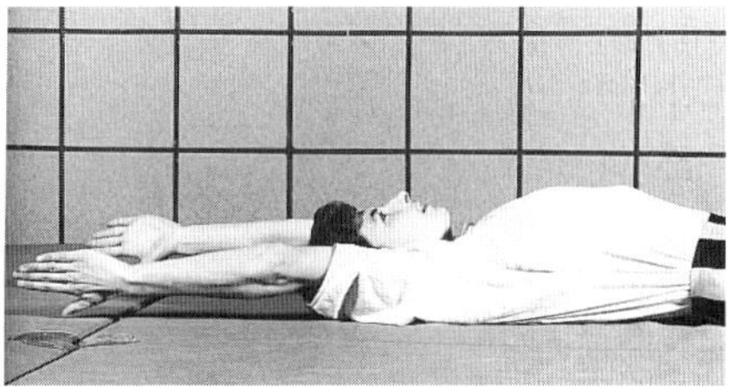

Dehnposition mehrere Atemzüge lang halten!

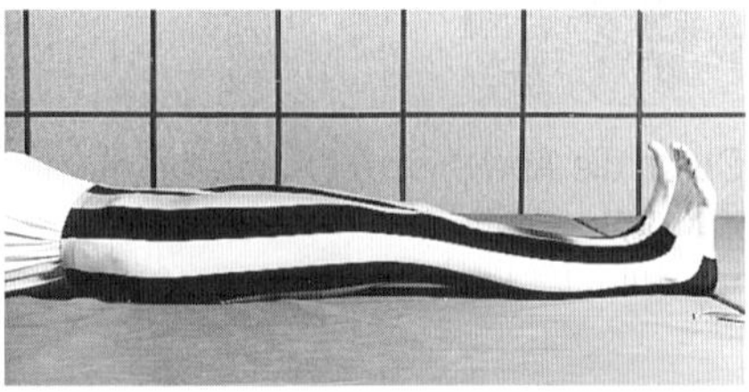

Achte auf eine gleichmäßige, langsame und tiefe Atmung!

U N G E E I G N E T

Partnerübung Glockenläuten

Absicht:
Dehnung der Bauchmuskeln

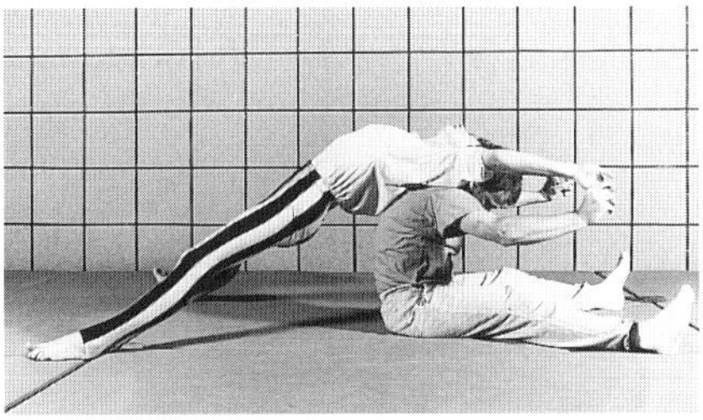

Das Hochziehen des Partners kann zu Zerrungen - vor allem im Bereich der Schulter - führen.

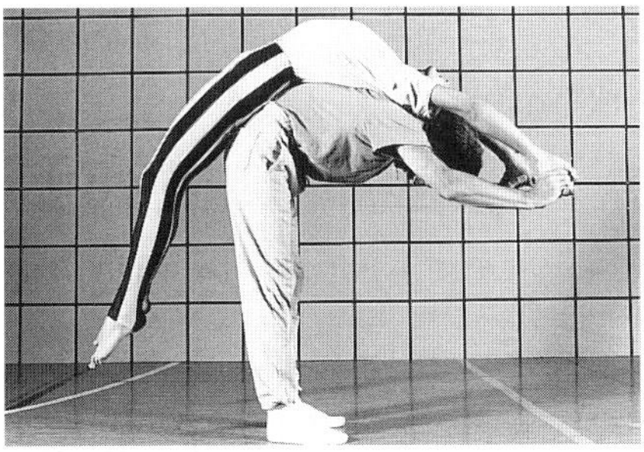

Durch die Abwehrspannung der Arm- und Rückenmuskulatur ist keine gezielte Dehnung möglich.

G E E I G N E T

Rückenlage; Arme in Seithochhalte
→ 1. Zehen strecken und Beine einwärtsdrehen
→ 2. Finger umschließen den Daumen zur Faust, Arme einwärtsdrehen

Absicht:
Dehnung der Bauchmuskeln
(in kombinierter Ganzkörperdehnung)

Aktiv statische Dehnung

Zehen strecken und Beine einwärtsdrehen

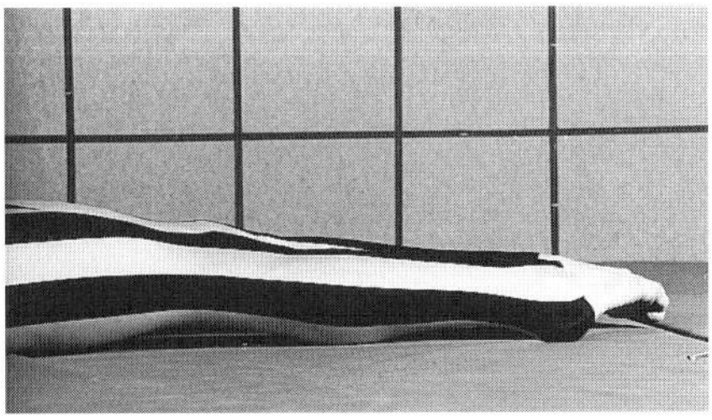

Arme einwärtsdrehen (Faust)

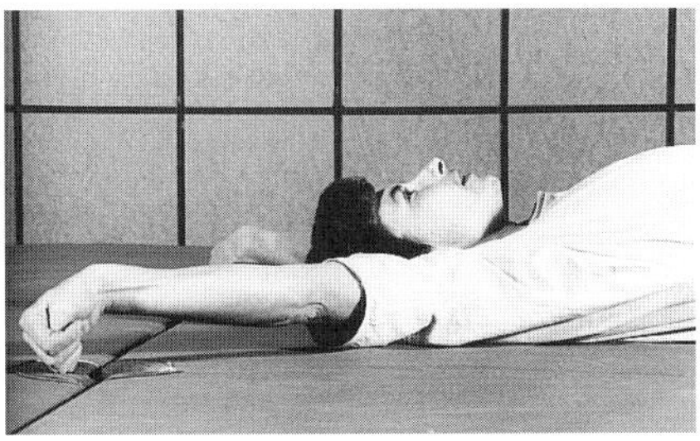

Dehnstellung einige Atemzüge lang halten!

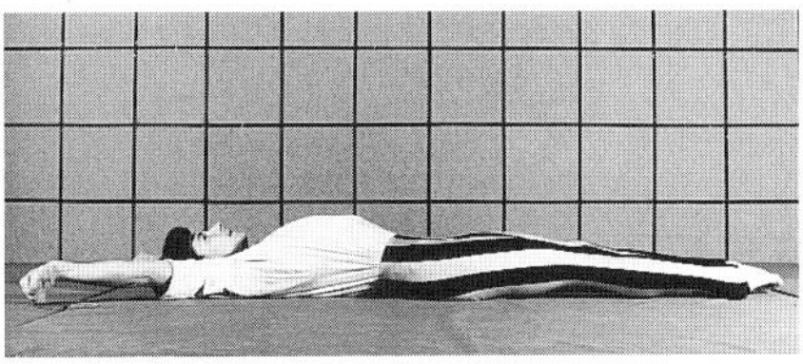

Atem fließen lassen!

U N G E E I G N E T

Rumpfkreisen
→ Mit dem Oberkörper einen möglichst großen Kreis beschreiben

Absicht:
Dehnung der seitlichen Rumpfmuskulatur

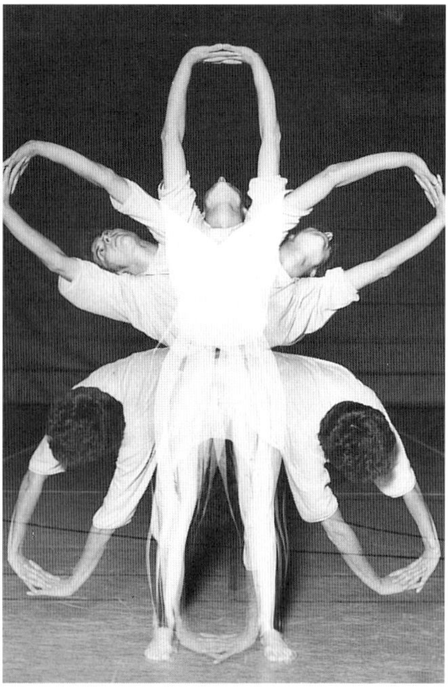

Diese mehrachsigen Wirbelsäulenbewegungen führen zu einer unnötigen Belastung im Bereich der Lendenwirbelsäule.

Vermeide alle kreisenden Bewegungen, bei denen sich der Drehpunkt im Bereich der Lendenwirbelsäule befindet!

G E E I G N E T

Stand mit überkreuzten Beinen (links vor rechts)
→ Seitneigen des Oberkörpers nach links

Absicht:
Dehnung der seitlichen Rumpf- und Hüftmuskulatur (vor allem des Oberschenkelbindenspanners)

Passiv statische Dehnung

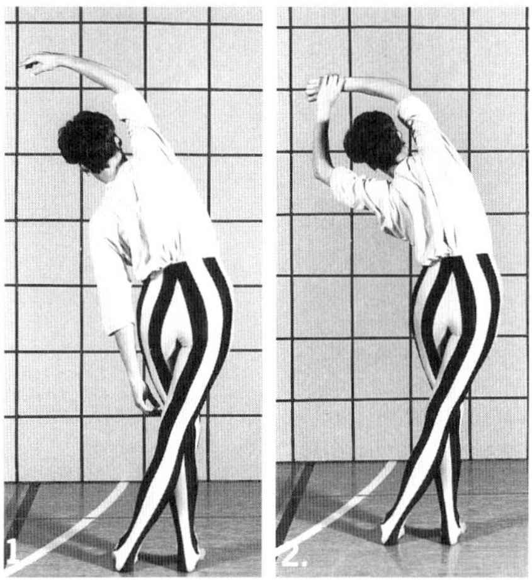

1. Rechter Arm in Hochhalte
   Oberkörper nach links neigen

2. Rechtes Handgelenk über Kopf fixiert
   Linke Hand zieht Oberkörper zur Seite

Bauch- und Gesäßspannung halten!
Ein bewußtes Hinausschieben des Beckens sowie eine gezielte Atmung in die Flanke verstärken die Dehnung.

Beachte:
Bei Seitenwechsel auch Beinwechsel!

U N G E E I G N E T

Grätschsitz
Diagonalwippen

Absicht:
Dehnung der seitlichen Rumpfmuskulatur

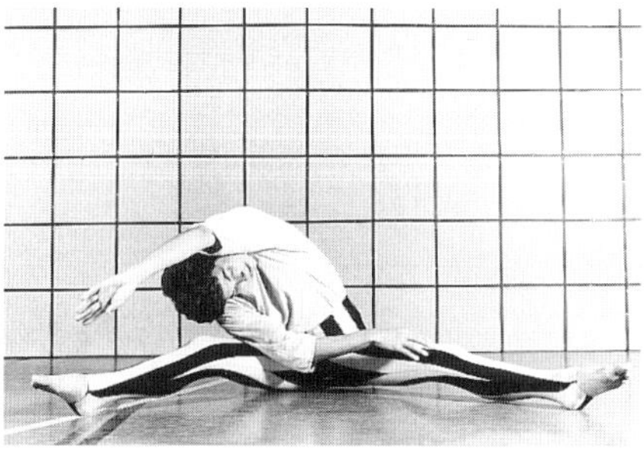

Mit einem Arm über Kopf zu den Zehen des gegengleichen Beines wippen

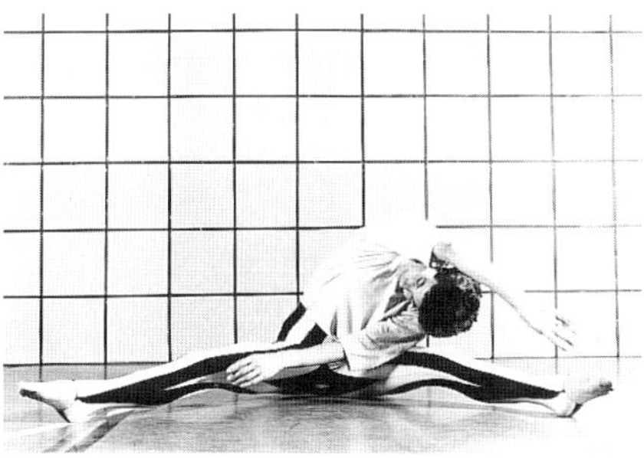

Vor allem bei schwungvoller (wippender) Ausführung ist eine unfunktionelle Belastung der seitlichen Rumpf- und hinteren Oberschenkelmuskulatur gegeben. Überdehnungen, Zerrungen können die Folge sein.

G E E I G N E T

Stabiler Einbeinkniestand
ein Bein zur Seite gestreckt
→ Seitneigen des Oberkörpers

Absicht:
Dehnung der seitlichen Rumpfmuskulatur

Passiv statische Dehnung

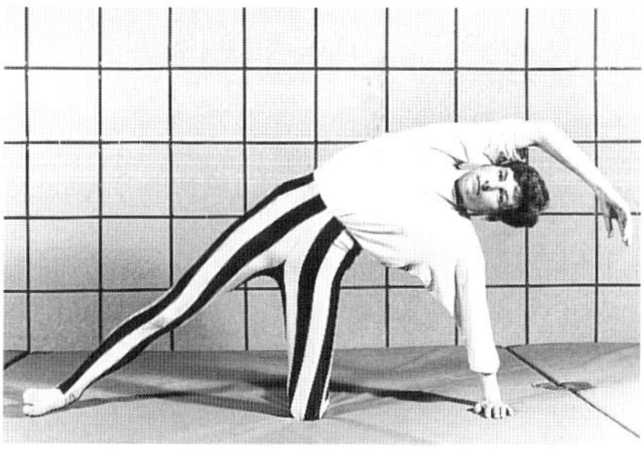

Oberkörper nicht ausdrehen!

Durch langsames Ziehen des oberen Armes (in Verlängerung der Flanke) und durch gezieltes Atmen wird die Dehnung verstärkt.

Matte verhindert unangenehme Druckschmerzen im Knie.

UNGEEIGNET

→ Rollbewegung rückwärts mit gebeugten Beinen

Absicht:
Dehnung der hinteren Rumpf- und Gesäßmuskulatur

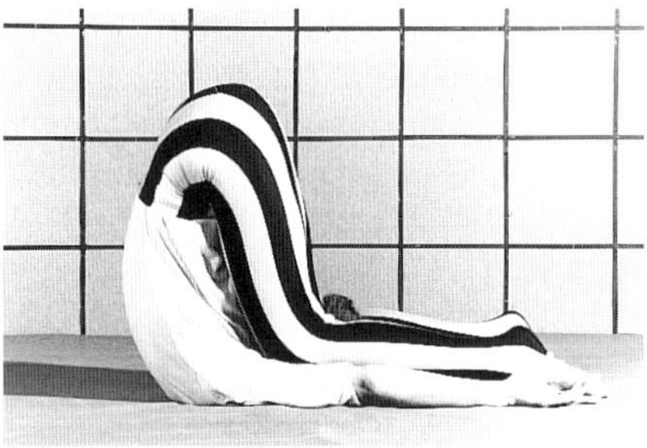

Beinahe das gesamte Körpergewicht liegt auf der Hals- und Brustwirbelsäule → starke Belastung dieses Wirbelsäulenabschnittes.

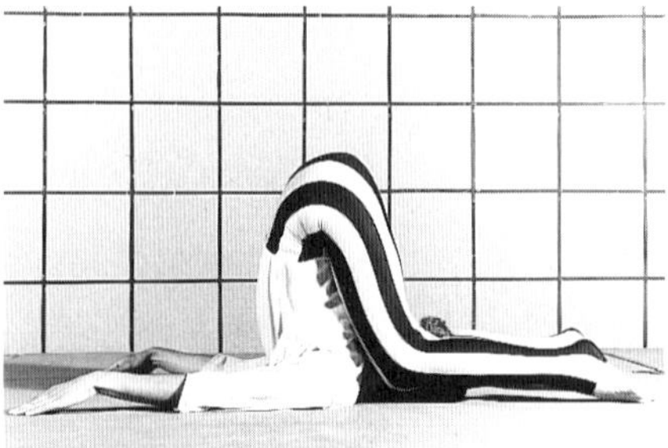

Bei schwungvoller Ausführung kann das hintere Längsband der Wirbelsäule überdehnt werden.

GEEIGNET

Rückenlage
→ Zum-Oberkörper-Ziehen der Beine

Absicht:
Dehnung des großen Gesäßmuskels (Hüftstrecker)

Passiv statische Dehnung

1. Ein Bein zum Oberkörper ziehen

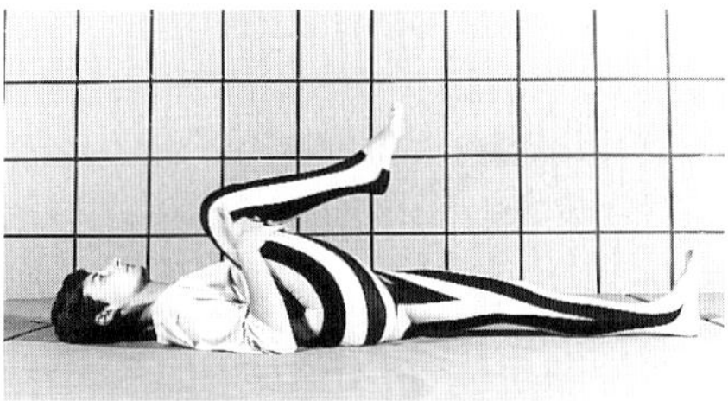

Kopf und gestrecktes Bein liegenlassen.

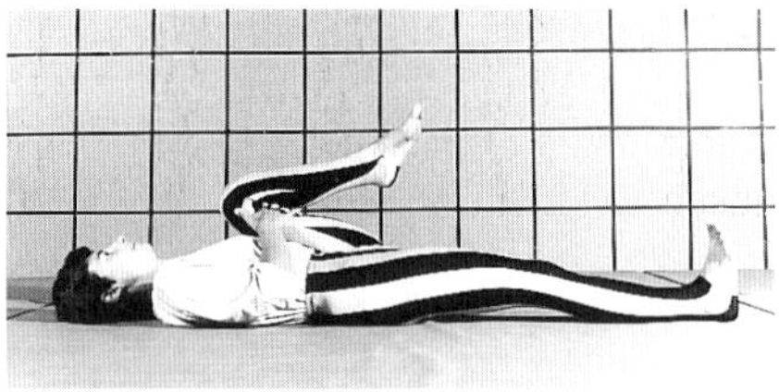

Dehne stets beidseitig!

2. Beide Beine zum Oberkörper ziehen

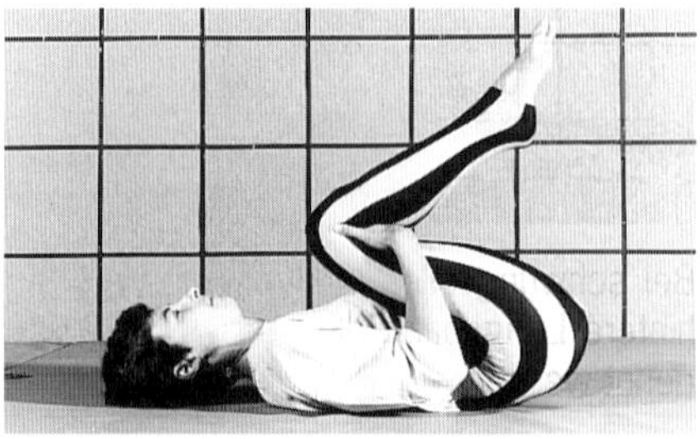

Kopf bleibt dabei am Boden!

UNGEEIGNET

→ Rollbewegung rückwärts mit gebeugten Beinen

Absicht:
Dehnung der hinteren Rumpf- und Gesäßmuskulatur

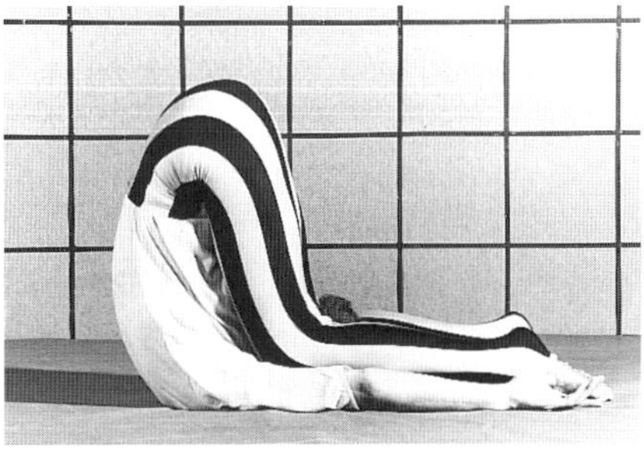

Beinahe das gesamte Körpergewicht liegt auf der Hals- und Brustwirbelsäule → starke Belastung dieses Wirbelsäulenabschnittes.

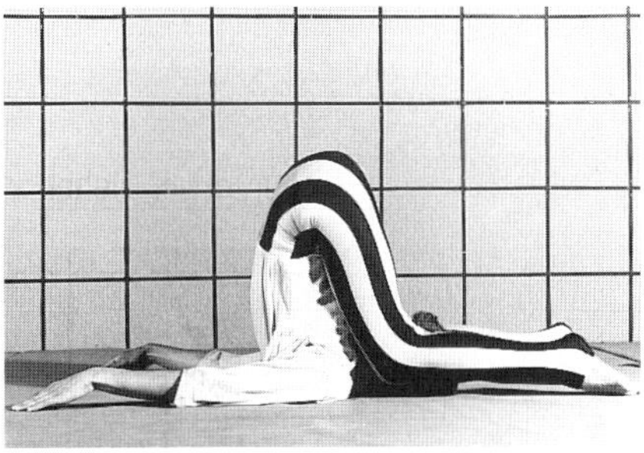

Bei schwungvoller Ausführung kann das hintere Längsband der Wirbelsäule überdehnt werden.

GEEIGNET

Rückenlage
ein Bein angewinkelt, eines überkreuzt
(Knöchel auf Oberschenkel)
→ Heben des angewinkelten Beines

Absicht:
Dehnung des großen Gesäßmuskels (Hüftstrecker)

Aktiv statische Dehnung

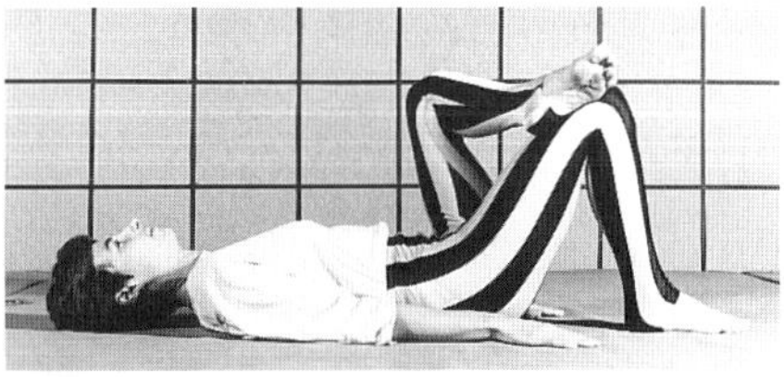

Heben des angewinkelten Beines

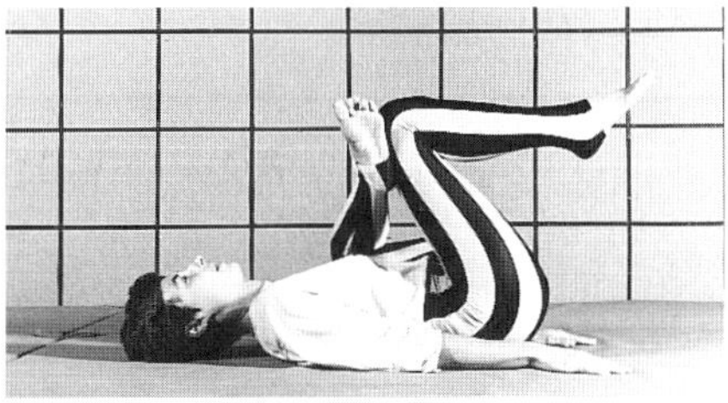

Durch Heranziehen des angewinkelten Beines zum Oberkörper kann die Dehnung verstärkt werden.

Passiv statische Dehnung

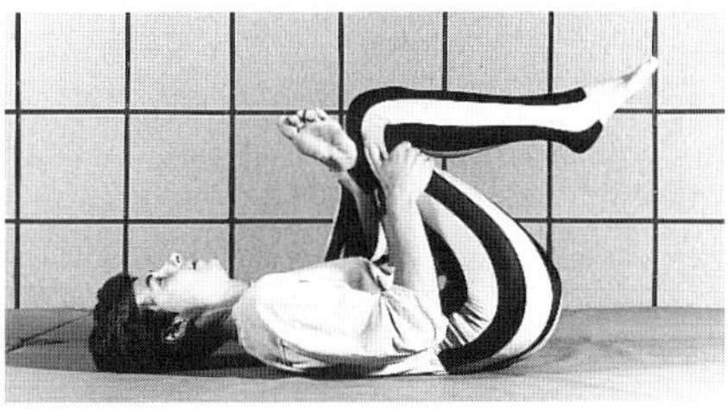

Dehne stets beidseitig!

U N G E E I G N E T

Rückenlage
⟶ Heben und Zur-Seite-Legen der gestreckten Beine

Absicht:
Dehnung der seitlichen Rumpfmuskulatur und Kräftigung der schrägen Bauchmuskeln

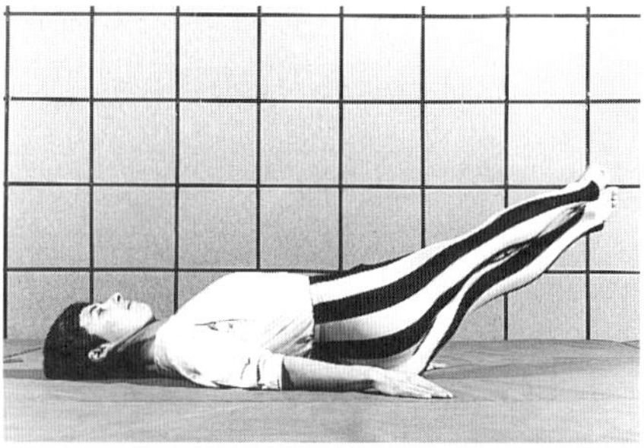

Bedingt durch das Gewicht der gestreckten Beine (ungünstige Hebelwirkung), wird die Lendenwirbelsäule sehr stark belastet.

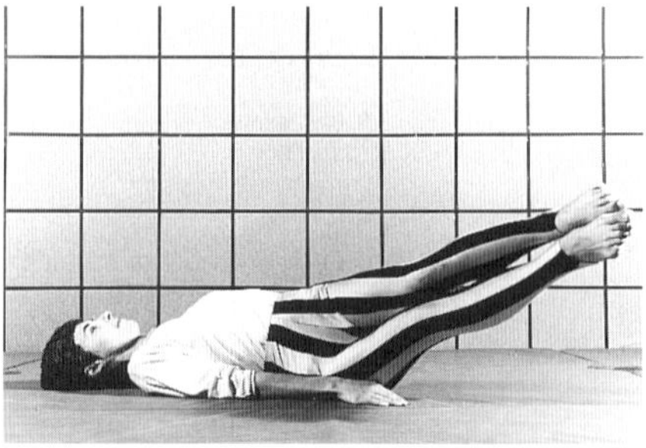

Nicht die Bauchmuskeln, sondern vielmehr die Hüftbeuger werden gekräftigt!

G E E I G N E T

Rückenlage mit angewinkelten Beinen, Arme in U-Halte
⟶ Heben und Zur-Seite-Führen der angewinkelten Beine

Absicht:
Dehnung der seitlichen Rücken- und Gesäßmuskulatur und
Mobilisierung der Wirbelsäule

Passiv statische Dehnung

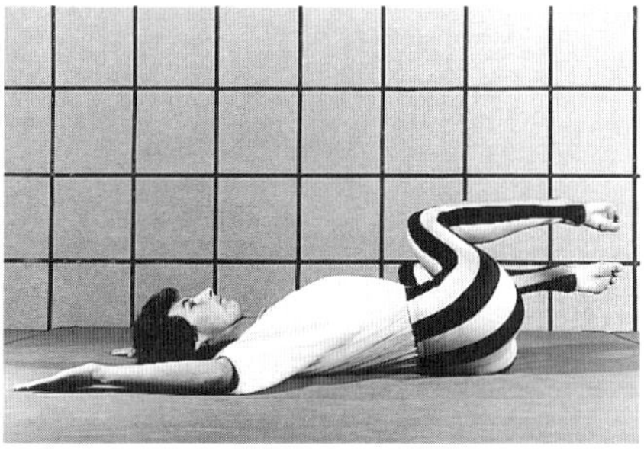

Bewegung nur soweit ausführen, daß Gegenschulter und Ellbogen noch Bodenkontakt haben.

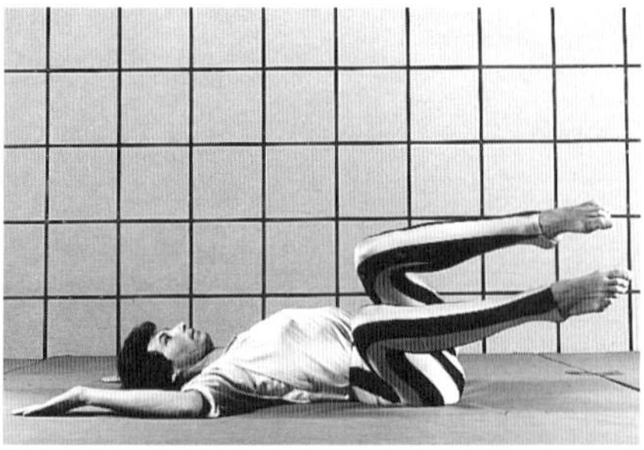

In dieser Stellung wenige Sekunden verweilen, dann wechseln.

U N G E E I G N E T

Partnerübung
Scheibenwischer
⟶ Gestreckte Beine seitlich ablegen

Absicht:
Dehnung der seitlichen Rumpf- und Brustmuskulatur sowie Kräftigung der schrägen Bauchmuskeln

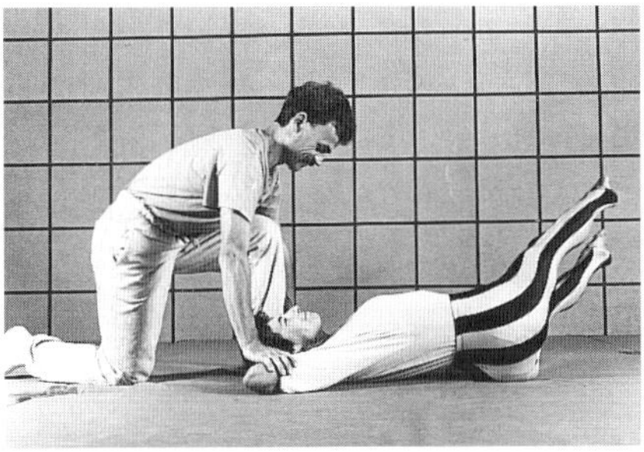

Durch das Fixieren der Arme kann es zu Überdehnungen und Zerrungen im Bereich der Brust- und Schultermuskulatur kommen.
Das Heben und Senken der gestreckten Beine führt zudem zu einer Belastung der Lendenwirbelsäule (verstärkter Hohlrücken = „Hohlkreuz").

G E E I G N E T

Rückenlage
ein Bein gebeugt
⟶ Gebeugtes Bein mit Gegenhand zur Seite und in Richtung Schulter ziehen

Absicht:
Dehnung der seitlichen Gesäß- und äußeren Oberschenkelmuskulatur

Passiv statische Dehnung

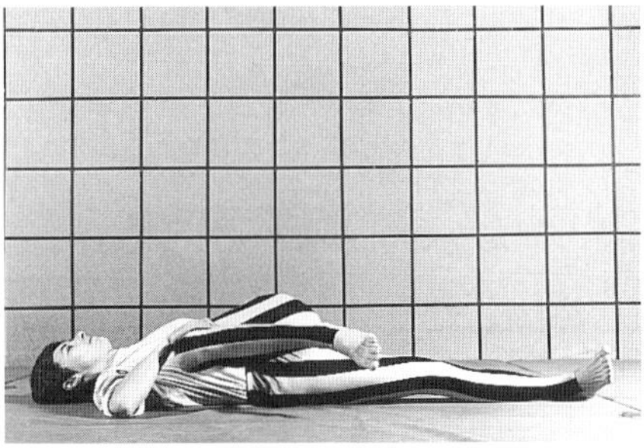

Schultern behalten Bodenkontakt!

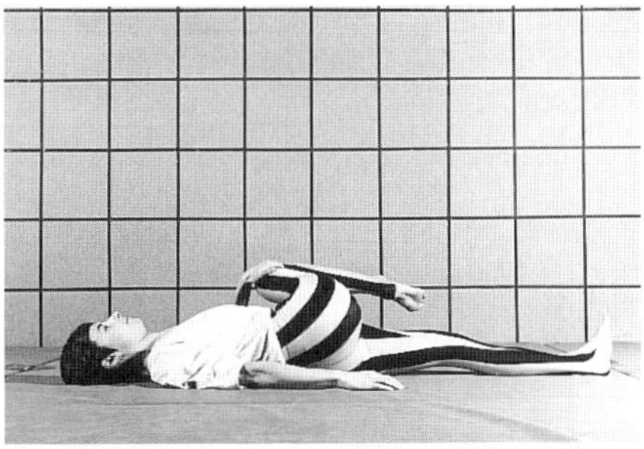

Dehne stets beidseitig!

U N G E E I G N E T

Partnerübung
Scheibenwischer
⟶ Gestreckte Beine seitlich ablegen

Absicht:
Dehnung der seitlichen Rumpf- und Brustmuskulatur sowie Kräftigung der schrägen Bauchmuskeln

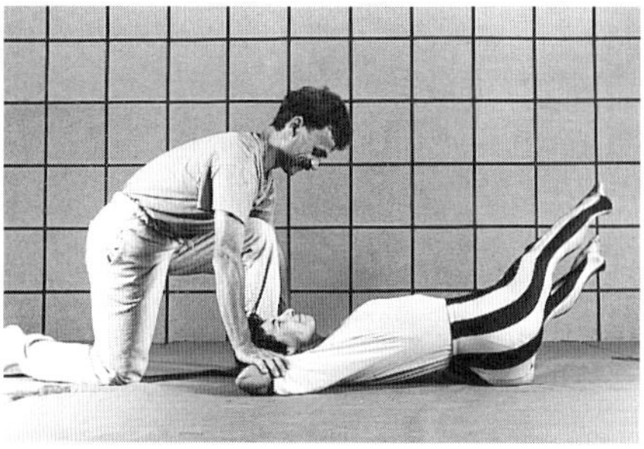

Durch das Fixieren der Arme kann es zu Überdehnungen und Zerrungen im Bereich der Brust- und Schultermuskulatur kommen.
Das Heben und Senken der gestreckten Beine führt zudem zu einer Belastung der Lendenwirbelsäule (verstärkter Hohlrücken).

G E E I G N E T

Rückenlage mit angewinkelten, überkreuzten Beinen; Arme in U-Halte
⟶ Oberes Bein zieht unteres zur Seite

Absicht:
Dehnung der seitlichen Gesäß- und der äußeren Oberschenkelmuskulatur

Passiv statische Dehnung

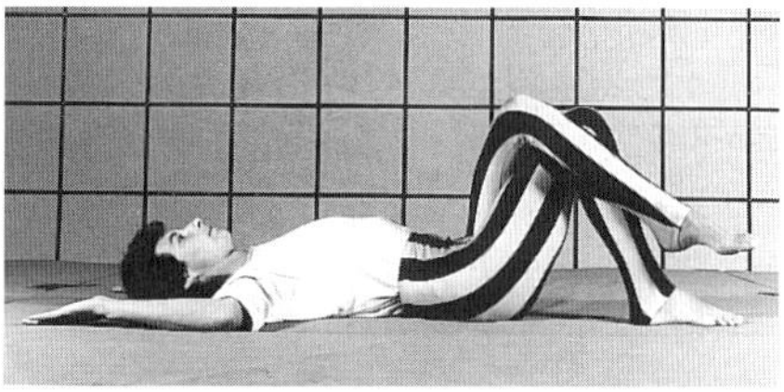

Schultern und Ellbogen behalten Bodenkontakt

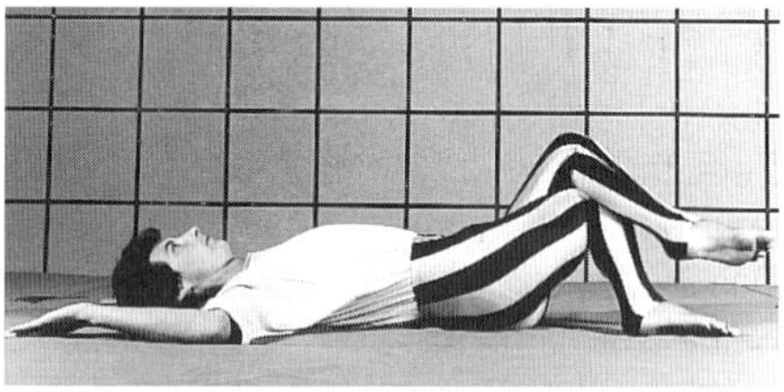

Besonders wirkungsvolle Übung zur Prophylaxe von Ischiasbeschwerden!

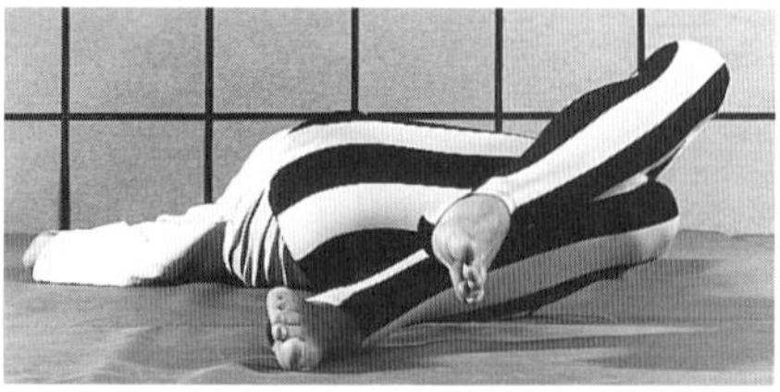

Der Ischiasnerv ist der längste Nerv. Vom Lendenbereich der Wirbelsäule aus durchzieht er mit seinen Ästen die Beine hinab bis zu den Zehen.

UNGEEIGNET

Partnerübung
Scheibenwischer
→ Gestreckte Beine seitlich ablegen

Absicht:
Dehnung der seitlichen Rumpf- und Brustmuskulatur sowie Kräftigung der schrägen Bauchmuskeln

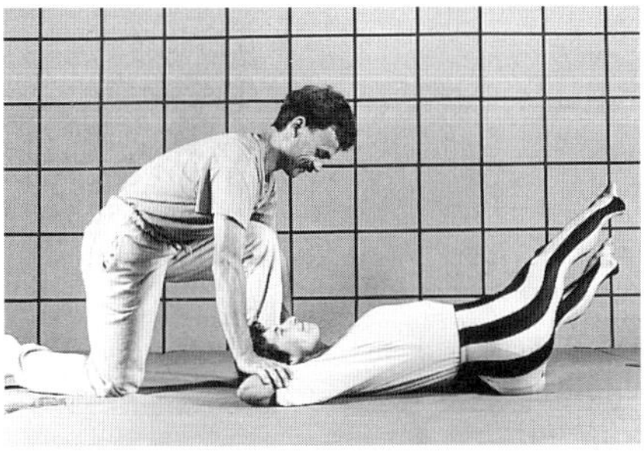

Durch das Fixieren der Arme kann es zu Überdehnungen und Zerrungen im Bereich der Brust- und Schultermuskulatur kommen.
Das Heben und Senken der gestreckten Beine führt zudem zu einer Belastung der Lendenwirbelsäule (verstärkter Hohlrücken).

GEEIGNET

Langsitz
ein Bein in Kniehöhe über das gestreckte Bein gestellt
→ Gegengleicher Ellbogen drückt gegen gebeugtes Knie

Absicht:
Dehnung der seitlichen Gesäß- und äußeren Oberschenkelmuskulatur

Passiv statische Dehnung

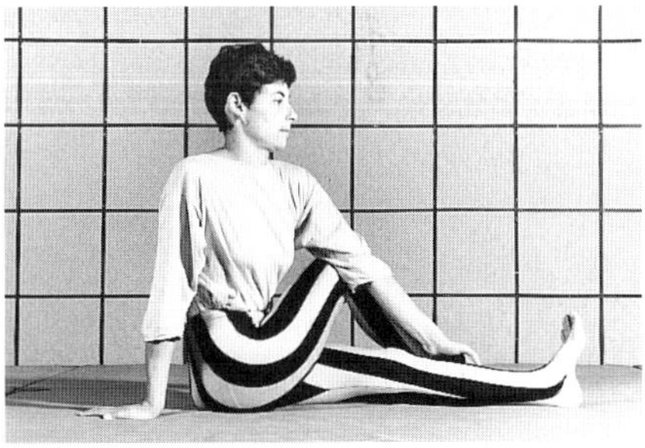

Durch ein zusätzliches Wegdrehen des Oberkörpers kann die Dehnung verstärkt werden.

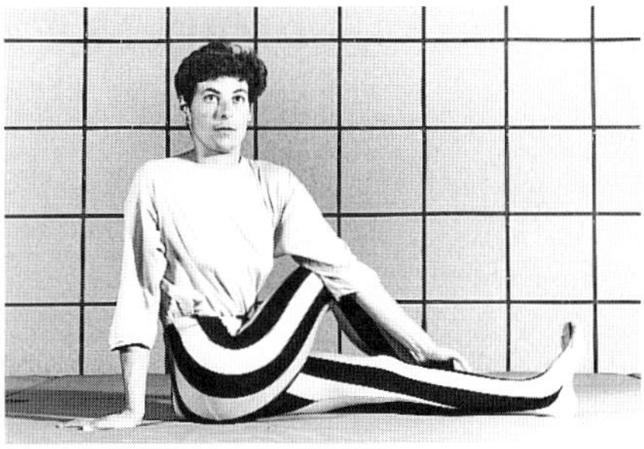

Achte auf einen geraden Rücken!
Wirbelsäule und Becken aufrichten!

Hand stützt nahe am Gesäß ab!

U N G E E I G N E T

Partnerübung
A in Seitenlage mit gestreckten Beinen
→ B hebt das obere Bein hoch, während er das untere fixiert

Absicht:
Dehnung der Adduktoren (Beinanzieher)

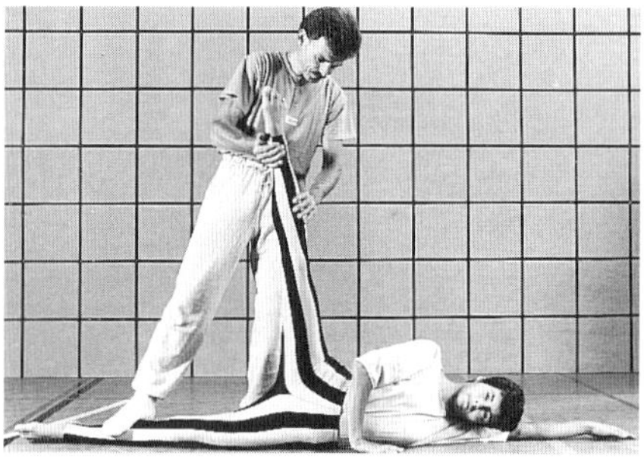

Bei dieser Übung können im Muskelverlauf Zerrungen auftreten. Diese Verletzungen führen zu Narben, die die Elastizität des Muskels reduzieren.

G E E I G N E T

Grätschstand (Füße parallel)
→ Ein Bein beugen; Oberkörper abstützen

Absicht:
Dehnung der Adduktoren (Beinanzieher)

Passiv statische Dehnung

1. Füße parallel

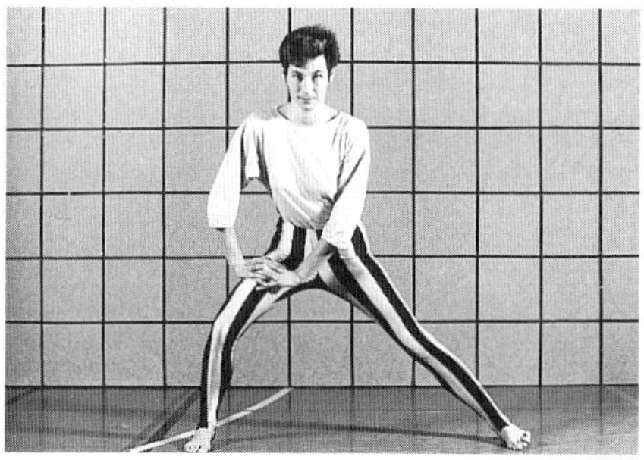

Ein weiteres Beugen des Knies verstärkt die Dehnung.
Beachte:
Kniewinkel größer 90°!

2. gestrecktes Bein nach außen drehen (Zehen zeigen nach oben)

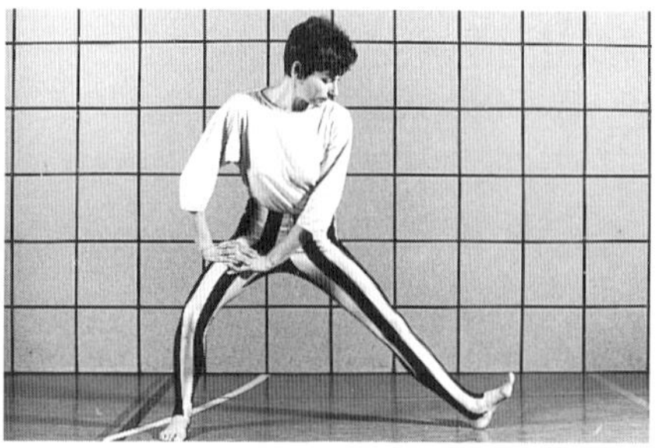

Wird das gestreckte Bein nach außen gedreht (Zehen zeigen nach oben), werden vor allem die hinteren Anteile der Adduktoren gedehnt.

UNGEEIGNET

Partnerübung
A in Seitenlage mit gestreckten Beinen
⟶ B hebt das obere Bein hoch, während er das untere fixiert

Absicht:
Dehnung der Adduktoren (Beinanzieher)

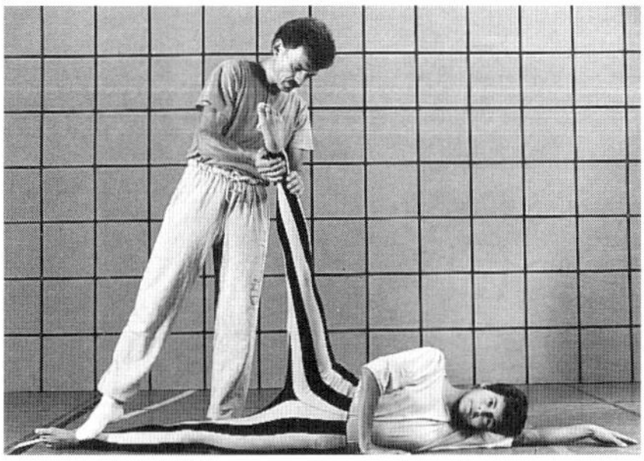

Bei dieser Übung können im Muskelverlauf Zerrungen auftreten. Diese Verletzungen führen zu Narben, die die Elastizität des Muskels reduzieren.

GEEIGNET

Stand
ein Bein gestreckt auf Kasten oder Langbank abgelegt
⟶ Beugen des Standbeines

Absicht:
Dehnung der Adduktoren (Beinanzieher)

Passiv statische Dehnung

1. Füße parallel

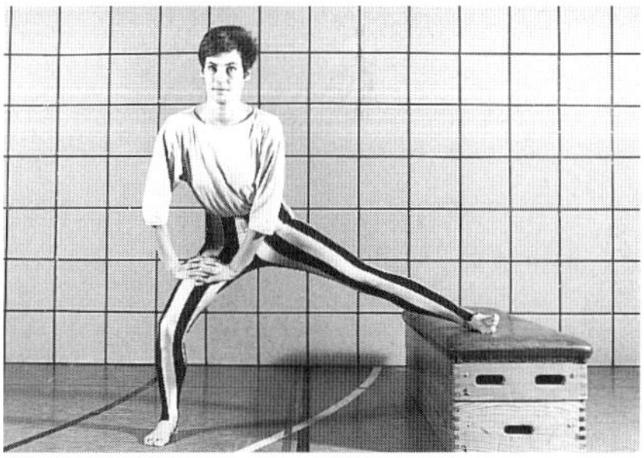

Knie des Standbeines beugen, bis die gewünschte Spannung vorhanden ist

2. Abgelegtes Bein aufstellen

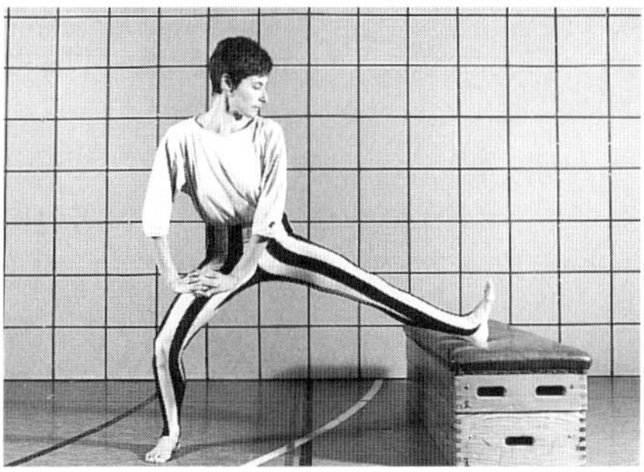

Wird das abgelegte Bein nach außen gedreht, werden vor allem die hinteren Anteile der Adduktoren gedehnt.

UNGEEIGNET

Partnerübung
A in Seitenlage mit gestreckten Beinen
→ B hebt das obere Bein hoch, während er das untere fixiert

Absicht:
Dehnung der Adduktoren (Beinanzieher)

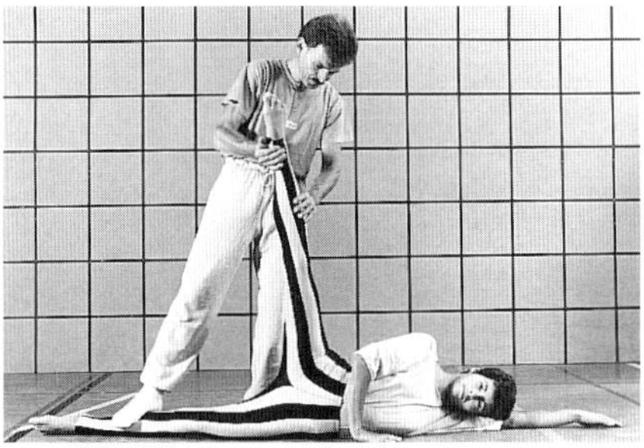

Bei dieser Übung können im Muskelverlauf Zerrungen auftreten. Diese Verletzungen führen zu Narben, die die Elastizität des Muskels reduzieren.

GEEIGNET

Stand
ein Bein gestreckt seitlich auf Kasten abgelegt
→ Neigen des Oberkörpers zum abgelegten Bein

Absicht:
Dehnung der Adduktoren (Beinanzieher) und der seitlichen Rumpfmuskulatur

Passiv statische Dehnung

Füße parallel

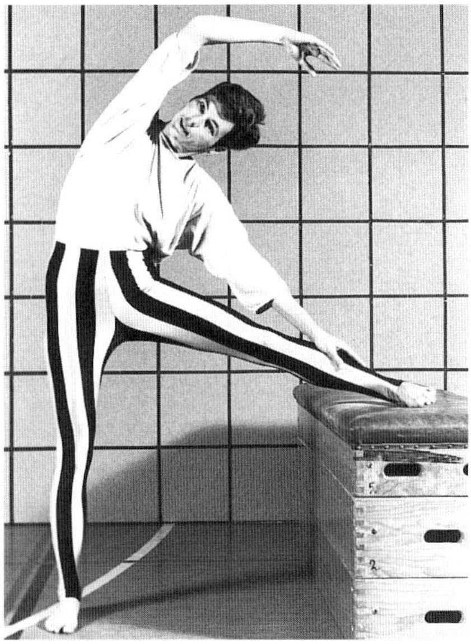

Bauch- und Gesäßmuskeln anspannen!
Oberkörper nicht ausdrehen!

Durch das Seitneigen des Oberkörpers wird die Dehnung der Adduktoren verstärkt und gleichzeitig die äußere Flankenmuskulatur mitgedehnt.

Variation:
Wird das abgelegte Bein nach außen gedreht, werden vor allem die hinteren Anteile der Adduktoren gedehnt.

U N G E E I G N E T

Partnerübung
A in Seitenlage mit gestreckten Beinen
⟶ B hebt das obere Bein hoch, während er das untere fixiert

Absicht:
Dehnung der Adduktoren (Beinanzieher)

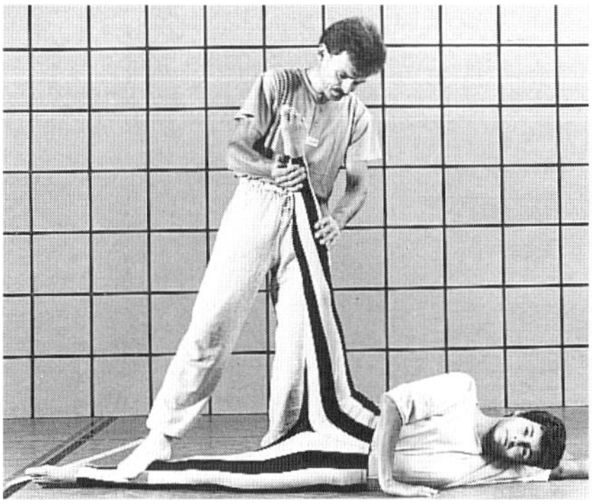

Bei dieser Übung können im Muskelverlauf Zerrungen auftreten. Diese Verletzungen führen zu Narben, die die Elastizität des Muskels reduzieren.

G E E I G N E T

Sitz
Fußsohlen aneinander, nahe dem Rumpf
⟶ Nach-unten-Drücken der Knie mit den Ellbogen

Absicht:
Dehnung der Adduktoren (Beinanzieher)

Passiv statische Dehnung

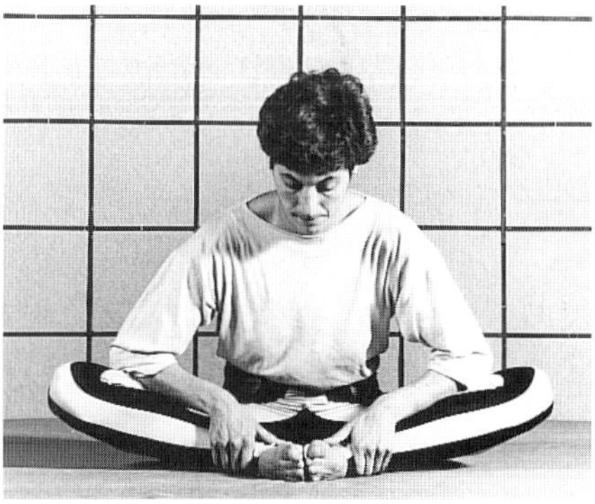

Achte auf einen geraden Rücken!

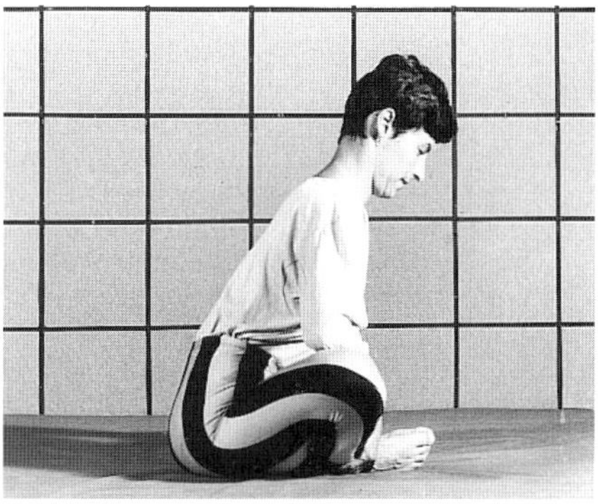

Die Adduktoren liegen an der Innenseite des Oberschenkels. Ihre Aufgabe ist das Heranführen der Beine und die Stabilisierung des Beckens.

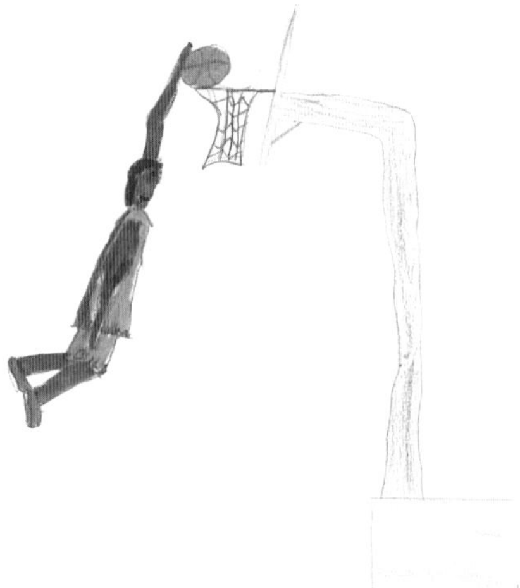

Marco, 10 Jahre

G E E I G N E T

Ausfallschritt
hinteres Bein leicht gebeugt,
Oberkörper aufgerichtet
→ Becken nach hinten kippen und Vorschieben des gebeugten Knies

Absicht:
Dehnung des Lenden-Darmbeinmuskels (= wichtigster Hüftbeuger)

Passiv statische Dehnung

Zehen des hinteren Beines zeigen leicht nach innen:
Becken nach hinten kippen (Bauch einziehen und „Schambein vorschieben")

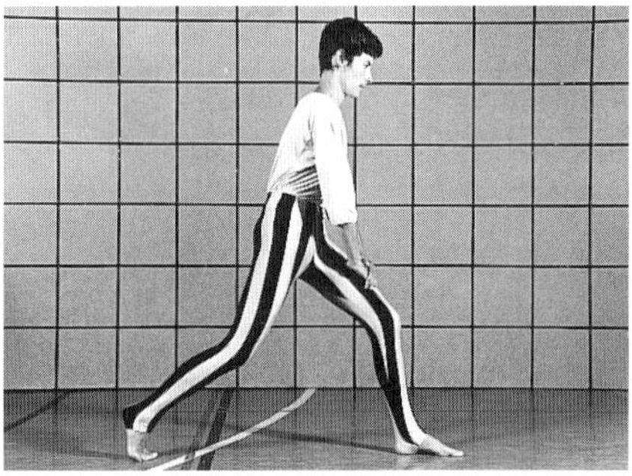

Gebeugtes Knie nach vor schieben.
Hüfte schiebt Richtung Ferse.

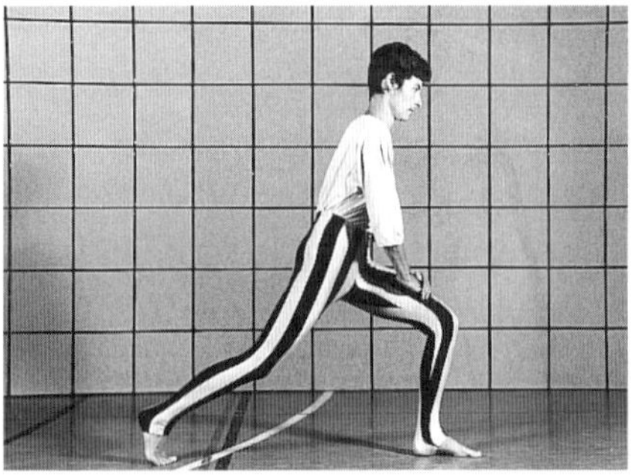

Der Oberkörper bleibt in Verlängerung des hinteren Beines.

GEEIGNET

Schrittstellung
Vorderes Bein auf kniehohem Kasten, Oberkörper vorne abgestützt, Gewichtsverlagerung nach vorne
→ Becken nach hinten kippen und Vorschieben der Hüfte (Richtung Ferse)

Absicht:
Dehnung des Lenden-Darmbeinmuskels (= wichtigster Hüftbeuger)

Passiv statische Dehnung

Becken nach hinten kippen (Bauch einziehen und „Schambein vorschieben“)! Hüfte schiebt Richtung Ferse!

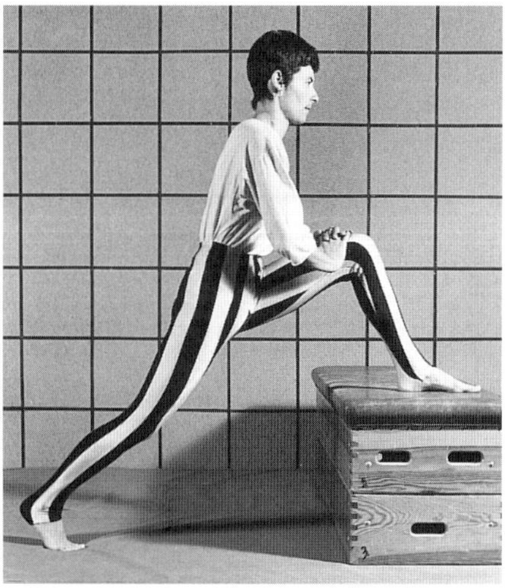

Ferse des hinteren Beines vom Boden gehoben; Zehen zeigen leicht nach innen.

Oberkörper bleibt in Verlängerung des hinteren Oberschenkels.
Achte auf den Kniewinkel (größer 90°)!

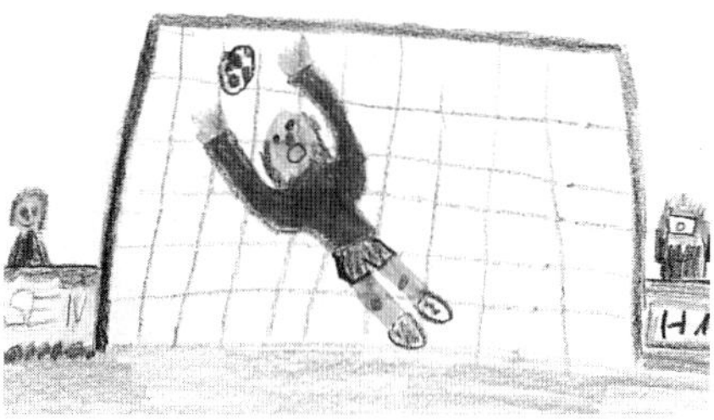

Martin, 10 Jahre

GEEIGNET

Stabiler Ausfallschritt mit Stütz am Boden
→ Nach-hinten-Kippen des Beckens und Vorschieben des gebeugten Knies

Absicht:
Dehnung des Lenden-Darmbeinmuskels (= wichtigster Hüftbeuger)

Passiv statische Dehnung

Ausgangsposition

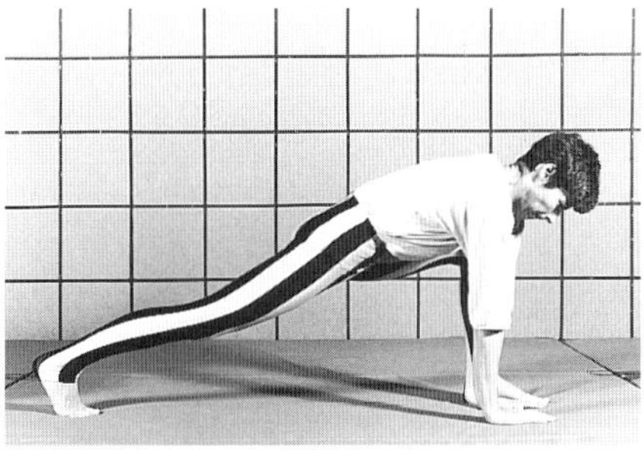

Becken nach hinten kippen (Bauch einziehen und „Schambein vorschieben")!

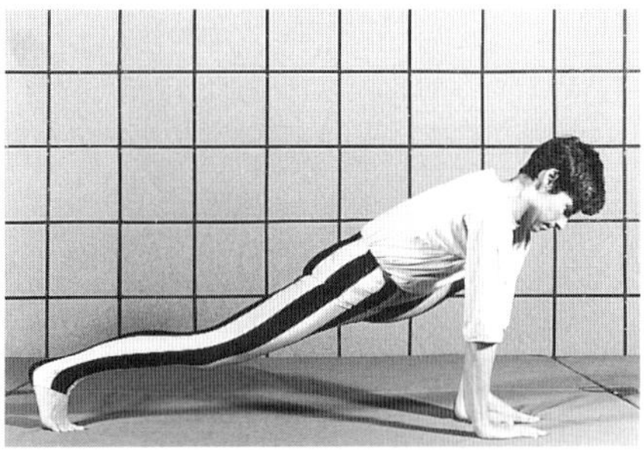

Gebeugtes Knie nach vor schieben (Hüfte schiebt Richtung Ferse).

Durch leichtes Einwärtsdrehen des hinteren Fußes kann die Dehnung variiert werden.

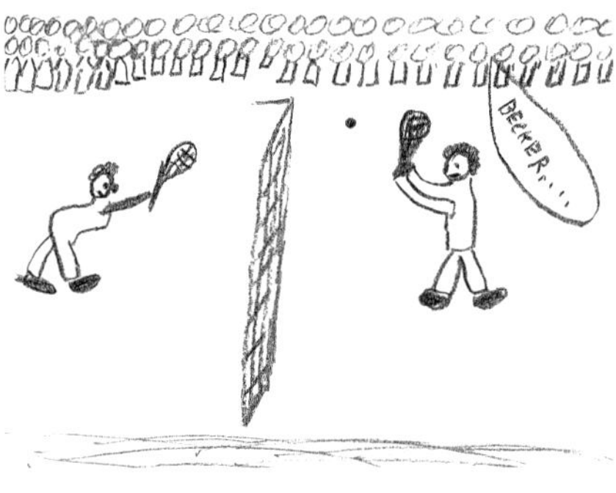

Martin, 10 Jahre

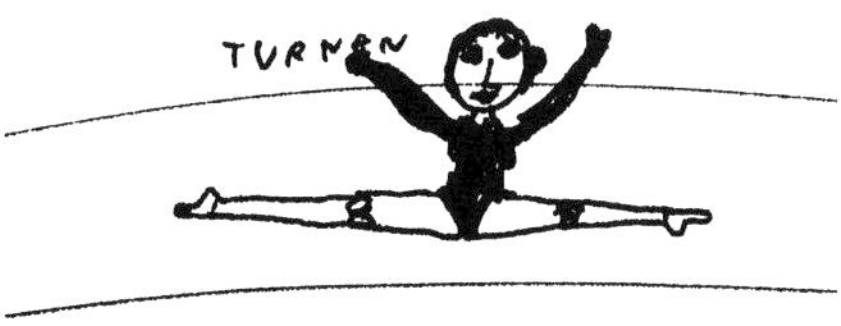

Sabrina, 9 Jahre

GEEIGNET

Einbeinkniestand
Oberkörper abgestützt
→ Becken nach hinten kippen und Vorschieben der Hüfte

Absicht:
Dehnung des Lenden-Darmbeinmuskels (= wichtigster Hüftbeuger)

Passiv statische Dehnung

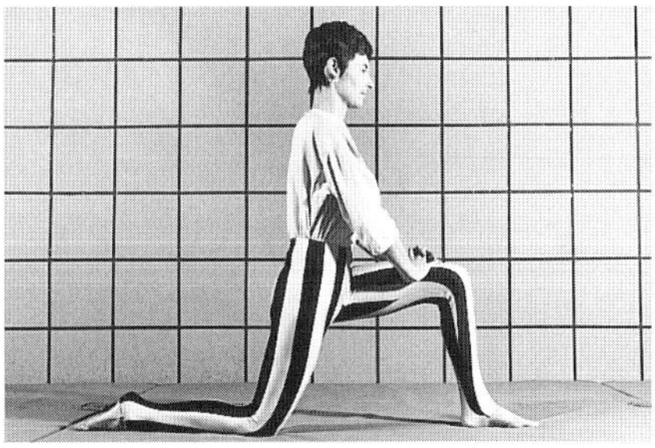

Becken nach hinten kippen

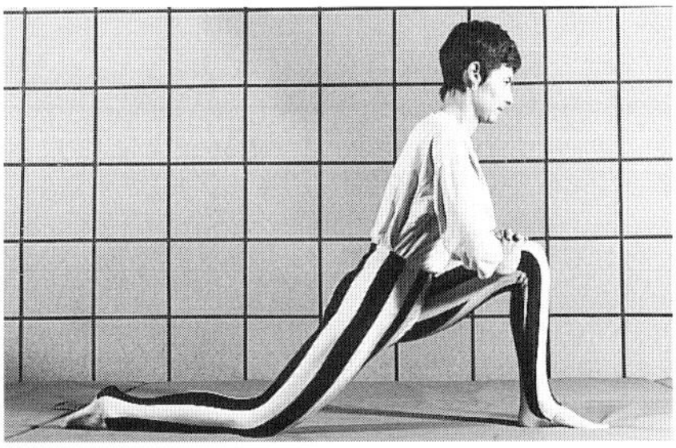

Oberkörper ist abgestützt und bleibt in Verlängerung des hinteren Oberschenkels.

Variation

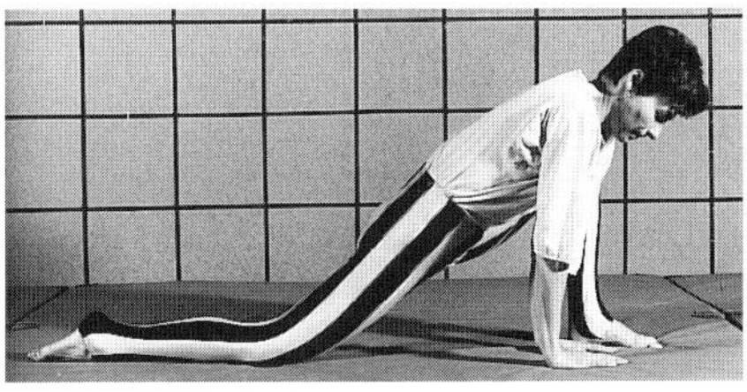

durch Abstützen der Hände am Boden. Hüfte nicht ausdrehen!

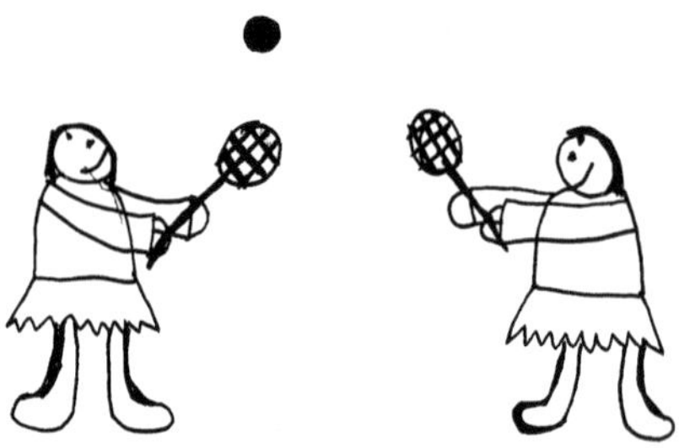

Christina, 9 Jahre

GEEIGNET

Rückenlage auf erhöhter Unterlage, ein Bein angewinkelt, anderes gebeugt; am Oberkörper fixiert
→ Langsames Strecken des angewinkelten Beines (Ferse schiebt)

Absicht:
Dehnung des Lenden-Darmbeinmuskels (= wichtigster Hüftbeuger)

Passiv statische Dehnung

Kopf und Schultergürtel anheben

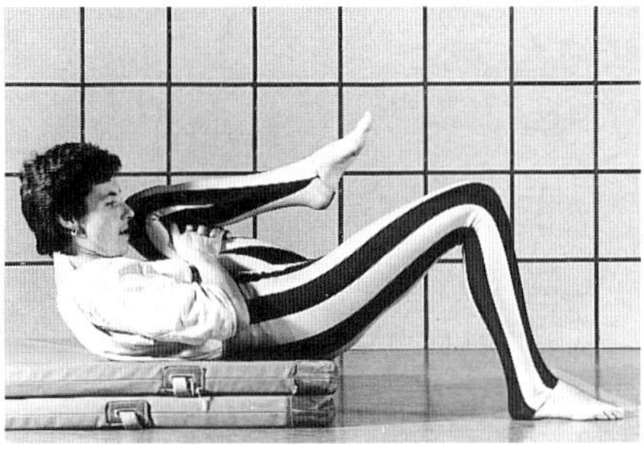

Angewinkeltes Bein langsam strecken → Ferse schiebt

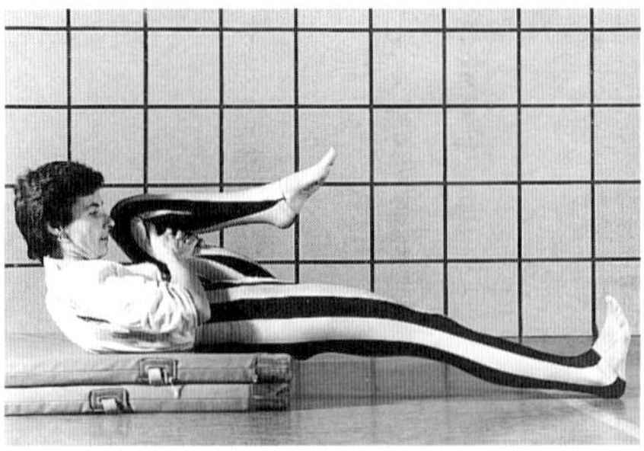

Wird das Bein zusätzlich nach unten gedrückt, kann die Dehnung verstärkt werden.

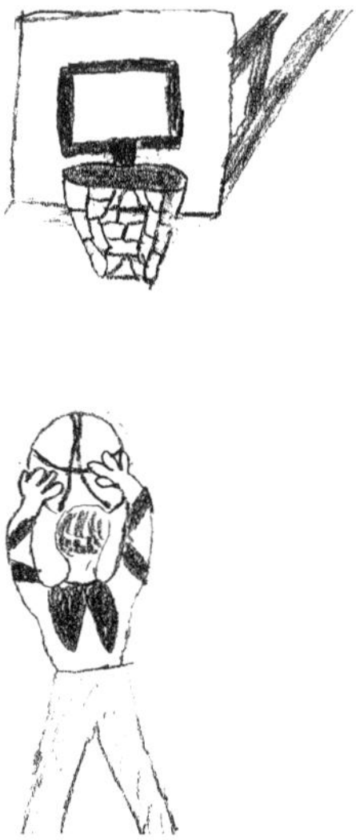

Markus, 13 Jahre

GEEIGNET

Rückenlage auf Längskasten
Kopf leicht angehoben;
→ Zum-Oberkörper-Ziehen eines gebeugten Beines

Absicht:
Dehnung des Lenden-Darmbeinmuskels (= wichtigster Hüftbeuger)

Passiv statische Dehnung

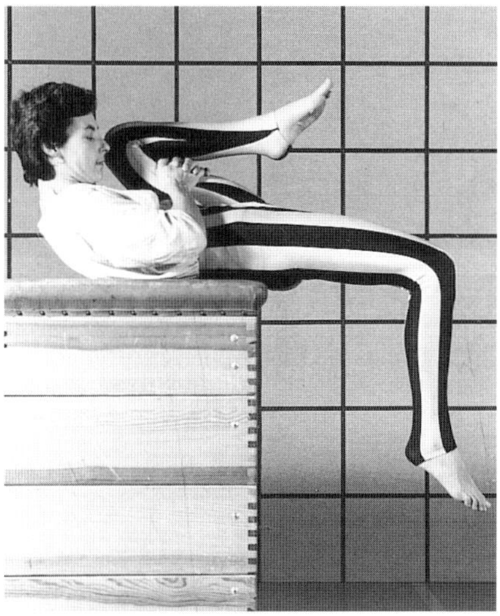

Durch das Gewicht des hängenden Beines wird der Lenden-Darmbeinmuskel sowie die Muskulatur der Oberschenkelvorderseite gedehnt.

Beachte:
Ist der Unterschenkel des hängenden Beines in dieser Lage nicht annähernd senkrecht, so ist die Muskulatur der Oberschenkelvorderseite verkürzt.

U N G E E I G N E T

Grätschstand
→ Wippen zu den Fersen bei gebeugten Beinen

Absicht:
Dehnung der vorderen Oberschenkelmuskulatur
(Gleichgewichtsschulung)

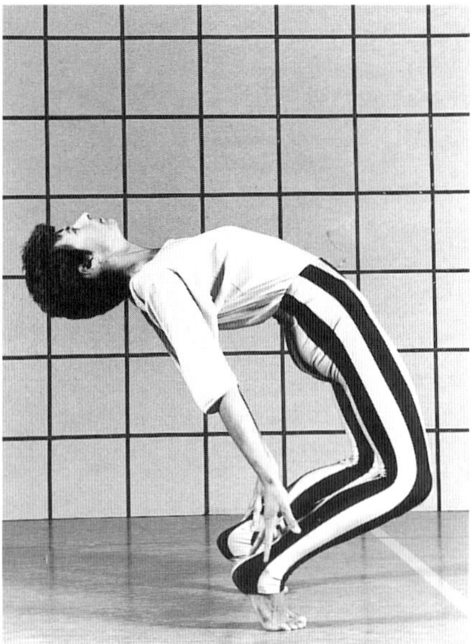

Durch die dynamische Ausführung kommt es zu einer Überbelastung. Der Übende reißt bei jeder Wiederholung verstärkt in den Hohlrücken.

G E E I G N E T

Stand: ein Fuß hinten auf ca. kniehohem Kasten abgelegt
→ Becken nach hinten kippen und vorderes Bein beugen

Absicht:
Dehnung der vorderen Oberschenkelmuskulatur und des Lenden-Darmbeinmuskels

Passiv statische Dehnung

Oberkörper abgestützt und in Verlängerung des hinteren Oberschenkels

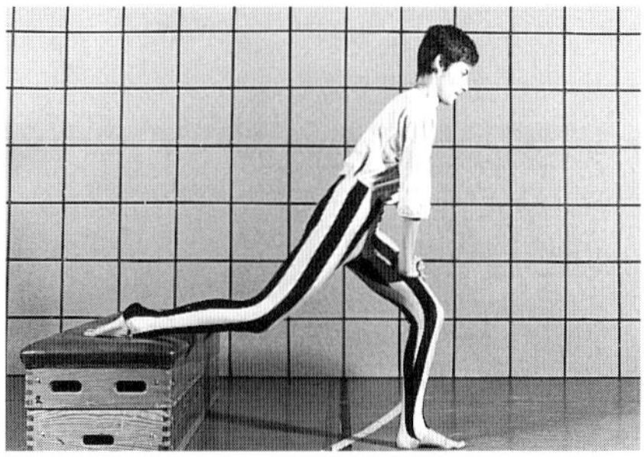

Becken nach hinten kippen
(„Bauch einziehen")

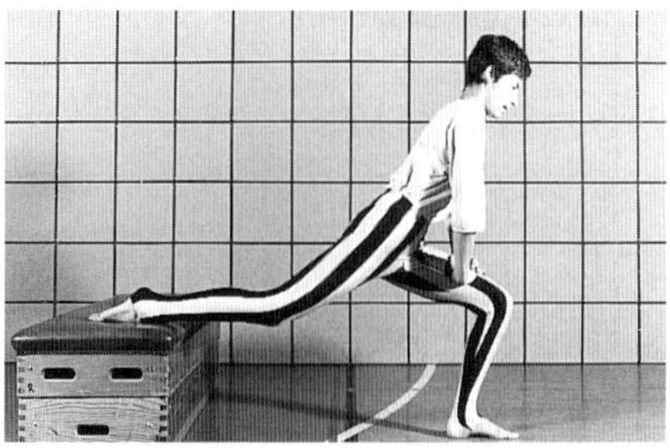

Die Muskeln der Oberschenkelvorderseite (vor allem der gerade Schenkelmuskel) werden hier mehr über das Hüft- als über das Kniegelenk gedehnt. Deshalb: Geeignet bei Kniegelenksbeschwerden.

Wird das abgelegte Bein leicht auswärtsgedreht, werden vor allem die inneren Anteile der vorderen Oberschenkelmuskulatur gedehnt.

U N G E E I G N E T

Einbeinstand
→ Zum-Gesäß-Ziehen der Ferse

Absicht:
Dehnung der vorderen Oberschenkelmuskulatur

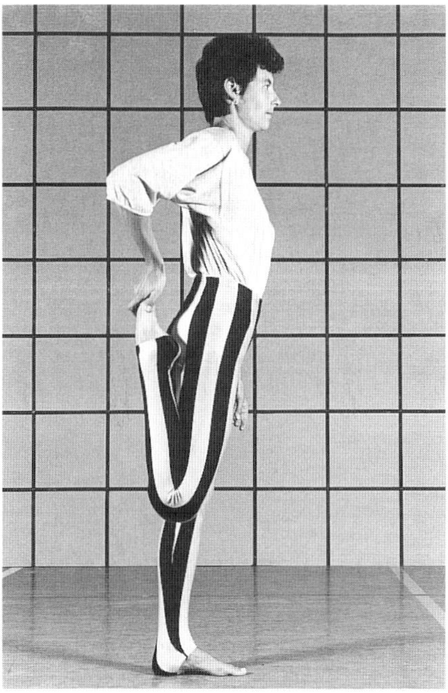

Wird die Ferse zum Gesäß gezogen (Armzug), ist das Kniegelenk (vor allem die Kniescheibensehne) einer sehr starken Belastung ausgesetzt.

G E E I G N E T

Stabiler Einbeinstand gebeugtes Bein fixiert
→ Becken nach hinten kippen, gebeugtes Bein zurückführen

Absicht:
Dehnung der vorderen Oberschenkelmuskulatur

Passiv statische Dehnung

Bei leicht gebeugtem Standbein Becken nach hinten kippen („Bauch einziehen", Schambein vorschieben)

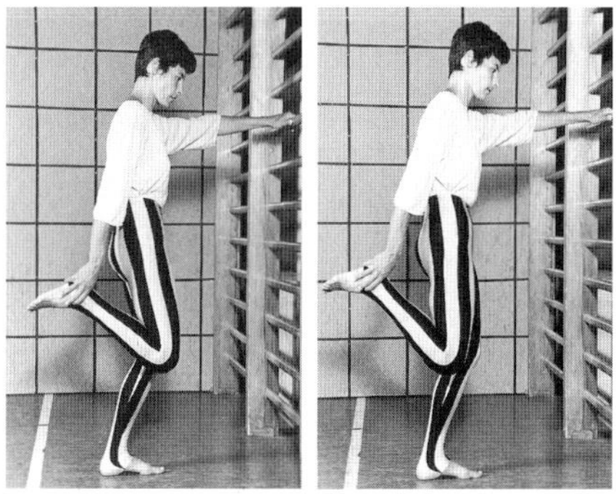

Fixiertes Bein durch Aktivieren des Gesäßmuskels zurückführen → Aktive Hüftstreckung

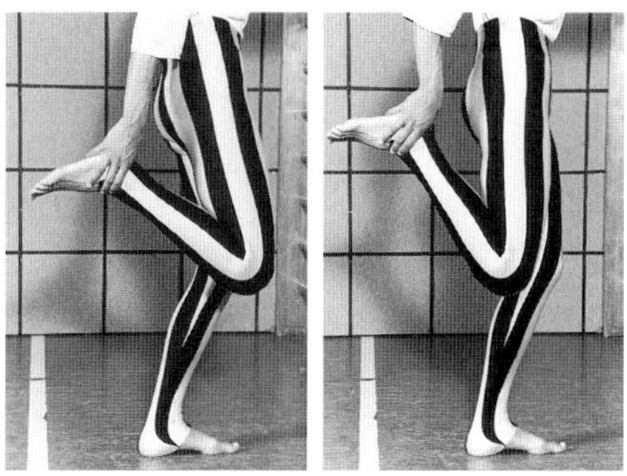

Der Kniewinkel wird keinesfalls kleiner, d.h. kein zusätzlicher Zug auf das Kniegelenk!

U N G E E I G N E T

Einbeinfersensitz
→ Ablegen des Oberkörpers in die Rückenlage

Absicht:
Dehnung der vorderen Oberschenkelmuskulatur

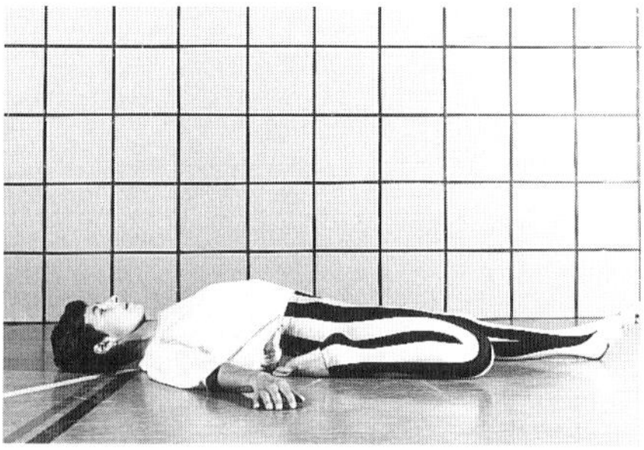

Bei dieser Übung in Rückenlage kommt es durch das eigene Körpergewicht zu einer intensiven Dehnung. Das Kniegelenk unterliegt dabei einer sehr starken Belastung.
Zudem ist das Gelenk einer völlig überflüssigen Scherbelastung ausgesetzt.

G E E I G N E T

Stabiler Einbeinkniestand
Hand fixiert gebeugtes Bein
→ Becken nach hinten kippen

Absicht:
Dehnung der vorderen Oberschenkelmuskulatur

Passiv statische Dehnung

Becken nach hinten kippen
(„Schambein vorschieben“)

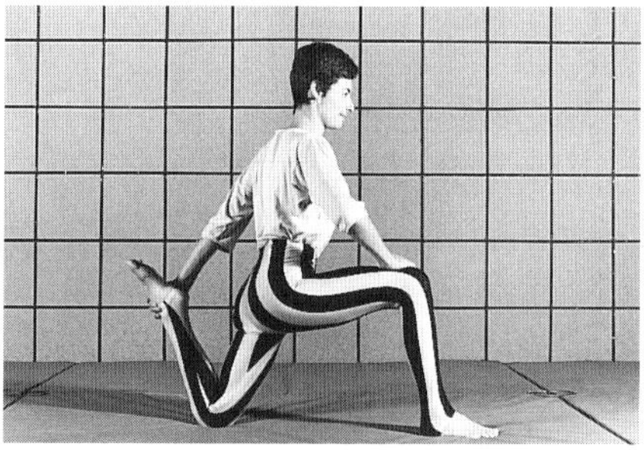

Durch Vorschieben der Hüfte (Richtung Ferse) kann die Dehnung zusätzlich verstärkt werden.

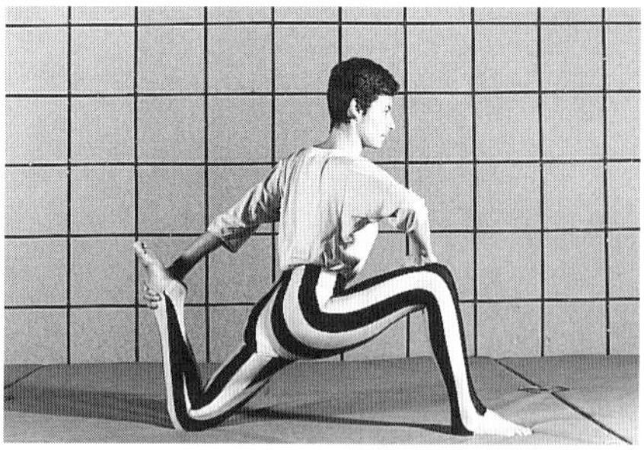

Eine weiche Unterlage verhindert unangenehme Druckschmerzen. Bei Kniegelenksproblemen sollte auf die kniegelenksschonende Übung ausgewichen werden (Seite 134).

U N G E E I G N E T

Bauchlage
→ Beide Fersen mit den Händen zum Gesäß ziehen

Absicht:
Dehnung der vorderen Oberschenkelmuskulatur

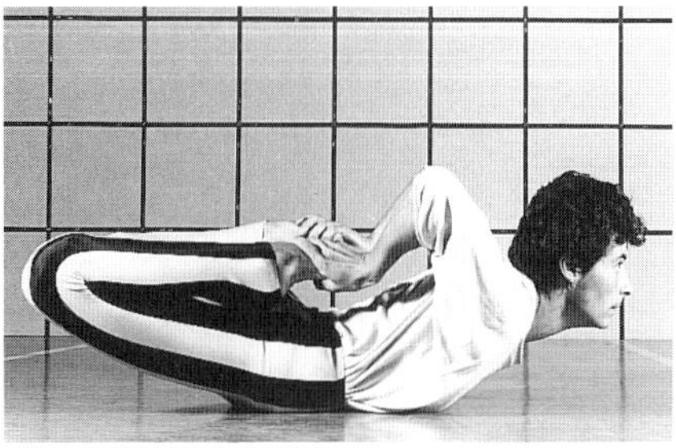

Durch den starken Zug werden besonders die Kniegelenke (vor allem die Kniescheibensehne und Knorpel) sehr stark belastet.
Weiters erfolgt die Dehnung in einer verstärkten Hohlrückenstellung.

G E E I G N E T

Seitenlage
Knie nahe der Stirn; oberes Bein am Fuß fixiert
→ Waagrechtes Zurückführen des oberen Beines

Absicht:
Dehnung der vorderen Oberschenkelmuskulatur

Aktiv statische Dehnung

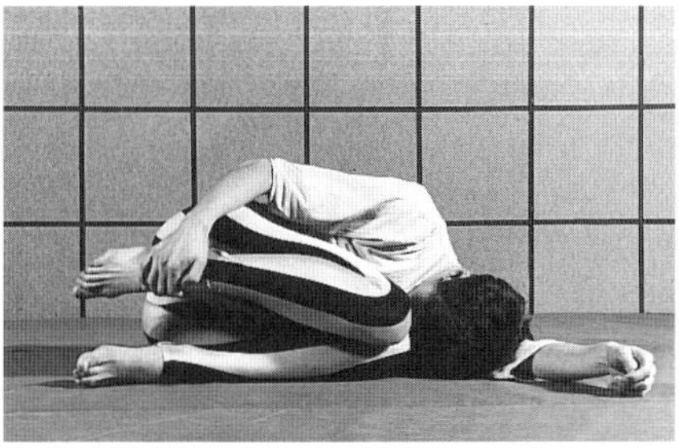

Waagrechtes Zurückführen des oberen Beines durch Aktivieren der Gesäßmuskeln → Aktive Hüftstreckung!

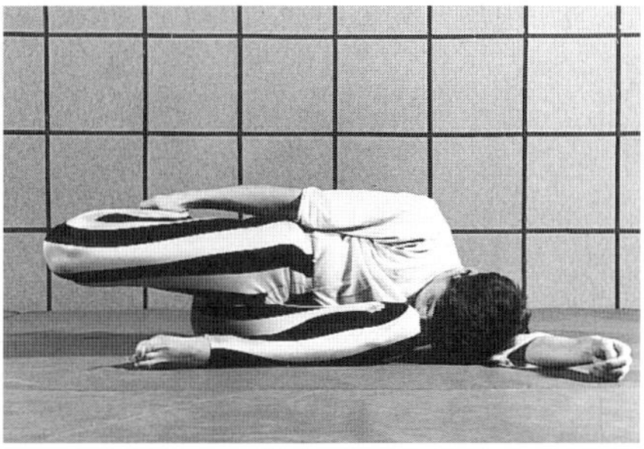

Durch das „Knie nahe der Stirn" wird ein Ziehen in den Hohlrücken vermieden!

U N G E E I G N E T

Stand
ein Bein gestreckt auf überhüfthohem Kasten abgelegt
→ Schwungvolles Vorbeugen des Oberkörpers

Absicht:
Dehnung der hinteren Oberschenkelmuskulatur

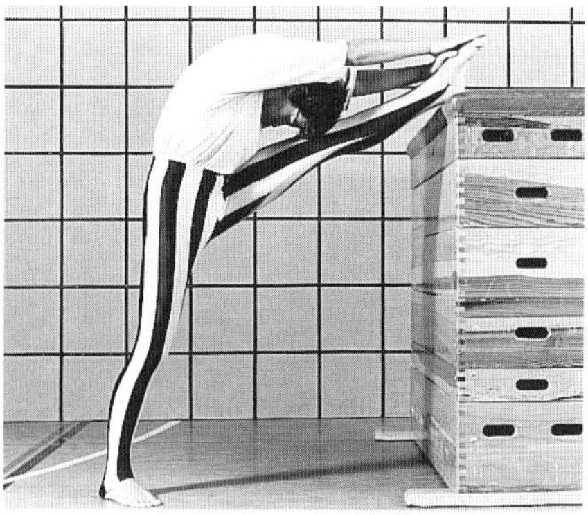

In dieser Position kann es zur Reizung der Ischiasnerven und seiner Ausläufer kommen. Der Ischiasnerv ist der längste Nerv, der mit seinen Ästen im Lendenbereich der Wirbelsäule austritt und die Beine bis zu den Zehen durchzieht.

G E E I G N E T

Stand
ein Bein gestreckt auf kniehohem Kasten abgelegt
→ Oberkörper herausheben (lang machen) und vorneigen

Absicht:
Dehnung der hinteren Oberschenkelmuskulatur

Passiv statische Dehnung

Abgelegtes Bein gestreckt (Zehen oben)

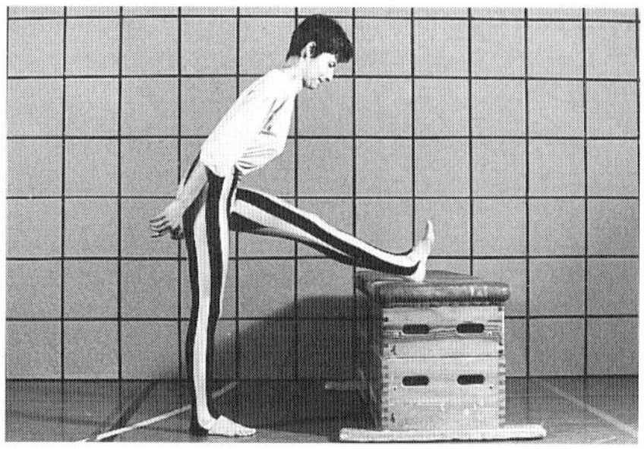

Beim Neigen des Oberkörpers den Rücken gerade halten!
Kopf bleibt in Verlängerung der Wirbelsäule!

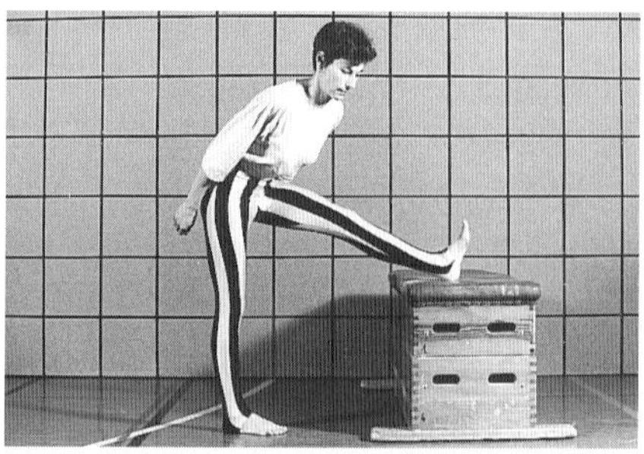

Durch leichtes nach innen bzw. nach außen Neigen des Oberkörpers können die inneren bzw. äußeren Anteile der hinteren Oberschenkelmuskulatur mitgedehnt werden.

U N G E E I G N E T

Stand
ein Bein gestreckt auf überhüfthohem Kasten abgelegt
→ Schwungvolles Vorbeugen des Oberkörpers

Absicht:
Dehnung der hinteren Oberschenkelmuskulatur

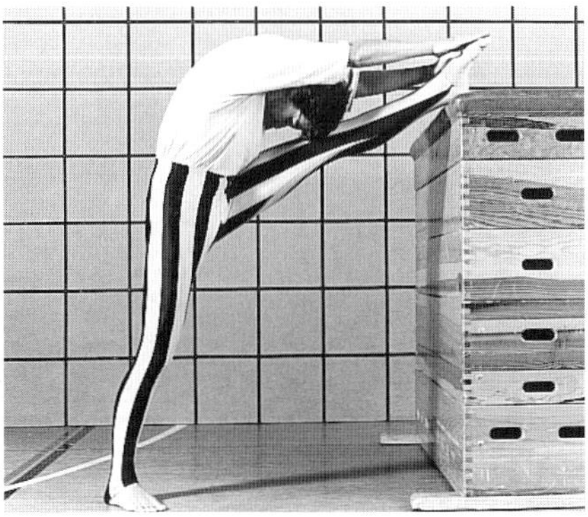

In dieser Position kann es zur Reizung der Ischiasnerven und seiner Verzweigungen kommen.

G E E I G N E T

Stand
ein Bein leicht gebeugt auf kniehohem Kasten abgelegt
→ Oberkörper herausheben (lang machen) und vorneigen

Absicht:
Dehnung der hinteren Oberschenkelmuskulatur (vor allem der oberen Anteile)

Passiv statische Dehnung

Abgelegtes Bein leicht gebeugt

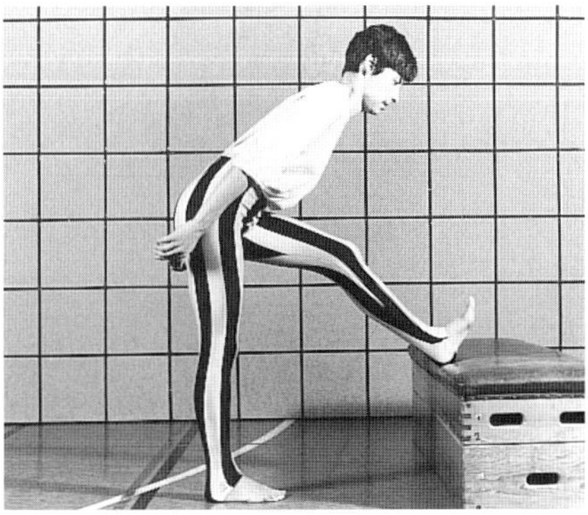

Ist das abgelegte Bein leicht gebeugt, so können beim Vorneigen des gestreckten Oberkörpers vor allem die oberen Anteile der hinteren Oberschenkelmuskulatur gedehnt werden.

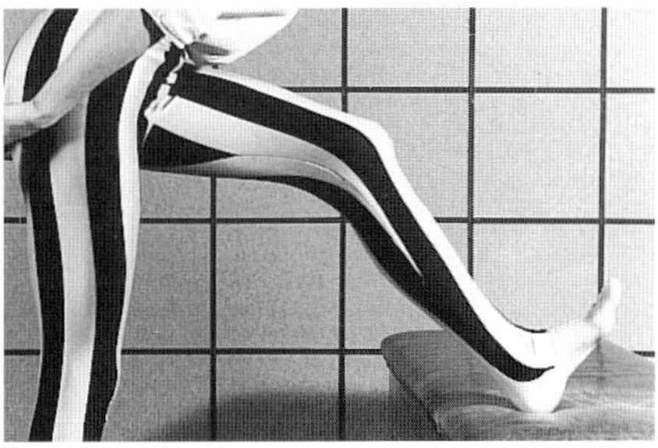

Durch zusätzliches Heranziehen der Zehen kann die Dehnung intensiviert werden.

UNGEEIGNET

Stand
ein Bein gestreckt auf überhüfthohem Kasten abgelegt
→ Schwungvolles Vorbeugen des Oberkörpers

Absicht:
Dehnung der Rücken-, Gesäß- und der hinteren Oberschenkelmuskulatur

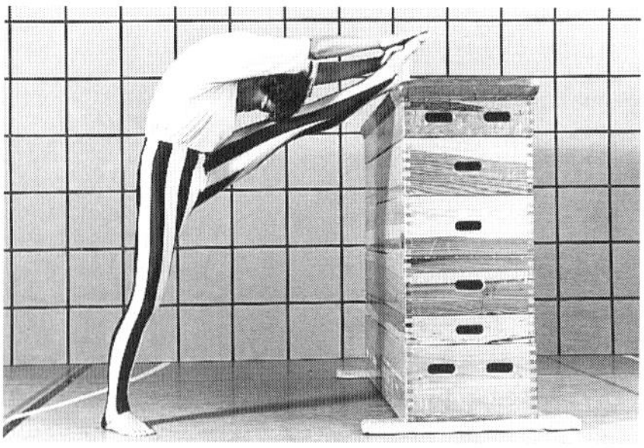

In dieser Position kann es zur Reizung der Ischiasnerven kommen.
Der Ischiasnerv ist der längste Nerv. Er tritt im Lendenbereich der Wirbelsäule aus und durchzieht mit seinen Ästen die Beine bis zu den Zehen.

GEEIGNET

Stand
ein Bein gestreckt auf kniehohem Kasten abgelegt
→ Oberkörper herausheben (lang machen) und vorneigen

Absicht:
Dehnung der hinteren Oberschenkelmuskulatur

Passiv statische Dehnung

Arme in Hochhalte

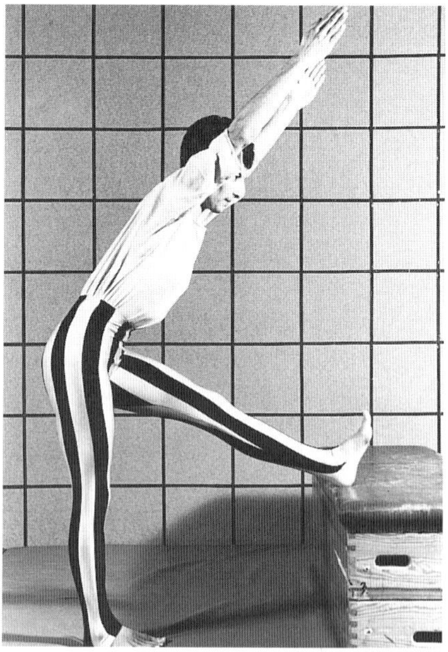

Achte auf einen gestreckten Rücken!
Für diese Übung ist eine gute Körperkontrolle notwendig.

Die Dehnung kann variiert werden durch
1. leichtes Ein- bzw.- Auswärtsdrehen des abgelegten Beines
2. leichtes Beugen des abgelegten Beines
3. Heranziehen der Zehen des abgelegten Beines

U N G E E I G N E T

Grätschstand
→ Bei gestreckten Beinen zu den Zehen wippen

Absicht:
Dehnung der hinteren Oberschenkelmuskulatur

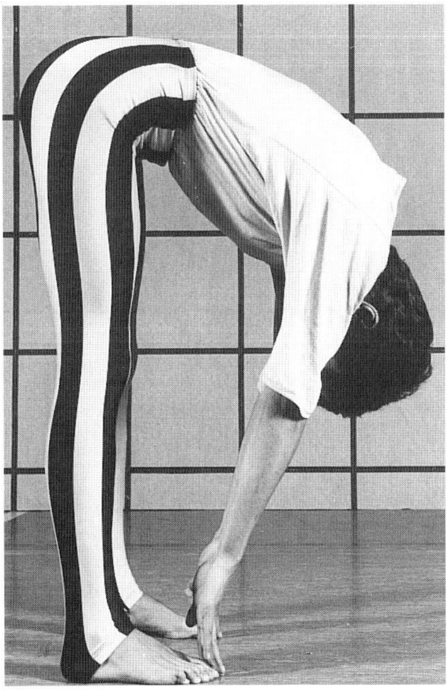

Das schwungvolle Wippen zu den Zehen der gestreckten Beine kann zu Zerrungen der Rückenmuskeln führen, da diese im Stehen Verkürzungsarbeit leisten.
Ebenso ist eine Irritation der Ischiasnerven möglich.

G E E I G N E T

Grätschstand
→ Kopf und Rumpf bei leicht gebeugten Beinen zu den Knien ziehen

Absicht:
Dehnung der hinteren Oberschenkelmuskulatur

Passiv statische Dehnung

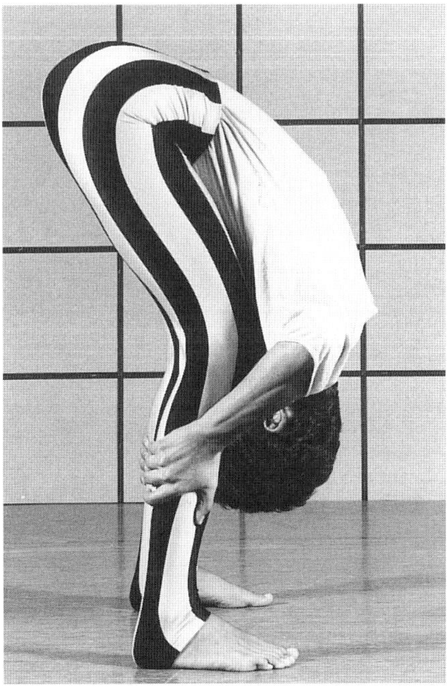

Kopf mit Unterstützung der Arme zu den Knien ziehen!

UNGEEIGNET

Sitz
→ Wippen zu den Zehen

Absicht:
Dehnung der hinteren Oberschenkelmuskulatur und der Wadenmuskulatur

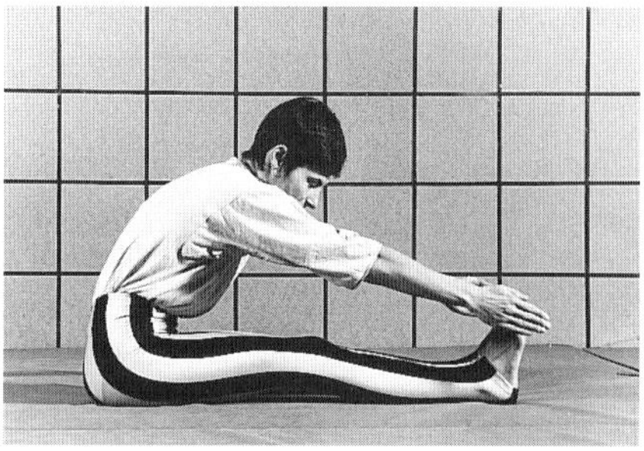

Das schwungvolle Vorwippen kann zu ruckartigen Überdehnungen im Bereich der hinteren Beinmuskulatur und der Lendenwirbelsäule führen.

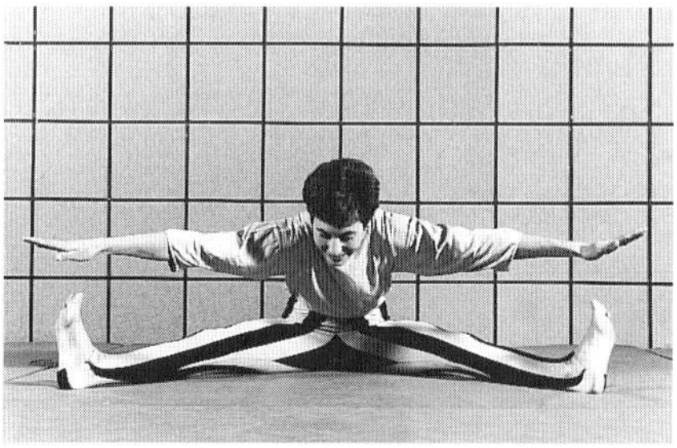

Reizungen der Ischiasnerven und seiner Äste sind möglich.

GEEIGNET

Einbeinkniestand
→ Vorderes Bein strecken und gestreckten Oberkörper nach vorne kippen

Absicht:
Dehnung der hinteren Oberschenkelmuskulatur

Passiv statische Dehnung

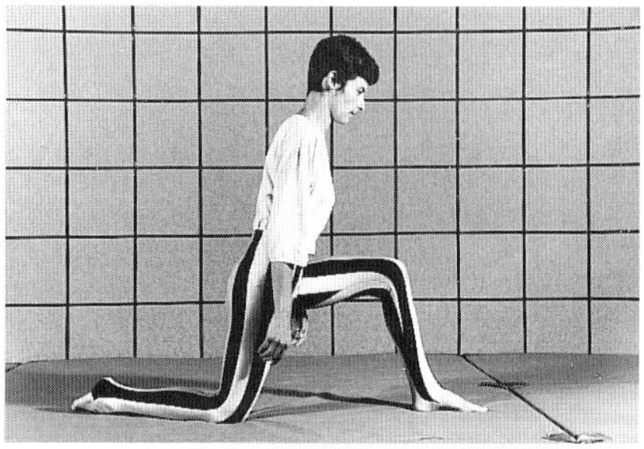

Vorderes Bein strecken
Oberkörper herausheben und gestreckt nach vorne kippen

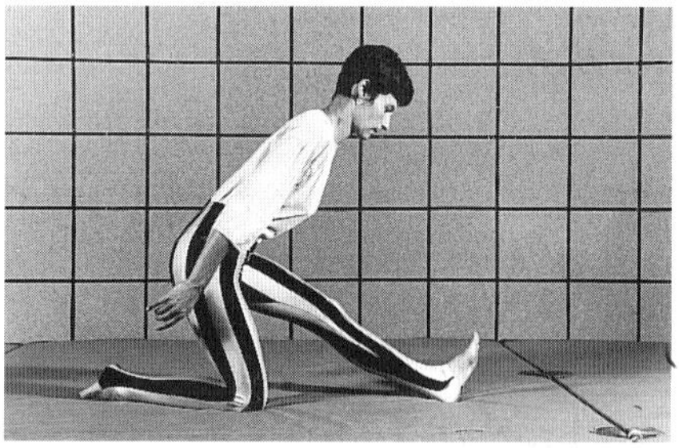

Beim Vorkippen des Oberkörpers Kopf in Verlängerung der Wirbelsäule halten

Dehne stets beidseitig!

Eine weiche Unterlage verhindert unangenehme Druckschmerzen.
Bei Kniegelenksproblemen sollte auf eine andere Übung ausgewichen werden.

U N G E E I G N E T

Hürdensitz

Absicht:
Dehnung der hinteren Oberschenkelmuskulatur

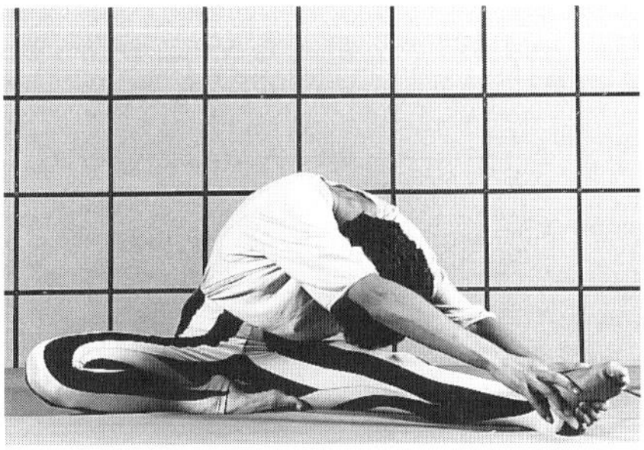

Diese Übung setzt das Gelenk des gebeugten Knies einer großen Belastung aus (Scherbelastung).

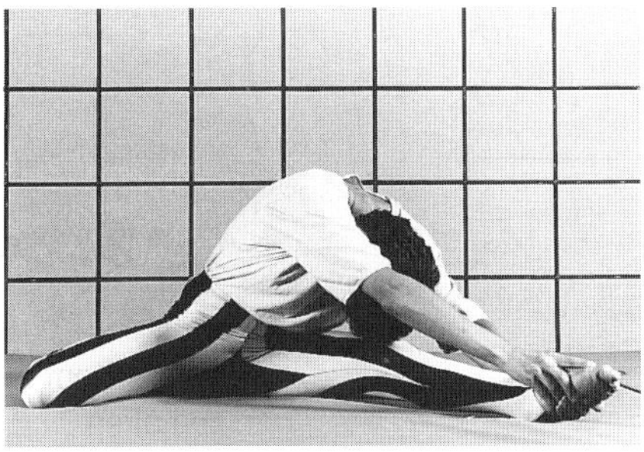

G E E I G N E T

Langsitz mit geradem Rücken ein Bein angewinkelt, ein Bein mit Fersenschub gestreckt
→ Herausheben und Vorkippen des Oberkörpers

Absicht:
Dehnung der hinteren Oberschenkelmuskulatur

Passiv statische Dehnung

Ausgangsstellung

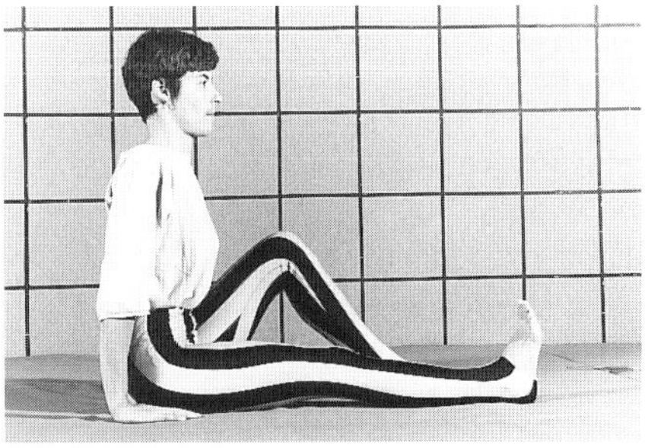

Gestreckten Oberkörper langsam nach vorne kippen

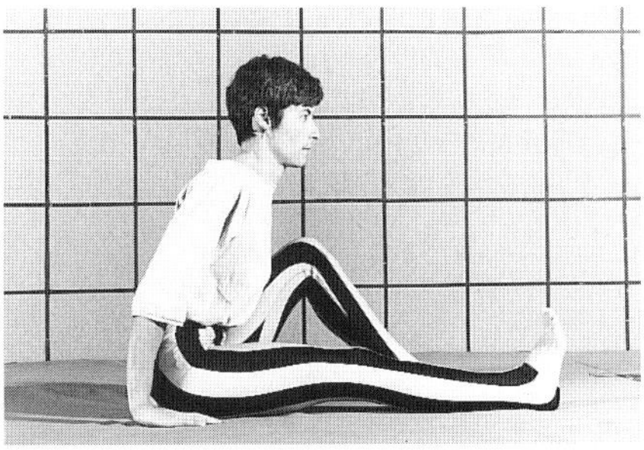

Beim Vorkippen des Oberkörpers den Kopf in Verlängerung der Wirbelsäule halten!

U N G E E I G N E T

Langsitz
⟶ Wippen zu den Zehen

Absicht:
Dehnung der hinteren Oberschenkelmuskulatur

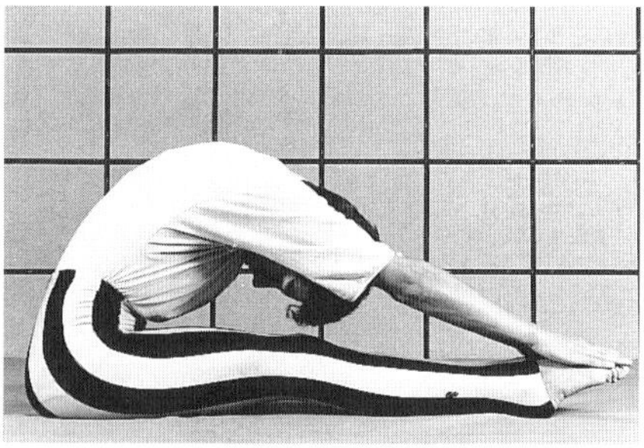

Durch das Wippen zu den Zehen kann es zur Reizung der Ischiasnerven kommen. Überdehnungen des Muskelgewebes sind möglich. Übermäßige Belastung der Rückenstrecker.

G E E I G N E T

Langsitz mit leicht gebeugten Beinen und geradem Rücken
⟶ Herausheben und Vorkippen des Oberkörpers

Absicht:
Dehnung der hinteren Oberschenkelmuskulatur

Passiv statische Dehnung

Aufrichten und Herausheben des Oberkörpers durch Strecken der Arme

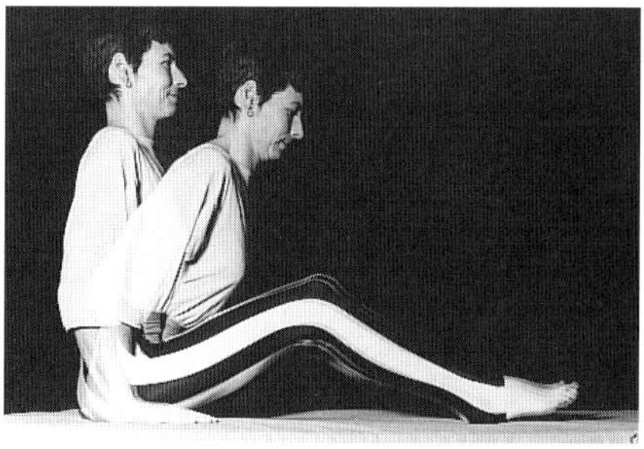

Durch Vorkippen des Oberkörpers kann die Dehnung verstärkt werden.

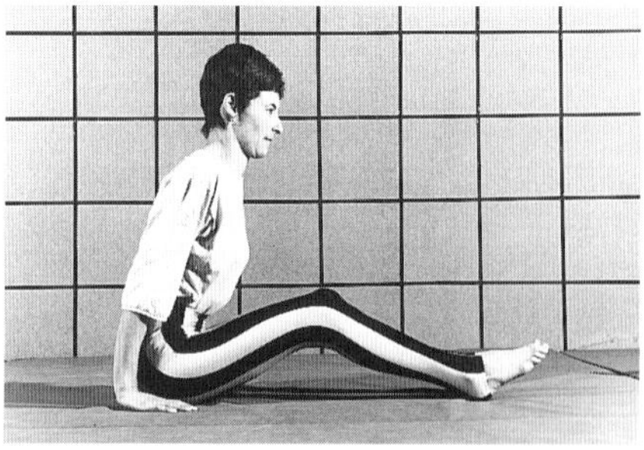

Kopf bleibt in Verlängerung der Wirbelsäule!

U N G E E I G N E T

Langsitz
→ Wippen zu den Zehen

Absicht:
Dehnung der hinteren Oberschenkelmuskulatur

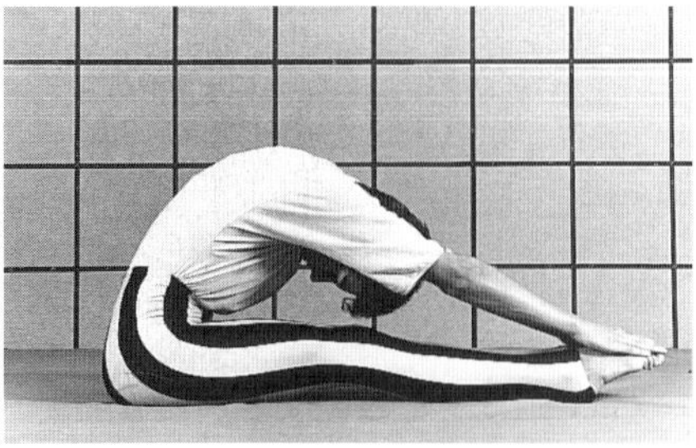

Durch das Wippen zu den Zehen kann es zur Reizung der Ischiasnerven kommen. Überdehnungen des Muskelgewebes sind möglich. Übermäßige Belastung der Rückenstrecker.

G E E I G N E T

Langsitz mit geradem Rücken
Fersenschub
→ Herausheben und Vorkippen des Oberkörpers

Absicht:
Dehnung der hinteren Oberschenkel- und der Wadenmuskulatur

Passiv statische Dehnung

Aufrichten (Herausheben) des Oberkörpers durch Strecken der Arme

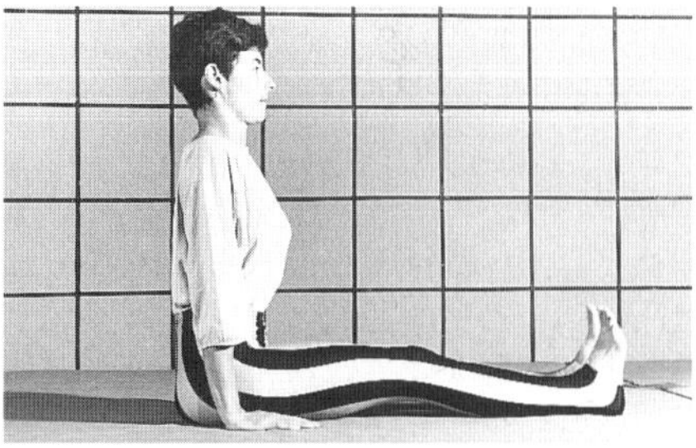

Durch Vorkippen des Oberkörpers kann die Dehnung verstärkt werden.

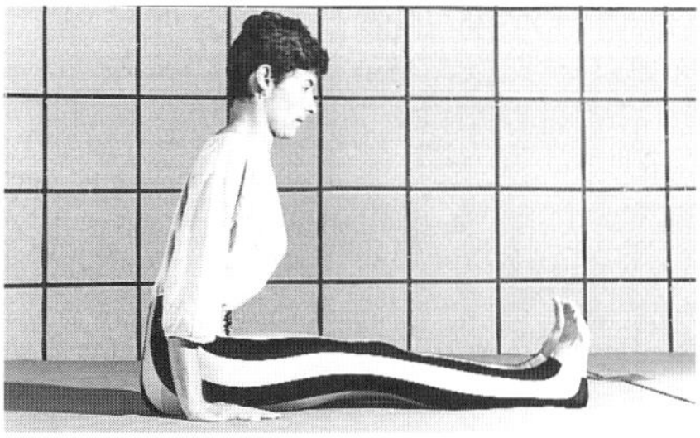

Kopf in Verlängerung der Wirbelsäule.

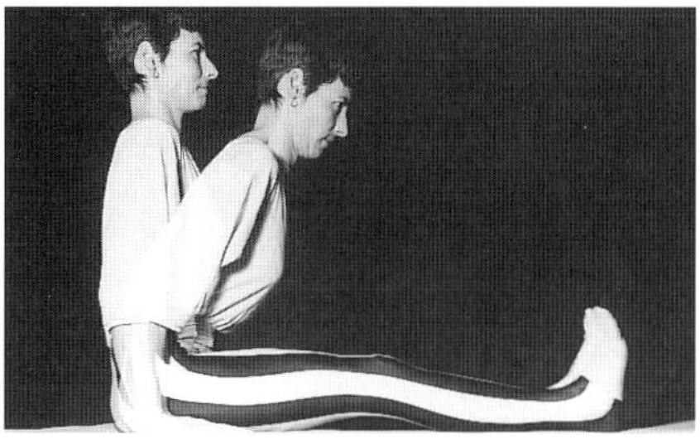

U N G E E I G N E T

Grätschstand
→ Wippen zu den Zehen

Absicht:
Dehnung der hinteren Oberschenkelmuskulatur

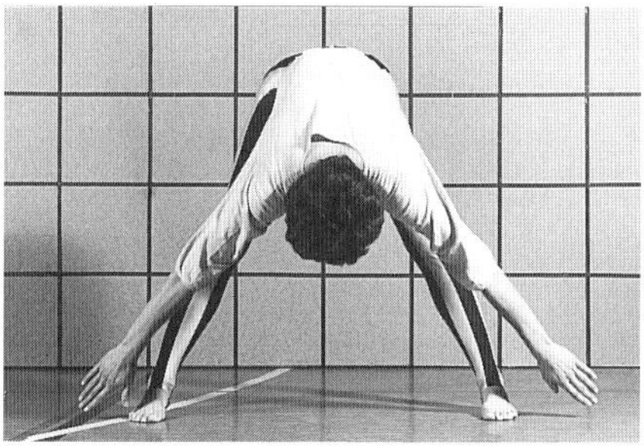

Durch das Wippen zu den Zehen kann es zur Reizung der Ischiasnerven und seiner Verzweigungen kommen. Ebenso sind Überdehnungen des Muskelgewebes (Mikrotraumen) vor allem in der stützenden Lendenwirbelsäulen- und der hinteren Oberschenkelmuskulatur möglich.

G E E I G N E T

Rückenlage (Beine angewinkelt)
→ Strecken und Nach-oben-Führen eines Beines

Absicht:
Dehnung der hinteren Oberschenkelmuskulatur

Aktiv statische Dehnung

Kopf anheben (Faust hat zwischen Kinn und Brustbein Platz)

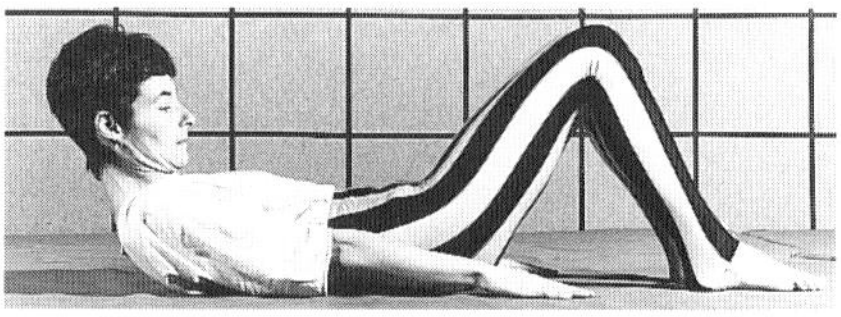

Ein Bein in Verlängerung des Oberschenkels strecken

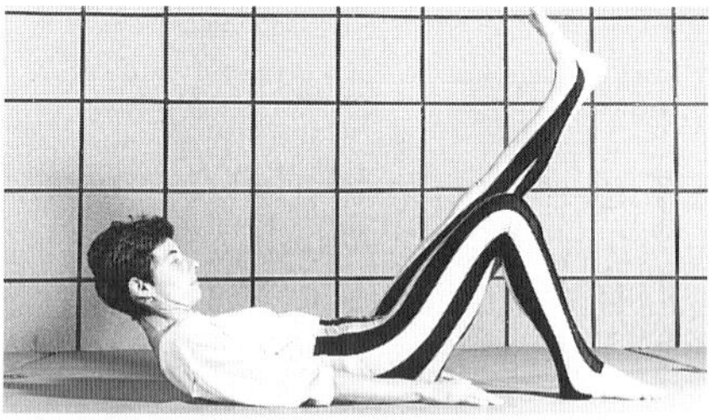

Gestrecktes Bein in die Senkrechte führen

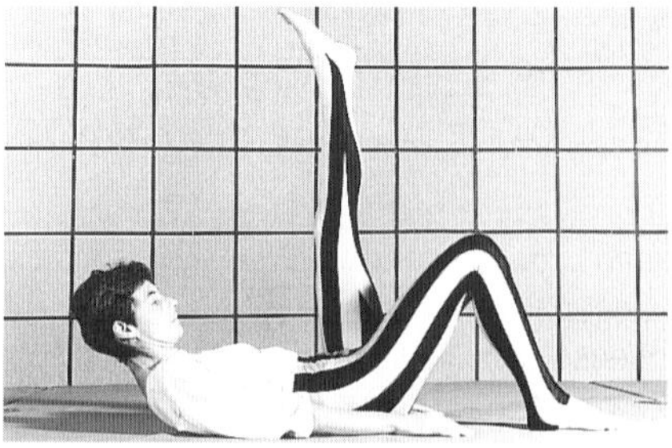

Knie bleibt gestreckt, Gesäß behält Bodenkontakt. Wird die Übung mit Fersenschub ausgeführt, so wird die Wadenmuskulatur mitgedehnt.

UNGEEIGNET

Diagonales Rumpfdrehsenken
→ Rechte Hand zu linkem Fuß, linke Hand zu rechtem Fuß

Absicht:
Dehnung der hinteren Oberschenkelmuskulatur

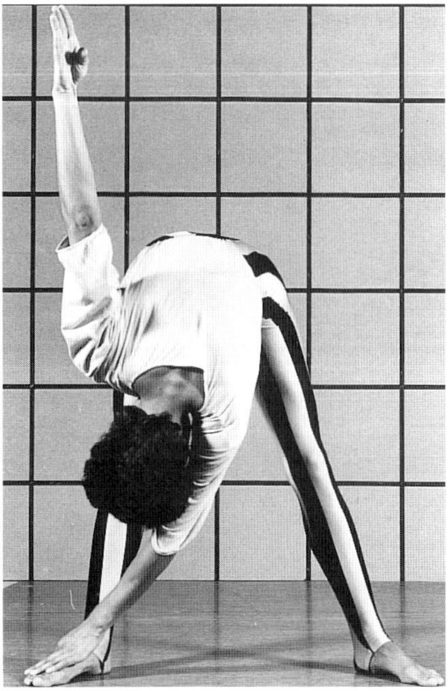

Das schwungvolle Rumpfdrehsenken kann zu Überdehnungen des hinteren Längsbandes führen.
Ebenso sind Überdehnungen des Muskelgewebes und Reizungen der Ischiasnerven und seiner Ausläufer möglich.

GEEIGNET

Rückenlage (ein Bein angewinkelt)
→ Strecken des angewinkelten Beines und Nach-oben-Führen

Absicht:
Dehnung der hinteren Oberschenkelmuskulatur und der Wadenmuskulatur

Aktiv statische Dehnung

Kopf anheben (Faust hat zwischen Kinn und Brustbein Platz)

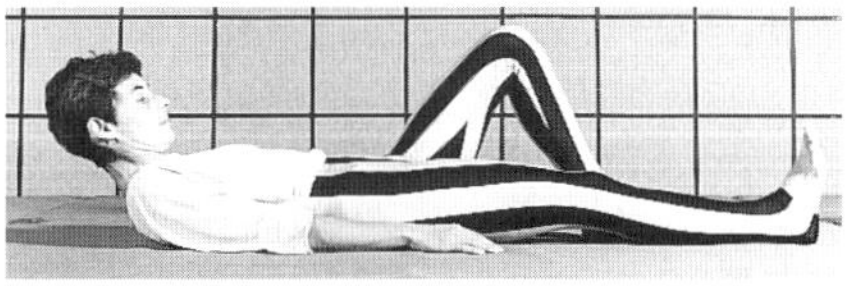

Angewinkeltes Bein in Verlängerung des Oberschenkels strecken (Ferse schiebt)

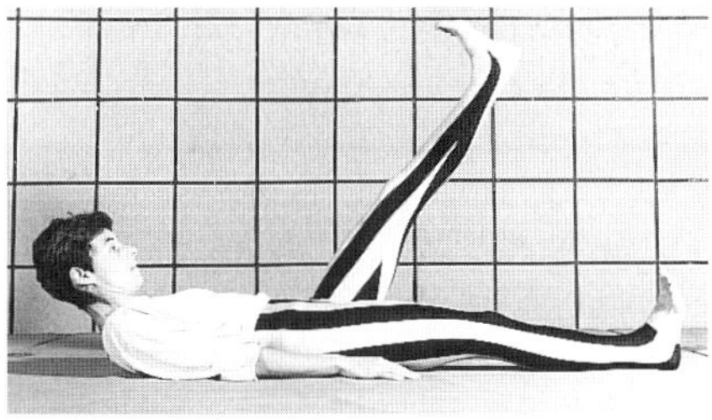

Gestrecktes Bein in die Senkrechte führen (nicht überstreckt im Kniegelenk!)

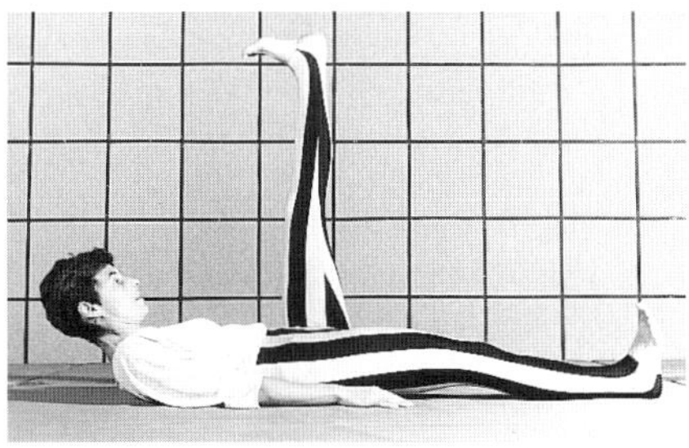

Bei verkürztem Hüftbeuger empfiehlt es sich, auf die vorhergegangene Übung mit angewinkelten Beinen auszuweichen.

U N G E E I G N E T

Grätschstand
→ Tiefwippen und Hochschwingen von Rumpf und Armen (links-Mitte-rechts)

Absicht:
Dehnung der hinteren Oberschenkelmuskulatur

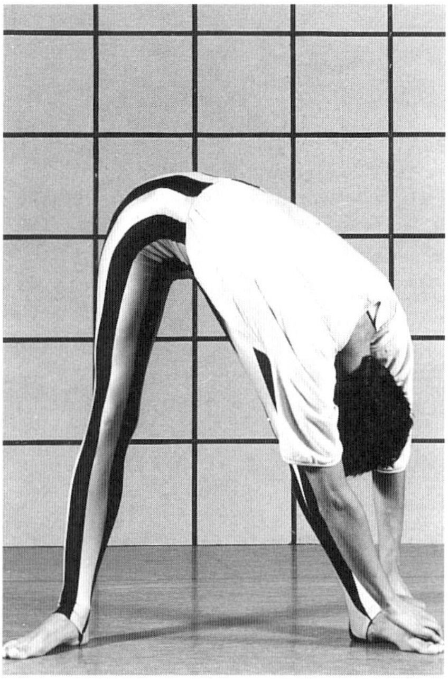

Das schwungvolle Tiefwippen kann zu ruckartigen Überdehnungen im Bereich der Oberschenkelmuskulatur und der Lendenwirbelsäule führen.
Reizungen der Ischiasnerven und der Nervenverzweigungen sind möglich.

G E E I G N E T

Rückenlage mit gebeugten Beinen
→ Nach-oben-Strecken der Beine mit Fersenschub

Absicht:
Dehnung der hinteren Oberschenkelmuskulatur und der Wadenmuskulatur

Aktiv statische Dehnung

Kopf anheben (Faust hat zwischen Kinn und Brustbein Platz)

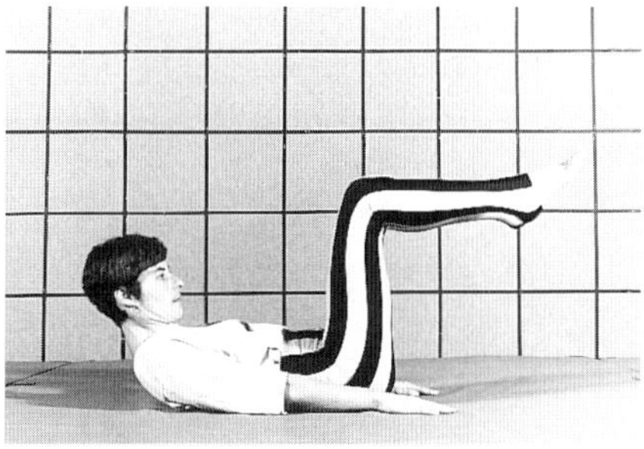

Beine strecken (Ferse schiebt)

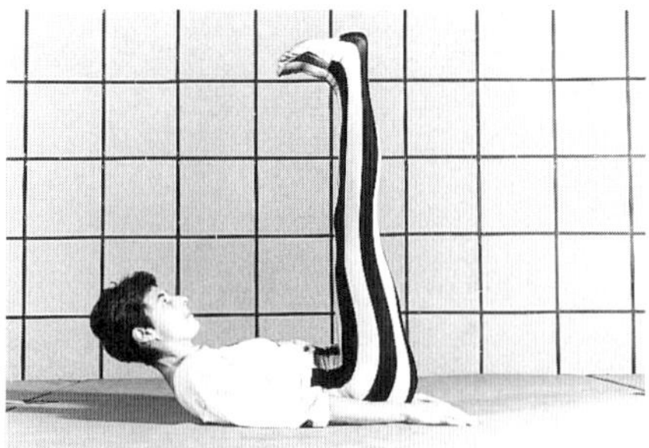

Zehen zeigen zum Gesicht.
Knie bleiben gestreckt.

Bei Rückenschmerzen empfiehlt es sich, auf Übungen zu verzichten, bei denen beide Beine gleichzeitig gedehnt werden. Besser ist es, zunächst ein Bein zu dehnen und anschließend das andere (bessere Kontrolle).

U N G E E I G N E T

Oberarmstand mit gebeugten Beinen
→ Strecken und Ablegen der Beine

Absicht:
Dehnung der hinteren Oberschenkelmuskulatur

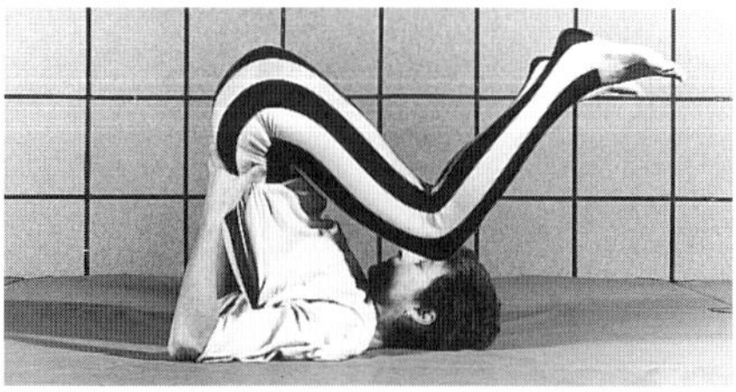

Strecken der Beine in die Waagrechte

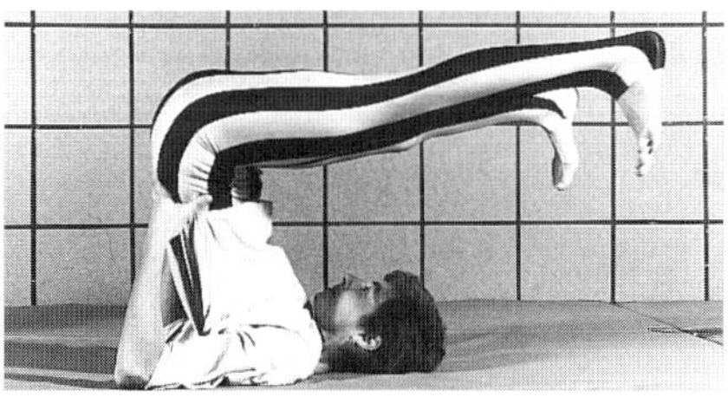

Ablegen der gestreckten Beine

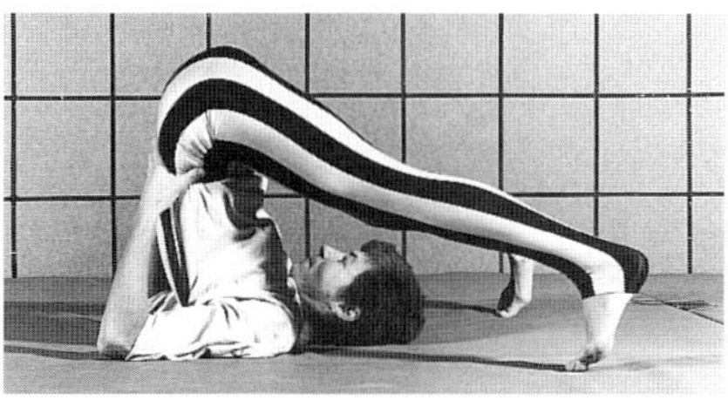

Enorme Druckbelastung der Hals- und Brustwirbelsäule durch die Last des Körpergewichts. Durch das Ablegen der gestreckten Beine werden die straffen Längsbänder der Wirbelsäule gedehnt.

G E E I G N E T

Rückenlage (ein Bein gebeugt an den Rumpf gezogen)
→ Strecken des gebeugten Beines so weit wie möglich

Absicht:
Dehnung der hinteren Oberschenkelmuskulatur (Kniegelenkbeuger)

Aktiv statische Dehnung

Kopf anheben (Faust hat zwischen Kinn und Brustbein Platz)

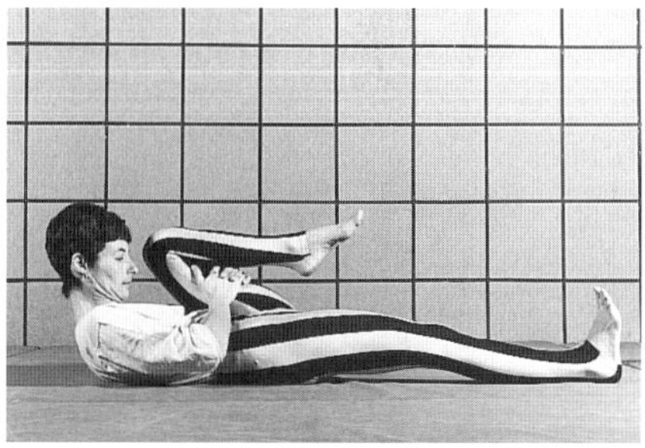

Strecken des gebeugten Beines so weit wie möglich.

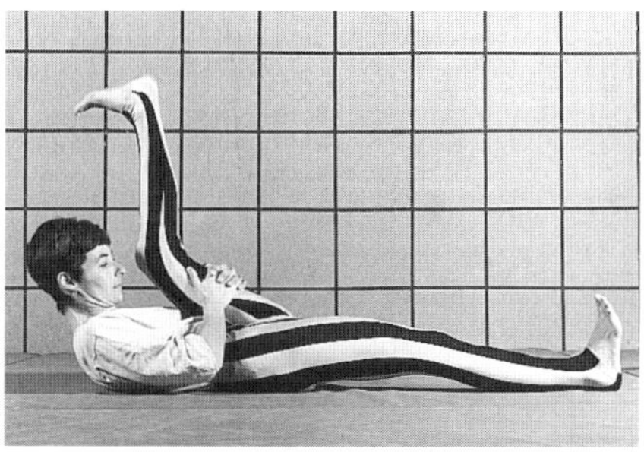

Oberschenkel bleibt am Rumpf fixiert.
Dehne stets beidseitig!

U N G E E I G N E T

Kerze
→ Absenken der gestreckten Beine

Absicht:
Dehnung der hinteren Oberschenkelmuskulatur

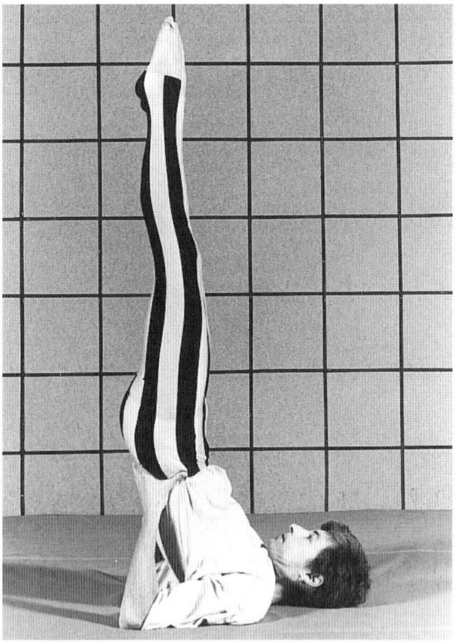

Absenken der gestreckten Beine

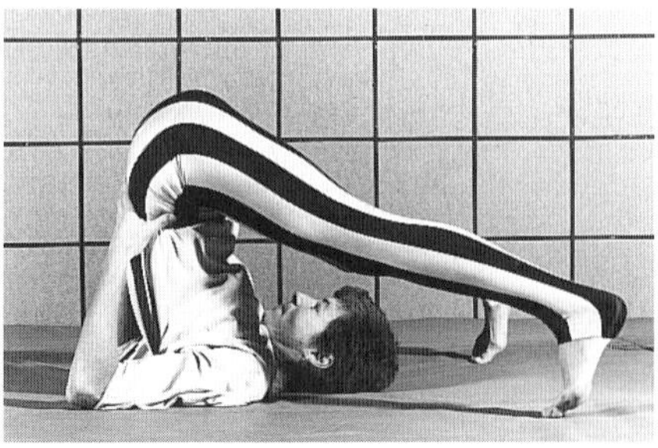

Aufgrund der großen Hebelwirkung enorme Druckbelastung auf Hals- und Brustwirbelsäule.

G E E I G N E T

Rückenlage
ein Bein mit Fersenschub gestreckt;
ein Bein gebeugt fixiert
→ Strecken des gebeugten Beines und Zum-Körper-Ziehen

Absicht:
Dehnung der hinteren Oberschenkelmuskulatur (Kniegelenkbeuger)

Aktiv statische Dehnung

Kopf anheben (Faust hat zwischen Kinn und Brustbein Platz)

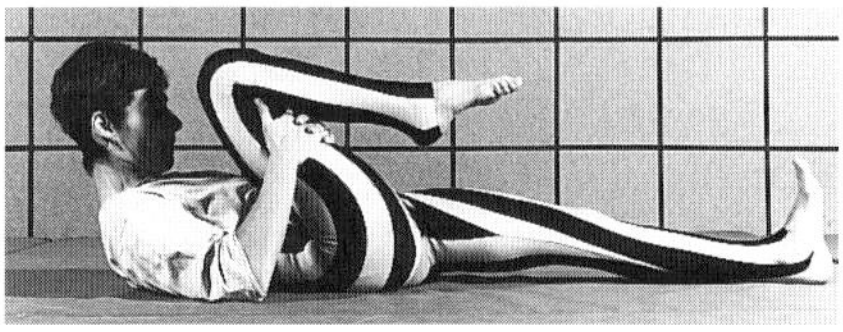

Gebeugtes Bein strecken

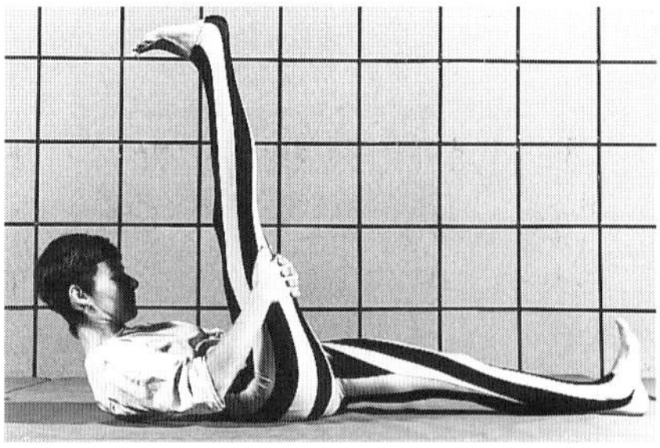

„Senkrechtes" Bein langsam zum Oberkörper ziehen

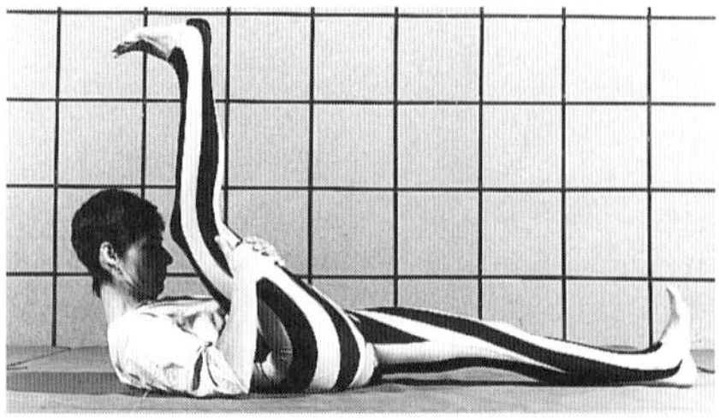

Ziehe nur „so weit", daß das Bein noch annähernd gestreckt bleibt.

UNGEEIGNET

→ Rollbewegung rückwärts mit gestreckten Beinen

Absicht:
Dehnung der Rücken-, Gesäß- und hinteren Oberschenkelmuskulatur

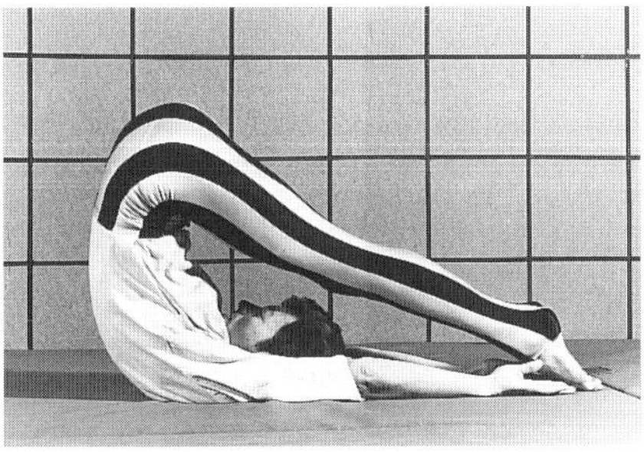

Beinahe das gesamte Körpergewicht liegt auf der Hals- und Brustwirbelsäule → starke Belastung dieses Wirbelsäulenabschnittes

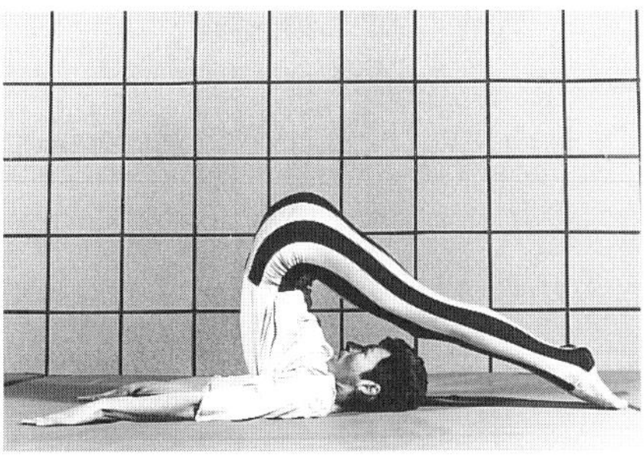

Bei schwungvoller Ausführung kann das hintere Längsband der Wirbelsäule überdehnt werden.

GEEIGNET

Rückenlage mit gebeugten Beinen; Kopf leicht angehoben
→ Zum-Körper-Ziehen der gebeugten Beine mit anschließendem Strecken

Absicht:
Dehnung der hinteren Oberschenkelmuskulatur

Passiv statische Dehnung

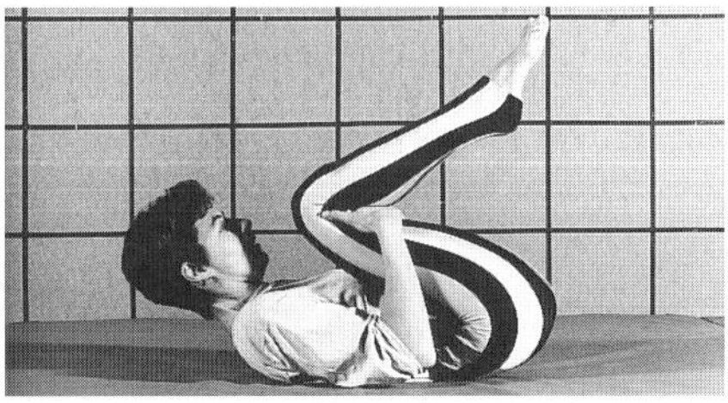

Dehnung des Gesäßmuskels durch Heranziehen der gebeugten Beine

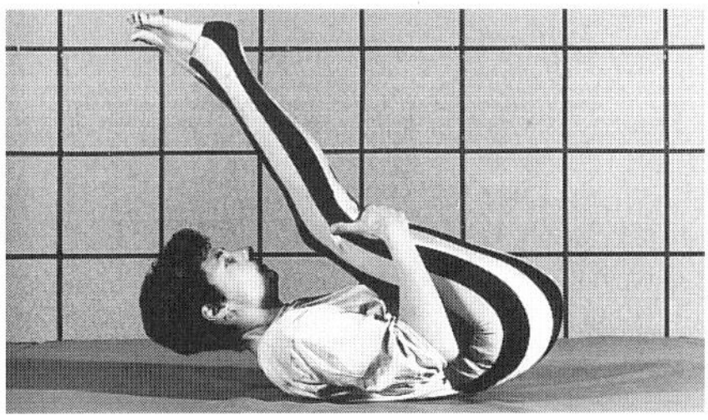

Durch das Strecken der Beine Dehnung der hinteren Oberschenkelmuskulatur

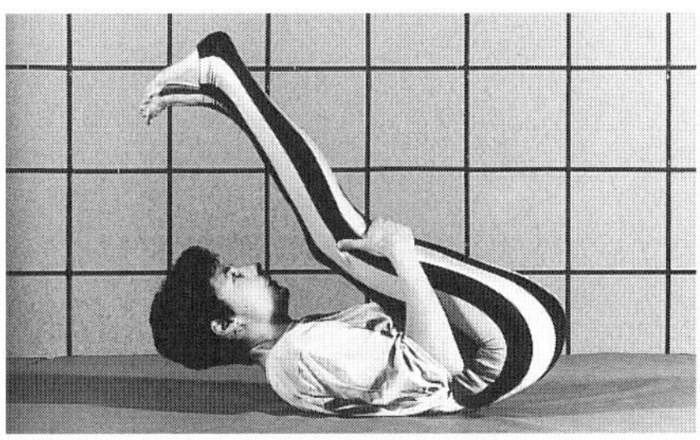

Werden die Zehen noch zusätzlich herangezogen, wird die Dehnung verstärkt.

UNGEEIGNET

Sitz
→ Wippen zu den Zehen

Absicht:
Dehnung der hinteren Oberschenkelmuskulatur und der Wadenmuskulatur

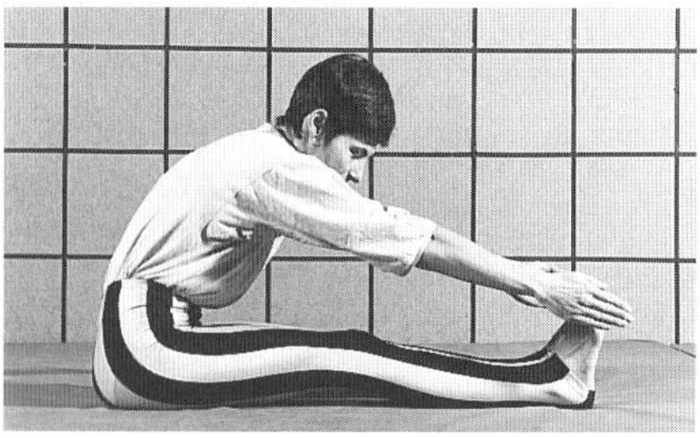

Das schwungvolle Vorwippen kann zu ruckartigen Überdehnungen im Bereich der hinteren Beinmuskulatur und der Lendenwirbelsäule führen.

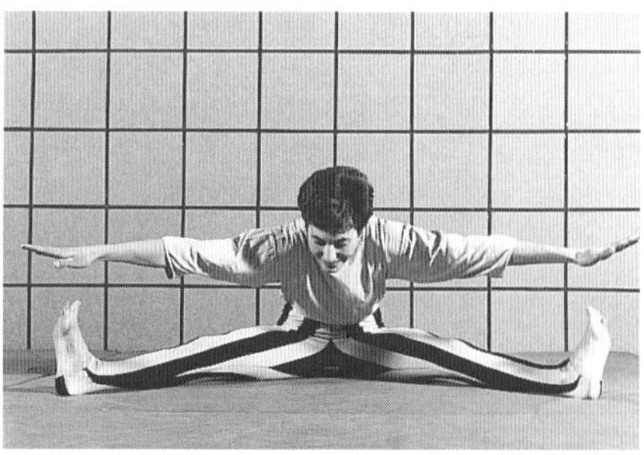

Reizungen der Ischiasnerven und seiner Äste sind möglich.

GEEIGNET

Schrittstellung (Füße parallel)
→ Vorderes Knie beugen
(Ferse des hinteren Beines bleibt am Boden)

Absicht:
Dehnung der Wadenmuskulatur
(vor allem im oberen Bereich)

Passiv statische Dehnung

Gebeugtes Knie vorschieben

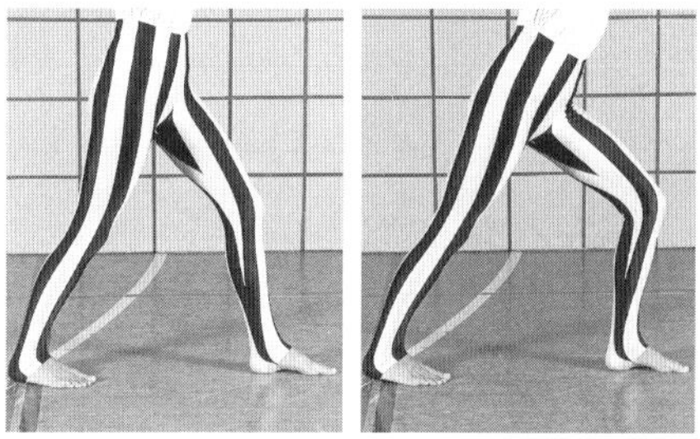

Die Dehnung kann variiert werden, indem die Ferse leicht ein- bzw. auswärtsgedreht wird (Dehnung der inneren und äußeren Anteile).

Ferse leicht einwärtsgedreht

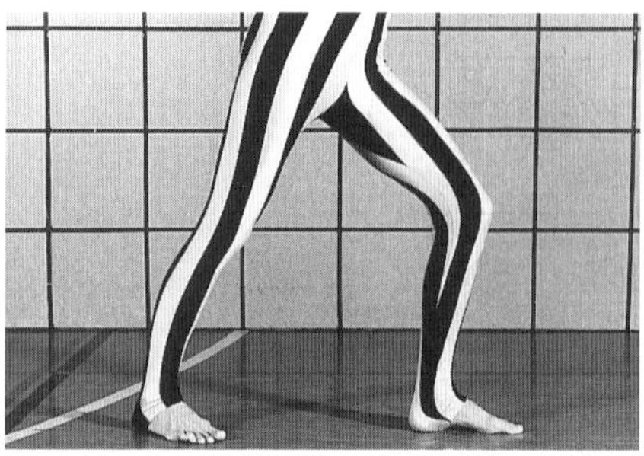

Dehne beidseitig!

U N G E E I G N E T

Sitz
⟶ Wippen zu den Zehen

Absicht:
Dehnung der hinteren Oberschenkel- und der Wadenmuskulatur

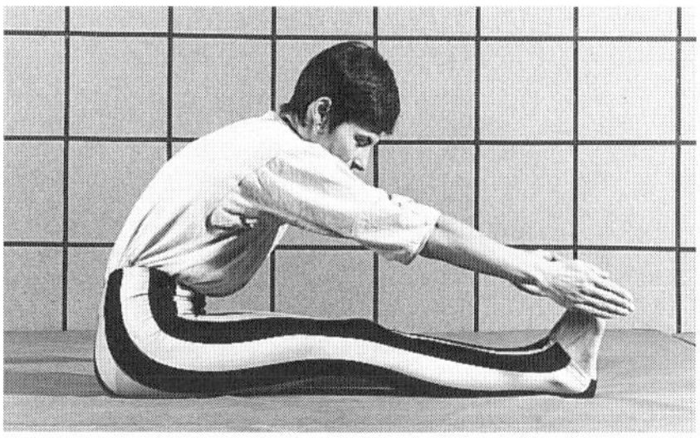

Das schwungvolle Vorwippen kann zu ruckartigen Überdehnungen im Bereich der hinteren Beinmuskulatur und der Lendenwirbelsäule führen.

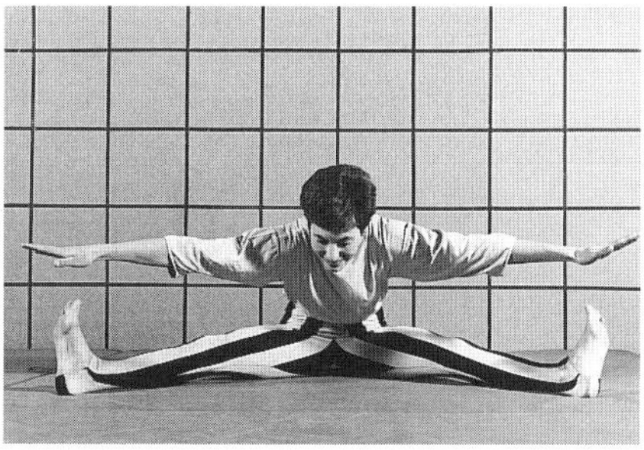

Reizung der Ischiasnerven und seiner Verzweigungen ist möglich.

G E E I G N E T

Schrittstellung (Füße parallel)
⟶ Hinteres Knie beugen
Fersen behalten Bodenkontakt

Absicht:
Dehnung der Wadenmuskulatur
(vor allem im Achillessehnenbereich)

Passiv statische Dehnung

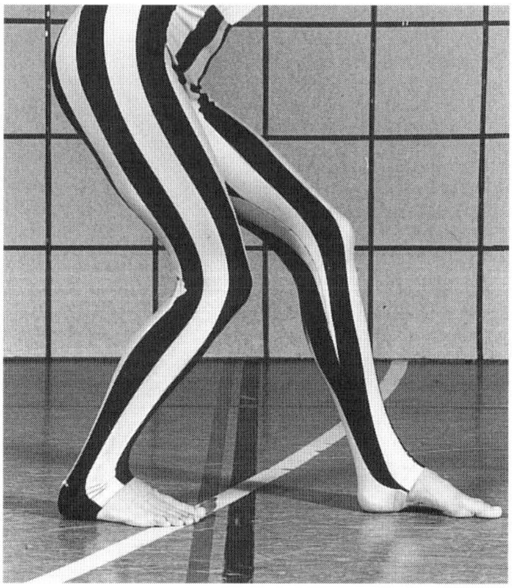

Wird der Körperschwerpunkt deutlich über das hintere Bein verlagert, kann die Dehnung verstärkt werden.

Besonders wirkungsvolle Übung zur Prophylaxe von Achillessehnenbeschwerden.

U N G E E I G N E T

Kerze
→ Absenken und Ablegen der gestreckten Beine

Absicht:
Dehnung der hinteren Oberschenkelmuskulatur und der Wadenmuskulatur

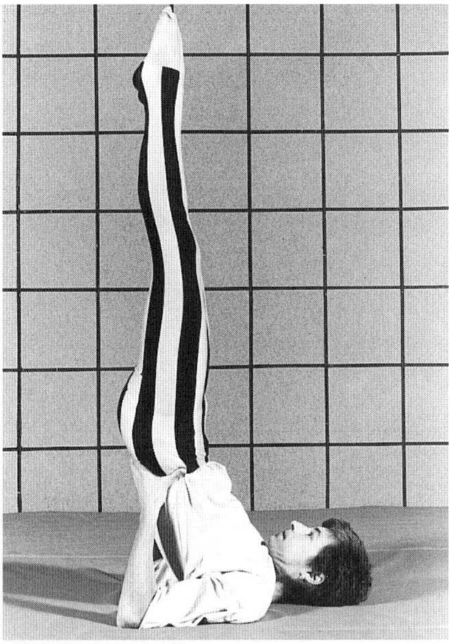

Absenken und Ablegen der gestreckten Beine

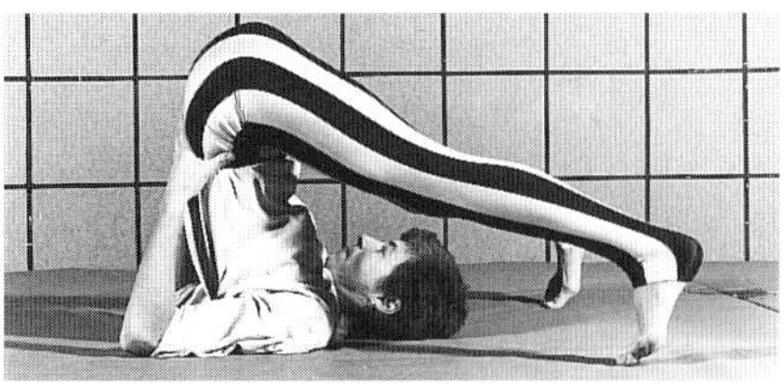

Enorme Druckbelastung der Hals- und Brustwirbelsäule durch die Last des Körpergewichts.
Beim Ablegen der gestreckten Beine werden die wirbelsäulenstabilisierenden Bänder überdehnt.

G E E I G N E T

Bankstellung
ein Bein gestreckt am Boden
→ Oberkörper langsam zurückschieben (Ferse schiebt)

Absicht:
Dehnung der Wadenmuskeln

Passiv statische Dehnung

Ausgangsstellung

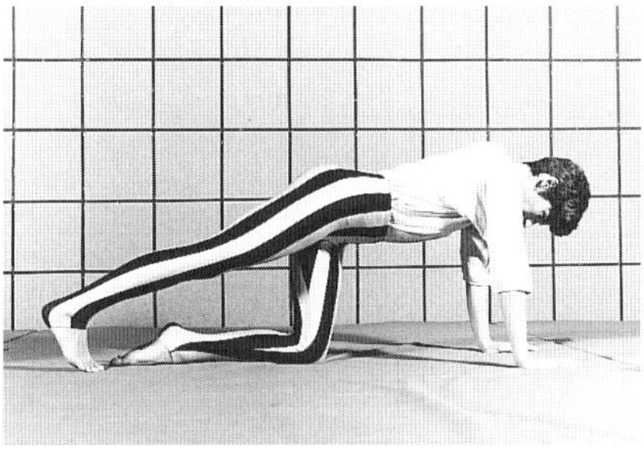

Langsames Zurückschieben des Oberkörpers (Ferse schiebt)

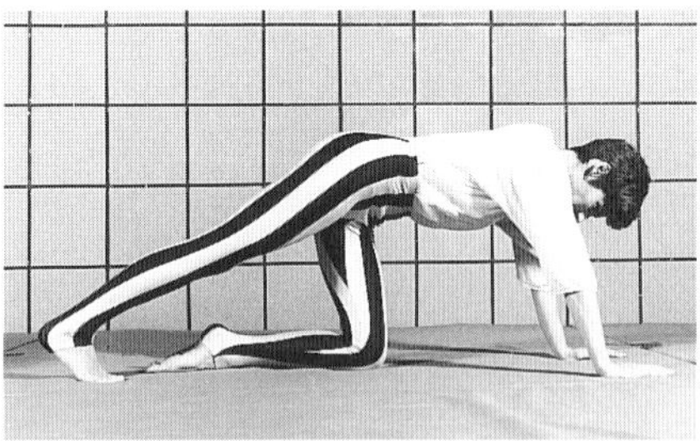

Durch leichtes Ein- bzw. Auswärtsdrehen der Ferse können die äußeren bzw. inneren Anteile der Wadenmuskeln gedehnt werden.

10 Kräftigen

10.1 Kraft

10.1.1 Definition nach H. Meusel

„Kraft ist die Grundeigenschaft des Menschen, mit deren Hilfe er eine Masse bewegt (den eigenen Körper oder ein Sportgerät), ist seine Fähigkeit, einen Widerstand zu überwinden oder ihm durch Muskeleinsatz entgegenzuwirken." (Vgl. Letzelter, 1982, S. 124)

So verstandene Kraft geht Hand in Hand mit Muskelarbeit.
Um Kraft „zu leisten", wird Arbeit verrichtet.

10.1.2 Muskelarbeit allgemein

Die Muskelarbeit kann überwindend, nachgebend, verharrend bzw. in einer Kombination davon erfolgen:

- überwindende (konzentrische) Muskelarbeit
  Muskelansatz und Muskelursprung nähern sich,
  Muskelkontraktionen ermöglichen Bewegungen beim Einsatz des eigenen Körpergewichts und beim Überwinden von Widerständen.
- nachgebende (exzentrische) Muskelarbeit
  Muskelansatz und Muskelursprung entfernen sich,
  nachgebende Muskelarbeit dient vor allem dem Abfangen und Bremsen von Bewegungen (z. B. bei Landungen nach Sprüngen).
- verharrende (isometrische) Muskelarbeit
  Muskelansatz und Muskelursprung halten ihren Abstand,
  bestimmte Positionen - der Extremitäten oder des gesamten Körpers - werden durch Muskelkontraktion gehalten.

10.1.3 Muskelarbeit am Beispiel des Liegestütz vorlings

Muskel:	Armstrecker (M. triceps brachii)
Muskelansatz:	am hinteren Ende der Elle (am Ellbogenkopf - olecranon ulnae)
Muskelursprung:	unterhalb der Gelenkspfanne am Schulterblatt sowie an der Hinterseite des Oberarms

Konzentrische (überwindende) Kräftigung der Armstrecker

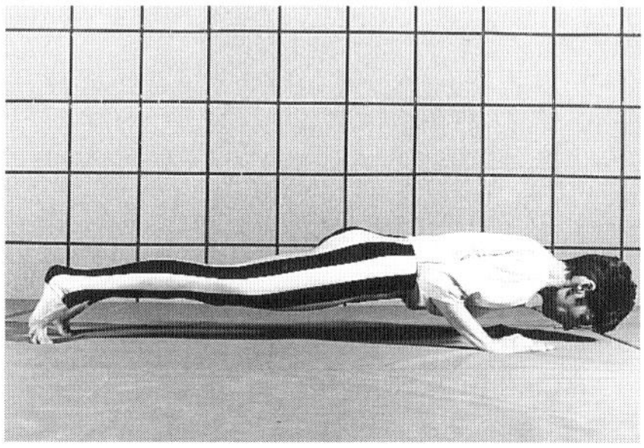

Nähern sich Muskelansatz und Muskelursprung, wird überwindend gekräftigt

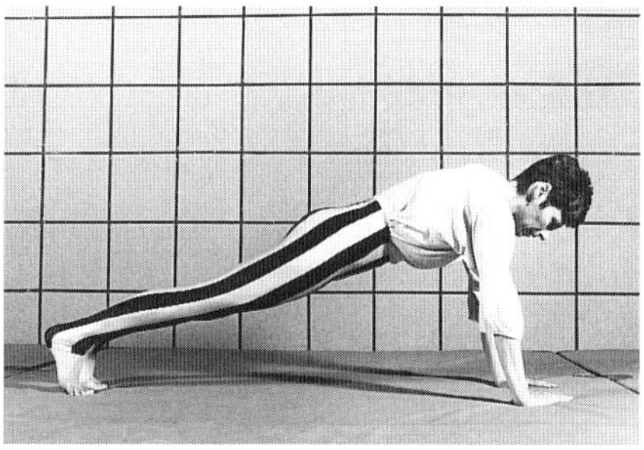

Konzentrische Kräftigung der Armstrecker beim Strecken der Arme:
Bewegen des eigenen Körpergewichtes und Überwinden der Schwerkraft

Exzentrische (nachgebende) Kräftigung der Armstrecker

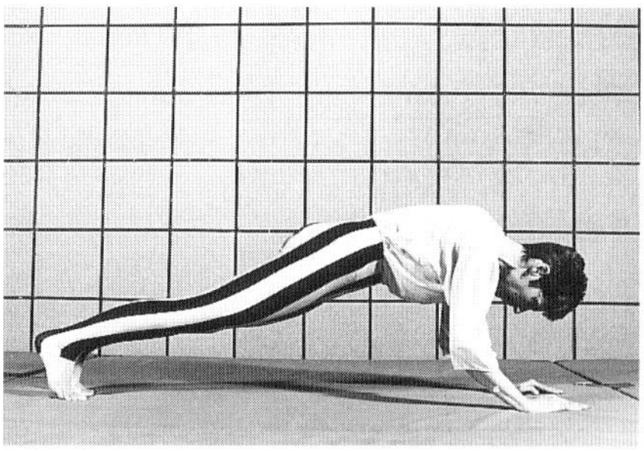

Entfernen sich Muskelansatz und Muskelursprung, wird nachgebend gekräftigt

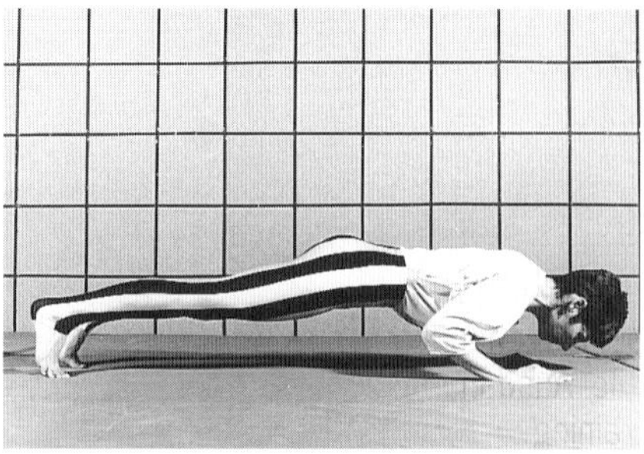

Exzentrische Kräftigung der Armstrecker beim Beugen der Arme:
„Bremsen der Wirkung der Schwerkraft"

Isometrische (verharrende) Kräftigung der Armstrecker

Wird der Abstand von Muskelansatz und -ursprung gehalten, arbeiten die Armstrecker verharrend

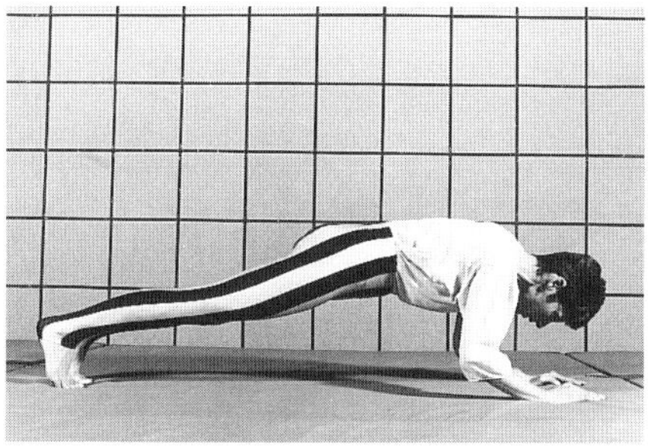

Isometrische Kräftigung der Armstrecker beim Verharren in einer Position: Muskelkontraktion ohne Verkürzung des Muskels bzw. ohne Bewegung im Gelenk

10.1.4 Arten der Kraft

Kraft ist ein Sammelbegriff, der verschiedene Bereiche umfaßt. So unterscheiden wir je nach Zeitdauer oder Ausmaß des Krafteinsatzes zwischen folgenden „Kraftarten“:

- Schnellkraft
- Maximalkraft
- Kraftausdauer

Diese drei Komponenten sind in fast jeder Sportart in einer mehr oder weniger ausgeprägten Form vorhanden.

Schnellkraft

Unter Schnellkraft versteht man die Fähigkeit, den eigenen Körper, Körperteile oder Gegenstände mit größtmöglicher Geschwindigkeit zu beschleunigen.
Sie ist sehr stark von der intramuskulären Koordination (der Koordination innerhalb des Muskels) abhängig.

Maximalkraft

Unter Maximalkraft versteht man die Fähigkeit, die größtmögliche Kraft gegen einen Widerstand auszuüben. Eine maximale Kraftentwicklung wird dann erreicht, wenn die Muskelfasern eines Muskels gleichzeitig kontrahieren (intramuskuläre Koordination). Darüber hinaus spielt die Koordination der an der Bewegung beteiligten Muskeln eine entscheidende Rolle (intermuskuläre Koordination).

Kraftausdauer

Unter Kraftausdauer versteht man die Fähigkeit, den Zeitpunkt des Ermüdens - vor allem bei langandauernden Kraftleistungen - hinauszuschieben.
Alle Ausdauersportarten fordern ein gezieltes, allgemeines und lokales Kraftausdauertraining.

10.2 Krafttraining

Funktionelles Krafttraining beinhaltet kräftigende Übungen, bei denen nur geringe Widerstände (eigener Körper, angemessener Partnerwiderstand, Medizinball,...) überwunden werden.
So verstandenes Krafttraining hat die Aufgabe, ...

- die körperliche Gesundheit durch Festigung des Haltungs- und Bewegungsapparates zu gewährleisten (Sicherung und Wiederherstellung des muskulären Gleichgewichts). Präventiv und ausgleichend soll funktionelles Krafttraining der Vermeidung von Schäden am Stütz- und Bewegungsapparat dienen.
- für den kräftemäßigen Ausgleich einseitiger oder mangelnder Belastungen zu sorgen.
- den Bewegungsapparat auf sportartspezifische Bewegungen vorzubereiten.

10.2.1 Krafttraining in Abhängigkeit vom Fasertyp

Grob vereinfacht lassen sich 2 Muskeltypen unterscheiden:

- die Bewegungsmuskulatur (= parallelfaserige Muskulatur)
- die Haltemuskulatur (= gefiederte Muskulatur)

a) Bewegungsmuskulatur

Große Teile der Extremitätenmuskulatur sind parallelfaserig und somit für besonders schnellkräftige Übungen bzw. Bewegungen geeignet.

b) Haltemuskulatur

Die gefiederte Haltemuskulatur ist zu großer Kraftentwicklung fähig und für schnellkräftige Bewegungen nicht geeignet. Ihre Arbeitsweise ist langsam dynamisch oder haltend.
Große Bereiche der Rumpfmuskulatur, insbesondere aber Bauch- und Gesäßmuskulatur sind gefiedert.

Im Krafttraining ist klar zwischen Bewegungs- und Haltemuskulatur zu unterscheiden. Das Ausführungstempo der einzelnen kräftigenden Übungen ist dem jeweiligen Fasertypus anzupassen.

Daraus ergibt sich:
Kräftigung der Extremitätenmuskulatur

- durch schnellkräftig ausgeführte Bewegungen

Kräftigung der Halte-(insbesondere der Rumpf-)muskulatur

- durch langsam, dynamisch ausgeführte Bewegungen (z. B. isokinetisch) oder
- durch isometrische (statische) Kontraktion (ohne Bewegung im Gelenk) oder
- durch langsam, dynamisch ausgeführte Bewegungen (exzentrisch, konzentrisch), in Kombination mit kurzzeitigem Verharren in einer Mittel- oder Endposition

10.2.2 Methoden des Krafttrainings

Das Krafttraining dient der Erhaltung der Kraft und dem Kraftzuwachs. Dies kann durch statische und/oder dynamische Formen erreicht werden.

a) Statisches Krafttraining

Die statische Kräftigung eines Muskels erfolgt ohne Bewegung. Die Länge des Muskels bleibt unverändert aber seine Spannung nimmt zu. Die Spannungssteigerung bewirkt einen hohen Kraftzuwachs. Das statische oder isometrische Krafttraining kommt vor allem beim Training der stabilisierenden Rumpfmuskulatur sowie in der Sporttherapie zum Einsatz. Die Durchführung ist einfach und zeitsparend.
Mit dem statischen Krafttraining wird aber keine Aktivierung des Herz-Kreislaufsystems und keine Verbesserung der intermuskulären Koordination erreicht. Statisches Krafttraining soll - wenn möglich - nie für sich allein erfolgen. In Kombination mit den dynamischen Formen ist sie jedoch sehr effektiv, da die beanspruchte Muskulatur voll aktiviert wird.

b) Dynamisches Krafttraining

Das Training erfolgt durch Bewegung, sei es überwindend (konzentrisch), nachgebend (exzentrisch) oder in kombinierter Form.
Konzentrische Kräftigung eignet sich ganz besonders zum Muskelaufbautraining und zur Verbesserung der Muskelkoordination (neuromuskuläres Zusammenspiel), während bei der exzentrischen Kräftigung eine deutliche Querschnittszunahme der beteiligten Sehnen und Bänder eintritt. (Vgl. Weineck 1996, S. 282)

- Konzentrisches (überwindendes) Krafttraining

. . . ist gekennzeichnet durch überwindende Muskelarbeit.
Wichtiges Kriterium für den Einsatz des konzentrischen Krafttrainings ist die kurze Regenerationszeit der Muskulatur nach derartigen Belastungen und die gezielte sportartspezifische Kräftigung durch Imitationsübungen (so z. B. in Form von Imitationssprüngen; Imitationssprünge = Nachahmen sportarttypischer Sprungbewegungen).

- Exzentrisches (nachgebendes) Krafttraining

. . . ist gekennzeichnet durch nachgebende, bremsende Muskelarbeit.
Das exzentrische Krafttraining fördert den Muskelzuwachs und verbessert die intramuskuläre Koordination. Beim nachgebenden Krafttraining werden Kräfte, Bewegungen, Sprünge etc. gebremst oder ganz gestoppt. Vielfach treffen hohe und unkontrollierbare Belastungen auf den Bewegungsapparat. Die Muskulatur reagiert häufig mit Muskelkater und das damit verbundene Verletzungsrisiko steigt.
Diese Trainingsform wird jedoch vielfach unterschätzt und nur als Mittel zum Zweck eingesetzt.

So zum Beispiel beim Liegestütz vorlings:
Die exzentrische Kräftigung des Armstreckers (beim Beugen der Arme) wird vielfach nur verwendet, um die Ausgangsposition für die nächste Streckbewegung (konzentrische Kräftigung) zu erreichen.

Das exzentrische Training sollte nie für sich allein, sondern immer in Kombination mit dem konzentrischen oder dem statischen Krafttraining erfolgen.

- Isokinetisches Krafttraining = Sonderform des dynamischen Krafttrainings

Bei dieser Form des dynamischen Kräftigens sind gleichbleibende Geschwindigkeit und gleichbleibender Widerstand in jeder Phase der Bewegung charakteristisch; z. B. Rudern, Schwimmen. Diese Gleichmäßigkeit im Bewegungsablauf erfordert vollen und überlegten Krafteinsatz. Die Muskeln werden in allen Bewegungsabschnitten gleichmäßig gekräftigt. Sollen schwache Muskelgruppen ganz gezielt aktiviert oder wie in der Rehabilitation reaktiviert und gekräftigt werden, findet das isokinetische Krafttraining dort seine Anwendung.

10.2.3 Krafttraining und Muskelkater

Oft reagiert die Muskulatur auf ungewohnte Übungen und intensives Krafttraining mit dem sogenannten Muskelkater. Die davon in Mitleidenschaft gezogenen Muskeln sind hart, steif und schmerzen bei jeder weiteren Bewegung. Durch schlechte intramuskuläre Koordination können einzelne Muskelfasern überfordert werden. Mikroverletzungen, „die Vorboten von Muskelzerrungen", resultieren daraus. Bei Anzeichen eines Muskelkaters soll nicht hart und den Kater „überwinden wollend" weitertrainiert werden. Durchblutungssteigernde Maßnahmen wie lockeres Auslaufen, Ganzkörperübungen, Dehnungsübungen, Sauna, etc. bewirken die Regeneration der überbeanspruchten Muskulatur. (Vgl. Weineck, 1996, S. 334)
Daher ist es wichtig, daß Kräftigungsübungen und Beweglichkeitstraining (Dehnen und Mobilisieren) in einem ausgewogenen Verhältnis durchgeführt werden.

10.2.4 Krafttraining und Atmung

Die Atmung ist ein wichtiger Faktor im Krafttraining. Der richtige Einsatz des Atmens (bzw. der Atemtechnik) kann den Erfolg eines Krafttrainings entscheidend mitbestimmen. Bei dynamisch ausgeführten Bewegungen soll in der Belastungsphase bewußt aus- und in der Entlastungsphase bewußt eingeatmet werden. Der Atem soll „fließen".
Bei Übungen, die statisch ausgeführt werden, kann bei Bedarf auf eine hechelnde Atmung ausgewichen werden.

10.3 Differenzierte Anwendung des Krafttrainings

Krafttraining bzw. kräftigende Übungen verlangen „schrittweises" und überlegtes Vorgehen

1. Schritt: Stabilisierung des Rumpfes
(„Rumpfkraft vor Extremitätenkraft!")

Ausgangspunkt vieler Bewegungen ist die Wirbelsäule, und alle Bewegungen der Extremitäten haben ihre Widerlager im Rumpf. Dabei ist es wichtig, zuerst eine größtmögliche Stabilisierung des Körpers zu erzielen. Eine gut entwickelte Rumpfmuskulatur vergurtet und stabilisiert die Wirbelsäule und schützt somit vor Fehl- und Überbelastungen.

Aufgrund der vielen Haltungsschwächen dient die Stärkung der gesamten Haltemuskulatur der körperlichen Gesunderhaltung. Sportliche Bewegungen sind zudem ohne ausreichend gekräftigte Bauch- und Rückenmuskeln nur erschwert oder manchmal gar nicht möglich, da die muskuläre Vor- bzw. Verspannung fehlt.
Je schneller die Bewegungen erfolgen, umso kräftiger muß die Rumpfmuskulatur sein. Deshalb hat das Kräftigen der stabilisierenden Rumpfmuskulatur stets Vorrang vor dem Kräftigen der Muskulatur der Extremitäten!

2. Schritt: Mobilisieren und Dehnen als begleitende Maßnahmen beim Kräftigen

Kraft und Beweglichkeit stehen in direktem Zusammenhang. Sie können sich gegenseitig ergänzen, aber auch behindern. Im Sinne der Erhaltung einer kräftigen und elastischen Muskulatur gehört das Beweglichkeitstraining dazu. Dies gilt umso mehr, je intensiver das Krafttraining ist. Denn, was nützt ein hohes Kraftniveau bei eingeschränkter Beweglichkeit?! Und umgekehrt, was nützt eine große Gelenksbeweglichkeit, wenn die Muskulatur zu schwach ist, das Gelenk zu stabilisieren?!
In den einzelnen Bewegungsabläufen wirken innere und äußere Kräfte auf Bänder, Sehnen und Gelenke. Die Muskulatur paßt sich relativ rasch dem Krafttraining an, während Bänder, Kapseln und Knorpel eine längere Anpassungszeit benötigen. Daraus folgt, daß das „langsam wachsende Gewebe" beim Krafttraining stark belastet ist. Als begleitende Maßnahmen sind Gelenksmobilisierung und Dehnungsübungen notwendig.
Durch kontrolliert ausgeführte Bewegungen werden die Gelenke aktiviert und mit Nährstoffen versorgt. Mobilisationsübungen helfen mit, Abnützungen und Verletzungen zu verhindern und die Beweglichkeit zu erhalten. Vorschläge zur Gelenksmobilisation: 10 bis 20 Wiederholungen bei 5 bis 6 Serien
Um den Gelenkstoffwechsel und die später zu belastende Muskulatur anzuregen, ist es wichtig, anfangs nur Übungen mit geringer Belastung durchzuführen. Begleitendes Mobilisieren und Dehnen ist ein fixer Bestandteil jeden funktionellen Krafttrainings!

10.3.1 Krafttraining zur Verbesserung der Schnellkraft

Das Schnellkraft-Training mit Hilfe funktionsgerechter Übungen verfolgt folgende Ziele:

- Verbesserung des Zusammenspiels von Muskeln und Muskelteilen (inter- und intramuskuläre Koordination)
- Verbesserung der Kontraktionsgeschwindigkeit der Muskulatur
- Beschleunigung und Rationalisierung der Steuerungsprozesse von Nerven und Muskeln

Das Training beinhaltet sowohl Kraft- als auch Beweglichkeitsübungen, um die Elastizität der Muskulatur zu erhalten und die Nervenprozesse zu optimieren. Übungen zur Verbesserung der Schnellkraft sollen explosiv-dynamisch und nie am Ende einer Trainingseinheit ausgeführt werden.

Beim Schnellkrafttraining ist, grob vereinfacht, folgendes zu berücksichtigen:

- kurzzeitig hohe Muskelanspannung
  explosive und hochfrequente Muskelkontraktionen (6 bis 10 Wiederholungen pro Serie)
- vollständige Erholungspausen zwischen den Serien
  bei „aktiver" Erholung wird die vornehmlich beanspruchte Muskulatur gelockert bzw. kurz gedehnt

10.3.2 Krafttraining zur Verbesserung der Maximalkraft

Im Maximalkrafttraining sind höchste Widerstände erforderlich, woraus sich automatisch eine geringe Anzahl von Wiederholungen pro Serie ergibt.

Beim Maximalkraft-Training ist folgendes zu berücksichtigen:

- kurzzeitig konzentrierte Krafteinsätze von hoher Intensität
- geringe Anzahl von Wiederholungen (bis zu 5 Wiederholungen pro Serie)
- langsam dynamische Wiederholungen
- lange, vollständige Erholung zwischen den einzelnen Serien

10.3.3 Krafttraining zur Verbesserung der Kraftausdauer

Im Grundlagen- und Aufbautraining kommt der Kraftausdauer große Bedeutung zu. So werden im Training höhere Belastungen geschaffen, als im Wettkampf auftreten. Der Sportler trainiert die Fähigkeit, die gleiche Belastung über einen längeren Zeitraum - ohne großen Substanzverlust - zu ertragen (Verbesserung des Stehvermögens).
Dies führt ...

- zu einer funktionellen Verbesserung des Herz-Kreislauf- und Atemsystems
- zu verbessertem Ermüdungswiderstand der lokalen Muskulatur

Beim Kraftausdauer-Training ist folgendes zu berücksichtigen:

- hohe Wiederholungsanzahl (20 und mehr pro Serie) oder Belastungsphase von 30 bis 60 Sekunden bei mittlerer Bewegungsgeschwindigkeit
- Training mit geringen Widerständen (eigenes Körpergewicht)
- kurze, unvollständige Pausen zwischen den Serien
  (Die folgende Serie beginnt mit erhöhter Pulsschlagzahl von 120 ⟶ lohnende Pause)
- großer Belastungsumfang (5 Serien und mehr)

10.3.4 Krafttraining zur Erreichung und Erhaltung des muskulären Gleichgewichts über das Training der allgemeinen Kraftausdauer

Krafttraining, welches sportartspezifisch „nur" die leistungsbestimmende Muskulatur kräftigt, begünstigt die Disharmonie von tonischen und phasischen Muskeln. Allgemeines Krafttraining hilft mit, den kräftemäßigen Ausgleich bei einseitigen Belastungen zu schaffen. Präventiv und ausgleichend wirkt das allgemeine Krafttraining für den Stütz- und Bewegungsapparat, denn Störungen in der Muskulatur haben Störungen im Gelenk zur Folge und umgekehrt. Eine ausreichende Körperstatik („Rumpfkraft vor Extremitätenkraft") sowie eine Belastungsverträglichkeit bei längerdauernden Belastungen sind das Ziel.
Der große Anteil an Stabilisierungs- und Haltungsschwächen verlangt sogar ein gezieltes Krafttraining. Dies muß aber den individuellen Voraussetzungen des Übenden (Entwicklungsstand, Alter, Trainingsstand, ...) entsprechen.
Trainiere vielseitig!
Kräftige sowohl dynamisch (konzentrisch, exzentrisch und isokinetisch) als auch statisch (isometrisch) und in Kombination.

Beim Krafttraining zur Erhaltung des muskulären Gleichgewichts ist folgendes zu berücksichtigen:

- Bewegungsausführung langsam und exakt
- mittlere Belastung bei ca. 15 bis 20 Wiederholungen pro Serie
- Belastungsumfang 2 Serien und mehr
- Pause zwischen den Serien 1 bis 2 Minuten

10.4 Organisationsformen im Krafttraining

10.4.1 Krafttraining nach der Wiederholungsmethode

Kennzeichen

- Übungen mit höchster (maximaler) oder sehr hoher (submaximaler) Intensität
- geringe Wiederholungsanzahl (als Maximum gelten 5 bis 6 Wiederholungen)
- vollständige Erholung
  Die Pausen sollen eine vollständige Regeneration des Organismus ermöglichen, damit die folgende Belastung mit gleichbleibender Intensität durchgeführt werden kann.
  ⟶ Variierbar durch Änderung/Steigerung der Belastungsintensität

Anwendung

- Zur Verbesserung der Maximalkraft und der Schnell-(Explosiv-)kraft

Beim Maximalkraft- und Schnellkrafttraining sind vollständige oder fast vollständige Pausen zwingend, da die Ermüdung zu einer Verminderung der Intensität führt.

10.4.2 Krafttraining nach der extensiven Intervallmethode

Kennzeichen

- Phasen mit mittlerer Belastung (hohe Wiederholungsanzahl) wechseln mit Phasen niedriger Belastung (= „lohnende Pause") ab
- Erholung ist unvollständig (niedrige Belastung), also „lohnend"

  Die Pause hat die Funktion, die Anpassung an die Belastung zu vollziehen und sollte aktiv (durch Gehen, Traben, Lockern, ...) verbracht werden.
- Beim Erreichen einer Pulsfrequenz von ca. 120 Schläge pro Minute sollte ein neuer Reiz gesetzt werden ⟶ viele Intervalle
  Durch das Prinzip der lohnenden Pause kommt es zu einer Aufstockung der Ermüdung; sie nimmt von Wiederholung zu Wiederholung und von Serie zu Serie zu.
  ⟶ Variierbar durch Änderung der Belastungskriterien
  - Dauer der Einzelübung
  - Dauer und Art der Erholungsintervalle
  - Anzahl der Wiederholungen

Anwendung

- Verbesserung der Kraftausdauer

10.4.3 Krafttraining mit dem Circuittraining

Das Circuittraining basiert auf dem Prinzip der Nacheinander-Belastung der einzelnen Muskelgruppen. Es ist darauf zu achten, daß mit einfachen Übungen die Muskelgruppen abwechselnd belastet werden.
An welcher Station begonnen wird ist unerheblich, da die Übungen mit annähernd gleichem Belastungsgrad auszuwählen sind.

Kennzeichen

- 6 bis 12 Stationen sind in einem bestimmten Zeitraum zu „durchlaufen" (= 1 Durchgang)
- Belastung der Muskelgruppen wechselt an jeder Station ab
  → Variierbar durch Änderung der Belastungskriterien
    - Anzahl der Stationen und Anzahl der primär belasteten Muskelgruppen
    - Dauer der Belastung bzw. Anzahl der Wiederholungen
    - Intensität der Belastung
    - Art und Dauer der Pausen zwischen den Stationen
    - Anzahl der Durchgänge und Dauer der dazwischenliegenden Pausen

10.4.4 Differenzierte Anwendung des Circuittrainings

10.4.4.1 Circuittraining zur Verbesserung der Schnellkraft

- Belastung so wählen, daß 6 bis 10 Wiederholungen (pro Serie) möglich sind
- ideale Belastungszeit 15 Sekunden bei idealer Pausenlänge 15 Sekunden (Untersuchungen nach Ballor et al. ergaben, daß dieses Verhältnis (15" Belastung zu 15" Pause) sehr trainingseffektiv ist, da es zu keinem Intensitätsabfall kommt. (Vgl. Weineck, 1996, S. 300)
- vollständige Erholung zwischen den Durchgängen (ca. 2 bis 4 Minuten)

10.4.4.2 Circuittraining zur Verbesserung der Maximalkraft

- hohe Intensität: bis 5 Wiederholungen je Station
- vollständige Erholung zwischen den Stationen: ca. 2 Minuten
- Pause zwischen den Durchgängen ca. 3 bis 5 Minuten

10.4.4.3 Circuittraining zur Verbesserung der Kraftausdauer

- Belastung zwischen 30 und 60 Sekunden bzw.
  Wiederholungsanzahl von 15 bis 30 bei mittlerer Bewegungsgeschwindigkeit
- Pause kurz und unvollständig (ca. 20 bis 30 Sekunden) „lohnende Pause" durch Gehen, Traben, Lockerungsübungen, ...

10.5 Variationen beim Kräftigen

Mit Hilfe von Variationen kann das Training vielseitig, abwechslungsreich und motivierend gestaltet werden.

vielseitig
Variation durch dynamische (konzentrisch und exzentrisch) und statische Kräftigungen oder durch Kombinationsformen

abwechslungsreich
. . . durch Änderung der Bewegungsamplitude
. . . durch Änderung der Ausgangsposition
. . . durch Einsatz von Partner, Geräten, . . .

motivierend
Variationen durch den zusätzlichen Einsatz von passender Musik

10.5.1 Variationen am Beispiel der Kräftigung des großen Gesäßmuskels

→ durch Zerlegen der Bewegung in einzelne Abschnitte

Ausgangsposition (AP) Mittelposition (MP) Endposition (EP)

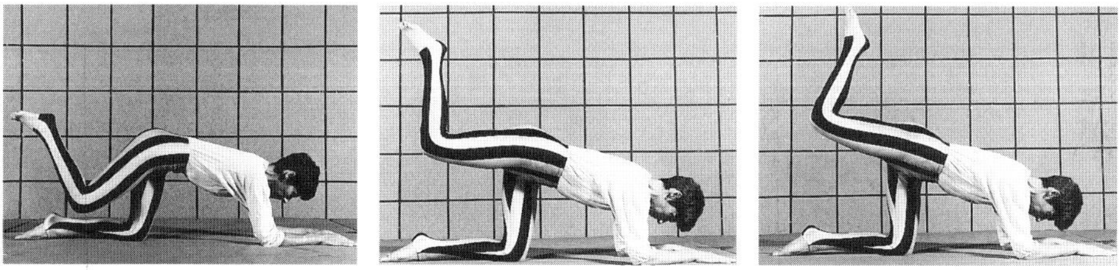

Diese Variation beinhaltet verschiedene Bewegungsamplituden und soll somit dem dynamischen (konzentrischen und exzentrischen) und dem statischen (isometrischen) Kräftigen Rechnung tragen.

→ durch Ändern der Ausgangsposition

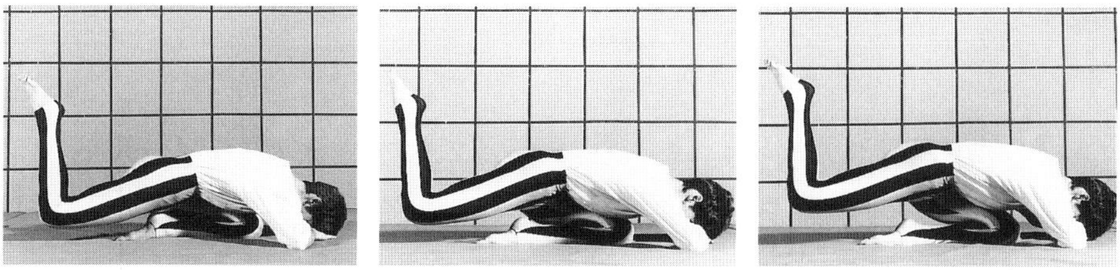

Durch das Ändern der Ausgangsposition kann die Ausführung der Übung erschwert bzw. erleichtert werden.

→ durch den Einsatz von Partner und Geräten (z. B. Stab, ...)

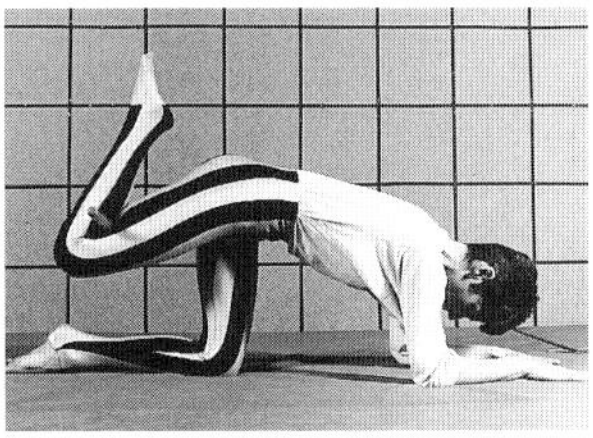
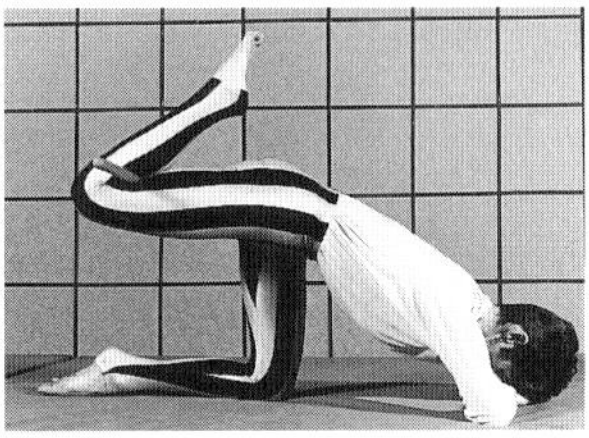

Partnerwiderstand
Der Partner kann durch angemessenen Widerstand am Oberschenkel die Übung erschweren.

Durch den Einsatz von Partner und Geräten kann die Ausführung der Übung variiert (erschwert, unterstützt, ...) werden.

→ durch den Einsatz von passender Musik

Mit Musik macht das Training mehr Spaß. Musik motiviert und verleiht den Übungen noch zusätzlich Dynamik. Aus diesem Grund empfiehlt es sich, die Bewegung in 4 „Schläge" zu zerlegen. So können die Übungen direkt in die Musikgymnastik übernommen werden.

Ausgangsposition (AP)
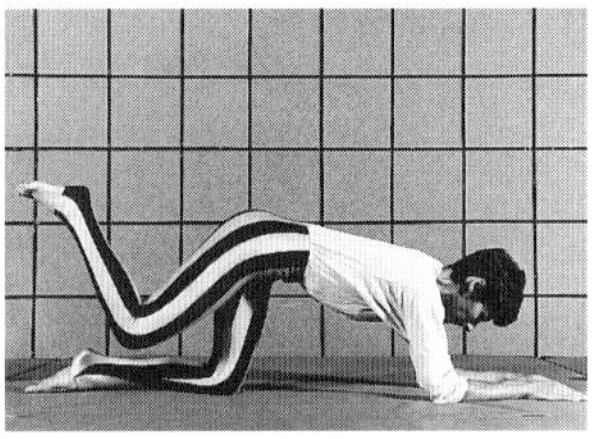

Mittelposition (MP)
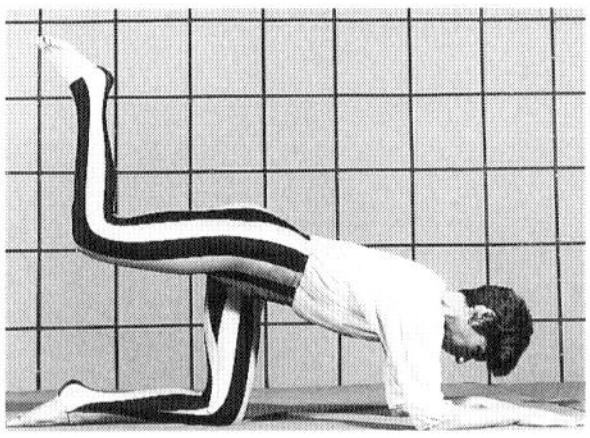

Endposition (EP)
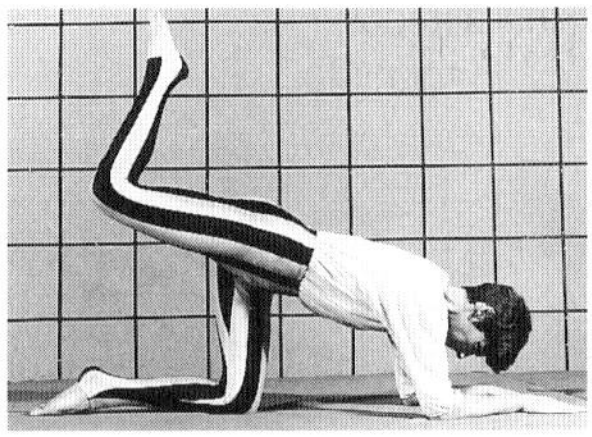

Beispiel dynamischer und verharrender Momente
AP (Schlag 1) - MP (Schläge 2 und 3 verharrend) - EP (Schlag 4), wobei die Variationen beliebig und individuell erweitert werden können und sollen.

Vorschläge
- Dynamischer Wechsel von AP in MP und umgekehrt
- Dynamischer Wechsel von MP in EP und umgekehrt
- Dynamischer Wechsel von AP über MP in EP und umgekehrt
- Dynamischer Wechsel in Kombination mit verharrenden Momenten in den einzelnen Bewegungsstationen, ...

Die gewählte Variation soll nicht nur einmal, sondern als Serie von 4 bzw. 8 bzw. 12 ... Wiederholungen angewandt werden.

Variationen erweitern das Übungsgut und stellen eine Bereicherung für das Krafttraining dar!

10.6 Krafttraining im Schüler- und Jugendbereich

Die Verbesserung der Kraft mit ihren 3 Komponenten (Schnellkraft, Maximalkraft und Kraftausdauer) hat auf die biologischen Voraussetzungen Rücksicht zu nehmen. Ein Krafttraining mit Erwachsenen (abgeschlossenes Wachstum und abgeschlossene Verknöcherung der Skelettknochen) wird sich an anderen Gesichtspunkten orientieren als ein Krafttraining mit Schülern und Jugendlichen. Schüler = Altersgruppe ab dem 10. Lebensjahr Das differenzierte Krafttraining soll aber auch den geschlechtsspezifischen Unterschieden Rechnung tragen. Mädchen verfügen über eine große Beweglichkeit des Rumpfes. Bedingt durch ihre Anatomie (schmale Schultern, breites Becken) sind Kräftigungsprogramme zur Stabilisierung des Rumpfes für sie wichtiger als Programme zur Dehnung.
Der passive Bewegungsapparat der Jugendlichen ist sehr elastisch, aber „druckempfindlich", was bei Überforderung zu Störungen der Knorpel- und Knochenstruktur führen kann. Krafttraining im Kinder- und Jugendbereich ist dann gefährlich, wenn mit Zusatzgewichten gearbeitet wird. Ebenso bedenklich wird ein Training, wenn die Belastungen im Bereich der Maximalkraft liegen und der trainierende Jugendliche nur eine geringe Anzahl von Wiederholungen erbringen kann.
Gelingen einem Schüler gerade noch 4 Liegestütz, so arbeitet er im Bereich seiner Maximalkraft. Derart „erkämpfte" Leistungen bergen die Gefahr einer unfunktionellen Belastung. Eine Überforderung des Bewegungsapparates kann durch meist unkoordinierte Kompensationsbewegungen zusätzlich die Folge sein.
Eine kleine Merkregel soll dabei als individuelle Hilfe dienen:

- Grundlage des Krafttrainings ist das Beherrschen der korrekten Übungsausführung (Technik)
- Optimal ist die Orientierung an der Wiederholungszahl 12
- Belastungssteigerungen sollen erst in Form von Erhöhung der Wiederholungszahl und erst später in Form der Belastungserhöhung erfolgen.
  Höhere Wiederholungszahlen bei zügigem, nicht maximalem Tempo verbessern die Koordination von Muskeln und Muskelteilen.
  Vermieden werden soll aber ein intensives Kraftausdauertraining mit höchsten Wiederholungszahlen pro Zeiteinheit.
- Differenzierte Aufgabenstellungen, je nach dem Grad der motorischen Voraussetzungen: Schaffung von Erschwernissen beim Erreichen einer hohen Wiederholungsanzahl und Erleichterungen für den leistungsschwachen Schüler bzw. Jugendlichen. Denn, was für den einen eine Überforderung bedeutet, ist für einen anderen ein Maximalkrafttraining und für den nächsten ein ideales Krafttraining und für den ausgezeichnet Trainierten „nur noch" ein Kraftausdauertraining.

Der größte „Kraftzuwachs" ist bei Jungen ab dem 13. Lebensjahr und bei Mädchen schon ab dem 11. Lebensjahr festzustellen. Bei Jugendlichen im Wachstumsalter spricht man dann von angemessenem Krafttraining, wenn Belastungsspitzen vermieden werden und bei statischen Beanspruchungen nur mittlere aber keinesfalls maximale Belastungen vorherrschen. So stellt das Körpergewicht des Partners als Zusatzlast oft eine Überforderung für den jugendlichen Bewegungsapparat dar.
Erst nach Abschluß der Pubertät ist Kraft ohne Einschränkungen trainierbar. Aber auch hier müssen unbedingt die Voraussetzungen für ein optimales Krafttraining geschaffen werden bzw. die Belastungen individuell angepaßt werden.

GEEIGNET

Bankstellung
→ Gestreckten Oberkörper vorschieben; Knie strecken in die Liegestützstellung

Absicht:
Kräftigung der Schulterblattfixatoren

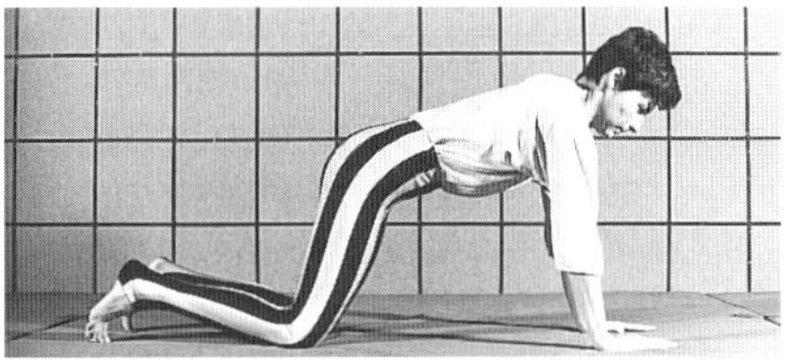

Gestreckten Oberkörper vorschieben

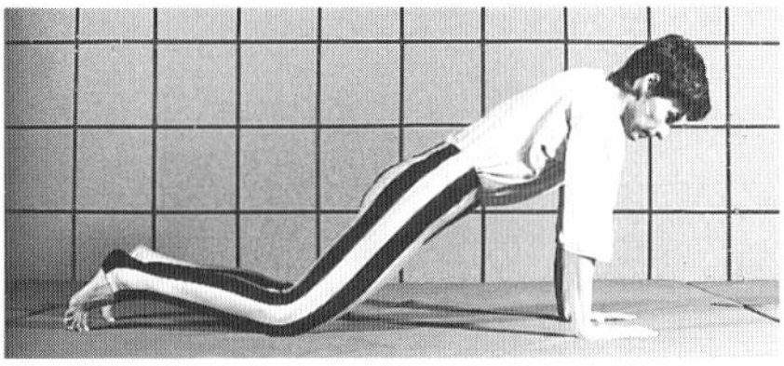

Knie strecken

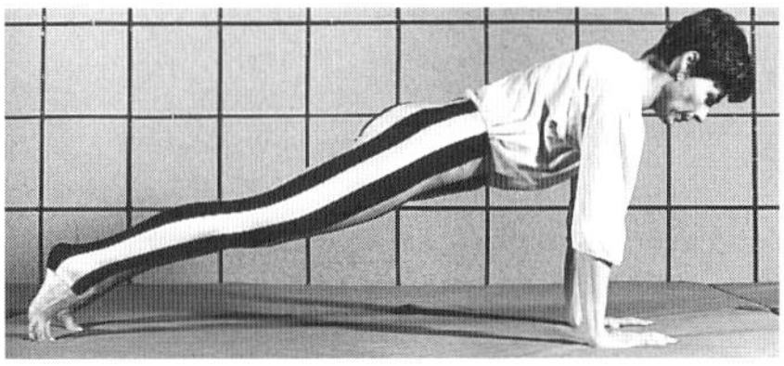

Zur Unterstützung der Ganzkörperspannung Fersen zurückschieben

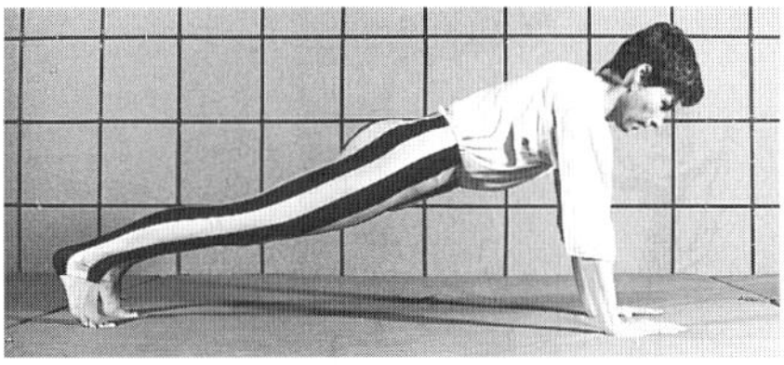

Spannung einige Sekunden halten. Fließender Wechsel von Bank- und Liegestützstellung und umgekehrt!

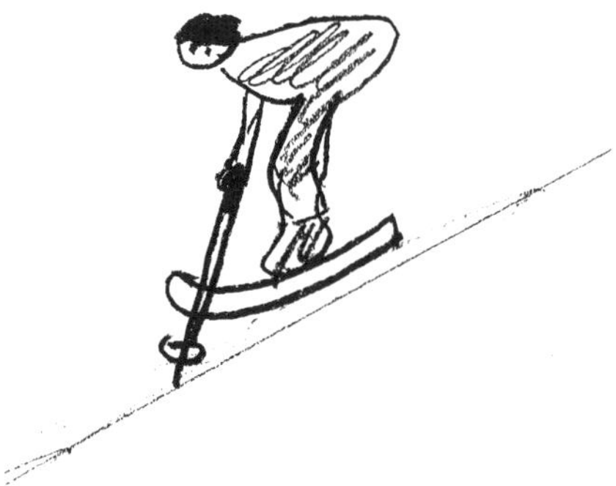

Ismet, 13 Jahre

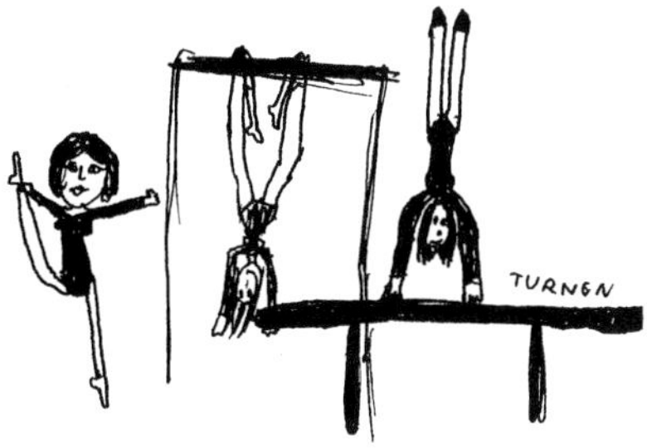

Sabrina, 9 Jahre

G E E I G N E T

Bankstellung im Unterarmstand mit überkreuzten Unterschenkeln
→ Vor- und Zurückschieben des Oberkörpers

Absicht:
Kräftigung der Schulterblattfixatoren

Kopf ist in Verlängerung der Wirbelsäule

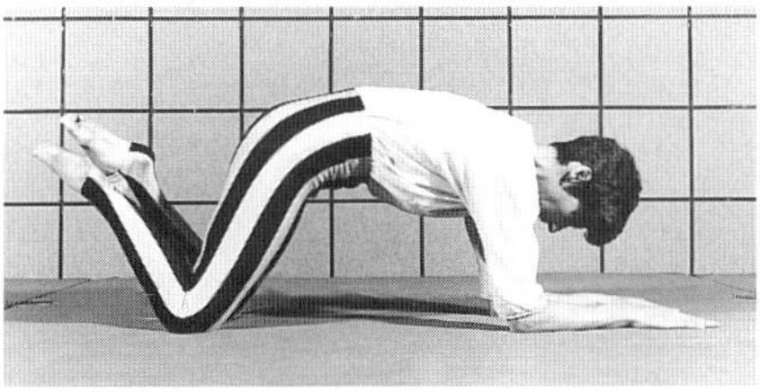

Schulterblätter zusammen und nach unten ziehen

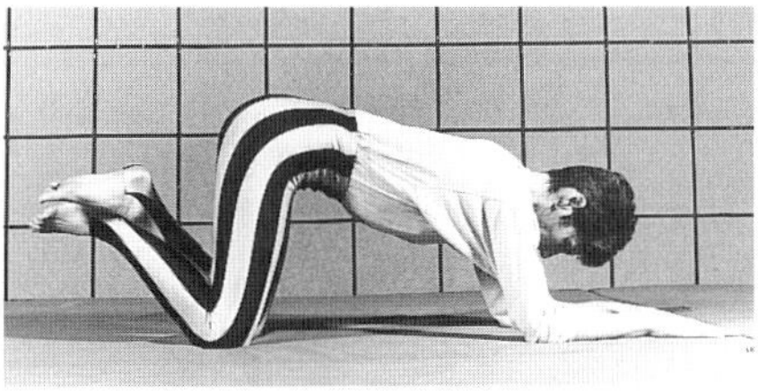

Vorschieben des Oberkörpers (Brustbein Richtung Hände schieben)

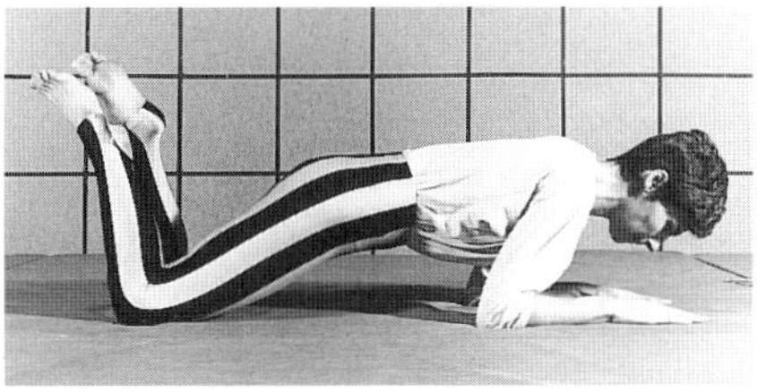

Schultern ziehen Richtung Gesäß!

GEEIGNET

Ein Arm in Hochhalte, der andere fixiert hinter dem Kopf den Oberarm → Gestreckter Arm versucht „auszubrechen“

Absicht:
Kräftigung der Muskulatur des Schultergürtels

Bauch- und Gesäßspannung

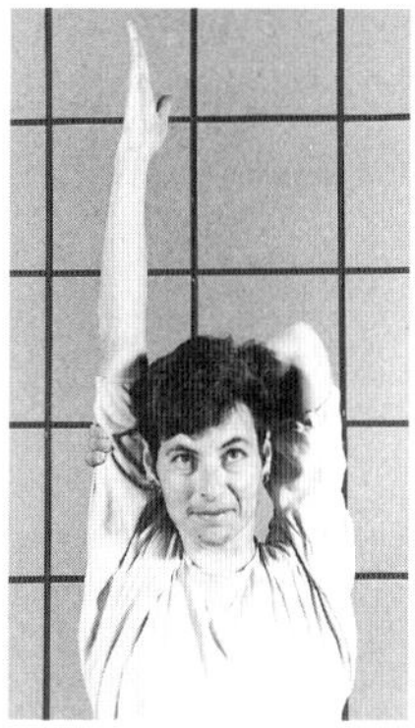

Der gestreckte Arm zieht kräftig zur Seite, nach vorne und zurück (statische Kräftigung)

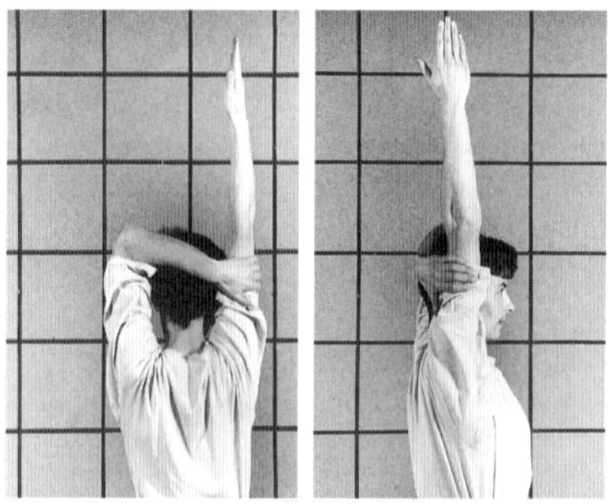

Der Arm versucht, aus der Fixierung auszubrechen.

Übe stets beidseitig!

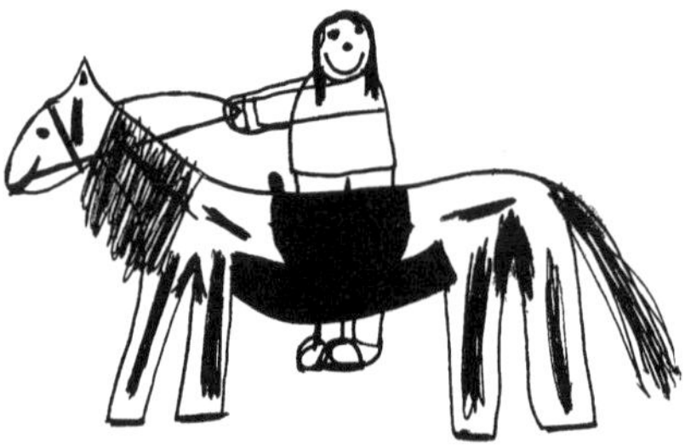

Christina, 9 Jahre

U N G E E I G N E T

Stand
→ Abwechselndes Zurückwippen der Arme in Schlag- und Seithalte

Absicht:
Kräftigung der Schulterblattfixatoren und der Muskulatur des Schultergürtels

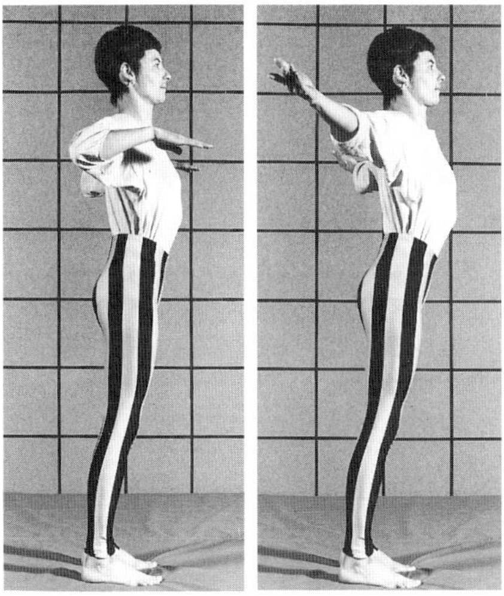

Das Zurückwippen der Arme kann zu Zerrungen der vorderen Schultermuskulatur führen.

Schwungvolle Gegenbewegungen (verstärktes „Hohlkreuz") belasten zudem die Lendenwirbelsäule.

G E E I G N E T

Sitz
Arme rechtwinklig gebeugt
→ Vor- und Zurückführen der Arme

Absicht:
Kräftigung der Schulterblattfixatoren und der Muskulatur des Schultergürtels

Langsam dynamisches Vor- und Zurückführen der rechtwinklig gebeugten Arme

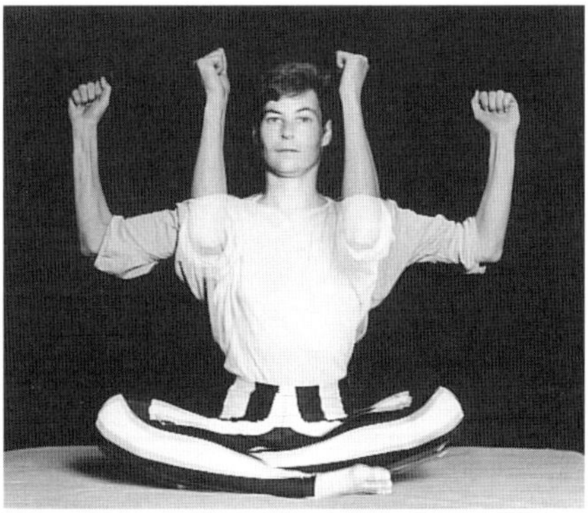

Winkelstellung der Arme beibehalten und mit den Ellbogen nicht nach hinten ausweichen!

U N G E E I G N E T

Stand
⟶ Abwechselndes Zurückwippen der Arme in Schlag- und Seithalte

Absicht:
Kräftigung der Schulterblattfixatoren und der Muskulatur des Schultergürtels

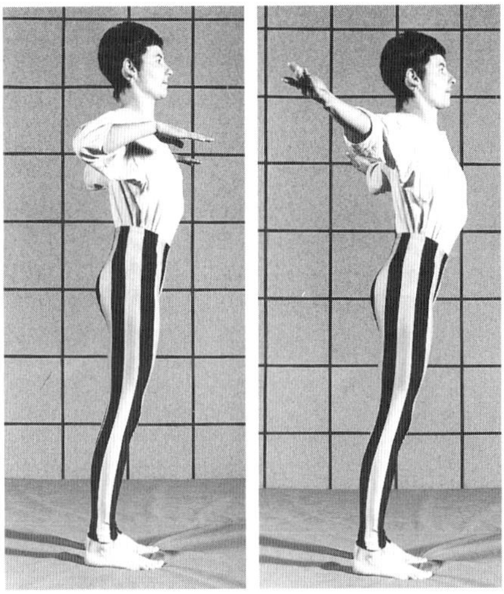

Das Zurückwippen der Arme kann zu Zerrungen der vorderen Schultermuskulatur führen.

Schwungvolle Gegenbewegungen (verstärktes „Hohlkreuz") belasten zudem die Lendenwirbelsäule.

G E E I G N E T

Bauchlage
Gesäßmuskeln anspannen und Fersenschub; Arme in Seithalte
⟶ Hochführen und Senken der Arme (Handflächen nach unten)

Absicht:
Kräftigung der Schulterblattfixatoren und der Muskulatur des Schultergürtels

Aktive Dehnung der Brustmuskeln

Ganzkörperspannung (Fersenschub);
Stirn am Boden

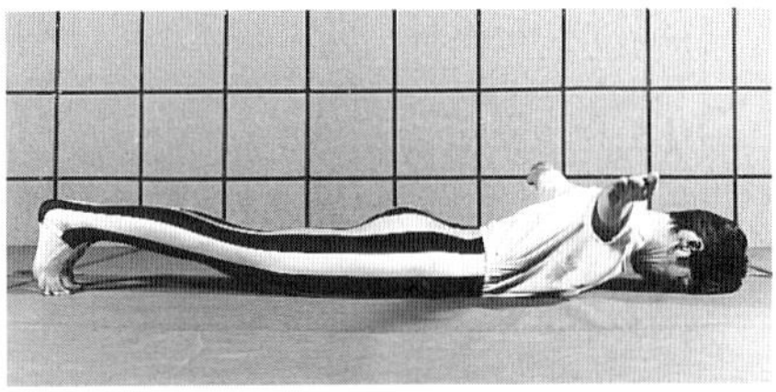

Gestreckte Arme in Seithalte heben

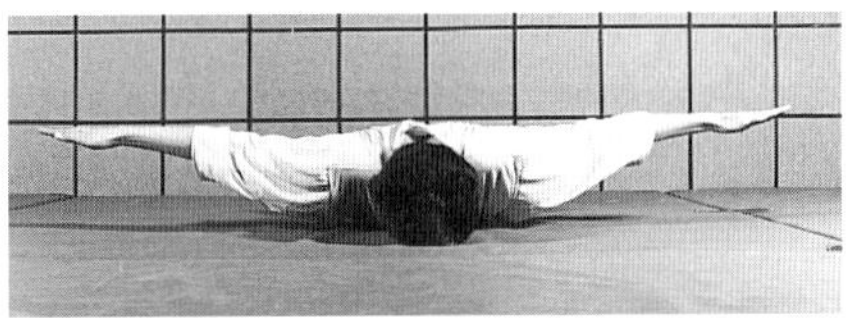

Spannung einige Sekunden halten (dabei gleichmäßig weiteratmen)

Variation
(Handrücken nach unten)

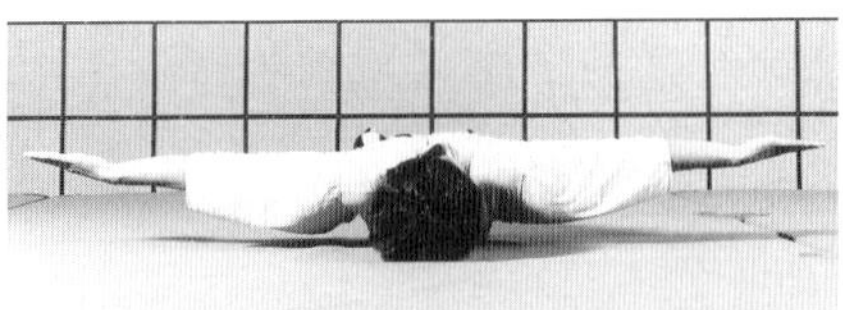

Bei dieser Ausführung werden die Schulterrotatoren mitgekräftigt.
Stirn behält Bodenkontakt!

U N G E E I G N E T

Knieliegestütz
→ Beugen und Strecken der Arme

Absicht:
Kräftigung der Armstrecker und der Schulterblattfixatoren

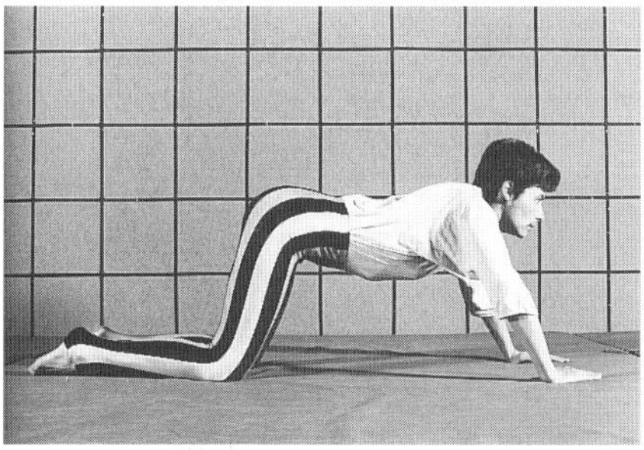

Das Beugen der Arme ohne Schwerpunktsverlagerung nach vorne hat keine Kräftigung der Armstrecker zur Folge („Hohlkreuzgefahr").

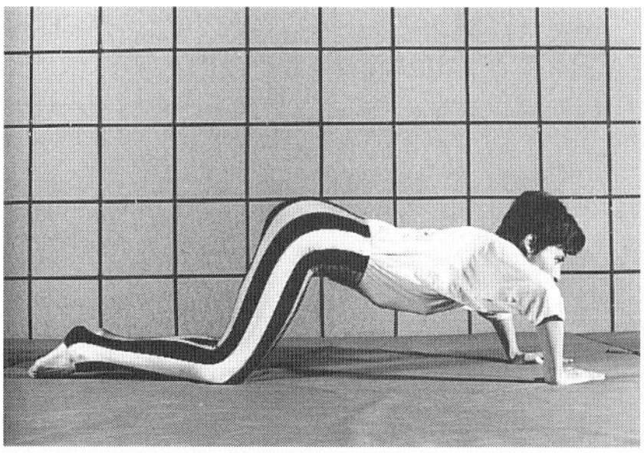

Vielmehr ist eine Fehlbelastung der Wirbelsäule die Folge von ungenügend stabilisierten Schulterblättern, überstrecktem Nacken und nichtaktivierten Bauchmuskeln.

G E E I G N E T

Sitz mit angewinkelten Beinen
Becken leicht gehoben
→ Hochschieben und Absenken des Oberkörpers

Absicht:
Kräftigung der Schulterblattfixatoren sowie der Arm-, Rücken- und Schultergürtelmuskulatur

Ausgangsposition:
Becken leicht gehoben

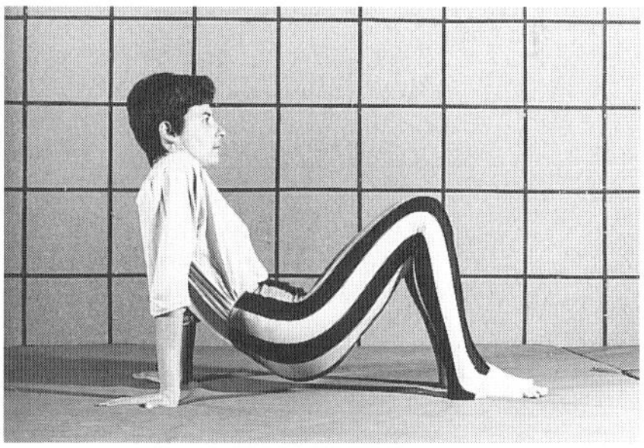

Kopf zwischen den Schultern

Oberkörper hochschieben und dabei den Hals lang machen

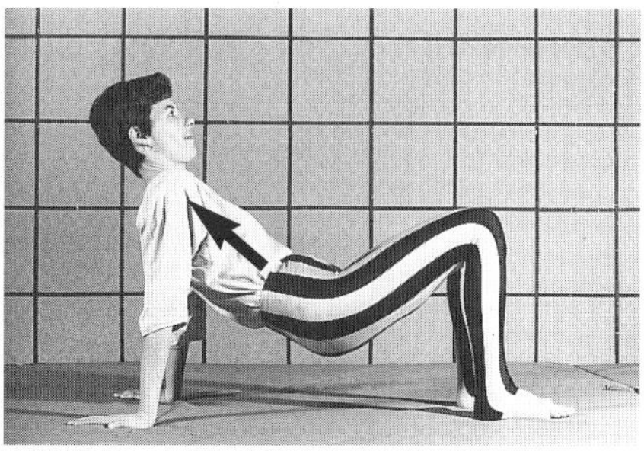

Das Hochschieben und Absenken des Oberkörpers soll in langsam fließendem Wechsel erfolgen!

G E E I G N E T

Schrittstellung am Kasten (vorderes Bein seitlich) - Oberarme liegen waagrecht auf
→ Beugen und Strecken der Arme mit dem Medizinball

Absicht:
Kräftigung der Armbeuger

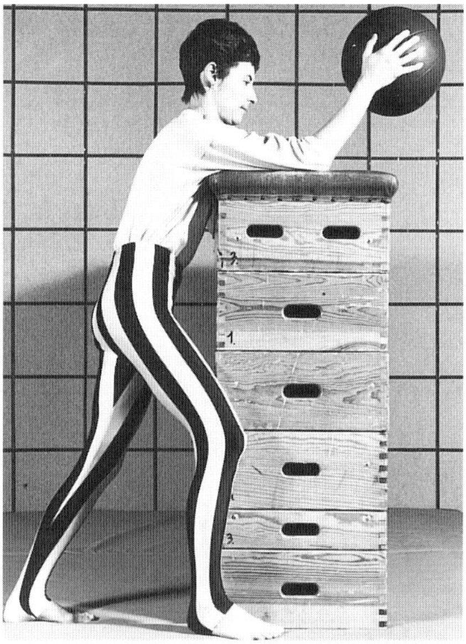

Beim Heben und Senken des Medizinballes sollen die Oberarme nicht von der Unterlage gehoben werden.

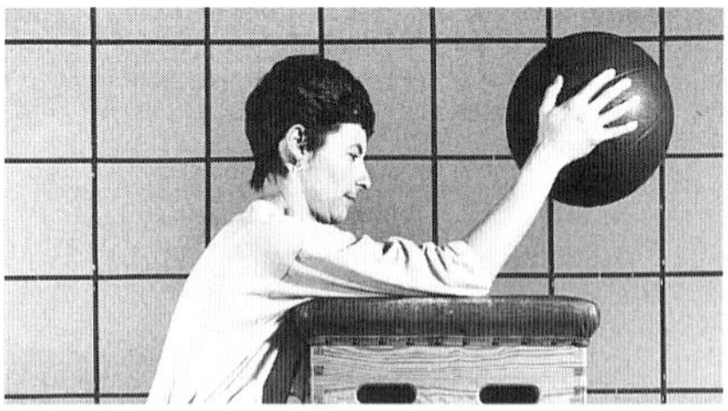

Beachte:
Ellbogengelenk nicht völlig durchstrecken!

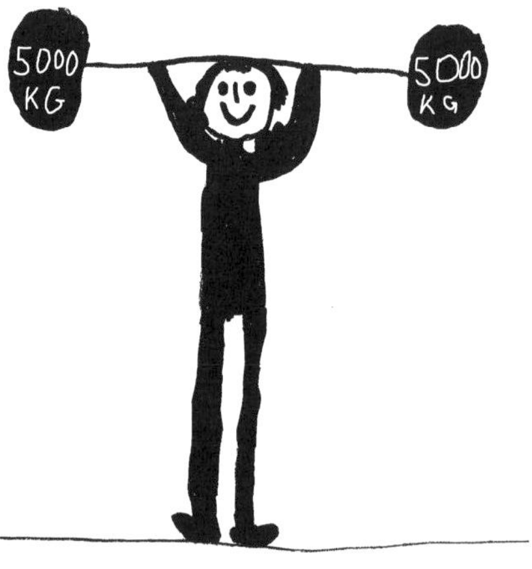

Erwin, 10 Jahre

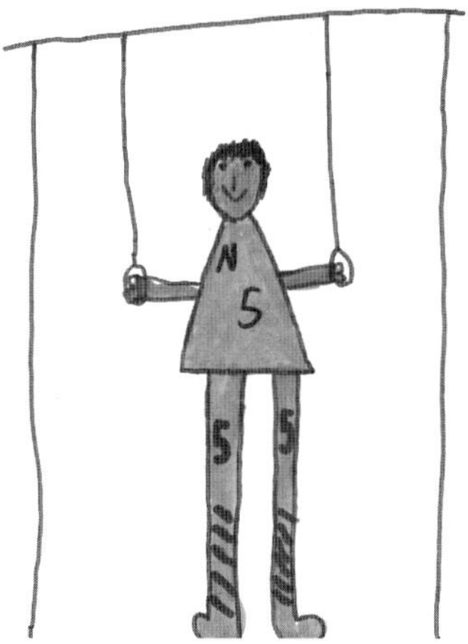

Benny, 9 Jahre

GEEIGNET

Partnerübung
Schrittstellung am Kasten (vorderes Bein seitlich) - Oberarme liegen waagrecht auf
→ Beugen der Arme gegen den Widerstand des Partners

Absicht:
Kräftigung der Armbeuger

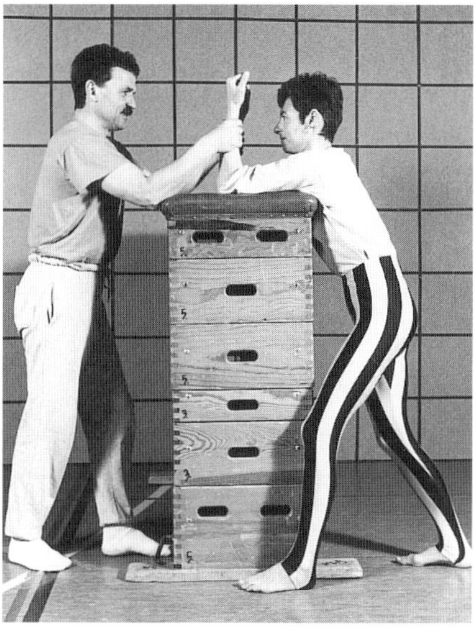

Oberarme dürfen vom Kasten nicht abgehoben werden

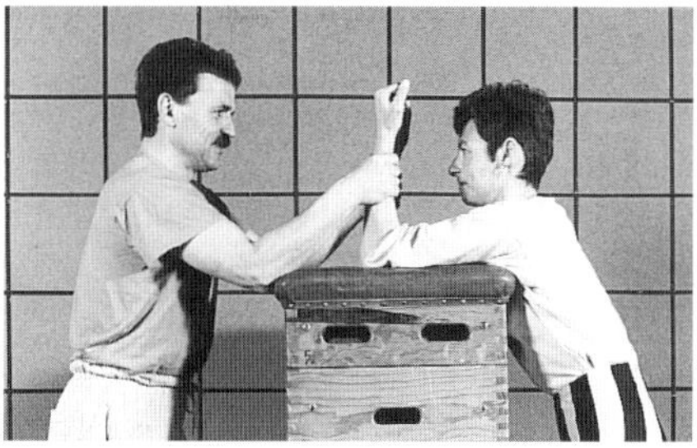

Der Partner leistet individuellen Widerstand und erschwert das Beugen der Arme.

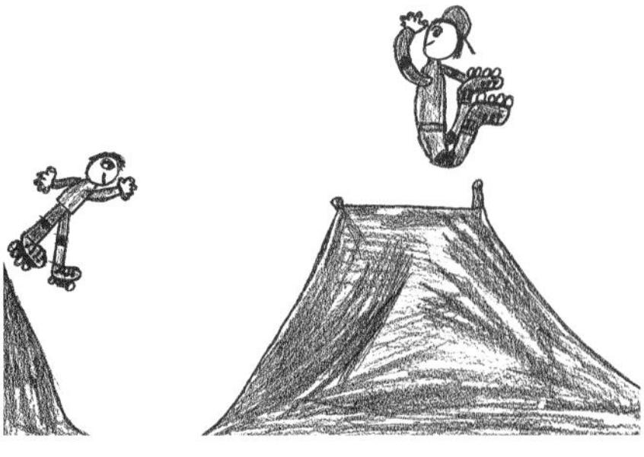

Jeremias, 9 Jahre

GEEIGNET

Rückenlage auf Langbank
Beine gebeugt
→ Ziehen über die Langbank

Absicht:
Kräftigung der Armbeuger und der Muskulatur des Schultergürtels

1. Einarmiges Ziehen

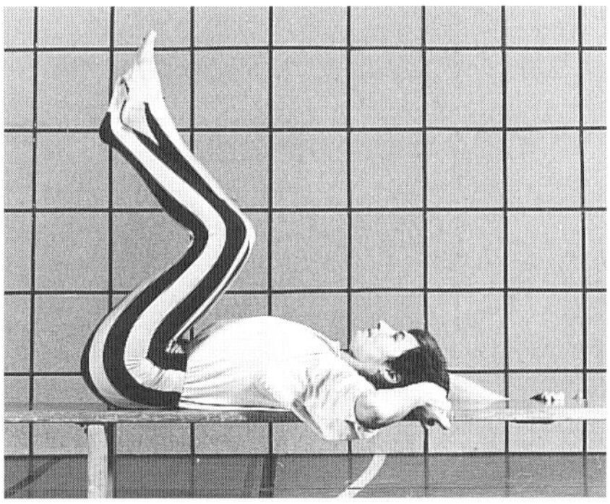

2. Beidarmiges Ziehen

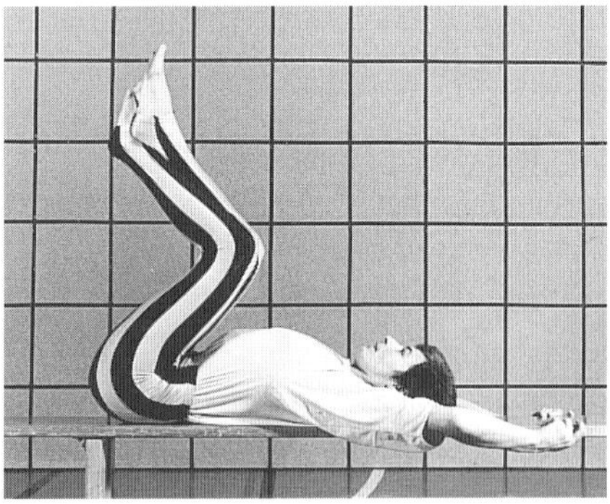

Die gebeugten Beine verhindern,
... daß in einer Hohlrückenstellung (Ausweichbewegung) gezogen wird;
... daß mit den Beinen das Ziehen unterstützt werden kann.

UNGEEIGNET

Knieliegestütz
→ Beugen und Strecken der Arme

Absicht:
Kräftigung der Armstrecker und der Schulterblattfixatoren

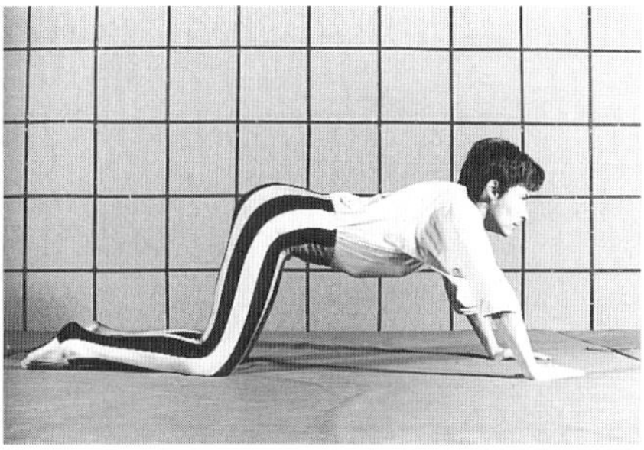

Das Beugen der Arme ohne Schwerpunktsverlagerung nach vorne hat keine Kräftigung der Armstrecker zur Folge („Hohlkreuzgefahr").

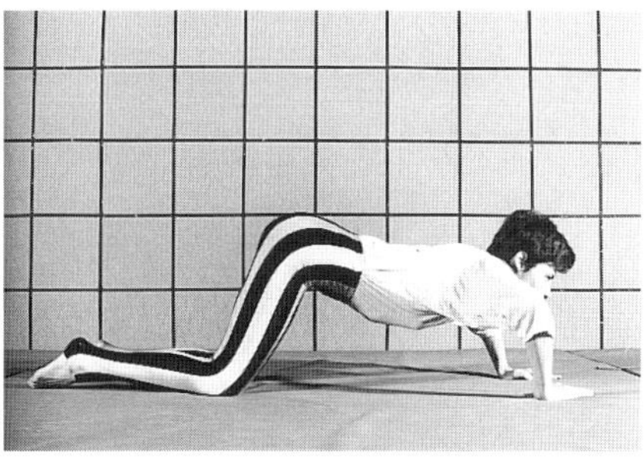

Vielmehr ist eine Fehlbelastung der Wirbelsäule die Folge von ungenügend stabilisierten Schulterblättern, überstrecktem Nacken und nichtaktivierten Bauchmuskeln.

GEEIGNET

Sitz mit angewinkelten Beinen
Becken leicht gehoben
→ Beugen und Strecken der Arme mit Vor- und Rückschieben des Beckens

Absicht:
Kräftigung der Armstrecker und der Muskulatur des Schultergürtels sowie der Schulterblattfixatoren

Becken leicht gehoben

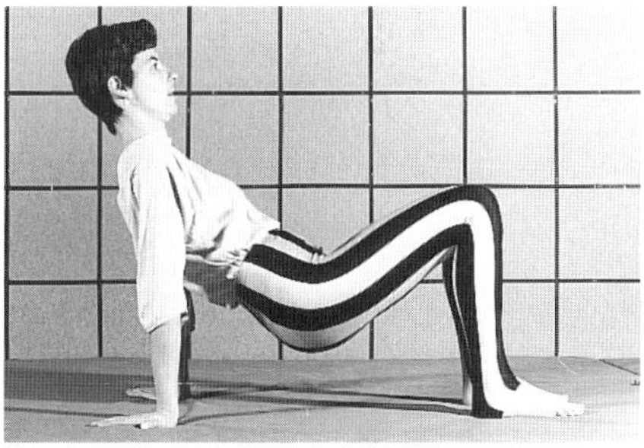

Vorschieben und Senken des Beckens mit gleichzeitigem Beugen der Arme

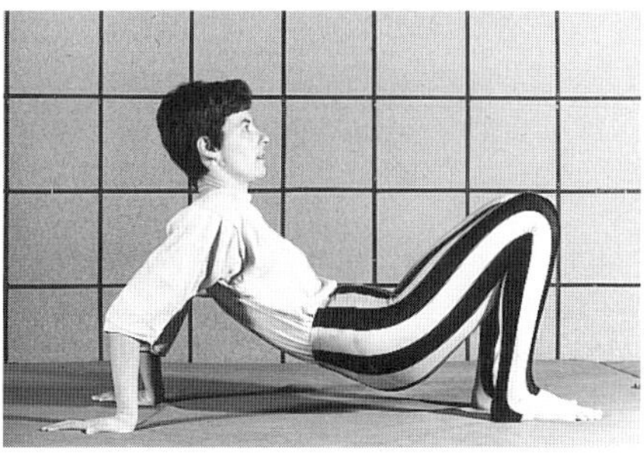

Zurückschieben und Heben des Beckens mit gleichzeitigem Strecken der Arme

Bewegung langsam, aber fließend ausführen!

U N G E E I G N E T

Knieliegestütz
→ Beugen und Strecken der Arme

Absicht:
Kräftigung der Armstrecker und der Schulterblattfixatoren

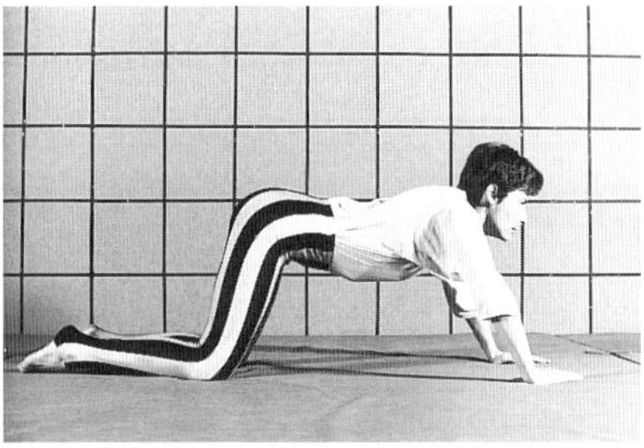

Das Beugen der Arme ohne Schwerpunktsverlagerung nach vorne hat keine Kräftigung der Armstrecker zur Folge („Hohlkreuzgefahr").

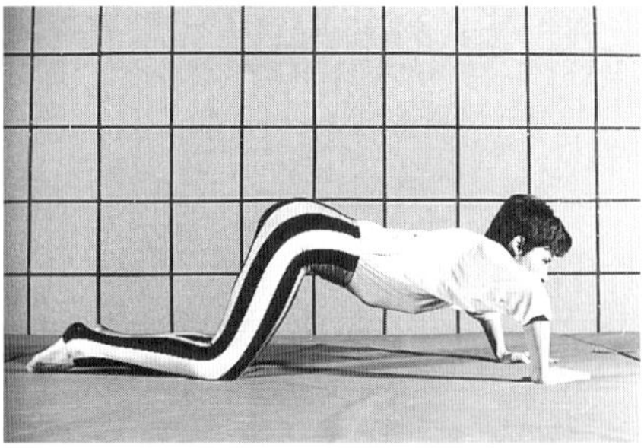

Vielmehr ist eine Fehlbelastung der Wirbelsäule die Folge von ungenügend stabilisierten Schulterblättern, überstrecktem Nacken und nichtaktivierten Bauchmuskeln.

G E E I G N E T

Knieliegestütz mit überkreuzten Unterschenkeln
→ Vor- und Rückführen des Rumpfes mit angelegten Armen

Absicht:
Kräftigung der Armstrecker und der Schulterblattfixatoren

Schulterblätter zusammenziehen (stabilisieren)

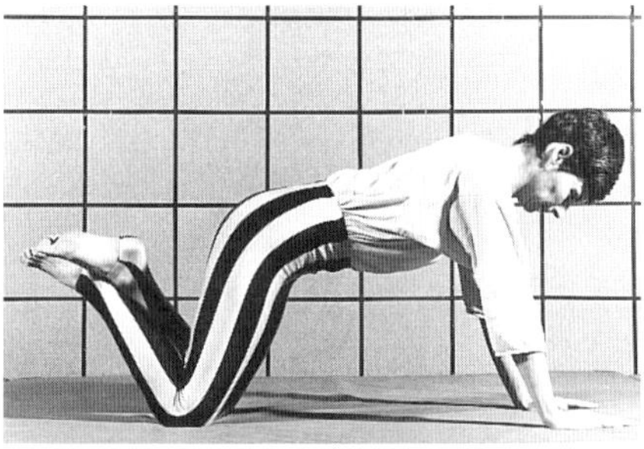

Vor- und Rückführen des Rumpfes

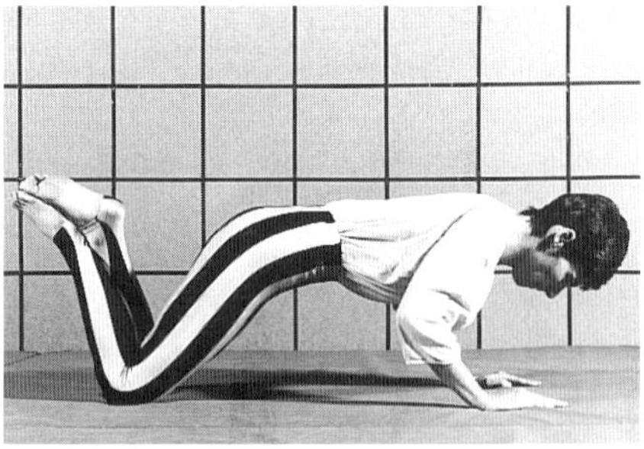

Kopf bleibt in Verlängerung der Wirbelsäule!

Bei Übungen im Knieliegestütz verhindert eine weiche Unterlage (Matte) unangenehme Druckschmerzen im Kniegelenk.

U N G E E I G N E T

Knieliegestütz
→ Beugen und Strecken der Arme

Absicht:
Kräftigung der Armstrecker und der Schulterblattfixatoren

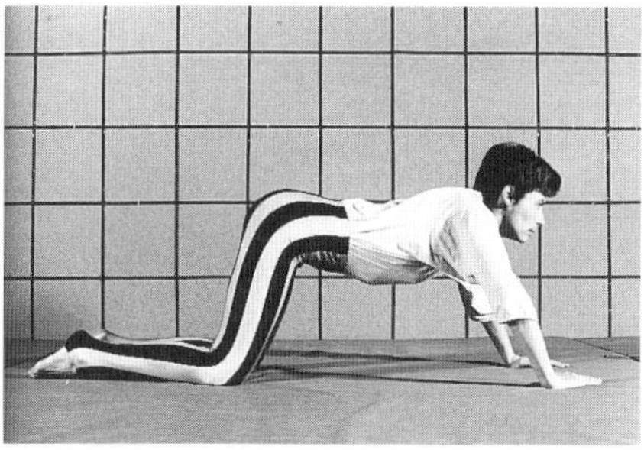

Das Beugen der Arme ohne Schwerpunktsverlagerung nach vorne hat keine effektive Kräftigung der Armstrecker zur Folge („Hohlkreuzgefahr").

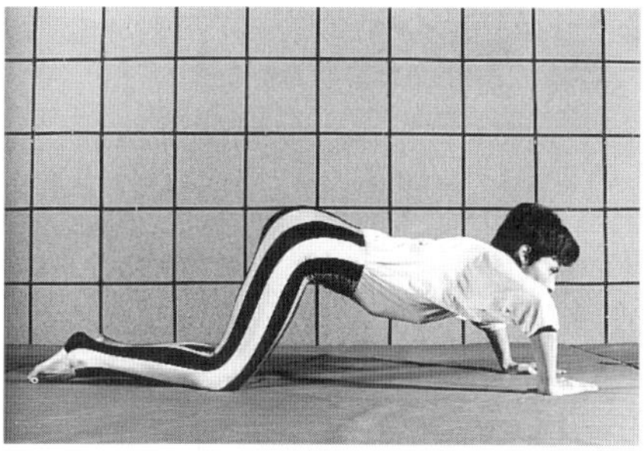

Vielmehr ist eine Fehlbelastung der Wirbelsäule die Folge von ungenügend stabilisierten Schulterblättern, überstrecktem Nacken und nichtaktivierten Bauchmuskeln.

G E E I G N E T

Knieliegestütz mit überkreuzten Unterschenkeln
→ Beugen und Strecken der Arme

Absicht:
Kräftigung der Armstrecker und der Muskulatur des Schultergürtels

Bauchmuskulatur anspannen und Schulterblätter stabilisieren

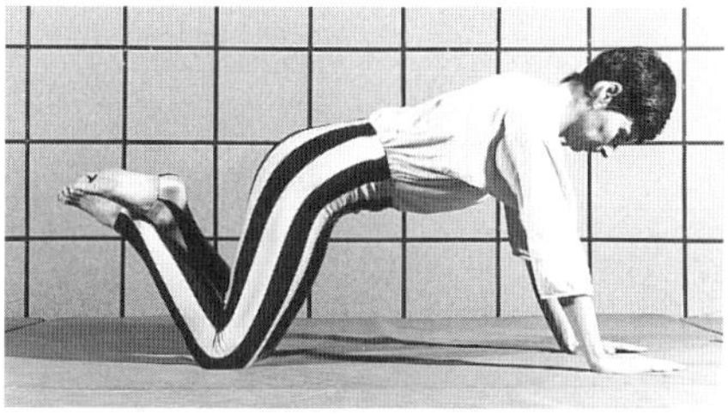

Beim Beugen der Arme den Oberkörper nach vorne-unten führen

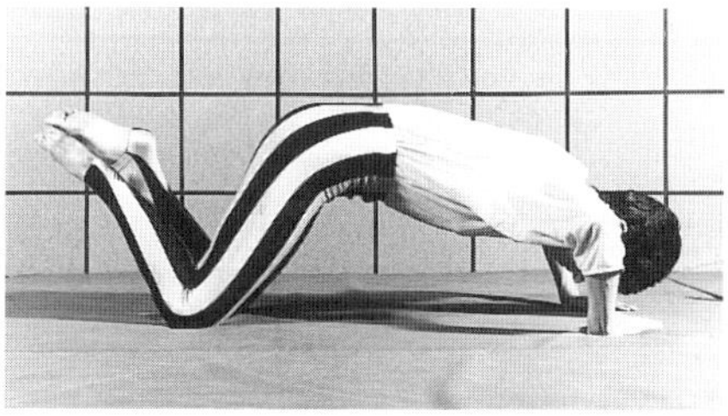

Kopf bleibt in Verlängerung der Wirbelsäule (Stirn zeigt zu Boden)!

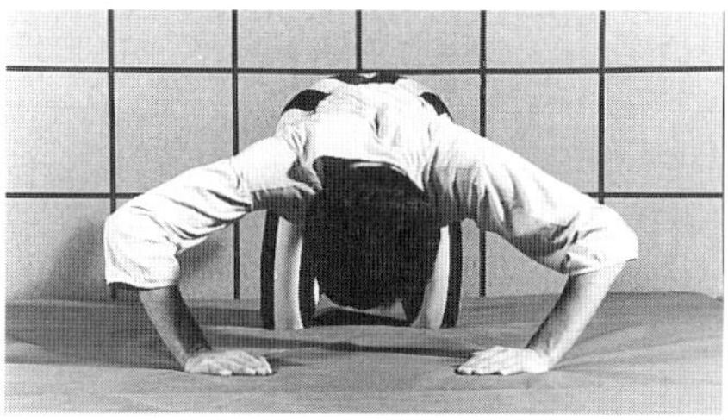

Bei breiter Armstellung werden die Brustmuskeln mitgekräftigt.

U N G E E I G N E T

Klassischer Liegestütz vorlings
⟶ Beugen und Strecken der Arme

Absicht:
Kräftigung der Armstrecker und der Muskulatur des Schultergürtels

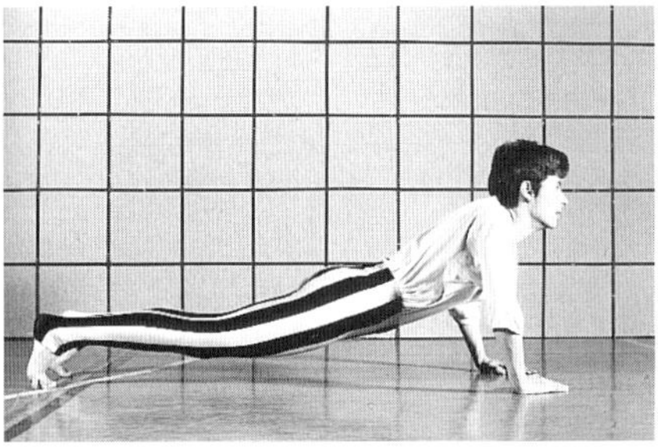

Eine schwach ausgebildete Armmuskulatur führt häufig zu Ausgleichsbewegungen des Rumpfes (verstärkte Hohlrückenstellung beim Strecken der Arme).

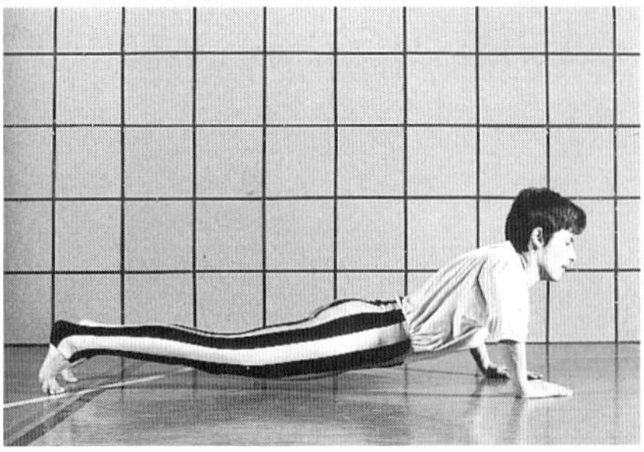

Mangelnde Stabilisierung der Schulterblätter kann zu Fehl- bzw. Überbelastung des gesamten Schultergürtels führen.

G E E I G N E T

Knieliegestütz mit überkreuzten Unterschenkeln
⟶ Beugen und Strecken der angelegten Arme

Absicht:
Kräftigung der Armstrecker und der Muskulatur des Schultergürtels

Arme schulterbreit, Ellbogen zeigen nach hinten

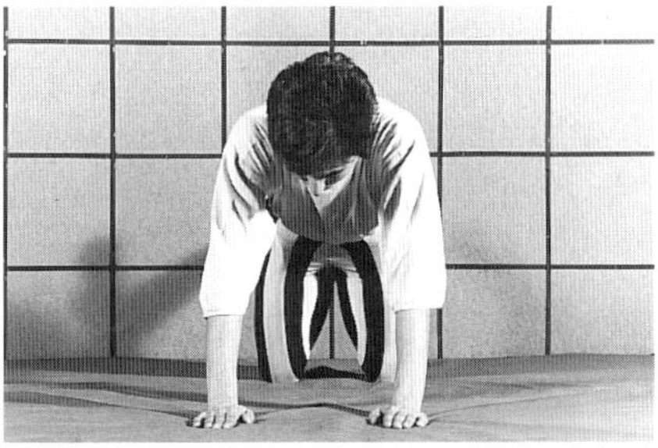

Bauchmuskulatur anspannen, Schulterblätter stabilisieren

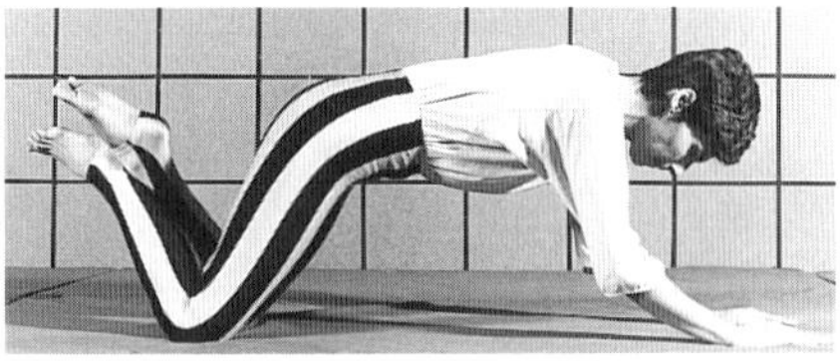

Arme beugen und den Oberkörper nach vorne-unten führen

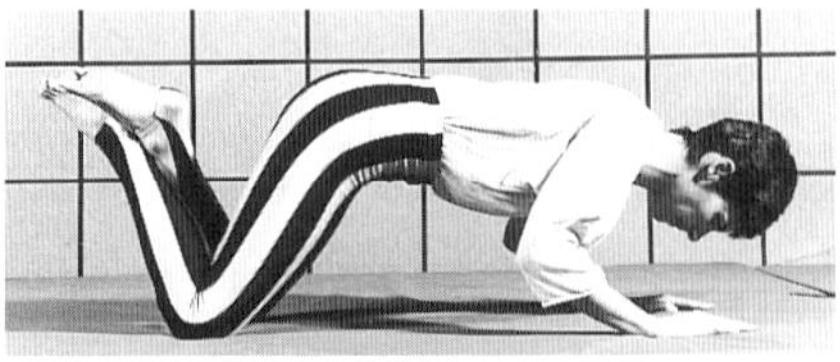

Hände und Stirn bilden ein Dreieck!
Kopf in Verlängerung der Wirbelsäule!

Entscheidend ist nicht die Anzahl der Wiederholungen, sondern die Exaktheit der Übungsausführung!

U N G E E I G N E T

Klassischer Liegestütz vorlings
→ Beugen und Strecken der Arme

Absicht:
Kräftigung der Armstrecker und der Muskulatur des Schultergürtels

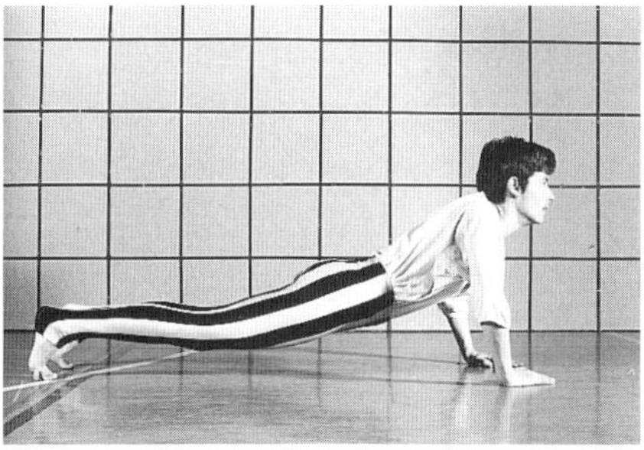

Eine schwach ausgebildete Armmuskulatur führt häufig zu Ausgleichsbewegungen des Rumpfes (verstärkte Hohlrückenstellung beim Strecken der Arme).

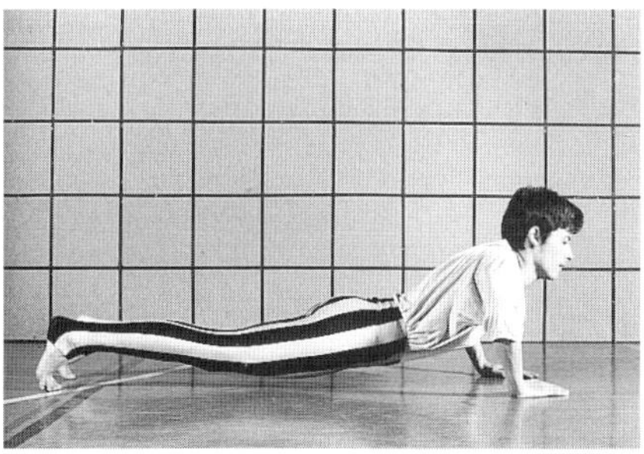

Mangelnde Stabilisierung der Schulterblätter kann zu Fehl- bzw. Überbelastung des gesamten Schultergürtels führen.

G E E I G N E T

Langsitz
→ Drehen in den seitlichen Liegestütz mit anschließendem Wegdrücken

Absicht:
Kräftigung der Arm- und Schultergürtelmuskulatur

Ausgangsposition

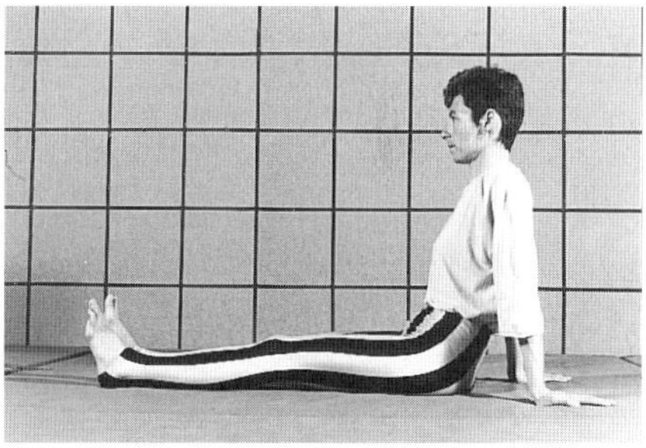

Oberkörper nach links/rechts drehen (Brustbein nahe am Boden)

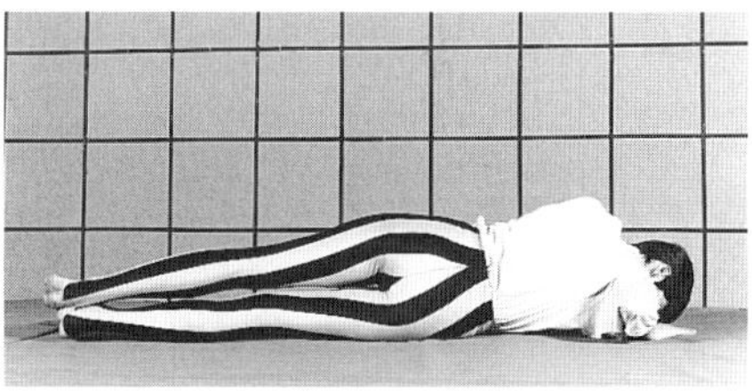

Gebeugte Arme stützen Oberkörper ab

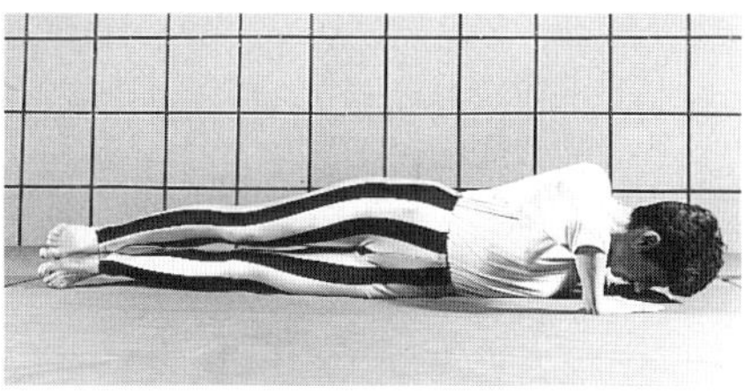

Kräftiges Abstoßen und Seitenwechsel

U N G E E I G N E T

Liegestütz vorlings
→ Schwungvolles Überspringen eines Seiles mit beiden Armen

Absicht:
Kräftigung der Armstrecker und der Muskulatur des Schultergürtels

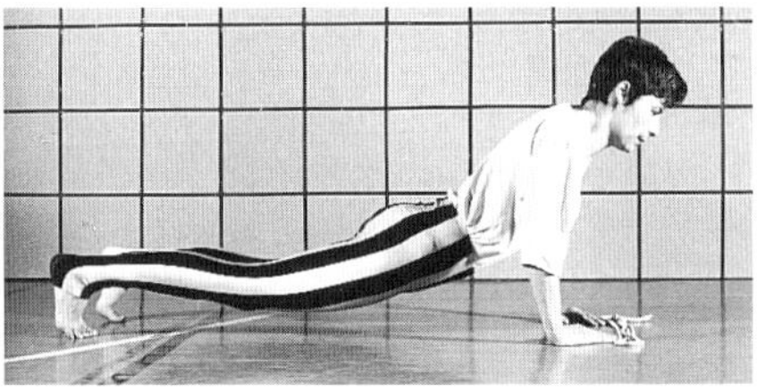

Der Übende holt aus einer verstärkten Hohlrückenstellung Schwung (Gegenbewegung).

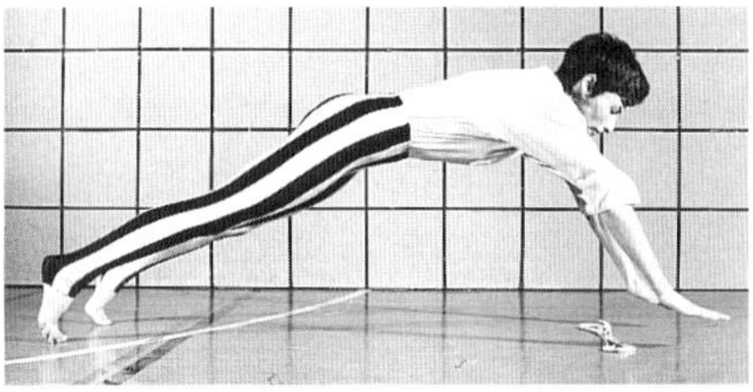

Der Übende landet in einer verstärkten Hohlrückenstellung

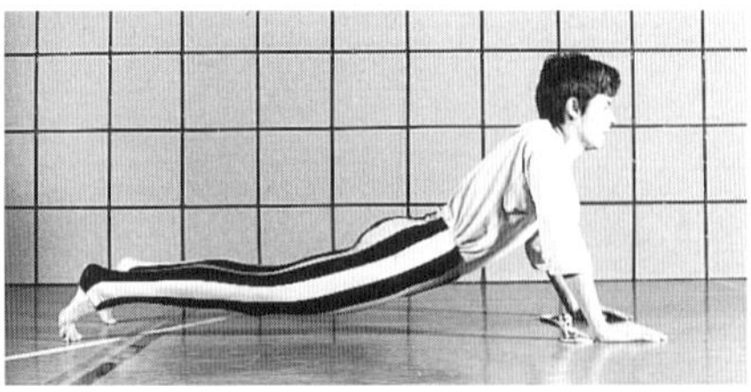

Überbelastung sowie Stauchung der Lendenwirbelsäule und der Handgelenke können die Folge sein.

G E E I G N E T

Liegestützstellung vor Kastenoberteil
→ Auf- und Absteigen

Absicht:
Kräftigung der Armstrecker und der Muskulatur des Schultergürtels

Ganzkörperspannung durch Aktivieren der Bauch- und Gesäßmuskulatur

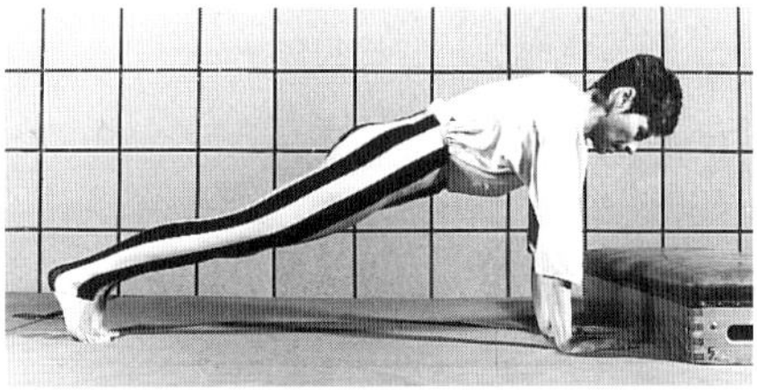

Kopf bleibt in Verlängerung der Wirbelsäule

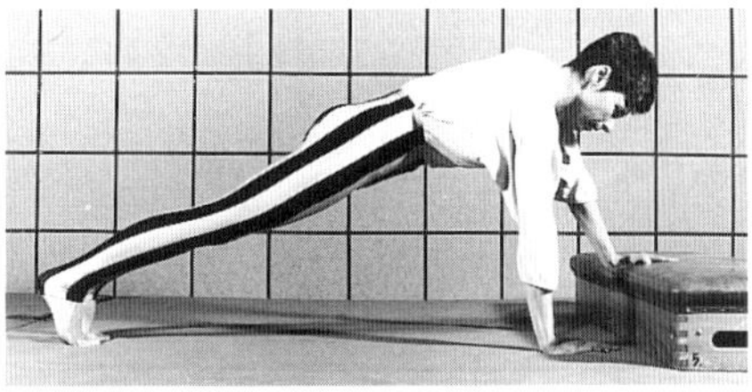

Ganzkörperspannung bleibt während der gesamten Übung erhalten!

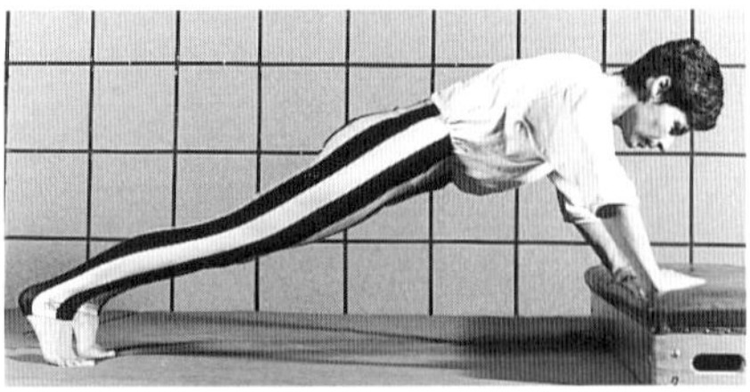

Achte auf eine exakte Bewegungsausführung!

U N G E E I G N E T

Partnerübung
Schubkarren im Liegestütz vorlings
→ Laufen mit Halt an den Fuß-gelenken

Absicht:
Kräftigung der Armstrecker und der Muskulatur des Schultergürtels

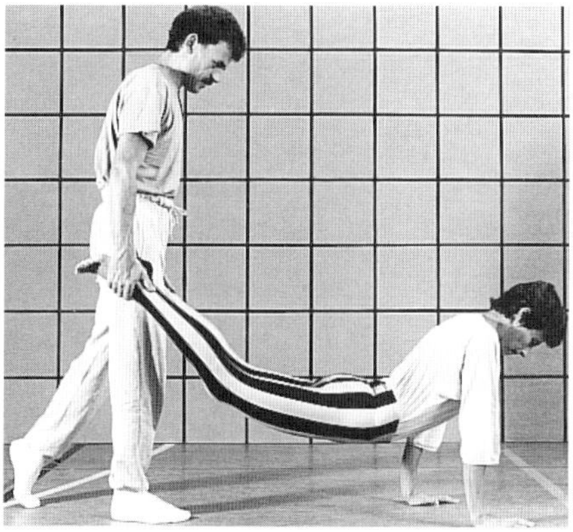

Werden Bauch- und Gesäßspannung nicht gehalten, hängt der Körper durch (verstärkter Hohlrücken). Die Folge ist eine große Druckbelastung auf die Lendenwirbelsäule.

G E E I G N E T

Laufen zwischen zwei Bänken
(in der Bankgasse)
Handflächen am Boden
→ Langsames Vorwärts- und Rückwärtslaufen

Absicht:
Kräftigung der Arm- und Schultergürtelmuskulatur

Vorwärtslaufen

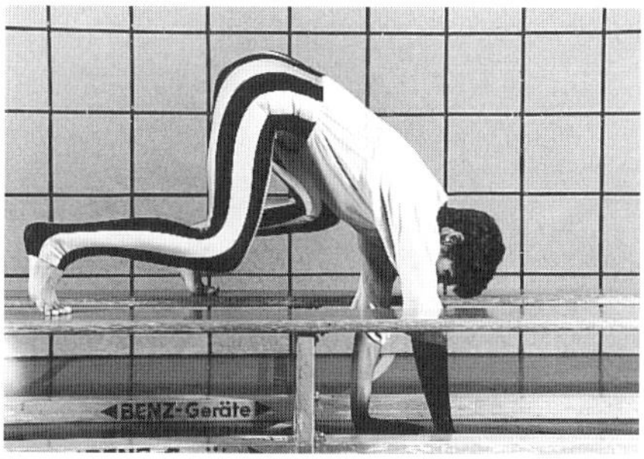

Rückwärtslaufen

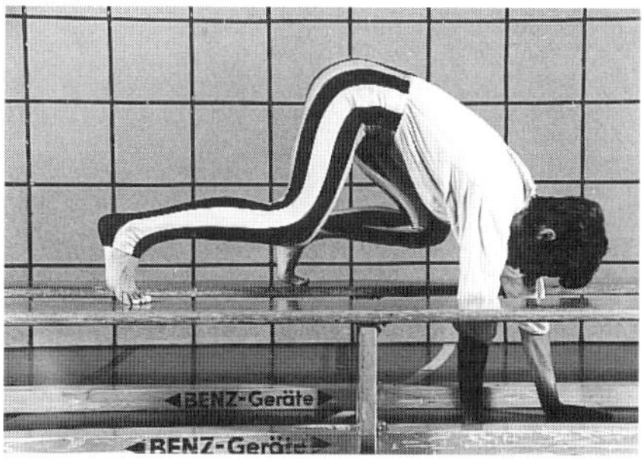

Kopf bleibt in Verlängerung der Wirbelsäule!

Mögliche Variation durch Laufen auf nur einer Bank

UNGEEIGNET

Partnerübung
Schubkarren im Liegestütz vorlings
→ Laufen mit Halt an den Fußgelenken

Absicht:
Kräftigung der Armstrecker und der Muskulatur des Schultergürtels

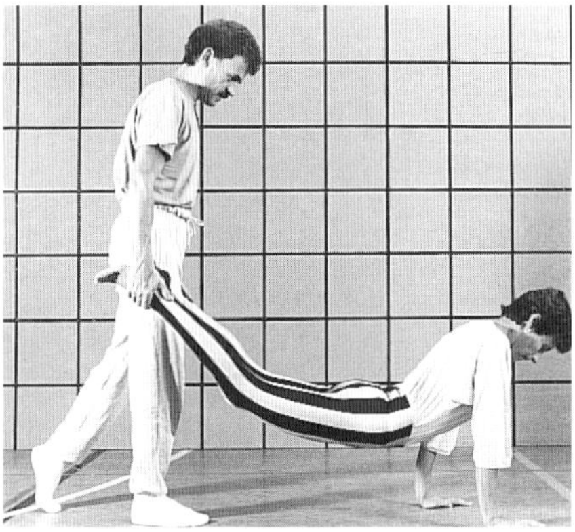

Werden Bauch- und Gesäßspannung nicht gehalten, hängt der Körper durch (verstärkter Hohlrücken). Die Folge ist eine große Druckbelastung auf die Lendenwirbelsäule.

GEEIGNET

Partnerübung
Schubkarren im Liegestütz vorlings
→ Laufen mit Halt an den Oberschenkeln

Absicht:
Kräftigung der Armstrecker und der Muskulatur des Schultergürtels

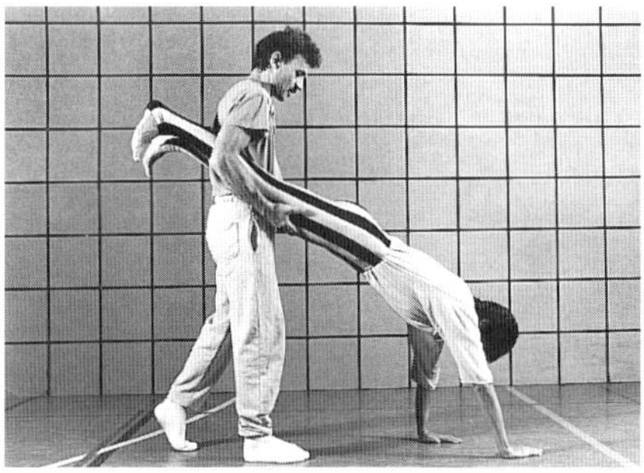

Durch den Halt an den Oberschenkeln kann die Bauch- und Gesäßspannung leichter gehalten werden. Somit ist eine bessere Stabilisierung gegeben.

Eine zusätzliche Erleichterung für den Übenden ist es, wenn er sich mit den Beinen am Partner festklammert.

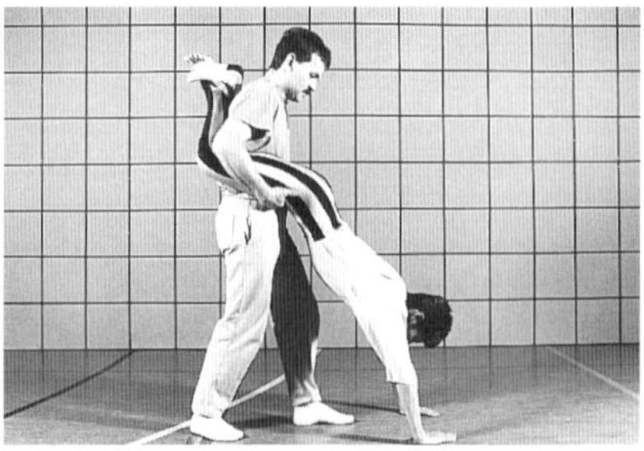

Die Finger zeigen leicht nach innen. Dadurch wird eine ungünstige Belastung der Handwurzelknochen vermieden.

U N G E E I G N E T

Partnerübung
Schubkarren im Liegestütz vorlings
⟶ Laufen mit Halt an den Fußgelenken

Absicht:
Kräftigung der Armstrecker und der Muskulatur des Schultergürtels

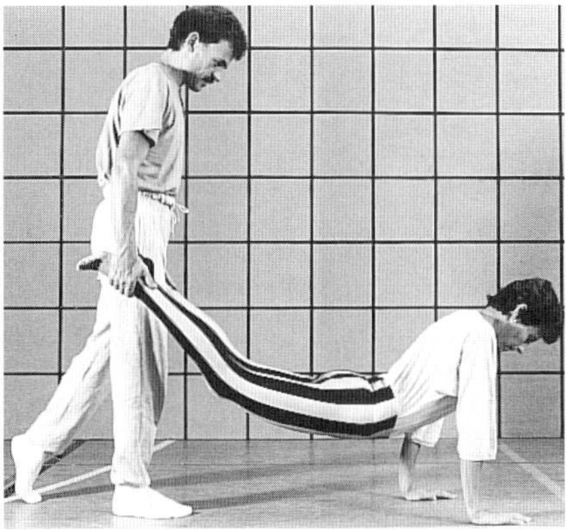

Werden Bauch- und Gesäßspannung nicht gehalten, hängt der Körper durch (verstärkter Hohlrücken). Die Folge ist eine große Druckbelastung auf die Lendenwirbelsäule.

G E E I G N E T

Liegestütz vorlings mit Beinen auf erhöhter Unterlage
⟶ Zurück- und Vorlaufen mit den Händen
(Füße bleiben auf Unterlage)

Absicht:
Kräftigung der Armstrecker und der Muskulatur des Schultergürtels

Ganzkörperspannung!

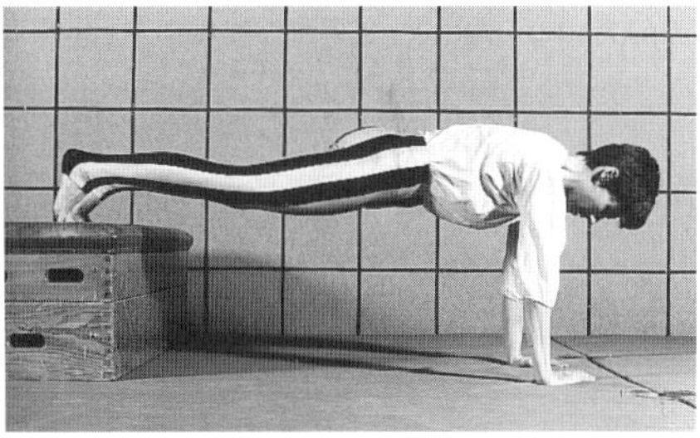

Zurücklaufen mit den Händen

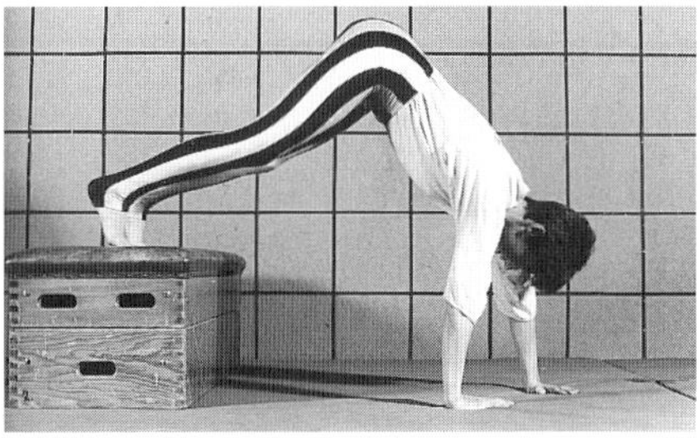

Rücken bleibt auch beim Laufen gerade!

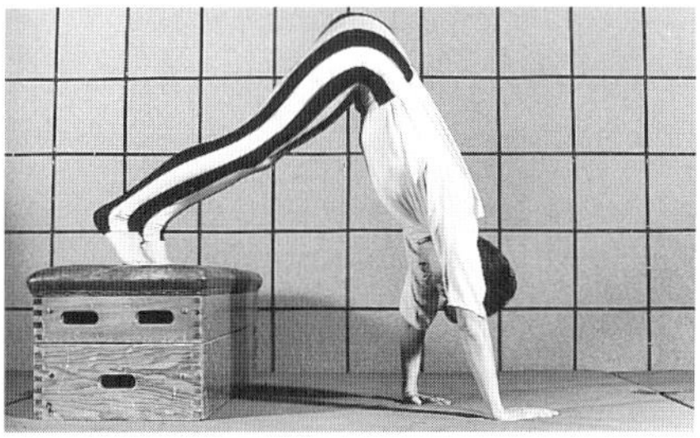

Kopf bleibt in Verlängerung der Wirbelsäule!

UNGEEIGNET

Liegestütz vorlings
Füße auf kniehohem Kasten
→ Beugen und Strecken der Arme

Absicht:
Kräftigung der Armstrecker und der Muskulatur des Schultergürtels

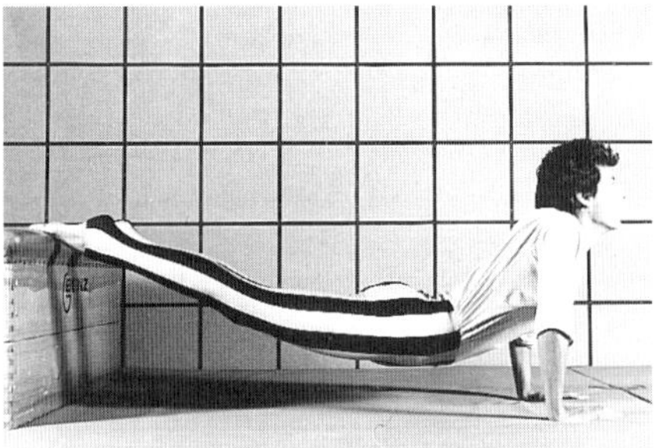

Die Streckbewegung der Arme endet oft in einem verstärkten Hohlrücken. Werden die Schulterblätter nicht genügend stabilisiert, die Bauch- und Gesäßmuskeln nicht angespannt, führt dies zu Fehl- bzw. Überbelastung des Schultergürtels und der Lendenwirbelsäule.

GEEIGNET

Liegestütz vorlings
Oberschenkel auf kniehohem Kasten
→ Beugen und Strecken der Arme

Absicht:
Kräftigung der Armstrecker und der Muskulatur des Schultergürtels

Bauch- und Gesäßmuskulatur anspannen; Schulterblätter zusammenziehen

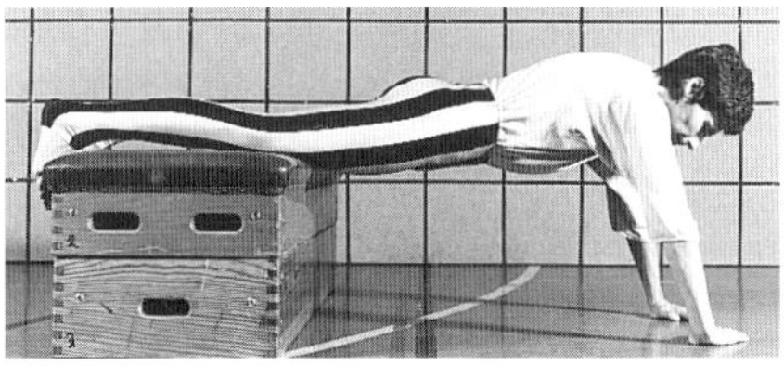

Die Auflage der Oberschenkel (Kniescheibe frei) sorgt für eine größere Stabilisierung im Bereich der Lendenwirbelsäule.

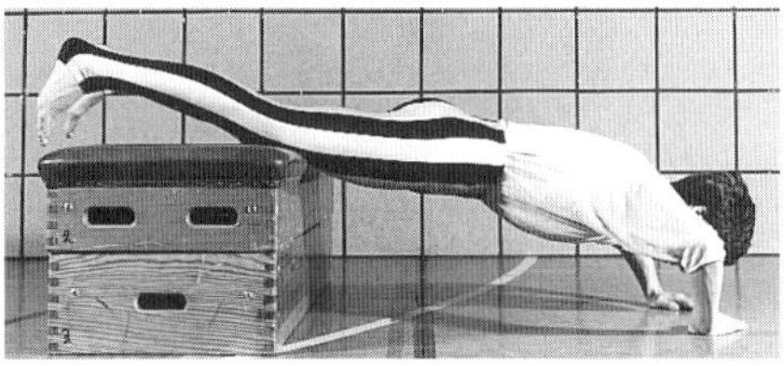

Beim Beugen und Strecken der Arme bleibt der Kopf in Verlängerung der Wirbelsäule!

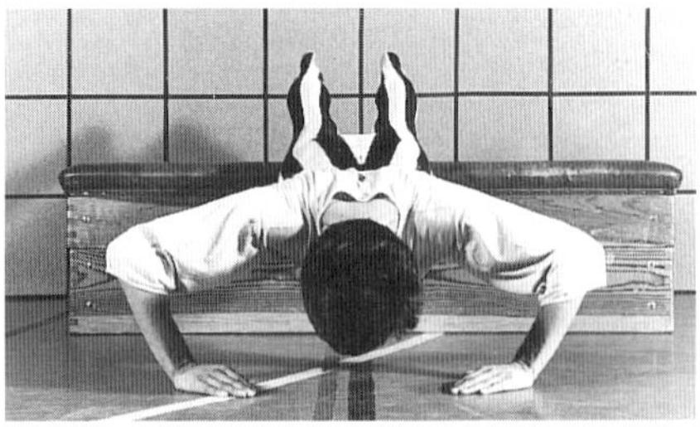

Im Stütz zeigen die Finger leicht nach innen. Bei breiter Armstellung werden die Brustmuskeln mitgekräftigt.

U N G E E I G N E T

Klassischer Liegestütz vorlings
⟶ Beugen und Strecken der Arme

Absicht:
Kräftigung der Armstrecker und der Muskulatur des Schultergürtels

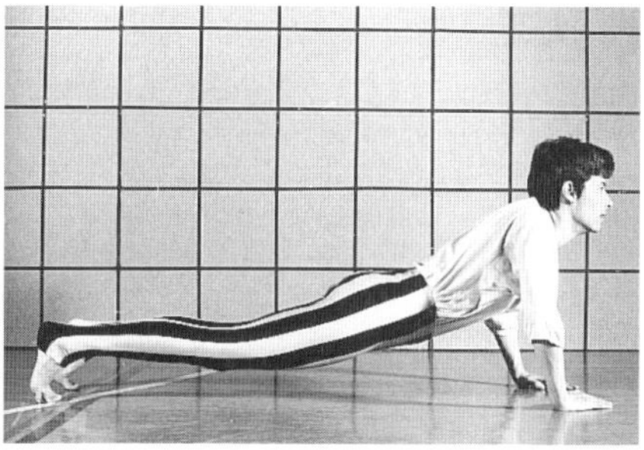

Eine schwach ausgebildete Armmuskulatur führt häufig zu Ausgleichsbewegungen des Rumpfes (verstärkte Hohlrückenstellung beim Strecken der Arme).

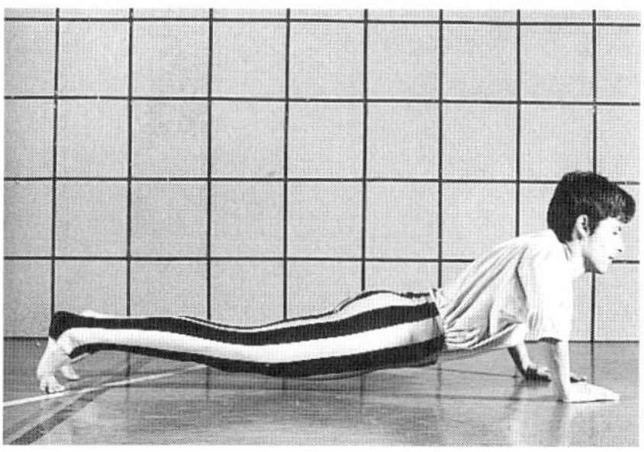

Mangelnde Stabilisierung der Schulterblätter kann zu Fehl- bzw. Überbelastung des gesamten Schultergürtels führen.

G E E I G N E T

Klassischer Liegestütz vorlings
⟶ Beugen und Strecken der Arme

Absicht:
Kräftigung der Armstrecker und der Muskulatur des Schultergürtels

Ganzkörperspannung durch Aktivieren der Bauch- und Gesäßmuskulatur

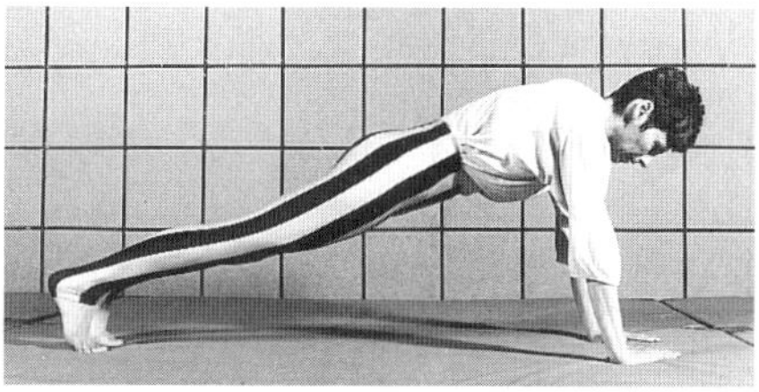

Schulterblätter zusammenziehen (stabilisieren)

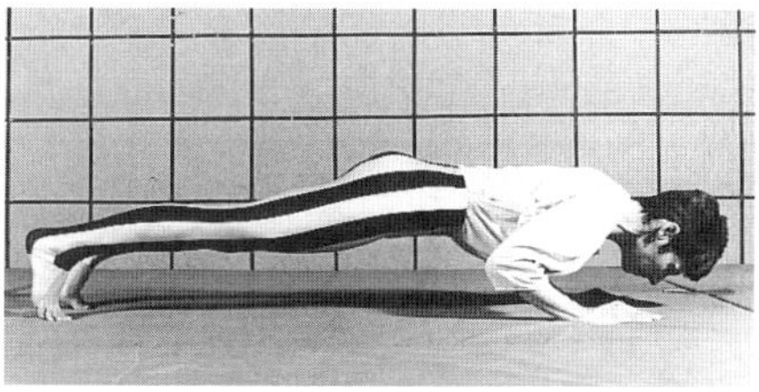

Beugen und Strecken der Arme unter Beibehaltung der Ganzkörperspannung

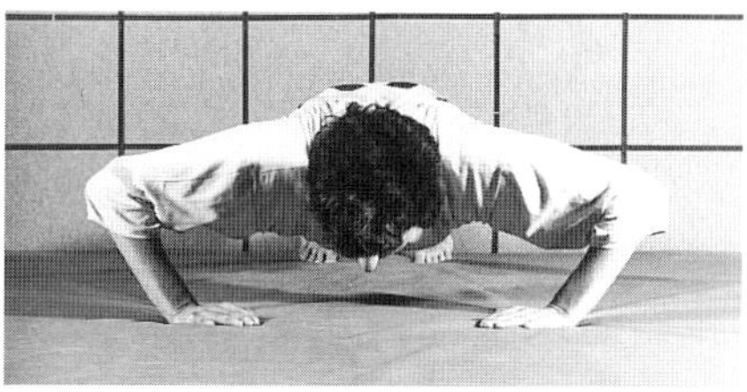

Bei dieser Ausführung (breite Armstellung) werden die Brustmuskeln mitgekräftigt.

U N G E E I G N E T

Liegestütz vorlings
→ Schwungvolles Wegdrücken mit anschließendem Händeklatschen

Absicht:
Kräftigung der Armstrecker und der Muskulatur des Schultergürtels

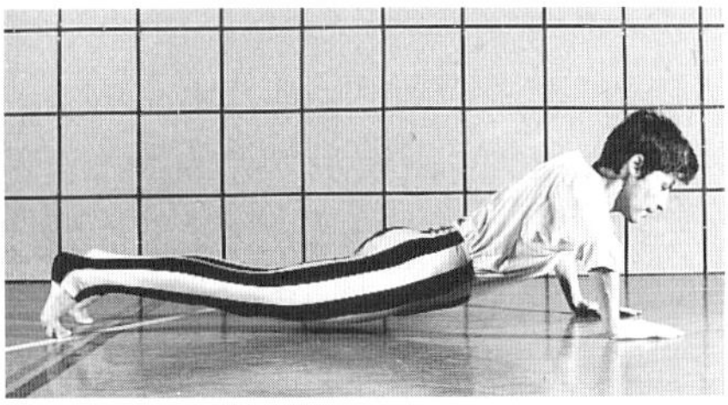

Das kräftige Wegdrücken wird meist durch eine schwungvolle Gegenbewegung (verstärkter Hohlrücken) eingeleitet.

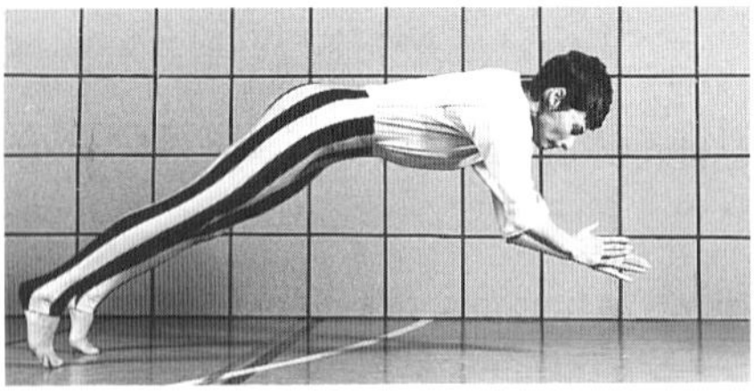

Kann die Körperspannung bei der Landung nicht gehalten werden, wird die Lendenwirbelsäule gestaucht!

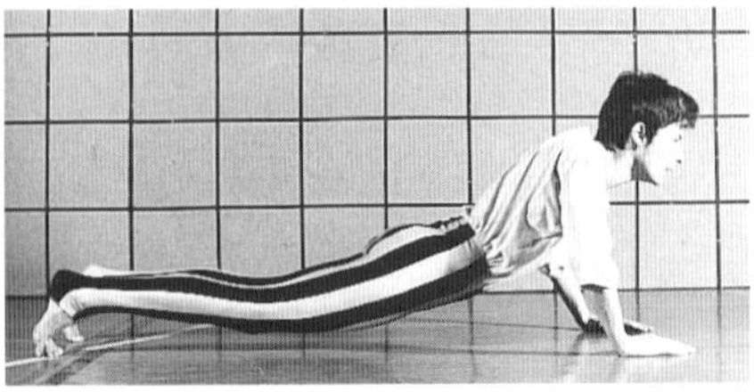

Ebenso Überlastung der Handgelenke!

G E E I G N E T

Klassischer Liegestütz vorlings mit angelegten Armen
→ Beugen und Strecken der Arme

Absicht:
Kräftigung der Armstrecker und der Muskulatur des Schultergürtels

Für gut Trainierte

Ganzkörperspannung
(Bauch- und Gesäßmuskeln anspannen)
Schulterblätter zusammenziehen

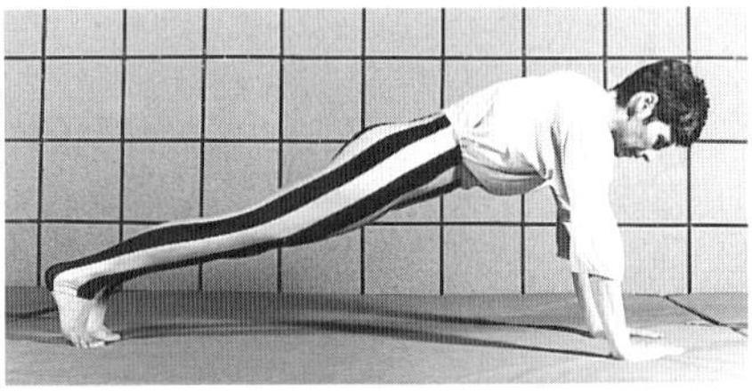

Oberarme beim Beugen zum Rumpf!

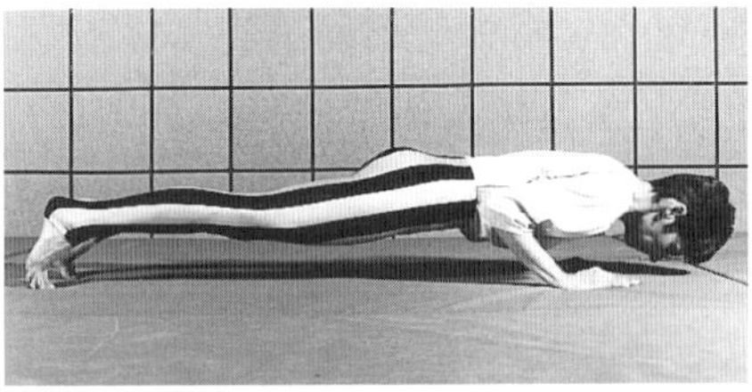

Langsames Beugen und Strecken der Arme unter Beibehaltung der Ganzkörperspannung

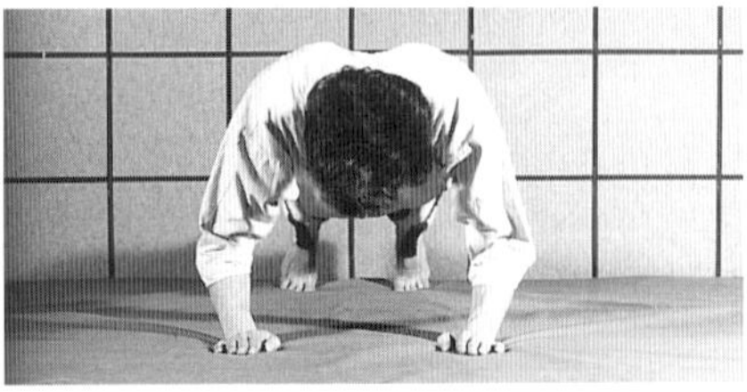

Kopf bleibt in Verlängerung der Wirbelsäule!

U N G E E I G N E T

Liegestütz vorlings
→ Schwungvolles Überspringen eines Seiles mit beiden Armen

Absicht:
Kräftigung der Armstrecker und der Muskulatur des Schultergürtels

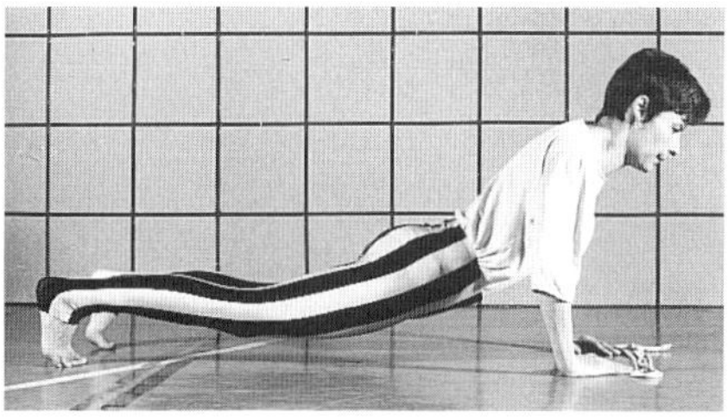

Der Übende holt aus einem verstärkten Hohlrücken Schwung (Gegenbewegung).

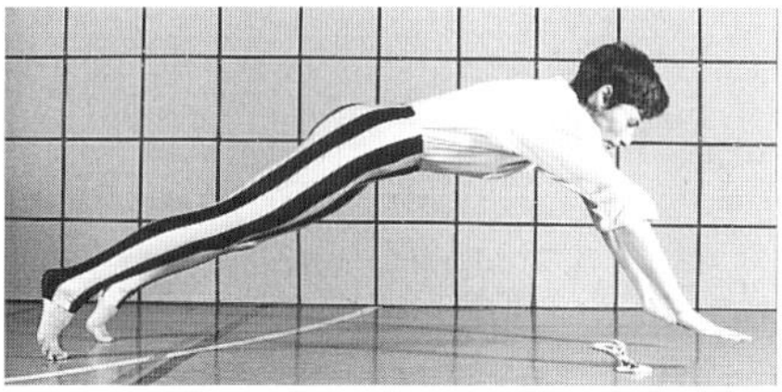

Der Übende landet in einer verstärkten Hohlrückenstellung

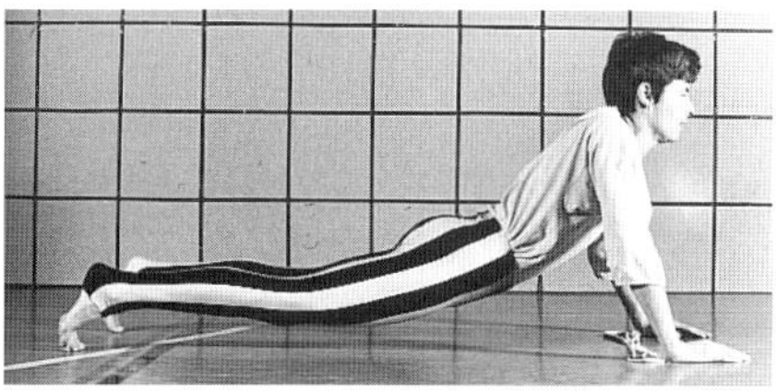

Überbelastung sowie Stauchung der Lendenwirbelsäule und der Handgelenke können die Folge sein.

G E E I G N E T

Klassischer Liegestütz mit Stütz am Kastenoberteil
→ Beugen und Strecken der Arme

Absicht:
Kräftigung der Armstrecker und der Muskulatur des Schultergürtels

Ganzkörperspannung
(Bauch- und Gesäßmuskeln anspannen)
Schulterblätter zusammenziehen

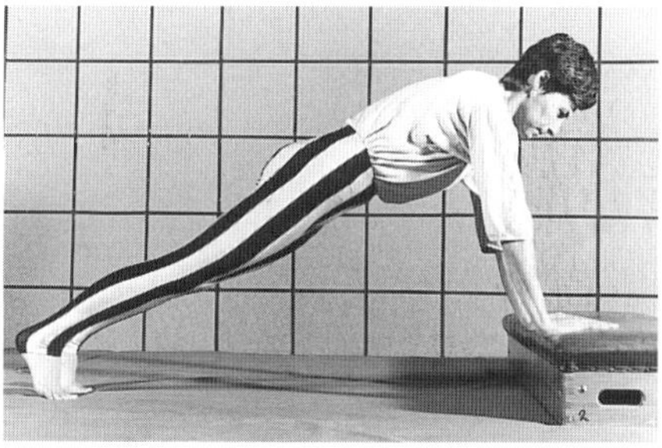

Beugen und Strecken der Arme

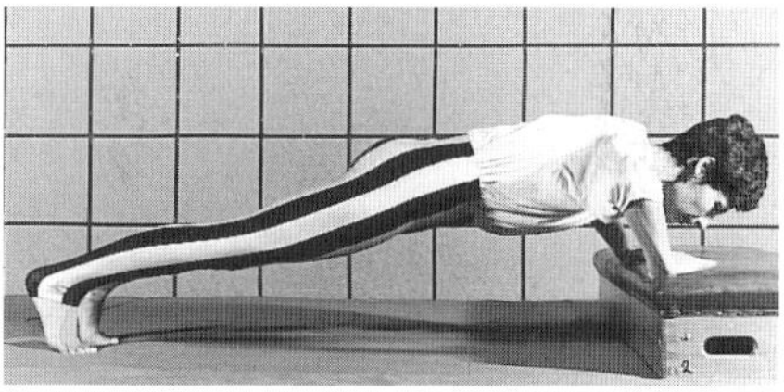

Variation für gut Trainierte:
Liegestütz mit angelegten Armen (Ellbogen nach hinten - Oberarme zum Rumpf)

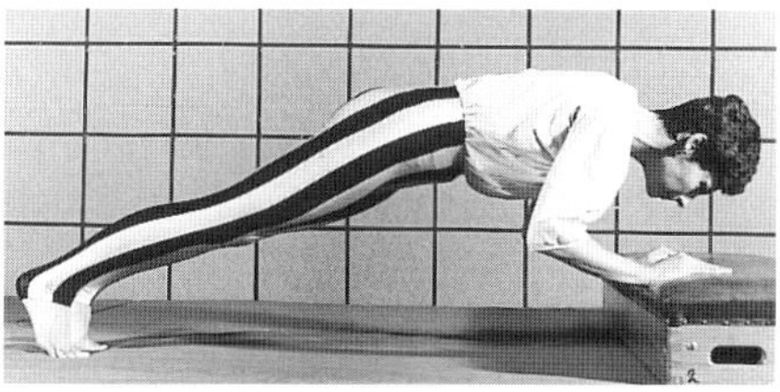

Kopf in Verlängerung der Wirbelsäule!

U N G E E I G N E T

Liegestütz vorlings
⟶ Schwungvolles Wegdrücken mit anschließendem Händeklatschen

Absicht:
Kräftigung der Armstrecker und der Muskulatur des Schultergürtels

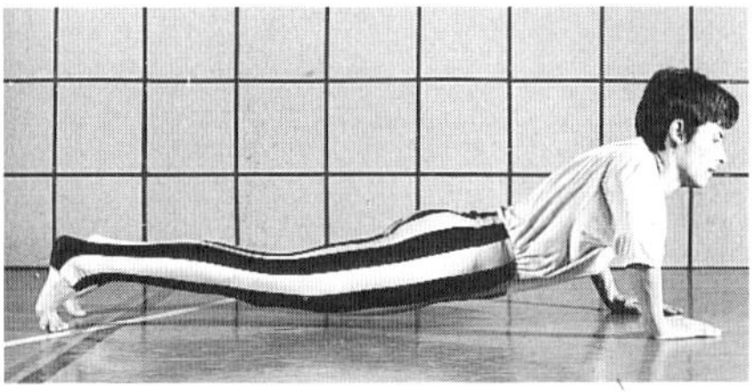

Das kräftige Wegdrücken wird meist durch eine schwungvolle Gegenbewegung (verstärkter Hohlrücken) eingeleitet.

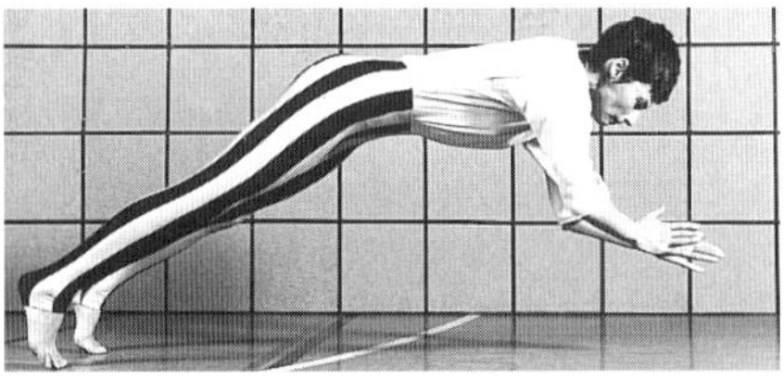

Kann die Körperspannung bei der Landung nicht gehalten werden, wird die Lendenwirbelsäule gestaucht!

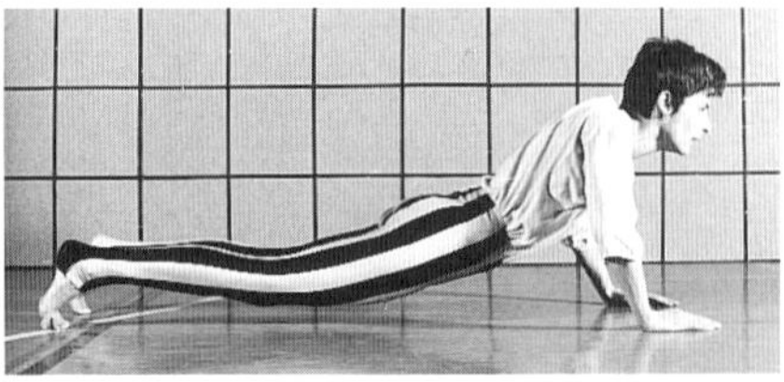

Ebenso Überbelastung der Handgelenke!

G E E I G N E T

Liegestütz rücklings mit Stütz auf kniehohem Kasten
⟶ Beugen und Strecken der Arme

Absicht:
Kräftigung der Armstrecker und der Schultermuskulatur

Ganzkörperspannung

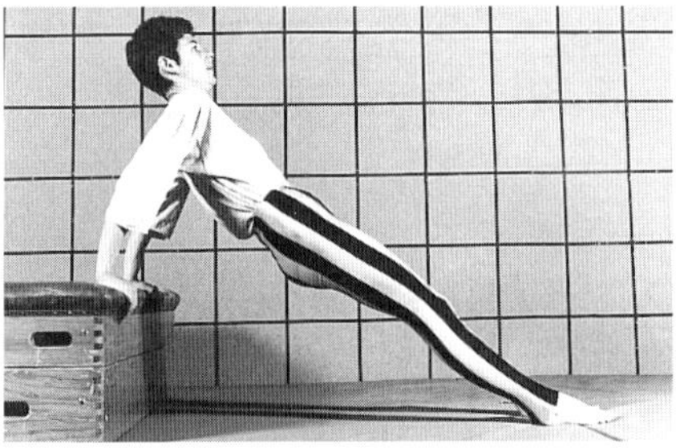

Leichtes Beugen und Strecken der Arme

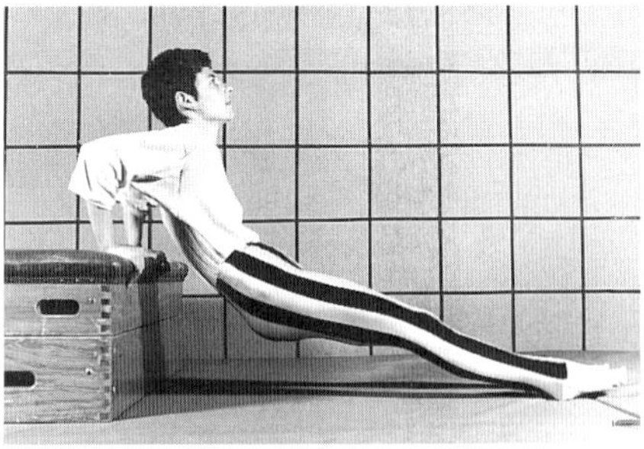

Diese Übung soll langsam und exakt ausgeführt werden (Arme nur leicht beugen)!

U N G E E I G N E T

Knieliegestütz
→ Beugen und Strecken der Arme

Absicht:
Kräftigung der Armstrecker und der Schulterblattfixatoren

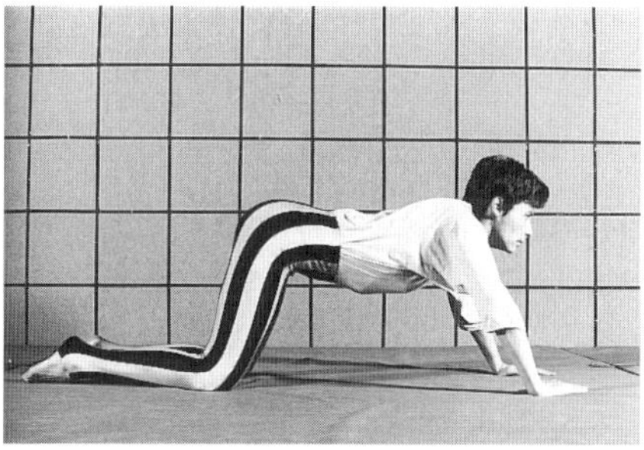

Das Beugen der Arme ohne Schwerpunktsverlagerung nach vorne hat keine effektive Kräftigung der Armstrecker zur Folge.

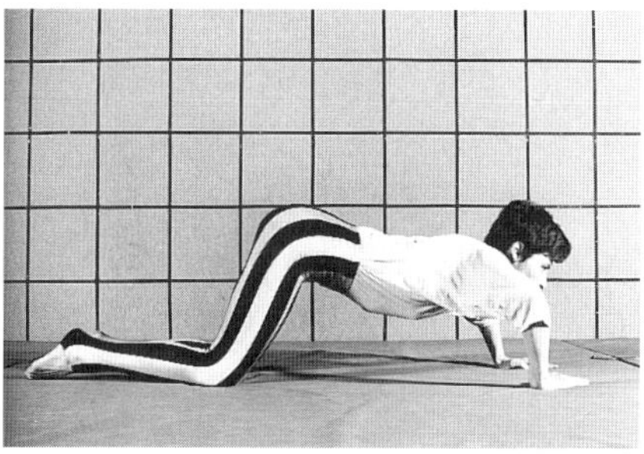

Vielmehr ist eine Fehlbelastung der Wirbelsäule die Folge von ungenügend stabilisierten Schulterblättern, überstrecktem Nacken und nichtaktivierten Bauchmuskeln.

G E E I G N E T

Liegestütz rücklings mit rechtwinklig gebeugten Beinen
→ Beugen und Strecken der Arme

Absicht:
Kräftigung der Armstrecker, der Muskulatur des Schultergürtels, der Rücken- und Gesäßmuskulatur sowie der hinteren Oberschenkelmuskulatur

Finger zeigen nach vor - Gesäßspannung halten, Becken nicht hängen lassen

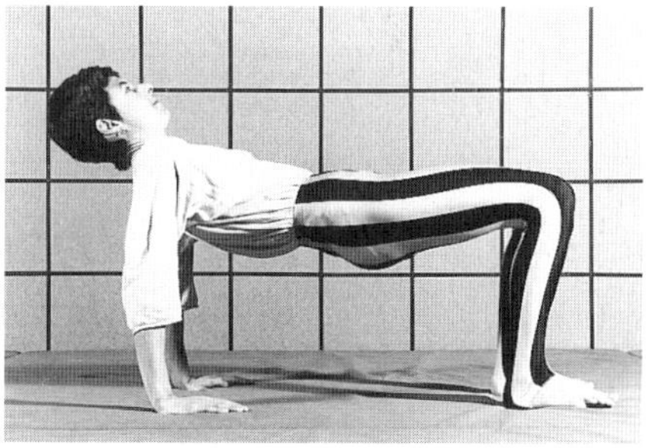

Beugen und Strecken der Arme
Schultern bleiben dabei über den Handgelenken!

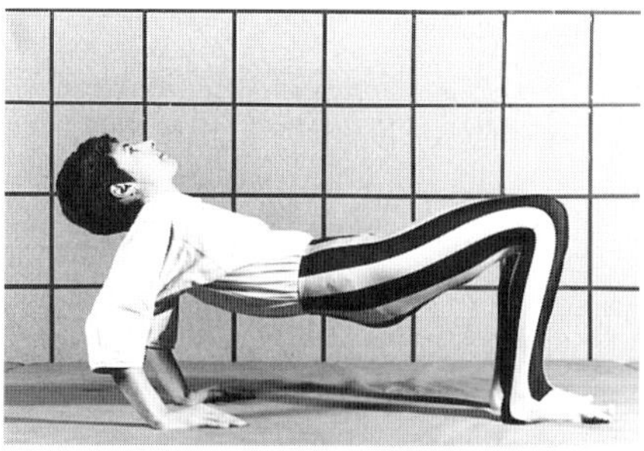

Sehr anstrengend!

UNGEEIGNET

Partnerübung
Schubkarren im Liegestütz vorlings
⟶ Laufen mit Halt an den Fußgelenken

Absicht:
Kräftigung der Armstrecker und der Muskulatur des Schultergürtels

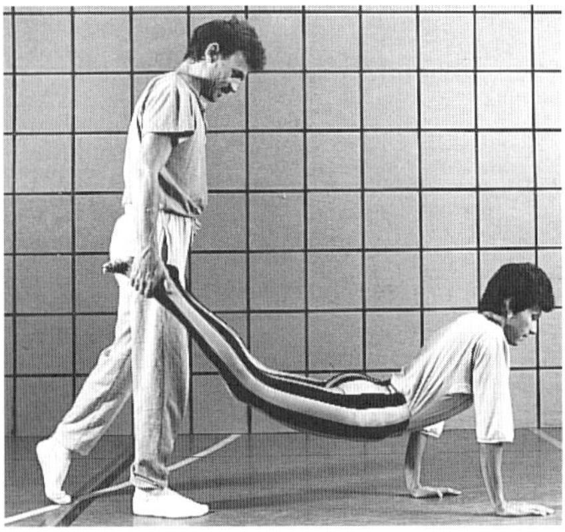

Werden Bauch- und Gesäßspannung nicht gehalten, hängt der Körper durch. Große Druckbelastung auf die Lendenwirbelsäule ist die Folge.

GEEIGNET

Sitz mit angewinkelten Beinen
⟶ Becken heben und laufen

Absicht:
Kräftigung der Armstrecker, der Muskulatur des Schultergürtels, der Rücken- und der Gesäßmuskulatur sowie der hinteren Oberschenkelmuskulatur

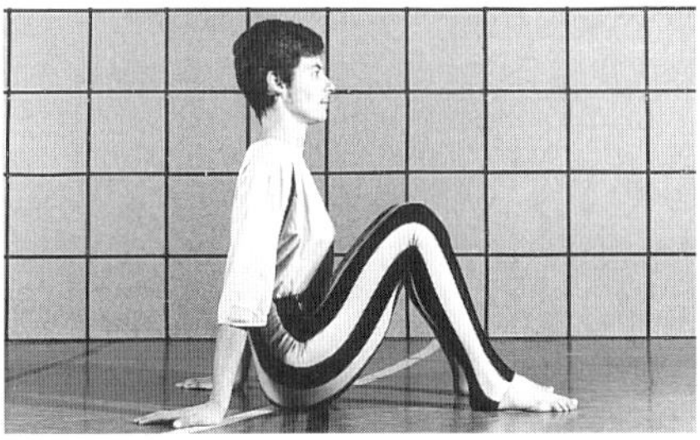

„Bauch einziehen", Gesäßmuskeln anspannen und Becken heben

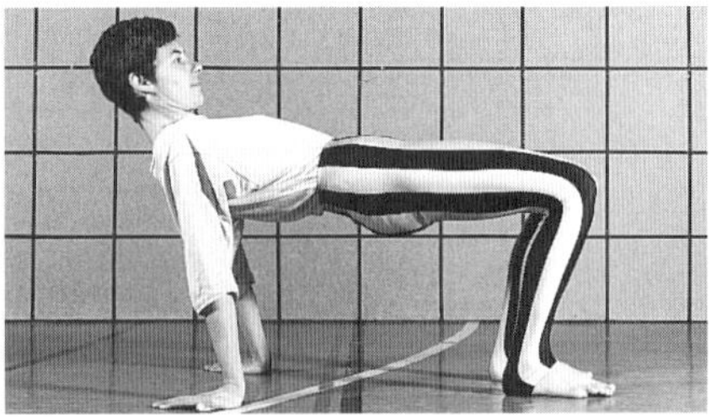

Laufen und dabei das Becken nicht hängenlassen (sehr anstrengend)

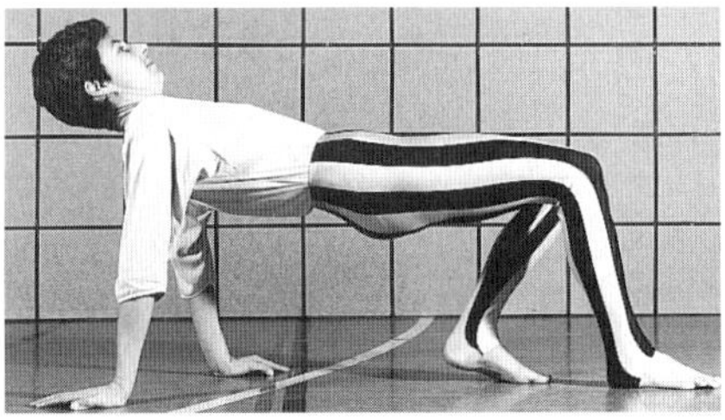

Finger zeigen leicht nach außen, um eine ungünstige Belastung der Handwurzelknochen zu vermeiden.

U N G E E I G N E T

Knieliegestütz
⟶ Beugen und Strecken der Arme

Absicht:
Kräftigung der Armstrecker und der Schulterblattfixatoren

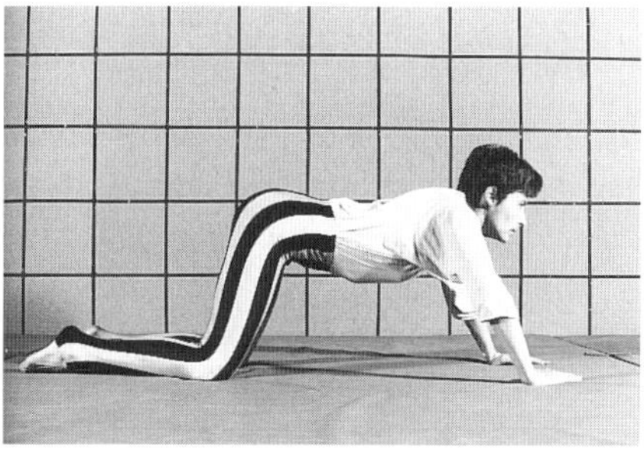

Das Beugen der Arme ohne Schwerpunktsverlagerung nach vorne hat keine effektive Kräftigung der Armstrecker zur Folge („Hohlkreuzgefahr").

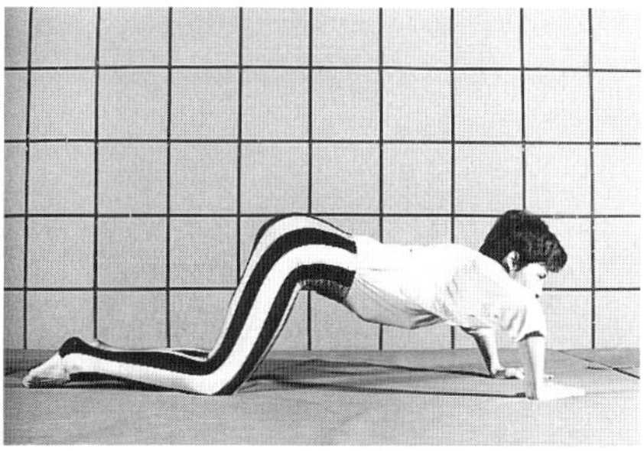

Vielmehr ist eine Fehlbelastung der Wirbelsäule die Folge von ungenügend stabilisierten Schulterblättern und nichtaktivierten Bauchmuskeln.

G E E I G N E T

Sitz mit angewinkelten Beinen (hüftbreit)
⟶ Strecken der Hüfte mit anschließendem Strecken eines Beines (Fersenschub)

Absicht:
Kräftigung der Arm-, Schulter-, Rücken-, Gesäß- sowie der Oberschenkelmuskulatur

1. Finger nach hinten

„Bauch einziehen", Gesäßmuskeln anspannen und Becken heben

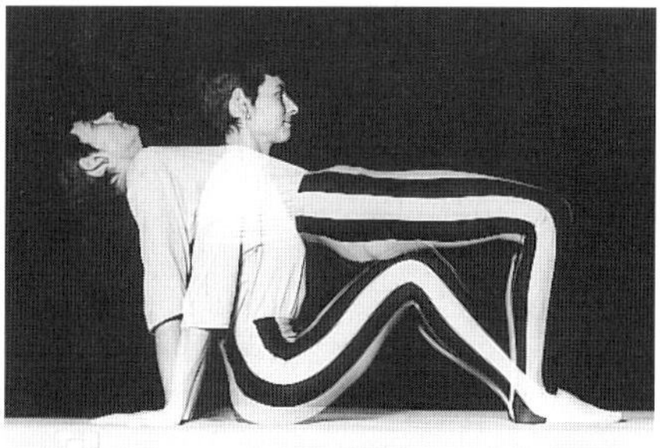

Ein Bein mit Fersenschub waagrecht strecken. Körperspannung beibehalten. Kopf bleibt in Verlängerung der Wirbelsäule!

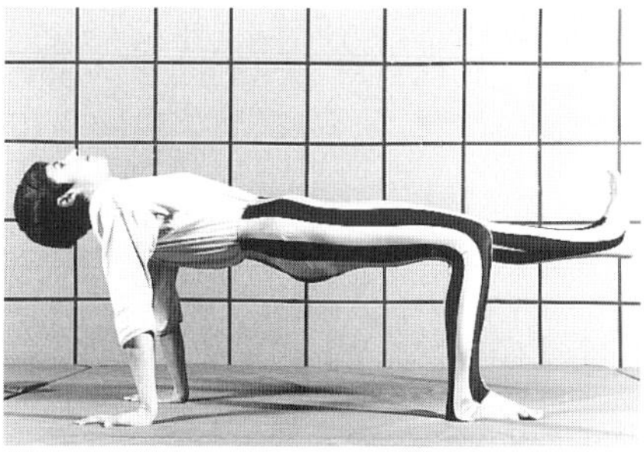

Knie hüftbreit, nicht zusammenpressen! Schwache bzw. nicht aktivierte Gesäßmuskeln können zu Verkrampfungen im Oberschenkel führen.

U N G E E I G N E T

Knieliegestütz
⟶ Beugen und Strecken der Arme

Absicht:
Kräftigung der Armstrecker und der Schulterblattfixatoren

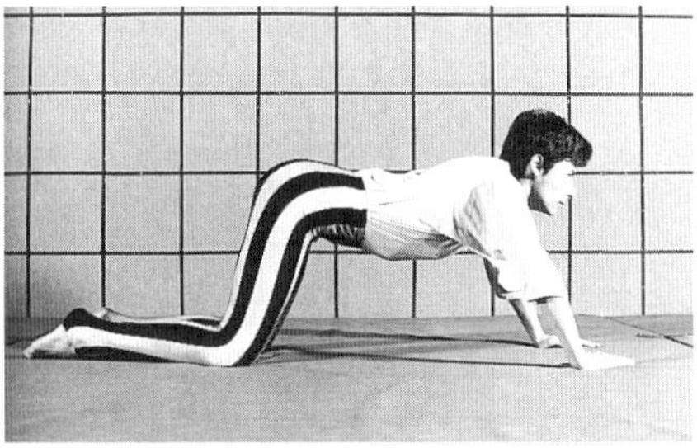

Das Beugen der Arme ohne Schwerpunktsverlagerung nach vorne hat keine effektive Kräftigung der Armstrecker zur Folge („Hohlkreuzgefahr").

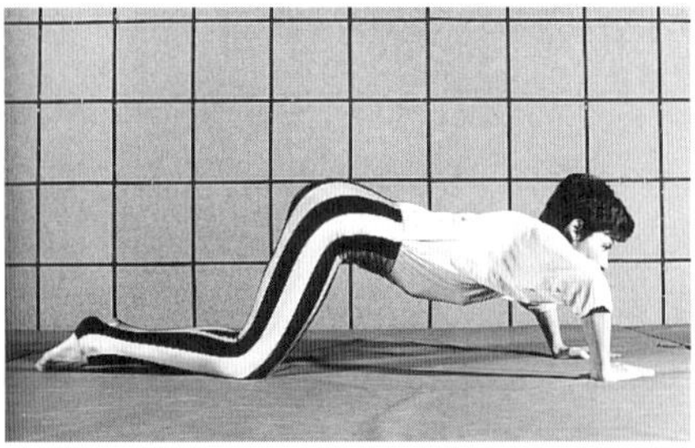

Vielmehr ist eine Fehlbelastung der Wirbelsäule die Folge von ungenügend stabilisierten Schulterblättern und nichtaktivierten Bauchmuskeln.

G E E I G N E T

Sitz mit angewinkelten Beinen (hüftbreit)
⟶ Strecken der Hüfte mit anschließendem Strecken eines Beines (Fersenschub)

Absicht:
Kräftigung der Arm-, Schulter-, Rücken-, Gesäß- sowie der Oberschenkelmuskulatur

2. Finger nach vor

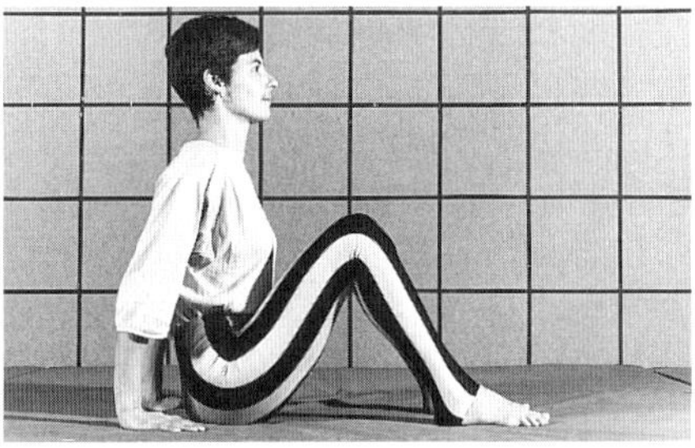

Gesäßmuskeln anspannen und Becken heben

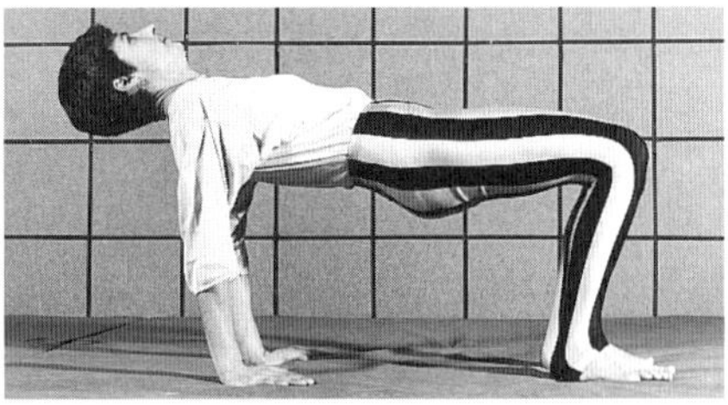

Ein Bein mit Fersenschub waagrecht strecken

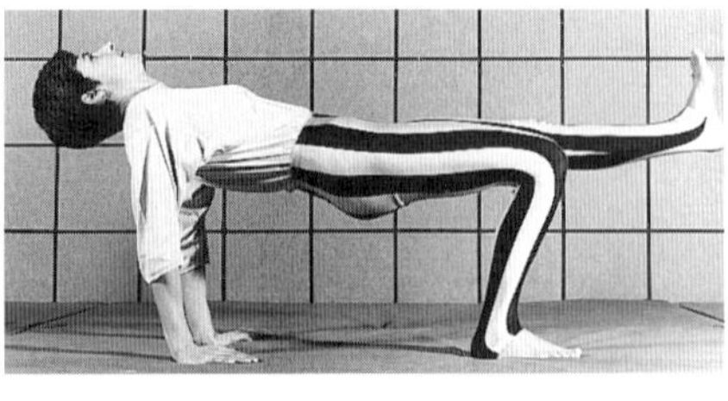

Körperspannung beibehalten!
Bei dieser Übung werden die Schulterrotatoren mitgekräftigt.

U N G E E I G N E T

Liegestütz vorlings mit Füßen auf kniehohem Kasten → Beugen und Strecken der Arme

Absicht:
Kräftigung der Armstrecker und der Muskulatur des Schultergürtels

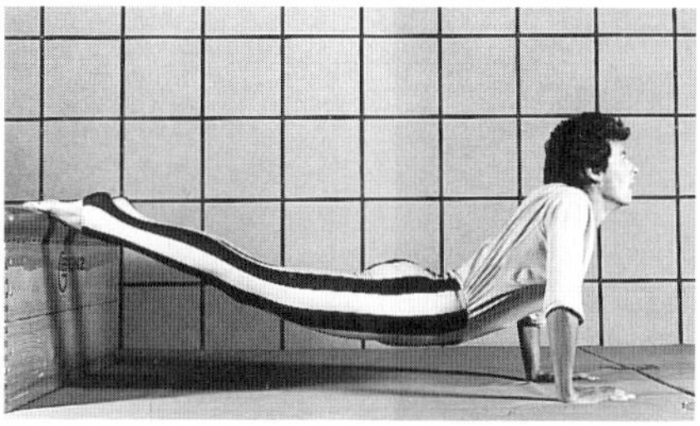

Die Streckbewegung der Arme endet oft in einer verstärkten Hohlrückenstellung. Werden die Schulterblätter nicht genügend stabilisiert, die Bauch- und Gesäßmuskeln nicht angespannt, führt dies zu Fehl- bzw. Überbelastung des Schultergürtels und der Lendenwirbelsäule.

G E E I G N E T

Sitz mit angewinkelten Beinen Füße auf Kastenoberteil → Heben des Beckens

Absicht:
Kräftigung der Armstrecker, der Schultergürtel-, der Rücken- und der Gesäßmuskulatur sowie der Oberschenkelmuskulatur

1. Finger zeigen nach hinten

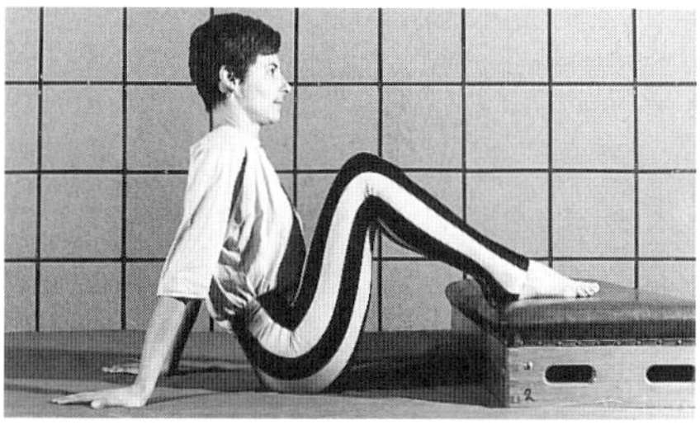

„Bauch einziehen“, Gesäßmuskeln anspannen und Becken heben

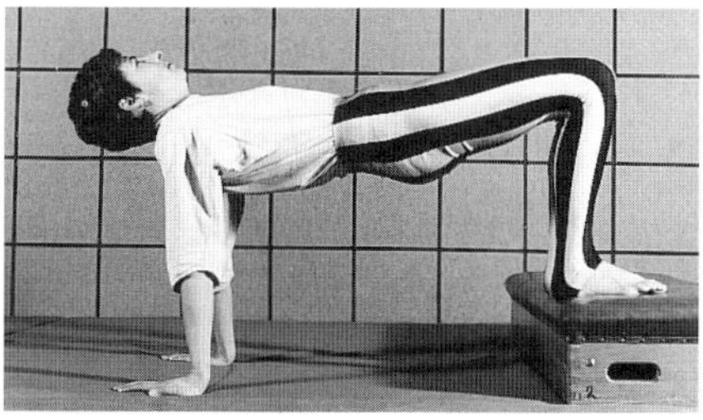

Bein in Verlängerung des Oberkörpers strecken (Ferse schiebt)

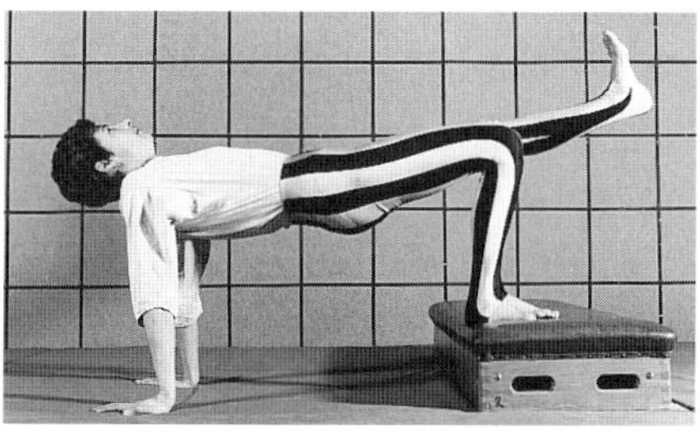

Gesäßspannung halten! Knie hüftbreit!

U N G E E I G N E T

Partnerübung
Schubkarren im Liegestütz vorlings
→ Schwungvolles Hochwippen von Oberkörper und Armen

Absicht:
Kräftigung der Armstrecker, der Muskulatur des Schultergürtels sowie der Rücken- und Gesäßmuskulatur

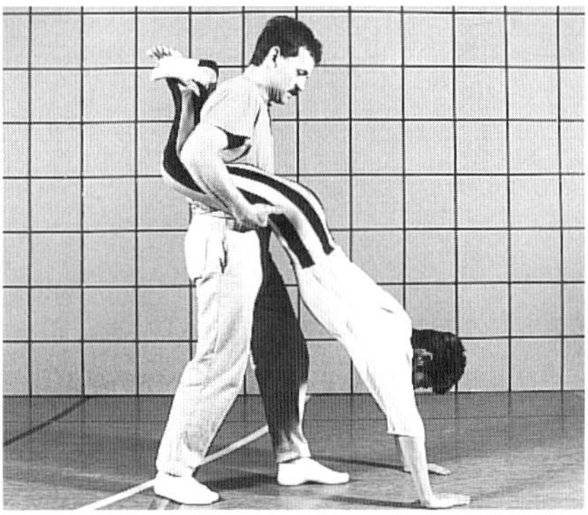

Durch das schwungvolle Abstoßen starke Kompressionskräfte im Bereich der Lendenwirbelsäule.

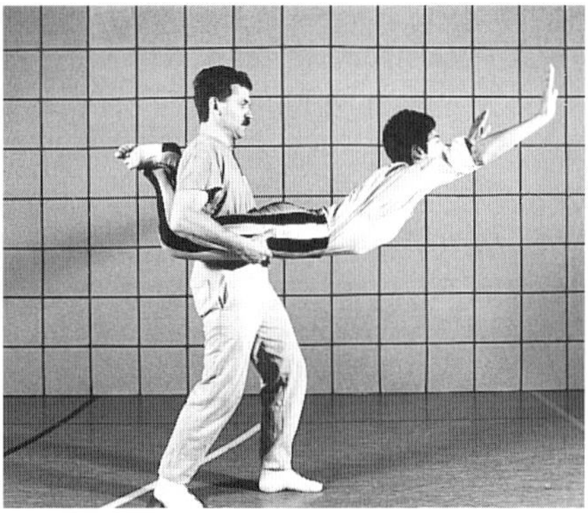

Überbelastung der gesamten Wirbelsäule und der Handgelenke bei der Landung.

G E E I G N E T

Sitz mit angewinkelten Beinen
Füße auf Kastenoberteil
→ Heben des Beckens

Absicht:
Kräftigung der Armstrecker, der Schultergürtel-, der Rücken- und der Gesäßmuskulatur sowie der Oberschenkelmuskulatur

2. Finger zeigen nach vor
(sehr anstrengend)

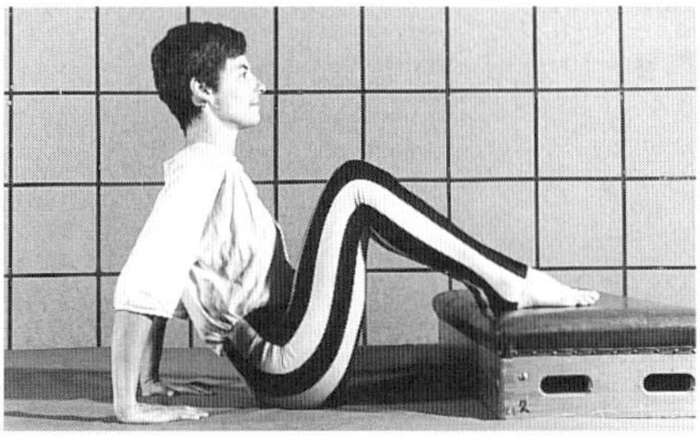

„Bauch einziehen", Gesäßmuskeln anspannen und Becken heben

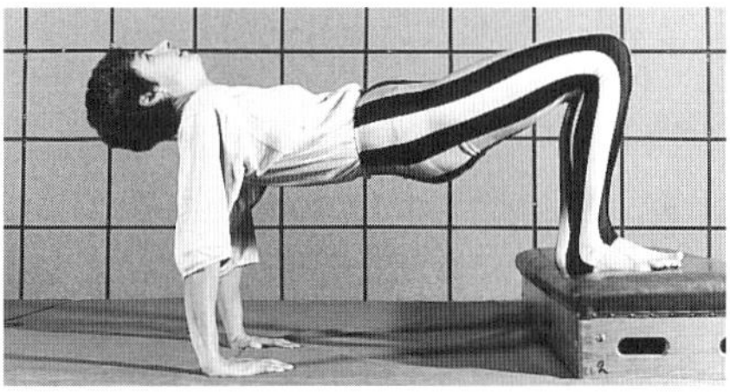

Ein Bein in Verlängerung des Oberkörpers strecken (Ferse schiebt)

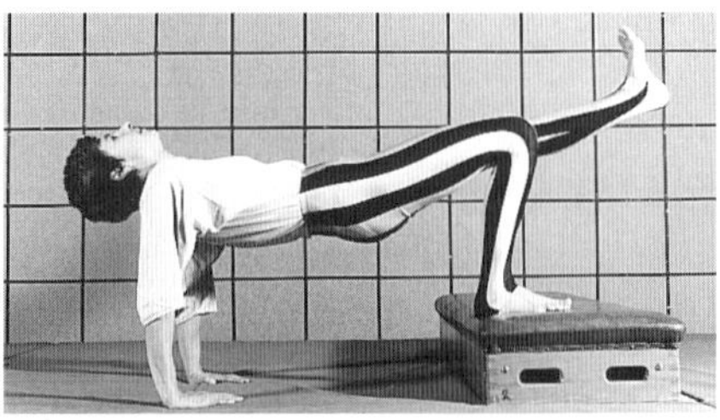

Gesäßspannung halten! Knie hüftbreit!

U N G E E I G N E T

Liegestütz vorlings
→ Schwungvolles Wegdrücken mit anschließendem Händeklatschen

Absicht:
Kräftigung der Armstrecker und der Muskulatur des Schultergürtels

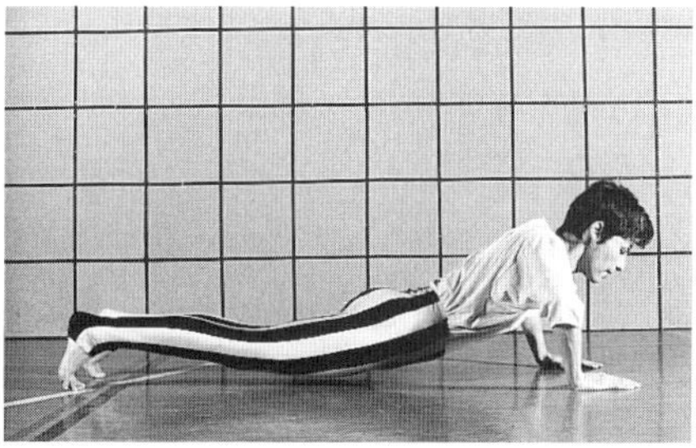

Das kräftige Wegdrücken wird meist durch eine schwungvolle Gegenbewegung (verstärkter Hohlrücken) eingeleitet.

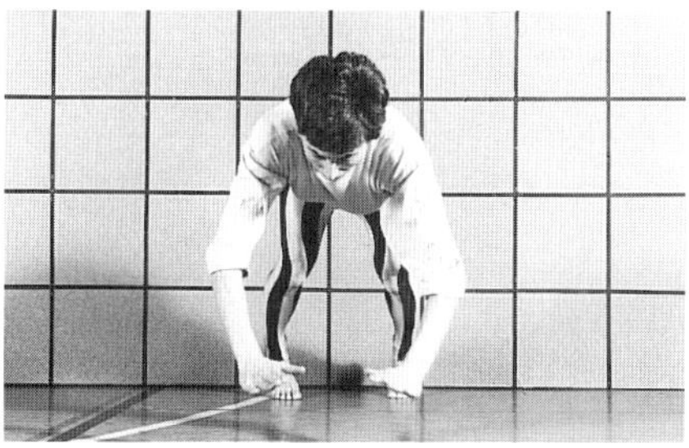

Kann die Körperspannung bei der Landung nicht gehalten werden, wird die Lendenwirbelsäule gestaucht!
Ebenso Überlastung der Handgelenke!

G E E I G N E T

Bankstellung rücklings auf zwei Langbänken (Bankgasse)
→ Senken und Heben des Beckens

Absicht:
Kräftigung der Armstrecker, der Schulter-, Rücken- und Gesäßmuskulatur sowie der hinteren Oberschenkelmuskulatur

Finger zeigen nach vor

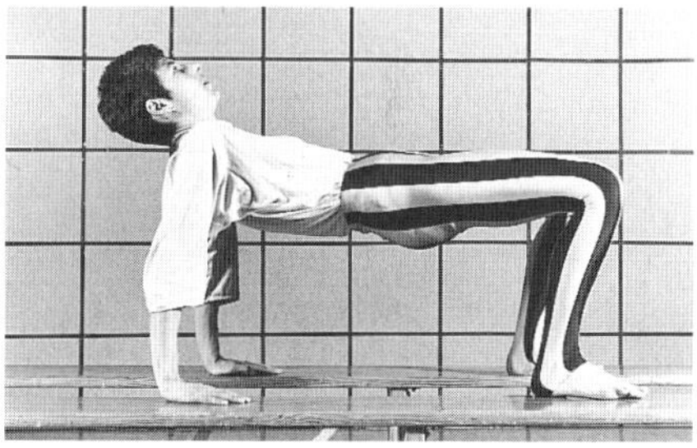

Langsames Senken des Beckens in die Bankgasse

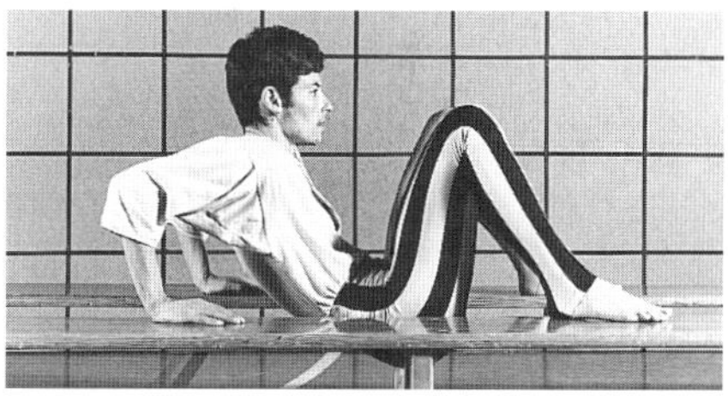

Anspannen der Gesäßmuskulatur und Heben des Beckens bis zur Hüftstreckung

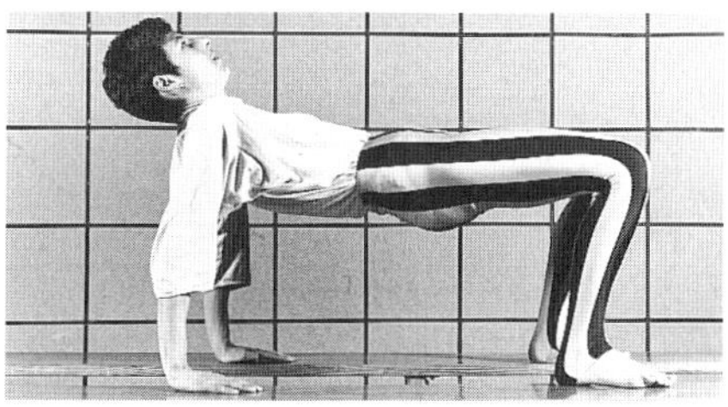

Achte auf eine langsame und exakte Bewegungsausführung (Knie hüftbreit)!

U N G E E I G N E T

Bauchlage
→ Hochfedern des Oberkörpers mit Armen in Nackenhalte

Absicht:
Kräftigung der Rückenstrecker

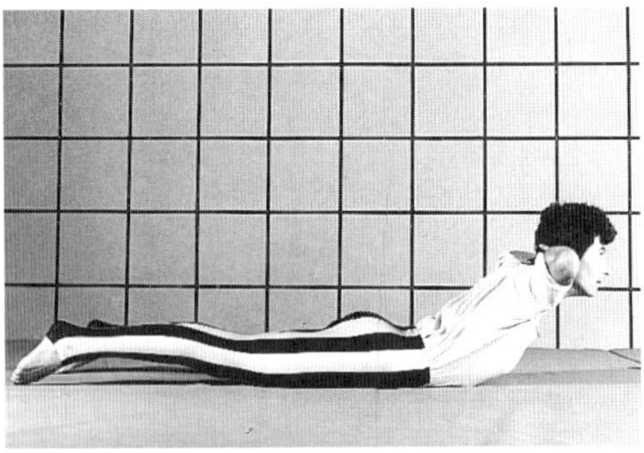

Beim schwungvollen Hochwippen entstehen große Kompressionskräfte im Bereich der Lendenwirbelsäule.
Überlastungen von Wirbelkörperrändern und Wirbelbogengelenken resultieren daraus.

G E E I G N E T

Bauchlage
Gesäßmuskeln anspannen und Fersenschub; Arme in Seithalte
→ Hochführen und Senken der Arme und des Kopfes

Absicht:
Kräftigung der Muskulatur des Schultergürtels (vor allem der Schulterrotatoren), der Schulterblattfixatoren sowie der Rückenstrecker

1. Handflächen nach oben

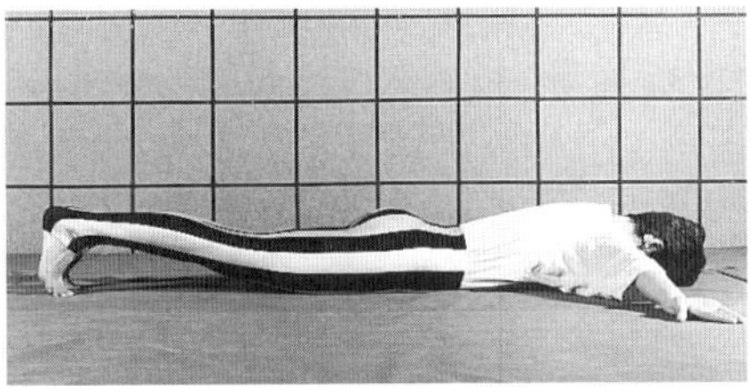

Ganzkörperspannung (Gesäßspannung und Fersenschub)

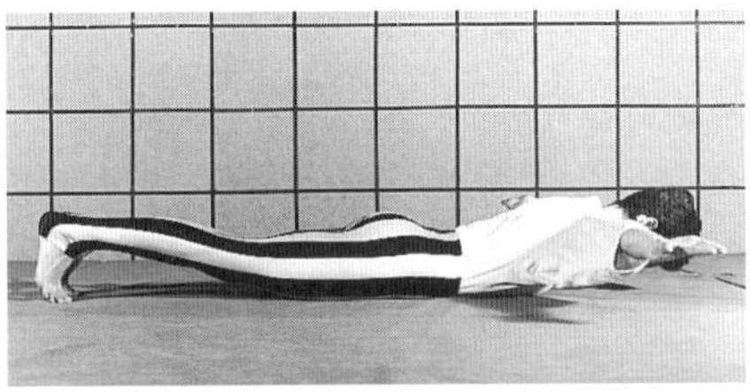

Arme und Kopf leicht heben

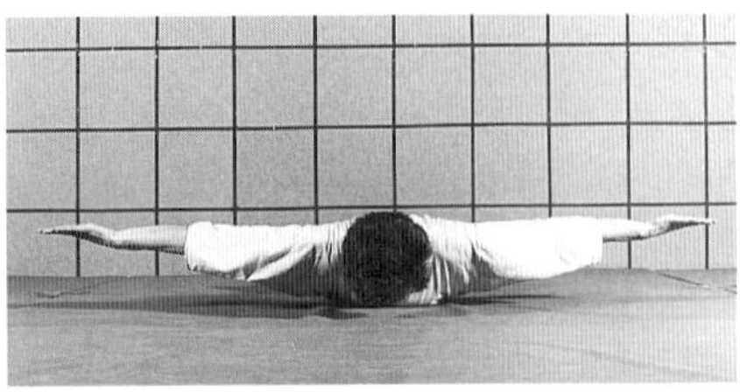

Kopf in Verlängerung der Wirbelsäule!

U N G E E I G N E T

Bauchlage
⟶ Hochfedern des Oberkörpers mit Armen in Nackenhalte

Absicht:
Kräftigung der Rückenstrecker

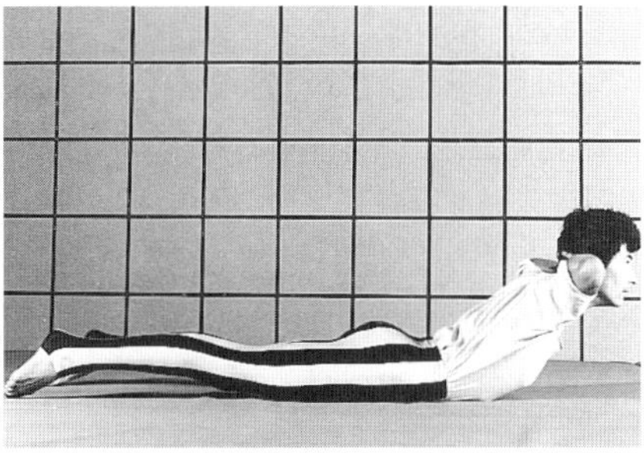

Beim schwungvollen Hochwippen entstehen große Kompressionskräfte im Bereich der Lendenwirbelsäule. Überlastungen von Wirbelkörperrändern und Wirbelbogengelenken resultieren daraus.

G E E I G N E T

Bauchlage
Gesäßmuskeln anspannen und Fersenschub; Arme in Seithalte
⟶ Hochführen und Senken der Arme und des Kopfes

Absicht:
Kräftigung der Muskulatur des Schultergürtels (vor allem der Schulterrotatoren), der Schulterblattfixatoren sowie der Rückenstrecker

2. Daumen nach oben

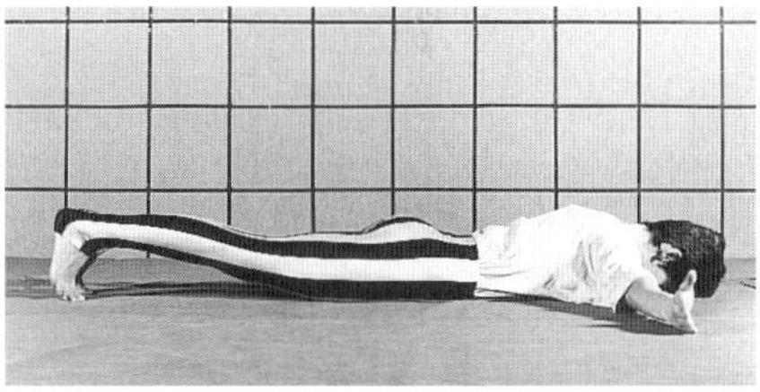

Ganzkörperspannung (Gesäßspannung und Fersenschub)

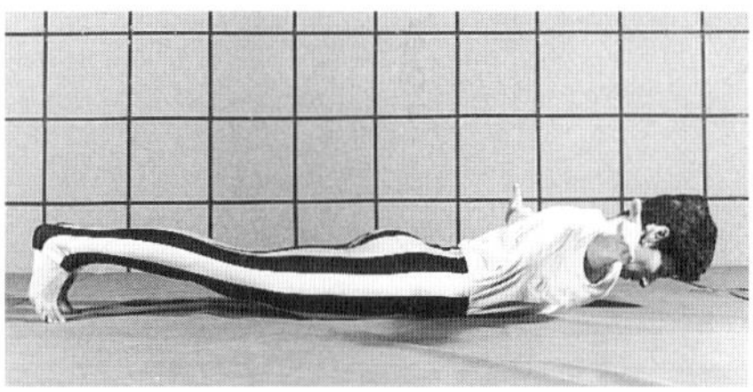

Kopf bleibt in Verlängerung der Wirbelsäule!

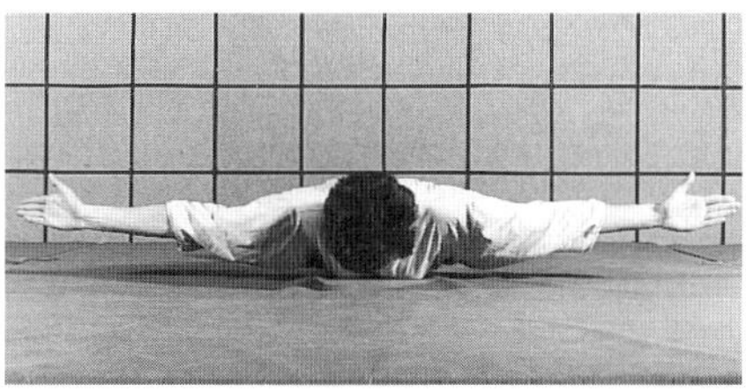

U N G E E I G N E T

Bauchlage
→ Hochfedern des Oberkörpers mit Armen in Nackenhalte

Absicht:
Kräftigung der Rückenstrecker

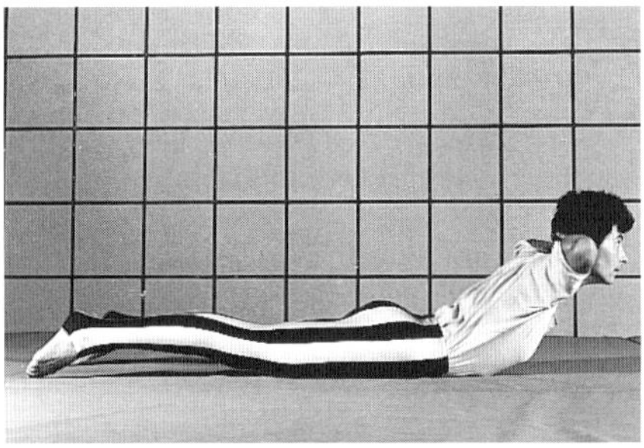

Beim schwungvollen Hochwippen entstehen große Kompressionskräfte im Bereich der Lendenwirbelsäule. Überlastungen von Wirbelkörperrändern und Wirbelbogengelenken resultieren daraus.

G E E I G N E T

Bauchlage
Gesäß anspannen und Fersenschub; Arme in U-Halte (Daumen oben)
→ Arme und Kopf leicht heben

Absicht:
Kräftigung der Muskulatur des Schultergürtels, der Schulterblattfixatoren und der Rückenstrecker

Ganzkörperspannung (Fersenschub)

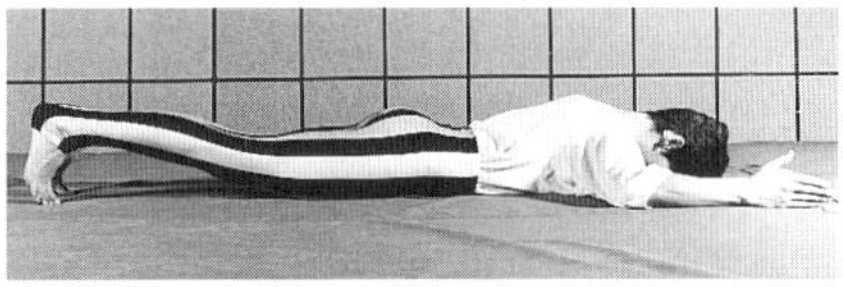

Arme in U-Halte (Daumen oben) und Kopf leicht abheben.
Position einige Sekunden halten

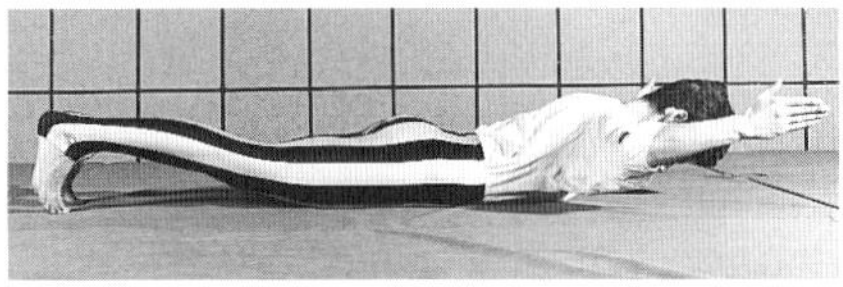

Mit den Ellbogen dabei nicht nach hinten ausweichen

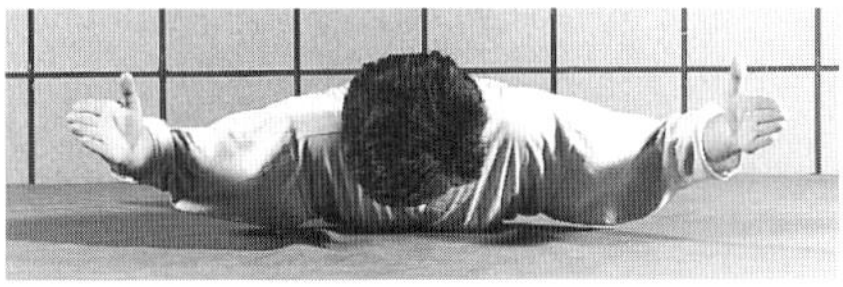

Kopf bleibt beim Heben in Verlängerung der Wirbelsäule!

Variation: (Stirn am Boden)

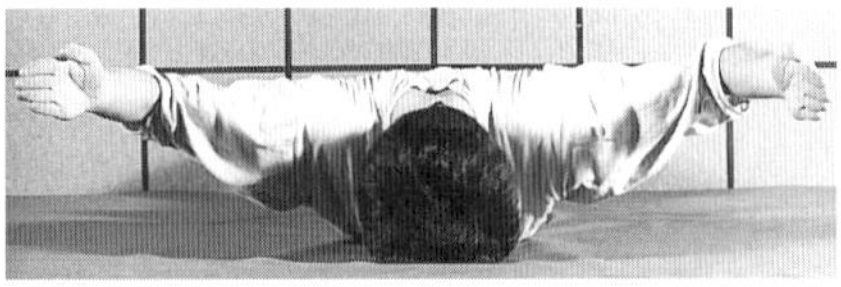

Behält die Stirn Bodenkontakt, so werden beim Heben der Arme die Brustmuskeln aktiv gedehnt!

U N G E E I G N E T

Bauchlage
Beine fixiert
→ Hochwippen über den Medizinball

Absicht:
Kräftigung der Rückenstrecker

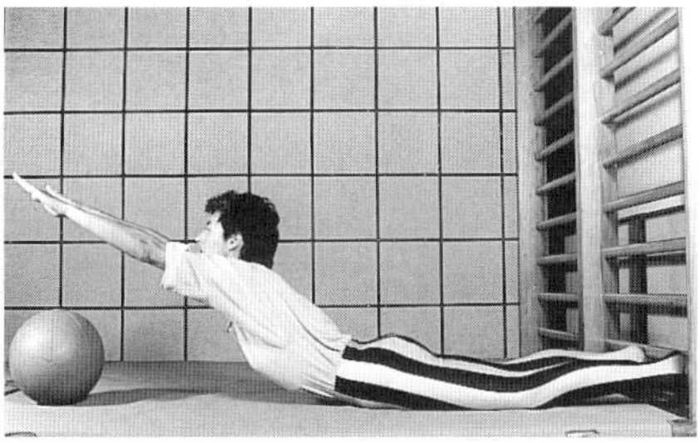

Der Übende zieht beim schwungvollen Hochwippen ruckartig in den Hohlrücken. Bedingt durch den hohen Druck kommt es zu einer Überbelastung im Bereich der Lendenwirbelsäule.

G E E I G N E T

Bauchlage
Gesäßmuskeln anspannen und Fersenschub; Arme in Hochhalte
→ Arme und Kopf leicht heben

Absicht:
Kräftigung der Muskulatur des Schultergürtels, der Schulterblattfixatoren und der Rückenstrecker

Ganzkörperspannung (Fersenschub)

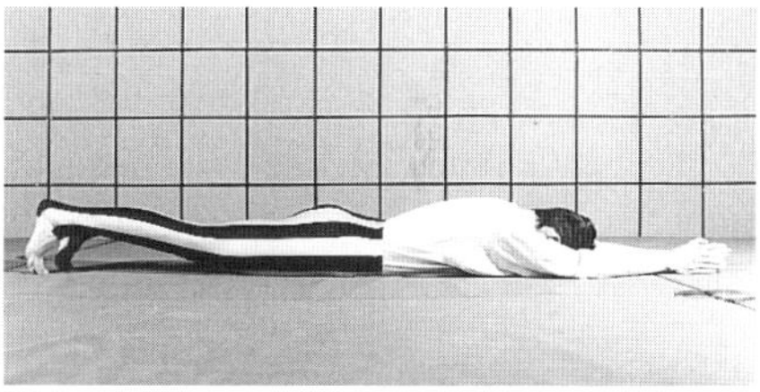

Gestreckte Arme und Kopf leicht heben! Kopf bleibt in Verlängerung der Wirbelsäule!

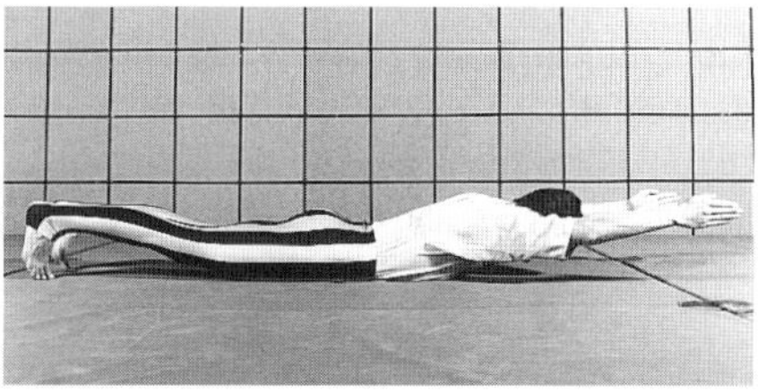

Gleichmäßig atmen und Position einige Sekunden halten

Variation: (Stirn am Boden)

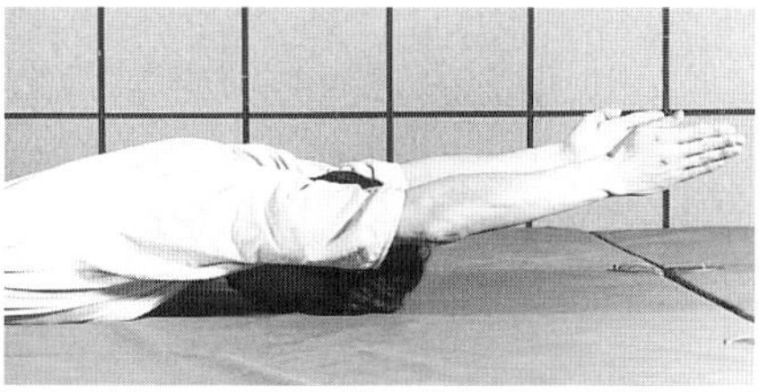

Behält die Stirn Bodenkontakt, so werden beim Heben der Arme die Brustmuskeln aktiv gedehnt.

U N G E E I G N E T

Partnerübung
Bauchlage
→ Zustoßen des Balles

Absicht:
Kräftigung der Arm- und Schultermuskulatur sowie der Rückenstrecker

Oberkörper abheben und den Medizinball dem Partner zustoßen

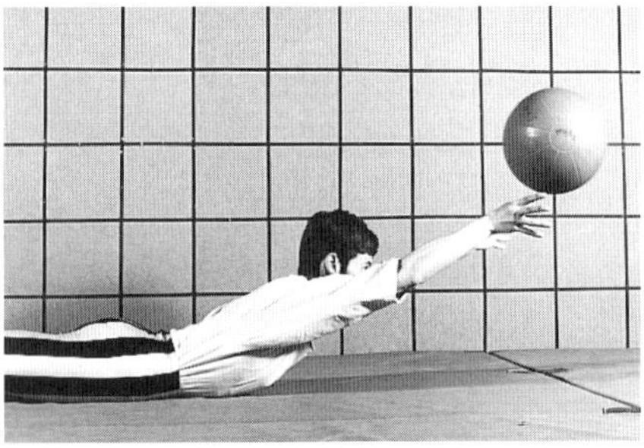

Beim Aufbiegen rückwärts zieht der Übende ruckartig verstärkt in den Hohlrücken. Starke Belastung der Wirbelbogengelenke und der Wirbelkörperränder.

G E E I G N E T

Bauchlage (Gesäßmuskeln anspannen und Fersenschub)
→ Hochführen und Senken der gestreckten Arme hinter dem Körper

Absicht:
Kräftigung der Schulter- und Rückenmuskulatur
Dehnung der Armbeuger

Ganzkörperspannung; Stirn am Boden

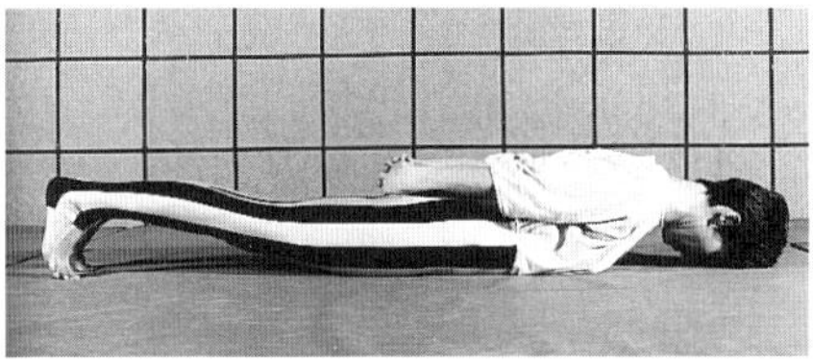

a) Gestreckte Arme im Flechtgriff hochführen und senken

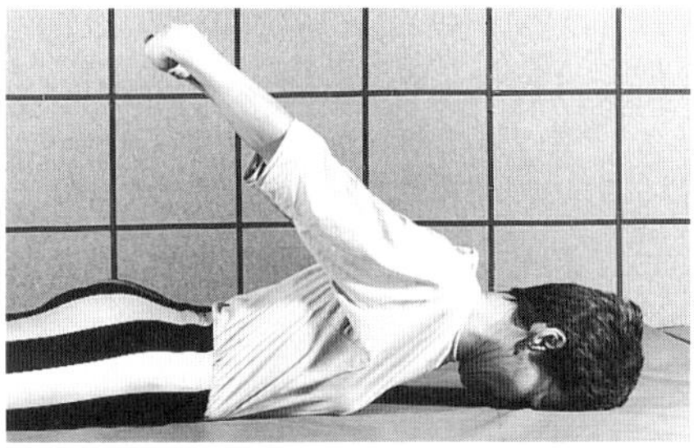

b) Gestreckte Arme mit Ball hochführen und senken

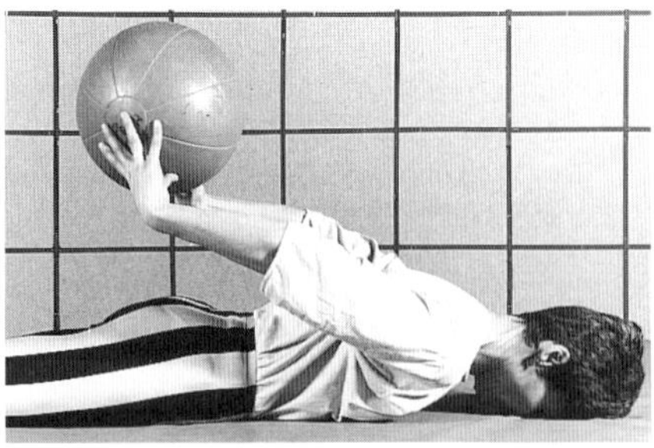

Ganzkörperspannung beibehalten!

U N G E E I G N E T

Stand
Rumpf in Vorhalte
⟶ Senken und Heben des gestreckten Rumpfes

Absicht:
Kräftigung der Schulterblattfixatoren und der Rückenmuskulatur
Passive Dehnung der hinteren Oberschenkelmuskulatur

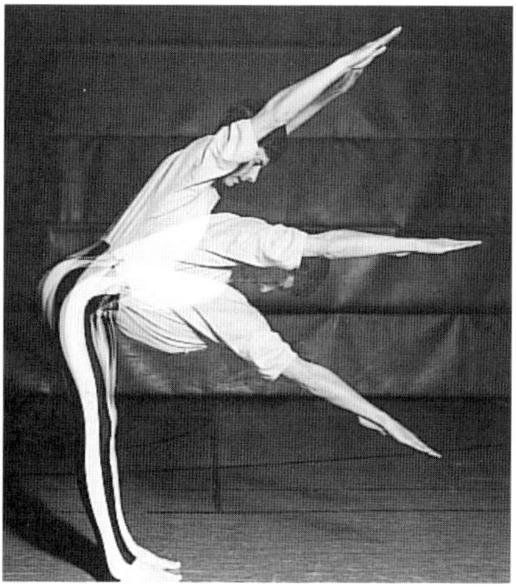

Das Gewicht des Oberkörpers und der ungünstige lange Hebel führen zu einer starken Belastung in der Lendenwirbelsäule.
Weiters sind Überdehnungen in der Muskulatur der Oberschenkelrückseite möglich.

G E E I G N E T

Päckchenhaltung mit Armen neben dem Körper
⟶ Schulterblätter nach unten ziehen und Wirbelsäule strecken

Absicht:
Kräftigung der Schulterblattfixatoren und der Rückenmuskeln (vor allem der Rückenstrecker)

Päckchenhaltung

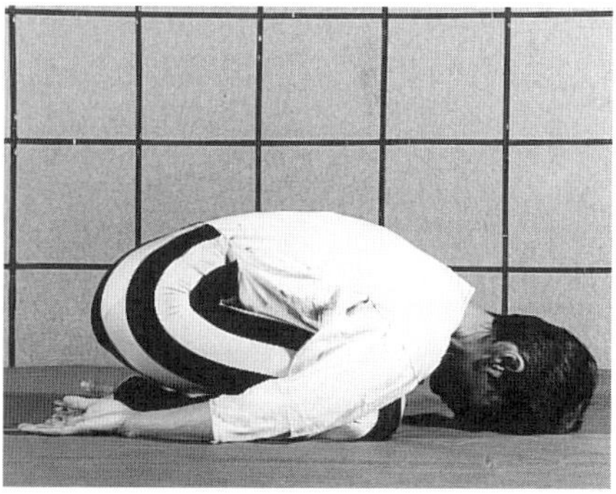

Schulterblätter nach hinten unten ziehen

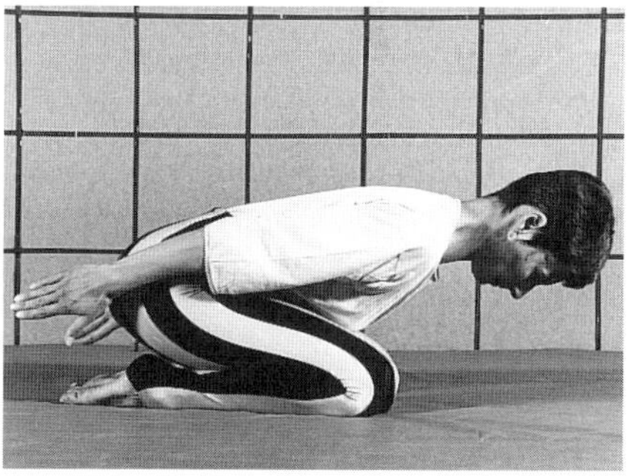

Hals- und Brustwirbelsäule strecken!
Kopf in Verlängerung der Wirbelsäule!
Gleichmäßig atmen und Position einige Sekunden halten!

U N G E E I G N E T

Stand
Rumpf in Vorhalte
→ Senken und Heben des gestreckten Rumpfes

Absicht:
Kräftigung der Schulterblattfixatoren und der Rückenmuskulatur
Passive Dehnung der hinteren Oberschenkelmuskulatur

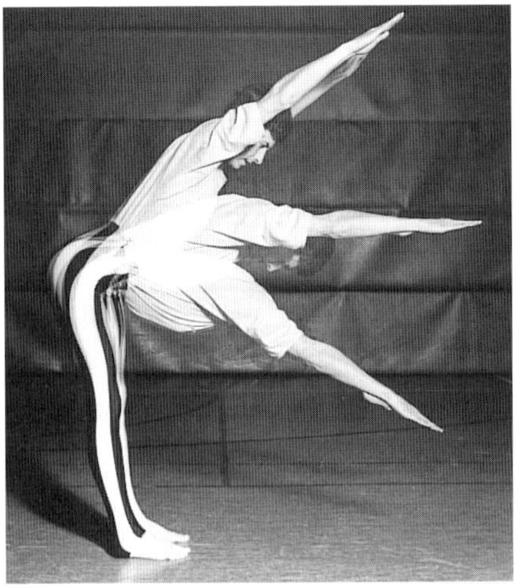

Das Gewicht des Oberkörpers und der ungünstige lange Hebel führen zu einer starken Belastung in der Lendenwirbelsäule.
Weiters sind Überdehnungen in der Muskulatur der Oberschenkelrückseite möglich.

G E E I G N E T

Päckchenhaltung
Finger an den Schläfen
→ Schulterblätter nach unten ziehen und Wirbelsäule strecken

Absicht:
Kräftigung der Schulterblattfixatoren und der Rückenmuskeln (vor allem der Rückenstrecker)

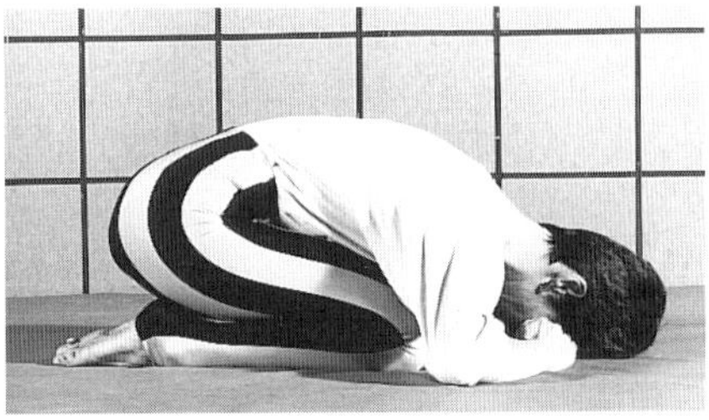

Ellbogen heben und Schulterblattspitzen nach unten ziehen

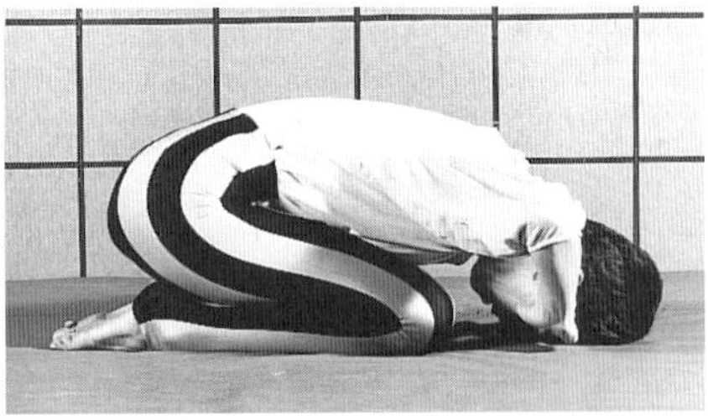

Hals- und Brustwirbelsäule strecken

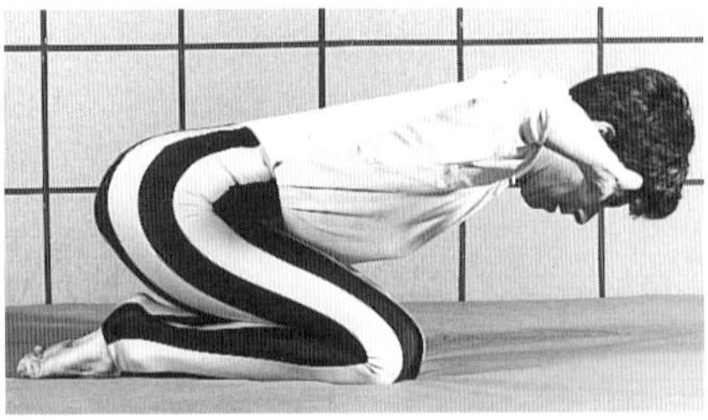

Kopf in Verlängerung der Wirbelsäule!
Gleichmäßig atmen und Position einige Sekunden halten!

U N G E E I G N E T

Stand
Rumpf in Vorhalte
→ Brustschwimmbewegungen

Absicht:
Kräftigung der Schulter- und der Rückenmuskulatur

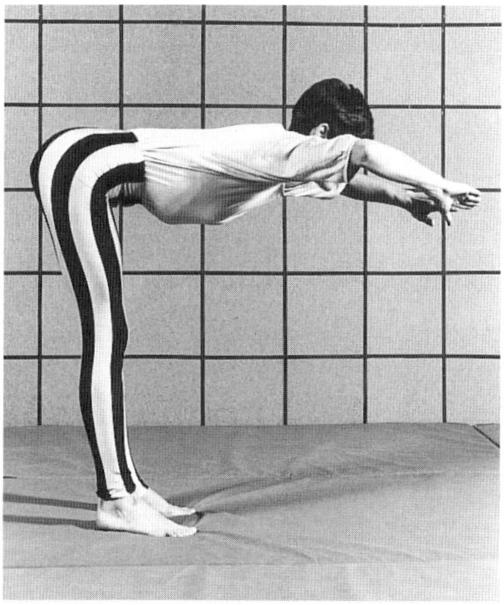

Das Gewicht des Oberkörpers und der ungünstige lange Hebel führen zu einer starken Belastung in der Lendenwirbelsäule.

G E E I G N E T

Tiefe Rutschhalte mit gestreckten Armen
→ Heben und Senken der Arme

Absicht:
Kräftigung der Schulterblattfixatoren und der Rückenmuskeln (vor allem der Rückenstrecker)

Tiefe Rutschhalte:
Kauerstellung mit Armen in Hochhalte

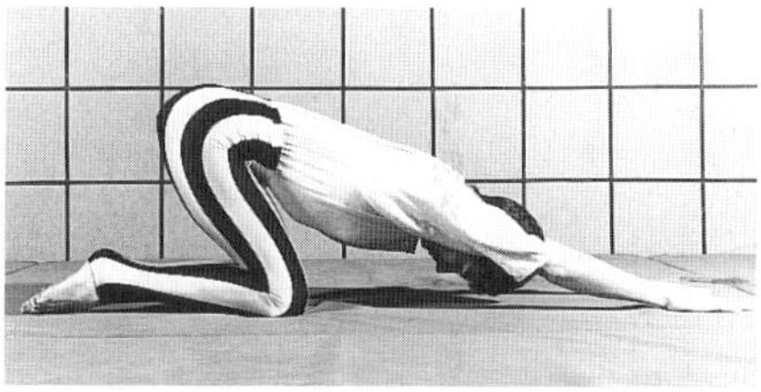

1. Hochführen eines gestreckten Armes

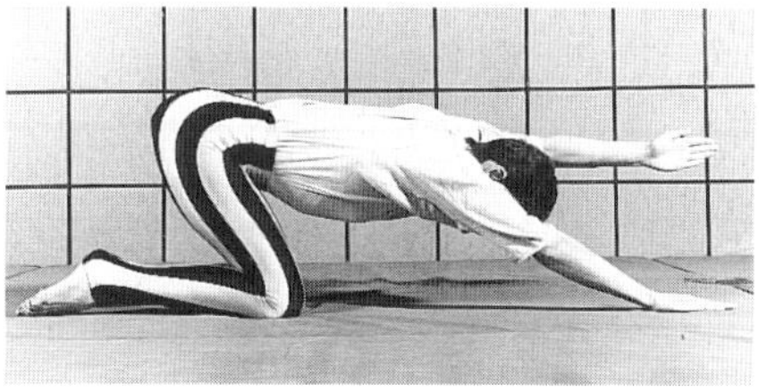

Gehobener Arm und Kopf bilden Verlängerung der Wirbelsäule

2. Hochführen beider gestreckten Arme
(max. bis zur Waagrechten)

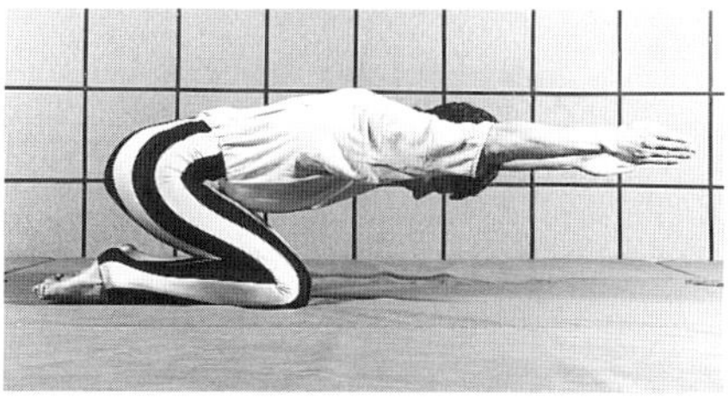

Richtige Armhaltung (Daumen oben)!
Position einige Sekunden halten!

UNGEEIGNET

Stand
Rumpf in Vorhalte
→ Brustschwimmbewegungen

Absicht:
Kräftigung der Schulter- und der Rückenmuskulatur

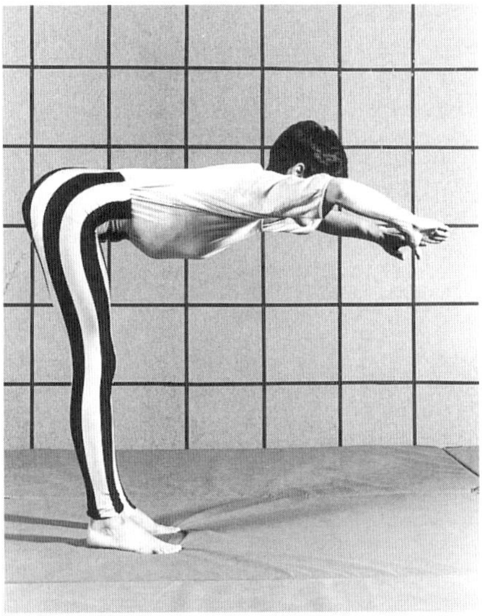

Das Gewicht des Oberkörpers und der ungünstige lange Hebel führen zu einer starken Belastung in der Lendenwirbelsäule.

GEEIGNET

Rutschhalte mit gestreckten Armen
→ Rumpf leicht heben und Brustschwimmbewegung ausführen

Absicht:
Kräftigung der Muskulatur des Schultergürtels und der Rückenmuskeln (vor allem der Rückenstrecker)

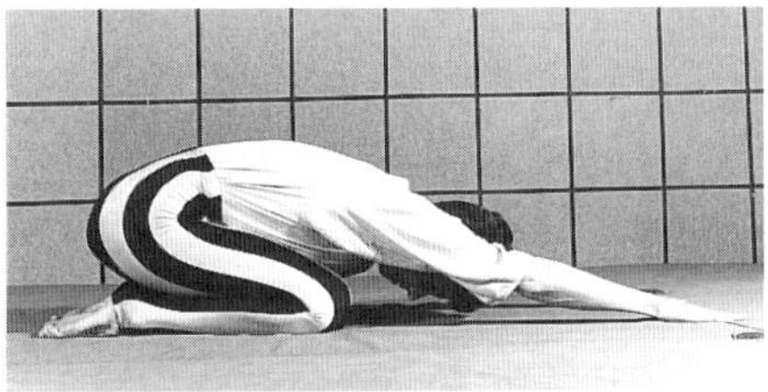

Rumpf leicht heben und „Brustschwimmen“

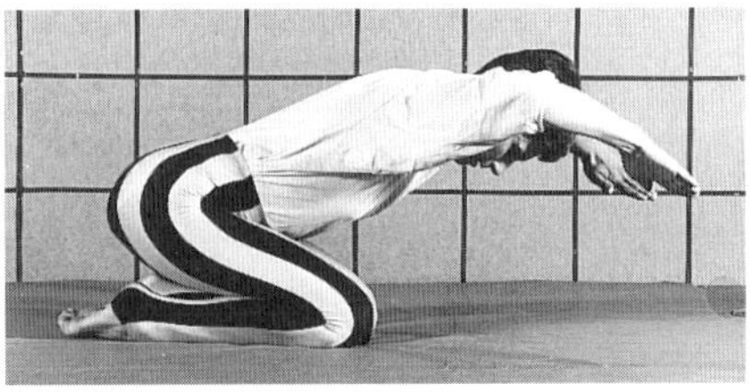

Rücken bleibt „beim Schwimmen“ gerade, Kopf in Verlängerung der Wirbelsäule!

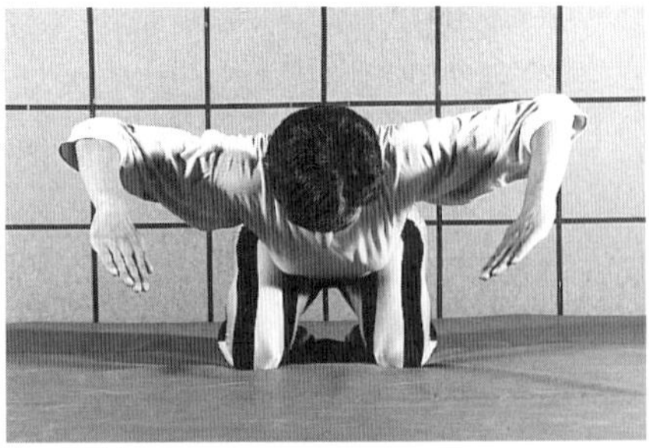

U N G E E I G N E T

Schulterbrücke
→ „In die Brücke drücken"

Absicht:
Kräftigung der Rücken-, Gesäß- und Beinmuskulatur

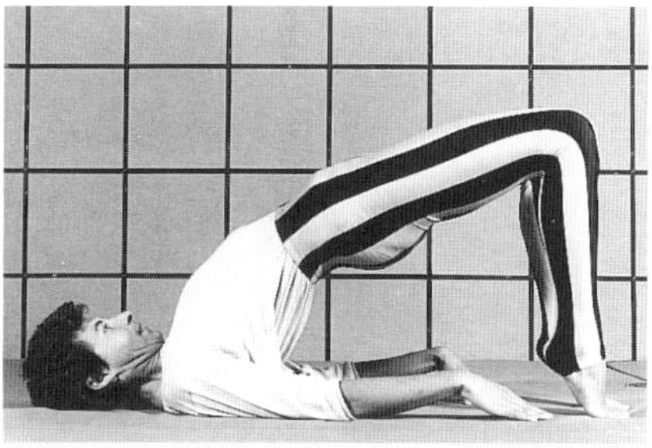

Das Überstrecken in den Hohlrücken („verstärktes Hohlkreuz") führt zu einer Überbelastung der Lendenwirbelsäule.
Das Gewicht des Oberkörpers führt zu großer Druckbelastung im Bereich der Halswirbelsäule.

G E E I G N E T

Rückenlage
Beine angewinkelt, hüftbreit
→ Heben des Gesäßes (Hüftstreckung) mit anschließendem leichten Heben eines Beines (Belastungswechsel)

Absicht:
Kräftigung der Rücken-, Gesäß- und hinteren Oberschenkelmuskulatur

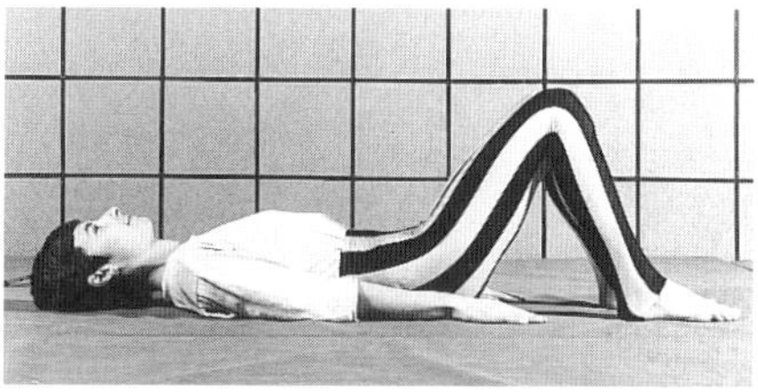

„Bauch einziehen", Gesäßmuskeln anspannen und Becken heben

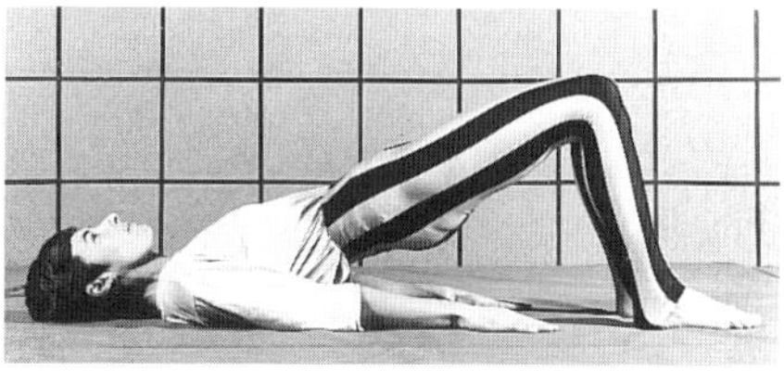

Wirbel für Wirbel abheben!
Spannung einige Sekunden halten!

Abwechselnd ein Bein vom Boden leicht heben und halten (Belastungswechsel)

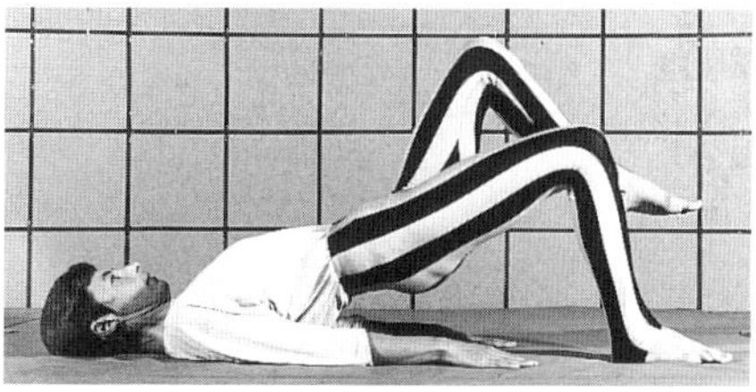

Schulterblätter behalten Bodenkontakt!
Becken bleibt gehoben!

U N G E E I G N E T

Schulterbrücke
⟶ „In die Brücke drücken"

Absicht:
Kräftigung der Rücken-, Gesäß- und Beinmuskulatur

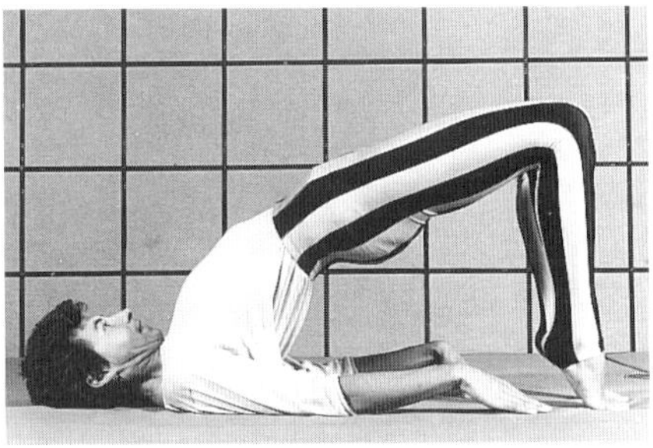

Das Überstrecken in den Hohlrücken führt zu einer Überbelastung der Lendenwirbelsäule.
Das Gewicht des Oberkörpers führt zu großer Druckbelastung im Bereich der Halswirbelsäule.

G E E I G N E T

Rückenlage (Beine angewinkelt und auf erhöhter Unterlage)
⟶ Heben des Gesäßes (Hüftstreckung) mit anschließendem Strecken eines Beines

Absicht:
Kräftigung der Rücken-, der Gesäß- und der Oberschenkelmuskulatur

Füße hüftbreit auf Kastenoberteil

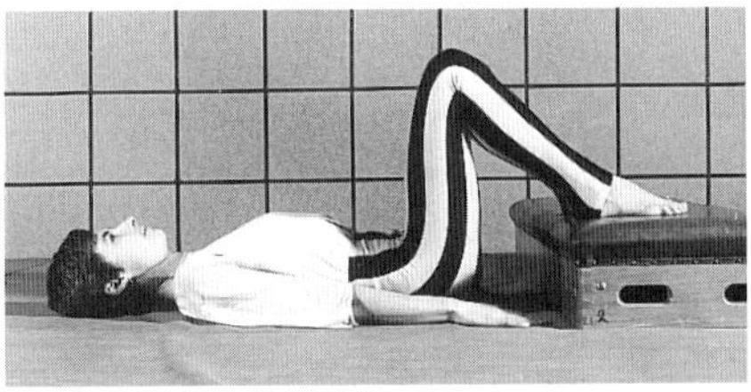

„Bauch einziehen", Gesäßmuskeln anspannen und Becken heben

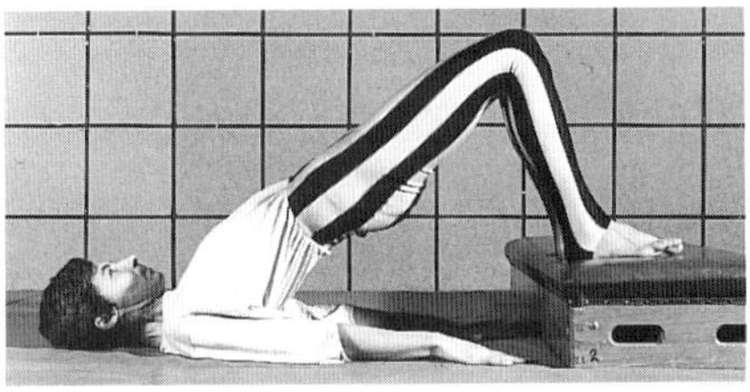

Schulterblätter behalten Bodenkontakt

Ein Bein in Verlängerung des Oberkörpers strecken (Ferse schiebt)

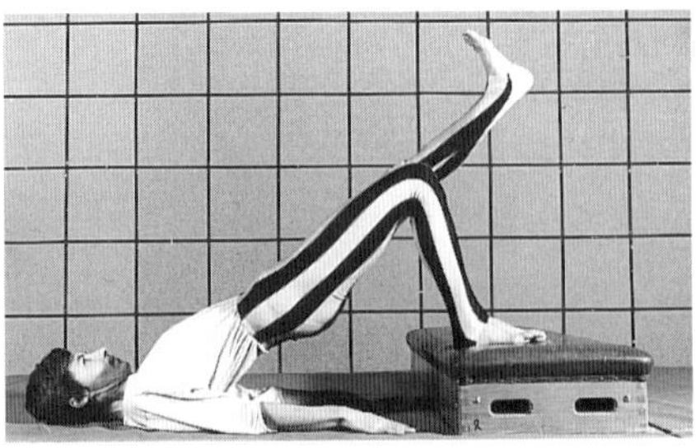

Ganzkörperspannung halten!

U N G E E I G N E T

Klassischer Liegestütz vorlings
→ Beugen und Strecken der Arme

Absicht:
Kräftigung der Armstrecker und der Muskulatur des Schultergürtels

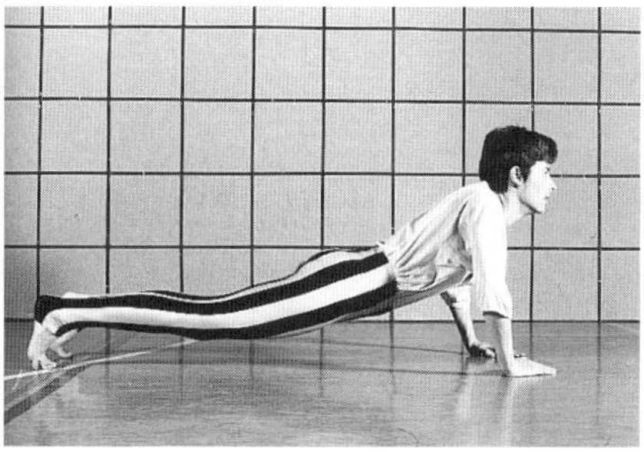

Eine schwach ausgebildete Armmuskulatur führt häufig zu Ausgleichsbewegungen des Rumpfes (verstärkte Hohlrückenstellung beim Strecken der Arme).

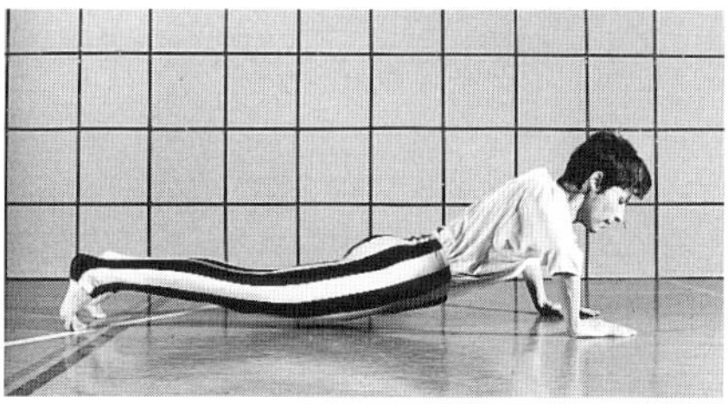

Mangelnde Stabilisierung der Schulterblätter kann zu Fehl- bzw. Überbelastung des gesamten Schultergürtels führen.

G E E I G N E T

Langsitz
Arme stützen hinter dem Körper
→ Strecken der Hüfte durch Heben des Beckens

Absicht:
Kräftigung der Muskulatur des Schultergürtels, der Rücken- und Gesäßmuskulatur

Finger zeigen nach hinten

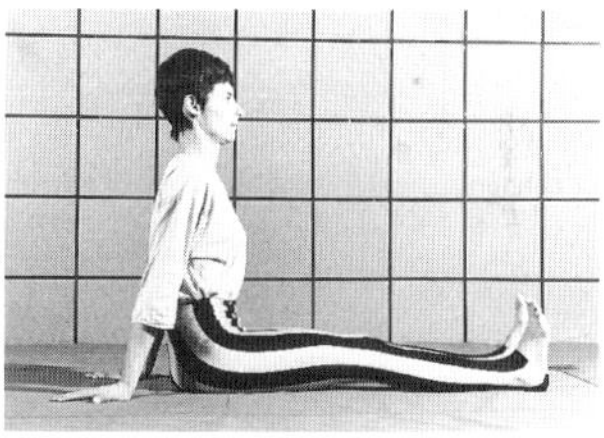

Gesäßmuskulatur anspannen und Becken heben

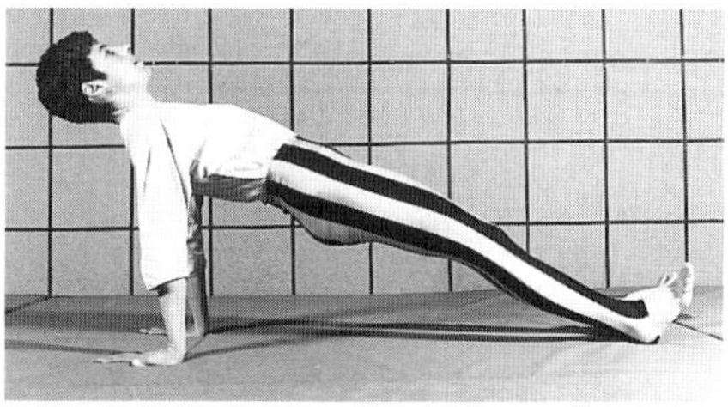

Kopf, Beine und Oberkörper bilden bei gehobenem Becken eine Linie (Ganzkörperspannung).

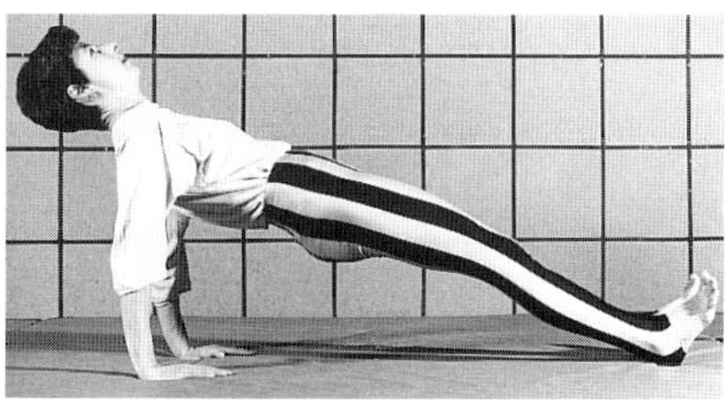

Zeigen die Finger nach vor, werden die Schulterrotatoren mitgekräftigt (sehr anstrengend)!

U N G E E I G N E T

Knieliegestütz
→ Beugen der Arme mit gleichzeitigem schwungvollen Hochführen eines Beines

Absicht:
Kräftigung der Armstrecker und der Muskulatur des Schultergürtels, der Rücken- und Gesäßmuskulatur sowie der Oberschenkelmuskulatur

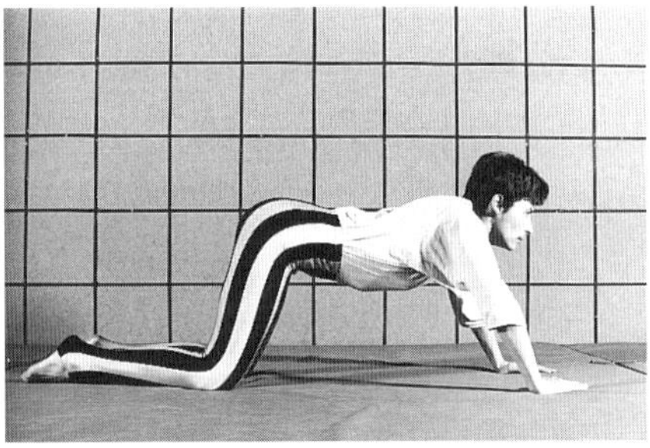

Das Beugen der Arme ohne Schwerpunktsverlagerung nach vorne hat keine effektive Kräftigung der Armstrecker zur Folge.

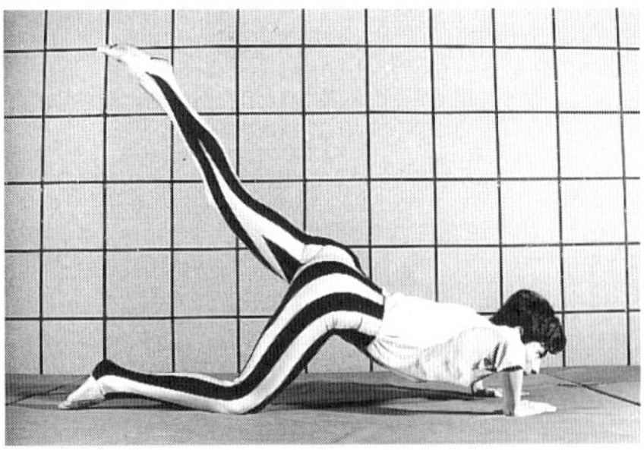

Das schwungvolle Hochführen des gestreckten Beines bei nichtaktivierten Bauchmuskeln kann zu einer Überbelastung der Wirbelsäule führen.

G E E I G N E T

Rückenlage mit angewinkelten Beinen im Unterarmstand
→ Heben des Beckens

Absicht:
Kräftigung der Schultergürtel-, der Rücken- und der Gesäß- sowie der Oberschenkelmuskulatur

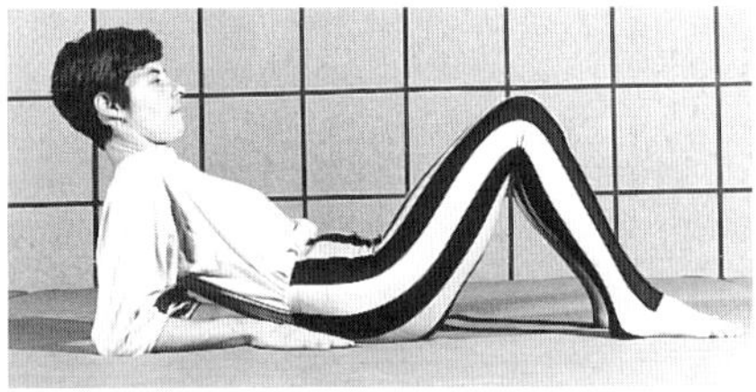

„Bauch einziehen", Gesäßmuskeln anspannen und Becken heben

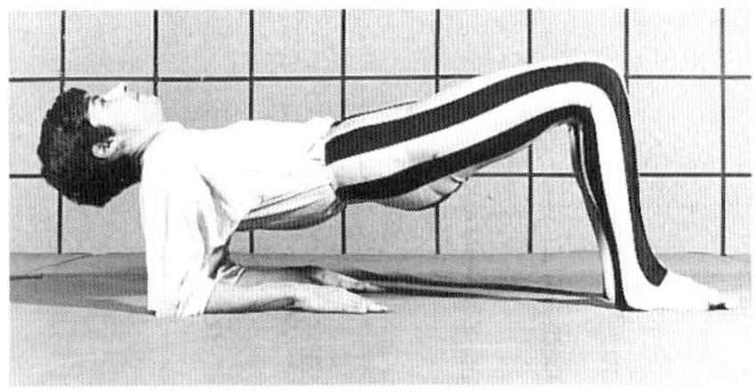

Ein Bein mit Fersenschub strecken, dabei Körperspannung beibehalten

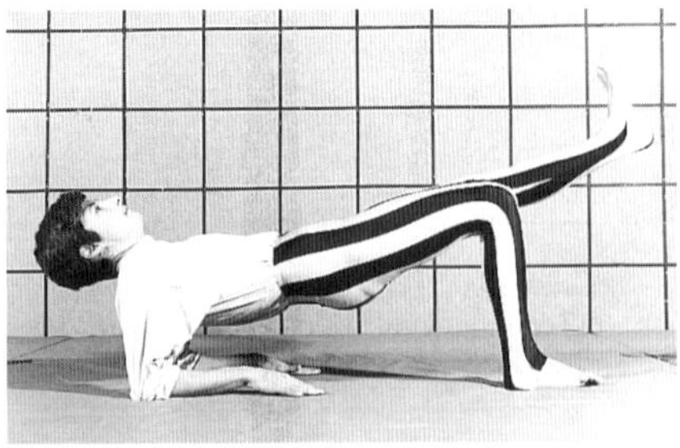

Knie hüftbreit!
Sehr anstrengend!

UNGEEIGNET

Liegestütz vorlings
→ Schwungvolles Überspringen eines Seiles mit beiden Armen

Absicht:
Kräftigung der Armstrecker und der Muskulatur des Schultergürtels

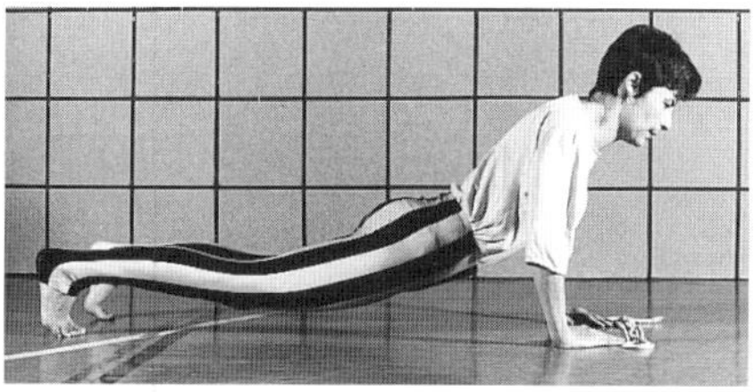

Der Übende holt aus einer verstärkten Hohlrückenstellung Schwung (Gegenbewegung).

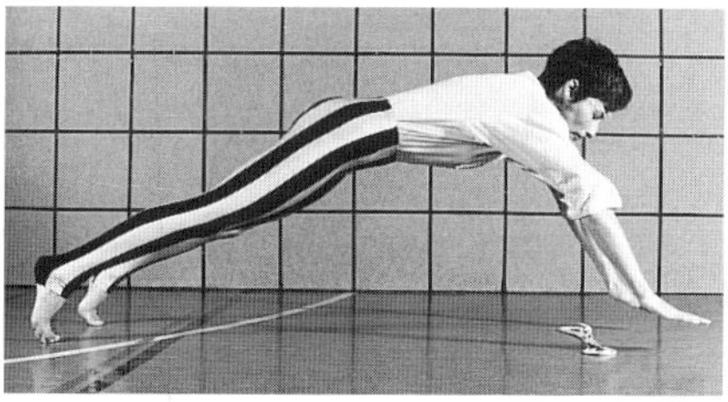

Der Übende landet in einer verstärkten Hohlrückenstellung

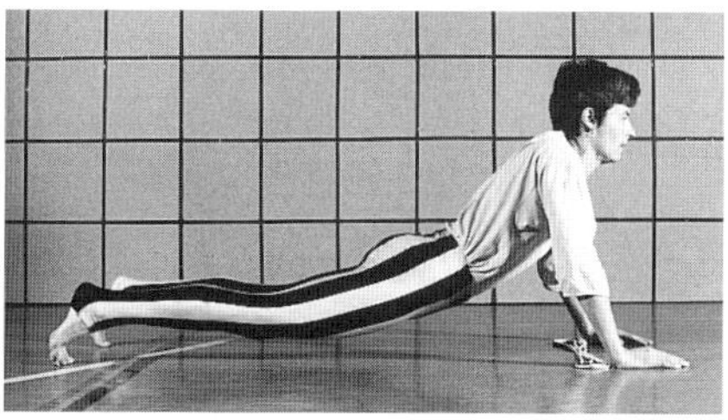

Überbelastung und Stauchung der Lendenwirbelsäule und der Handgelenke können die Folge sein.

GEEIGNET

Rückenlage mit angewinkelten Beinen im Unterarmstand
→ Heben des Beckens

Absicht:
Kräftigung der Schultergürtel-, der Rücken- und der Gesäßmuskulatur sowie der hinteren Oberschenkelmuskeln

Füße auf Kastenoberteil

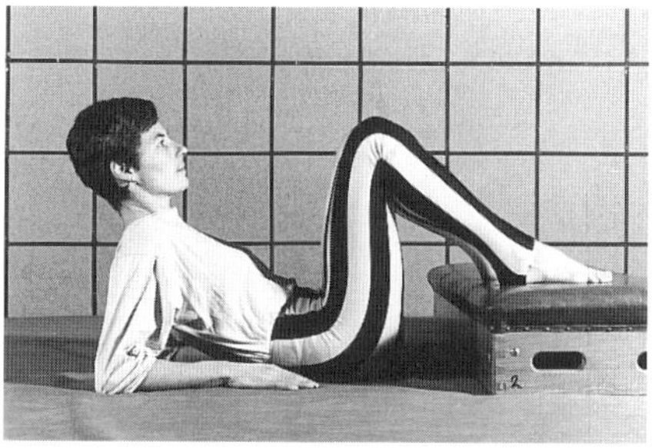

„Bauch einziehen", Gesäßmuskeln anspannen und Becken heben

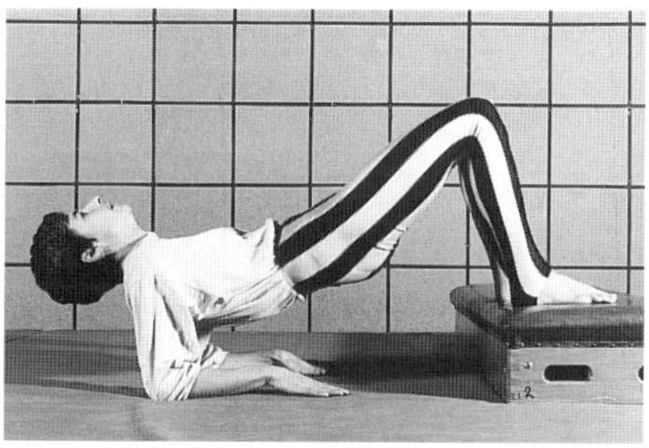

Gesäßspannung halten!

Variation für gut Trainierte:
Anschließendes Wegstrecken eines Beines (mit Fersenschub) in Verlängerung des Oberkörpers.

U N G E E I G N E T

Knieliegestütz
⟶ Beugen der Arme mit gleichzeitigem schwungvollen Hochführen eines Beines

Absicht:
Kräftigung der Armstrecker und der Muskulatur des Schultergürtels, der Rücken- und Gesäßmuskulatur sowie der Oberschenkelmuskulatur

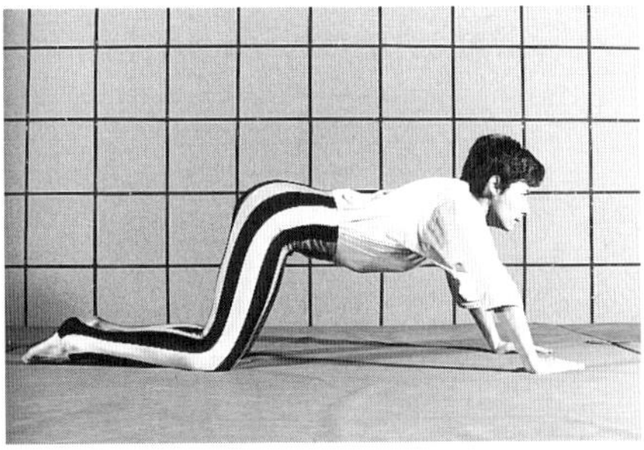

Das Beugen der Arme ohne Schwerpunktsverlagerung nach vorne hat keine effektive Kräftigung der Armstrecker zur Folge.

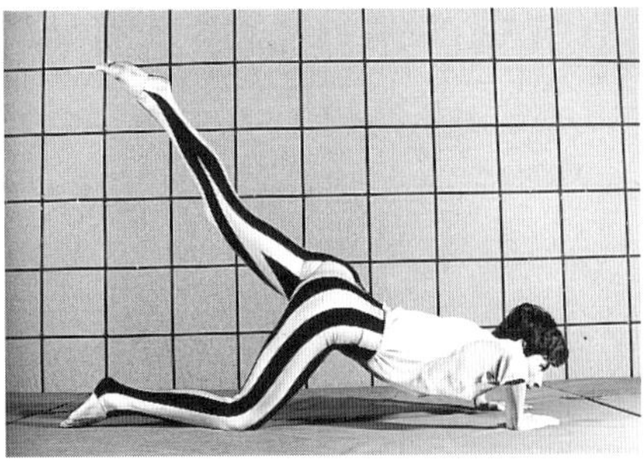

Das schwungvolle Hochführen eines gestreckten Beines bei nichtaktivierten Bauchmuskeln kann zu einer Fehlbelastung der Wirbelsäule führen.

G E E I G N E T

Liegestützstellung im Unterarmstand
⟶ Heben und Senken eines gestreckten Beines

Absicht:
Kräftigung der Schultergürtel-, der Rücken- und der Gesäß- sowie der Oberschenkelmuskulatur

1. Ganzkörperspannung im Liegestütz rücklings

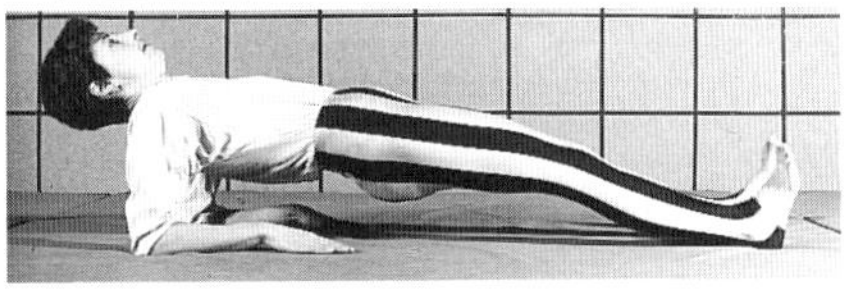

Heben und Senken eines gestreckten Beines

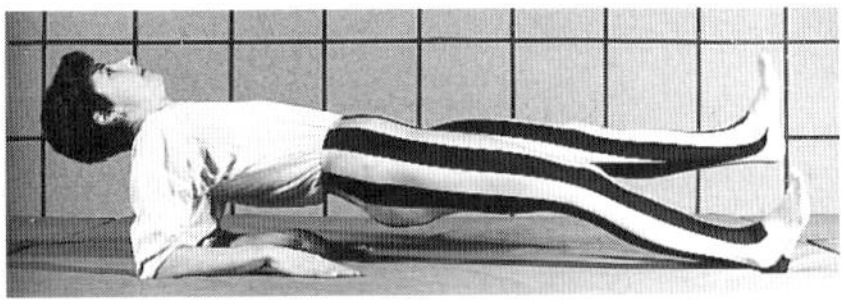

Kopf in Verlängerung der Wirbelsäule!

2. Ganzkörperspannung im Liegestütz vorlings

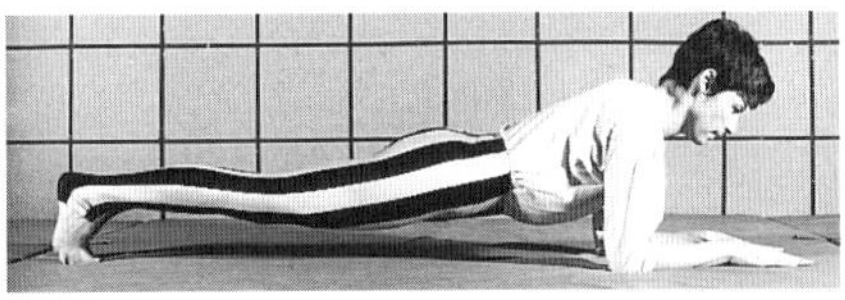

Ein gestrecktes Bein mit Fersenschub nur leicht anheben und senken

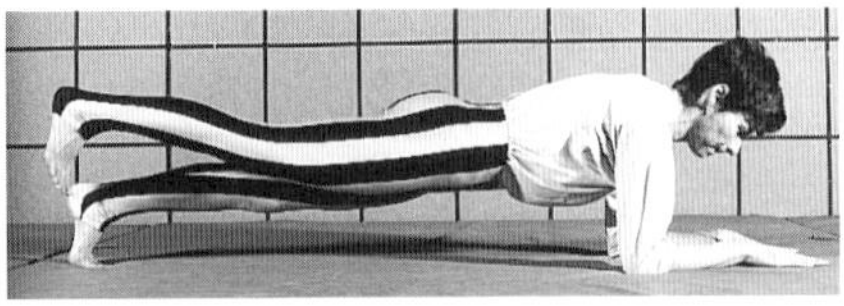

Beim Heben und Senken des Beines Ganzkörperspannung halten!

U N G E E I G N E T

Bankstellung
→ Schwungvolles Hochfedern eines gestreckten Beines und des gegengleichen Armes

Absicht:
Kräftigung der Schulter-, Rücken- und Gesäßmuskulatur

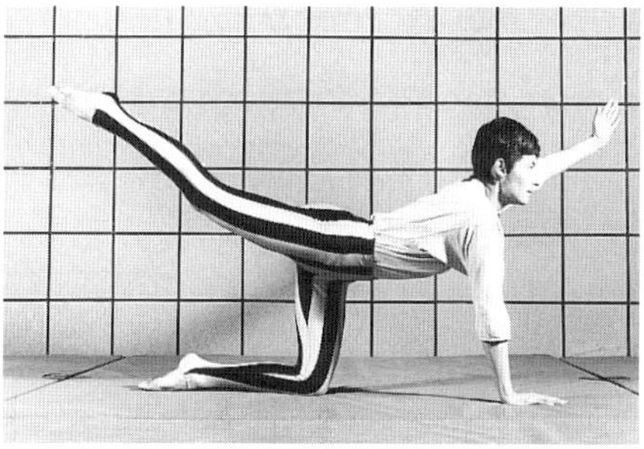

Beim schwungvollen Hochfedern entstehen große Kompressionskräfte im Bereich der Hals- und Lendenwirbelsäule. Überlastungen von Wirbelkörperrändern und Wirbelbogengelenken sind die Folge.

G E E I G N E T

Bankstellung
→ Beugen und Strecken eines Beines und des gegengleichen Armes (max. in die Waagrechte)

Absicht:
Kräftigung der Schulter-, Rücken- und Gesäßmuskulatur
Mobilisierung der Wirbelsäule

Linkes Knie und Stirn mit rechter Hand zusammenführen

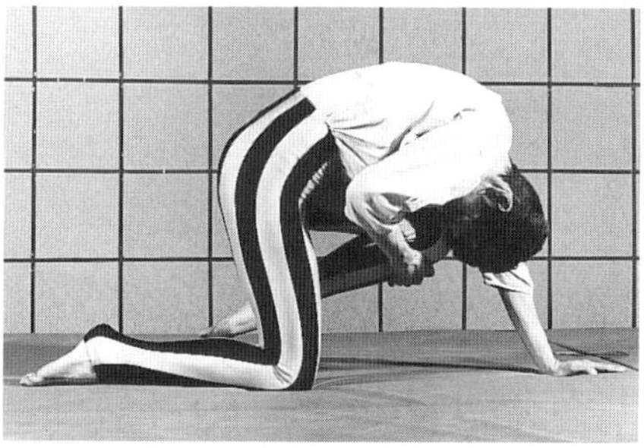

Aktivieren der Bauchmuskeln!
Strecken des rechten Armes, des Rückens und des linken Beines max. bis in die Waagrechte (Ferse schiebt)

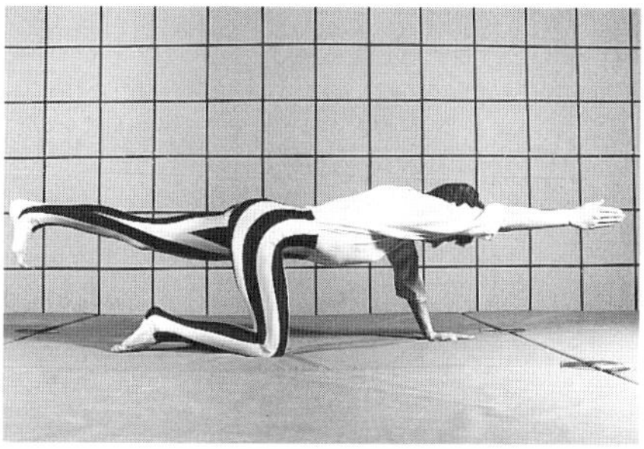

Aktivieren der Gesäßmuskeln und der Rückenstrecker!
Kopf bleibt in Verlängerung der Wirbelsäule!

U N G E E I G N E T

Bauchlage
→ Schwungvolles Heben von Kopf, Arm und gegengleichem Bein

Absicht:
Kräftigung der Rücken-, Gesäß- und hinteren Oberschenkelmuskulatur

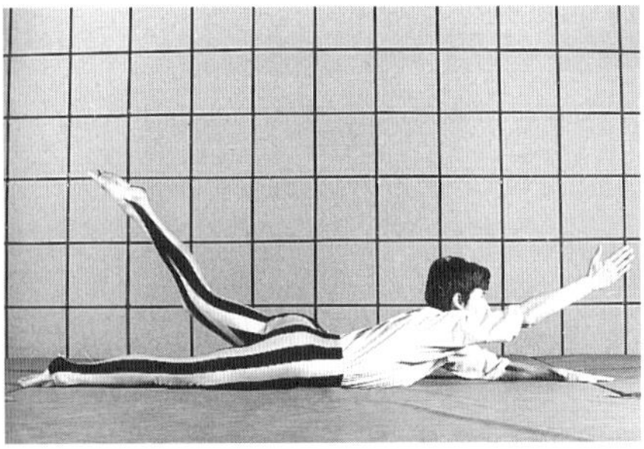

Durch die schwungvolle Ausführung kommt es im Bereich der Lendenwirbelsäule zu einer Überbelastung.
Der Übende reißt bei jeder Wiederholung verstärkt in den Hohlrücken. Starke Belastung der Wirbelbogengelenke und der Wirbelkörperränder.

G E E I G N E T

Bauchlage (Gesäßmuskeln anspannen und Fersenschub)
→ Hochführen eines gestreckten Armes und des gegengleichen Beines

Absicht:
Kräftigung der Muskulatur des Schultergürtels, der Schulterblattfixatoren, der Rücken-, Gesäß- und der hinteren Oberschenkelmuskulatur

Ganzkörperspannung (Gesäßmuskeln anspannen und Fersenschub)

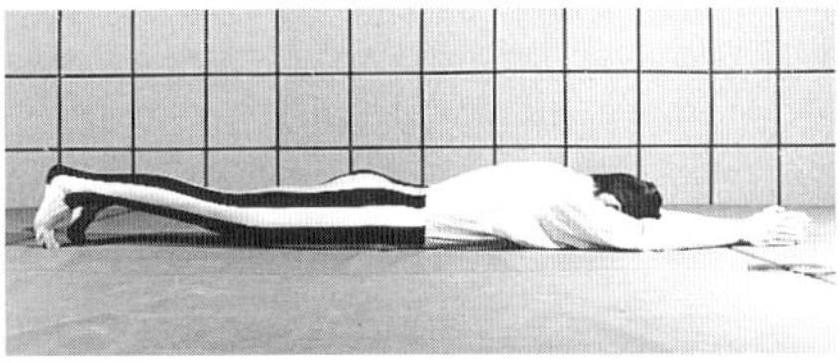

Leichtes Heben und Senken eines gestreckten Armes und des gegengleichen Beines mit Fersenschub

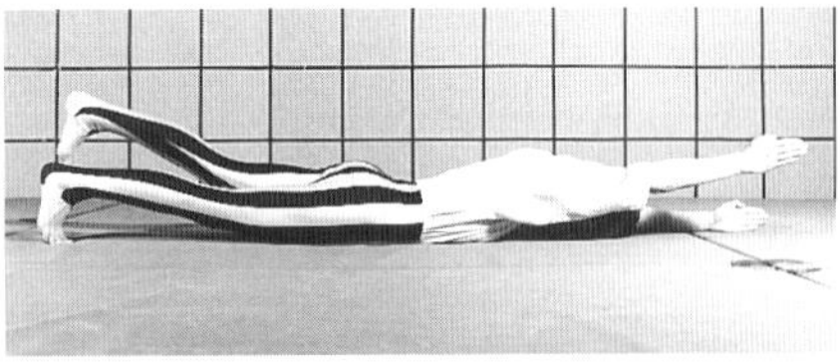

Achte auf die richtige Armhaltung (Daumen oben)!

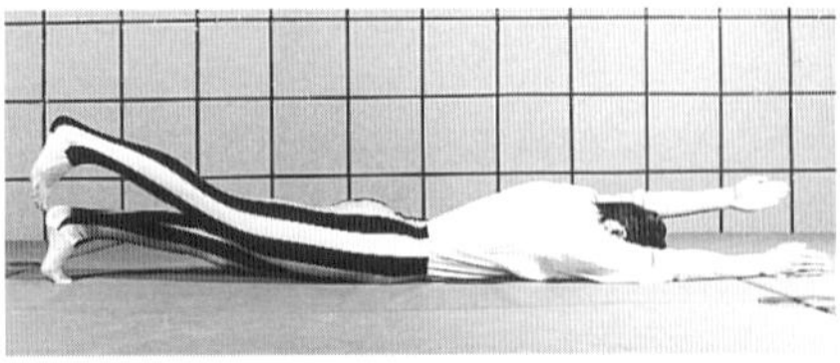

Stirn bleibt am Boden!
In der Hüfte nicht ausdrehen!
Becken behält Bodenkontakt!

UNGEEIGNET

Bauchlage
→ Schwungvolles Heben von Kopf, Arm und gegengleichem Bein

Absicht:
Kräftigung der Rücken-, Gesäß- und hinteren Oberschenkelmuskulatur

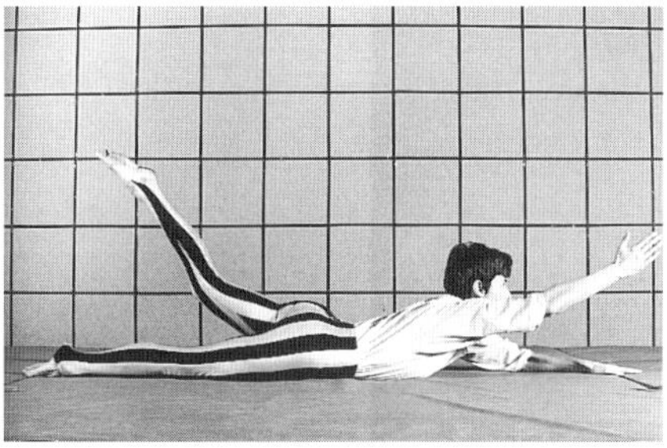

Durch die schwungvolle Ausführung kommt es im Bereich der Lendenwirbelsäule zu einer Überbelastung. Der Übende reißt bei jeder Wiederholung verstärkt in den Hohlrücken. Starke Belastung der Wirbelbogengelenke und der Wirbelkörperränder.

GEEIGNET

Bauchlage (Gesäßmuskeln anspannen und Fersenschub)
→ Hochführen der gestreckten Beine

Absicht:
Kräftigung der Gesäß- und hinteren Oberschenkelmuskulatur

Ganzkörperspannung (Gesäßspannung und Fersenschub)

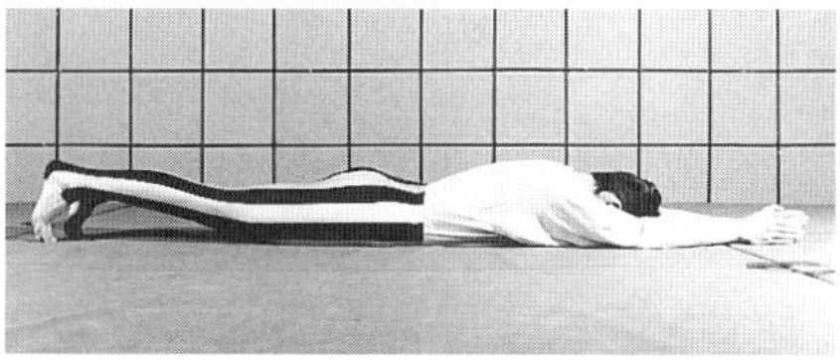

1. Ein gestrecktes Bein mit Fersenschub leicht hochführen

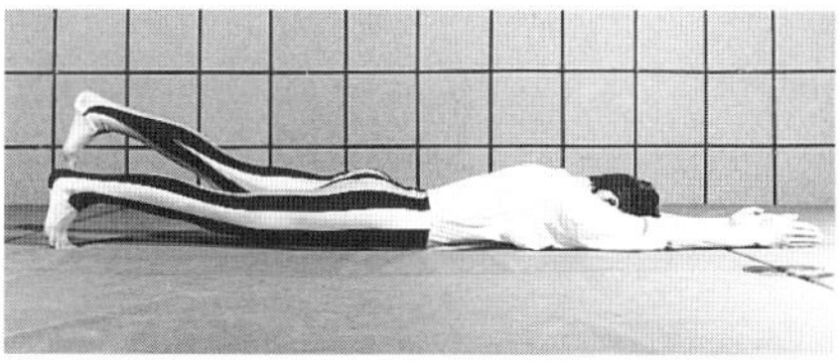

In der Hüfte dabei nicht ausdrehen
Kopf und Arme behalten Bodenkontakt

2. Beide gestreckten Beine mit Fersenschub leicht hochführen

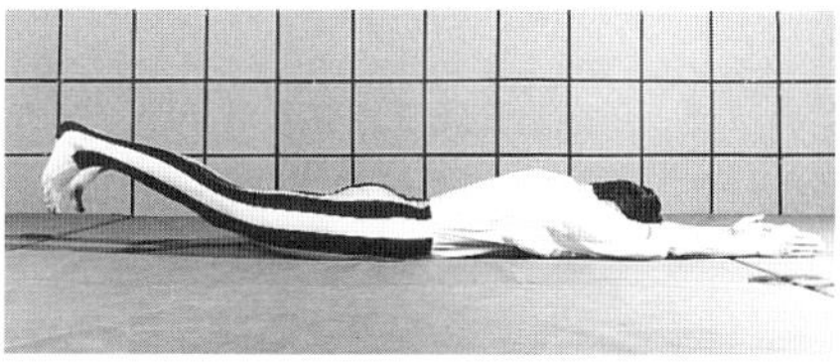

Gleichmäßig atmen und Position einige Sekunden halten!

U N G E E I G N E T

Partnerübung
Beine fixiert auf Längskasten
→ Schwungvolles Hochziehen und Absenken des Oberkörpers

Absicht:
Kräftigung der Rücken- und Gesäßmuskulatur

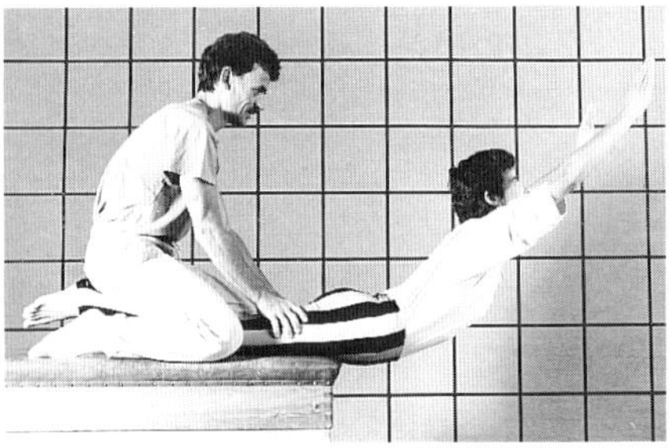

Die schwungvolle Ausführung sowie die starke Hohlrückenstellung in der Endposition führen zu einer Extrembelastung im Bereich der Lendenwirbelsäule.

G E E I G N E T

Partnerübung
Beine fixiert auf Kasten
→ Langsames Heben und Senken des Oberkörpers (max. bis zur Waagrechten)

Absicht:
Kräftigung der Rückenstrecker, der Gesäß- und der hinteren Oberschenkelmuskulatur

Oberschenkel durch Partner auf Kasten fixiert (Arme an der Brust überkreuzt)

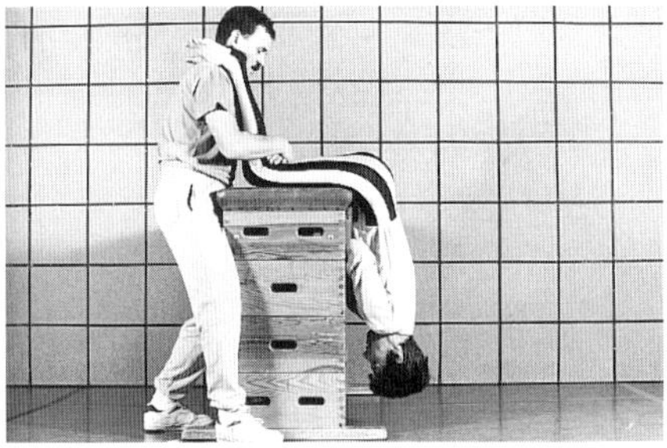

Gesäßmuskeln anspannen und Wirbel für Wirbel aufrollen
Langsames Aufrollen des Oberkörpers bis max. in die Waagrechte

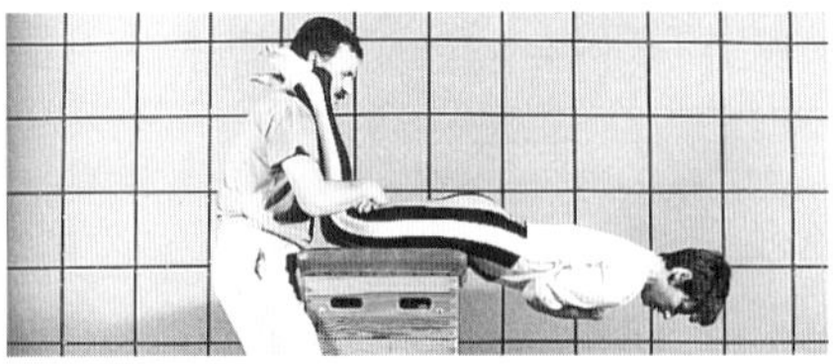

Variation: (für gut Trainierte)
Langsames Strecken der Arme in Verlängerung des Oberkörpers

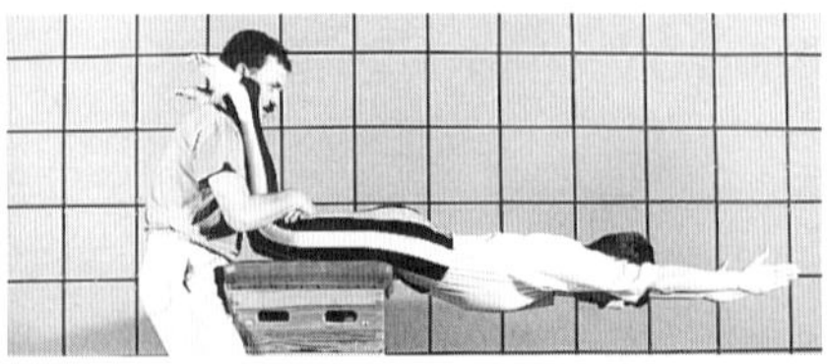

Position einige Sekunden halten!

U N G E E I G N E T

Bauchlage auf Längskasten
→ Schwungvolles Hochführen der Beine über die Waagrechte

Absicht:
Kräftigung der Rücken-, Gesäß- und hinteren Oberschenkelmuskulatur

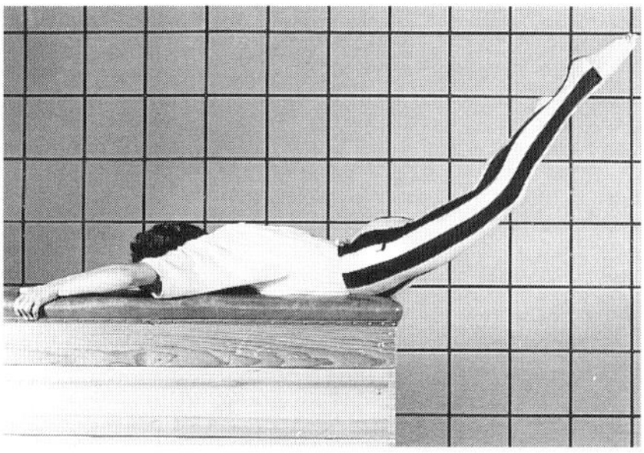

Durch das schwungvolle Hochführen der Beine über die Waagrechte zieht der Übende verstärkt in den Hohlrücken. Dadurch kommt es zu einer Extrembelastung im Bereich der Lendenwirbelsäule.

G E E I G N E T

Bauchlage auf Längskasten mit gebeugten Beinen
→ Strecken und Beugen der Beine im richtigen Bewegungsmuster

Absicht:
Kräftigung der Rücken-, Gesäß- und hinteren Oberschenkelmuskulatur

Gesäßmuskeln anspannen

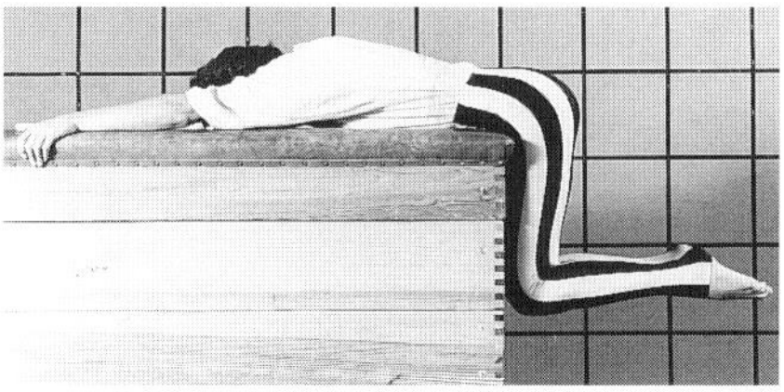

Wechselweises Strecken der Beine mit Fersenschub - bis max. in die Waagrechte

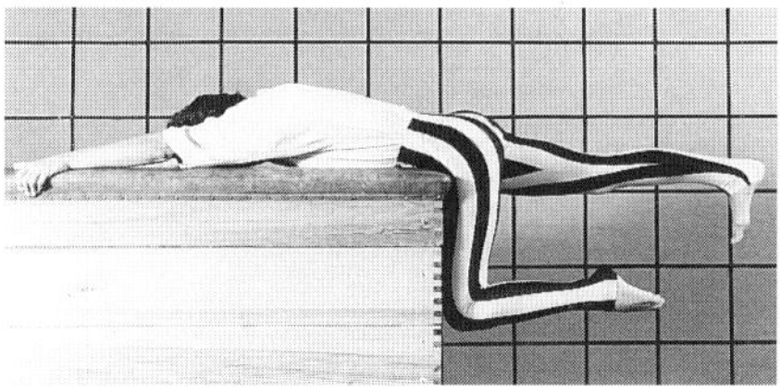

Gleichzeitiges Strecken der Beine mit Fersenschub

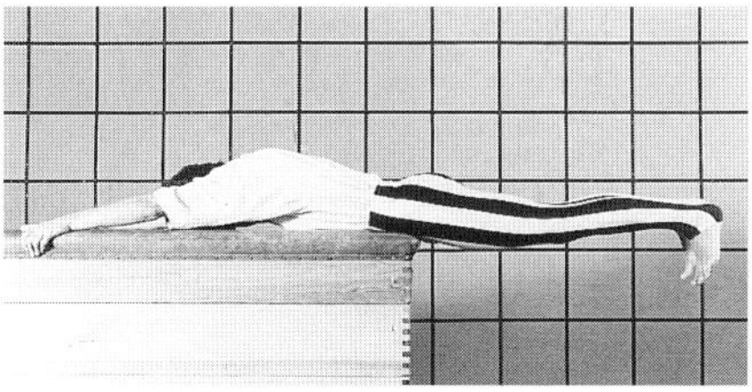

Beine beckenbreit, Knie auf keinen Fall zusammenpressen!
Achte beim Strecken und Beugen auf das richtige Bewegungsmuster!

UNGEEIGNET

Bauchlage auf Längskasten
→ Schwungvolles Hochführen der Beine mit Ball über die Waagrechte

Absicht:
Kräftigung der Rücken-, Gesäß- und hinteren Oberschenkelmuskulatur

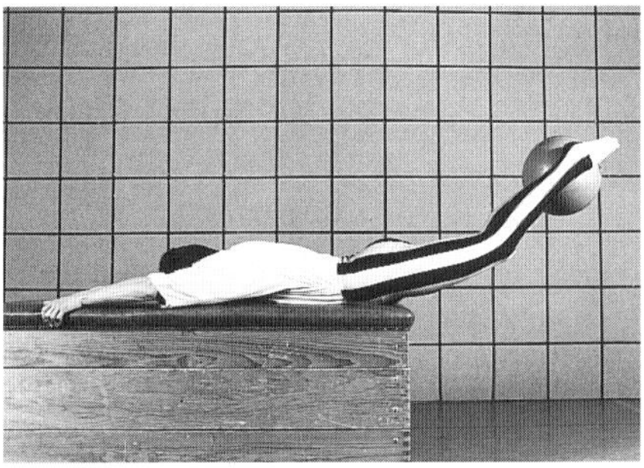

Durch das schwungvolle Hochführen der Beine mit Ball über die Waagrechte (verstärkter Hohlrücken) wird die Lendenwirbelsäule überbeansprucht.

GEEIGNET

Bauchlage auf Längskasten
→ Anheben der Beine durch Beugen und Strecken im Knie- und im Hüftgelenk

Absicht:
Kräftigung der Rücken-, Gesäß- und hinteren Oberschenkelmuskulatur

Gebeugte Beine im Knie- und Hüftgelenk strecken (bis max. in die Waagrechte → Ferse schiebt)

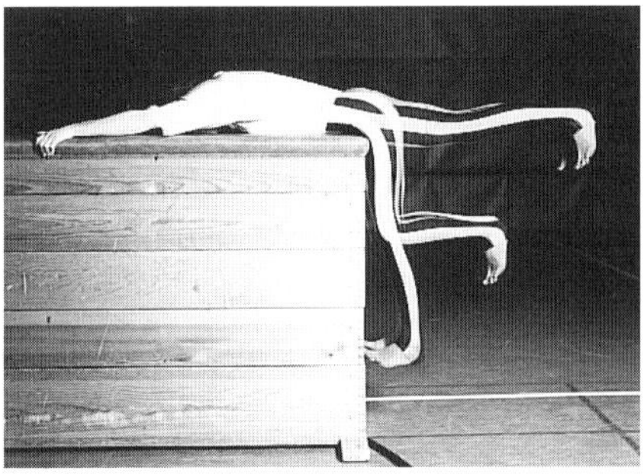

Leite die Streckbewegung durch ein Aktivieren der Gesäßmuskeln ein

Variation: (mit Medizinball)
Strecken der Beine bis max. in die Waagrechte

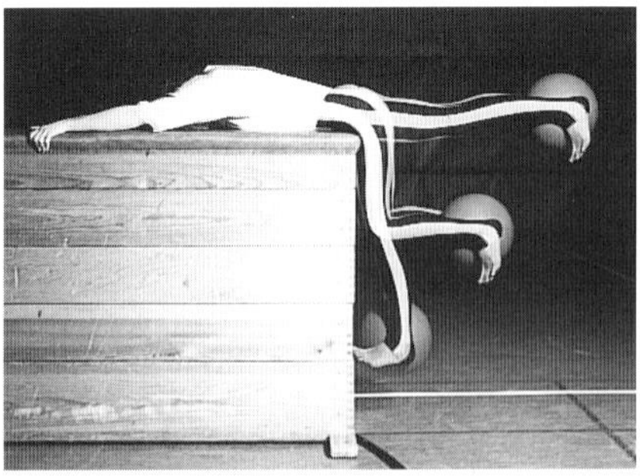

Ferse schiebt!

U N G E E I G N E T

Bankstellung
→ Schwungvolles Hochfedern eines gestreckten Beines und des gegengleichen Armes

Absicht:
Kräftigung der Arm-, Rücken- und Gesäßmuskulatur

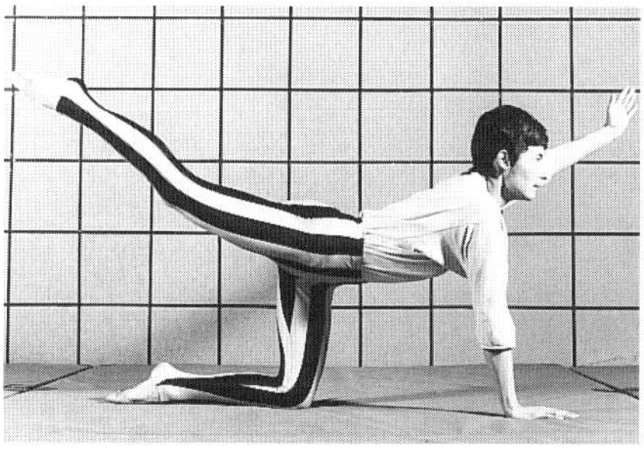

Beim schwungvollen Hochfedern entstehen große Kompressionskräfte im Bereich der Hals- und Lendenwirbelsäule. Überlastungen von Wirbelkörperrändern und Wirbelbogengelenken sind die Folge.

G E E I G N E T

Bankstellung im Unterarmstand
→ Langsames Hochführen eines gebeugten Beines maximal bis zur Waagrechten

Absicht:
Kräftigung des großen Gesäßmuskels

Bankstellung; gerader Rücken
Gewichtsverlagerung auf Unterarme

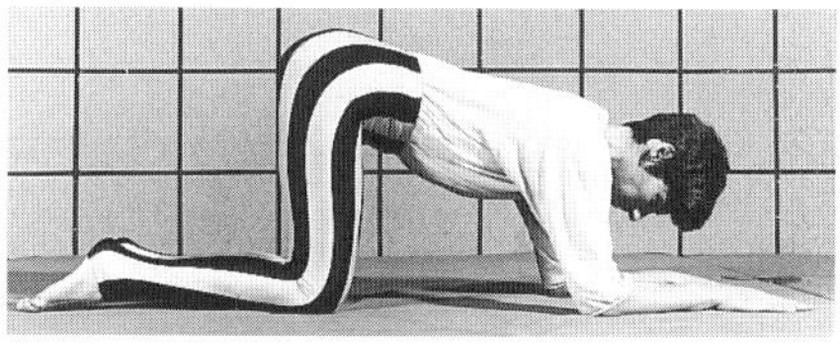

Bauch einziehen und Gesäßmuskeln anspannen

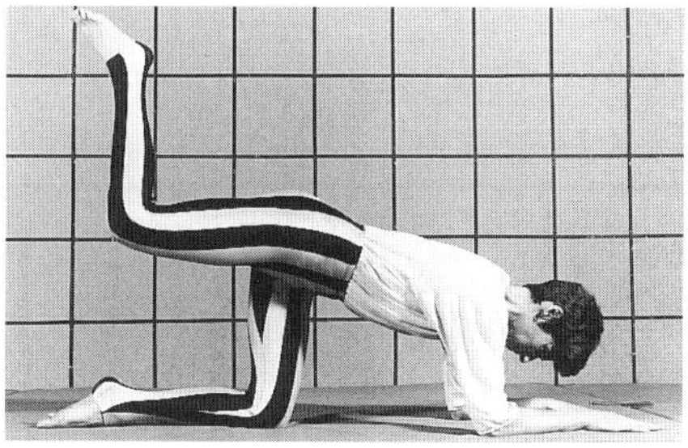

Ein gebeugtes Bein langsam auf- und abwärtsführen (max. bis in die Waagrechte)

Variation durch Hochführen des gebeugten Beines mit Stab in der Kniekehle

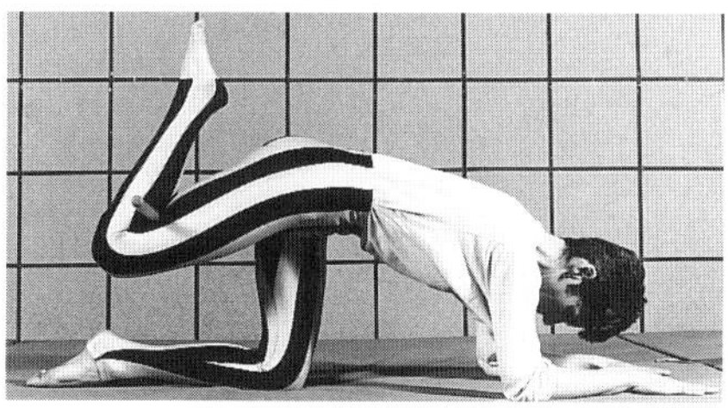

Kräftige stets beidseitig!

U N G E E I G N E T

Bauchlage auf Längskasten
→ Schwungvolles Hochführen der Beine über die Waagrechte

Absicht:
Kräftigung der Rücken-, Gesäß- und hinteren Oberschenkelmuskulatur

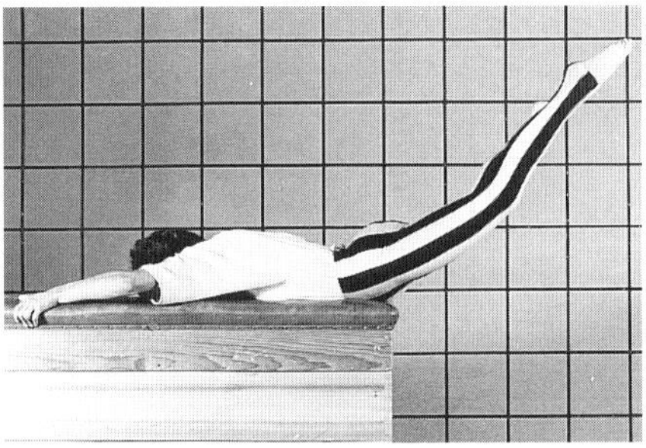

Durch das schwungvolle Hochführen der Beine über die Waagrechte zieht der Übende verstärkt in den Hohlrücken. Dadurch kommt es zu einer Extrembelastung im Bereich der Lendenwirbelsäule.

G E E I G N E T

Bauchlage auf Längskasten mit gebeugten Beinen
→ Hochführen eines gebeugten Beines maximal bis in die Waagrechte

Absicht:
Kräftigung des großen Gesäßmuskels

Gesäßmuskeln anspannen

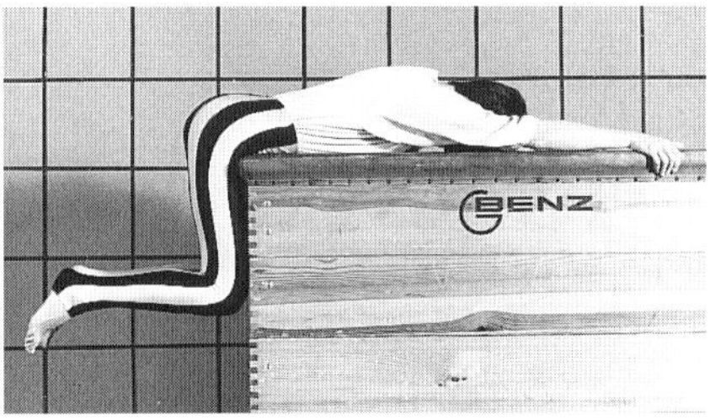

Ein gebeugtes Bein maximal bis in die Waagrechte heben

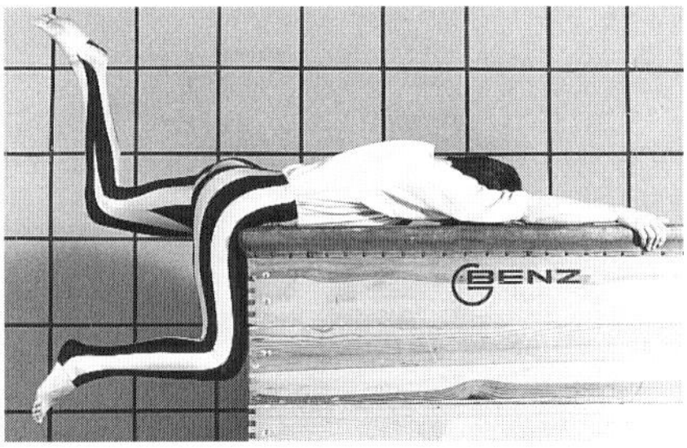

Langsames, dynamisches Heben und Senken eines Beines

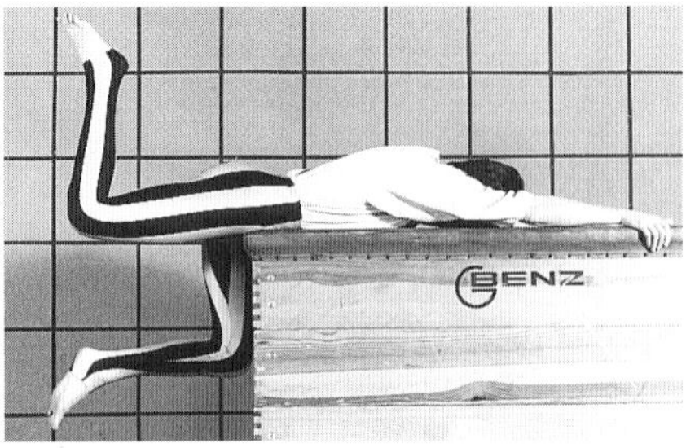

Kräftige stets beidseitig!

U N G E E I G N E T

Bauchlage auf Längskasten
→ Schwungvolles Hochführen der Beine über die Waagrechte

Absicht:
Kräftigung der Rücken-, Gesäß- und hinteren Oberschenkelmuskulatur

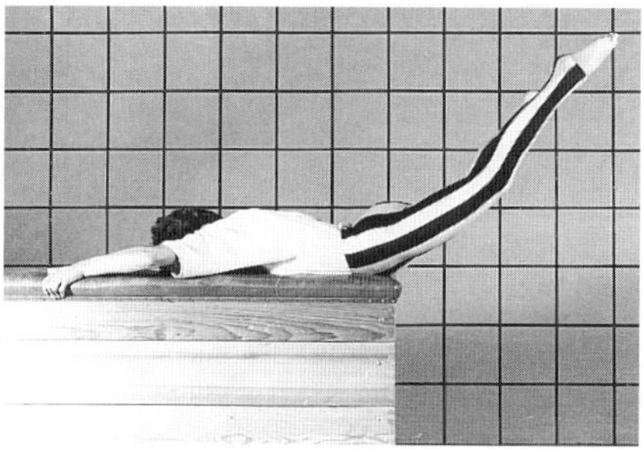

Durch das schwungvolle Hochführen der Beine über die Waagrechte zieht der Übende verstärkt in den Hohlrücken. Dadurch kommt es zu einer Extrembelastung im Bereich der Lendenwirbelsäule.

G E E I G N E T

Oberkörper auf kniehohem Längskasten
→ Hochführen eines gebeugten Beines

Absicht:
Kräftigung des großen Gesäßmuskels

Ein Bein stabilisiert seitlich am Kasten

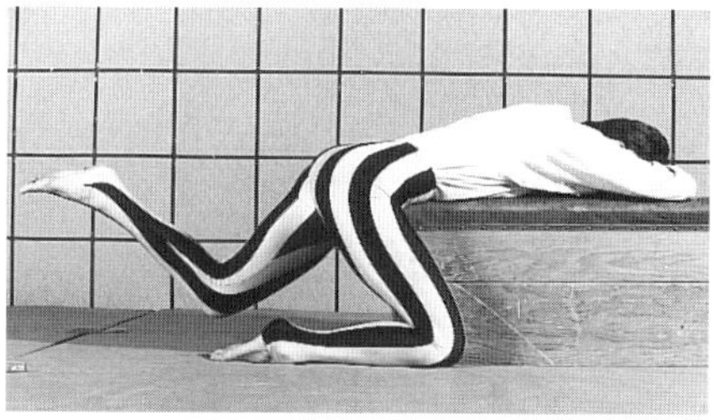

Gesäßmuskeln anspannen und hinteres Bein gebeugt heben und senken

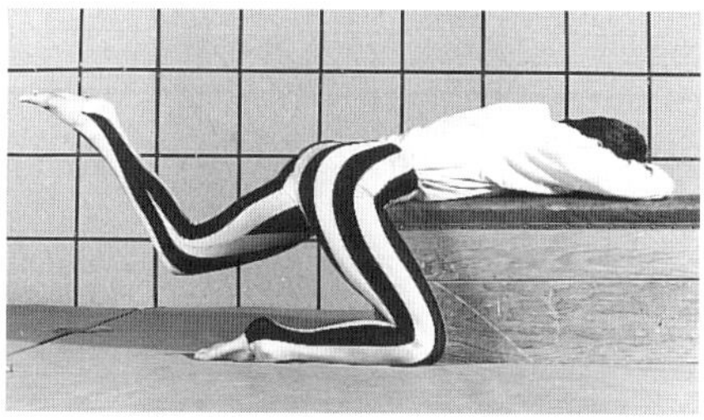

Kräftige die verschiedenen Anteile des Muskels durch Variieren der Bewegungsamplitude.

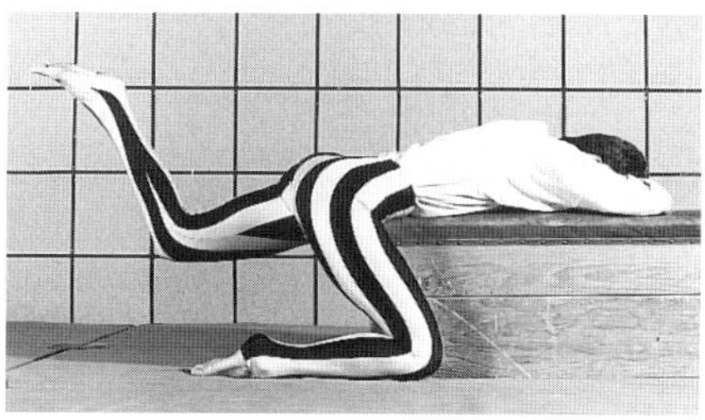

Kräftige beidseitig!

U N G E E I G N E T

Bauchlage
⟶ Schwungvolles Heben von Kopf, Arm und gegengleichem Bein

Absicht:
Kräftigung der Rücken-, Gesäß- und hinteren Oberschenkelmuskulatur

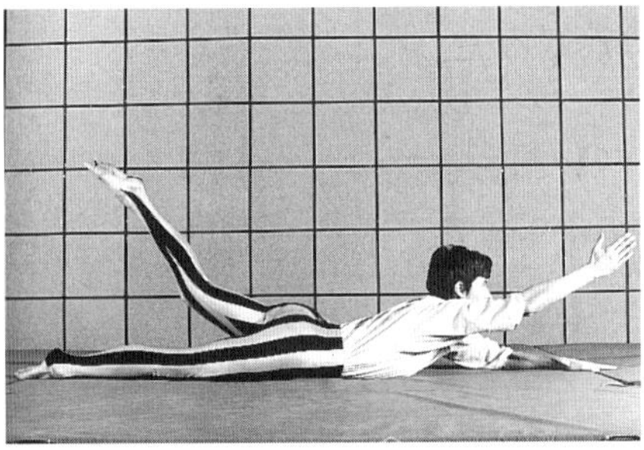

Durch die schwungvolle Ausführung kommt es im Bereich der Lendenwirbelsäule zu einer Überbelastung. Der Übende reißt bei jeder Wiederholung verstärkt in den Hohlrücken.
Starke Belastung der Wirbelbogengelenke und der Wirbelkörperränder.

G E E I G N E T

„Päckchen" - Rumpf auf einem Oberschenkel abgelegt
⟶ Hochführen und Senken des gebeugten Beines

Absicht:
Kräftigung des großen Gesäßmuskels

Für gut Trainierte

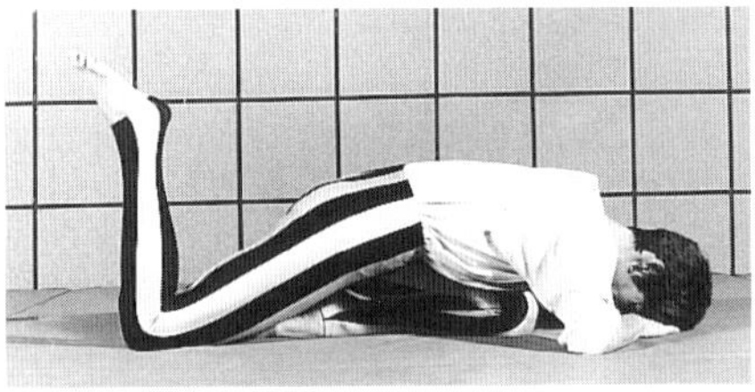

Bauch einziehen und Gesäßmuskeln anspannen

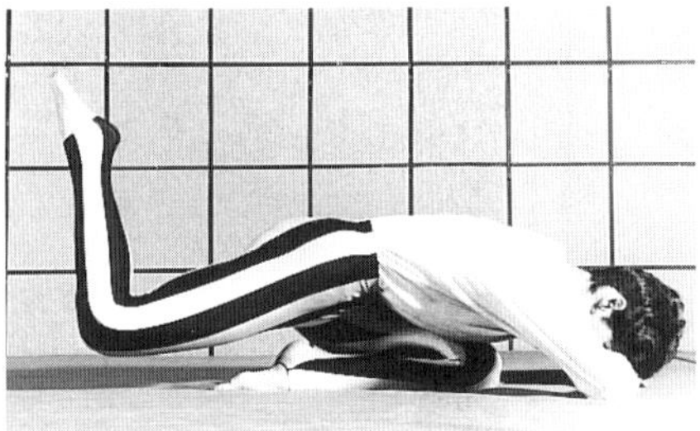

Hochführen und Senken eines gebeugten Beines

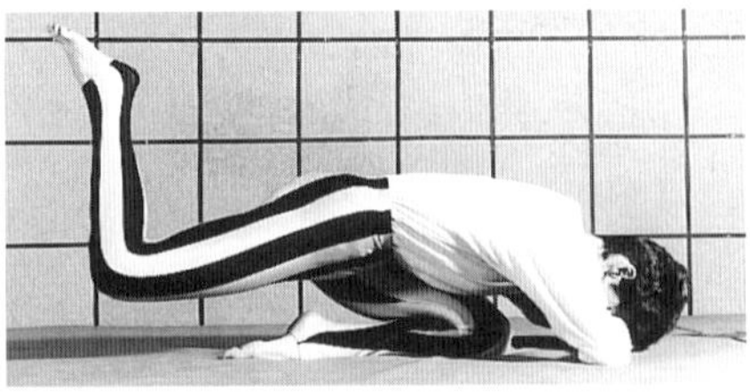

Kräftige stets beidseitig!

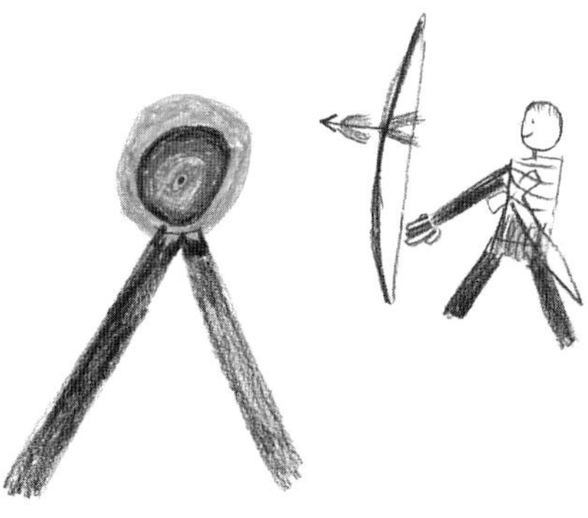

Rafael, 7 Jahre

GEEIGNET

Stabile Seitenlage (ein Bein gebeugt auf Kastenoberteil abgelegt)
→ Hochführen und Senken des gebeugten Beines

Absicht:
Kräftigung des mittleren und kleinen Gesäßmuskels sowie der äußeren Oberschenkelmuskulatur (M. tensor fasciae latae)

Abgelegtes Bein im Hüft- und Kniegelenk rechtwinklig gebeugt

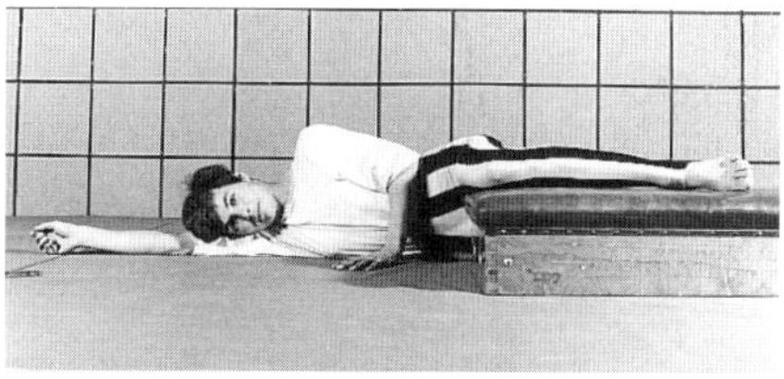

Hochführen und Senken des gebeugten Beines

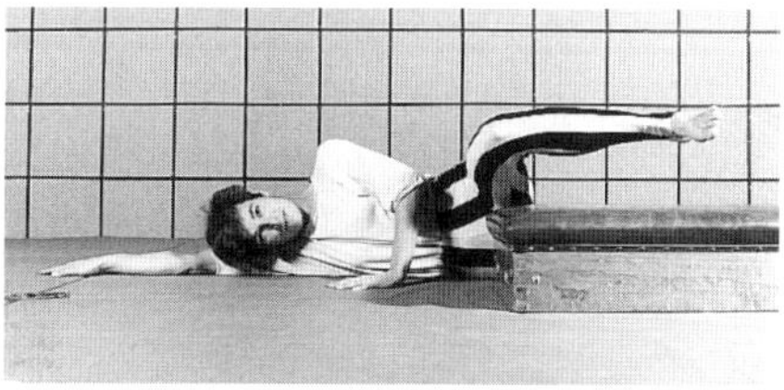

Beim Hochführen und Senken sind Knie- und Fußgelenk stets auf gleicher Höhe
→ Unterschenkel parallel zur Unterlage

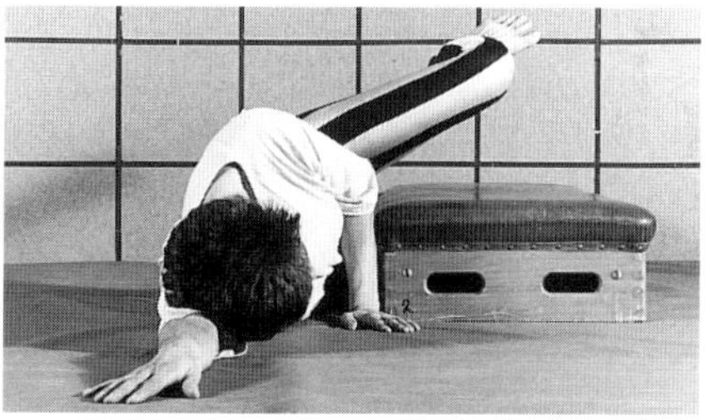

Variation durch Änderung der Bewegungsamplitude

G E E I G N E T

Bankstellung im Unterarmstand
→ Seitliches Hochführen eines gebeugten Beines maximal bis in die Waagrechte

Absicht:
Kräftigung des mittleren und kleinen Gesäßmuskels sowie der äußeren Oberschenkelmuskulatur (M. tensor fasciae latae)

Seitliches Hochführen und Senken eines gebeugten Beines

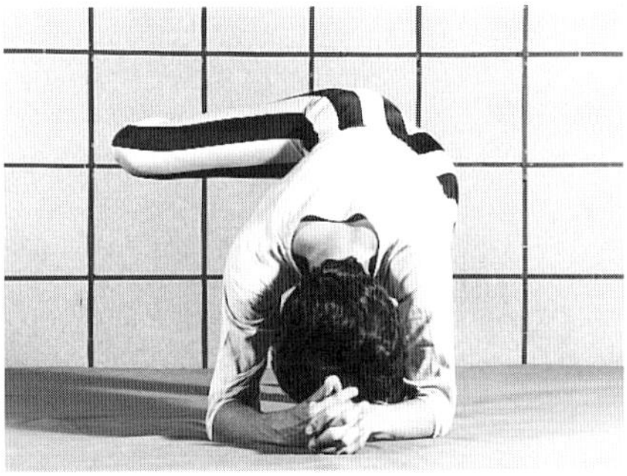

Gebeugtes Bein maximal bis in die Waagrechte heben

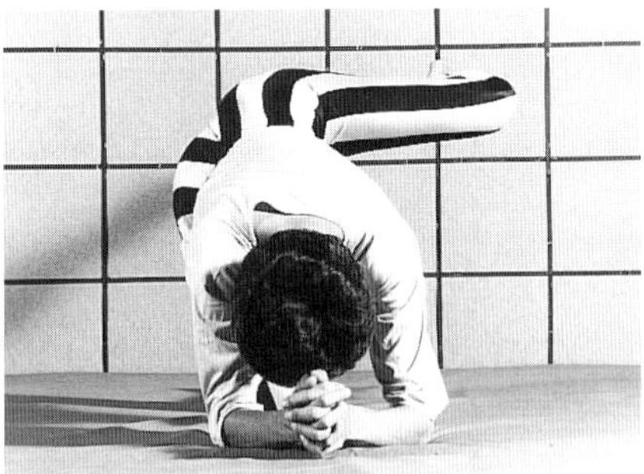

Kopf bleibt in Verlängerung der Wirbelsäule!

Durch Änderung der Bewegungsamplitude und des -tempos kann die Übung variiert und intensiviert werden!

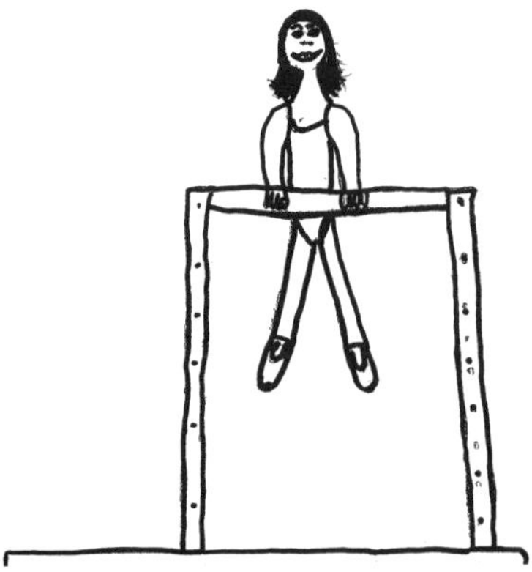

 Lydia, 9 Jahre

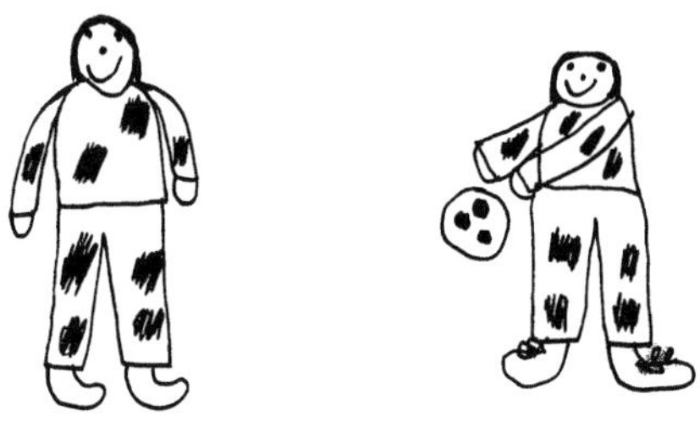

Christina, 9 Jahre

GEEIGNET

Oberkörper auf kniehohem Kasten
→ Seitliches Hochführen eines gebeugten Beines maximal bis in die Waagrechte

Absicht:
Kräftigung des mittleren und kleinen Gesäßmuskels sowie der äußeren Oberschenkelmuskulatur (M. tensor fasciae latae)

Seitliches Hochführen und Senken eines gebeugten Beines

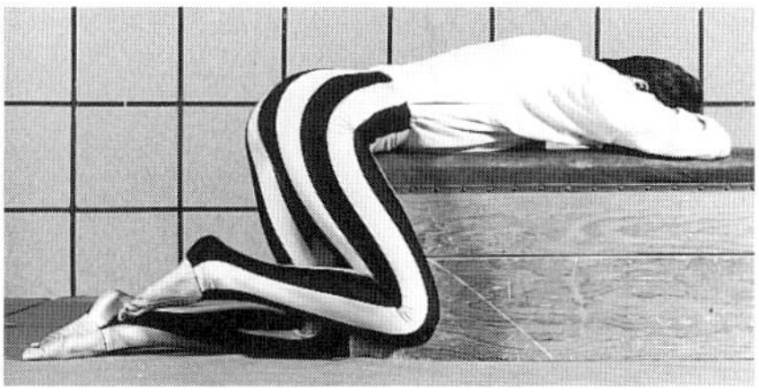

Gebeugtes Bein maximal bis in die Waagrechte heben

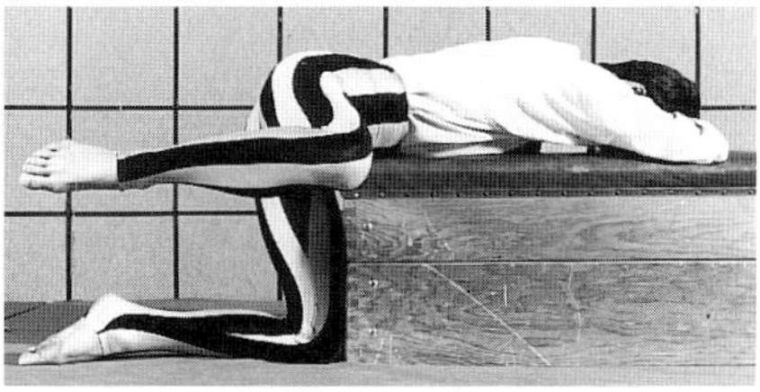

Unterschenkel stets parallel zum Boden (Fuß- und Kniegelenk auf gleicher Höhe)

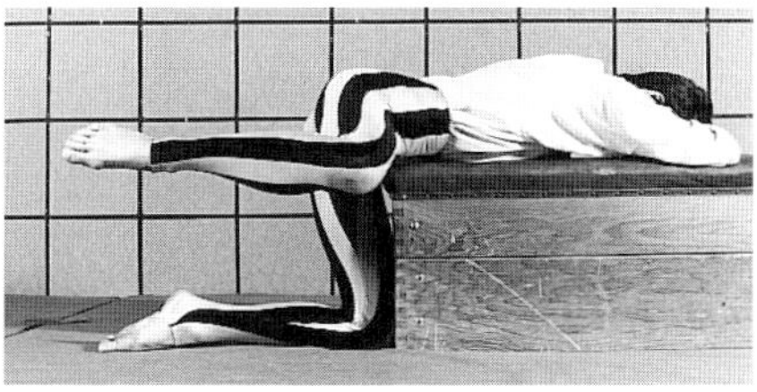

Variation durch Verändern der Bewegungsamplitude!

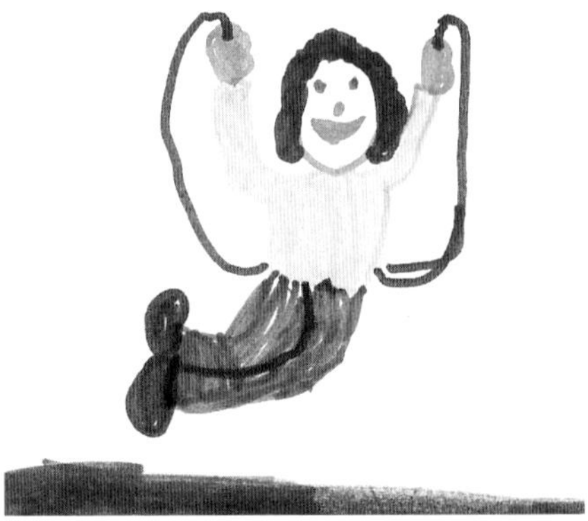

Denise, 7 Jahre

GEEIGNET

Stabile Seitenlage
unteres Bein gebeugt
→ Hochführen und Senken des gestreckten und leicht einwärtsgedrehten Beines mit Fersenschub

Absicht:
Kräftigung des mittleren und kleinen Gesäßmuskels sowie der äußeren Oberschenkelmuskulatur (M. tensor fasciae latae)

Heben und Senken des gestreckten Beines

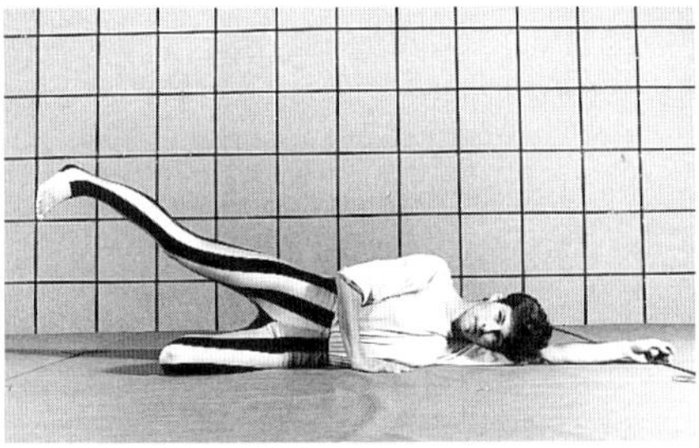

Ferse ist höher als Zehen

Partnerübung
Hochführen des gestreckten Beines gegen Widerstand

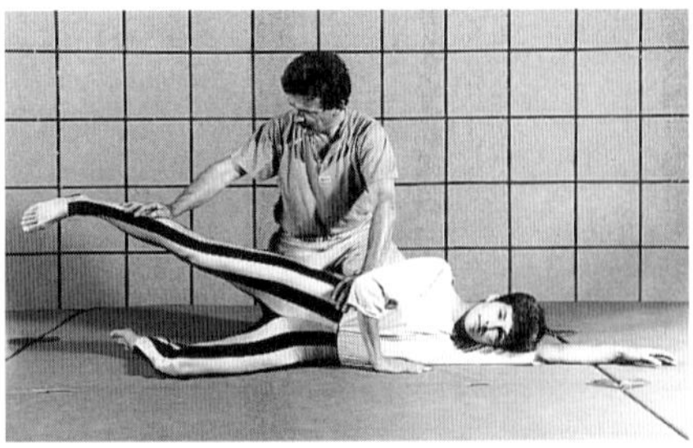

Der Partner soll den Widerstand so dosieren, daß zehn bis zwölf Wiederholungen möglich sind. Kein Maximalwiderstand!

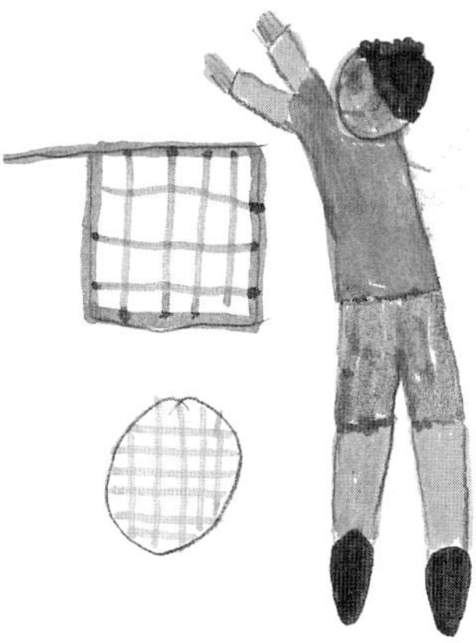

Andre, 7 Jahre

G E E I G N E T

Stabile Seitenlage
→ Hochführen und Senken der gestreckten Beine mit Fersenschub

Absicht:
Kräftigung des mittleren und kleinen Gesäßmuskels, der inneren und äußeren Oberschenkelmuskulatur sowie des viereckigen Lendenmuskels

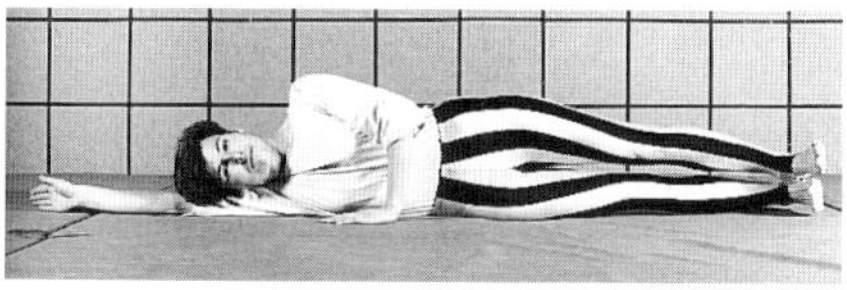

1. Ein gestrecktes einwärtsgedrehtes Bein hochführen und senken (Ferse höher als Zehen)

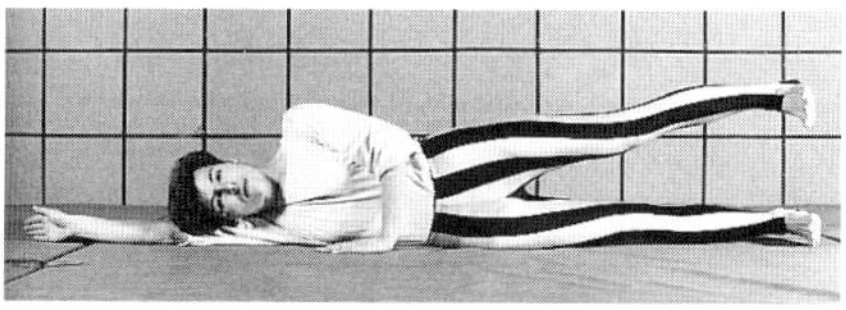

2. Beide gestreckten Beine hochführen und senken (Beine hüftbreit)

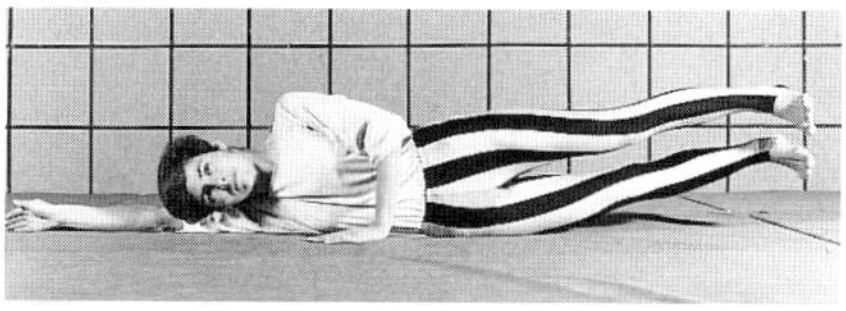

3. Aus der Hebeposition oberes Bein hochführen und senken

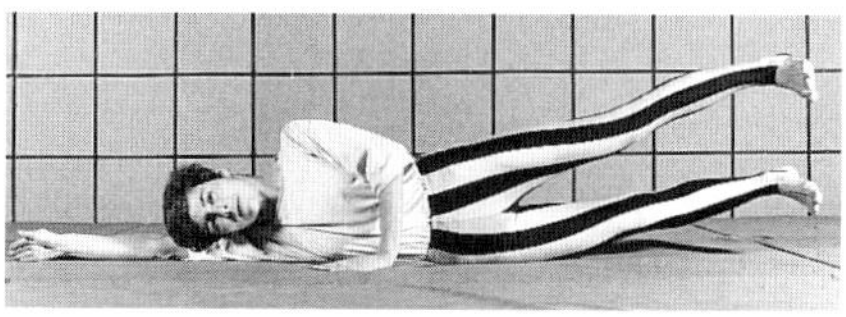

Kräftige beidseitig!

GEEIGNET

Seitenlage im Unterarmstütz
Becken gehoben
→ Hochführen und Senken eines gestreckten Beines

Absicht:
Kräftigung der seitlichen Rumpf-, Gesäß- und Oberschenkelmuskulatur

Ganzkörperspannung

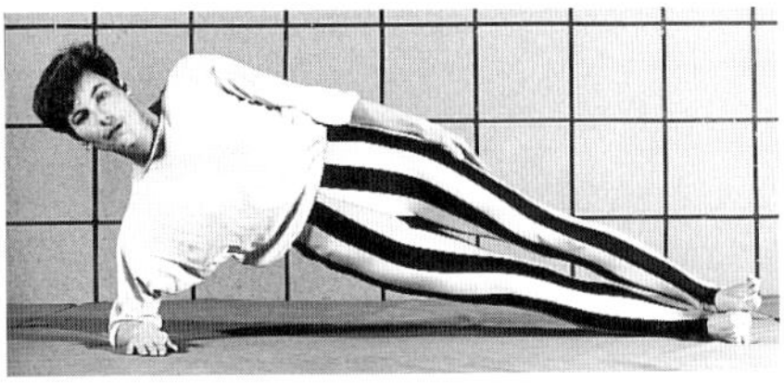

Hochführen und Senken des leicht einwärtsgedrehten gestreckten Beines

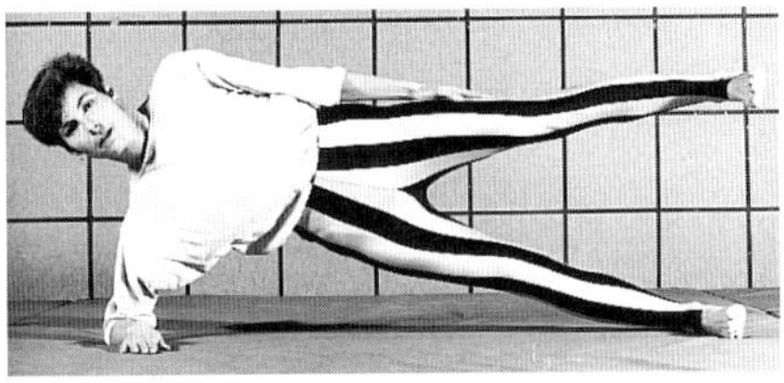

Becken bleibt während der gesamten Bewegung gehoben - Ganzkörperspannung

Variation
Beine auf Langbank abgelegt

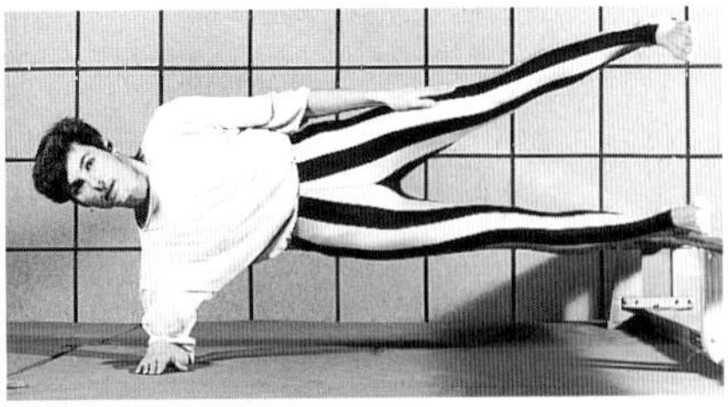

Auch bei dieser schwierigen Übung bleiben die Hüfte gestreckt und das Becken gehoben.

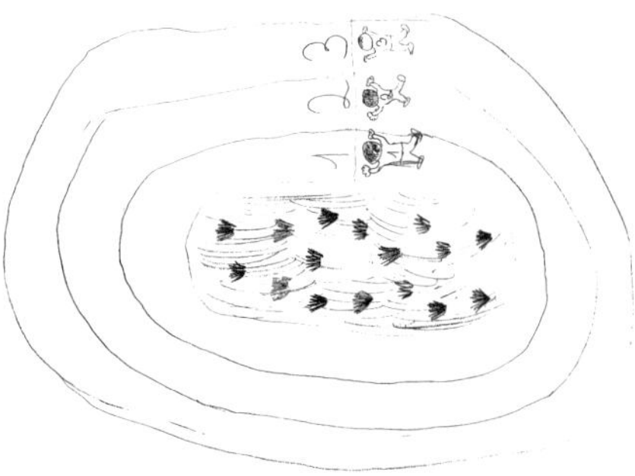

Hüseyin, 10 Jahre

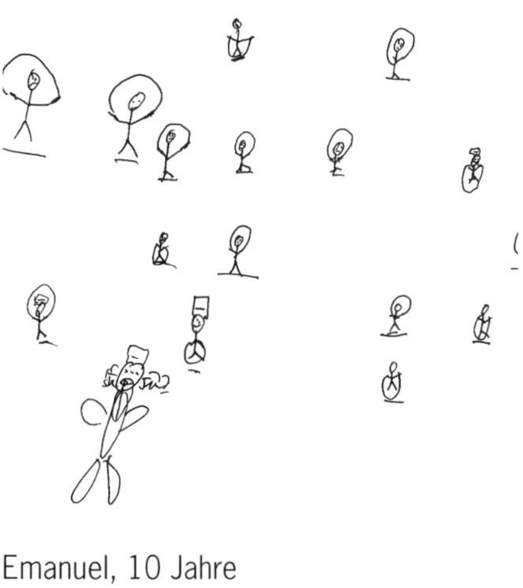

Emanuel, 10 Jahre

GEEIGNET

Partnerübung (Grätschsitz)
→ Auseinander- bzw. Zusammendrücken der gestreckten Beine gegen Widerstand

Absicht:
Kräftigung der Abduktoren und der Adduktoren

Partner leisten mäßigen Widerstand

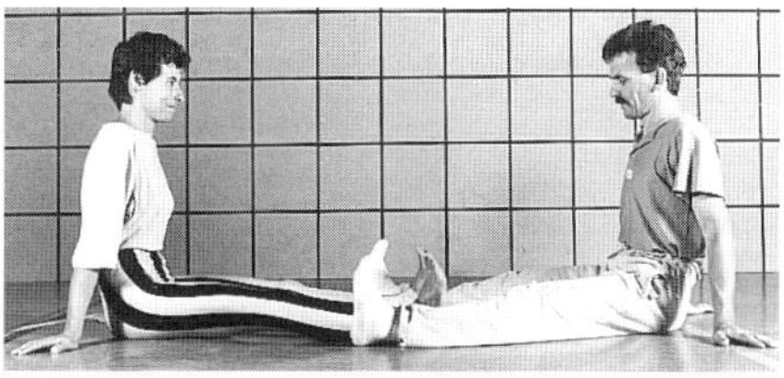

Auseinanderdrücken der Beine (Kräftigung der Abduktoren)

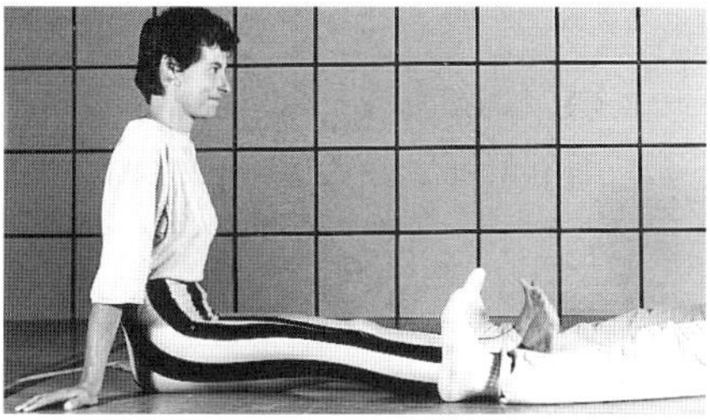

Zusammendrücken der Beine (Kräftigung der Adduktoren)

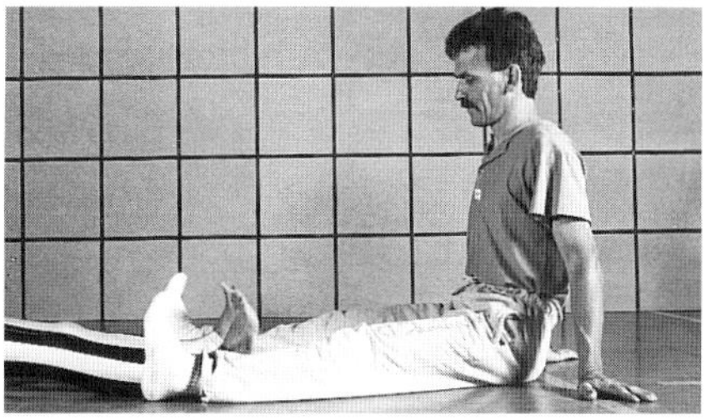

Die Abduktoren befinden sich an der Außenseite des Beckens und stabilisieren es beim Gehen und Laufen.
Ihre Gegenspieler sind die Adduktoren.

10.9 Methodische Hinweise zur Kräftigung der Bauchmuskeln

10.9.1 Zusammenspiel: Bauchmuskeln (Abdominalmuskeln) und Lenden-Darmbeinmuskel (M. iliopsoas)

Nur allzuoft wird in der Annahme, die Bauchmuskeln zu trainieren, hauptsächlich der wichtigste Hüftbeuger, der Lenden-Darmbeinmuskel, gekräftigt. Der M. iliopsoas ist aber meist schon stark genug ausgebildet!

Kräftigung der Bauchmuskeln

Beim Aufrollen des Oberkörpers aus der Rückenlage (Beugung der Hals-, Brust- und Lendenwirbelsäule) verkürzt sich der gerade Bauchmuskel bis zum Maximum. Die Lendenwirbelsäule hat noch Bodenkontakt! Die Bauchmuskeln werden bei dieser Bewegung ohne Beteiligung des Lenden-Darmbeinmuskels gekräftigt!

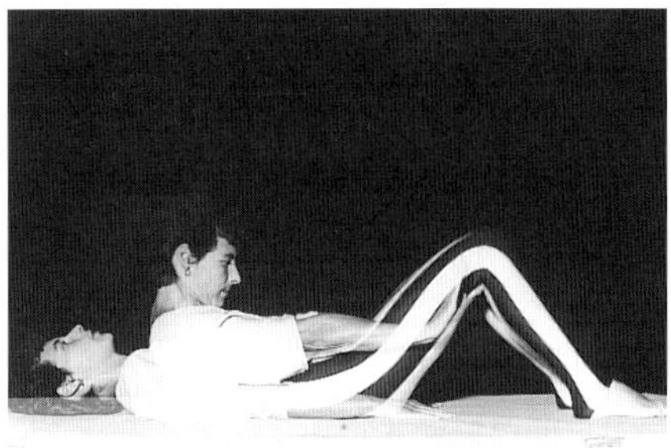

Kräftigung der Hüftbeuger

Ist die Beugung der Hals-, Brust- und Lendenwirbelsäule beendet, ist der gerade Bauchmuskel maximal verkürzt.
Der Oberkörper kann nur noch durch die Beugung im Hüftgelenk weiter in den Sitz aufgerollt werden. Diese Arbeit wird durch die Hüftbeuger verrichtet ➞ Kräftigung der Hüftbeuger.

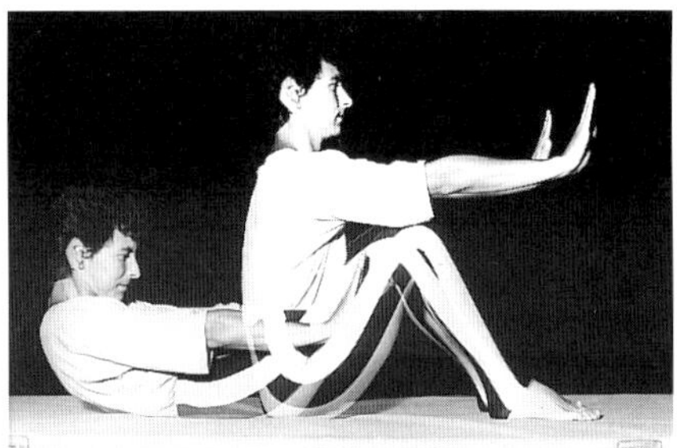

Die Bauchmuskeln werden in Rückenlage immer dann gekräftigt, ...

1. ... wenn sich „Brustbein und Schambein nähern“
   (konzentrische Kräftigung)
   z.B. beim Aufrollen des Oberkörpers
   beim Heranziehen der angewinkelten Beine (LWS hat Bodenkontakt);
2. ... wenn sich „Brustbein und Schambein voneinander entfernen“
   (exzentrische Kräftigung)
   z.B. beim Abrollen des Oberkörpers aus der aufgerollten Position
   beim Ablegen der gebeugten Beine;
3. ... wenn ein „verringerter Abstand zwischen Brustbein und Schambein gehalten wird“
   (statische Kräftigung)
   z.B. beim Verharren in einer Position während des Auf- bzw. Abrollens des Oberkörpers.

10.9.2 Kräftigung der Bauchmuskeln aus der Rückenlage ohne Beteiligung des Lenden-Darmbeinmuskels

10.9.2.1 Vorspannen der Bauchmuskeln

„Vorspannen" bedeutet

→ ... Halswirbelsäule beugen (leichte Nickbewegung), aber nur soweit, daß Faust zwischen Kinn und Brustbein Platz hat. Brustwirbelsäule hat noch Bodenkontakt!

→ ... Bauchmuskeln anspannen („Bauch einziehen") und Becken nach hinten kippen

Vor jeder Bauchmuskelübung sollte bewußt die Vorspannungsposition eingenommen werden.
Die kräftigende Bauchmuskelübung beginnt jeweils aus dieser Vorspannung und endet in dieser Vorspannung.

Diese Vorspannung soll erst am Ende der Bauchmuskelserie aufgelöst werden.

Diese Vorspannung
... bewirkt eine bessere Stabilisierung der Lendenwirbelsäule
... ermöglicht ein kontrolliertes Kräftigen
... verhindert ein Schwungholen aus einer Gegenbewegung

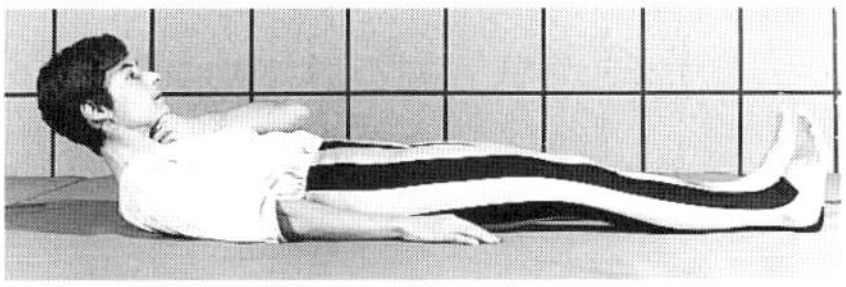

Nacken lang machen - Faust hat zwischen Kinn und Brustbein Platz! - „Vorspannung"

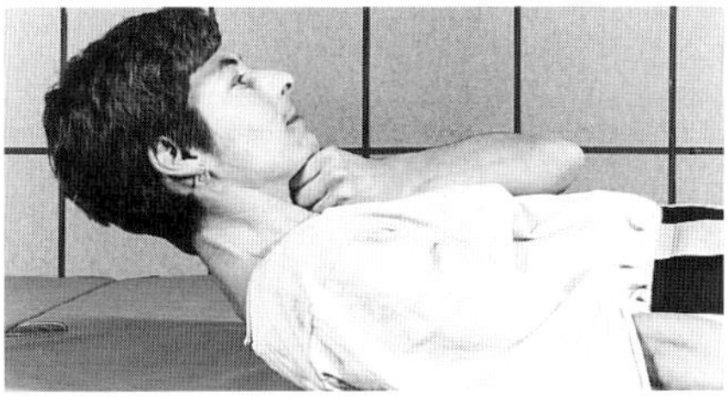

Durch das „Üben aus der Vorspannung in die Vorspannung" wird die Übung bewußt und exakt ausgeführt. Das Schwungholen aus einem verstärkten Hohlrücken (Gegenbewegung) wird verhindert. Kompressionskräfte, die auf die Lendenwirbelsäule schädigend wirken können, werden somit von vornherein vermieden.

10.9.2.2 „Brustbein nähert sich Schambein"

... durch Aufrollen des Oberkörpers

Sollen die Bauchmuskeln ohne Beteiligung des Lenden-Darmbeinmuskels gekräftigt werden, ist darauf zu achten, daß der Oberkörper nur bis zur Lendenwirbelsäule aufrollt. Die Lendenwirbelsäule behält Bodenkontakt. Ein weiteres Aufrollen hätte eine unerwünschte Kräftigung der Hüftbeuger zur Folge.

Arbeite aus der Vorspannung heraus!

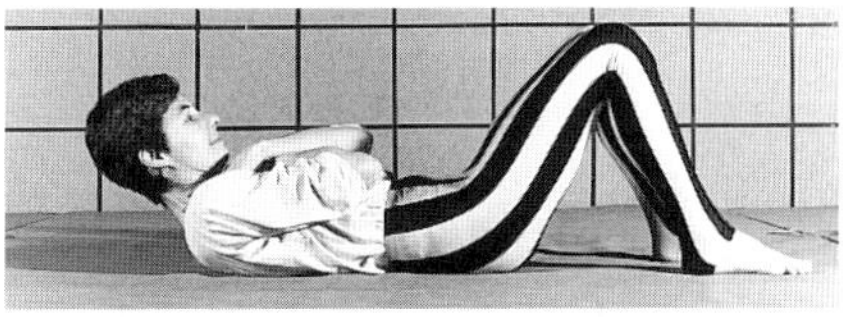

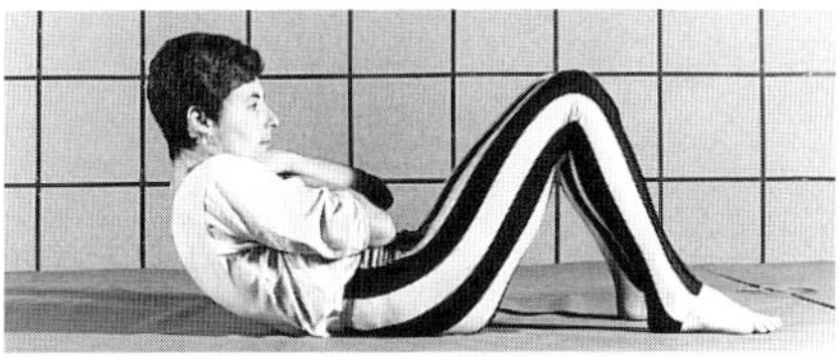

Oberkörper nur soweit aufrollen, daß die Lendenwirbelsäule Bodenkontakt behält!

... durch Zur-Decke-Ziehen der Arme

Aus der Vorspannung heraus ziehen die Arme senkrecht nach oben:

Kopf ist und bleibt in Verlängerung der Wirbelsäule!

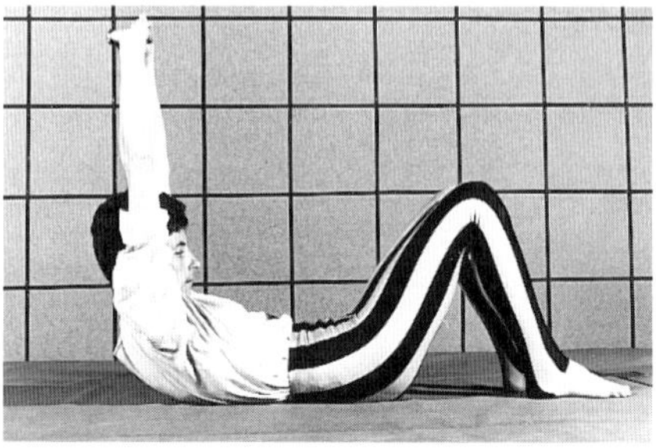

Bei Problemen im Bereich der Lendenwirbelsäule ist darauf zu achten, daß bei der Kräftigung der Bauchmuskeln die Lenden- sowie die unteren Anteile der Brustwirbelsäule vollen Bodenkontakt haben.

10.9.2.3 „Schambein nähert sich Brustbein"

... durch Heranziehen eines angewinkelten Beines bzw. beider angewinkelten Beine

Aus der Vorspannung heraus die angewinkelten Beine zum Oberkörper ziehen: Durch das Aktivieren der Bauchmuskeln und das Beugen der HWS (leichte Nickbewegung - Faust hat zwischen Kinn und Brustbein Platz) hat die Brust- und Lendenwirbelsäule Bodenkontakt. Somit wird vor allem beim Ablegen der Beine ein Ausweichen in den Hohlrücken verhindert!

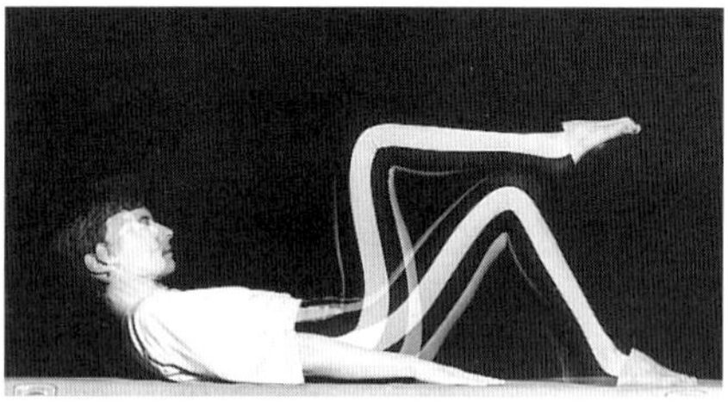

... durch Zur-Decke-Ziehen der Beine

Arme im Flechtgriff unter dem Kopf
Hände und Ellbogen behalten Bodenkontakt

Heben und Senken des Beckens durch langsames Zur-Decke-Ziehen der überkreuzten Beine.

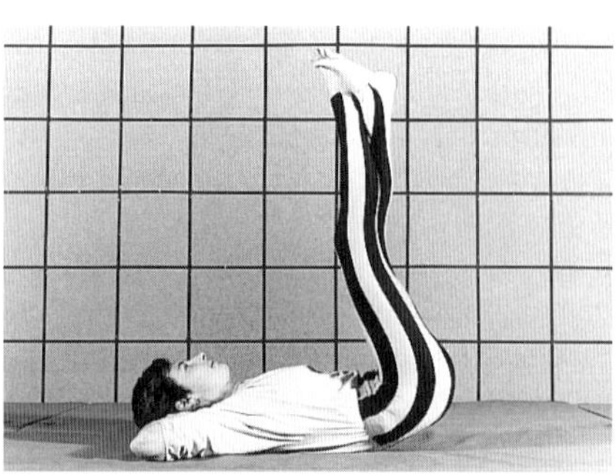

10.9.2.4 „Brustbein und Schambein nähern sich gleichzeitig“

... durch gleichzeitiges Zur-Decke-Ziehen von Ellbogen und Knien

Aus der Vorspannung heraus ziehen Ellbogen und Knie gleichzeitig Richtung Decke.

Kopf bleibt in Verlängerung der Wirbelsäule!

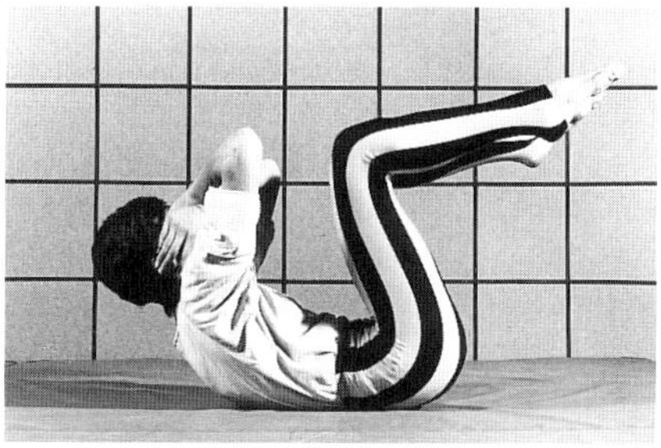

10.9.3 Praktische Hinweise zum Kräftigen der Bauchmuskeln

– Ausgewogenheit

Da den Bauchmuskeln mehrere Funktionen zukommen, sollte dies bei der Kräftigung stets berücksichtigt werden: Die Bauchmuskeln haben schützende, dynamische und statische Funktionen.

So sollte ausgewogen **überwindend, nachgebend, aber auch verharrend** gekräftig werden.

überwindend: z. B. Aufrollen des Oberkörpers aus der Rückenlage (LWS behält Bodenkontakt)

nachgebend: z. B. Abrollen des Oberkörpers aus der aufgerollten Position in die Rückenlage

verharrend: z. B. Verweilen in einer Aufroll- oder Abrollposition in der Rückenlage (Bauchspannung halten)

– Geschwindigkeit der kräftigenden Übungen

Achte stets darauf, daß bei der dynamischen Ausführung nicht zu schnell, sondern kontrolliert und somit exakt gekräftigt wird!

– Atmung und Kräftigen

Atme gleichmäßig!
Der Atem soll fließen!
Einatmen in der Entlastungsphase und Ausatmen in der Belastungsphase!
Wird verharrend gekräftigt, Atem nicht anhalten (keine Preßatmung)!

Beim Großteil der Menschen sind die Bauchmuskeln im Verhältnis zur Rückenmuskulatur zu schwach ausgebildet. Ein allgemeines Bauchmuskeltraining ist für alle empfehlenswert. Sportler müssen die Bauchmuskeln ausgiebig und konsequent trainieren. Erst danach sollten sie die Stärke der Hüftbeuger (M. iliopsoas, M. rectus femoris) und der Rückenstrecker weiter aufbauen.

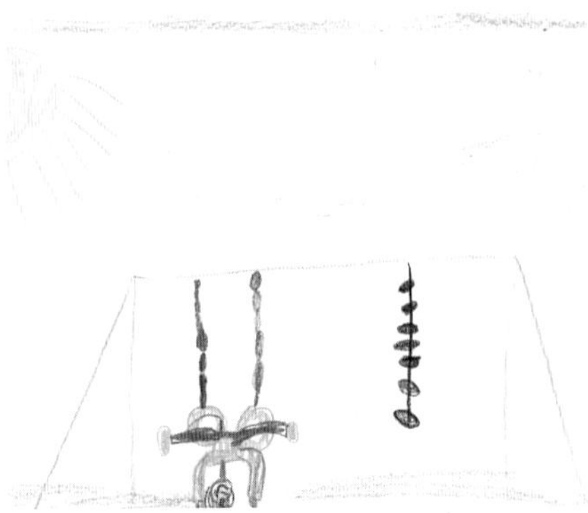

Jasmin, 8 Jahre

GEEIGNET

Rückenlage
→ Aufrollen des Oberkörpers bis zur Lendenwirbelsäule (aus der Vorspannung)

Absicht:
Kräftigung der geraden Bauchmuskeln

Vorspannung
Faust hat zwischen Kinn und Brustbein Platz und „Bauch einziehen“

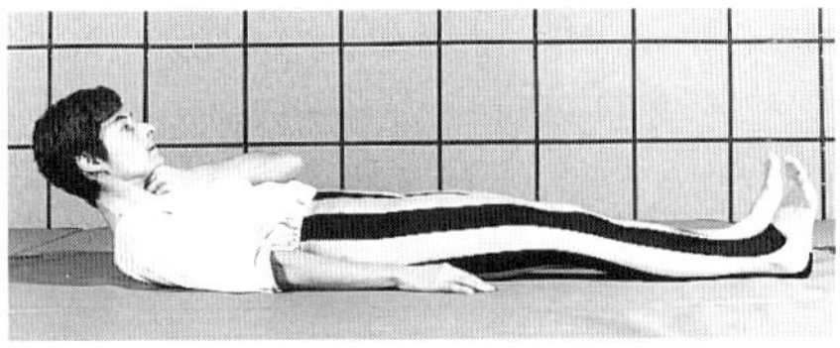

1. Aufrollen des Oberkörpers bei gestreckten Beinen (Fersenschub)

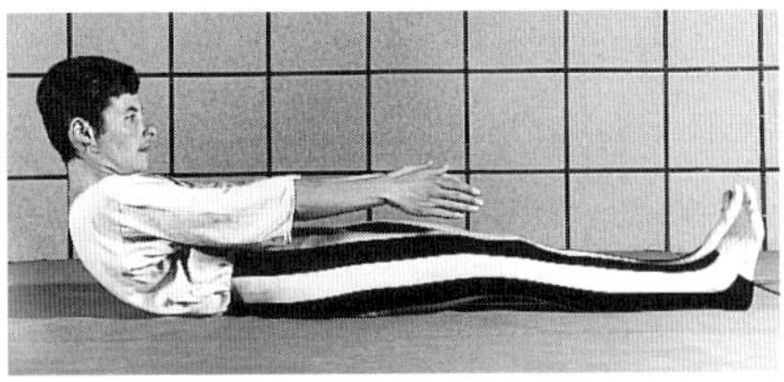

Achte auf die richtige Fußstellung:
Kniegelenk gestreckt - Fußgelenk gebeugt (Dorsalflexion)

2. Aufrollen des Oberkörpers bei einem gestreckten und einem angewinkelten Bein

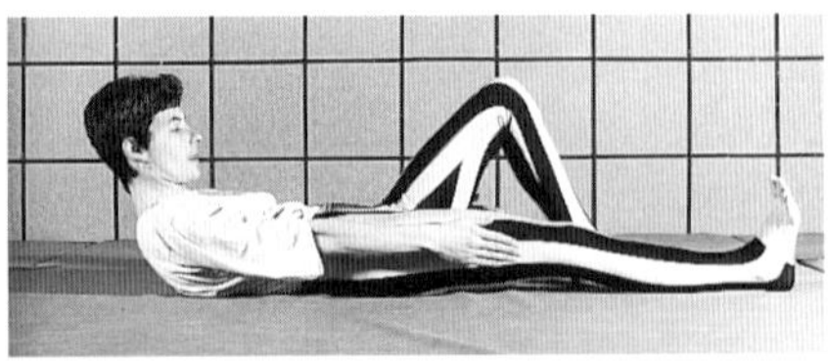

Arme „lang“ und Richtung Füße ziehen. Lendenwirbelsäule behält stets Bodenkontakt!

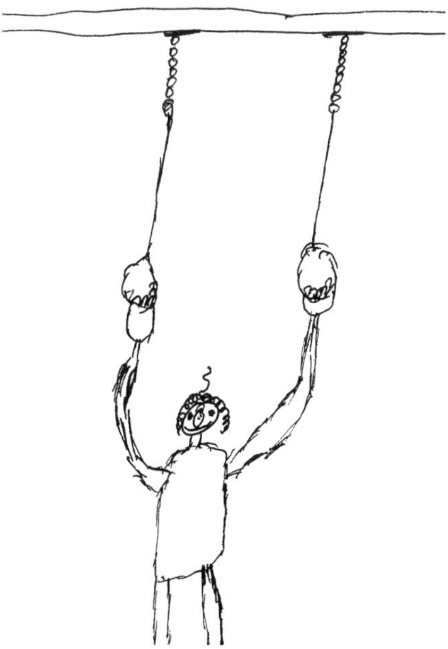

Emanuel, 10 Jahre

GEEIGNET

Partnerübung
Rückenlage mit angewinkelten Beinen
→ Auf- und Abrollen des Oberkörpers aus der Vorspannung in die Vorspannung

Absicht:
Kräftigung der geraden Bauchmuskeln

Aus der Vorspannung langsames Aufrollen des Oberkörpers bis zur Lendenwirbelsäule

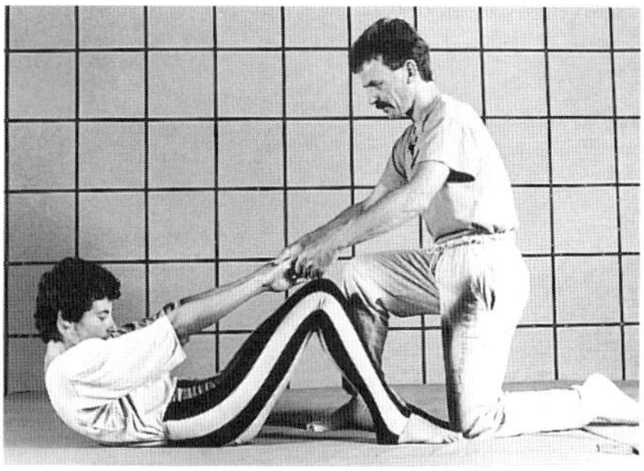

Partner unterstützt, sofern notwendig

Langsames Abrollen des Oberkörpers zurück in die Vorspannung

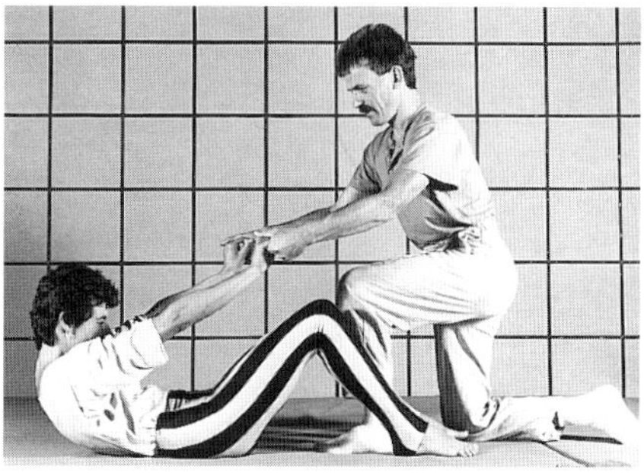

Partner steuert durch Hilfe das exakte Abrollen (Wirbel für Wirbel).

U N G E E I G N E T

Rückenlage
→ Hochführen der gestreckten Beine

Absicht:
Kräftigung der geraden Bauchmuskeln

1. Heben und Senken der Beine

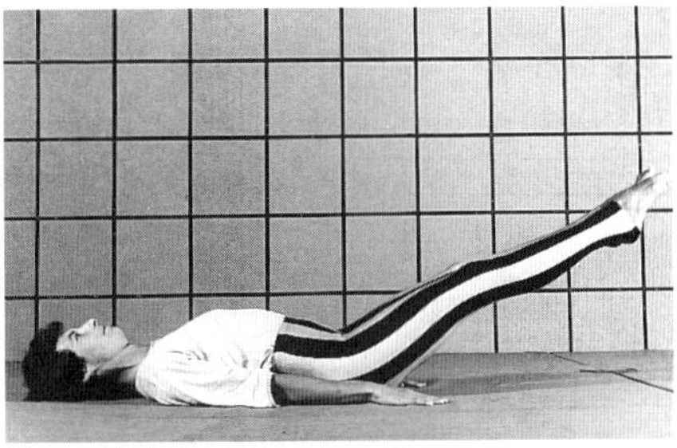

Nicht die Bauchmuskeln, sondern vielmehr die Hüftbeuger werden gekräftigt.

2. Wechselweises Heben und Senken der gehobenen Beine

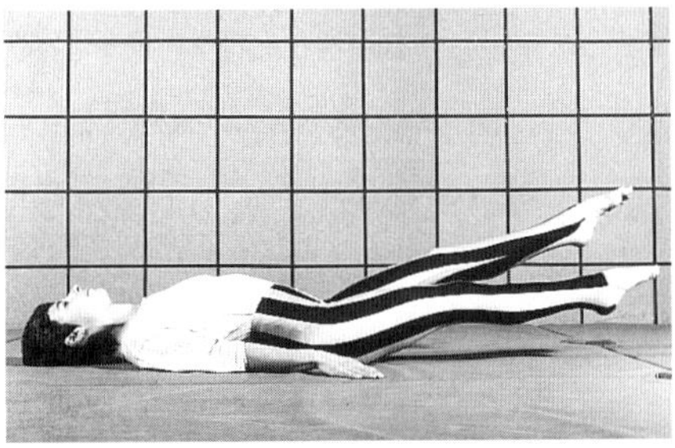

Werden die Beine gestreckt gehoben, zieht der Übende, bedingt durch die große Hebelwirkung, verstärkt in den Hohlrücken.

Dies gilt für Übungen in Rückenlage wie Beinscheren, Beinkreisen, Ziffern malen, Brust- und Kraulbeintempi ...

G E E I G N E T

Rückenlage mit angewinkelten Beinen
Vorspannung
→ Anheben und Ablegen eines Beines

Absicht:
Kräftigung der geraden Bauchmuskeln

Vorspannung

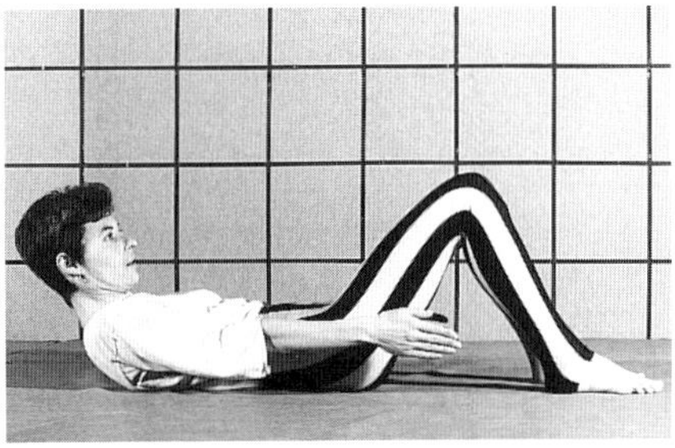

Wechselweises Anheben eines angewinkelten Beines

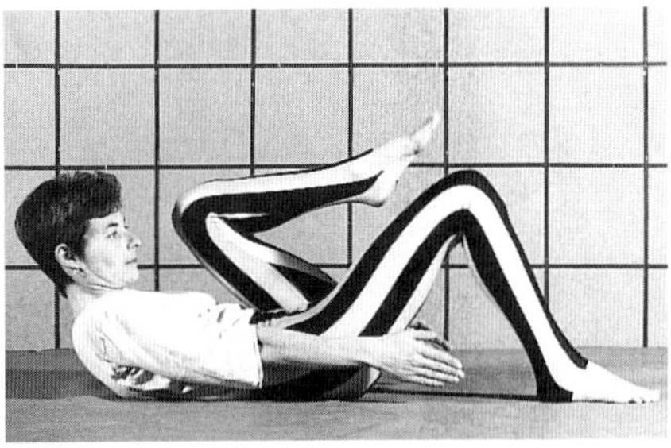

Die Lendenwirbelsäule sowie die unteren Anteile der Brustwirbelsäule werden durch die Vorspannung am Boden stabilisiert.

UNGEEIGNET

Rückenlage
→ Hochführen der gestreckten Beine

Absicht:
Kräftigung der geraden Bauchmuskeln

1. Heben und Senken der Beine

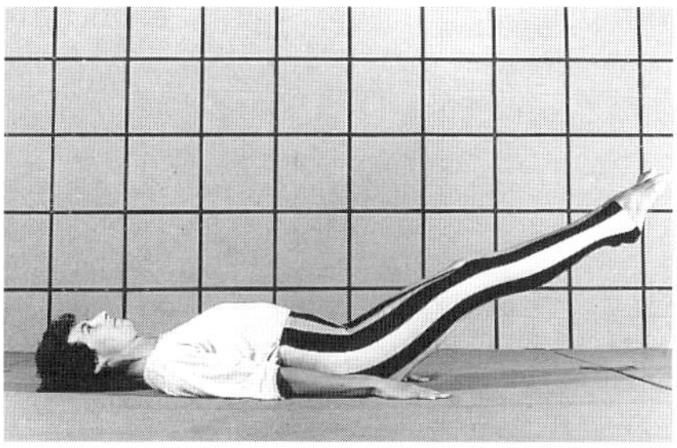

Nicht die Bauchmuskeln, sondern vielmehr die Hüftbeuger werden gekräftigt.

2. Wechselweises Heben und Senken der gehobenen Beine

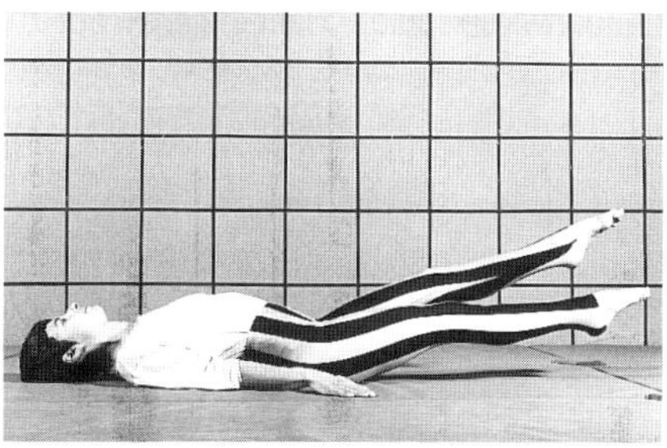

Werden die Beine gestreckt gehoben, zieht der Übende, bedingt durch die große Hebelwirkung, verstärkt in den Hohlrücken.

Dies gilt für Übungen in Rückenlage wie Beinscheren, Beinkreisen, Ziffern malen, Brust- und Kraulbeintempi ...

GEEIGNET

Rückenlage mit angewinkelten Beinen
Vorspannung
→ Anheben und Ablegen beider Beine

Absicht:
Kräftigung der geraden Bauchmuskeln

Vorspannung

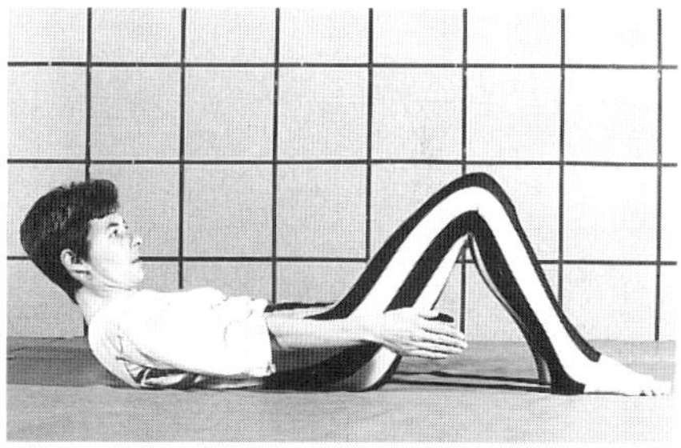

Durch das zusätzliche Vorziehen der Hände werden vor allem die oberen Anteile der Bauchmuskeln statisch gekräftigt.
Die Lendenwirbelsäule sowie die unteren Anteile der Brustwirbelsäule werden am Boden stabilisiert.

Knie Richtung Schultern ziehen

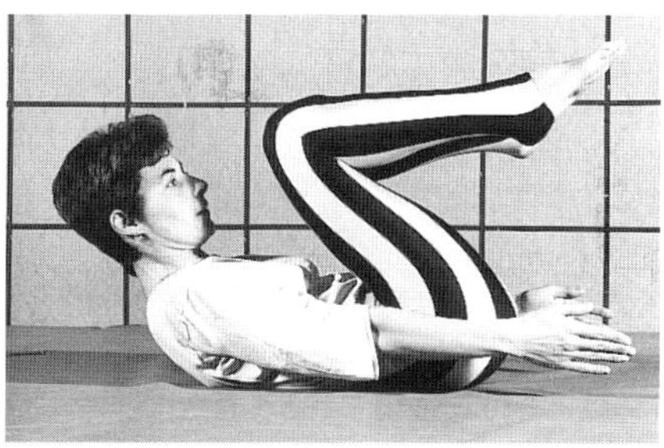

Während des Anhebens und Ablegens der gebeugten Beine haben die Lendenwirbelsäule und die unteren Anteile der Brustwirbelsäule völligen Bodenkontakt.

UNGEEIGNET

Rückenlage mit Ball in Hochhalte
→ Aufrollen des Oberkörpers bis in den Sitz

Absicht:
Kräftigung der geraden Bauchmuskeln

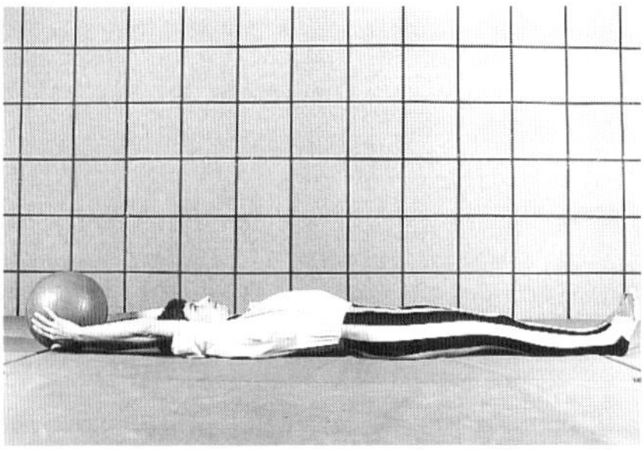

Die ungünstigen Hebelverhältnisse bewirken eine starke Belastung im Bereich der Lendenwirbelsäule

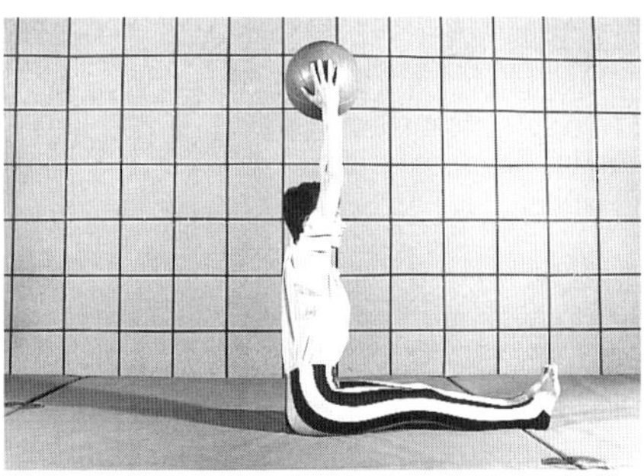

Typische Übung zur Kräftigung der Hüftbeuger!

GEEIGNET

Rückenlage mit angewinkelten Beinen; ein Arm in Hochhalte Vorspannung
→ Aufrollen des Oberkörpers bis zur Lendenwirbelsäule

Absicht:
Kräftigung der geraden Bauchmuskeln

Finger des gebeugten Armes an der Schläfe („Flieger“)

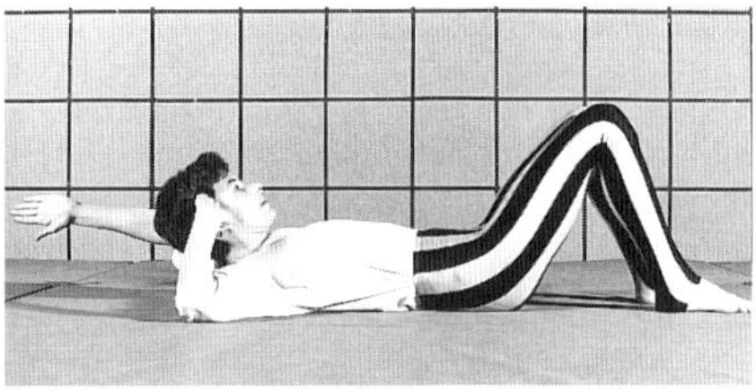

Aufrollen aus der Vorspannung und Abrollen in die Vorspannung

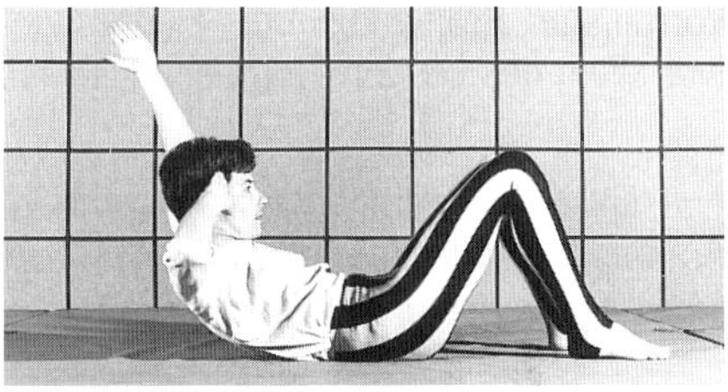

Lendenwirbelsäule behält beim Auf- und Abrollen Bodenkontakt

Variation

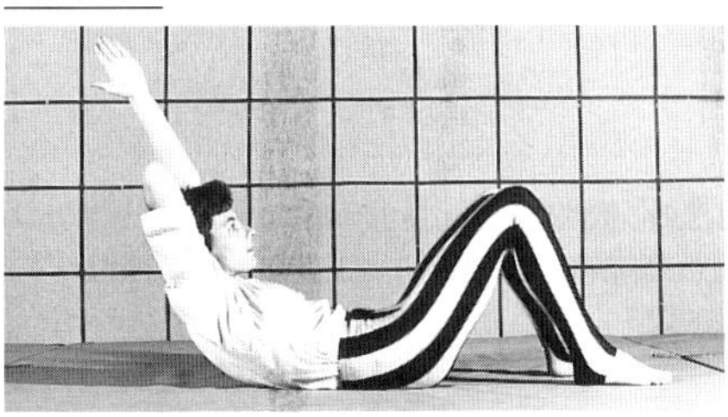

durch Fixieren des gestreckten Armes hinter dem Kopf

U N G E E I G N E T

Rückenlage mit fixierten Beinen
→ Schwungvolles Hochziehen des Rumpfes

Absicht:
Kräftigung der geraden Bauchmuskeln

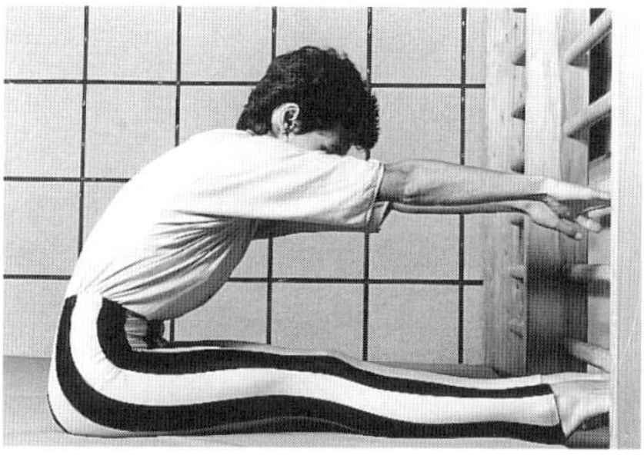

Hauptsächlich Kräftigung der Hüftbeuger

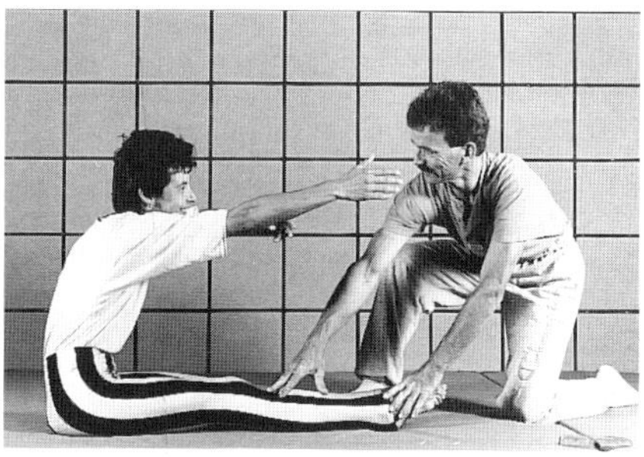

Das Fixieren der Beine sowie die schwungvolle Übungsausführung führen zu einer Überbeanspruchung im Bereich der Lendenwirbelsäule.

G E E I G N E T

Rückenlage mit angewinkelten Beinen; Arme in Hochhalte Vorspannung
→ Aufrollen des Oberkörpers bis zur Lendenwirbelsäule

Absicht:
Kräftigung der geraden Bauchmuskeln

Vorspannung

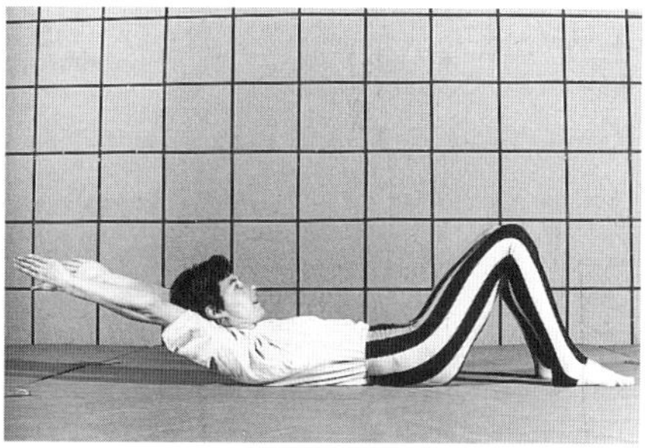

Langsames Aufrollen des Oberkörpers aus der Vorspannung und Abrollen in die Vorspannung

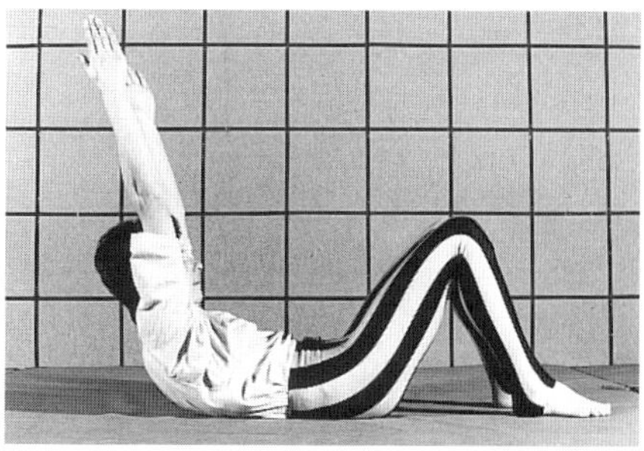

Lendenwirbelsäule hat während der gesamten Bewegung Bodenkontakt!

Variation
durch Änderung des Kniewinkels (kleinerer Kniewinkel erschwert und größerer Kniewinkel erleichtert die Bewegungsausführung).

U N G E E I G N E T

Sit-ups auf schiefer Ebene
→ Auf- und Abrollen des Oberkörpers mit Armen in Nackenhalte

Absicht:
Kräftigung der geraden Bauchmuskeln

Beine angewinkelt

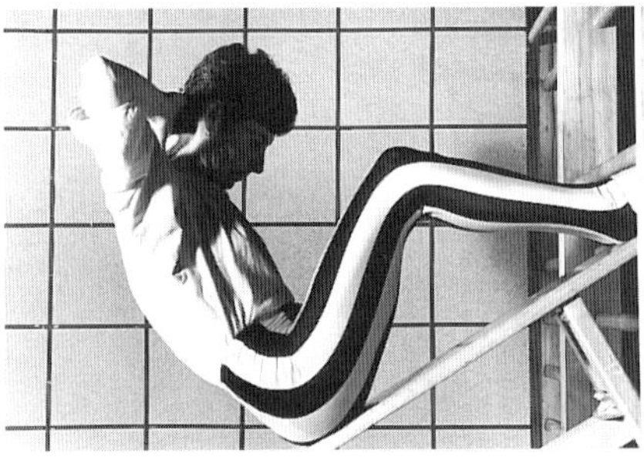

Hauptsächlich Kräftigung der Hüftbeuger, starke Belastung im Bereich der Lendenwirbelsäule.

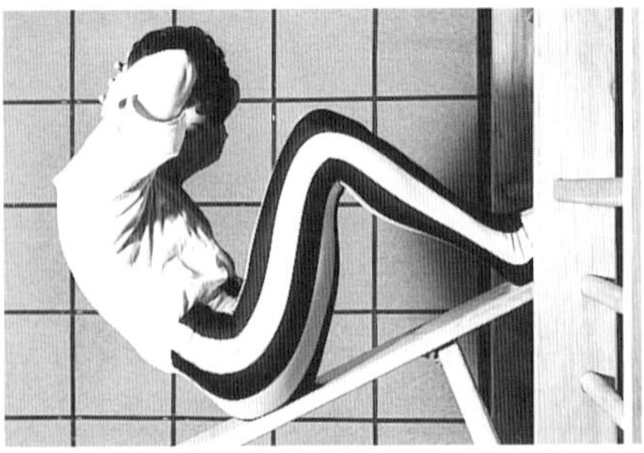

Durch den Zug im Nacken wird zudem die Halswirbelsäule sehr stark belastet.

G E E I G N E T

Rückenlage
ein Bein angewinkelt, eines überkreuzt; Finger an den Schläfen
→ Aufrollen des Oberkörpers aus der Vorspannung bis zur Lendenwirbelsäule

Absicht:
Kräftigung der geraden Bauchmuskeln

Vorspannung

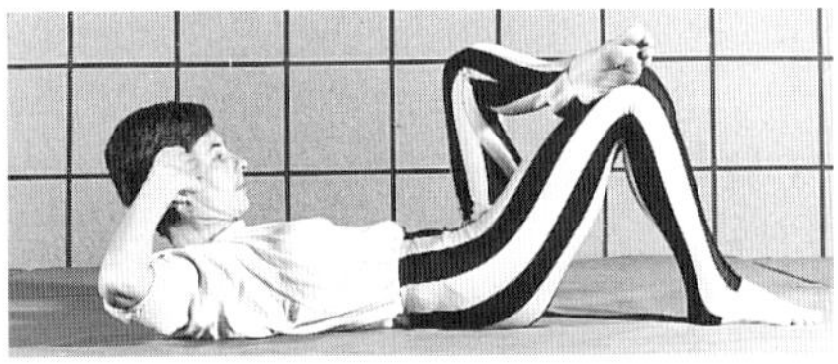

Ellbogen und Oberarme bilden eine Achse. Aufrollen des Oberkörpers aus der Vorspannung und Abrollen in die Vorspannung

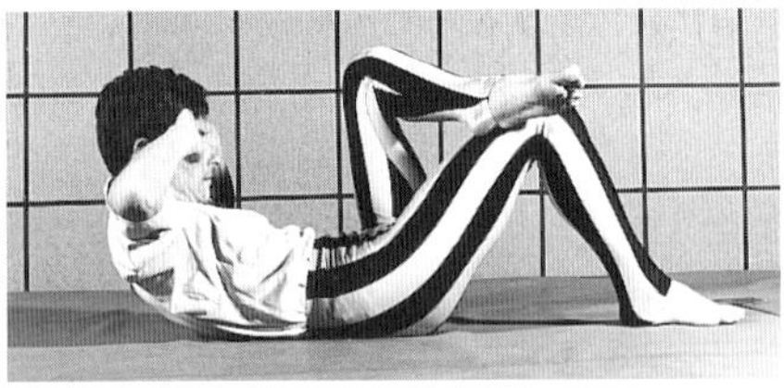

Ellbogen nicht nach vor ziehen!
Lendenwirbelsäule hat während der gesamten Bewegung Bodenkontakt.

Variation
durch gestreckte Arme in Hochhalte

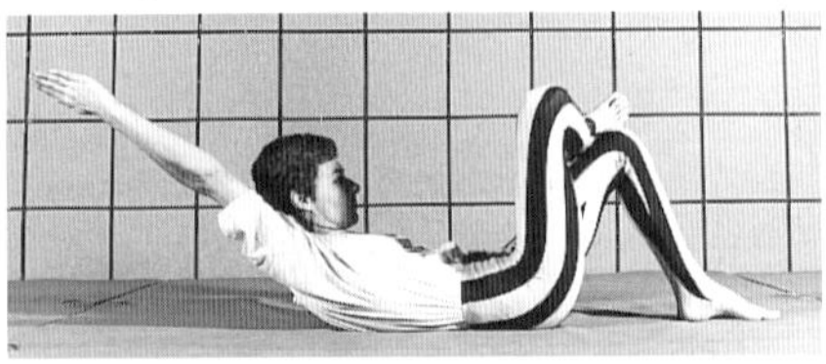

Arme bleiben beim Auf- und Abrollen in Hochhalte!

UNGEEIGNET

Einbeinklappmesser mit gestreckten Beinen

Absicht:
Kräftigung der geraden Bauchmuskeln

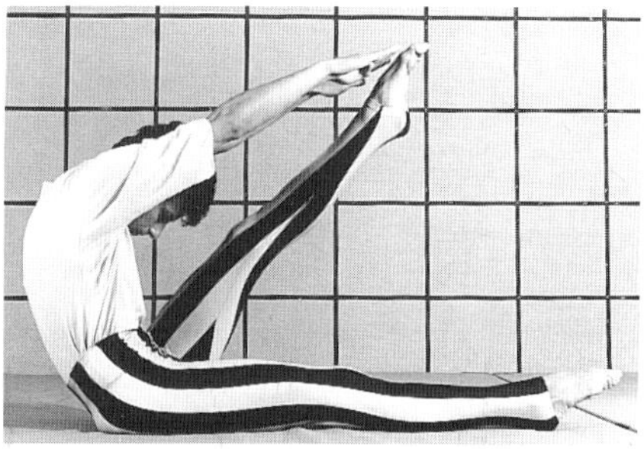

Vorrangig Kräftigung der Hüftbeuger

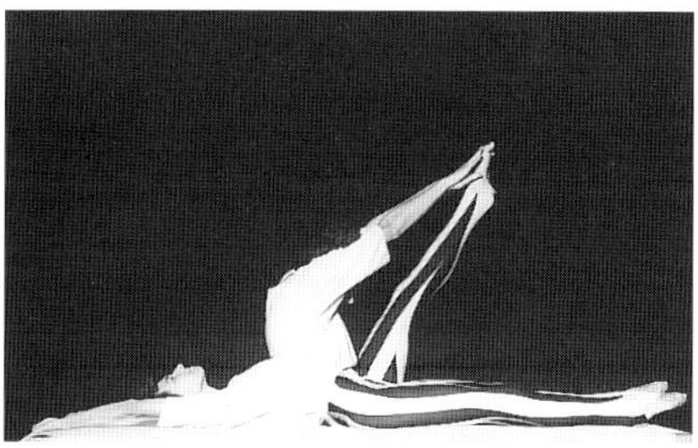

Bei rascher Bewegungsausführung erfolgt das Schwungholen aus einer Gegenbewegung (verstärkter Hohlrücken) → starke Belastung der Lendenwirbelsäule

GEEIGNET

Rückenlage mit angewinkelten Beinen
Vorspannung
→ Aufrollen des Oberkörpers mit gleichzeitigem Heranziehen eines Beines

Absicht:
Kräftigung der geraden Bauchmuskeln

Vorspannung
Faust hat zwischen Kinn und Brustbein Platz

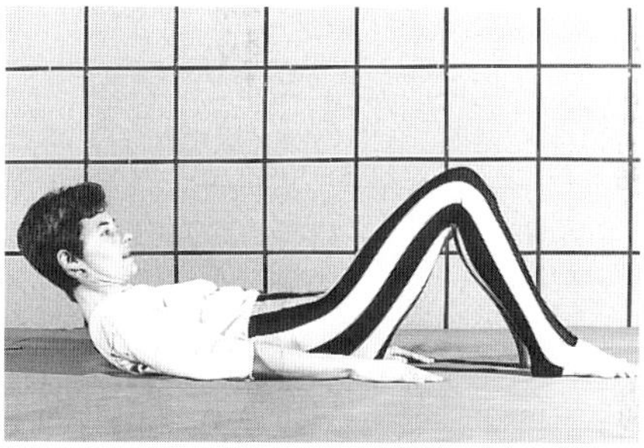

Aus der Vorspannung Oberkörper aufrollen (Hände ziehen vor) und gleichzeitig ein Bein heranziehen

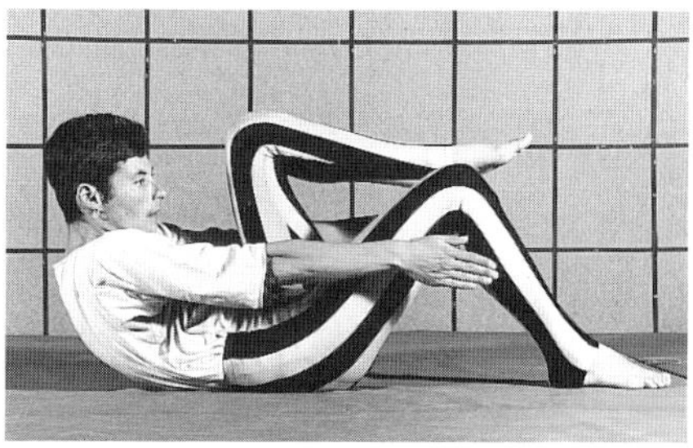

Abrollen des Oberkörpers nur bis in die Vorspannung. Hinterkopf berührt nie den Boden.
Langsam, aber dynamisch ausführen!

U N G E E I G N E T

Klappmesser mit gestreckten Beinen

Absicht:
Kräftigung der geraden Bauchmuskeln

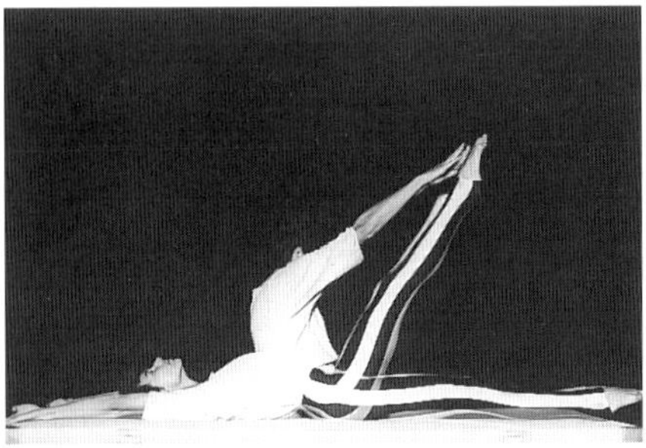

Bei rascher Bewegungsausführung erfolgt das Schwungholen aus einer Gegenbewegung (verstärkter Hohlrücken).

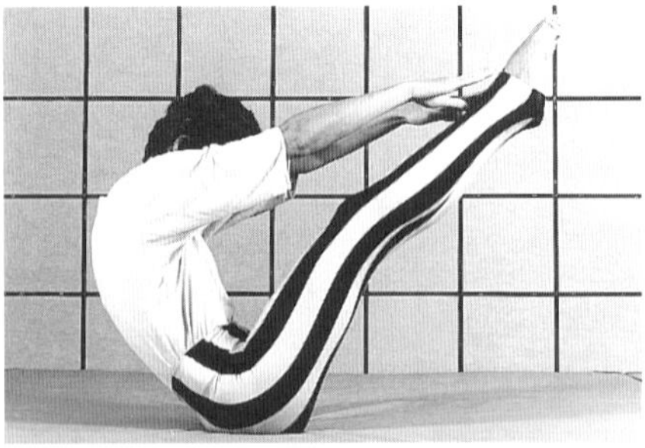

Klassische Kräftigung der Hüftbeuger!
Bei schwachen Bauchmuskeln und falscher Bewegungsausführung kommt es zur Überbelastung der Lendenwirbelsäule.

G E E I G N E T

Rückenlage mit angewinkelten Beinen
Vorspannung
→ Aufrollen des Oberkörpers mit gleichzeitigem Heranziehen beider Beine

Absicht:
Kräftigung der geraden Bauchmuskeln

Vorspannung

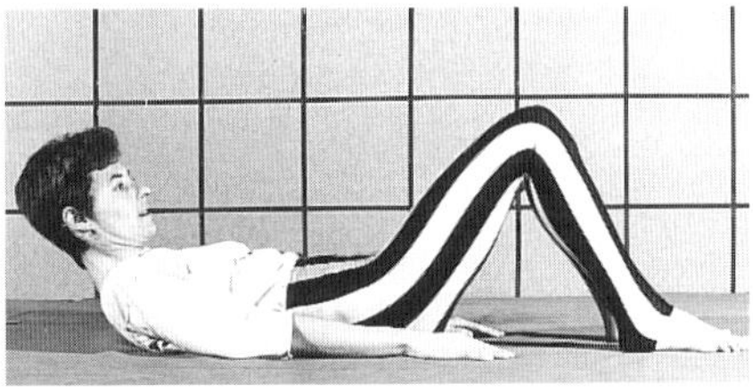

Aus der Vorspannung Oberkörper aufrollen und gleichzeitig die Beine heranziehen

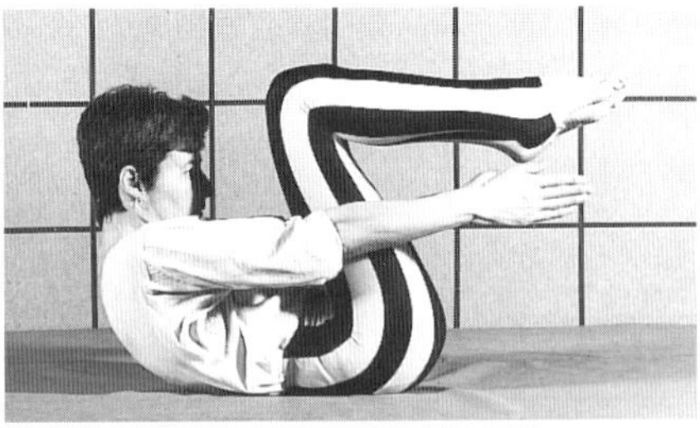

Abrollen des Oberkörpers nur bis in die Vorspannung

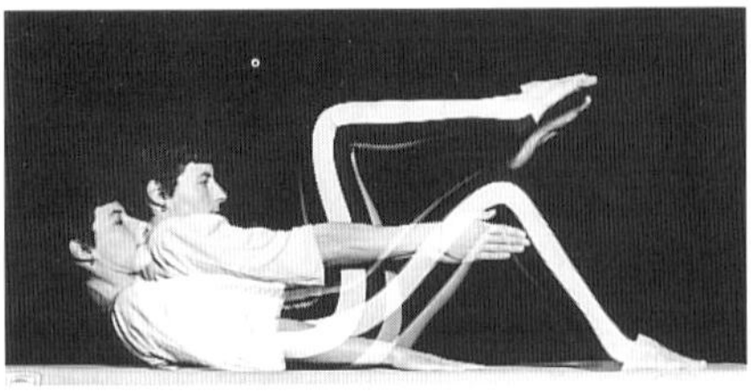

Hinterkopf berührt nie den Boden.

Langsam, aber dynamisch ausführen!

UNGEEIGNET

Klappmesser mit gestreckten Beinen

Absicht:
Kräftigung der geraden Bauchmuskeln

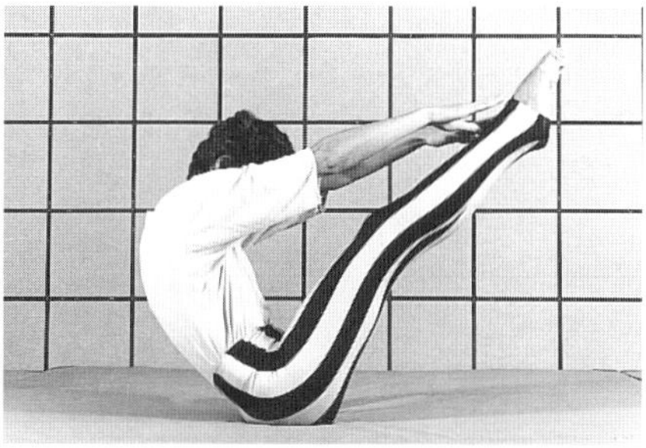

Bei rascher Bewegungsausführung erfolgt das Schwungholen aus einer Gegenbewegung (verstärkter Hohlrücken).

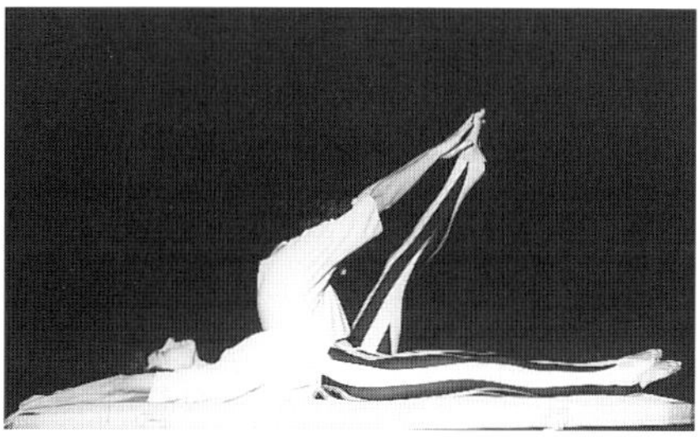

Klassische Kräftigung der Hüftbeuger!

Bei schwachen Bauchmuskeln und falscher Bewegungsausführung kommt es zur Überbelastung der Lendenwirbelsäule.

GEEIGNET

Rückenlage
ein Bein angewinkelt, eines überkreuzt; Finger an den Schläfen
Vorspannung
→ Aufrollen des Oberkörpers mit gleichzeitigem Heranziehen der Beine

Absicht:
Kräftigung der geraden Bauchmuskeln
Vorspannung

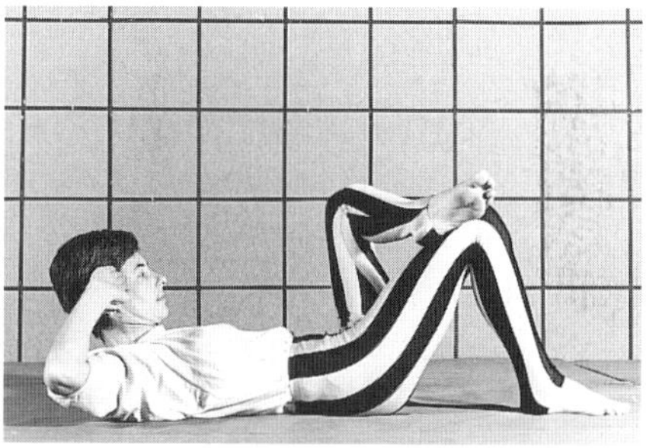

Aus der Vorspannung Oberkörper aufrollen und gleichzeitig die Beine heranziehen

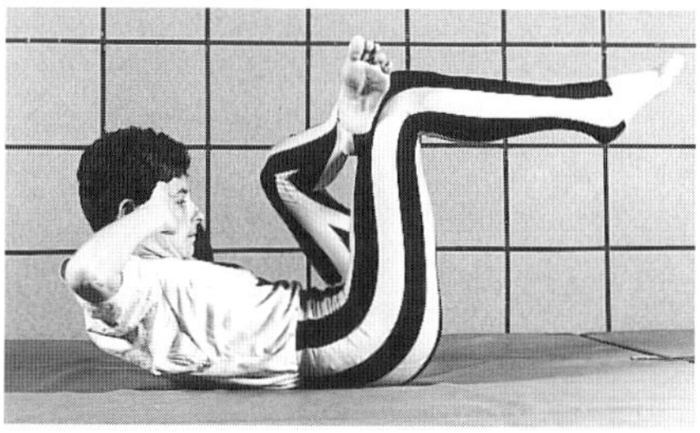

Bei dieser Ausführung wird der große Gesäßmuskel aktiv mitgedehnt!

Kräftige beidseitig!

U N G E E I G N E T

Sitz auf Kasten
Beine angewinkelt und an der Sprossenwand fixiert
→ Senken und Heben des Oberkörpers

Absicht:
Kräftigung der geraden Bauchmuskeln

Arme in Nackenhalte

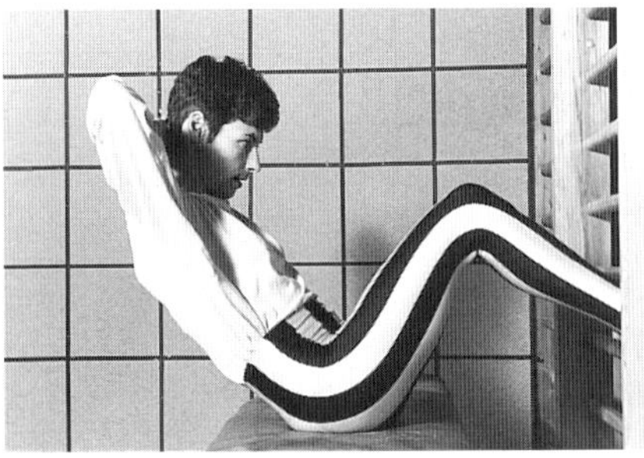

Aufgrund der ungünstigen Hebelverhältnisse starke Überbeanspruchung im Bereich der Lendenwirbelsäule.

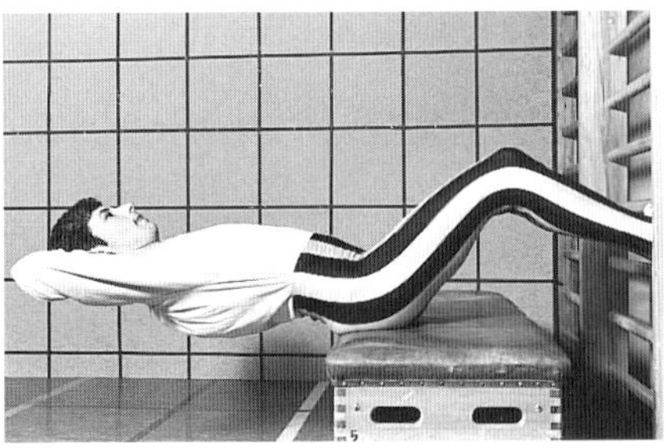

Hauptsächlich Kräftigung der Hüftbeuger (vor allem des Lenden-Darmbeinmuskels)!

G E E I G N E T

Rückenlage
rechtwinklig gebeugte Beine auf kniehohem Kasten
Vorspannung
→ Auf- und Abrollen des Oberkörpers

Absicht:
Kräftigung der geraden Bauchmuskeln

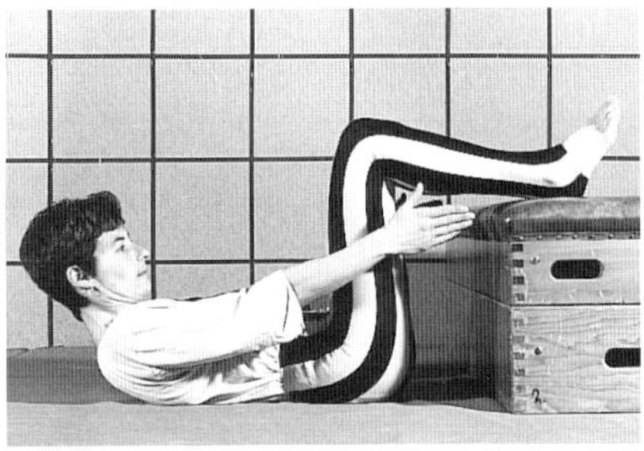

Aus der Vorspannung Oberkörper aufrollen!
Hände ziehen zu den Fersen, die gegen die Unterlage drücken

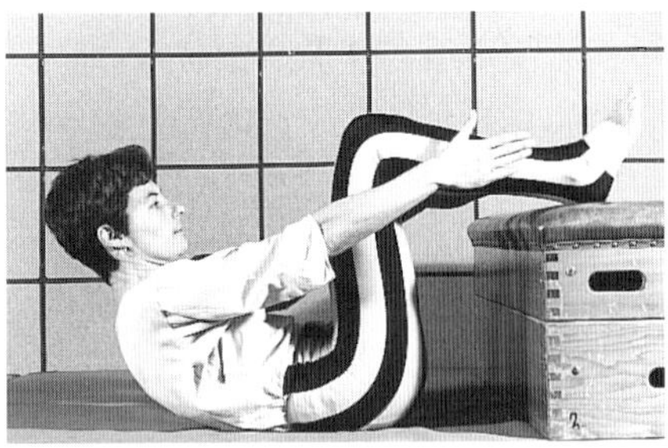

Abrollen des Oberkörpers nur bis in die Vorspannung (Kopf berührt nie den Boden)!

Beachte:
Werden beim Aufrollen die Fersen vom Kasten gehoben, ist dies ein Zeichen für abgeschwächte Bauchmuskeln.

U N G E E I G N E T

Rückenlage mit angewinkelten Beinen, an der Sprossenwand fixiert
→ Auf- und Abrollen des Oberkörpers

Absicht:
Kräftigung der geraden Bauchmuskeln

Arme in Vorhalte

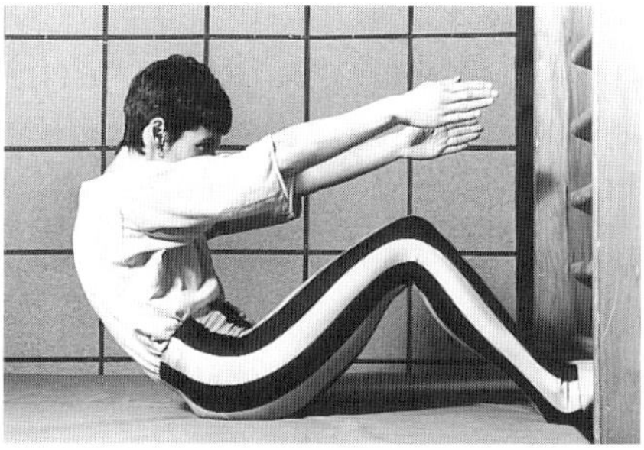

Vorrangig Kräftigung der Hüftbeuger (vor allem des Lenden-Darmbeinmuskels)

Arme in Nackenhalte

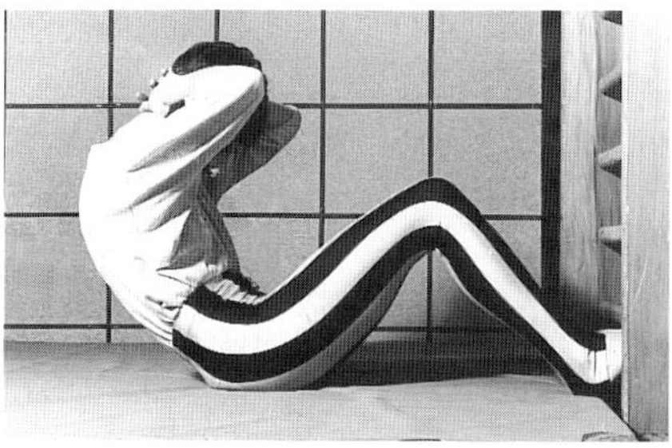

Überbeanspruchung im Bereich der Lenden- und Halswirbelsäule.

G E E I G N E T

Rückenlage
Beine rechtwinklig gebeugt - Unterschenkel überkreuzt - auf kniehohem Kasten
Vorspannung
→ Auf- und Abrollen des Oberkörpers

Absicht:
Kräftigung der geraden Bauchmuskeln

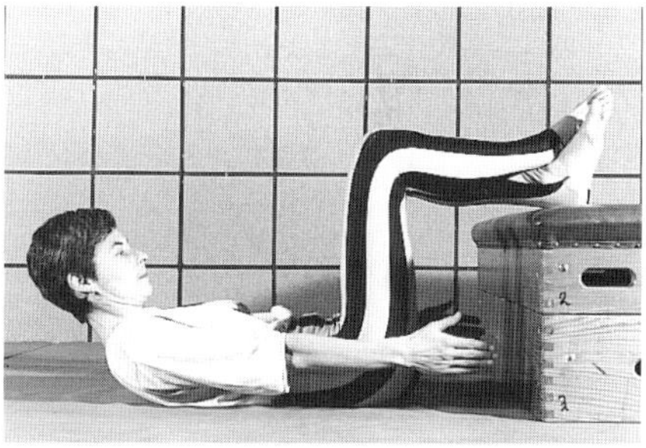

Aus der Vorspannung Oberkörper aufrollen → Hände ziehen zu den Fersen

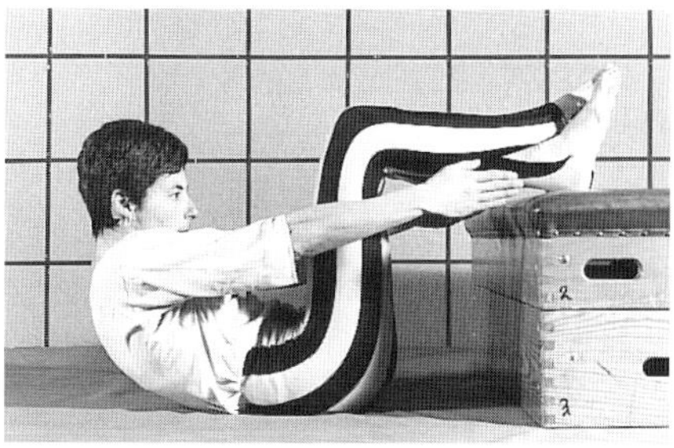

Abrollen des Oberkörpers nur bis in die Vorspannung (Kopf berührt nie den Boden)!

Wird in der Hüfte rechtwinklig gebeugt, werden die Hüftbeuger nicht aktiviert.

U N G E E I G N E T

Rückenlage mit fixierten Beinen
→ Schwungvolles Hochziehen des Rumpfes

Absicht:
Kräftigung der geraden Bauchmuskeln

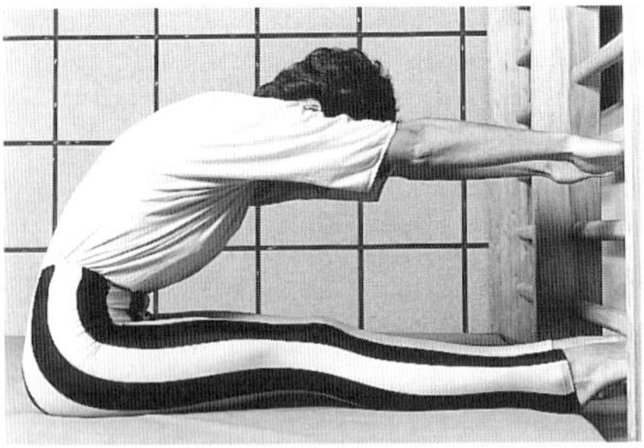

Hauptsächlich Kräftigung der Hüftbeuger

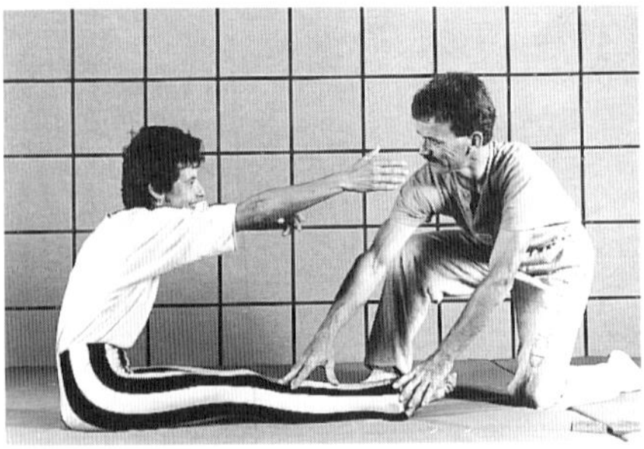

Das Fixieren der Beine sowie die schwungvolle Ausführung führen zu einer Überbeanspruchung im Bereich der LWS.

G E E I G N E T

Rückenlage
ein Bein auf Langbank; eines überkreuzt; Finger an den Schläfen
Vorspannung
→ Auf- und Abrollen des Oberkörpers

Absicht:
Kräftigung der geraden Bauchmuskeln

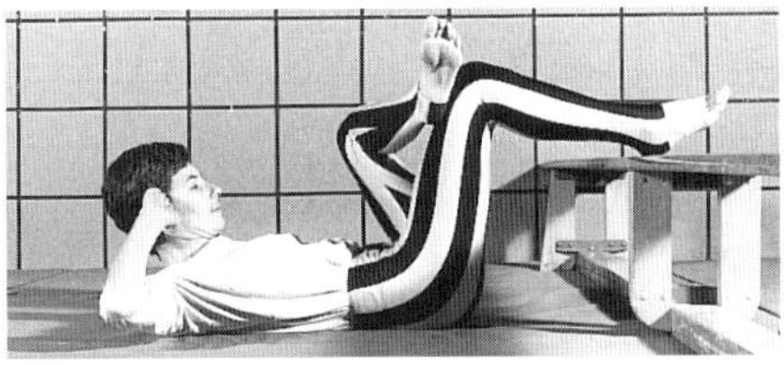

Aus der Vorspannung Oberkörper aufrollen - Ferse drückt gegen die Langbank

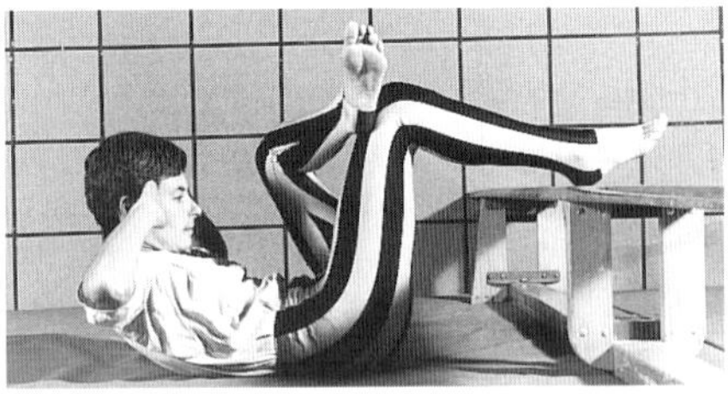

Ellbogen beim Aufrollen nicht nach vor ziehen!

Variation
durch Werfen und Fangen des Balles

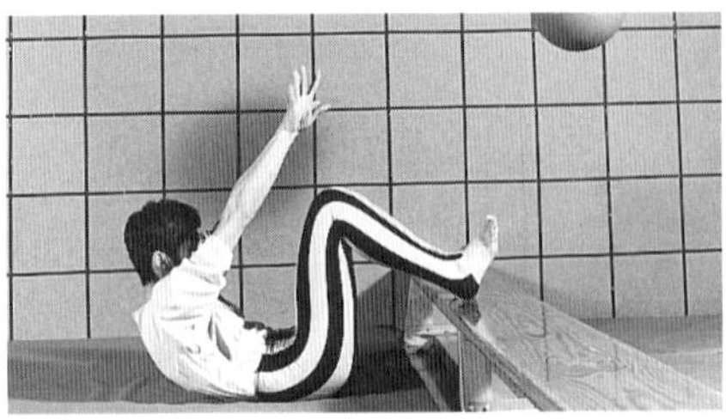

Abrollen nur bis in die Vorspannung (Kopf berührt nie den Boden)!

U N G E E I G N E T

Sit-ups auf schiefer Ebene
→ Auf- und Abrollen des Oberkörpers mit Armen in Nackenhalte

Absicht:
Kräftigung der geraden Bauchmuskeln

Beine angewinkelt

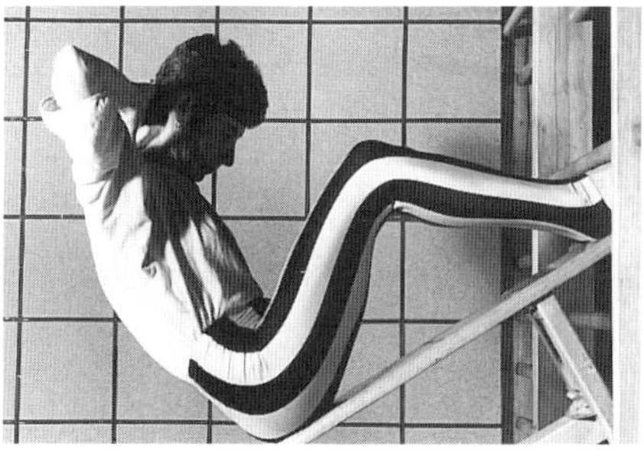

Hauptsächlich Kräftigung der Hüftbeuger, starke Belastung im Bereich der Lendenwirbelsäule.

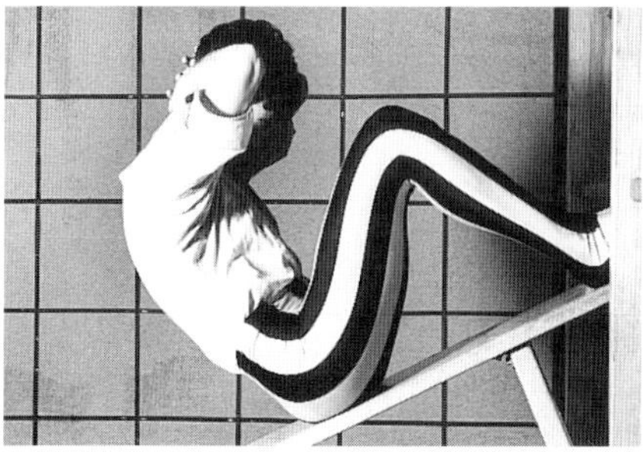

Durch den Zug im Nacken wird zudem die Halswirbelsäule sehr stark belastet.

G E E I G N E T

Rückenlage
rechtwinklig gebeugte Beine an der Sprossenwand
Vorspannung
→ Auf- und Abrollen des Oberkörpers

Absicht:
Kräftigung der geraden Bauchmuskeln

1. Hände ziehen vor

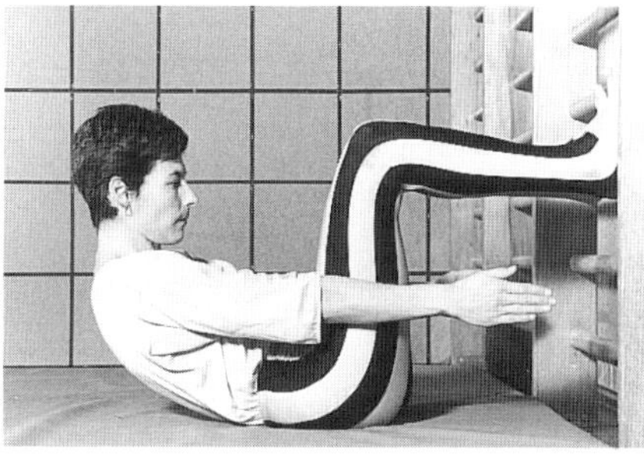

Fußsohlen drücken gegen Sprossenwand

Aufrollen aus der Vorspannung und Abrollen in die Vorspannung

2. Finger an den Schläfen

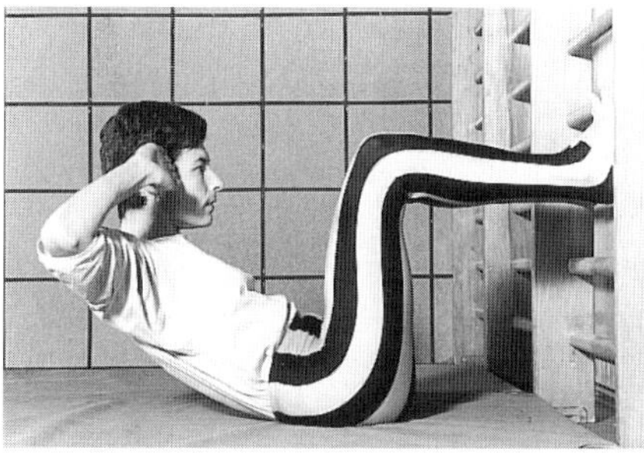

Beachte:
Fußsohlen drücken gegen die Sprossenwand! Zehen dürfen nicht in der Sprossenwand eingehängt werden, da ansonsten die Hüftbeuger aktiviert werden!

U N G E E I G N E T

Sitz auf Kasten
Beine angewinkelt und an der Sprossenwand fixiert
→ Senken und Heben des Oberkörpers

Absicht:
Kräftigung der geraden Bauchmuskeln

Arme in Nackenhalte

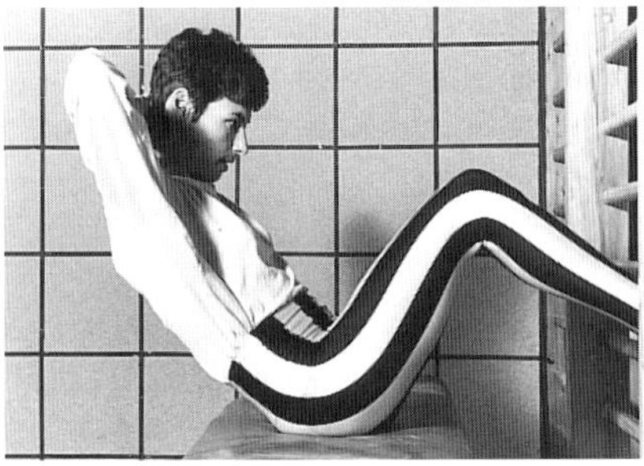

Aufgrund der ungünstigen Hebelverhältnisse starke Überbeanspruchung im Bereich der Lendenwirbelsäule.

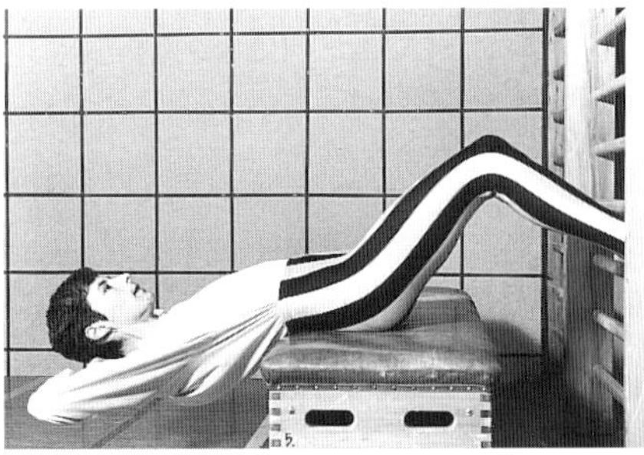

Hauptsächlich Kräftigung der Hüftbeuger (vor allem des Lenden-Darmbeinmuskels)!

G E E I G N E T

Rückenlage
rechtwinklig gebeugte Beine auf kniehohem Kasten
Vorspannung
→ Nach-oben-Ziehen der Arme

Absicht:
Kräftigung der geraden Bauchmuskeln (vor allem der oberen Anteile)

1. Abwechselndes Hochgreifen eines Armes aus der Vorspannung („Äpfel pflücken")

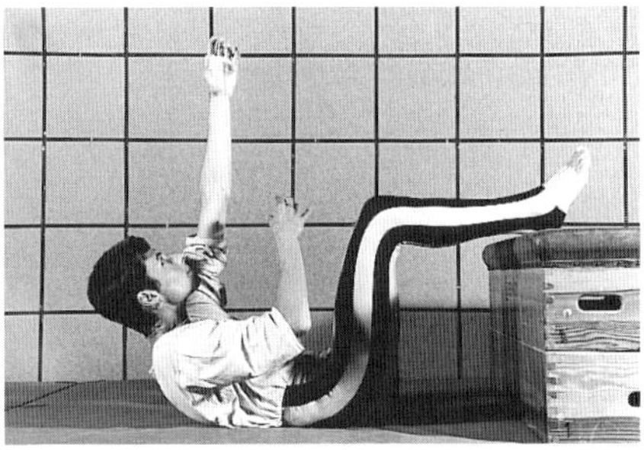

2. Hochziehen beider Arme aus der Vorspannung mit Seil

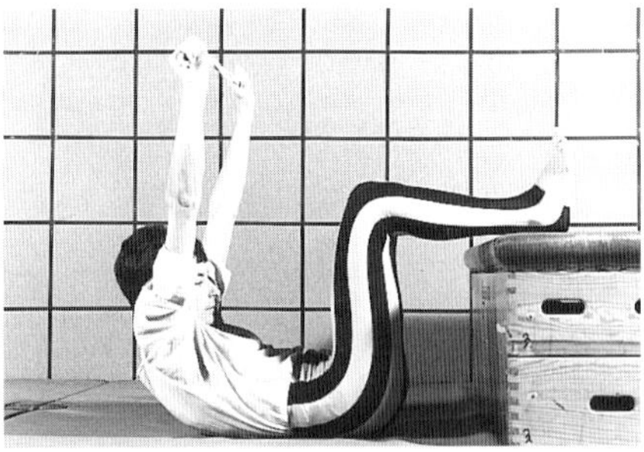

Fersen drücken gegen kniehohen Kasten. Kopf bleibt in Verlängerung der Wirbelsäule!

U N G E E I G N E T

Rückenlage mit Ball in Hochhalte
→ Aufrollen des Oberkörpers bis in den Sitz

Absicht:
Kräftigung der geraden Bauchmuskeln

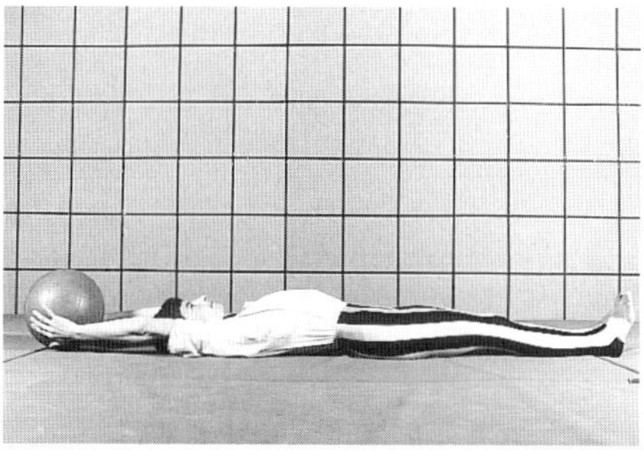

Die ungünstigen Hebelverhältnisse bewirken eine starke Belastung im Bereich der Lendenwirbelsäule

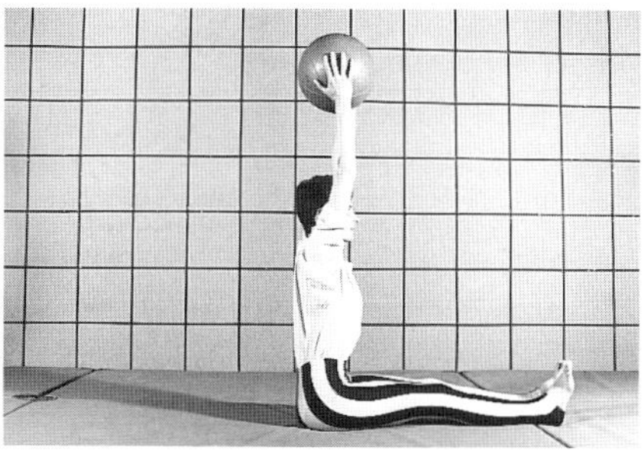

Typische Übung zur Kräftigung der Hüftbeuger!

G E E I G N E T

Rückenlage
gebeugte Beine auf erhöhter Unterlage
Vorspannung
→ Hochführen beider Arme

Absicht:
Kräftigung der geraden Bauchmuskeln (vor allem der oberen Anteile)

1. Hände an den Ohren

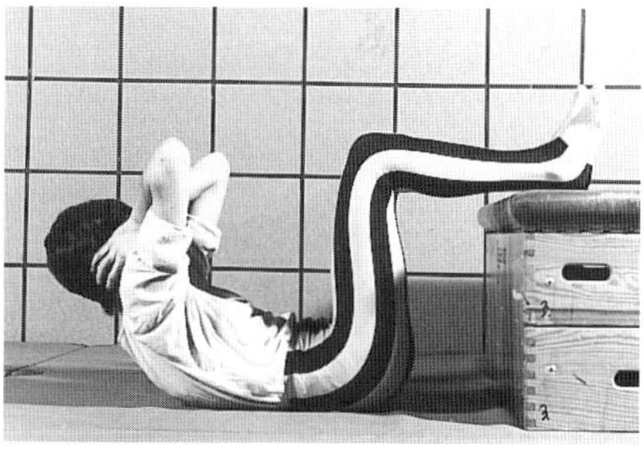

Aus der Vorspannung ziehen die Ellbogen Richtung Decke; Fersen drücken gegen Unterlage

2. Ausgedrehte Arme im Flechtgriff

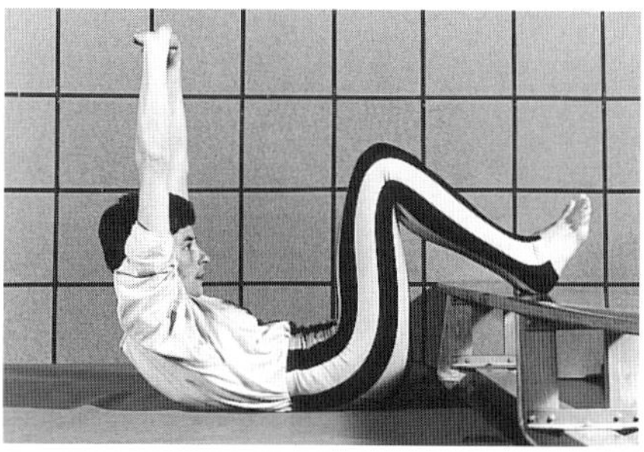

Aus der Vorspannung ziehen die Handflächen Richtung Decke; Fersen drücken gegen Unterlage!

U N G E E I G N E T

Rückenlage mit angewinkelten Beinen, an der Sprossenwand fixiert
⟶ Auf- und Abrollen des Oberkörpers mit Armen in Vorhalte

Absicht:
Kräftigung der geraden Bauchmuskeln

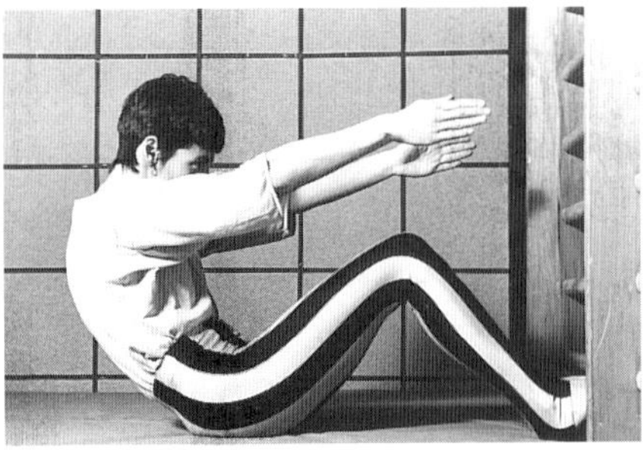

Vorrangig Kräftigung der Hüftbeuger (vor allem des Lenden-Darmbeinmuskels).

Überbeanspruchung im Bereich der Lendenwirbelsäule.

G E E I G N E T

Rückenlage mit rechtwinklig gebeugten Beinen
Vorspannung
⟶ Auf- und Abrollen des Oberkörpers

Absicht:
Kräftigung der geraden Bauchmuskeln

<u>Vorspannung</u>
Nacken lang machen (leichtes Beugen der Halswirbelsäule); Faust hat zwischen Kinn und Brustbein Platz
Bauchmuskeln anspannen

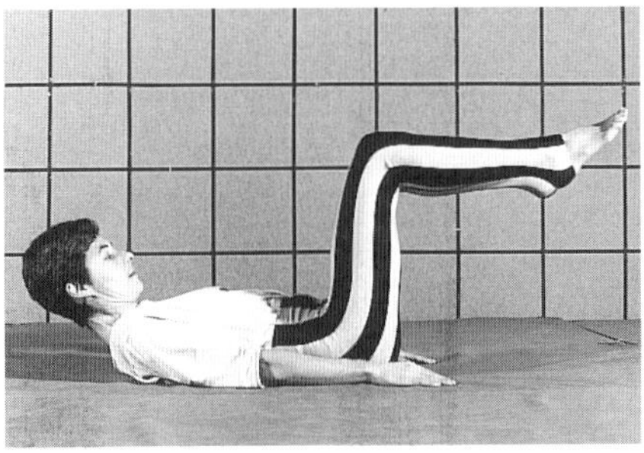

Aus der Vorspannung Oberkörper aufrollen

Hände ziehen vor; Beine bleiben rechtwinklig gebeugt

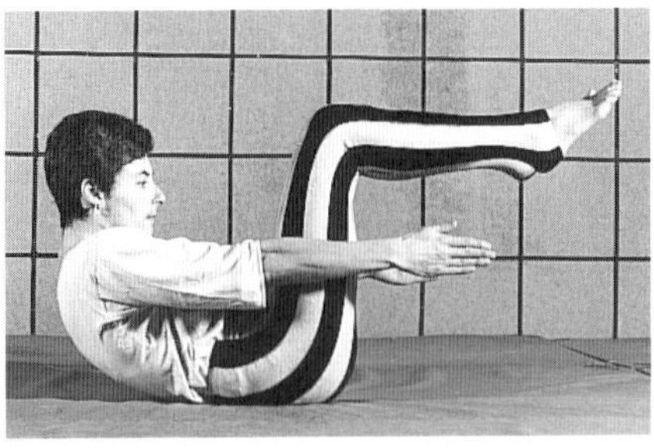

Abrollen nur bis in die Vorspannung; Hinterkopf berührt nie den Boden. Dadurch ist ein Schwungholen aus einer Gegenbewegung nicht möglich.

U N G E E I G N E T

Rückenlage mit angewinkelten Beinen, an der Sprossenwand fixiert
→ Auf- und Abrollen des Oberkörpers mit Armen in Nackenhalte

Absicht:
Kräftigung der geraden Bauchmuskeln

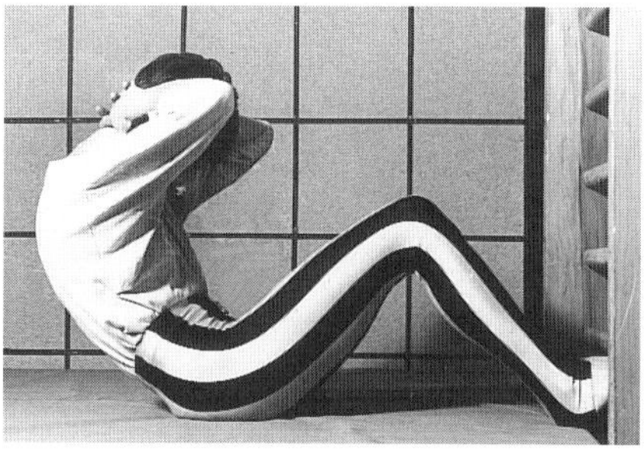

Hauptsächlich Kräftigung der Hüftbeuger (vor allem des Lenden-Darmbeinmuskels)!

Überbeanspruchung im Bereich der Lendenwirbelsäule und durch den Zug im Nacken, auch im Bereich der Halswirbelsäule.

G E E I G N E T

Rückenlage mit rechtwinklig gebeugten Beinen; Finger an den Schläfen
Vorspannung
→ Auf- und Abrollen des Oberkörpers

Absicht:
Kräftigung der geraden Bauchmuskeln

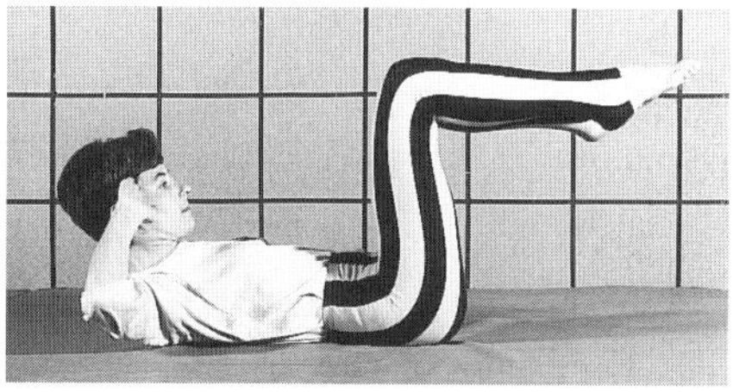

Aus der Vorspannung Oberkörper aufrollen

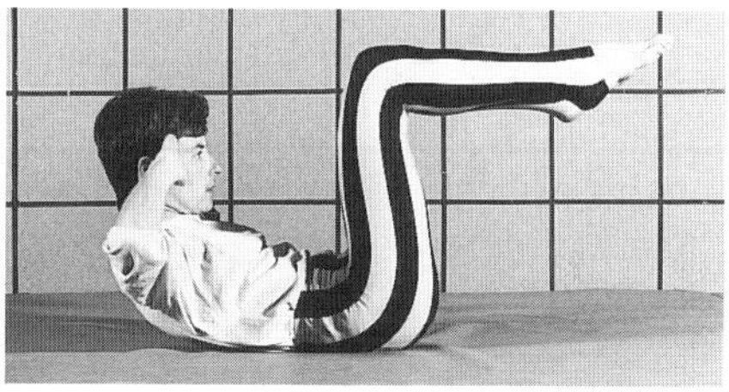

Abrollen des Oberkörpers nur bis in die Vorspannung (Hinterkopf berührt nie den Boden).

Variation für gut Trainierte

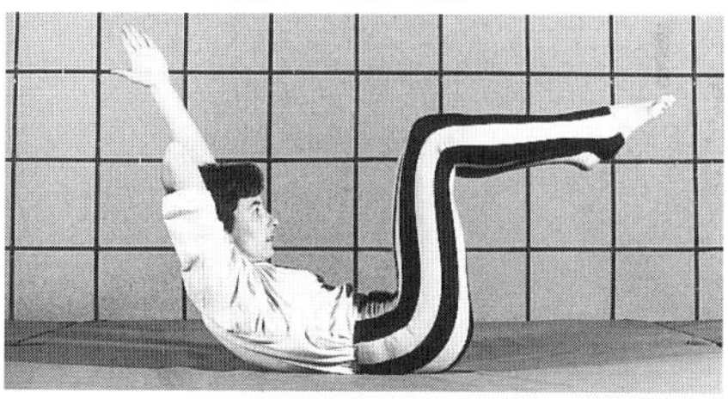

Gebeugter Arm fixiert gestreckten hinter dem Kopf!

U N G E E I G N E T

Klappmesser mit gestreckten Beinen

Absicht:
Kräftigung der geraden Bauchmuskeln

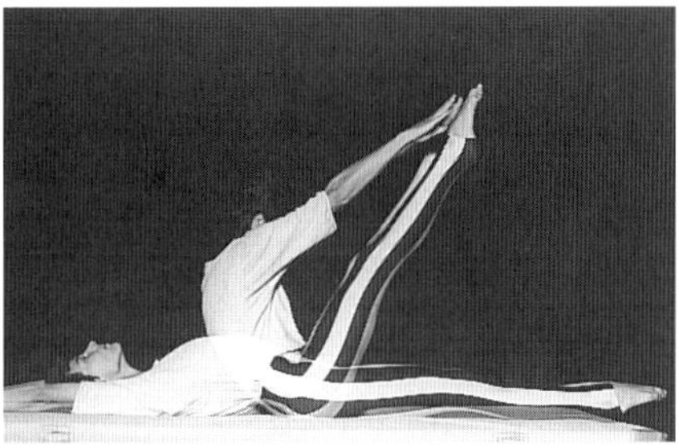

Bei rascher Bewegungsausführung erfolgt das Schwungholen aus einer Gegenbewegung (verstärkter Hohlrücken).

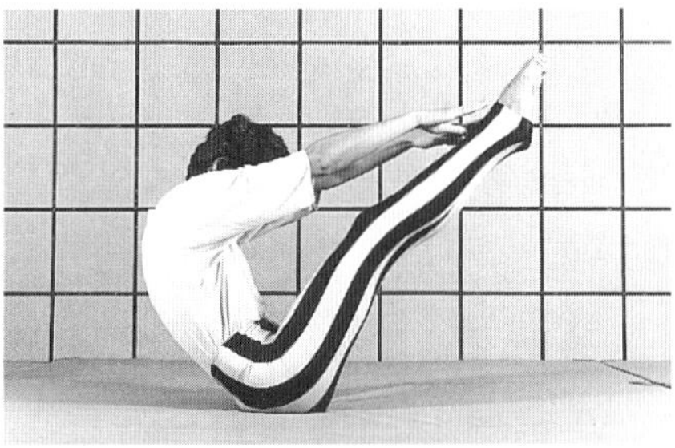

Klassische Kräftigung der Hüftbeuger!

Bei schwachen Bauchmuskeln und falscher Bewegungsausführung kommt es zur Überbelastung der Lendenwirbelsäule.

G E E I G N E T

Rückenlage
Beine rechtwinklig gebeugt - Unterschenkel überkreuzt; Arme in Hochhalte
Vorspannung
⟶ Auf- und Abrollen des Oberkörpers

Absicht:
Kräftigung der geraden Bauchmuskeln

Für gut Trainierte

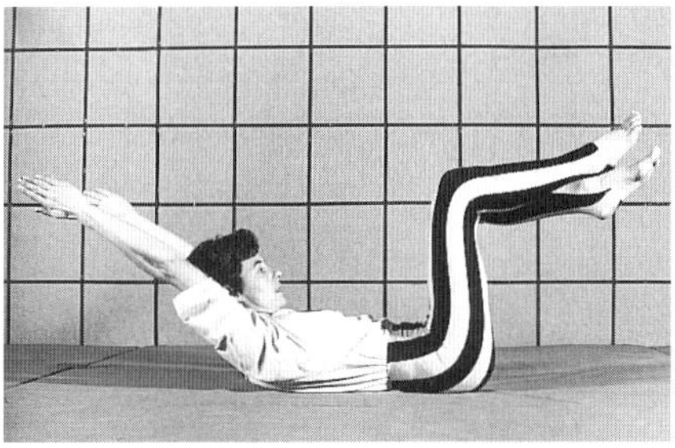

Aus der Vorspannung Oberkörper aufrollen

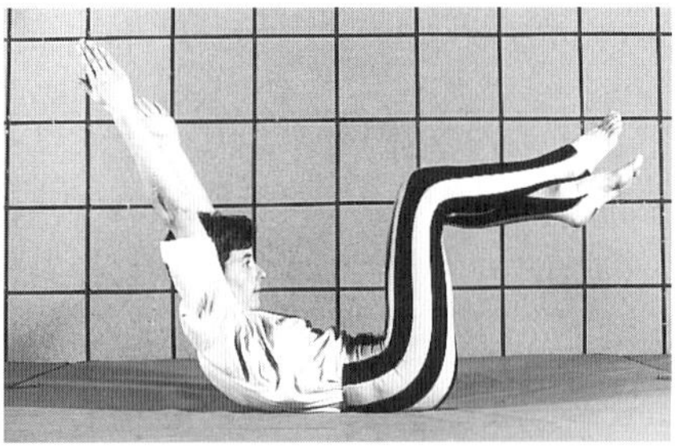

Abrollen des Oberkörpers nur bis in die Vorspannung
(Hinterkopf berührt nie den Boden)

Beim Auf- und Abrollen sollte der Abstand zwischen Kinn und Brustbein (Faust hat dazwischen Platz) stets gehalten werden.

U N G E E I G N E T

Rückenlage mit Ball in Hochhalte
→ Aufrollen des Oberkörpers bis in den Sitz

Absicht:
Kräftigung der geraden Bauchmuskeln

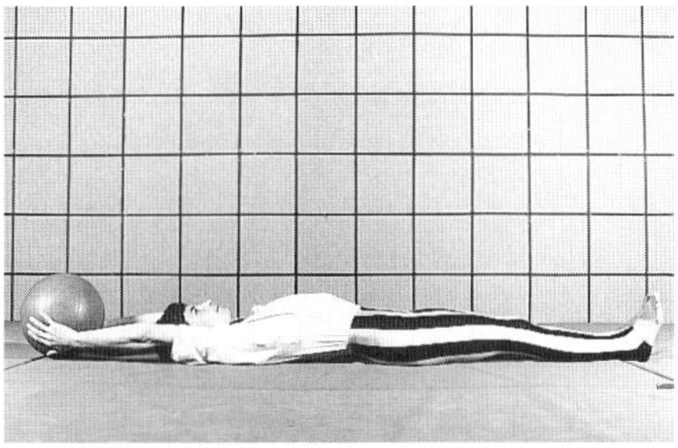

Die ungünstigen Hebelverhältnisse bewirken eine starke Belastung im Bereich der Lendenwirbelsäule

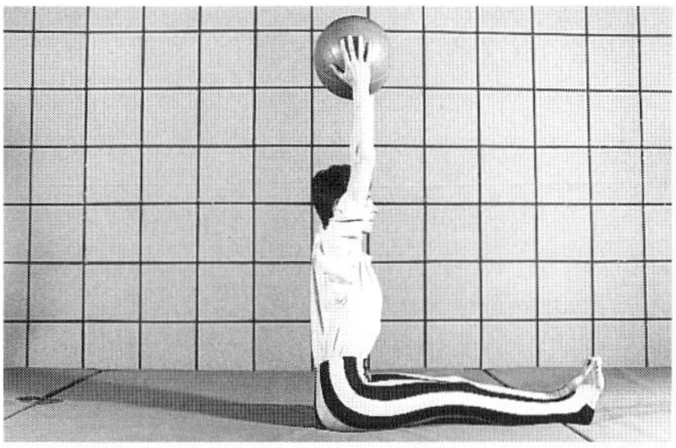

Typische Übung zur Kräftigung der Hüftbeuger!

G E E I G N E T

Rückenlage mit rechtwinklig gebeugten Beinen
Vorspannung
→ Hochziehen der Arme

Absicht:
Kräftigung der geraden Bauchmuskeln (vor allem der oberen Anteile)

1. Abwechselndes Hochgreifen eines Armes aus der Vorspannung

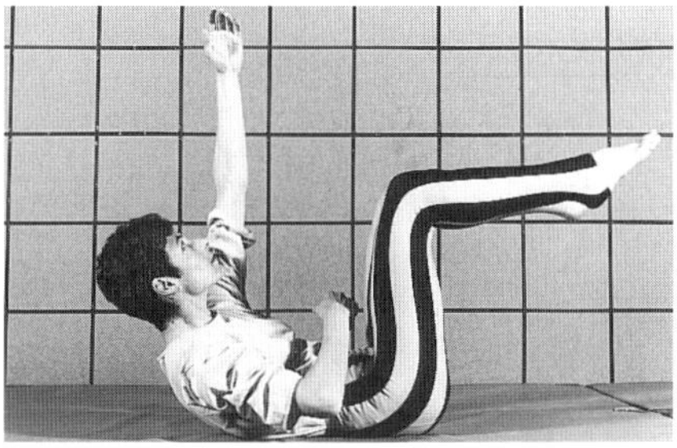

2. Hochziehen beider gestreckten Arme

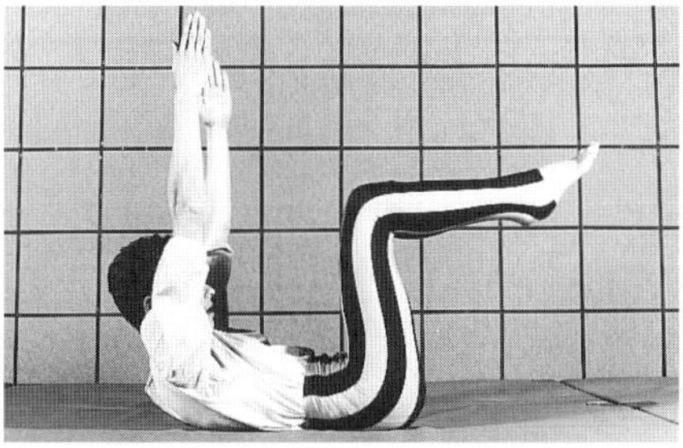

3. Hochschieben der Handflächen

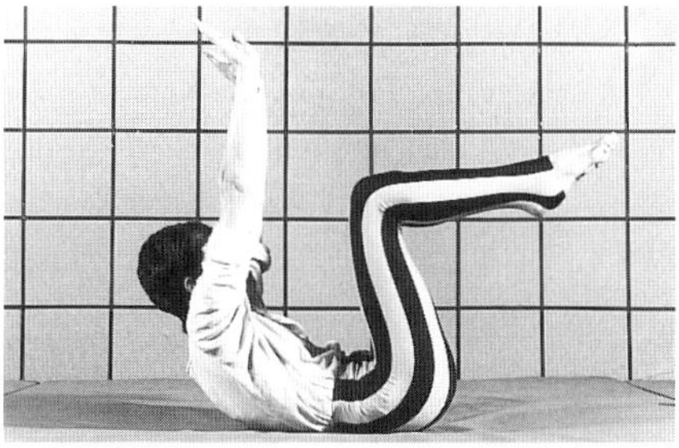

Aus der Vorspannung - in die Vorspannung!

UNGEEIGNET

Rückenlage
→ Hochführen der gestreckten Beine

Absicht:
Kräftigung der geraden Bauchmuskeln

1. Heben und Senken der gestreckten Beine

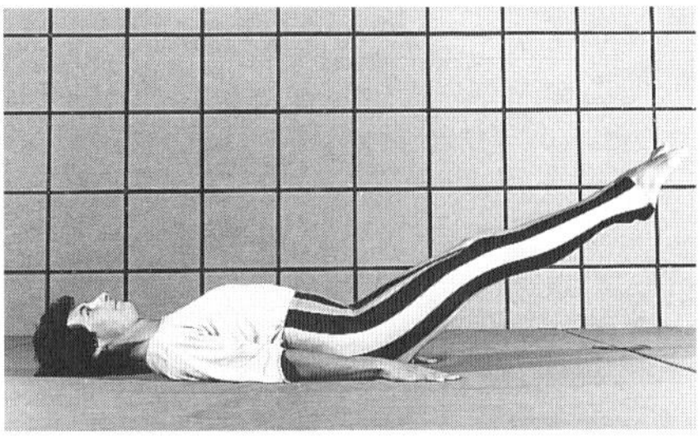

Nicht die Bauchmuskeln, sondern vielmehr die Hüftbeuger werden gekräftigt.

2. Wechselweises Heben und Senken der gehobenen Beine

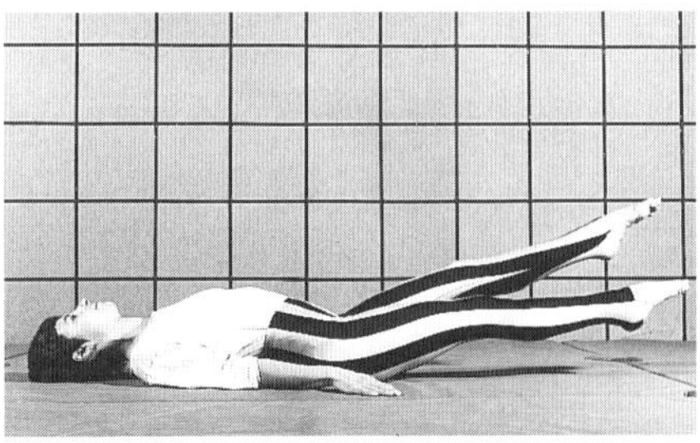

Werden die Beine gestreckt gehoben, zieht der Übende, bedingt durch die große Hebelwirkung, verstärkt in den Hohlrücken.

Dies gilt für Übungen in Rückenlage wie Beinscheren, Beinkreisen, Ziffern malen, Brust- und Kraulbeintempi ...

GEEIGNET

Rückenlage
Beine rechtwinklig gebeugt; Unterschenkel überkreuzt
Vorspannung
→ Heben und Senken des Beckens

Absicht:
Kräftigung der geraden Bauchmuskeln (vor allem der unteren Anteile)

Vorspannung

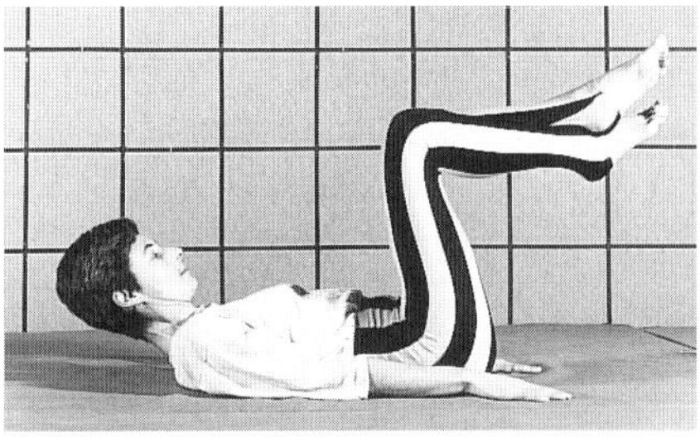

Nacken lang machen; Beugen der HWS: Faust hat zwischen Kinn und Brustbein Platz
Bauchmuskeln anspannen;
Lendenwirbelsäule zu Boden drücken

Knie langsam Richtung Decke ziehen:
Heben und Senken des Beckens

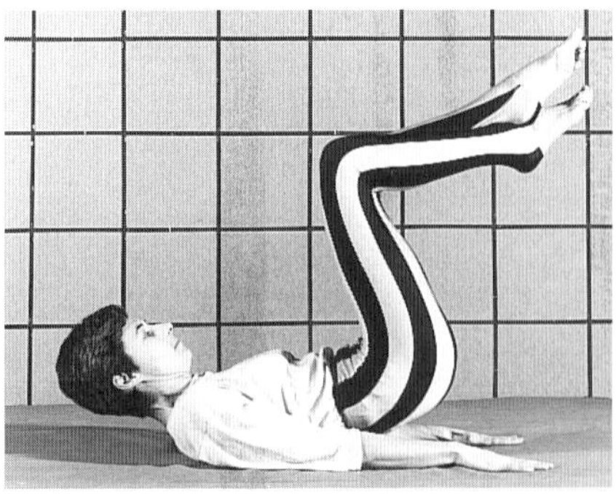

Knie hüftbreit!

U N G E E I G N E T

Hang an der Sprossenwand
→ Heben und Senken der gestreckten Beine

Absicht:
Kräftigung der geraden Bauchmuskeln

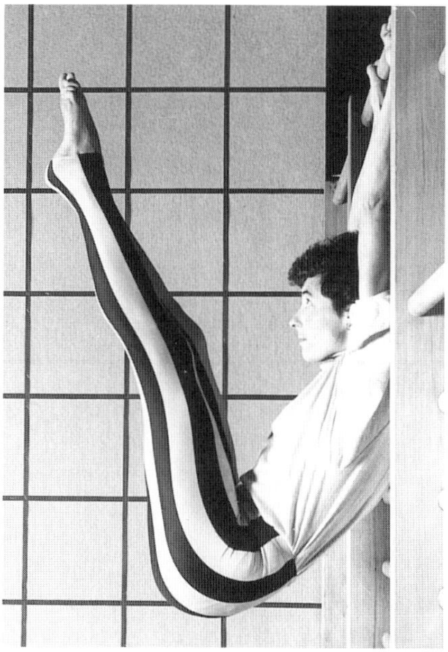

Klassische Übung zur Kräftigung der Hüftbeuger.
Starke Fehlbelastung der Lendenwirbelsäule.

G E E I G N E T

Partnerübung
A in Rückenlage mit gebeugten Beinen; Halt an den Beinen von B
→ Knie nach oben ziehen

Absicht:
Kräftigung der geraden Bauchmuskeln (vor allem der unteren Anteile)

Bauchmuskeln vorspannen

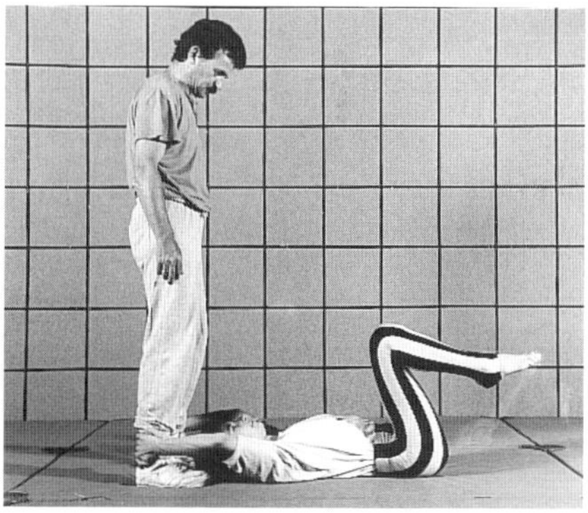

Gebeugte Beine Richtung Schultern des Partners ziehen

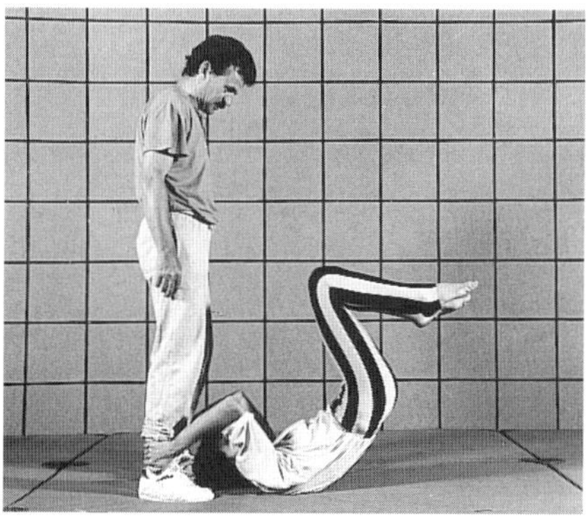

Das Heben bzw. Senken des Beckens erfolgt über ein Auf- bzw. Abrollen der Lenden- und Brustwirbelsäule

U N G E E I G N E T

Hang an der Sprossenwand
→ Heben und Senken der gestreckten Beine

Absicht:
Kräftigung der geraden Bauchmuskeln

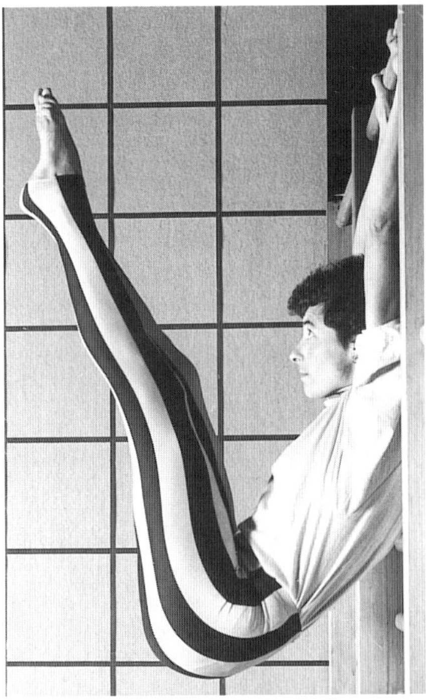

Klassische Übung zur Kräftigung der Hüftbeuger. Starke Fehlbelastung der Lendenwirbelsäule.

G E E I G N E T

Partnerübung
A im Hang an der Sprossenwand (Klammergriff); B bildet Auflage für die Füße von A („Tisch“)
→ Heben und Senken der angewinkelten Beine

Absicht:
Kräftigung der geraden Bauchmuskeln

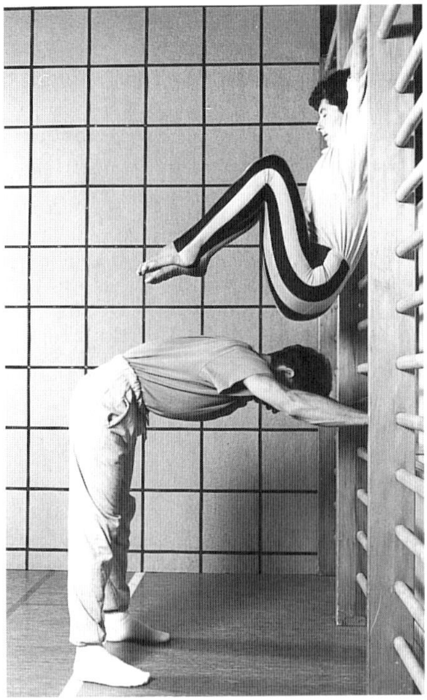

Beim dynamischen Wechsel von Heben und Senken sollen die Füße nicht auf dem „Tisch“ abgestützt werden.

UNGEEIGNET

Langsitz
Ball zwischen den Beinen
→ Heben und Senken der gestreckten Beine mit Ball

Absicht:
Kräftigung der geraden Bauchmuskeln

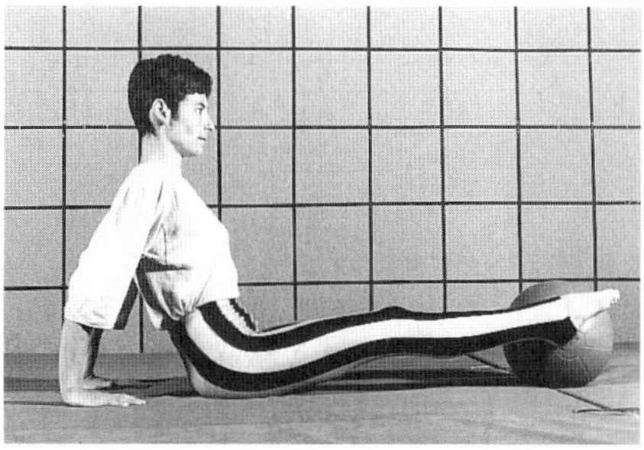

Keine Kräftigung der Bauchmuskeln, sondern vielmehr der Hüftbeuger

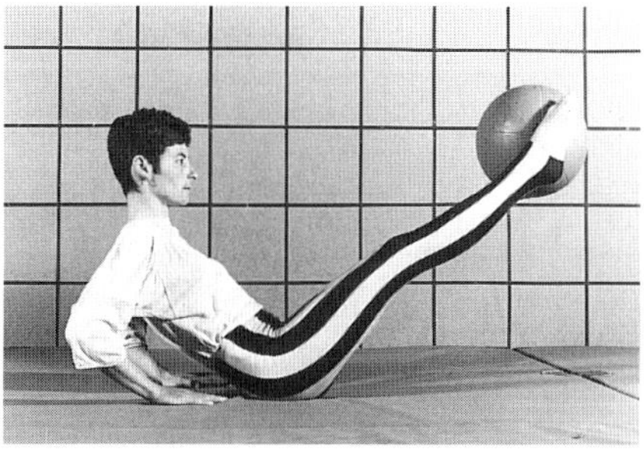

Beim Heben der gestreckten Beine (ungünstige Hebelverhältnisse) wird vor allem der Lenden-Darmbeinmuskel aktiviert.

GEEIGNET

Rückenlage mit rechtwinklig gebeugten Beinen
Vorspannung
→ Gleichzeitiges Nach-oben-Ziehen von Armen und Knien

Absicht:
Kräftigung der geraden Bauchmuskeln

<u>Vorspannung</u>
Bauchmuskeln anspannen; Lendenwirbelsäule dabei zu Boden drücken, Nacken lang machen

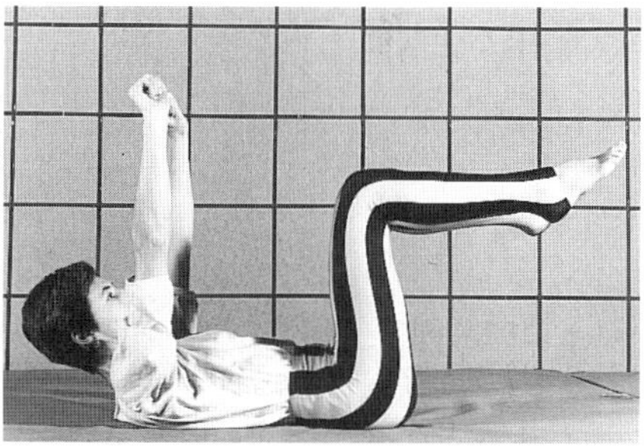

Gleichzeitiges Hochziehen von Knien und Armen mit Stab oder Seil

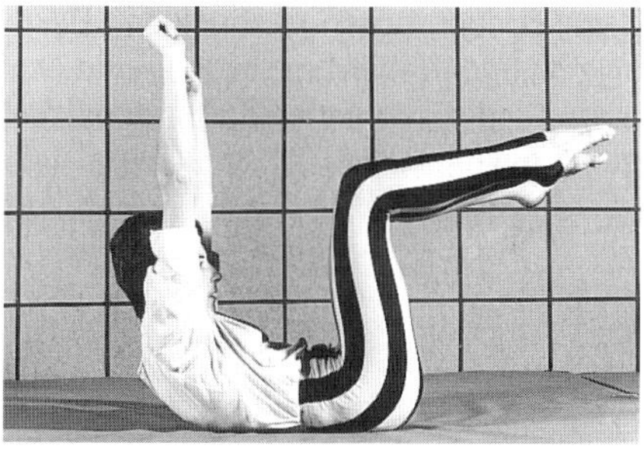

Kopf dabei nicht in den Nacken nehmen!

U N G E E I G N E T

Langsitz
Ball zwischen den Beinen
⟶ Heben und Senken der gestreckten Beine mit Ball

Absicht:
Kräftigung der geraden Bauchmuskeln

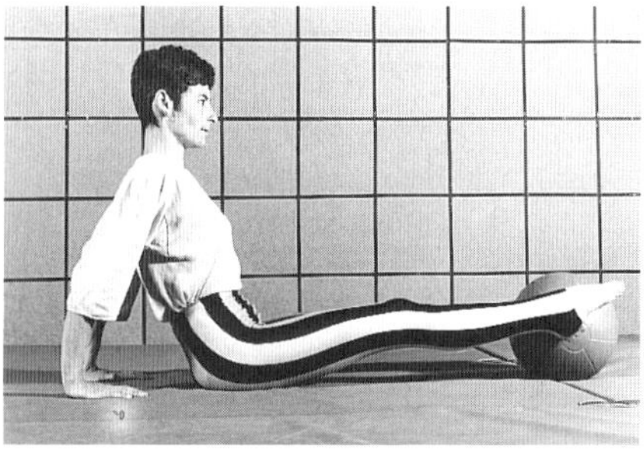

Keine Kräftigung der Bauchmuskeln, sondern vielmehr der Hüftbeuger

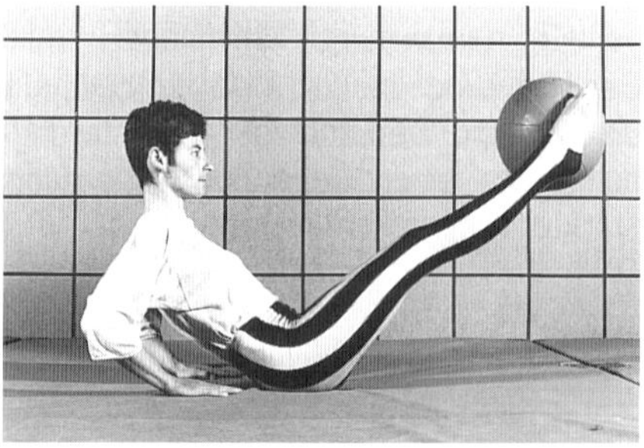

Beim Heben der gestreckten Beine (ungünstige Hebelverhältnisse) wird vor allem der Lenden-Darmbeinmuskel aktiviert.

G E E I G N E T

Rückenlage
Beine überkreuzt und nach oben gestreckt
Vorspannung
⟶ Auf- und Abrollen des Oberkörpers

Absicht:
Kräftigung der geraden Bauchmuskeln

Vorspannung mit Halt am Oberschenkel
Finger der anderen Hand an der Schläfe („Flieger")

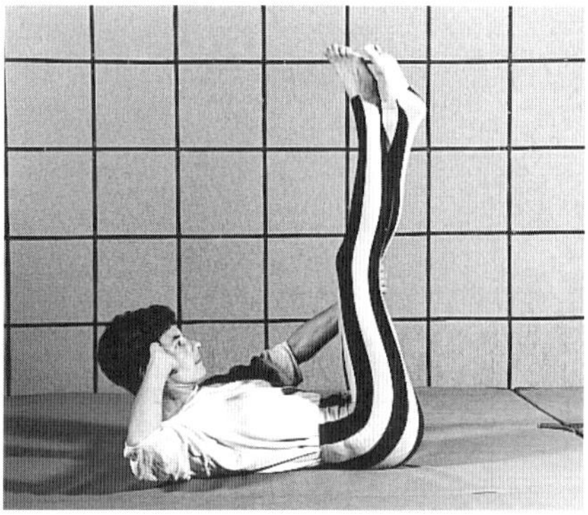

Aufrollen aus der Vorspannung und Abrollen in die Vorspannung

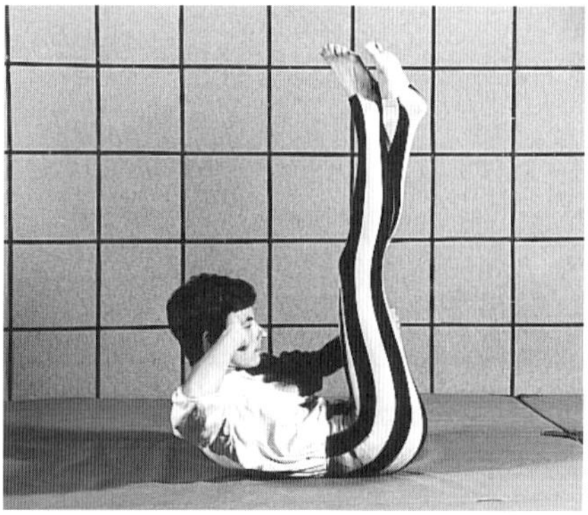

Ellbogen des „Fliegers" dabei nicht nach vor ziehen!

UNGEEIGNET

Rückenlage
Ball zwischen den gestreckten Beinen
→ Heben und Senken der Beine mit Ball

Absicht:
Kräftigung der geraden Bauchmuskeln

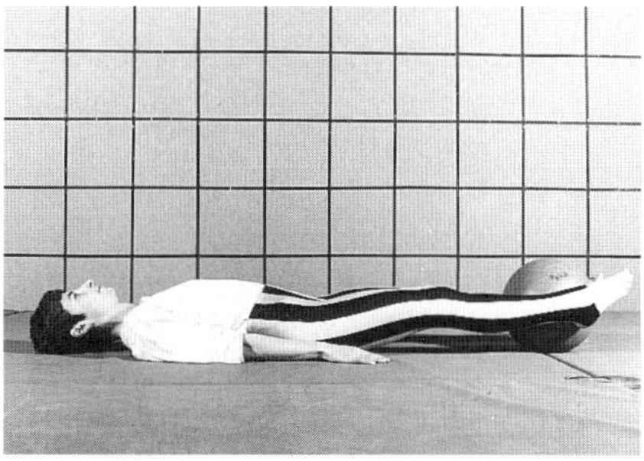

Die ungünstigen Hebelverhältnisse bewirken eine starke Belastung im Bereich der Lendenwirbelsäule.

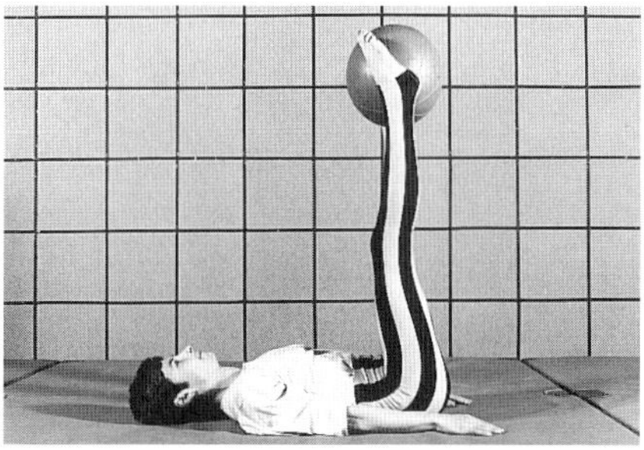

Typische Übung zur Kräftigung der Hüftbeuger!

GEEIGNET

Rückenlage
Beine überkreuzt und nach oben gestreckt; ein Arm in Hochhalte
Vorspannung
→ Auf- und Abrollen des Oberkörpers

Absicht:
Kräftigung der geraden Bauchmuskeln

Finger des gebeugten Armes an der Schläfe („Flieger")

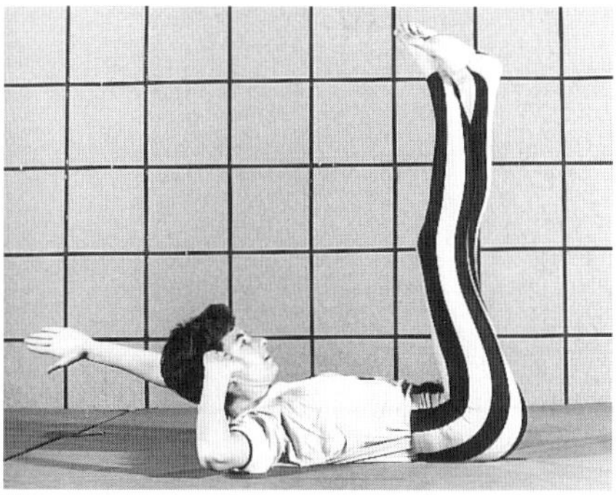

Aufrollen aus der Vorspannung und Abrollen in die Vorspannung

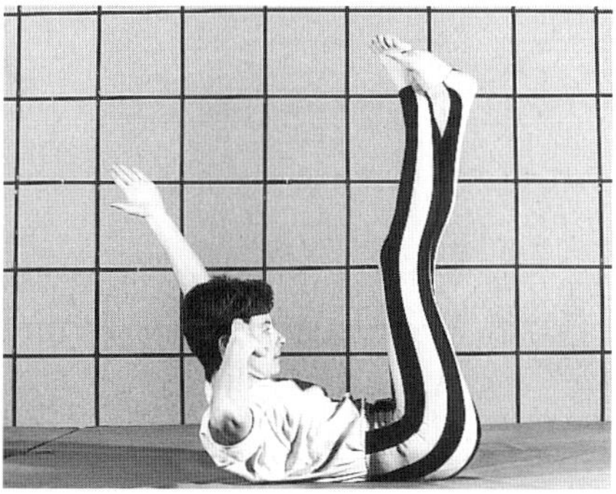

Während der gesamten Bewegungsausführung bleiben der gestreckte Arm in Hochhalte und der Ellbogen des „Fliegers" in Verlängerung der Schulterachse.

U N G E E I G N E T

Hang an der Sprossenwand
⟶ Heben und Senken der gestreckten Beine

Absicht:
Kräftigung der geraden Bauchmuskeln

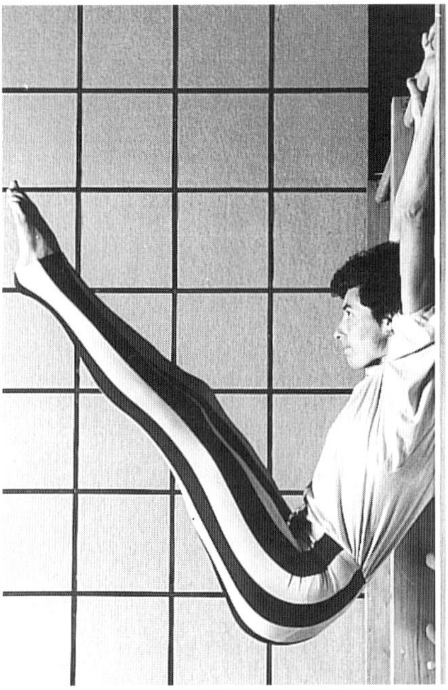

Klassische Übung zur Kräftigung der Hüftbeuger.
Starke Fehlbelastung der Lendenwirbelsäule.

G E E I G N E T

Rückenlage
Beine überkreuzt und nach oben gestreckt; Arme in Hochhalte
Vorspannung
⟶ Auf- und Abrollen des Oberkörpers

Absicht:
Kräftigung der geraden Bauchmuskeln

Vorspannung

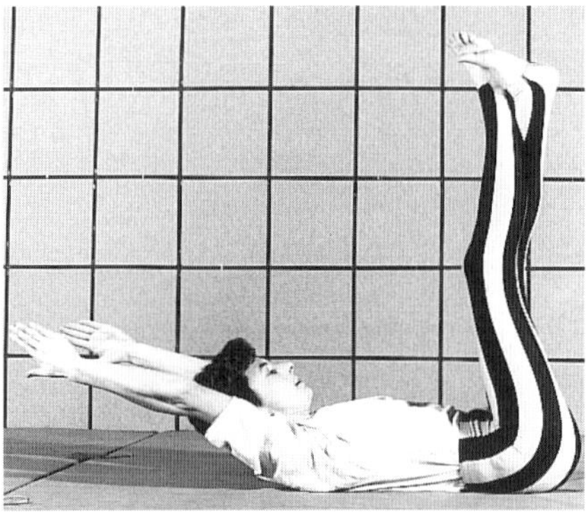

Aufrollen aus der Vorspannung und Abrollen in die Vorspannung

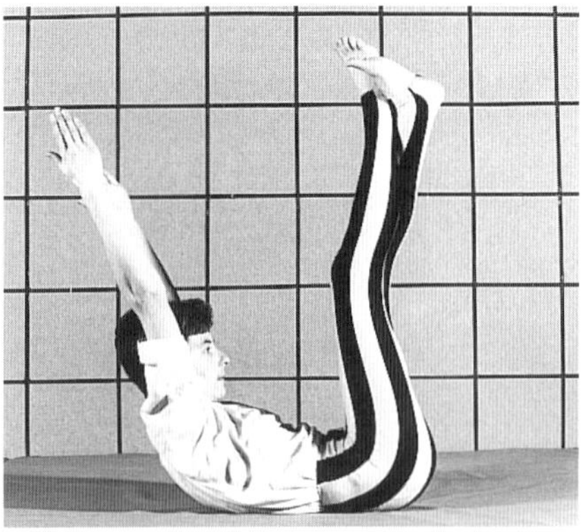

Arme bleiben beim Auf- und Abrollen in Hochhalte!

Atem fließen lassen!

U N G E E I G N E T

Partnerübung
A in Rückenlage
⟶ B versucht die Beine von A hinunterzustoßen, A fängt den Schwung ab

Absicht:
Kräftigung der geraden Bauchmuskeln

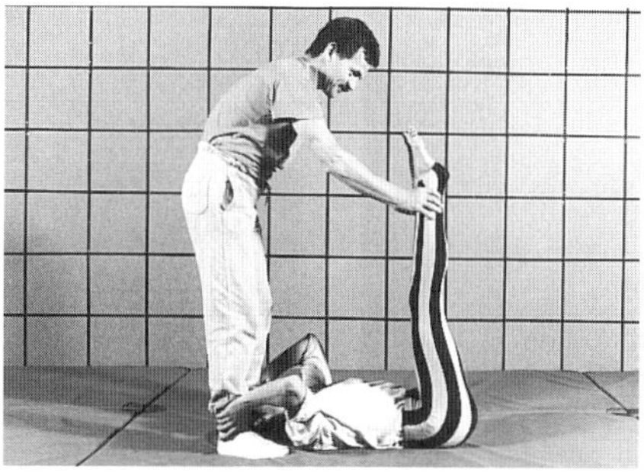

Beim Abbremsen des Schwunges zieht der Übende verstärkt in den Hohlrücken
⟶ starke Fehlbelastung

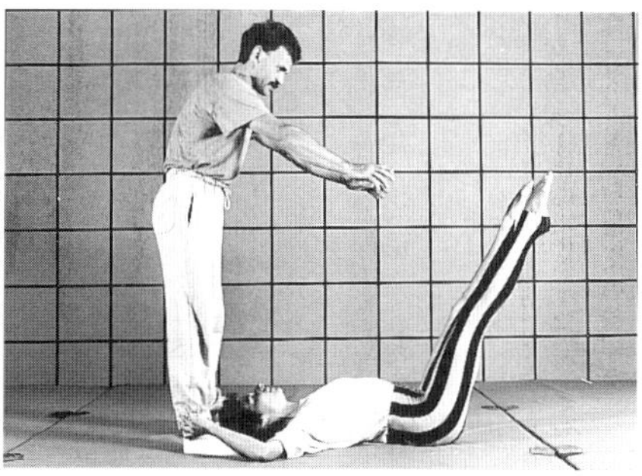

Keine Kräftigung der Bauchmuskeln, sondern vielmehr der Hüftbeuger!

G E E I G N E T

Partnerübung
A in Rückenlage mit überkreuzten und nach oben gestreckten Beinen;
B fixiert an den Oberarmen
⟶ Heben und Senken des Beckens

Absicht:
Kräftigung der geraden Bauchmuskeln

Bauchmuskeln vorspannen

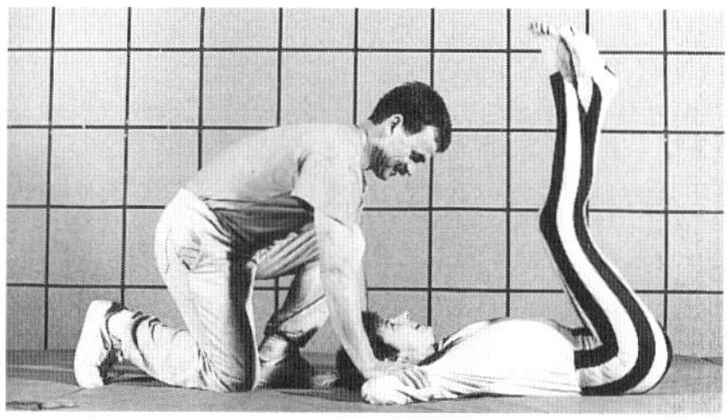

Beim Heben des Beckens die Beine senkrecht nach oben führen

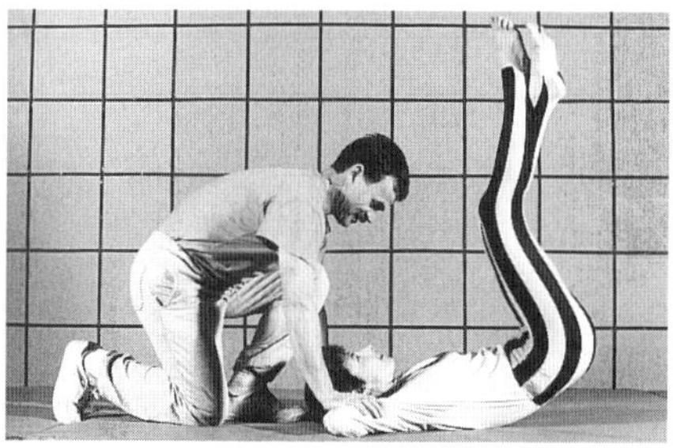

Langsam dynamisch ausführen!

Variation

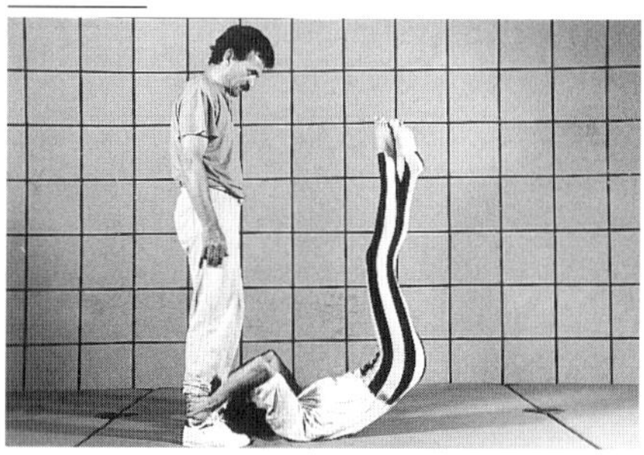

durch Halt an den Beinen des Partners

U N G E E I G N E T

Langsitz
→ Heben der gestreckten Beine mit anschließendem Grätschen und Schließen

Absicht:
Kräftigung der geraden Bauchmuskeln

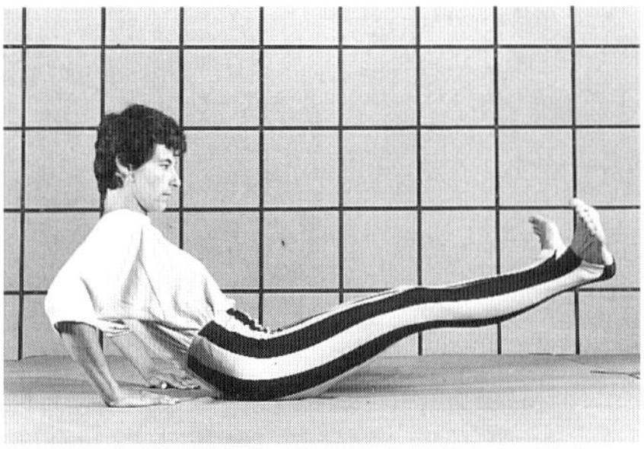

Keine Kräftigung der Bauchmuskeln, sondern vielmehr der Hüftbeuger!

Beim Heben der gestreckten Beine (ungünstige Hebelverhältnisse) wird vor allem der Lenden-Darmbeinmuskel gekräftigt.

G E E I G N E T

Rückenlage
Beine überkreuzt und nach oben gestreckt
Vorspannung
→ Heben und Senken des Beckens

Absicht:
Kräftigung der geraden Bauchmuskeln (vor allem der unteren Anteile)

Bauchmuskeln vorspannen und Nacken lang machen

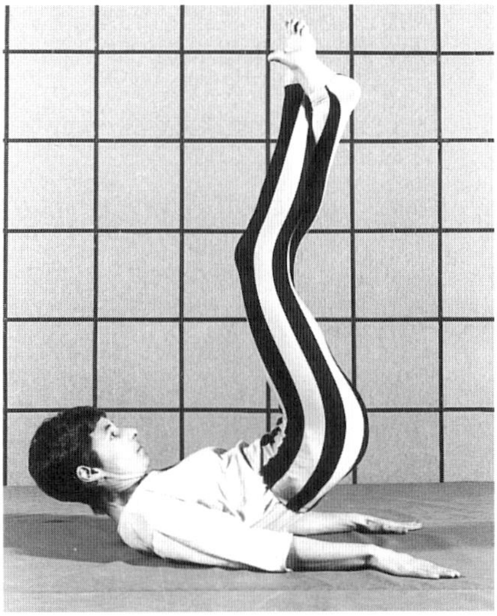

Beim Heben des Beckens, die Beine senkrecht nach oben führen.

Die abgespreizten Arme stabilisieren den Rumpf.

UNGEEIGNET

Langsitz
Ball zwischen den Beinen
→ Heben und Senken der gestreckten Beine mit Ball

Absicht:
Kräftigung der geraden Bauchmuskeln

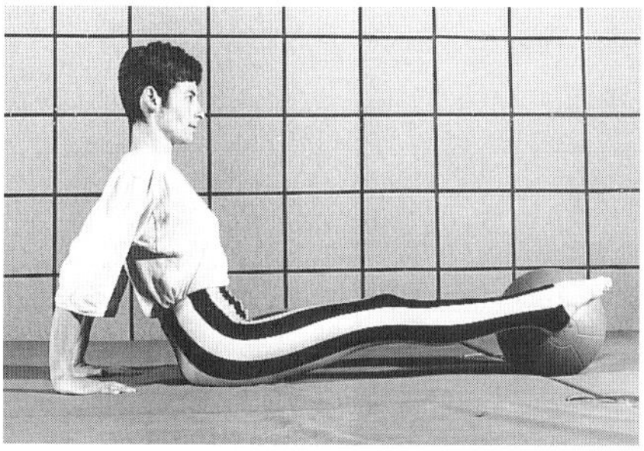

Beim Heben der gestreckten Beine (ungünstige Hebelverhältnisse) wird vor allem der Lenden-Darmbeinmuskel aktiviert.

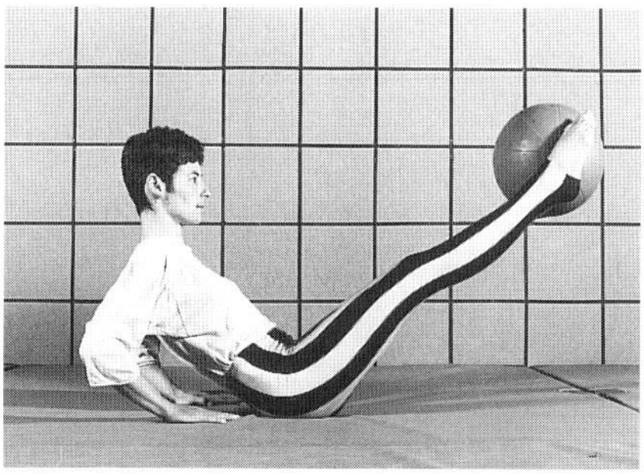

Typische Übung zur Kräftigung der Hüftbeuger!

GEEIGNET

Rückenlage
Beine überkreuzt und nach oben gestreckt
→ Heben und Senken des Beckens

Absicht:
Kräftigung der geraden Bauchmuskeln (vor allem der unteren Anteile)

Arme unter dem Kopf, Ellbogen am Boden

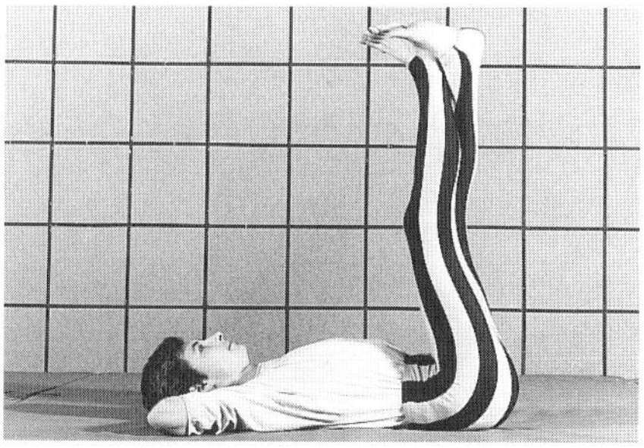

Bauchmuskeln vorspannen und Lendenwirbelsäule dabei zu Boden drücken

Überkreuzte Beine senkrecht nach oben führen!

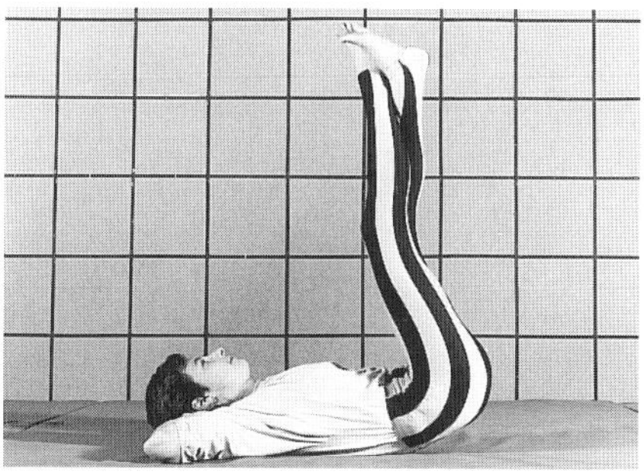

Ellbogen behalten während der gesamten Bewegungsausführung (dynamisch langsam) Bodenkontakt!

U N G E E I G N E T

Partnerübung
→ B versucht die Beine von A hinunterzustoßen, A fängt den Schwung ab

Absicht:
Kräftigung der geraden Bauchmuskeln

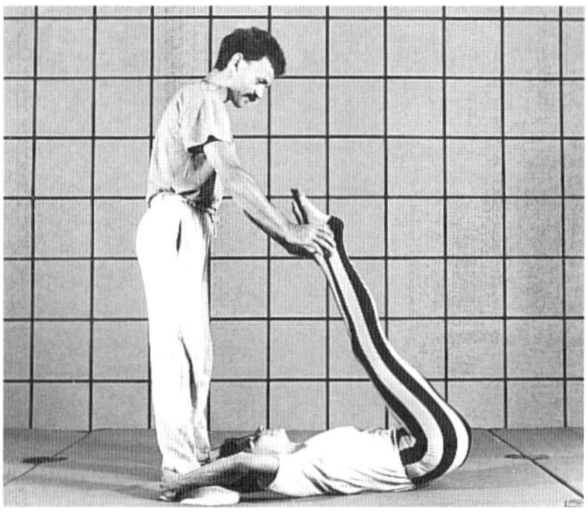

Beim Abbremsen des Schwunges zieht der Übende verstärkt in den Hohlrücken
→ starke Fehlbelastung

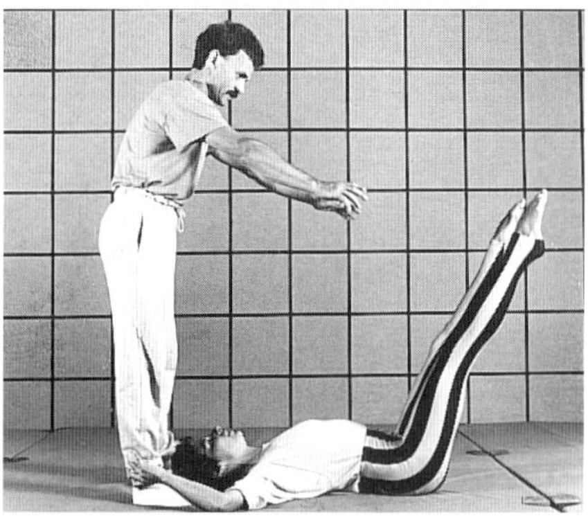

Keine Kräftigung der Bauchmuskeln, sondern vielmehr der Hüftbeuger!

G E E I G N E T

Rückenlage auf schiefer Ebene
Beine überkreuzt und nach oben gestreckt
→ Heben und Senken des Beckens

Absicht:
Kräftigung der geraden Bauchmuskeln (vor allem der unteren Anteile)

Bauchmuskeln vorspannen

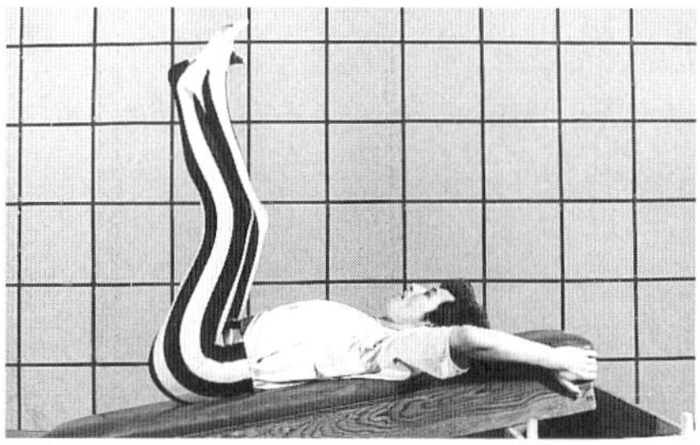

Beine senkrecht nach oben führen

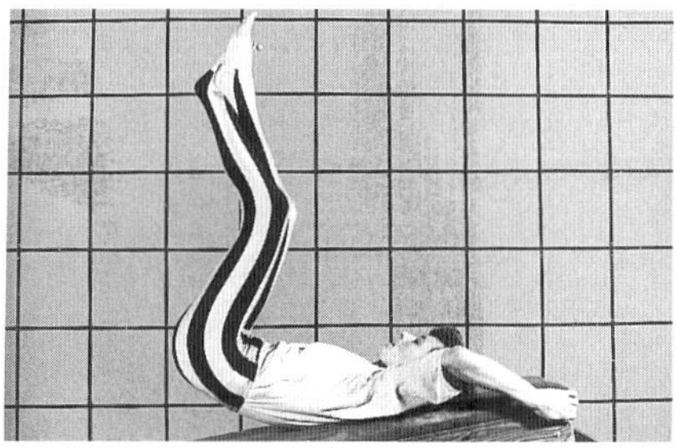

Atem fließen lassen, keine Preßatmung!

Variation

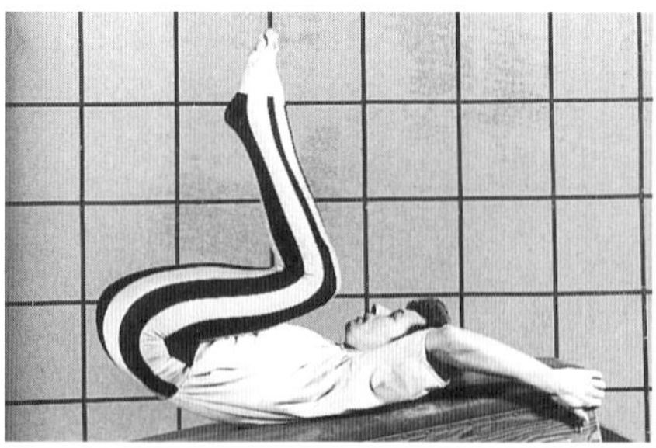

mit rechtwinklig gebeugten Beinen

UNGEEIGNET

Sitz auf erhöhter Unterlage
Arme fixieren an der Sprossenwand
→ Beugen und seitliches Wegstrecken der Beine

Absicht:
Kräftigung der schrägen Bauchmuskeln

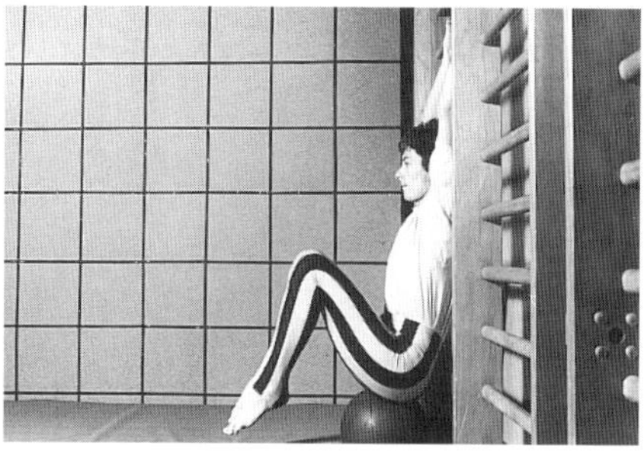

Seitliches Wegstrecken der gebeugten Beine

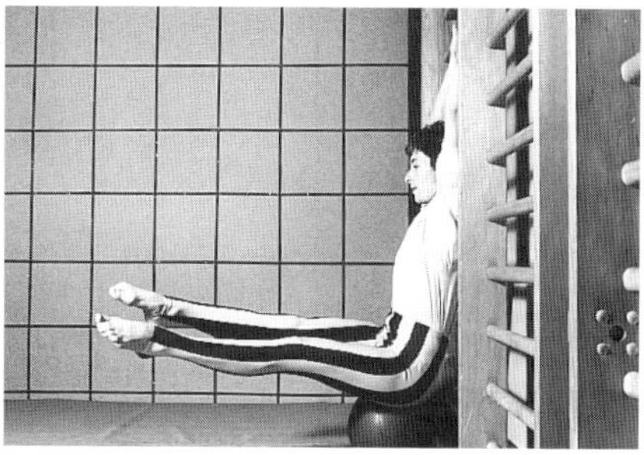

Bedingt durch die große Hebelwirkung der gestreckten Beine starke Belastung im Bereich der Lendenwirbelsäule.

Kräftigung der Hüftbeuger!

GEEIGNET

Sitz auf kniehohem Kasten
Handrücken an der Stirn
→ Ellbogen und gegengleiches Knie zusammenführen

Absicht:
Kräftigung der schrägen Bauchmuskeln

Aus dem aufrechten Sitz Ellbogen und gegengleiches Knie zusammenführen

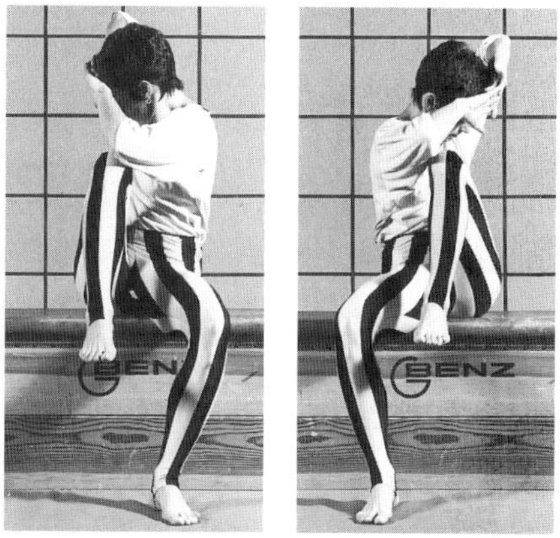

Ellbogen und Oberarme bilden eine Achse (nicht „zusammenklappen"!)

Variation (Finger an den Schläfen)

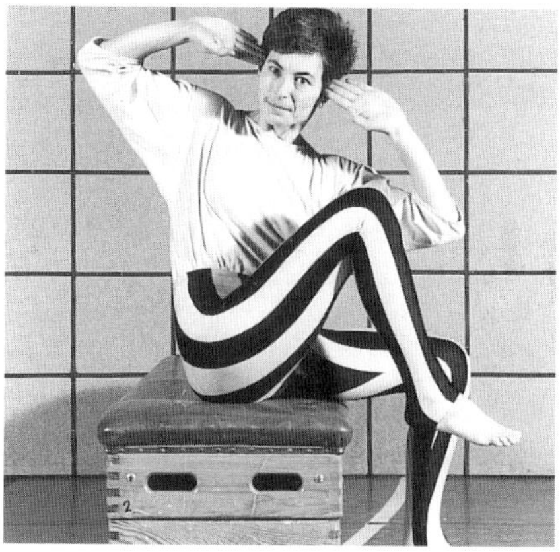

Langsam aber dynamisch ausführen.

U N G E E I G N E T

Sitz auf erhöhter Unterlage
Arme fixieren an der Sprossenwand
⟶ Beugen und seitliches Wegstrecken der Beine

Absicht:
Kräftigung der schrägen Bauchmuskeln

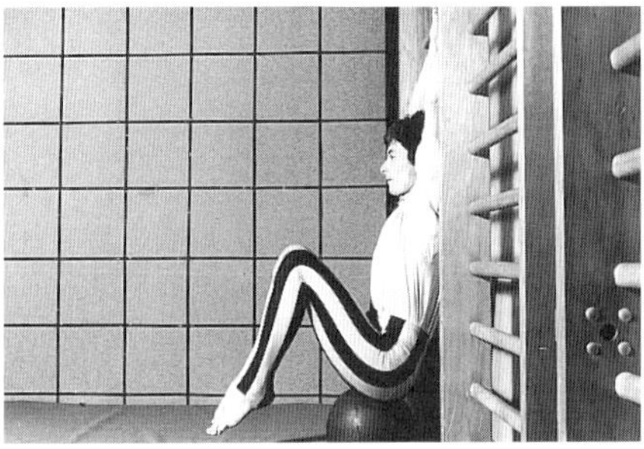

Seitliches Wegstrecken der gebeugten Beine

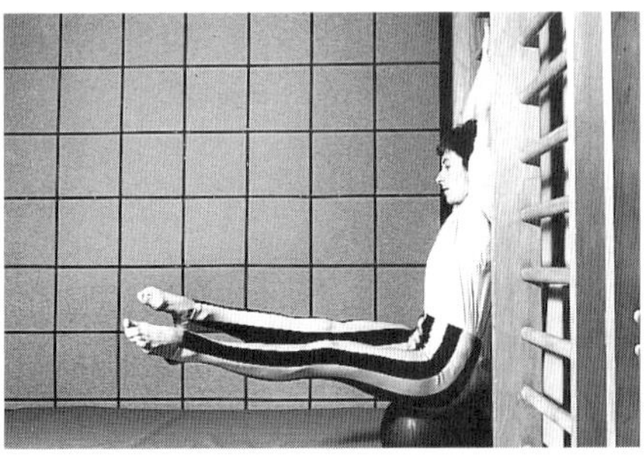

Bedingt durch die große Hebelwirkung der gestreckten Beine starke Belastung im Bereich der Lendenwirbelsäule.

Kräftigung der Hüftbeuger!

G E E I G N E T

Rückenlage mit angewinkelten Beinen
Vorspannung
⟶ Schräges Zur-Schulter-Ziehen der Knie

Absicht:
Kräftigung der schrägen Bauchmuskeln

Vorspannung

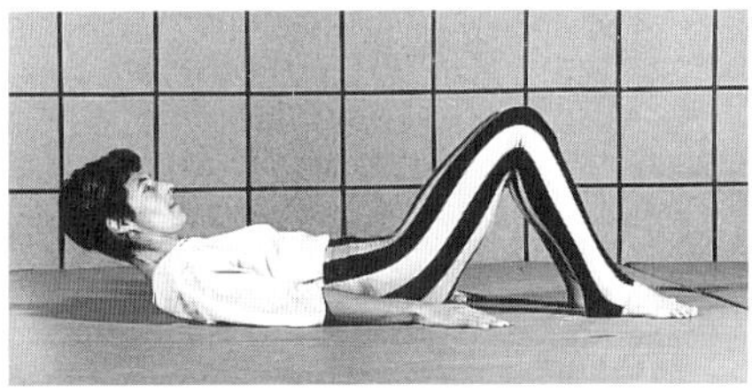

Knie schräg zu einer Schulter ziehen; auf der Gegenseite vorschauen

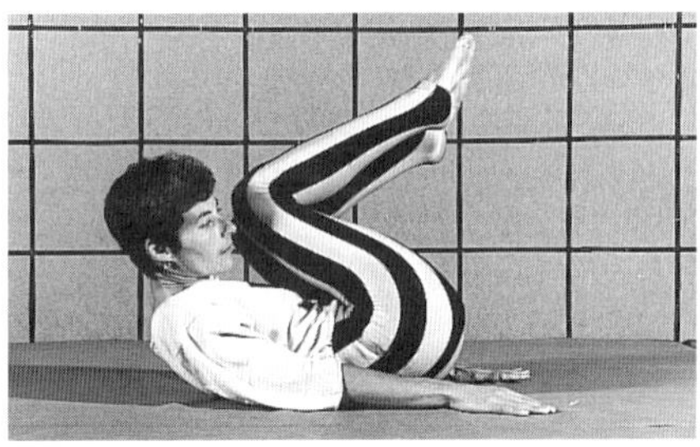

Arme stützen seitlich ab

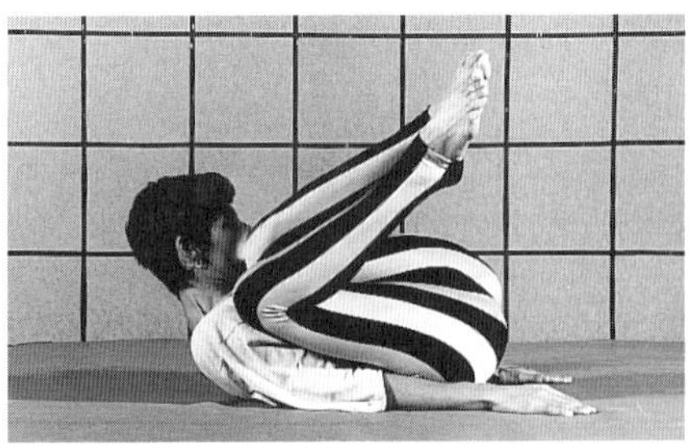

Kräftige beidseitig!

UNGEEIGNET

Langsitz
Beine an der Sprossenwand fixiert
→ Zur-Seite-Legen des Oberkörpers

Absicht:
Kräftigung der schrägen Bauchmuskeln

Arme in Hochhalte

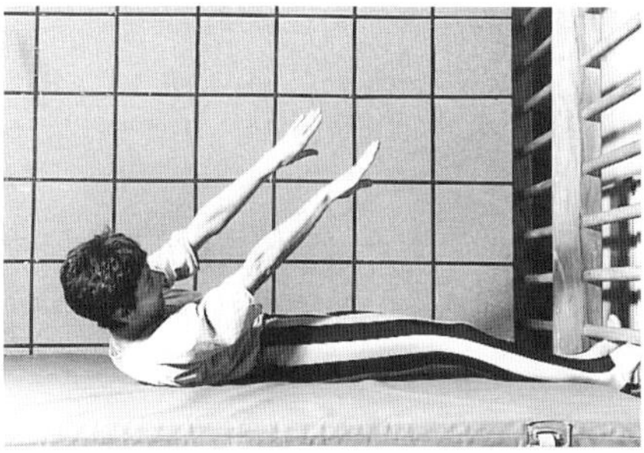

Oberkörper links bzw. rechts ablegen

Arme in Nackenhalte

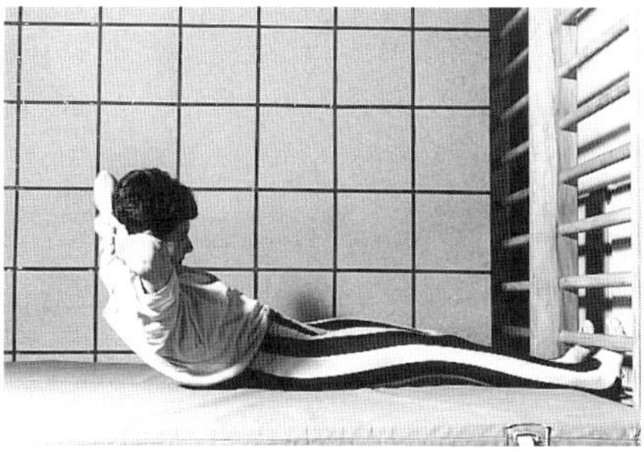

Starke Belastung vor allem der Lendenwirbelsäule

Kräftigung der Hüftbeuger!

GEEIGNET

Partnerübung
Rückenlage mit angewinkelten Beinen
Vorspannung
→ Schräges Auf- und Abrollen des Oberkörpers aus der Vorspannung in die Vorspannung

Absicht:
Kräftigung der schrägen Bauchmuskeln

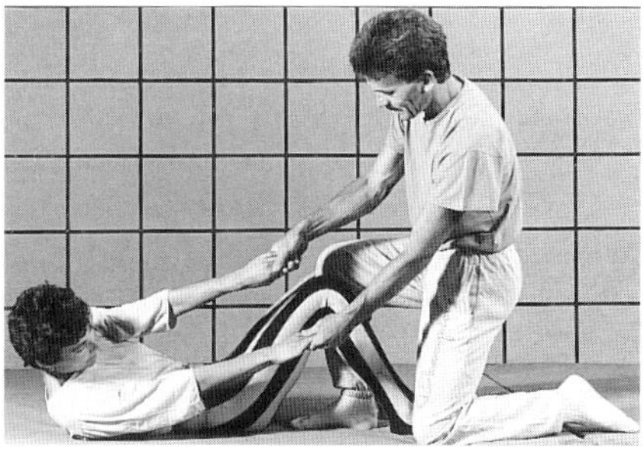

Der Partner unterstützt das exakte Auf- und Abrollen aus der Vorspannung in die Vorspannung

Lendenwirbelsäule behält beim Aufrollen Bodenkontakt!

Kräftige stets beidseitig!

UNGEEIGNET

Rückenlage
Beine an der Sprossenwand fixiert, Arme in Nackenhalte
→ Schräges Auf- und Abrollen des Oberkörpers

Absicht:
Kräftigung der schrägen Bauchmuskeln

... mit angewinkelten Beinen

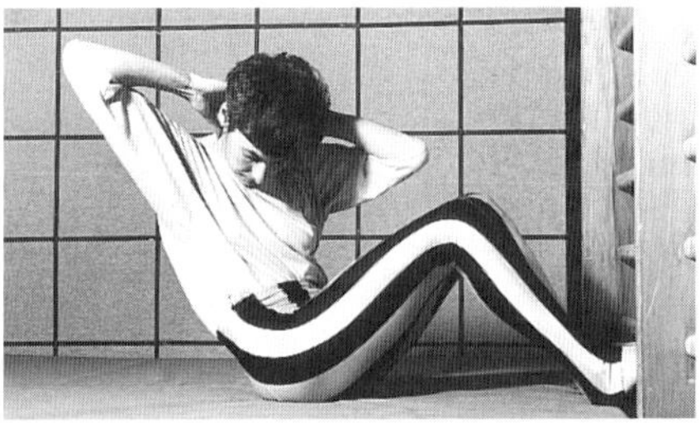

... mit gestreckten Beinen

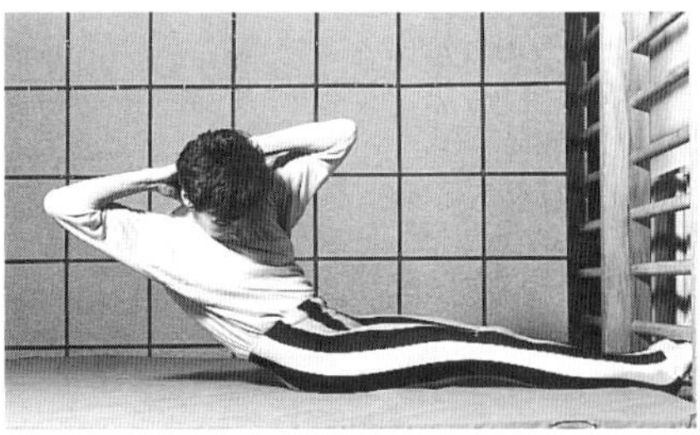

Starke Belastung im Bereich der Hals- und Lendenwirbelsäule.
Durch die fixierten Beine und das schwungvolle Ausführen kommt es im Bereich der Lendenwirbelsäule zu einem starken Gegenzug (verstärkter Hohlrücken).

Kräftigung der Hüftbeuger!

GEEIGNET

Rückenlage
ein Bein gestreckt, eines angewinkelt
Vorspannung
→ Schräges Auf- und Abrollen des Oberkörpers

Absicht:
Kräftigung der schrägen Bauchmuskeln

Vorspannung
Bauchmuskeln anspannen und Nacken lang machen (Faust hat zwischen Kinn und Brustbein Platz)

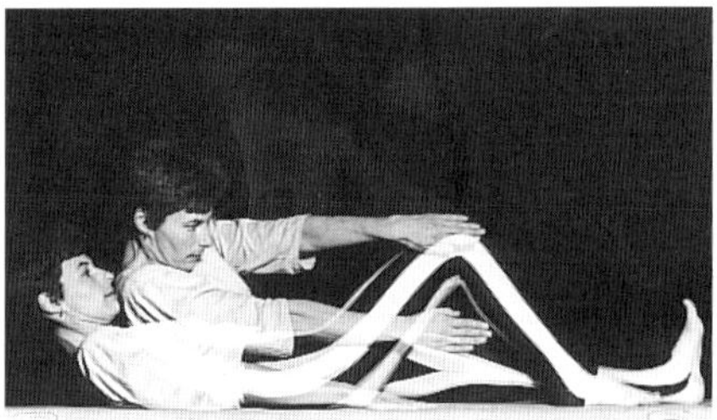

Aus der Vorspannung ziehen die Hände außen am angewinkelten Bein nach vor.

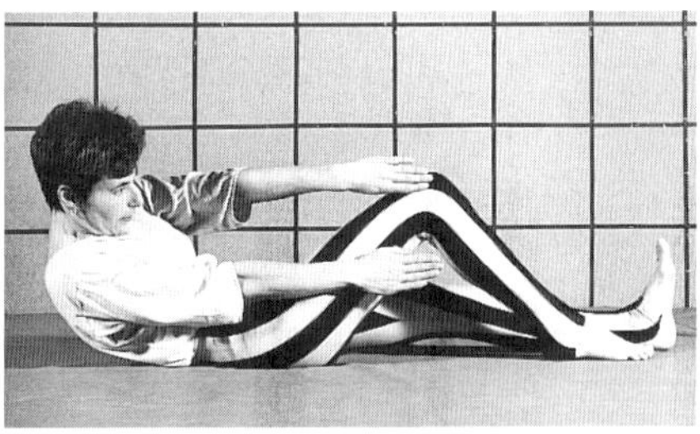

Lendenwirbelsäule behält Bodenkontakt. Nicht auf der Schulter abstützen!

U N G E E I G N E T

Rückenlage
→ Anheben der gestreckten Beine und ...

Absicht:
Kräftigung der schrägen Bauchmuskeln

... Beinkreisen oder Ziffernmalen

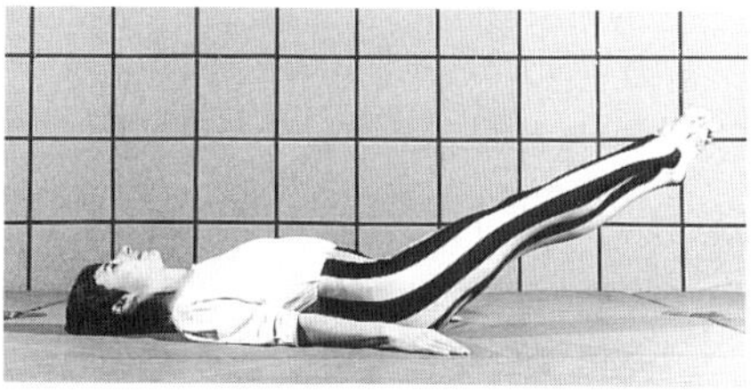

... Beugen und seitliches Wegstrecken

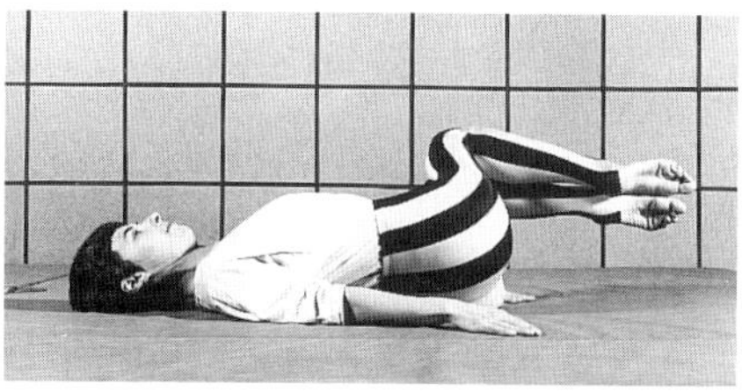

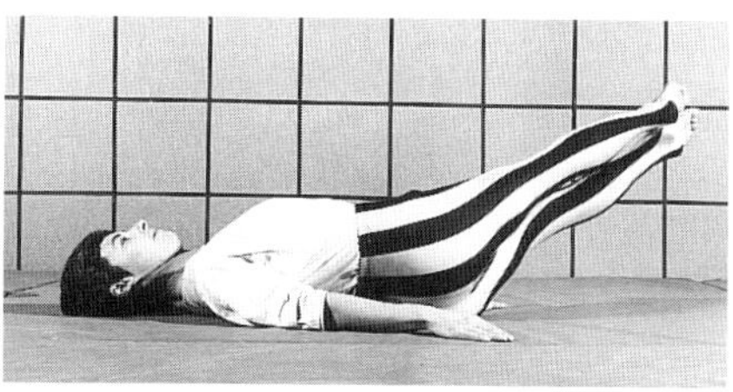

Bedingt durch die große Hebelwirkung der gestreckten Beine zieht der Übende verstärkt in den Hohlrücken.

G E E I G N E T

Rückenlage mit angewinkelten Beinen
Vorspannung
→ Schräges Auf- und Abrollen des Oberkörpers

Absicht:
Kräftigung der schrägen Bauchmuskeln

1. Hände ziehen seitlich nach vor

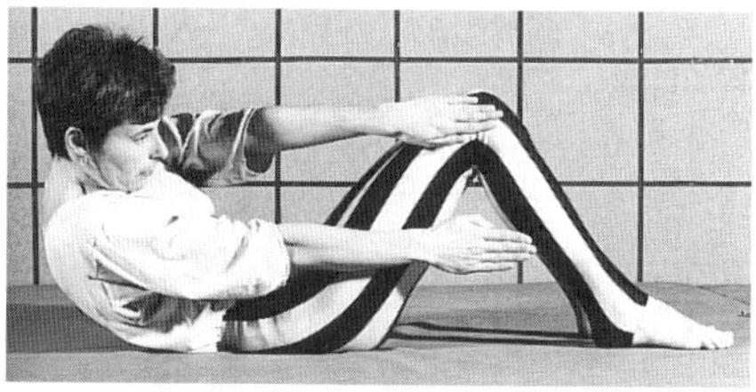

Aufrollen aus der Vorspannung (Lendenwirbelsäule behält Bodenkontakt), Abrollen in die Vorspannung.

2. gekreuzte Arme an der Brust („Päckchen")

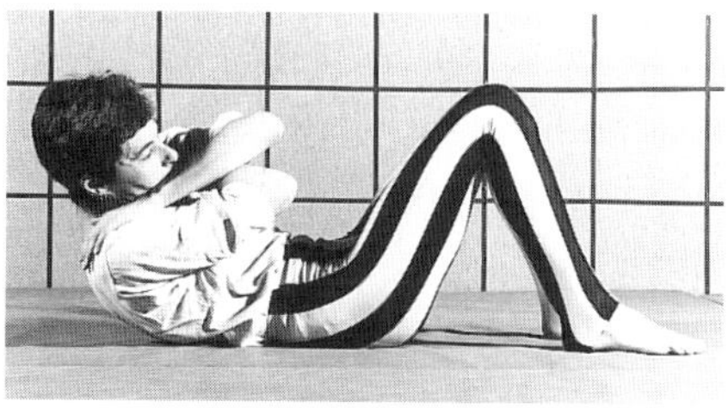

Nicht auf der Schulter abstützen.
Beim Abrollen berührt der Hinterkopf nie den Boden!

Durch Veränderung des Kniewinkels kann die Übungsausführung erschwert bzw. erleichtert werden.

U N G E E I G N E T

Diagonale Sit-ups auf schiefer Ebene
Beine angewinkelt
→ Schwungvolles schräges Hochziehen des Rumpfes

Absicht:
Kräftigung der schrägen Bauchmuskeln

Arme in Nackenhalte

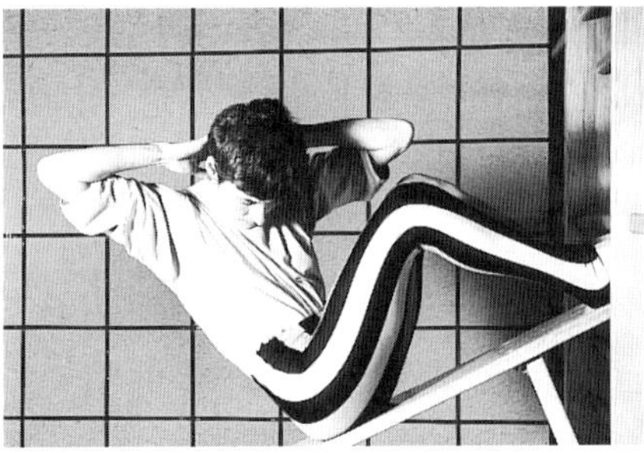

Linker Ellbogen zum rechten Knie und rechter Ellbogen zum linken Knie. Starke Belastung im Bereich der Hals- und der Lendenwirbelsäule.

Kräftigung der Hüftbeuger!

G E E I G N E T

Rückenlage
ein Bein angewinkelt, eines überkreuzt, Finger an den Schläfen
Vorspannung
→ Ellbogen ziehen diagonal zum Knie

Absicht:
Kräftigung der schrägen Bauchmuskeln

Ellbogen bilden mit Oberarmen eine Achse
Vorspannung

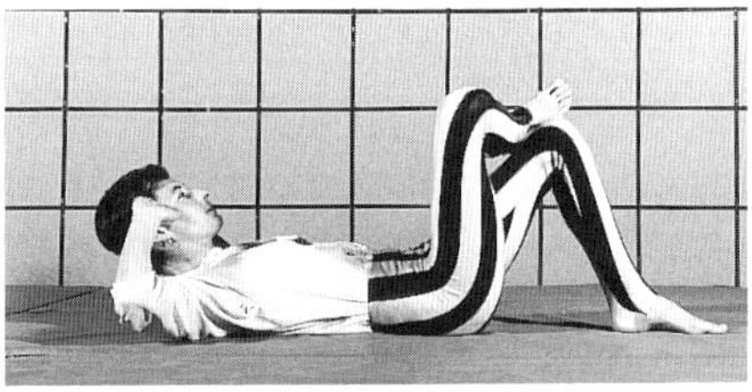

Aufrollen:
Ellbogen zum gegengleichen Knie führen (Ellbogen „offen lassen")

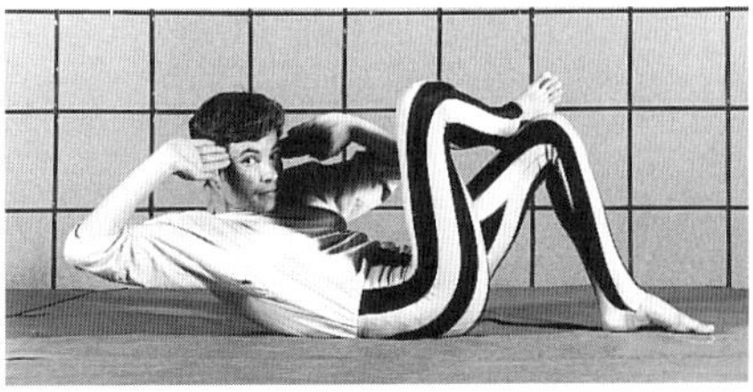

Abrollen nur bis in die Vorspannung

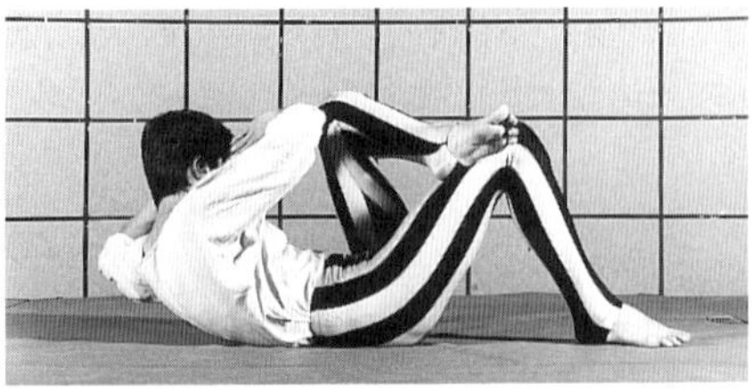

Kräftige stets beidseitig!
→ Beinwechsel

UNGEEIGNET

Langsitz
Beine an der Sprossenwand fixiert
→ Zur-Seite-Legen des Oberkörpers

Absicht:
Kräftigung der schrägen Bauchmuskeln

Arme in Hochhalte

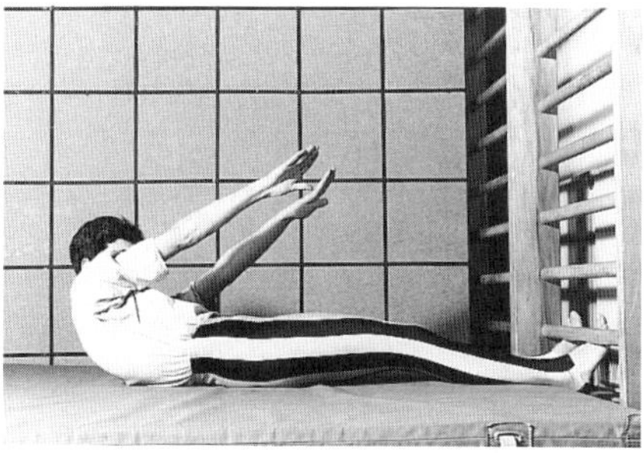

Oberkörper links bzw. rechts ablegen

Arme in Nackenhalte

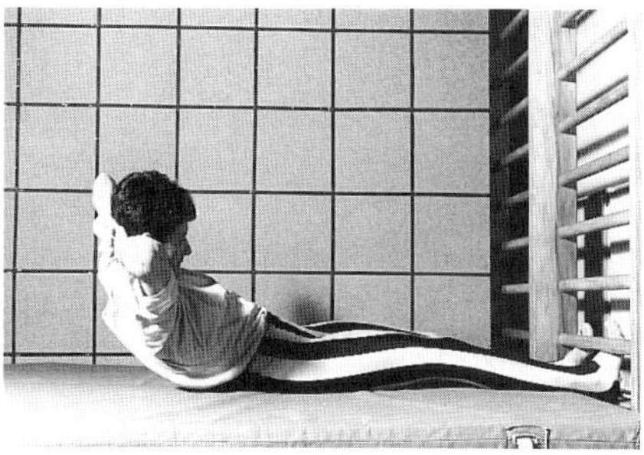

Starke Belastung vor allem der Lendenwirbelsäule

Kräftigung der Hüftbeuger!

GEEIGNET

Rückenlage
ein Bein angewinkelt, eines überkreuzt
Vorspannung
→ Ellbogen zum gegengleichen Knie führen

Absicht:
Kräftigung der schrägen Bauchmuskeln

Ein Arm in Hochhalte

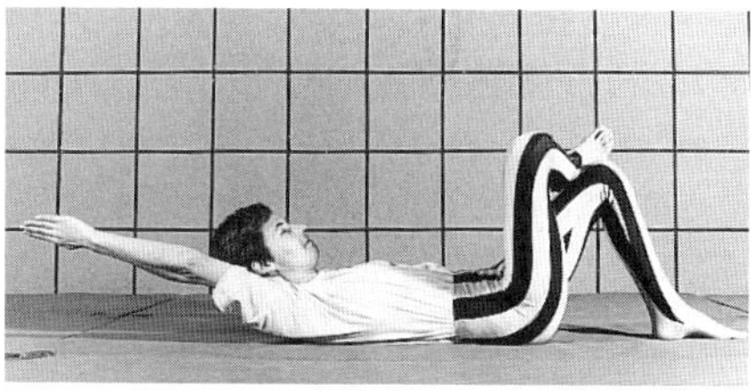

Aus der Vorspannung Ellbogen des gebeugten Armes diagonal Richtung Knie führen

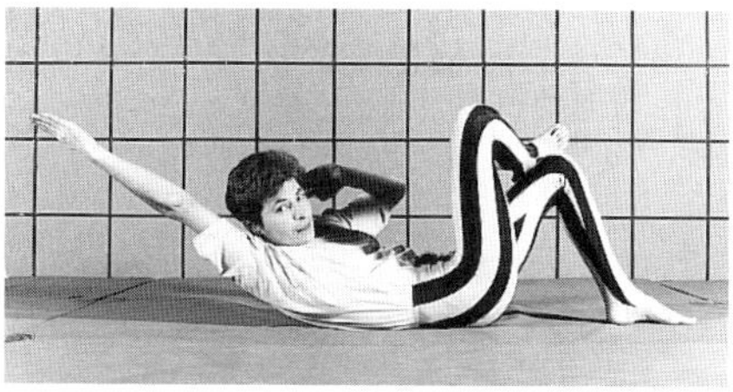

Kräftige stets beidseitig!
→ Beinwechsel

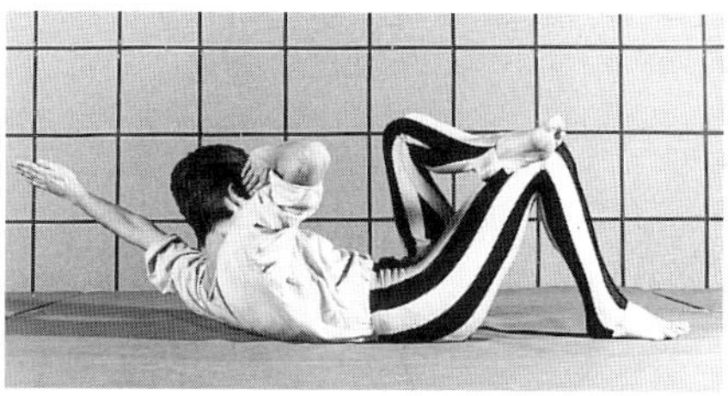

Nicht auf den Schultern abstützen!

U N G E E I G N E T

Diagonale Sit-ups auf schiefer Ebene
Beine angewinkelt
→ Schwungvolles schräges Hochziehen des Rumpfes

Absicht:
Kräftigung der schrägen Bauchmuskeln

Arme in Nackenhalte

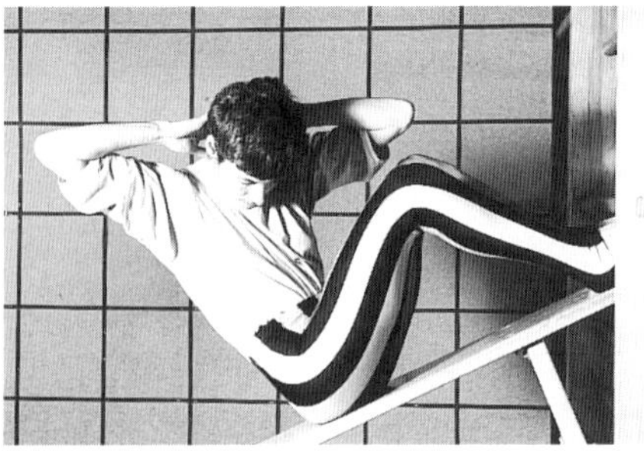

Linker Ellbogen zum rechten Knie und rechter Ellbogen zum linken Knie. Starke Belastung im Bereich der Hals- und der Lendenwirbelsäule.

Kräftigung der Hüftbeuger!

G E E I G N E T

Rückenlage
Beine rechtwinklig gebeugt auf kniehohem Kasten
Vorspannung
→ Schräges Auf- und Abrollen des Oberkörpers

Absicht:
Kräftigung der schrägen Bauchmuskeln

Arme in Vorhalte

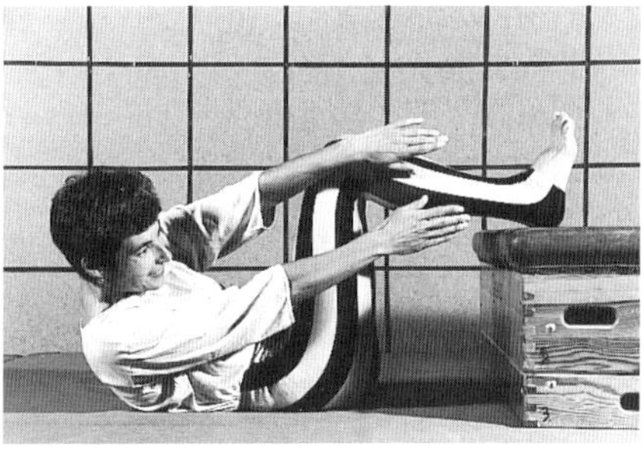

Aus der Vorspannung ziehen die Hände seitlich zu den Fersen

Finger an den Schläfen („Flieger")
Unterschenkel überkreuzt und Knie hüftbreit

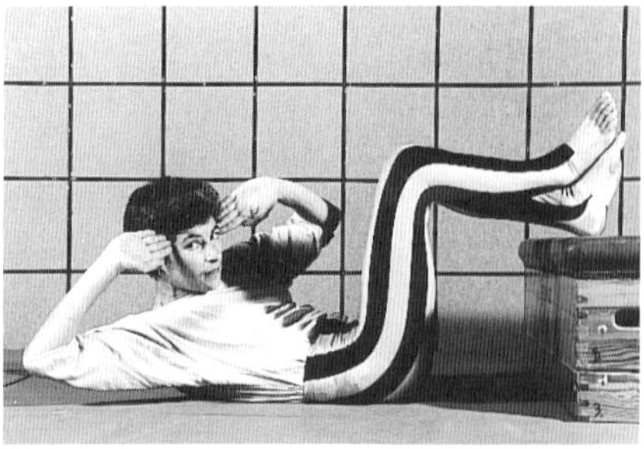

Aus der Vorspannung linken Ellbogen zum rechten Knie und rechten Ellbogen zum linken Knie.

UNGEEIGNET

Rückenlage
Beine an der Sprossenwand fixiert, Arme in Nackenhalte
⟶ Schräges Auf- und Abrollen des Oberkörpers

Absicht:
Kräftigung der schrägen Bauchmuskeln

... mit angewinkelten Beinen

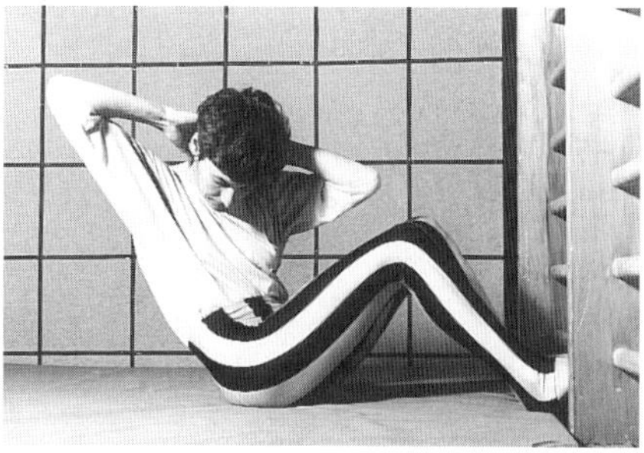

... mit gestreckten Beinen

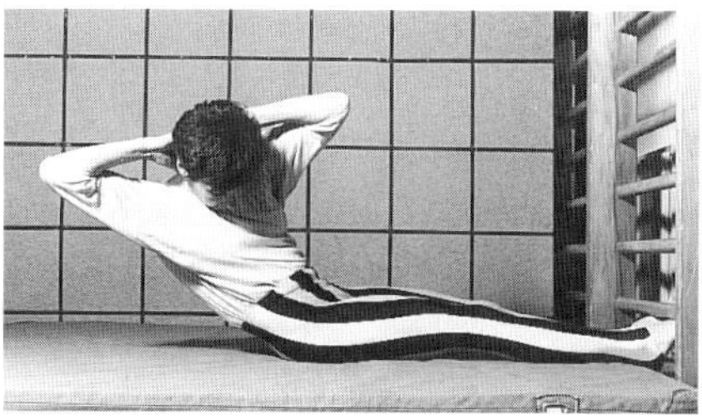

Starke Belastung im Bereich der Hals- und Lendenwirbelsäule.
Durch die fixierten Beine und das schwungvolle Ausführen kommt es im Bereich der Lendenwirbelsäule zu einem starken Gegenzug (verstärkter Hohlrücken).

Kräftigung der Hüftbeuger!

GEEIGNET

Rückenlage
Beine rechtwinklig gebeugt an der Sprossenwand, Hände an der Stirn
Vorspannung
⟶ Ellbogen zum gegengleichen Knie führen

Absicht:
Kräftigung der schrägen Bauchmuskeln

Fußsohlen drücken gegen die Sprossenwand (Zehen nicht einhängen)
Vorspannung

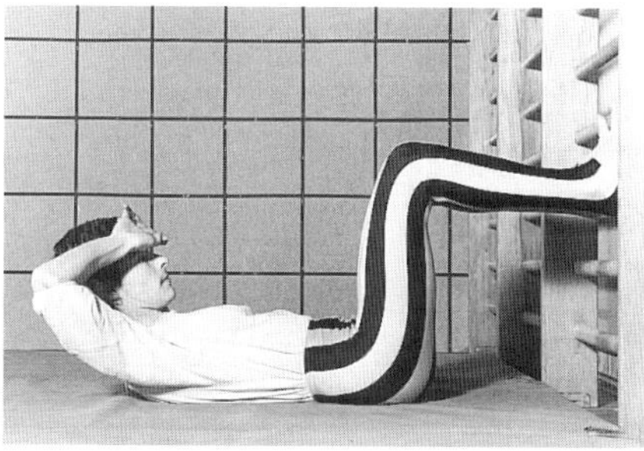

Linker Ellbogen zum rechten Knie und rechter Ellbogen zum linken Knie

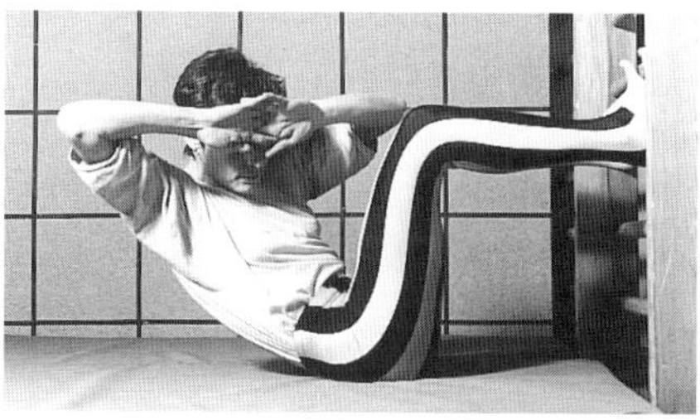

Aufrollen aus der Vorspannung und Abrollen nur bis in die Vorspannung!

U N G E E I G N E T

Rückenlage
→ Anheben der gestreckten Beine und ...

Absicht:
Kräftigung der schrägen Bauchmuskeln

... Beinkreisen oder Ziffernmalen

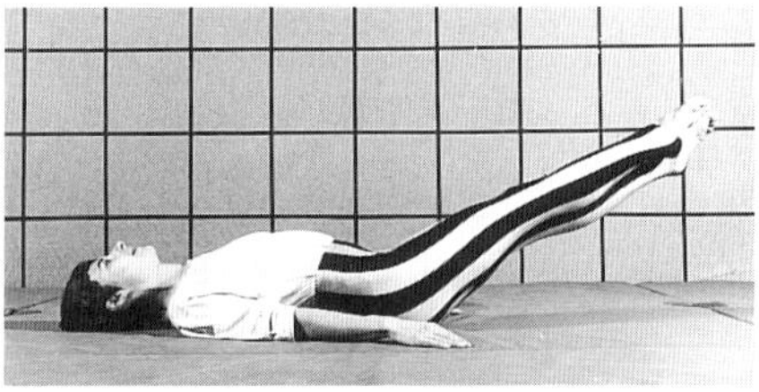

... Beugen und seitliches Wegstrecken

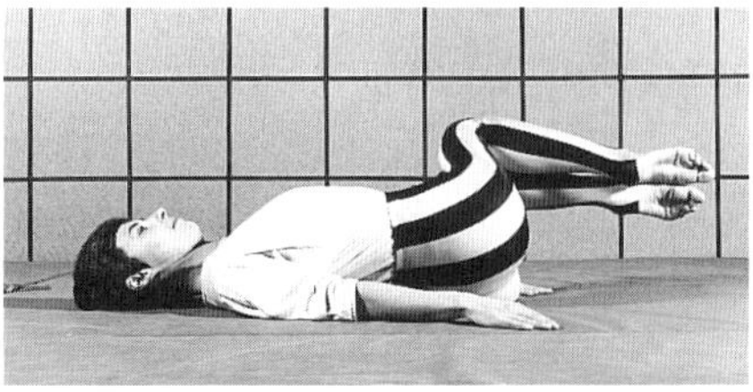

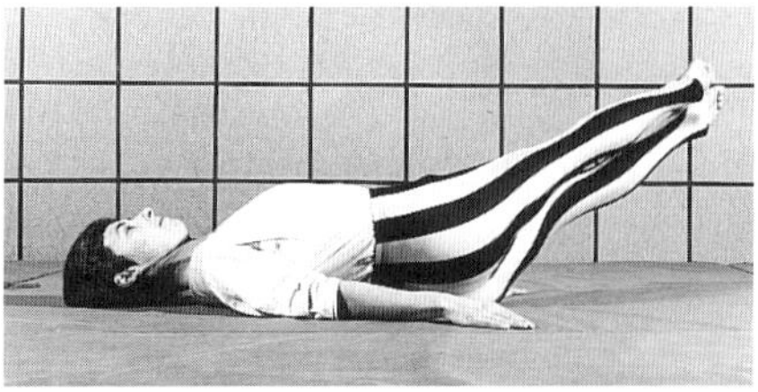

Bedingt durch die große Hebelwirkung der gestreckten Beine zieht der Übende verstärkt in den Hohlrücken.

G E E I G N E T

Rückenlage
Beine rechtwinklig gebeugt auf kniehohem Kasten
Vorspannung
→ Hand versucht gegengleiches Knie nach vor zu drücken (Knie leistet Widerstand)

Absicht:
Kräftigung der schrägen Bauchmuskeln

Nacken lang machen und Bauchmuskeln vorspannen

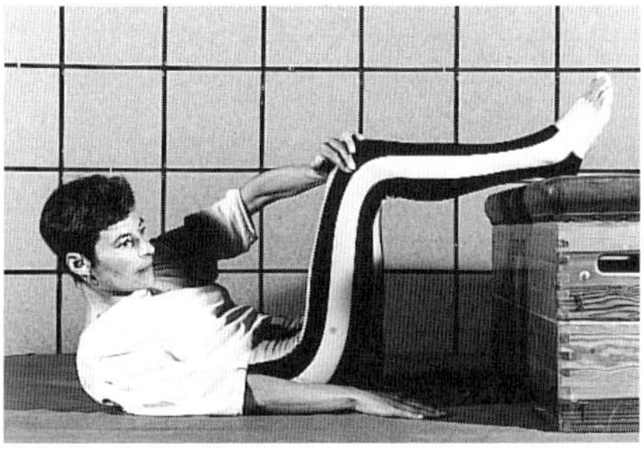

Aus der Vorspannung drückt die Hand an der Innenseite das gegengleiche Knie nach vor.

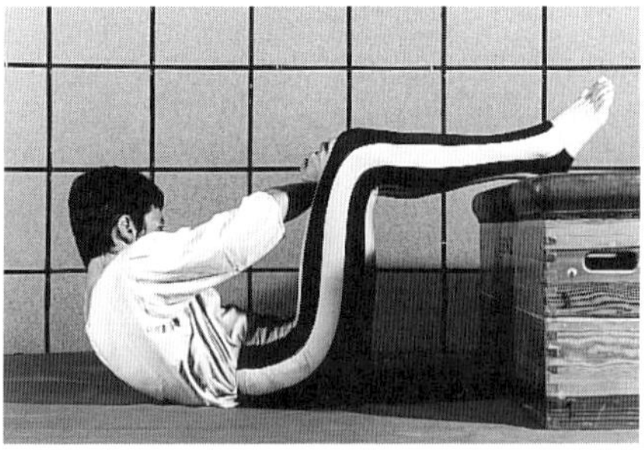

Knie bietet dem Druck der Hand Widerstand!
Spannung einige Sekunden halten und Seitenwechsel!

UNGEEIGNET

Partnerübung
A in Rückenlage mit nach oben gestreckten Beinen
→ B stößt die Beine von A seitlich weg, A fängt den Schwung ab

Absicht:
Kräftigung der schrägen Bauchmuskeln

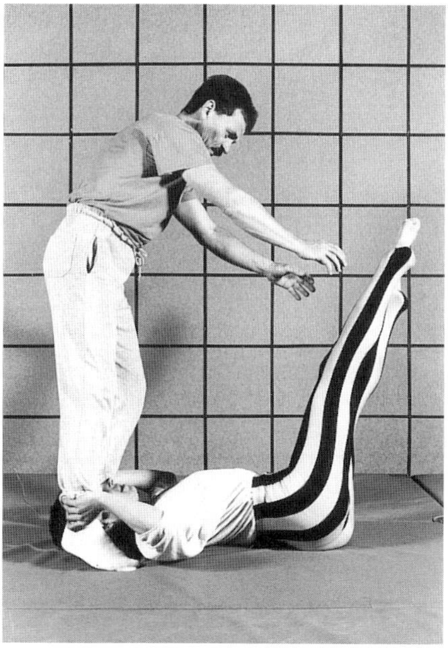

Beim Abbremsen des Schwunges zieht der Übende verstärkt in den Hohlrücken.

Keine Kräftigung der Bauchmuskeln, sondern vielmehr der Hüftbeuger.

GEEIGNET

Partnerübung
A in Rückenlage mit gebeugten Beinen; Halt an den Beinen von B
→ Schräges Zur-Schulter-Ziehen der Knie

Absicht:
Kräftigung der schrägen Bauchmuskeln

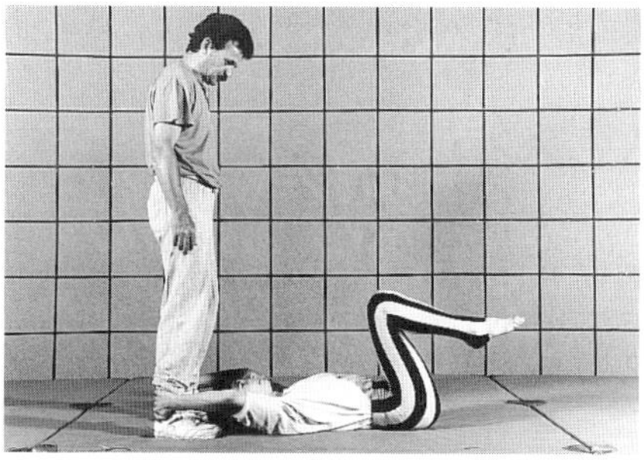

Knie schräg zu einer Schulter ziehen

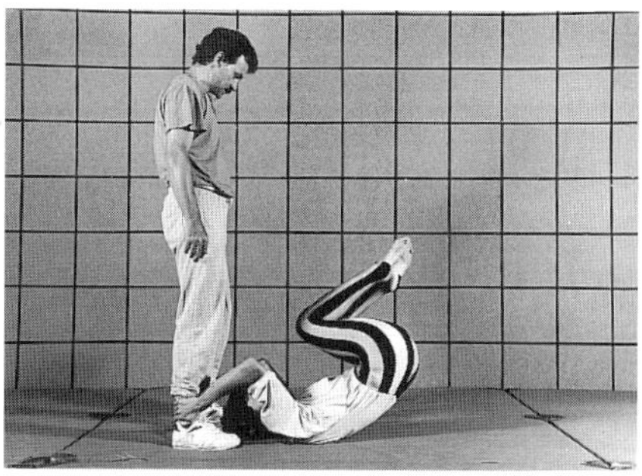

Übe langsam dynamisch!

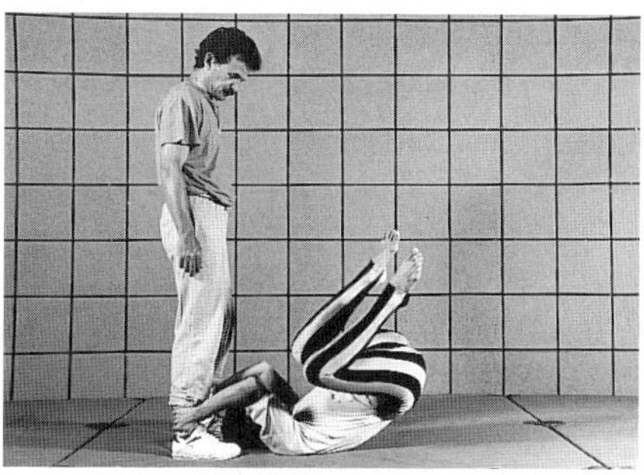

Kräftige beidseitig!

U N G E E I G N E T

Partnerübung
Scheibenwischer mit fixierten Armen
⟶ Seitliches Ablegen der gestreckten Beine

Absicht:
Kräftigung der schrägen Bauchmuskeln

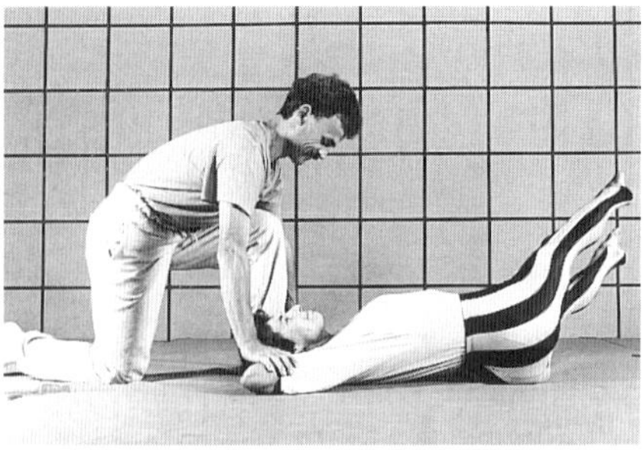

Starke Fehlbelastung im Bereich der Lendenwirbelsäule durch das Heben und Senken der gestreckten Beine (verstärkter Hohlrücken).

Überdehnungen und Zerrungen der Brust- und Schultermuskulatur sind möglich.

G E E I G N E T

Rückenlage mit rechtwinklig gebeugten Beinen, Hände an der Stirn
Vorspannung
⟶ Ellbogen zum gegengleichen Knie führen

Absicht:
Kräftigung der schrägen Bauchmuskeln

Unterschenkel überkreuzt, Knie hüftbreit
Vorspannung

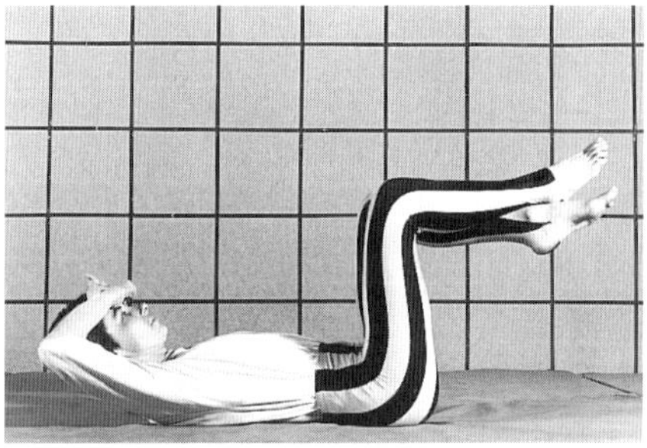

Aus der Vorspannung Ellbogen zum gegengleichen Knie führen

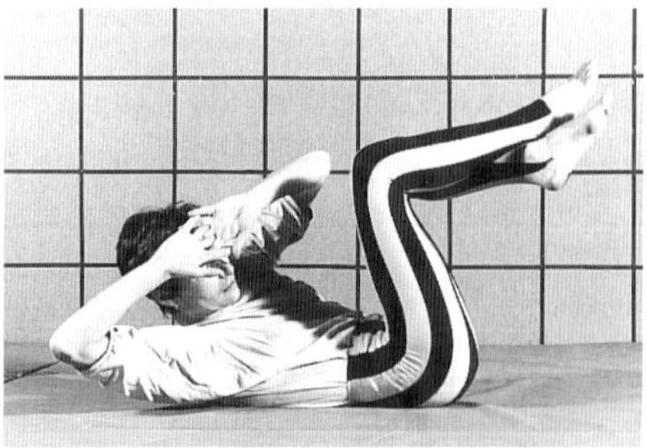

Intensive Kräftigung der schrägen Bauchmuskeln durch Aufrollen aus der Vorspannung und Abrollen in die Vorspannung.

U N G E E I G N E T

Partnerübung
A in Rückenlage mit nach oben gestreckten Beinen
→ B stößt die Beine von A seitlich weg, A fängt den Schwung ab

Absicht:
Kräftigung der schrägen Bauchmuskeln

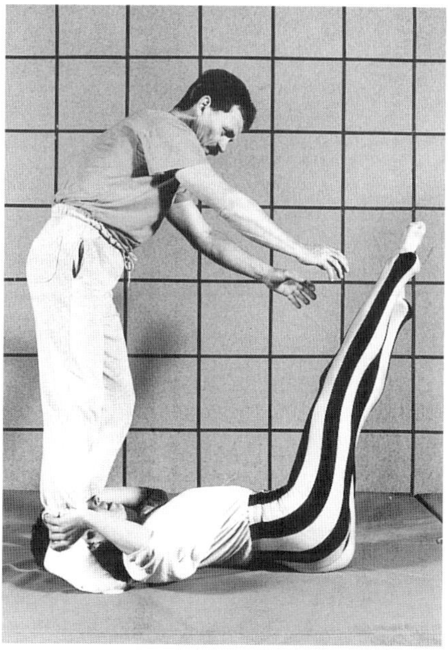

Beim Abbremsen des Schwunges zieht der Übende verstärkt in den Hohlrücken.

Keine Kräftigung der Bauchmuskeln, sondern vielmehr der Hüftbeuger.

G E E I G N E T

Rückenlage mit angewinkelten Beinen
Vorspannung
→ Schräges Aufrollen des Oberkörpers mit gleichzeitigem Heranziehen beider Beine

Absicht:
Kräftigung der schrägen Bauchmuskeln

Vorspannung

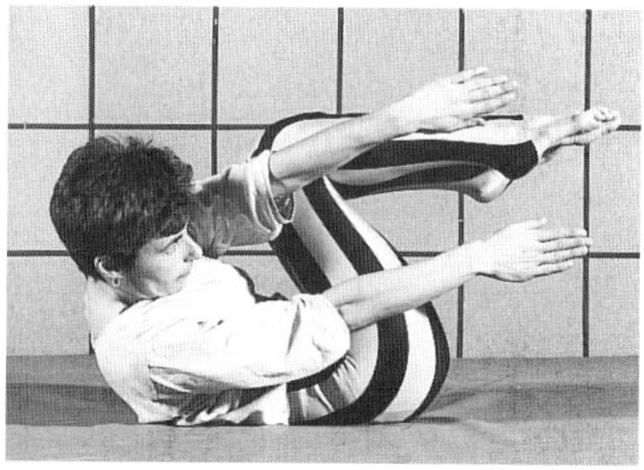

Hände ziehen rechts vor, und Knie ziehen links zurück (Richtung Schultern)

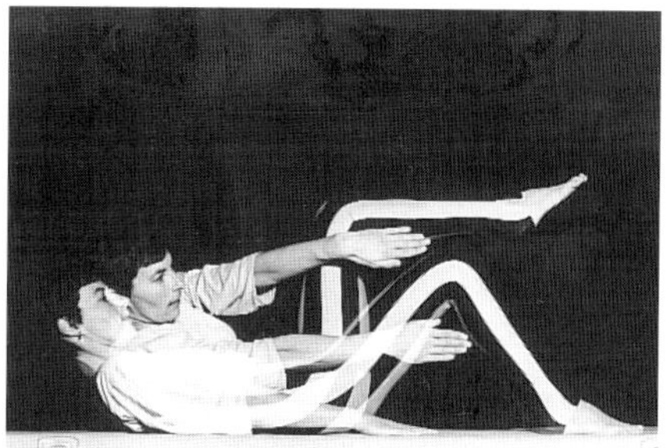

Während der gesamten Bewegungsausführung berührt der Kopf nie den Boden
→ Abrollen nur bis in die Vorspannung

Kräftige beidseitig!

UNGEEIGNET

Sitz auf erhöhter Unterlage
Arme fixieren an der Sprossenwand
→ Beugen und seitliches Wegstrecken der Beine

Absicht:
Kräftigung der schrägen Bauchmuskeln

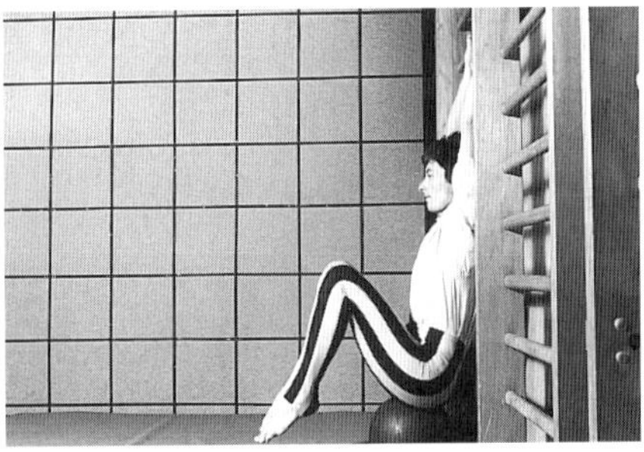

Seitliches Wegstrecken der gebeugten Beine

Kräftigung der Hüftbeuger!

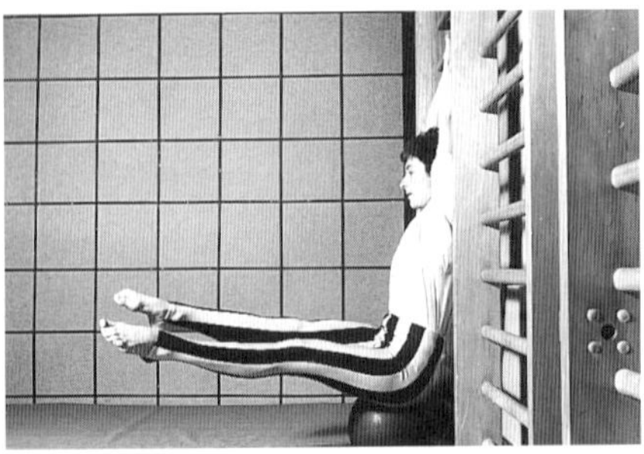

Bedingt durch die große Hebelwirkung der gestreckten Beine starke Belastung im Bereich der Lendenwirbelsäule.

GEEIGNET

Rückenlage
ein Bein angewinkelt, eines gestreckt Vorspannung
→ Schräges Auf- und Abrollen des Oberkörpers

Absicht:
Kräftigung der schrägen Bauchmuskeln

1. Gestrecktes Bein in Verlängerung des Oberschenkels

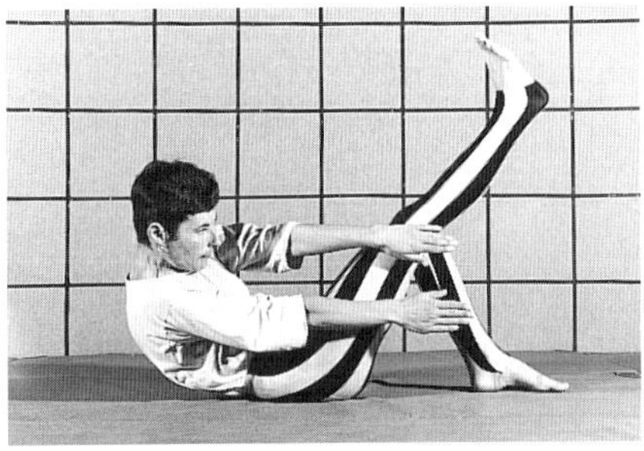

Seitliches Aufrollen des Oberkörpers über das gestreckte Bein

2. Gestrecktes Bein senkrecht

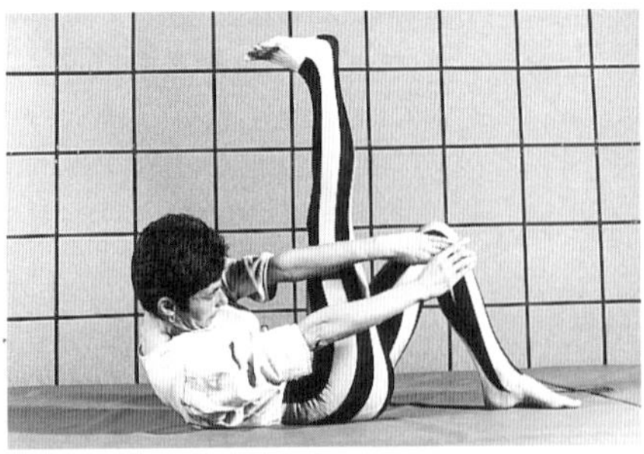

Schräges Aufrollen aus der Vorspannung und schräges Abrollen in die Vorspannung.

U N G E E I G N E T

Partnerübung
Scheibenwischer mit fixierten Armen
→ Seitliches Ablegen der gestreckten Beine

Absicht:
Kräftigung der schrägen Bauchmuskeln

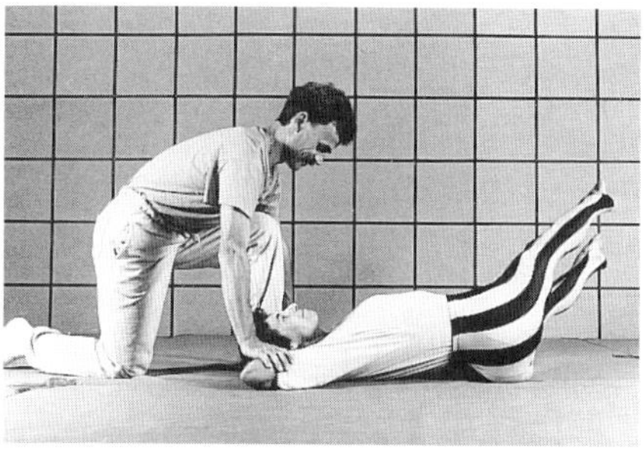

Starke Fehlbelastung der Lendenwirbelsäule durch das Heben und Senken der gestreckten Beine (verstärkter Hohlrücken)

Überdehnungen und Zerrungen der Brust- und Schultermuskulatur sind möglich.

G E E I G N E T

Partnerübung
Rückenlage
Beine senkrecht gestreckt und überkreuzt
→ Seitliches Übergeben und Übernehmen des Balles

Absicht:
Kräftigung der schrägen Bauchmuskeln

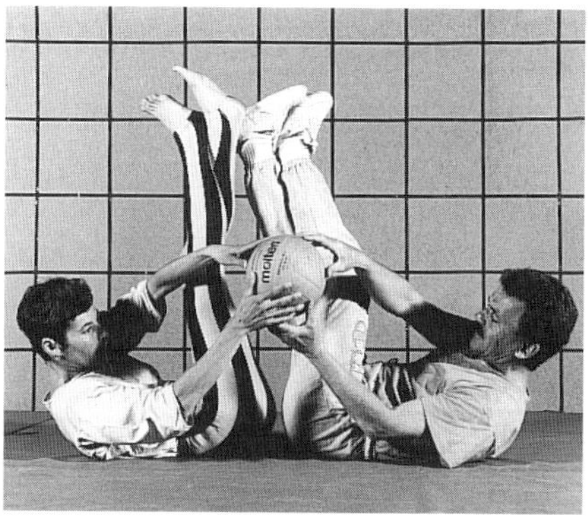

Aus der Vorspannung den Ball seitlich übergeben bzw. übernehmen

Variation
mit rechtwinklig gebeugten Beinen

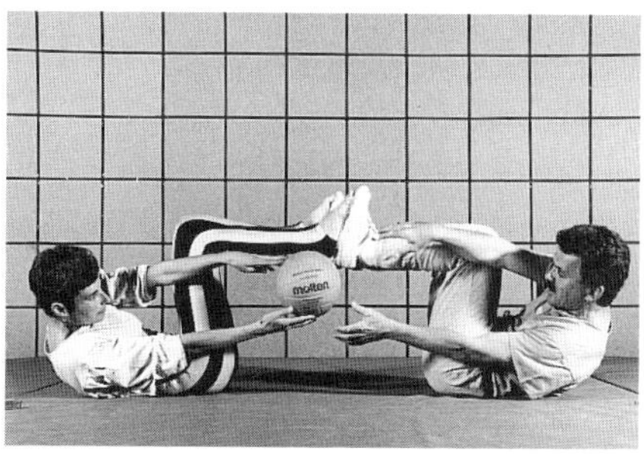

Nicht mit den Ellbogen oder den Schultern abstützen!

U N G E E I G N E T

Partnerübung
Tiefe Kniebeugen mit Händen auf den Schultern
→ Beugen und Strecken der Knie

Absicht:
Kräftigung der vorderen Oberschenkelmuskulatur

Beim Strecken der Knie leisten die Partner Widerstand (durch Druck auf die Schultern)

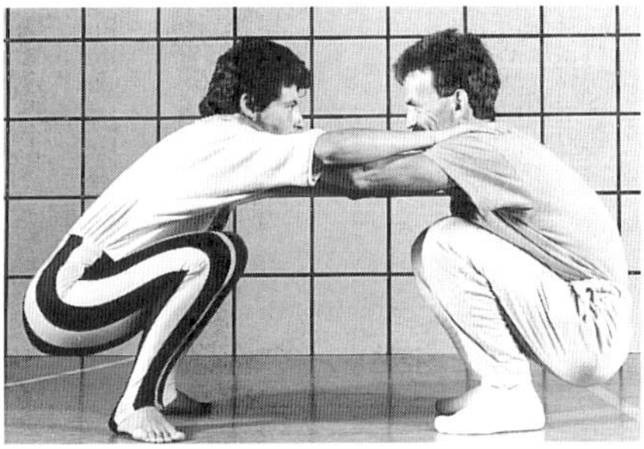

Starke Belastung des Kniegelenks, vor allem der Kniescheibensehne und der Kniegelenksknorpel.

Besonders der Innenmeniskus ist sehr stark gefährdet, da er wegen seiner Verwachsung mit der Gelenkskapsel und dem inneren Seitenband dem Druck weniger gut ausweichen kann.

G E E I G N E T

Partnerübung
Halbe Kniebeugen mit Händen auf den Schultern
→ Beugen und Strecken der Knie (Kniewinkel größer 90°)

Absicht:
Kräftigung der vorderen Oberschenkelmuskulatur (Kniegelenkstrecker)

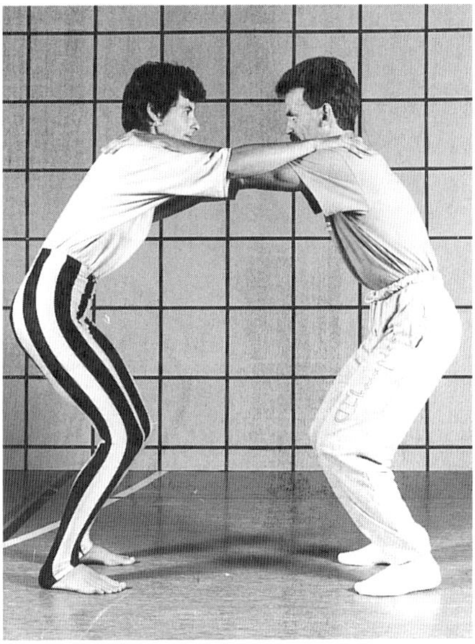

Beim Strecken der Knie leisten die Partner gegenseitig Widerstand (durch Druck auf die Schultern)

Beachte:
Beim Beugen der Knie:
Bauchmuskeln anspannen (Hüftbeugung)
Beim Strecken der Knie:
Gesäßmuskeln anspannen (Hüftstreckung)

Fußsohlen bleiben am Boden!

U N G E E I G N E T

→ Tiefe Kniebeugen

Absicht:
Kräftigung der vorderen Oberschenkelmuskulatur

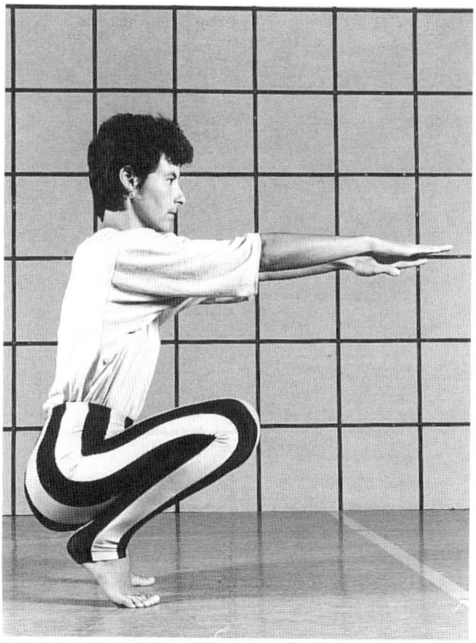

Bei tiefer Kniebeuge erhöht sich die Kraft auf die Kniescheibensehne auf das 7fache des Körpergewichts. (Vgl. Weineck 1990, S. 140)
Dies führt vor allem bei Jugendlichen sehr häufig zu Knorpelreizungen der Kniescheibe.

G E E I G N E T

Stabiler Einbeinstand
→ Beugen und Strecken des Standbeines (Kniewinkel größer 90°)

Absicht:
Kräftigung der vorderen Oberschenkelmuskulatur (Kniegelenkstrecker)

Stabiler Stand auf ganzer Sohle

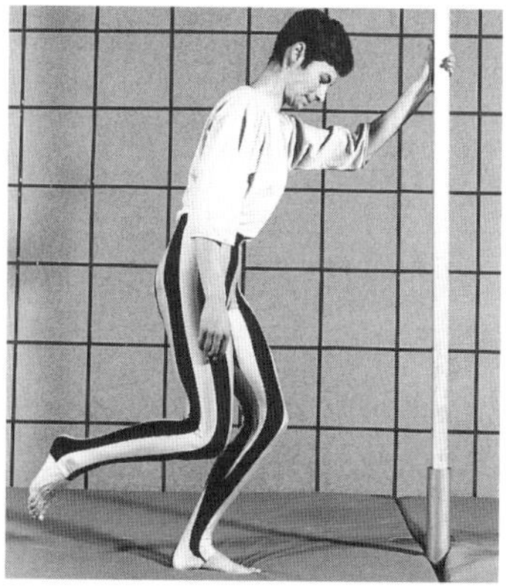

Beim Beugen Bauchmuskeln und beim Strecken Gesäßmuskeln aktivieren.

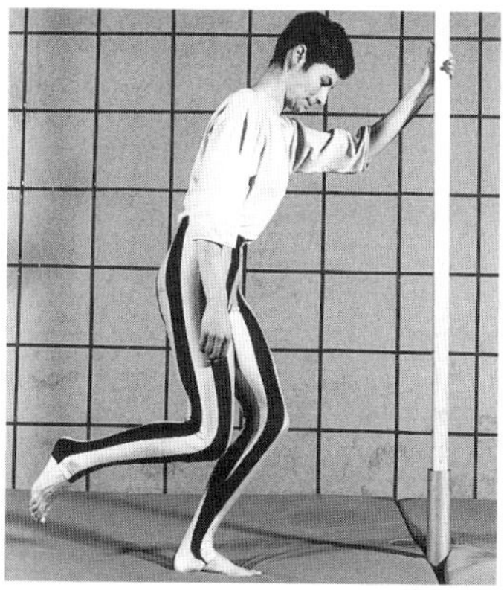

Achte auf einen geraden Rücken!
Kopf in Verlängerung der Wirbelsäule!

Kräftige stets beidseitig!

U N G E E I G N E T

→ **Tiefe Kniebeugen**

Absicht:
Kräftigung der vorderen Oberschenkelmuskulatur

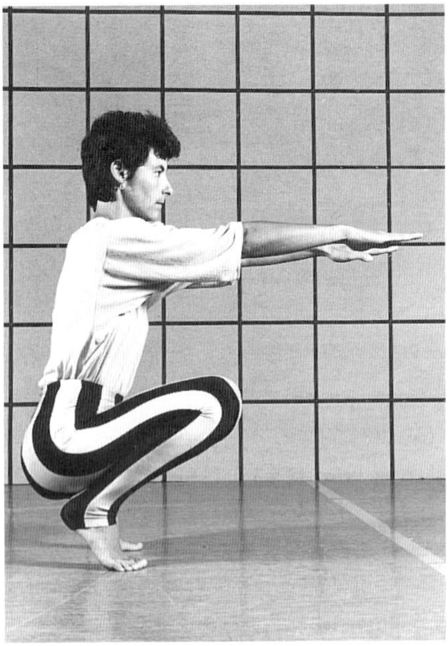

Bei tiefer Kniebeuge erhöht sich die Kraft auf die Kniescheibensehne auf das 7fache des Körpergewichts. (Vgl. Weineck 1990, S. 140)
Dies führt vor allem bei Jugendlichen sehr häufig zu Knorpelreizungen der Kniescheibe.

G E E I G N E T

Stand
ein Bein auf kniehohem Kasten abgelegt
→ **Beugen und Strecken des Standbeines**

Absicht:
Kräftigung der vorderen Oberschenkelmuskulatur (Kniegelenkstrecker)

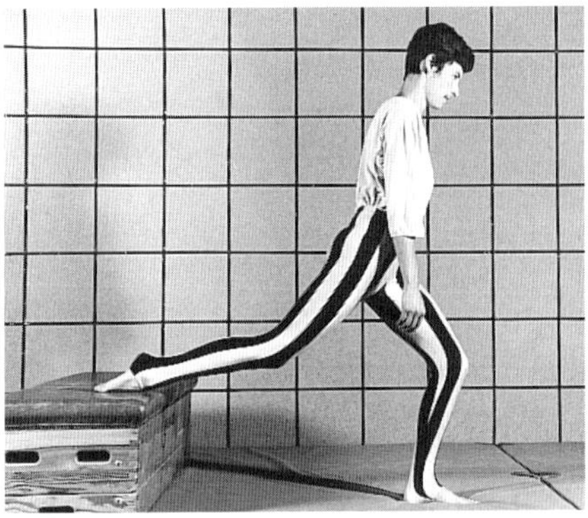

Beugen und Strecken des Standbeines
→ Kniewinkel stets größer 90°

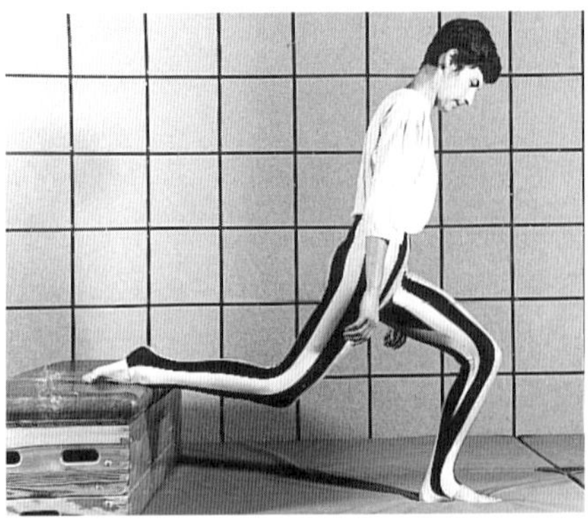

Fußsohle bleibt am Boden!
Achte auf einen geraden Rücken!

Kräftige stets beidseitig!

U N G E E I G N E T

→ Hock-Strecksprünge

Absicht:
Kräftigung der vorderen Oberschenkel- und der Sprungmuskulatur

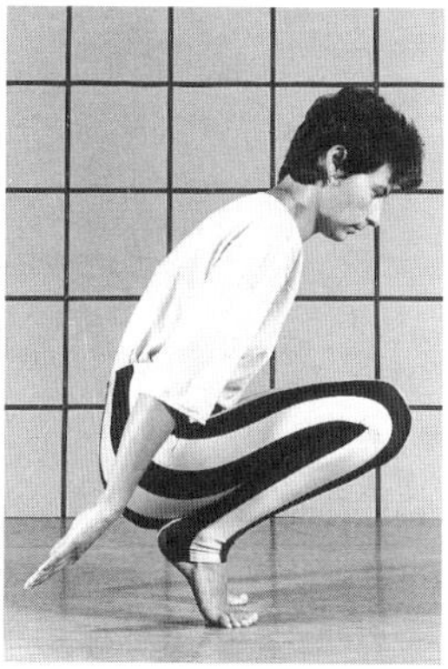

Verstärkter Hohlrücken durch das schwungvolle Hochführen der Arme.

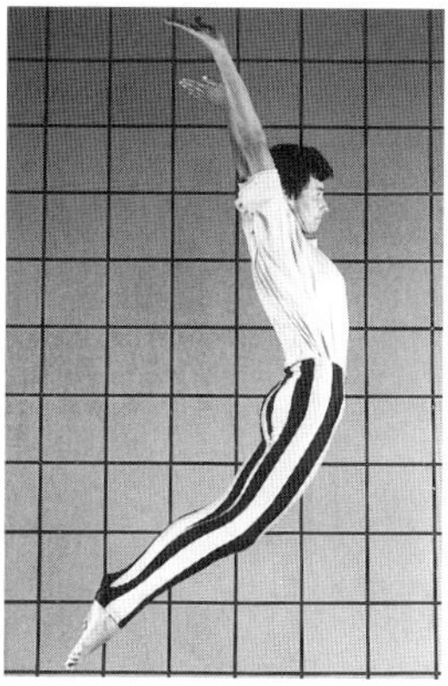

Beim Absprung und bei der Landung zudem starke Belastung des Kniegelenks durch hohen Anpreßdruck.

G E E I G N E T

Stand
ein Bein auf 2-teiligem Kasten
→ Hochsteigen mit gleichzeitigem Zusammenführen von Schwungbein und gegengleichem Ellbogen

Absicht:
Kräftigung der vorderen Oberschenkelmuskulatur (Kniegelenkstrecker) und der schrägen Bauchmuskeln

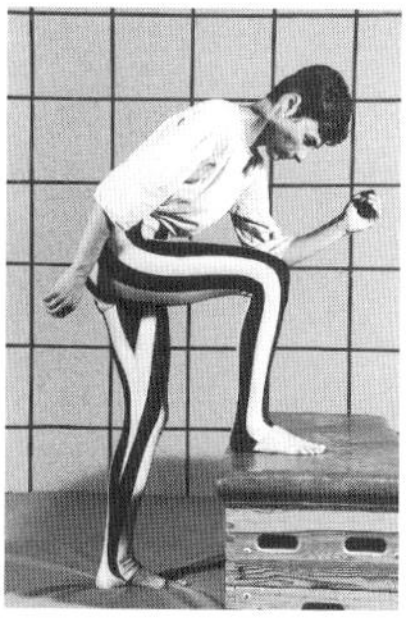

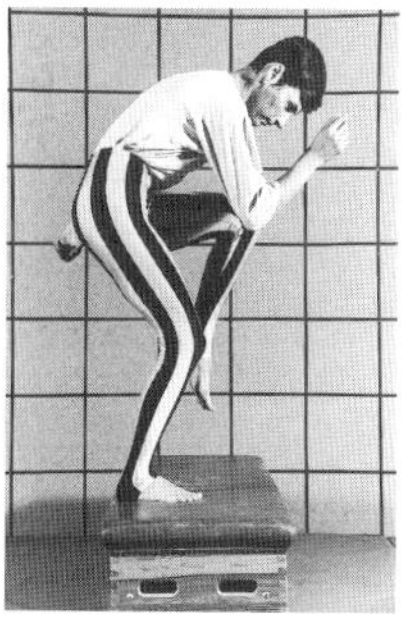

Koordinationsübung: Ellbogen und Knie des Schwungbeines zusammenführen

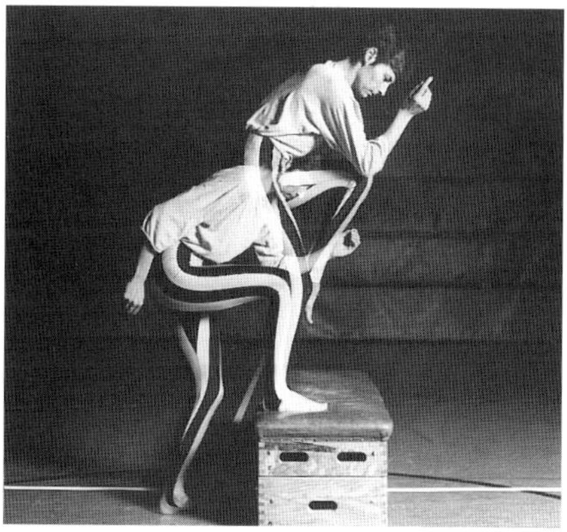

Durch Strecken des Standbeines kann die Übung intensiviert werden.
Die Sohle des Standbeines (auf dem Kasten) behält vollen Bodenkontakt

Kräftige stets beidseitig

U N G E E I G N E T

→ Entengang oder Kosakentanz

Absicht:
Kräftigung der vorderen Oberschenkelmuskulatur

1. Entengang

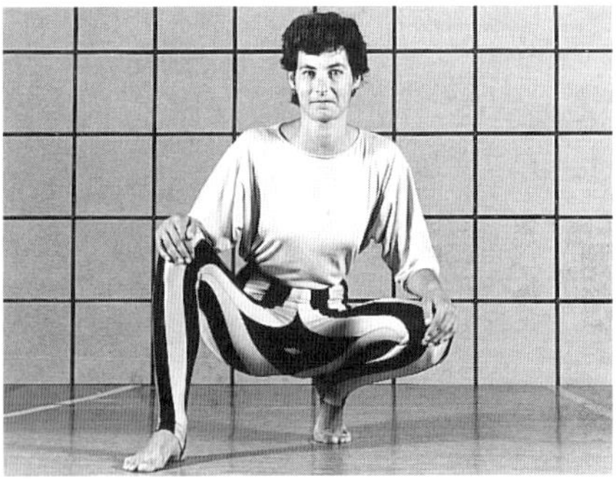

Das Kniegelenk - vor allem die Menisci und das Innenband - ist besonders stark belastet.

2. Kosakentanz

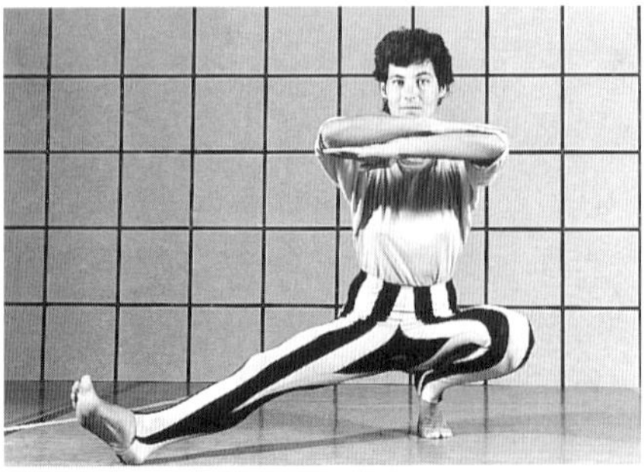

Ruckartiger Preßdruck auf die Gelenksköpfe und die Menisci.

G E E I G N E T

Schrittstellung in halber Hocke
→ Schrittwechselsprünge mit diagonalem Armschwung

Absicht:
Kräftigung der vorderen Oberschenkelmuskulatur sowie der Sprungmuskulatur
Koordinationsübung

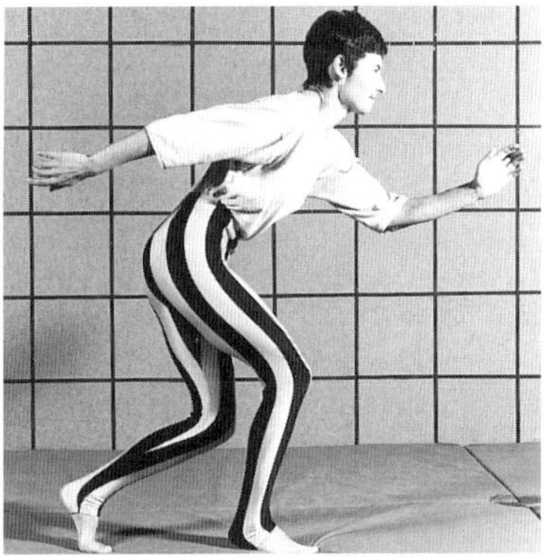

Wird diese Übung zudem barfuß auf weicher Unterlage (Matte, Rasen, ...) ausgeführt, wird die Fußmuskulatur mitgekräftigt.

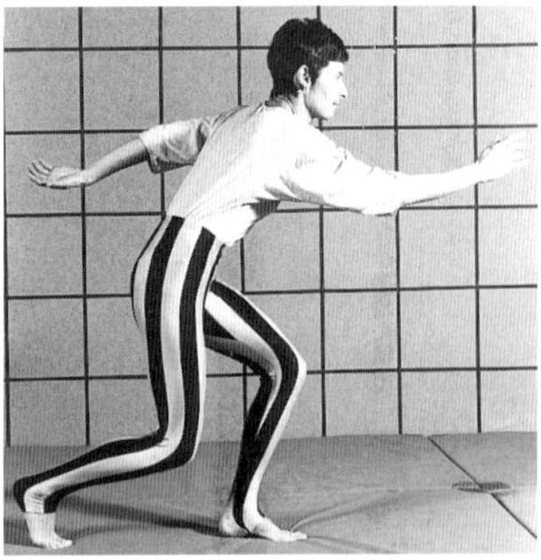

Beachte:
Kniewinkel stets größer 90°, zur Vermeidung einer starken Belastung von Kniescheibensehne und Kniegelenksknorpel.

UNGEEIGNET

→ Entengang oder Kosakentanz

Absicht:
Kräftigung der vorderen Oberschenkelmuskulatur

1. Entengang

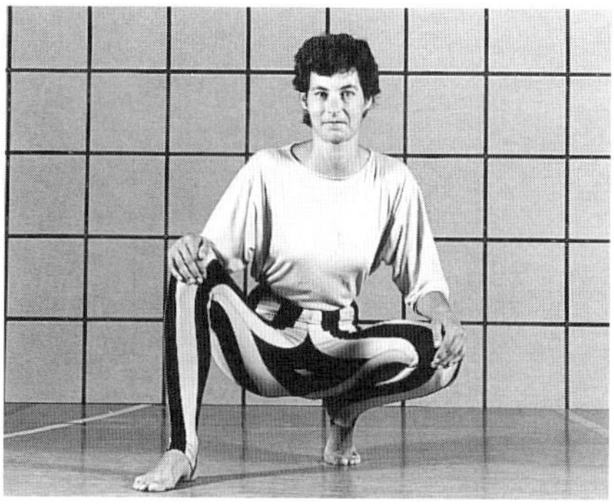

Das Kniegelenk - vor allem die Menisci und das Innenband - ist besonders stark belastet.

2. Kosakentanz

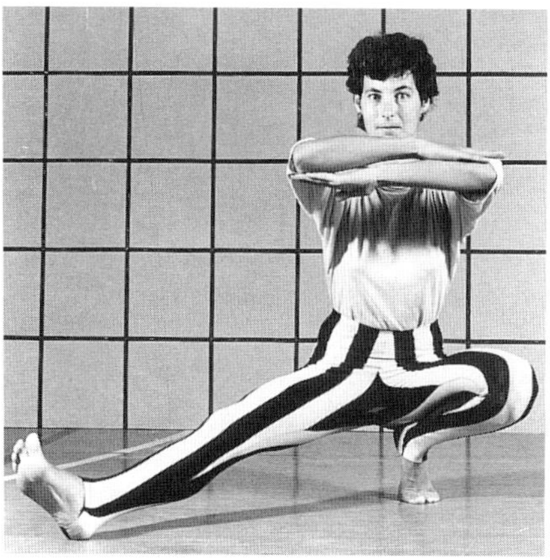

Ruckartiger Preßdruck auf die Gelenksköpfe und die Menisci.

GEEIGNET

Schlittschuhschritte
→ Wechselsprünge mit Auspendeln von Schwungbein und Armen

Absicht:
Kräftigung der vorderen Oberschenkel- und der Sprungmuskulatur
Koordinationsübung

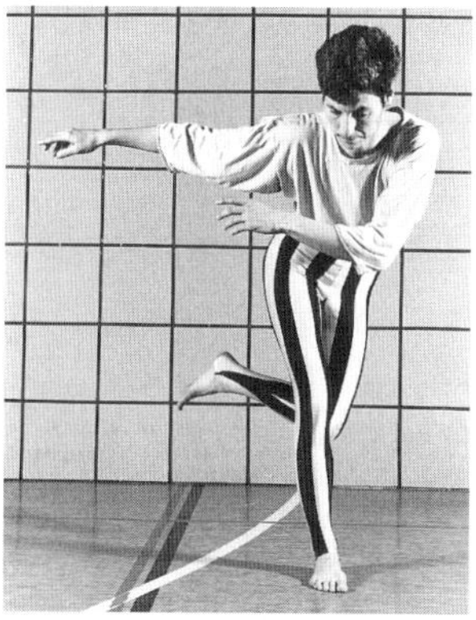

Oberkörper leicht nach vorne geneigt

Arme pendeln vor dem Körper;
Schwungbein pendelt hinter dem Körper

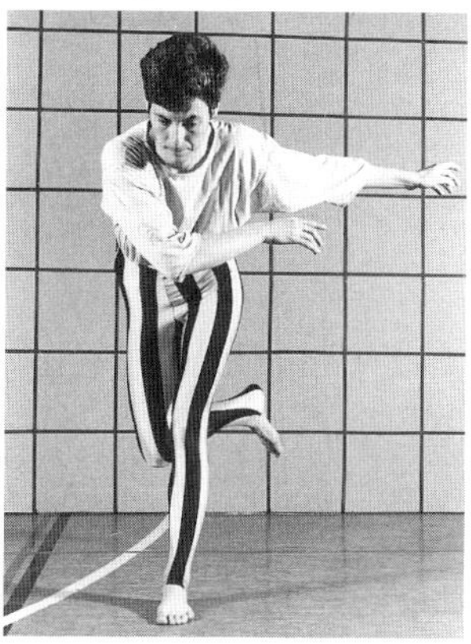

Durch eine weiche Unterlage (Matte, Rasen, ...) kann die Kräftigung intensiviert werden.

U N G E E I G N E T

Tiefe Hocke
Handflächen am Boden
→ Beidbeiniges Strecken und Anhocken der Beine

Absicht:
Kräftigung der vorderen Oberschenkelmuskulatur und der Muskulatur des Schultergürtels

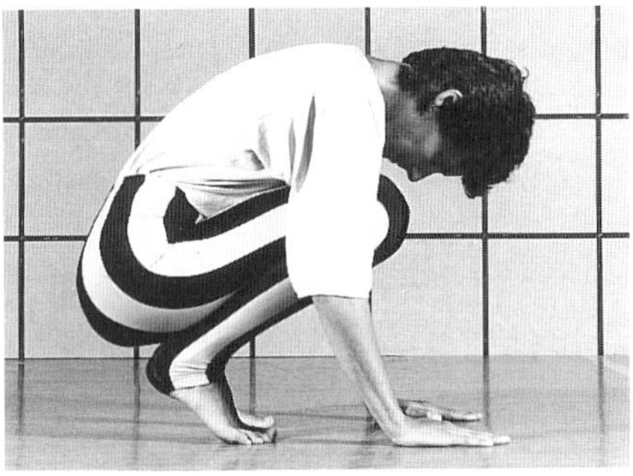

Das schwungvolle Strecken der Beine endet häufig in einer federnden Bewegung. Diese findet in Extremstellung der Wirbelsäule statt (vor allem im Bereich der Lendenwirbelsäule).

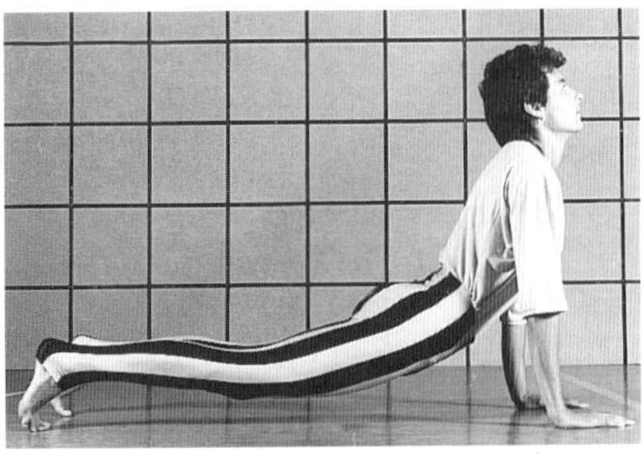

Aus dieser Extremstellung (verstärkter Hohlrücken) wird das Anhocken eingeleitet.

G E E I G N E T

Stand
ein Fuß auf erhöhter Unterlage
→ Wechselsprünge

Absicht:
Kräftigung der vorderen Oberschenkel- und der Sprungmuskulatur

1. Schrittwechselsprünge am Kastenoberteil

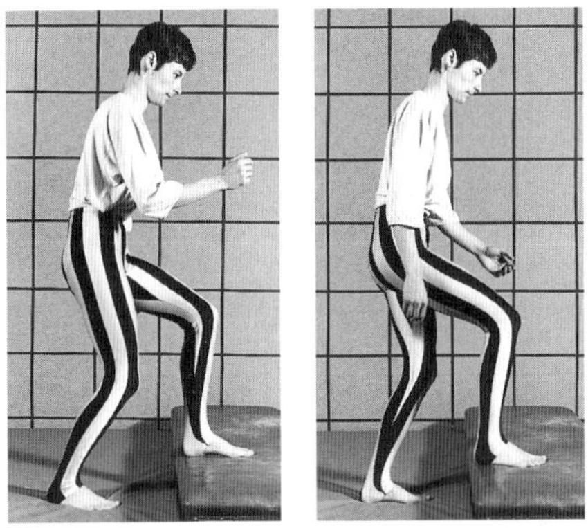

2. Wechselsprünge über den Kasten

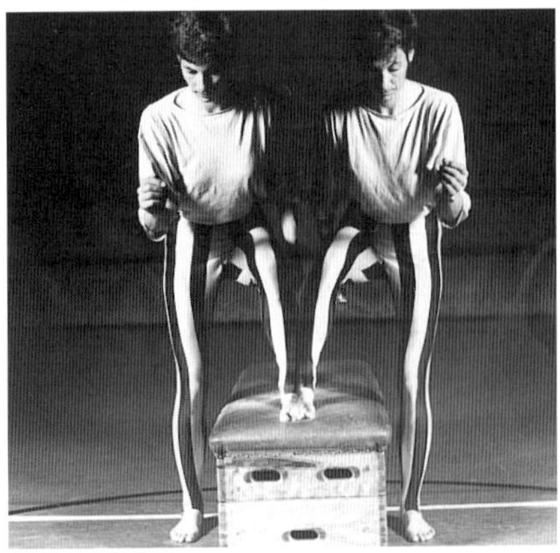

Durch Strecken des Beines (auf dem Kasten) kann die Kräftigung intensiviert werden.

UNGEEIGNET

Tiefe Hocke
Handflächen am Boden
→ Beidbeiniges Strecken und Anhocken der Beine

Absicht:
Kräftigung der vorderen Oberschenkelmuskulatur und der Muskulatur des Schultergürtels

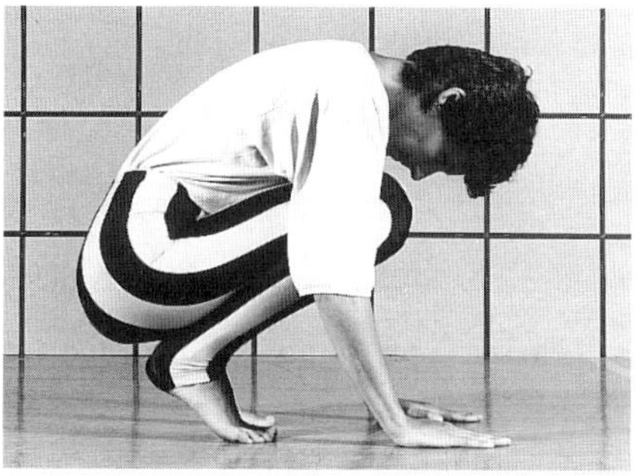

Das schwungvolle Strecken der Beine endet häufig in einer federnden Bewegung. Diese findet in Extremstellung der Wirbelsäule statt (vor allem im Bereich der Lendenwirbelsäule).

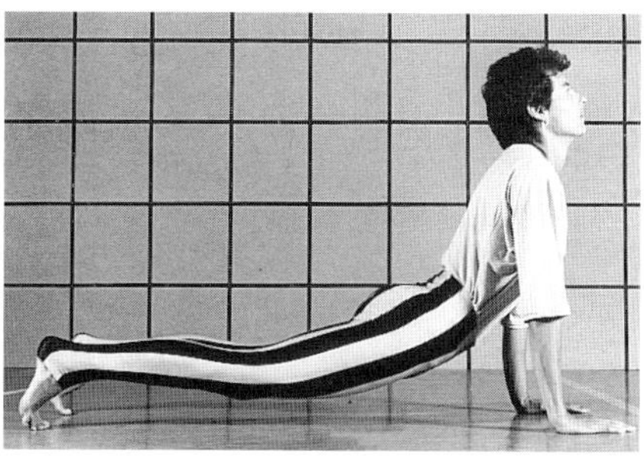

Aus dieser Extremstellung (verstärkter Hohlrücken) wird das Anhocken eingeleitet.

GEEIGNET

Oberkörper auf Langbank abgestützt
→ Beidbeiniges Springen über die Langbank

Absicht:
Kräftigung der vorderen Oberschenkel- und der Sprungmuskulatur sowie der Muskulatur des Schultergürtels

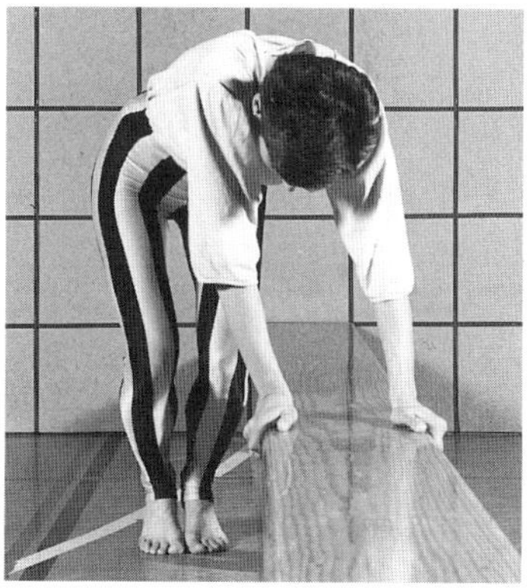

Gleichzeitiger und beidbeiniger Abdruck

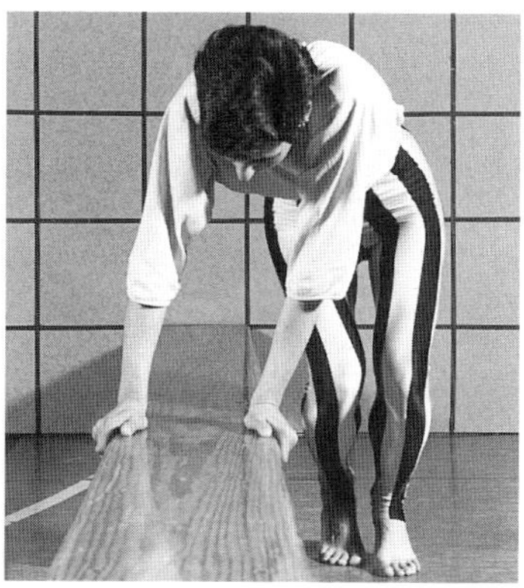

Eine weiche Unterlage (Matte, Rasen, ...) intensiviert die Kräftigung der Sprungmuskulatur.

U N G E E I G N E T

Tiefe Hocke
⟶ Vorspringen aus der tiefen Hocke

Absicht:
Kräftigung der vorderen Oberschenkelmuskulatur und der Sprungmuskulatur

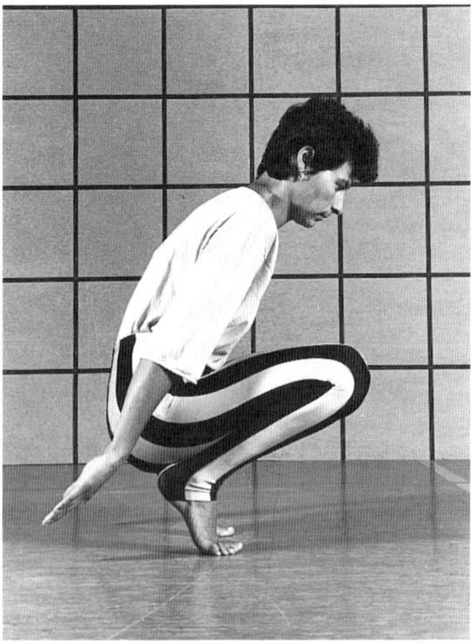

Starke Belastung des Kniegelenks durch hohen Anpreßdruck sowohl beim Absprung als auch bei der Landung.

G E E I G N E T

Stand vor max. kniehohem Kasten
⟶ Beidbeiniges Springen auf den Kasten bzw. vom Kasten

Absicht:
Kräftigung der vorderen Oberschenkelmuskulatur sowie der Sprungmuskulatur

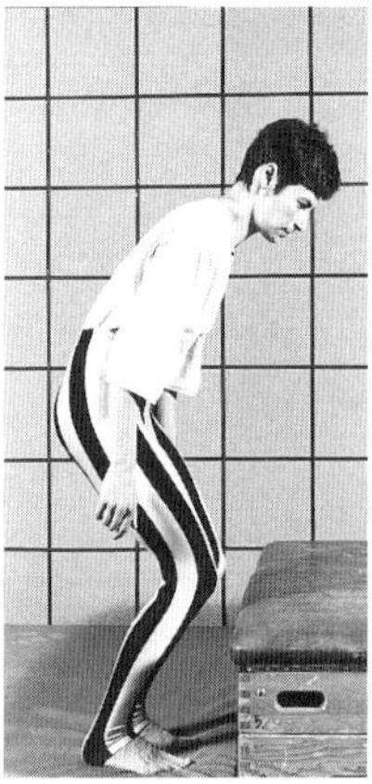

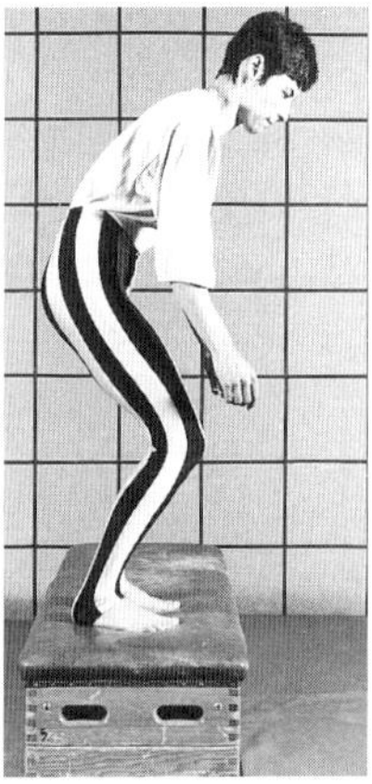

Kniewinkel bleibt größer 90°

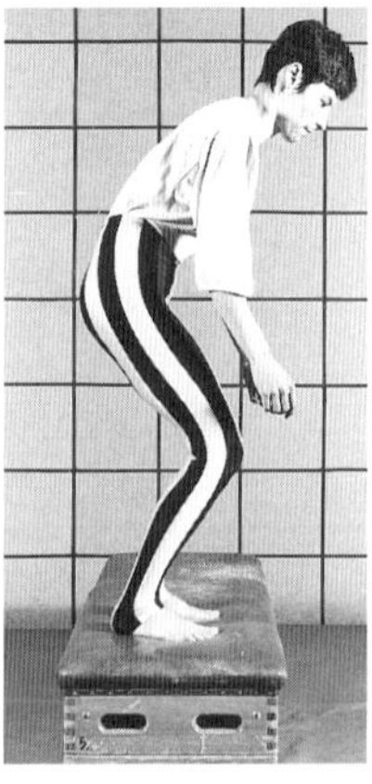

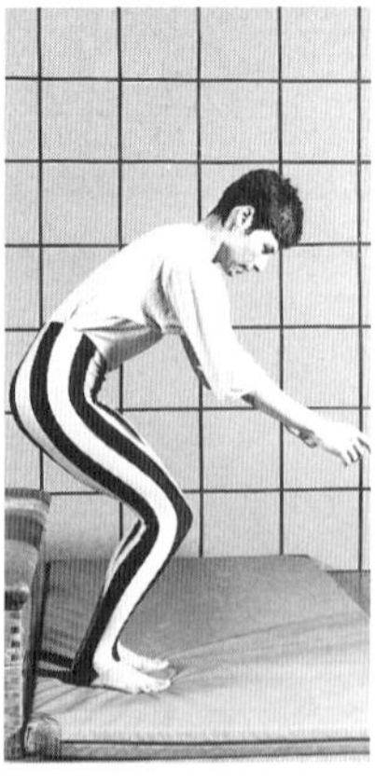

Arme schwingen locker mit

Bei Hoch- und Tiefsprüngen werden die vordere Oberschenkel- und die Sprungmuskulatur konzentrisch und exzentrisch gekräftigt.

U N G E E I G N E T

Tiefe Hocke
→ Vorspringen aus der tiefen Hocke

Absicht:
Kräftigung der vorderen Oberschenkelmuskulatur und der Sprungmuskulatur

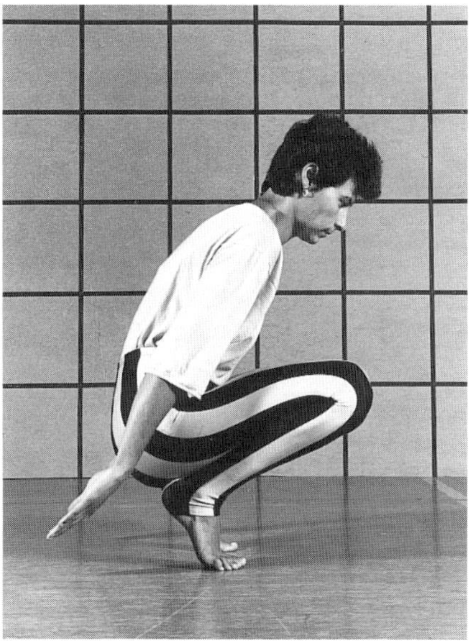

Starke Belastung des Kniegelenks durch hohen Anpreßdurck sowohl beim Absprung als auch bei der Landung.

G E E I G N E T

Halbe Hocke
→ Vorspringen in die halbe Hocke („Standweitsprung“)

Absicht:
Kräftigung der vorderen Oberschenkelmuskulatur (Kniegelenkstrecker) sowie der Sprungmuskulatur

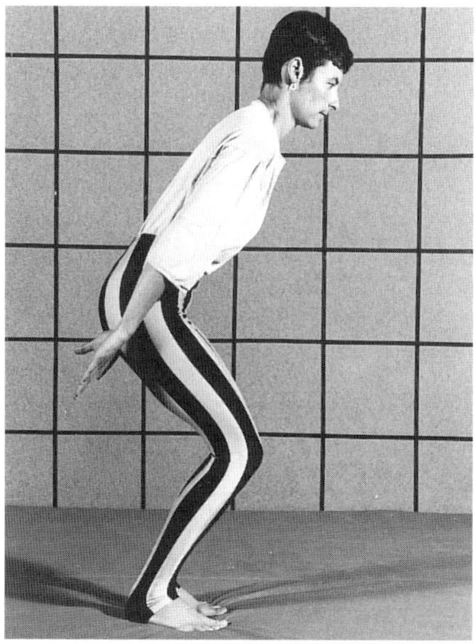

Zur Erhöhung der Beinstreckkraft reichen Übungen in halber Hocke aus (Kniewinkel größer 90°)

Eine weiche Unterlage intensiviert die Kräftigung!

UNGEEIGNET

→ Hock-Strecksprünge

Absicht:
Kräftigung der vorderen Oberschenkel- und der Sprungmuskulatur

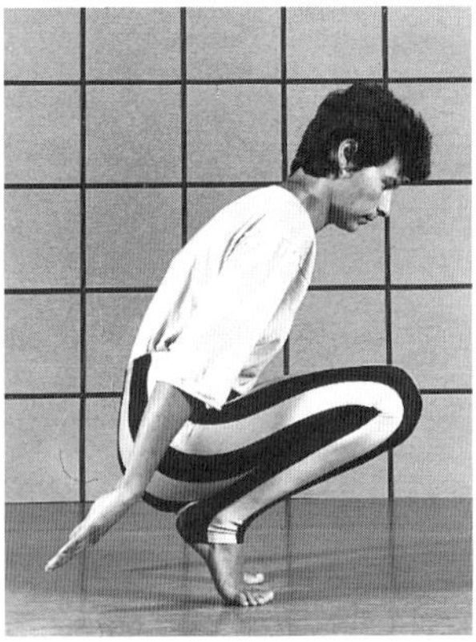

Beim Absprung und bei der Landung starke Belastung des Kniegelenks durch hohen Anpreßdruck.

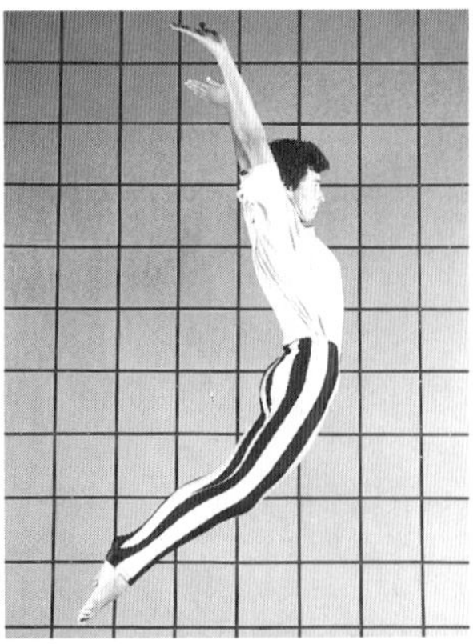

Verstärkter Hohlrücken durch das schwungvolle Hochführen der Arme.

GEEIGNET

Halbe Hocke
→ Hochspringen mit Landung in halber Hocke

Absicht:
Kräftigung der vorderen Oberschenkelmuskulatur und der Sprungmuskulatur

Beim Hochspringen die Arme nur bis zur Waagrechten mitführen

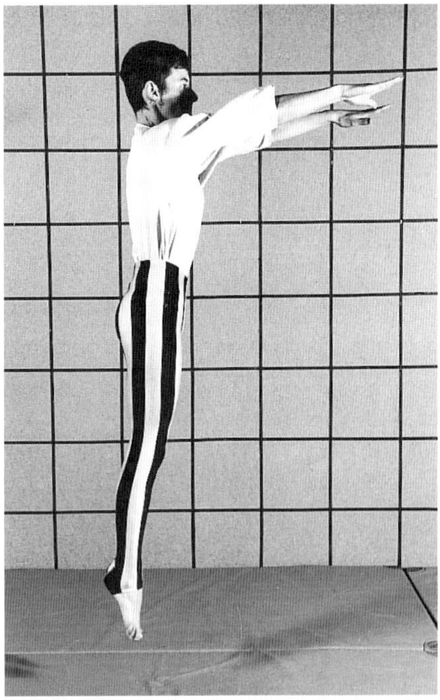

Der Armschwung nur bis zur Waagrechten (Handrücken oben) und die Bauchspannung stabilisieren Wirbelsäule und Becken.

UNGEEIGNET

→ **Hock-Strecksprünge**

Absicht:
Kräftigung der vorderen Oberschenkel- und der Sprungmuskulatur

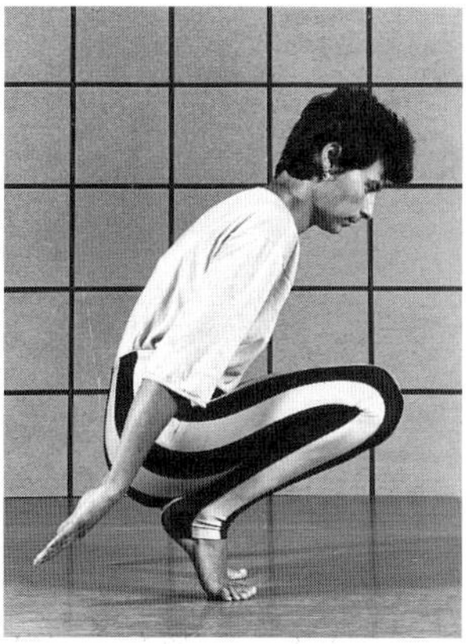

Beim Absprung und bei der Landung starke Belastung des Kniegelenks durch hohen Anpreßdruck.

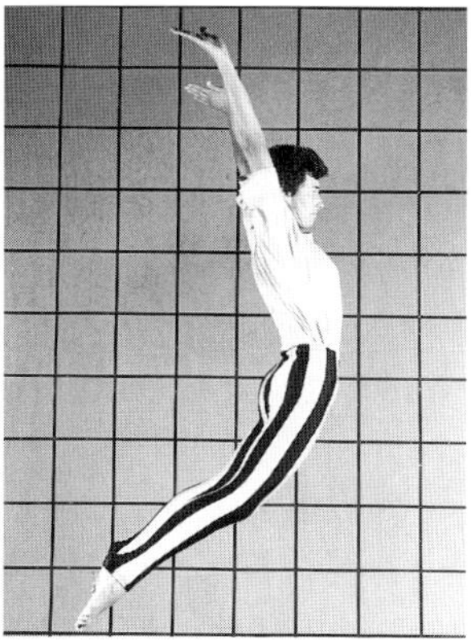

Verstärkter Hohlrücken durch das schwungvolle Hochführen der Arme.

GEEIGNET

Sprünge auf Weichboden
→ **Springen über knöchel- bis max. kniehoch gespannte Schnur**

Absicht:
Kräftigung der vorderen Oberschenkelmuskulatur und der Fußmuskulatur

1. Wechselsprünge

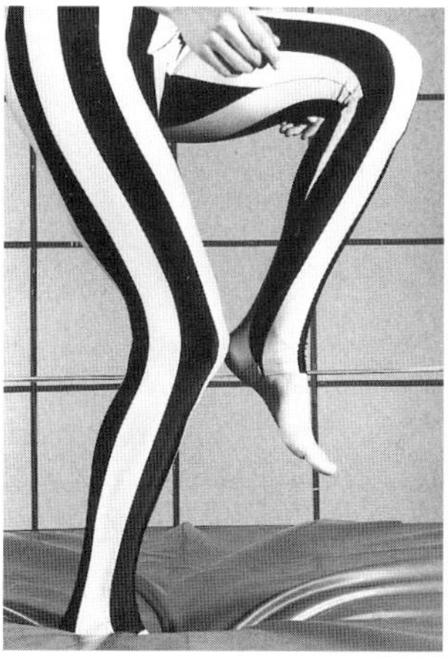

2. Beidbeinige Sprünge

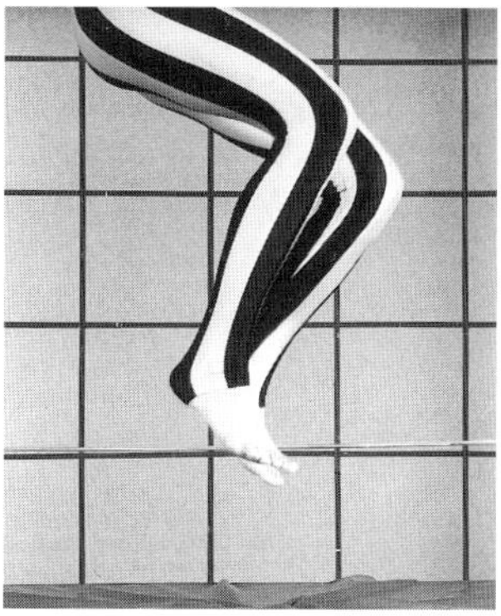

Sprünge (auf Weichboden) ohne Turnschuhe bewirken eine intensive Kräftigung der Sprunggelenksstabilisatoren sowie der Fußmuskulatur!

U N G E E I G N E T

Partnerübung
Tiefe Kniebeugen mit Händen auf den Schultern
⟶ Beugen und Strecken der Knie

Absicht:
Kräftigung der vorderen Oberschenkelmuskulatur

Beim Strecken der Knie leisten die Partner Widerstand (durch Druck auf die Schultern)

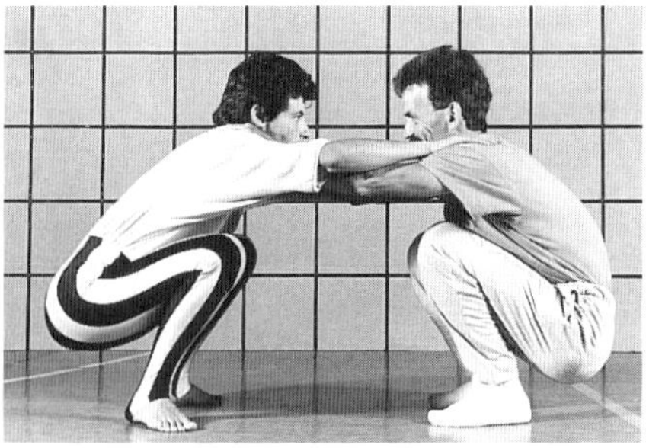

Starke Belastung des Kniegelenks, vor allem der Kniescheibensehne und der Kniegelenksknorpel.

Besonders der Innenmeniskus ist sehr stark gefährdet, da er wegen seiner Verwachsung mit der Gelenkskapsel und dem inneren Seitenband dem Druck weniger gut ausweichen kann.

G E E I G N E T

Stand (Rücken an der Wand)
Kniewinkel größer 90°
⟶ Heben der Fersen in den Zehenballenstand

Absicht:
Kräftigung der vorderen Oberschenkelmuskulatur und der Sprungmuskulatur

Kniewinkel stets größer 90°

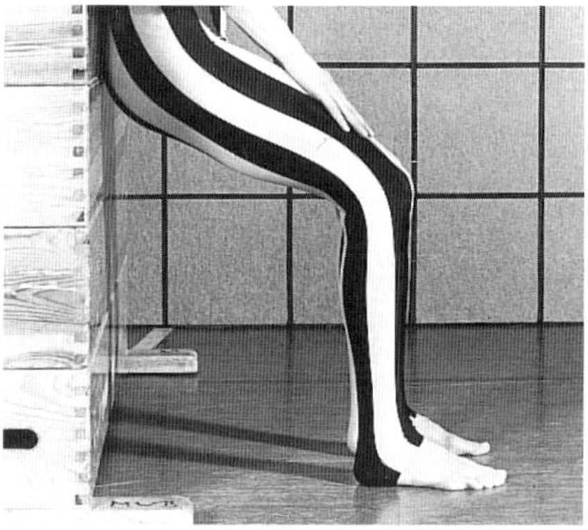

Heben und Senken der Fersen - Wechsel von Sohlen- und Zehenballenstand

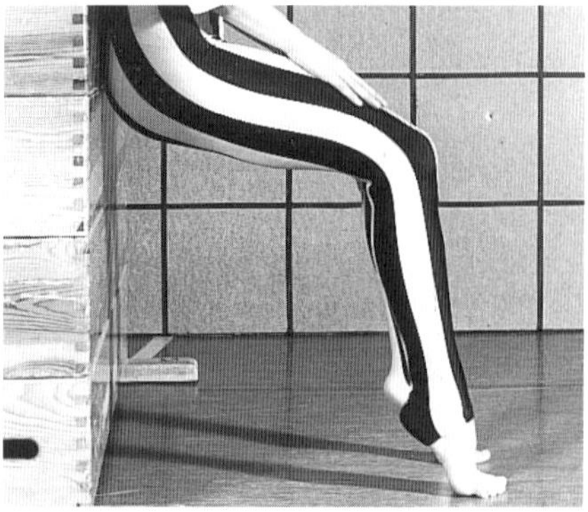

Diese Übung kann mit parallelen, mit leicht einwärts- oder auswärtsgedrehten Füßen ausgeführt werden.

U N G E E I G N E T

→ Tiefe Kniebeugen

Absicht:
Kräftigung der vorderen Oberschenkelmuskulatur

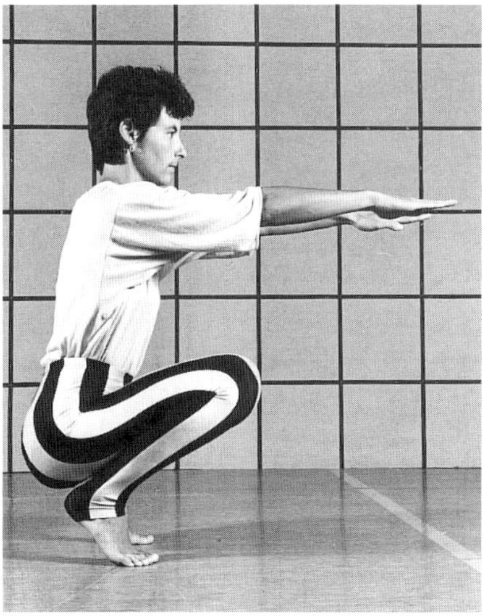

Bei tiefer Kniebeuge erhöht sich die Kraft auf die Kniescheibensehne auf das 7fache des Körpergewichts. (Vgl. Weineck 1990, S. 140)
Dies führt vor allem bei Jugendlichen sehr häufig zu Knorpelreizungen der Kniescheibe.

G E E I G N E T

Stand (Zehenballen auf Langbank) → Hochdrücken in den Zehenballenstand und Absenken in die Ausgangsposition

Absicht:
Kräftigung der Wadenmuskulatur

Stand mit Halt an der Sprossenwand
Ausschließlich die Zehenballen haben Kontakt mit der Auflagefläche

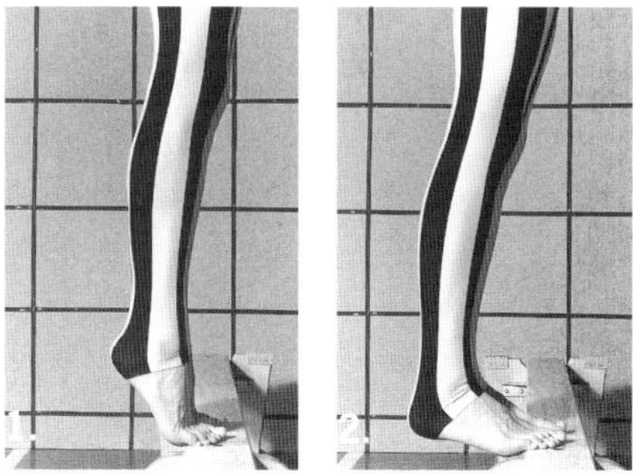

1. Heben der Fersen in den Zehenballenstand
2. Senken der Fersen nur bis in die Waagrechte

Variation
zur speziellen Kräftigung der Schienbeinmuskulatur

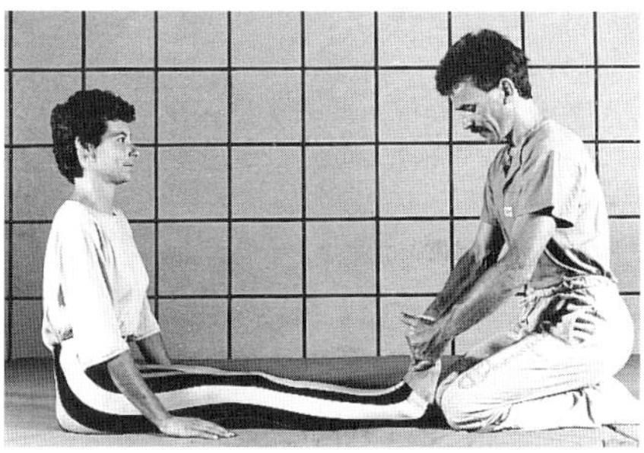

Heranziehen der Zehen gegen den Partnerwiderstand.

U N G E E I G N E T

Stand
→ Gehen auf den Außenkanten

Absicht:
Kräftigung der Stabilisatoren des Sprunggelenks

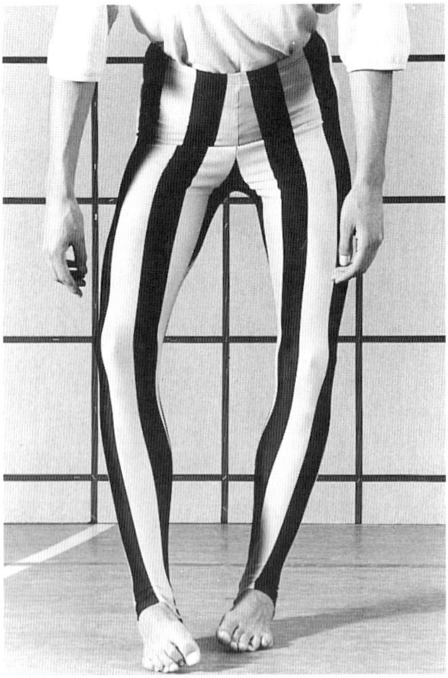

Beim Gehen auf den Außenkanten lastet das Körpergewicht auf den äußeren Anteilen des Sprunggelenks.
Die Kontaktfläche im Gelenk ist sehr gering (instabile Position).
Der Gelenksknorpel und die äußeren Bänder sind einer erhöhten Belastung ausgesetzt.

G E E I G N E T

Sitz mit gebeugten Beinen
→ Kreisen der Füße

Absicht:
Mobilisierung der Sprunggelenke und Kräftigung der Sprunggelenksstabilisatoren

1. Kreisen der Füße nach innen

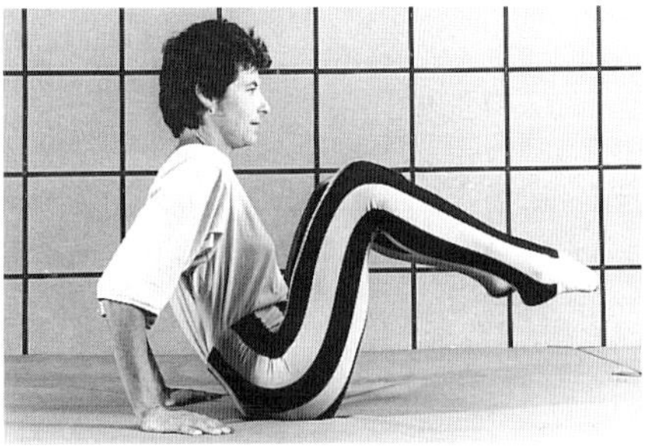

2. Kreisen der Füße nach außen

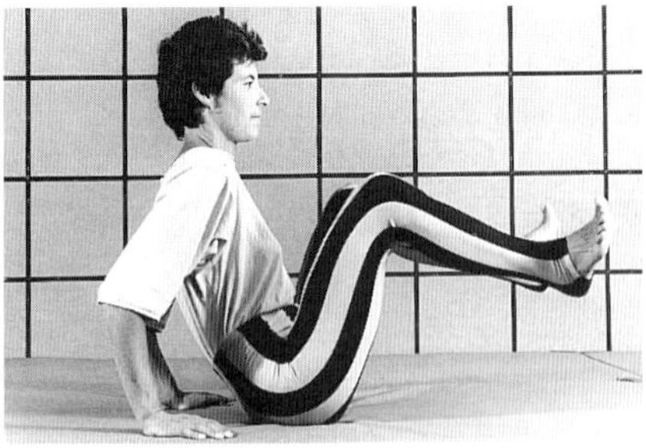

Durch eine ausreichende Kräftigung der Sprunggelenksstabilisatoren kann Verletzungen der Bänder vorgebeugt werden.

U N G E E I G N E T

Stand
→ Gehen auf den Innenkanten

Absicht:
Kräftigung der Sprunggelenksstabilisatoren

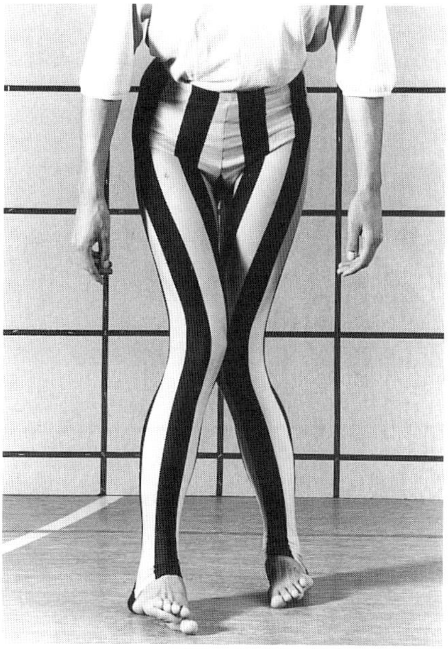

Das Gehen auf den Innenkanten hat eine erhöhte Belastung des Gelenksknorpels und des inneren Bandapparates zur Folge.

G E E I G N E T

Stand
→ Gehen auf schiefer Ebene

Absicht:
Kräftigung der Sprunggelenksstabilisatoren

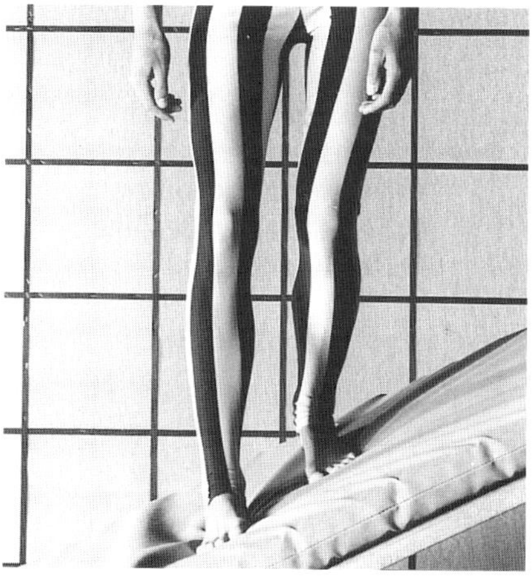

Durch eine ausreichende Kräftigung der Sprunggelenksstabilisatoren kann Verletzungen der Bänder vorgebeugt werden.

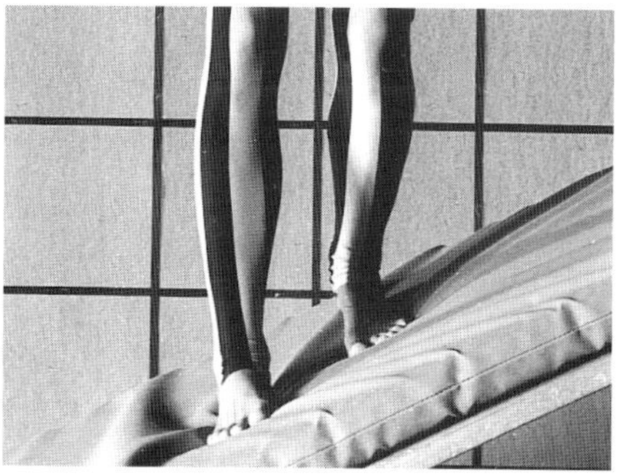

Beidseitiges Üben sowie eine weiche Unterlage sorgen für eine umfassende Kräftigung der Sprunggelenksstabilisatoren.

Stand
→ 1. Heben des inneren Fußrandes
→ 2. Heben des äußeren Fußrandes

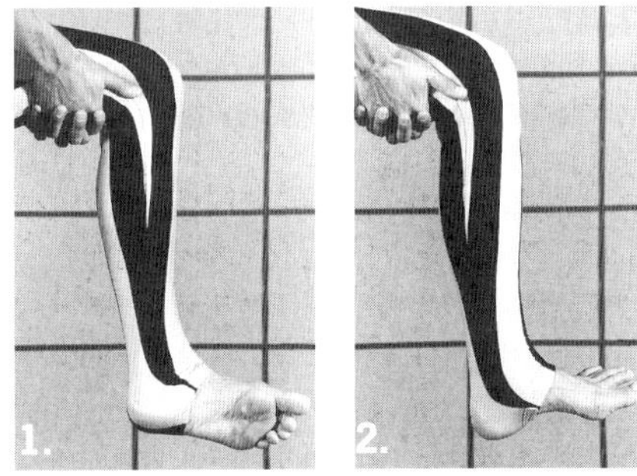

Stabiler Stand mit leichter Vorlage
→ Heben und Senken der Ferse
Wechsel: Zehenstand - Sohlenstand

Bewußtes Abrollen über den Zebenballen

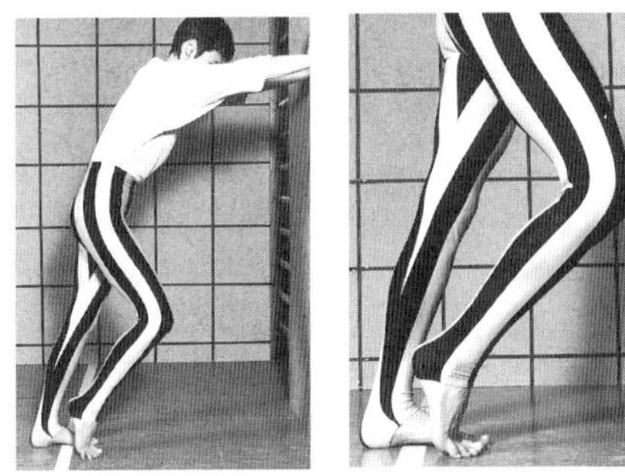

Stand mit überkreuzten Beinen
→ Heben und Senken der Fersen

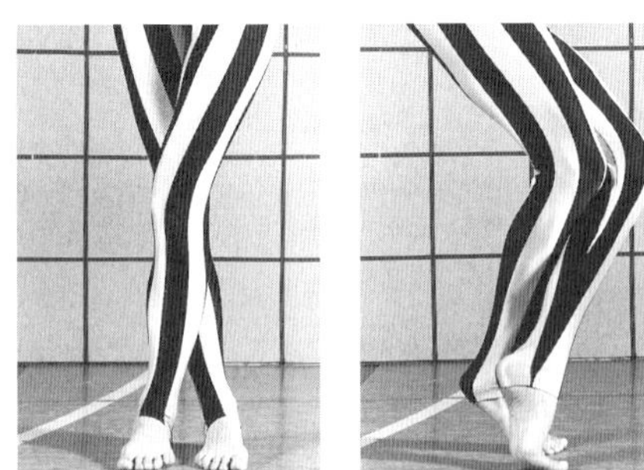

Stand
Zehenballen auf Langbank
→ Heben und Senken der Fersen

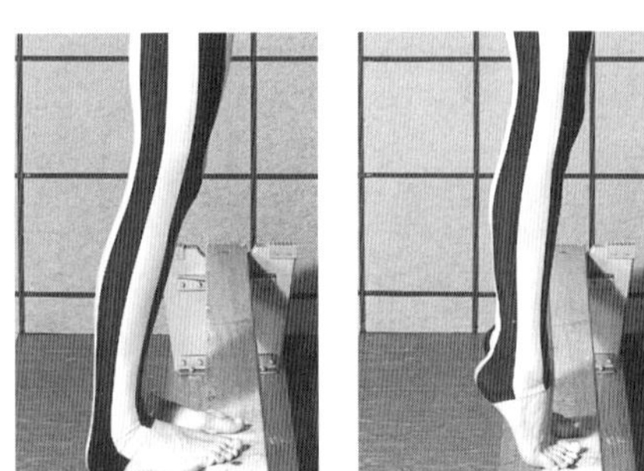

Richtiges Abrollen des Fußes
→ Rollen von der Ferse über die Außenkanten zum Großzehenballen

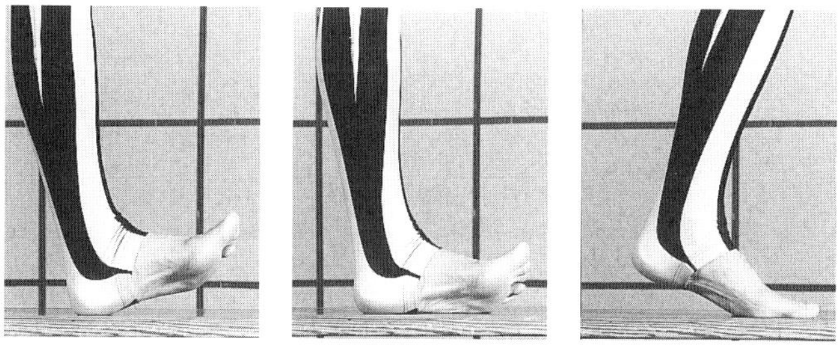

Stand
Ein Fuß auf Keule (oder Stab)
→ Vor- und Zurückrollen der Keule (von den Zehenspitzen bis zur Ferse)

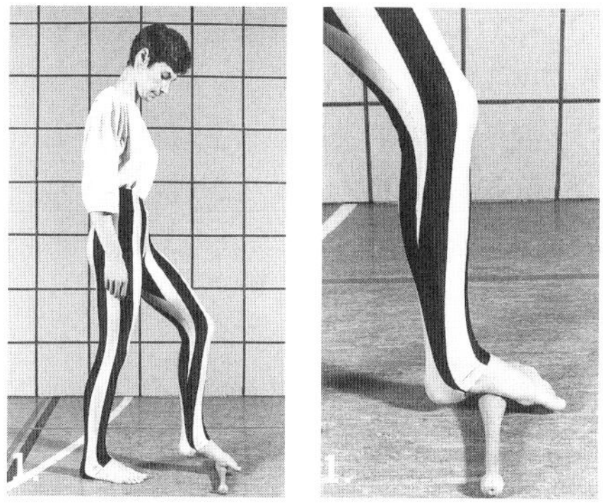

1. ... mit der Fußsohle

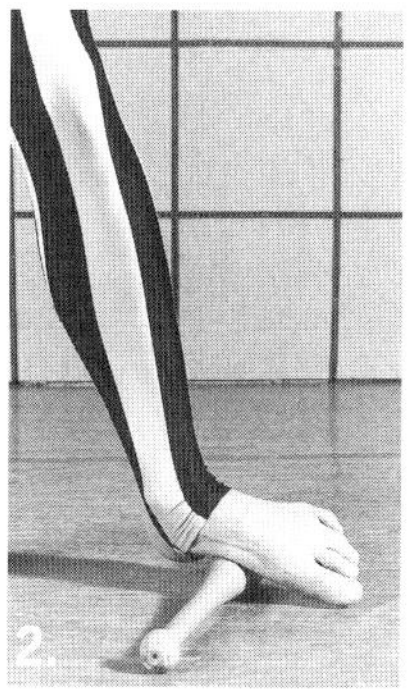

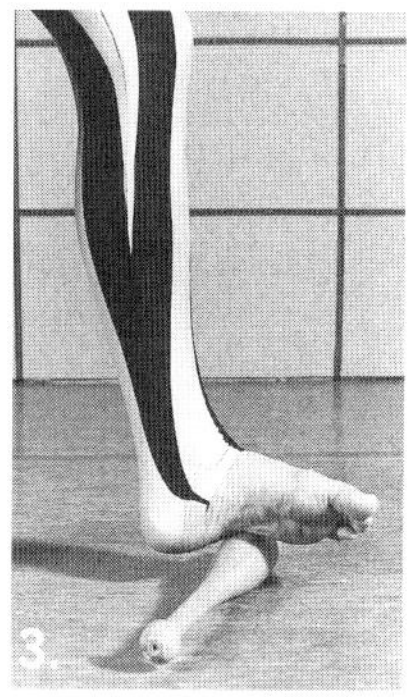

2. ... mit der Innenkante des Fußes
3. ... mit der Außenkante des Fußes

Unter dosiertem Druck die „Fußsohlen weichmachen“ und erst allmählich den Druck verstärken (zur Erhöhung der Blutzirkulation in den Fußsohlen)

12 Die Goldenen Zwölf

„Die Goldenen Zwölf" sind Kurzprogramme, die durchaus als spezielle Ausgleichsprogramme verstanden werden können.
„Die Goldenen Zwölf" für das Büro dienen als Ausgleich für länger dauernde sitzende Tätigkeiten wie Autofahren, Schreibtischarbeit, etc.
„Die Goldenen Zwölf" für den Sportler zielen darauf ab, ein Auftreten von sportartspezifischen Störungen in der Muskel-Sehnen-Gelenkseinheit zu verhindern.

Ohne den Anspruch auf Vollständigkeit zu erheben, werden hier spezielle Kurzprogramme für 12 Sportarten angeboten:
Fußball - Handball - Volleyball - Faustball - Tennis - Badminton - Golf
Skilauf - Langlauf - Jogging - Radfahren und Schwimmen.
Die Goldenen Zwölf sollen folgende Kriterien erfüllen

- Ausführung ohne großen Material- und Geräteaufwand
- leicht und jederzeit durchführbar
  (z.B. vor dem sportartspezifischen Aufwärmen oder nach der jeweiligen Belastung oder auch zu Hause)

Da die Übungen den individuellen Bedürfnissen und Zielsetzungen anzupassen sind, sind bei den Goldenen Zwölf keine empfohlenen Richtwerte wie Wiederholungsanzahl oder Belastungs- bzw. Dehndauer angegeben.

Als Faustregel sollen aber folgende Ratschläge gelten
<u>Mobilisierende Übungen für Wirbelsäule und Gelenke</u>
– Dynamisch kontrollierte Ausführung
– Bewegungsrichtungen, Bewegungsamplituden und Bewegungsradien ändern
– große Wiederholungsanzahl (mindestens 15 Wiederholungen)

<u>Kräftigende Übungen zur Verbesserung der Kraftausdauer</u>
– Langsam dynamische Ausführung bei 12 Wiederholungen und mehr / bei 2-3 Serien (= Prinzip der allmählichen Steigerung)
– Kräftige stets vielseitig und abwechslungsreich

<u>Dehnungsübungen</u>
– Für Dehnungsübungen mit dem Ziel, die Beweglichkeit zu erhalten gilt: Dehndauer ca. 20 Sekunden bei mindestens 3 Wiederholungen
– Für bereits verkürzte Muskeln gilt der Grundsatz lange und öfters dehnen (ideal: mehrmals täglich → Intensivstretching)

Können bestimmte Abschwächungen bzw. Verkürzungen bereits festgestellt werden, so gilt es, mehrmals wöchentlich das Kurzprogramm durchzuführen.

Um die Goldenen Zwölf abwechslungsreich zu gestalten, wurden vereinzelte Übungsvariationen angeboten bzw. vorgeschlagen.

In diesem Sinne „Viel Spaß mit den Goldenen Zwölf".

1

Die Goldenen Zwölf

BÜRO

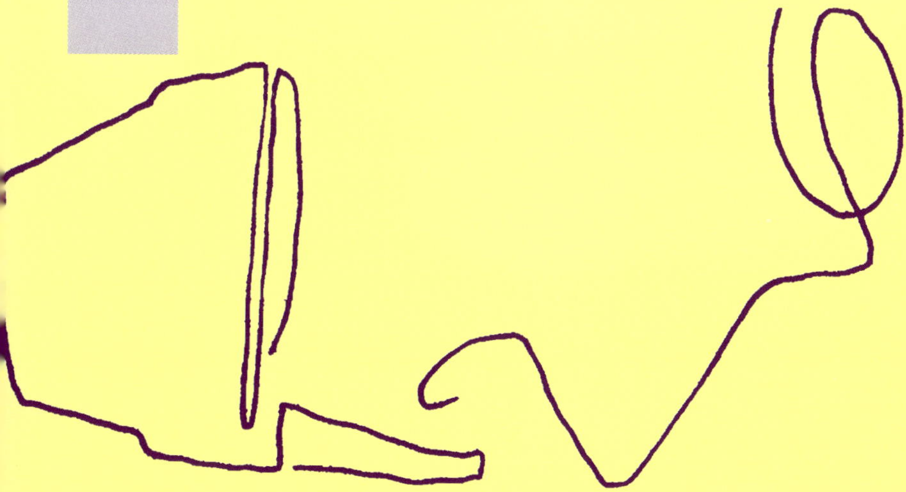

1/12 Mobilisierung der Halswirbelsäule und Dehnung der seitlichen Nackenmuskulatur

Mobilisierung der Halswirbelsäule

→ Bei aufrechter Kopfhaltung Kinn gerade zurückschieben („Doppelkinn“)

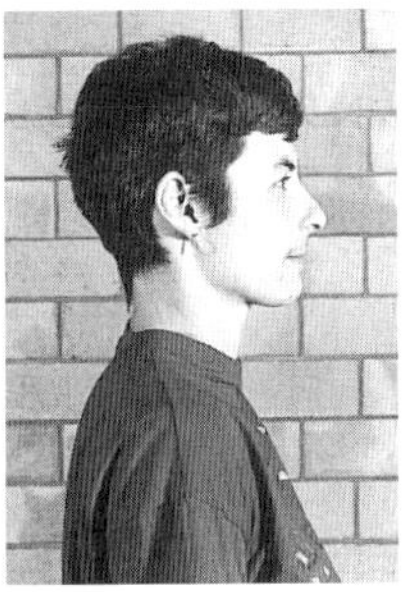

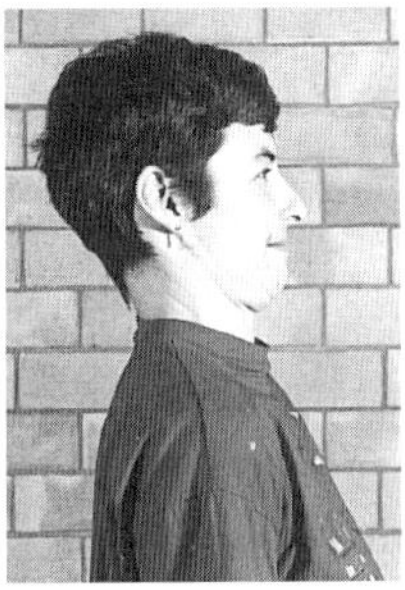

Dehnung der seitlichen Nackenmuskulatur

→ Kopf zur Seite legen
Handfläche der Gegenseite zieht zu Boden

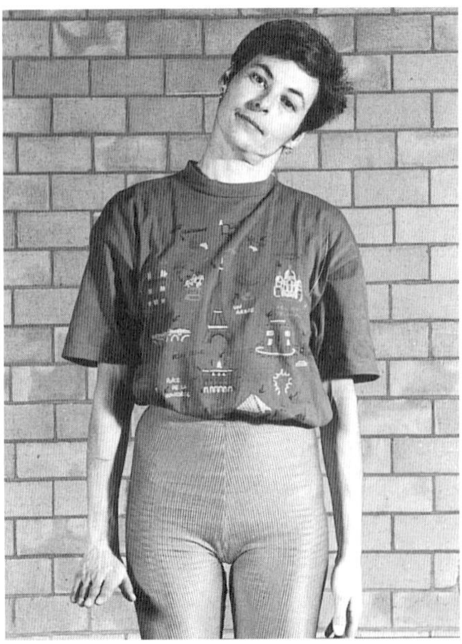

Dehne beidseitig!

2/12 Dehnung der Brust- und Kräftigung der Rückenmuskulatur

Bei jeder Bewegungsausführung in den Zehenstand! Becken stabilisieren!

1. Arme langsam nach hinten-oben ziehen
→ in Schlaghalte
→ in Seithalte (Daumen oben)

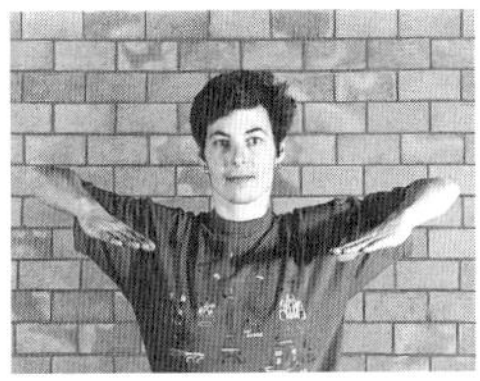

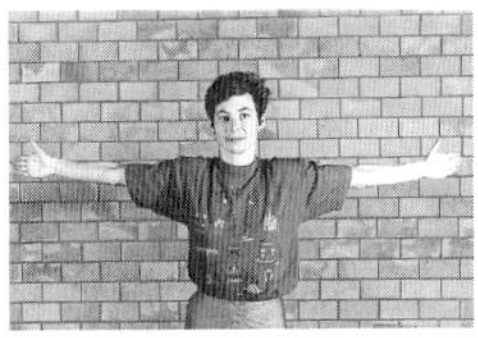

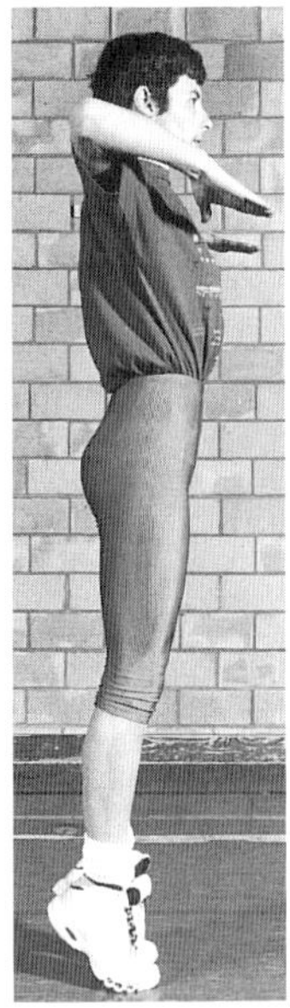

2. Gestreckte Arme zurückziehen
→ in Hochhalte (Daumen hinten)
→ in Tiefhalte (Daumen vorne)

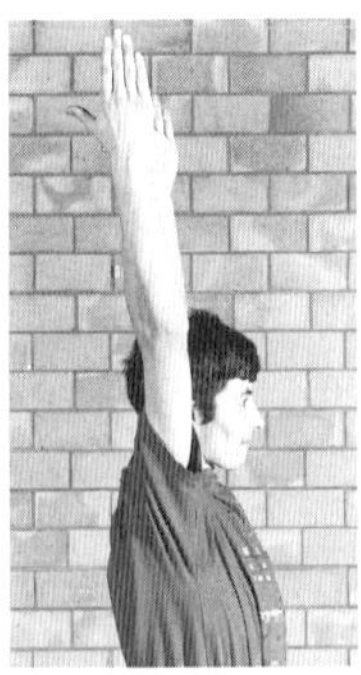

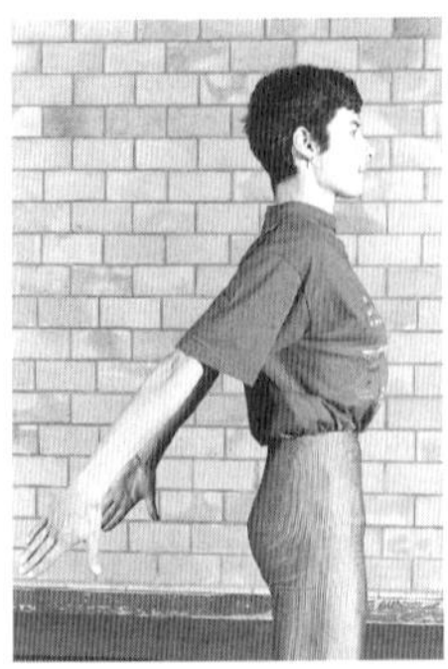

Bauch- und Gesäßspannung halten!

2/12 Dehnung der Brust- und Kräftigung der Rückenmuskulatur

3. Ein Arm in Hochhalte, den anderen in Tiefhalte gestreckt zurückführen

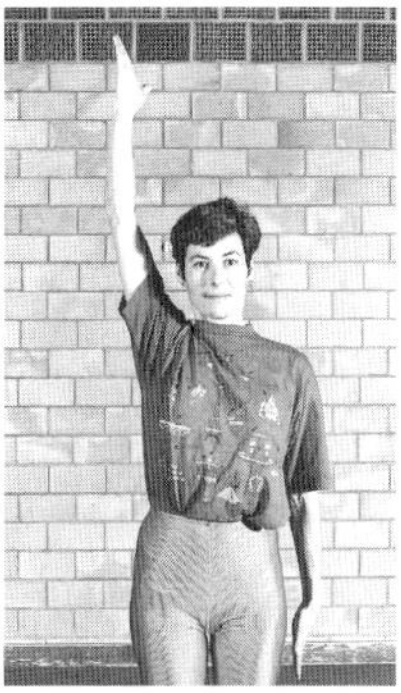
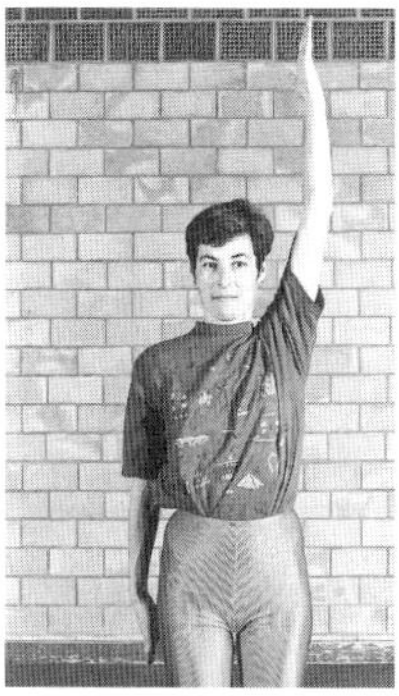

Achte bei jeder Übung auf die Stabilisierung des Beckens

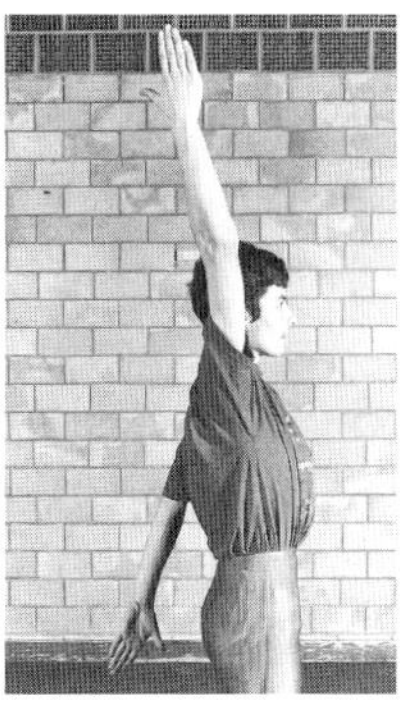
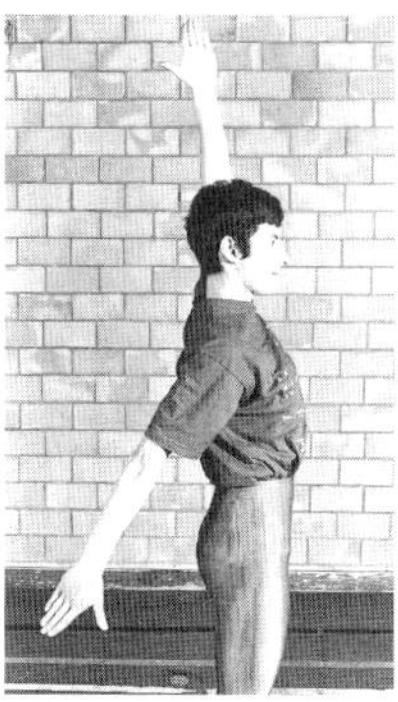

Bauch- und Gesäßspannung halten

Bei jeder Bewegungsausführung in den Zehenstand! Becken stabilisieren!

3/12 Kräftigung der Muskulatur des Schultergürtels (Aufrichten der Wirbelsäule)

→ Gestreckter Arm (hinter dem Kopf fixiert) versucht „auszubrechen“

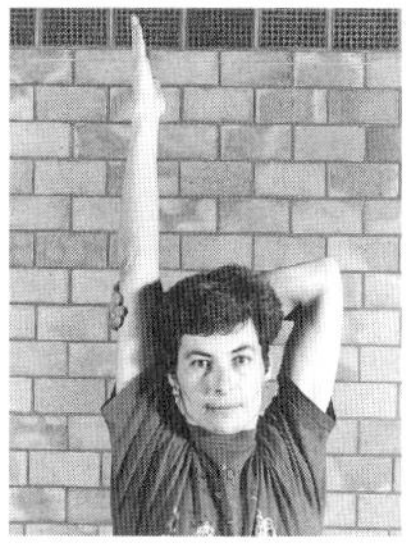
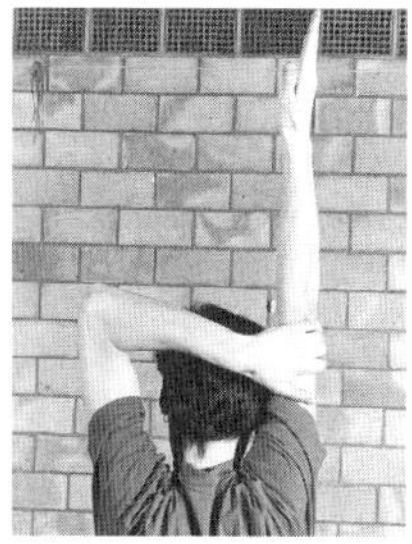

Wirbelsäule ganz aufrichten!
Gestreckter Arm zieht kräftig zur Seite, nach vorne und zurück.
Übe beidseitig!

→ Aufrichten des Oberkörpers aus dem Langsitz

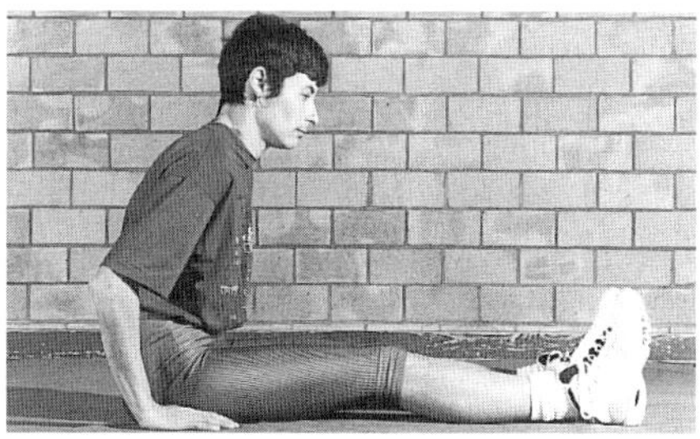

Durch das Strecken der Arme Wirbelsäule aufrichten

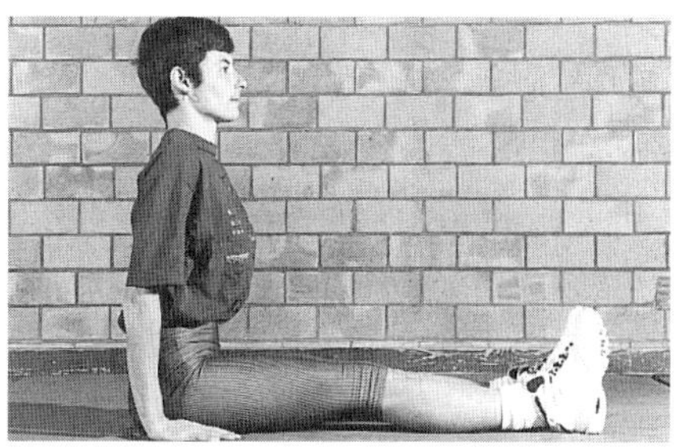

Schulterblätter zusammen und nach unten ziehen!

4/12 Mobilisierung der Wirbelsäule

Mobilisierung der Hals- und Brustwirbelsäule

→ Katzenbuckel - Gerader Rücken
Kinn zur Brust und langsam in den Rundrücken drücken

1. Bankstellung im Fingerkuppenstand

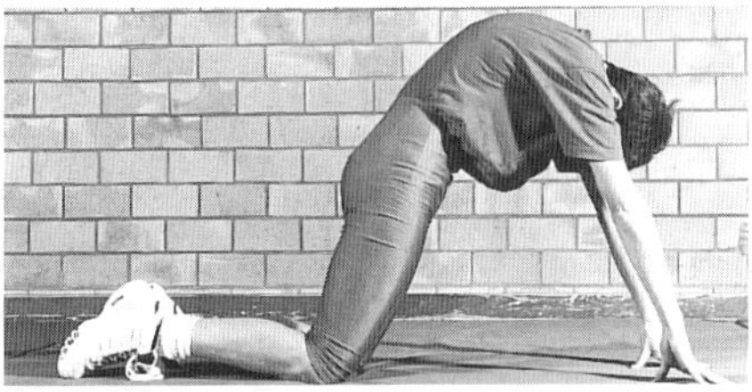

Kopf und Wirbelsäule bilden eine Gerade!

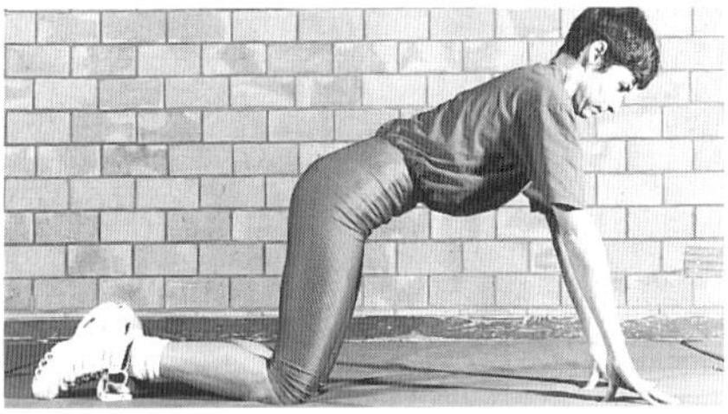

Mobilisierung der Lendenwirbelsäule und der unteren Anteile der Brustwirbelsäule

2. Bankstellung im Unterarmstand

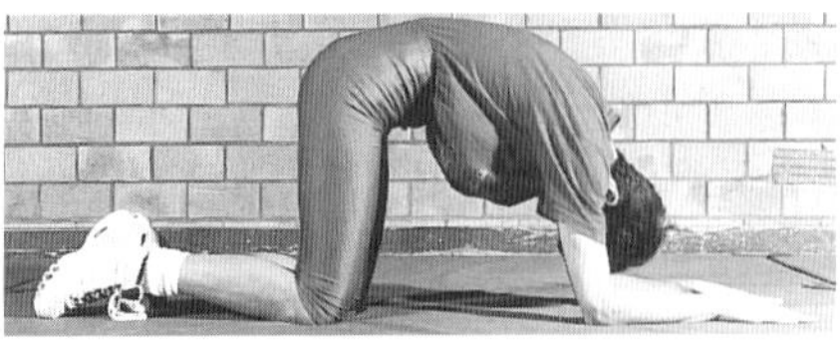

Kopf und Wirbelsäule bilden eine Gerade!

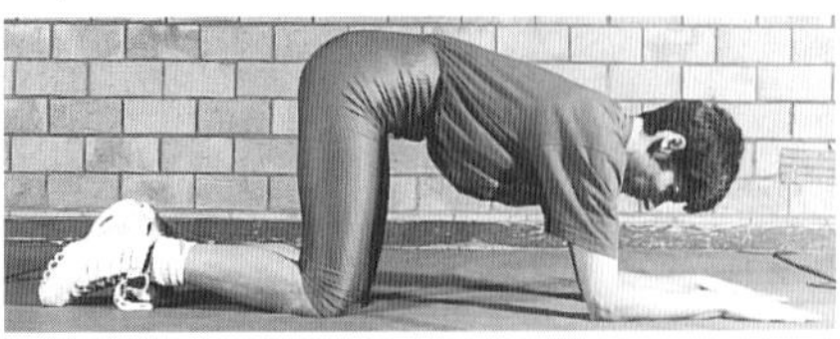

Bewegung langsam ausführen!

5/12 Dehnung der Handgelenkbeuger

→ Oberkörper langsam zurückziehen

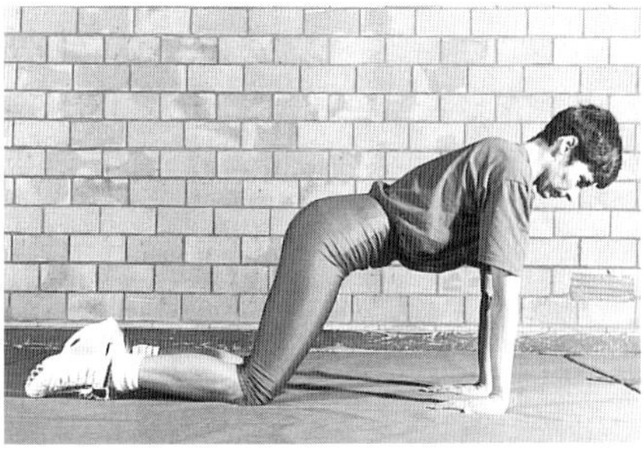

Beim Zurückziehen bleiben die Handflächen der gestreckten Arme auf der Unterlage

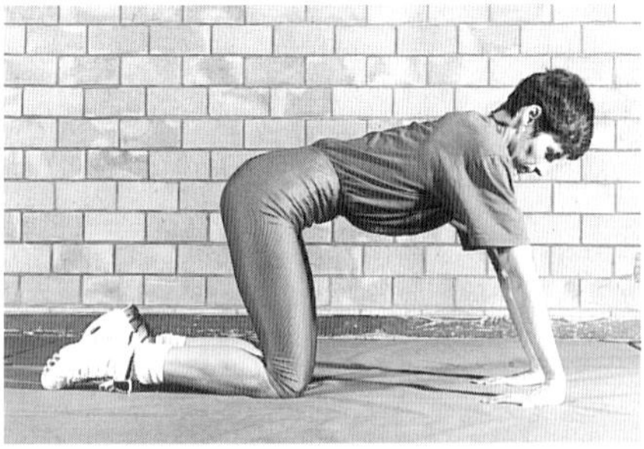

Dehne behutsam!

6/12 Dehnung des Lenden-Darmbeinmuskels und der vorderen Oberschenkelmuskulatur

→ Im stabilen Ausfallschritt Becken nach hinten kippen („Schambein vorschieben")

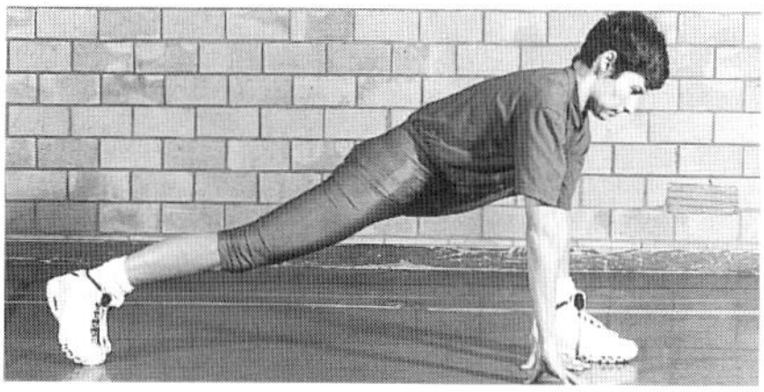

Gebeugtes Knie vorschieben

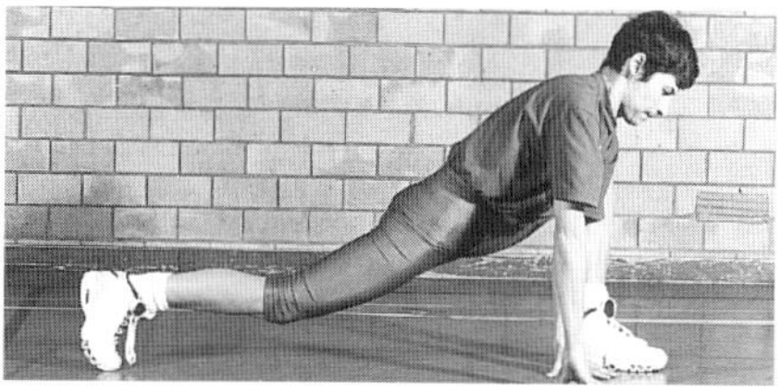

Hinterer Fuß auf kniehohem Kasten
→ Becken nach hinten kippen

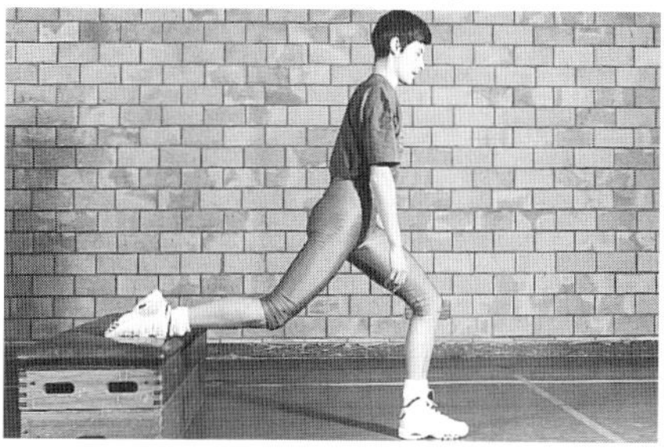

Vorderes Bein beugen

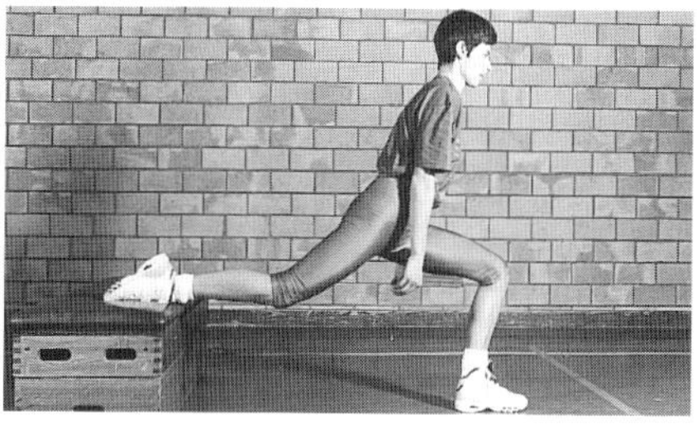

Dehne beidseitig!

7/12 Dehnung des großen Gesäßmuskels

→ Gebeugte Beine zum Oberkörper ziehen

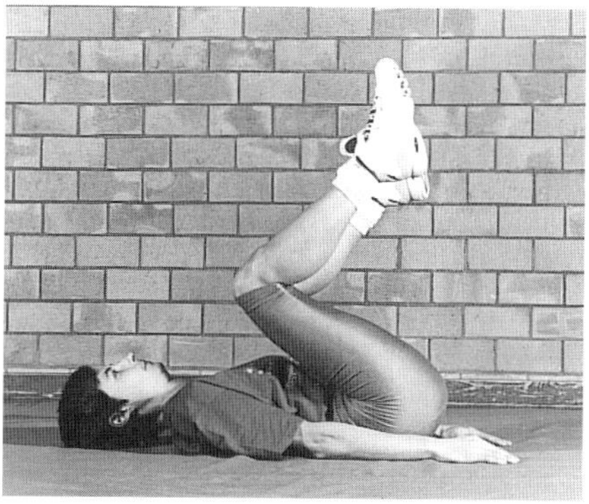

Zur Intensivierung der Dehnung, Beine mit den Händen zum Oberkörper ziehen.

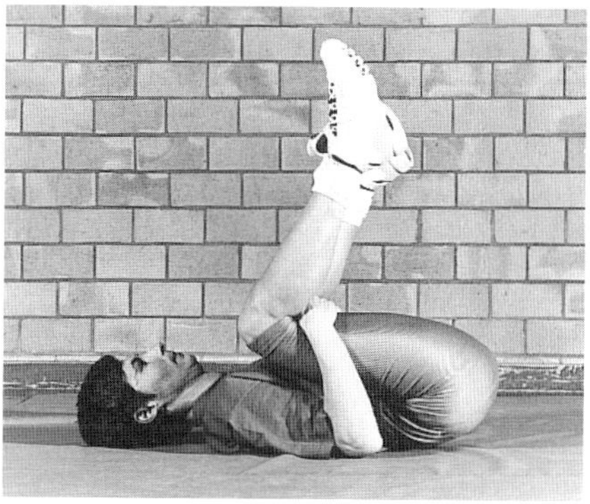

Kopf bleibt am Boden

8/12 Dehnung der hinteren Oberschenkelmuskulatur (Ischiocrurale Muskelgruppe)

Sitz mit leicht gebeugten Beinen
→ Aufrichten des Oberkörpers mit anschließendem Vorkippen

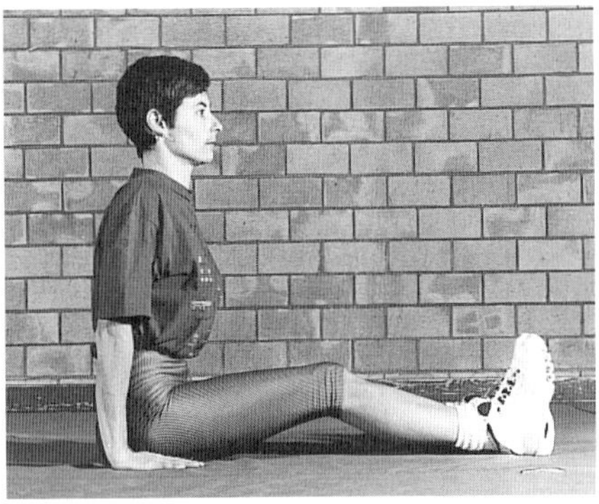

Schulterblätter zusammen und nach unten ziehen.

Gestreckten Oberkörper vorkippen

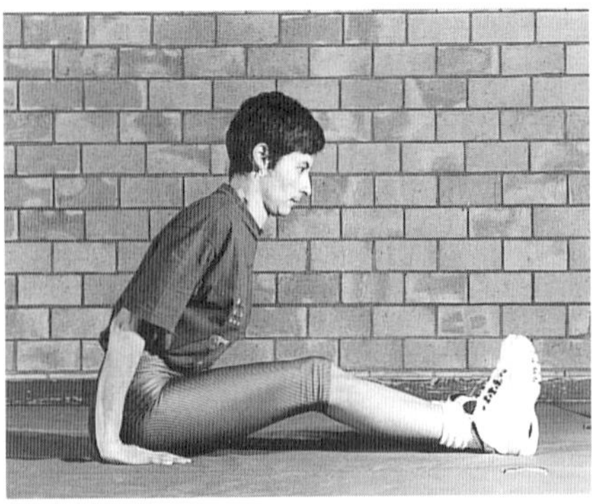

Kopf bleibt in Verlängerung der Wirbelsäule.

9/12 Kräftigung der Bauchmuskulatur

Kräftigung der geraden Bauchmuskeln
→ Aus der Vorspannung Oberkörper aufrollen

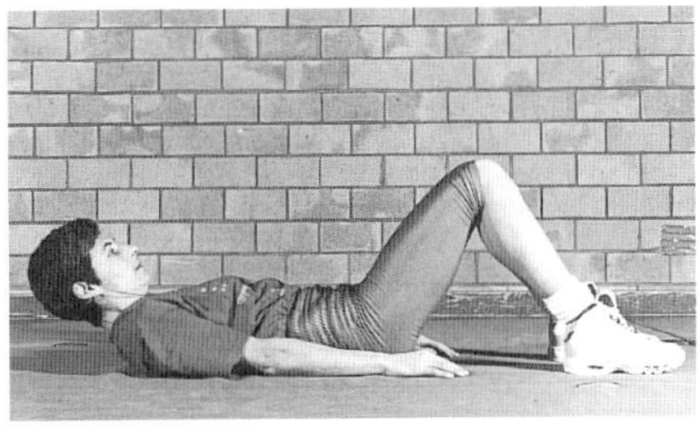

Aufrollen nur bis zur Lendenwirbelsäule

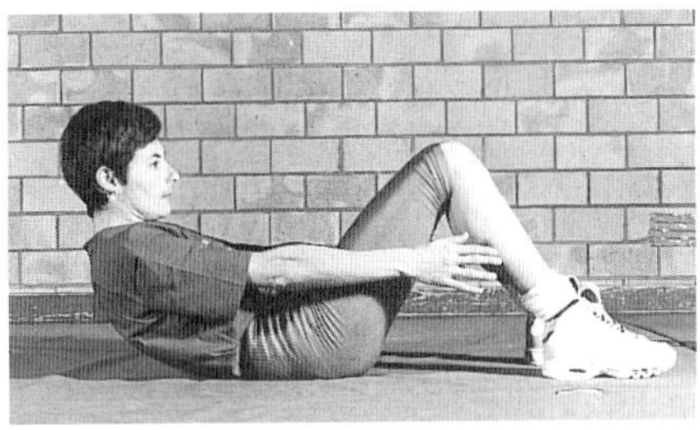

Kräftigung der schrägen Bauchmuskeln
→ Ellbogen und gegengleiches Knie zusammenführen

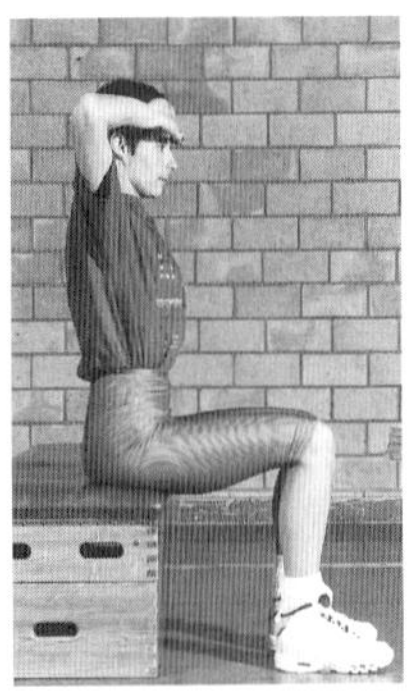

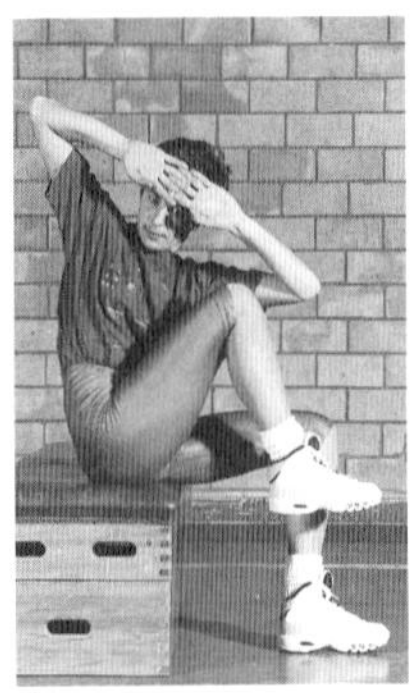

Übe beidseitig!

10/12 Kräftigung der hinteren Rumpfmuskulatur (Rücken-, Gesäß- und hintere Oberschenkelmuskeln)

→ Becken heben

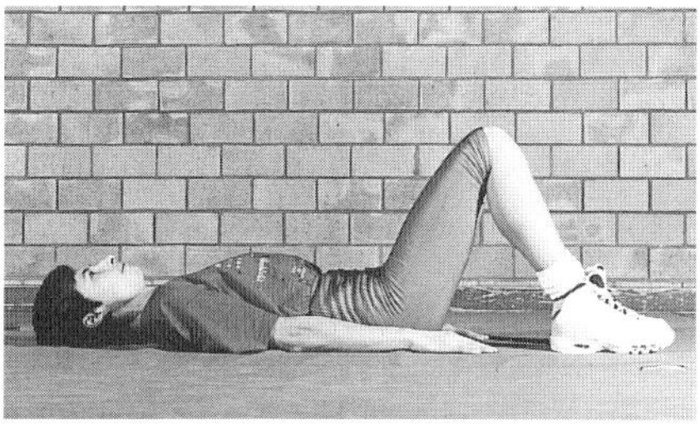

„Bauch einziehen", Gesäßmuskeln anspannen und Becken heben

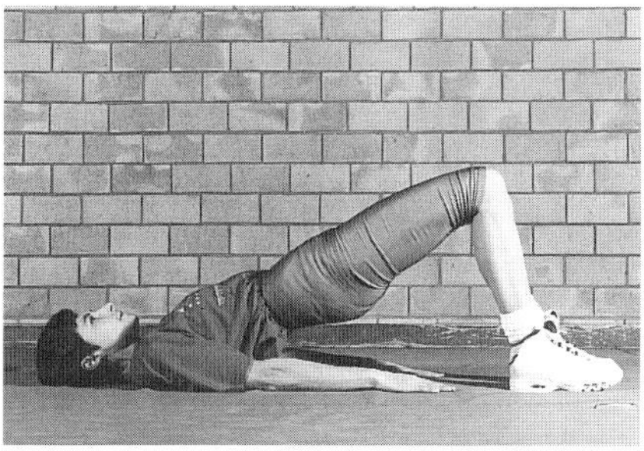

„Hebeposition" einige Sekunden halten

Intensivierung
Zusätzliches leichtes Abheben eines Beines (Belastungswechsel)

11/12 Kräftigung der Gesäßmuskulatur

Kräftigung des großen Gesäßmuskels
→ Heben und Senken des gebeugten Beines

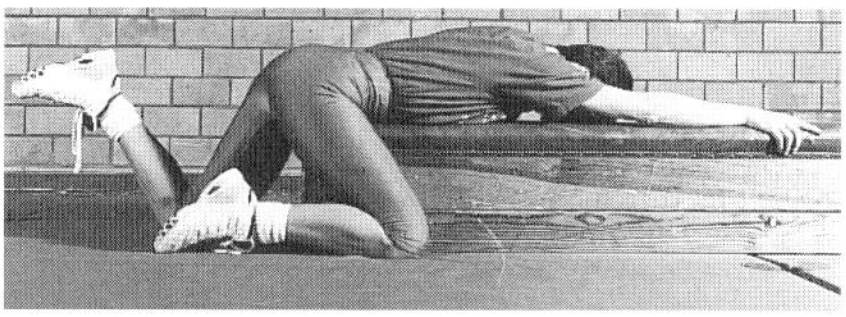

Gebeugtes Bein max. bis in die Waagrechte heben

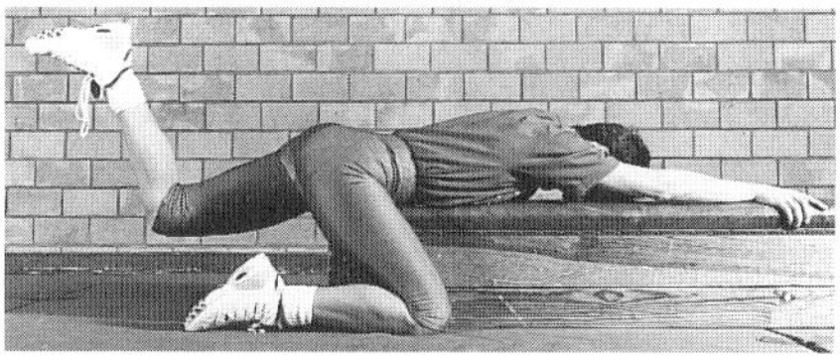

Langsam dynamische Ausführung

Kräftigung des mittleren und kleinen Gesäßmuskels
→ Heben und Senken des gebeugten Beines in Seitenlage

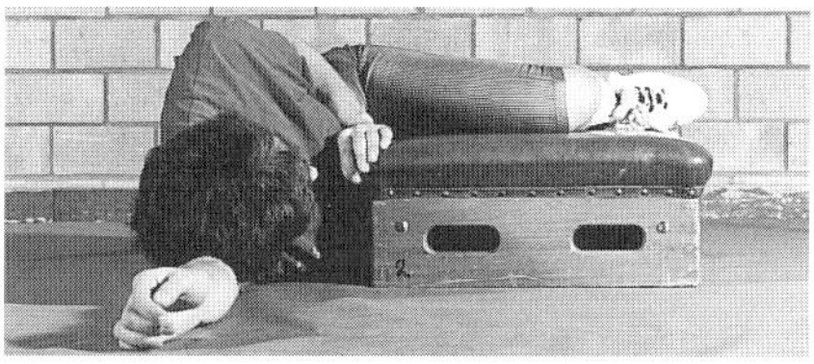

Knie und Ferse auf gleicher Höhe

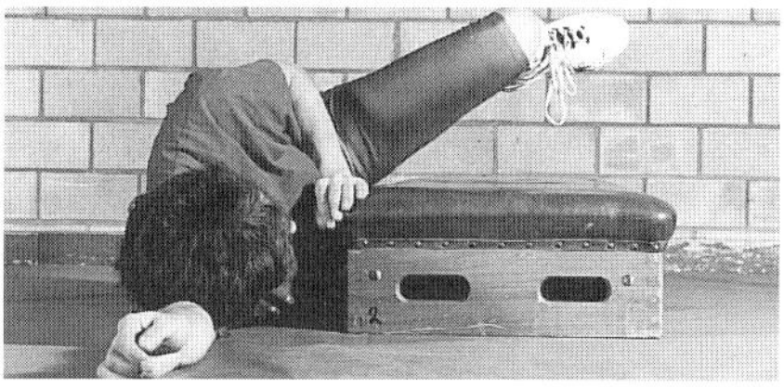

Übe beidseitig!

12/12 Dehnung der seitlichen Rumpfmuskulatur

Dehnung der seitlichen Gesäß- und äußeren Oberschenkelmuskulatur

→ Gebeugtes Bein mit Gegenhand zur Seite und Richtung Schulter ziehen

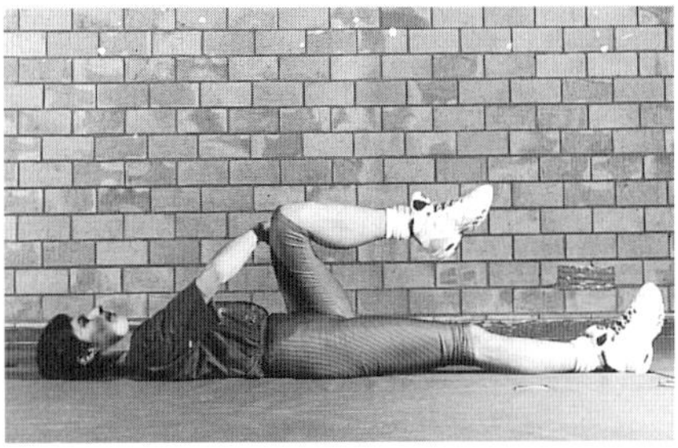

Schultern behalten Bodenkontakt

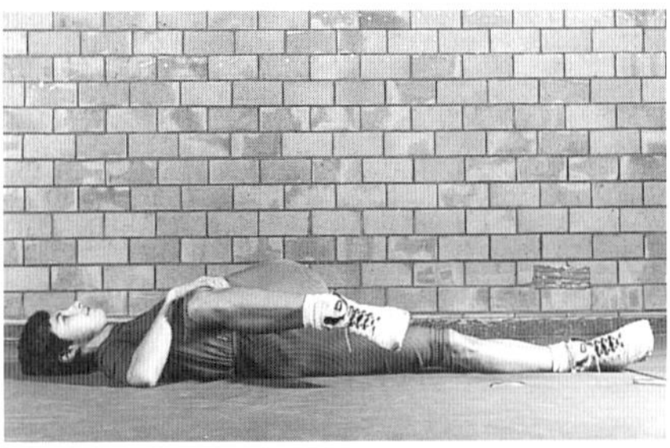

Dehne beidseitig!

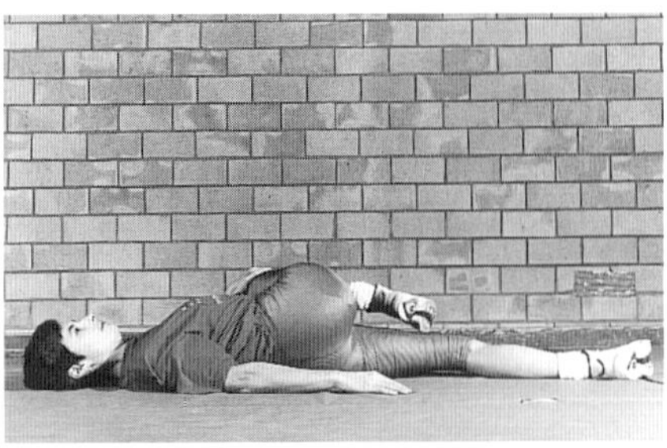

Atme ruhig und gleichmäßig!

12/12 Dehnung der seitlichen Rumpfmuskulatur

Dehnung der seitlichen Rumpfmuskulatur

Stand mit überkreuzten Beinen (rechts vor links)

→ Oberkörper zur Seite neigen (rechte Hand zieht)

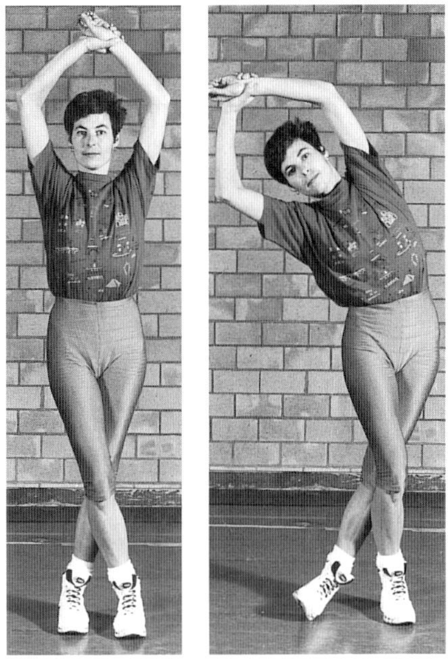

Eine gezielte Atmung in die Flanke verstärkt die Dehnung.

Dehne beidseitig!

Die Goldenen Zwölf

2 FUSSBALL

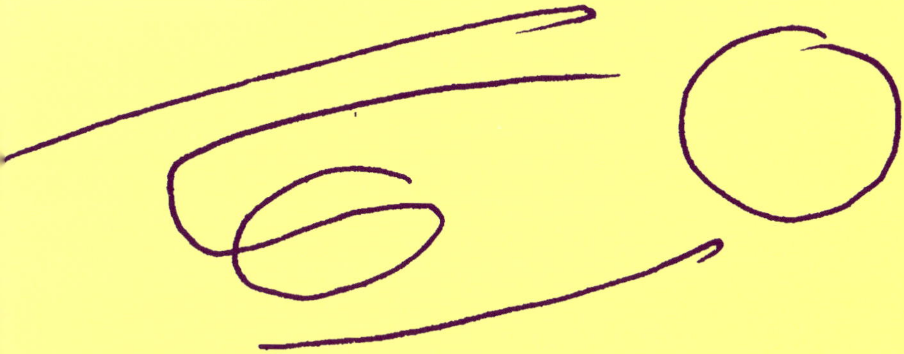

1/12 Mobilisierung

Mobilisierung der Wirbelsäule

→ Aus der Rückenlage gebeugte Beine langsam zur Seite legen

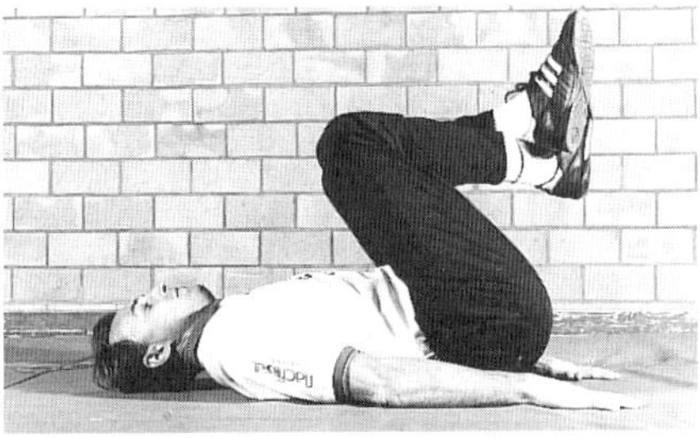

Schultern bleiben am Boden

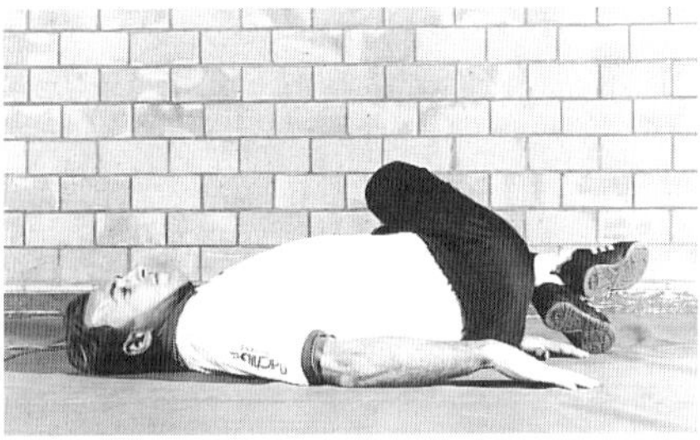

Mobilisierung des Hüftgelenks

→ Mit dem Knie Kreise beschreiben

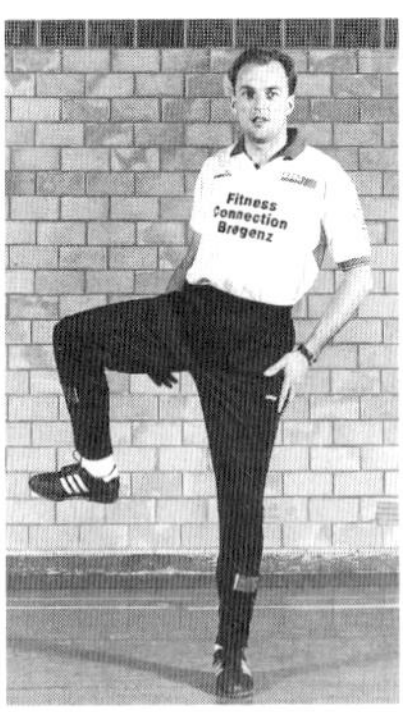

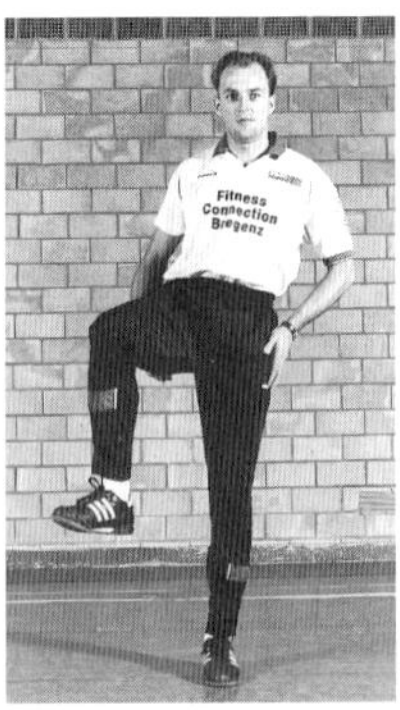

Variiere Bewegungsradius und -richtung!

1/12 Mobilisierung

Mobilisierung des Sprunggelenks

→ Heben und Senken der Fußspitze

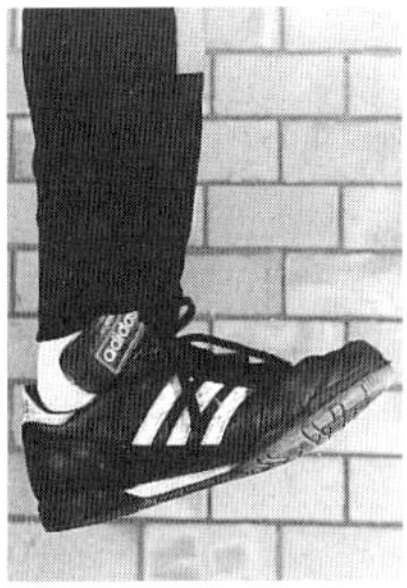

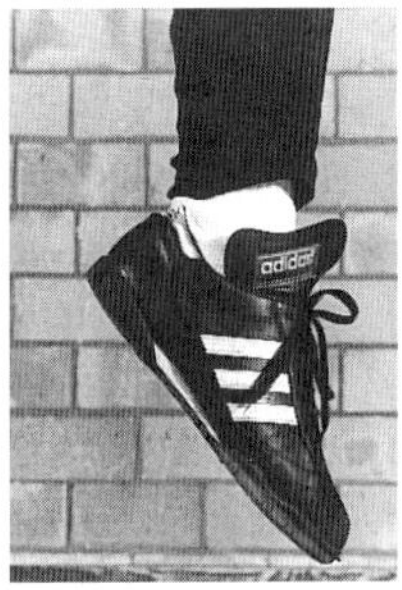

→ Heben des inneren sowie des äußeren Fußrandes

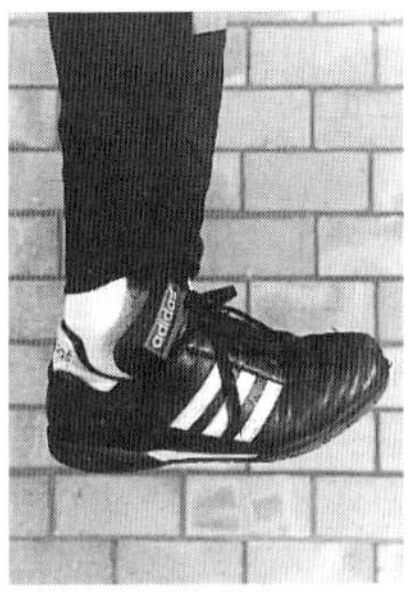

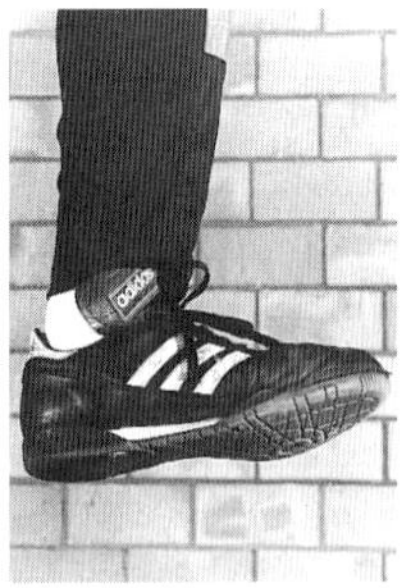

Mobilisiere stets beidseitig!

2/12 Dehnung der Adduktoren

→ Standbein beugen bis gewünschte Spannung erreicht ist

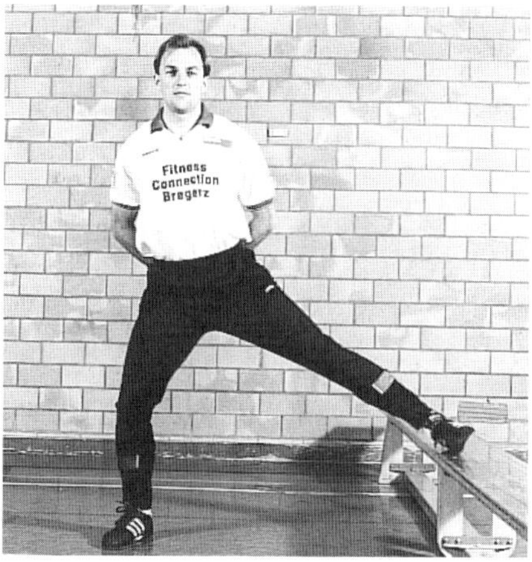

→ Auswärtsdrehen des abgelegten Beines (Zehen oben)

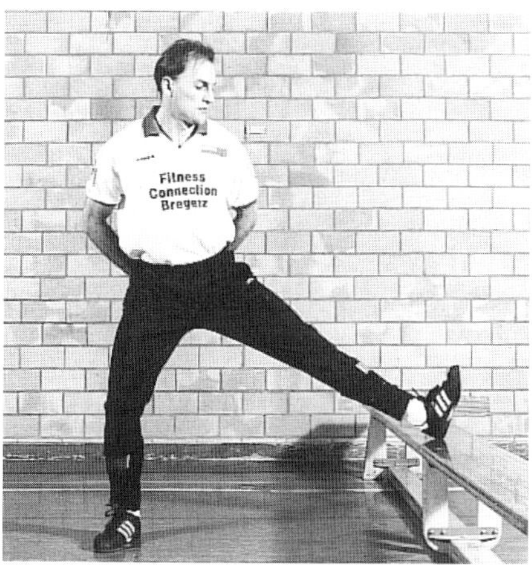

Wird das abgelegte Bein aufgestellt, werden vor allem die hinteren Anteile der Adduktoren gedehnt.

3/12 Dehnung des Lenden-Darmbeinmuskels

Große Schrittstellung

→ Becken nach hinten kippen (Schambein vorschieben) und vorderes Knie vorschieben

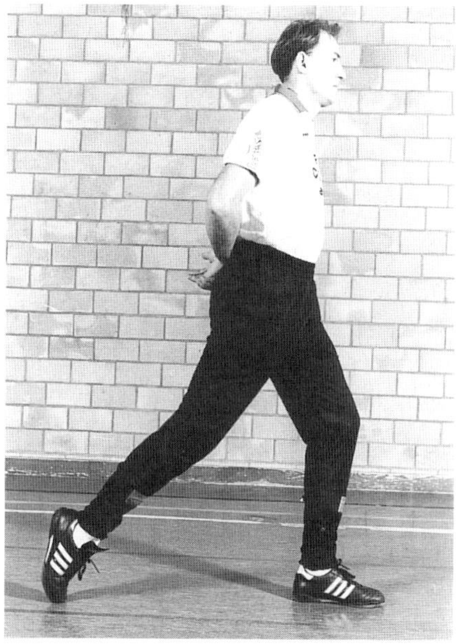

Gebeugtes Bein nach vor und Hüfte Richtung Ferse schieben

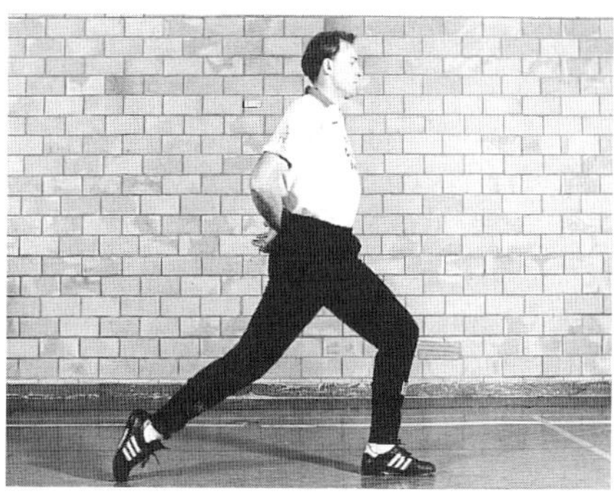

Ist die Fußspitze aufgestellt, wird der Rist mitgedehnt.

4/12 Dehnung der Oberschenkelmuskulatur

Dehnung der vorderen Oberschenkelmuskulatur
Einbeinstand; gebeugtes Bein fixiert
→ Becken nach hinten kippen

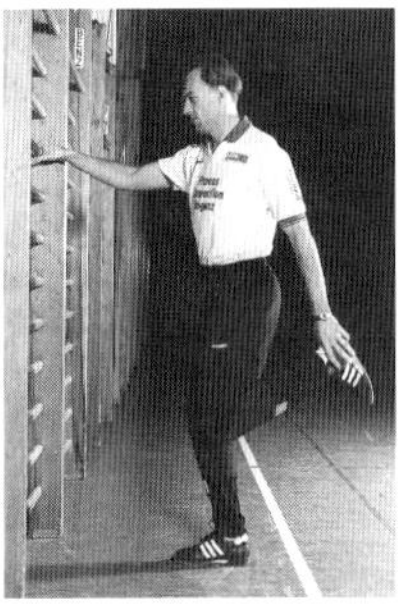

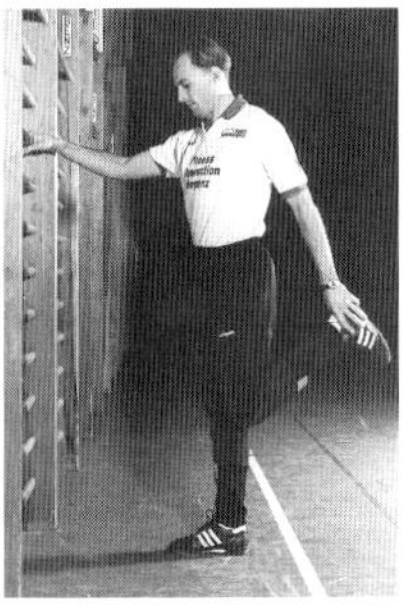

Bauch einziehen, Schambein vorschieben und gebeugtes Bein leicht zurückführen

Dehnung der hinteren Oberschenkelmuskulatur
→ Oberkörper herausheben (lang machen) und vorkippen

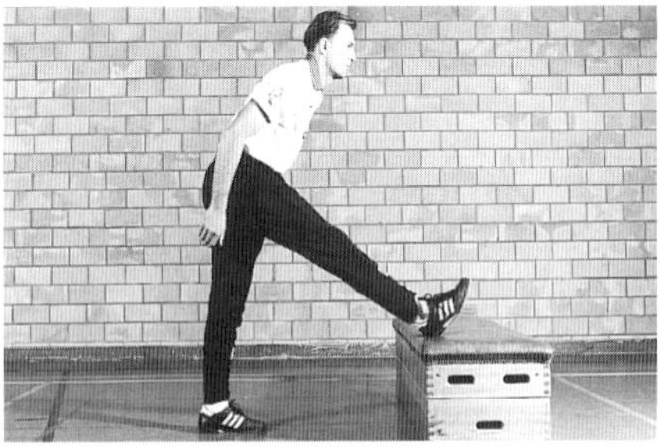

Bei leichter Beugung des abgelegten Beines Dehnung vor allem der oberen Anteile.

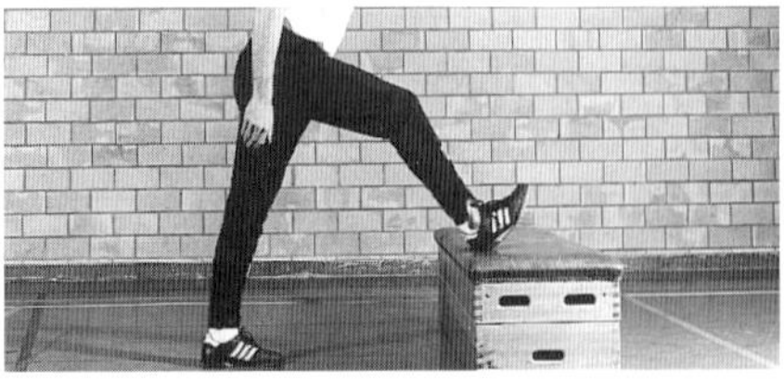

Durch Heranziehen der Zehen Verstärkung der Dehnung (v. a. im Wadenbereich).

5/12 Dehnung der Gesäßmuskulatur

Dehnung des großen Gesäßmuskels
→ Aus der Rückenlage gebeugte Beine zum Oberkörper ziehen

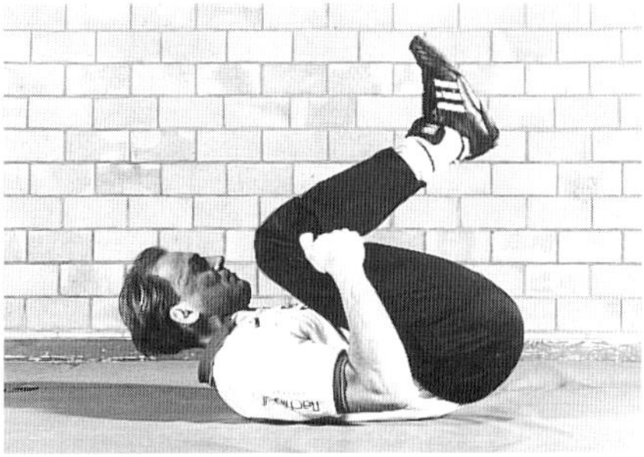

Dehnung des mittleren und kleinen Gesäßmuskels
Sitz; ein Bein über das andere gestellt
→ Gegengleicher Ellbogen drückt gegen gebeugtes Knie

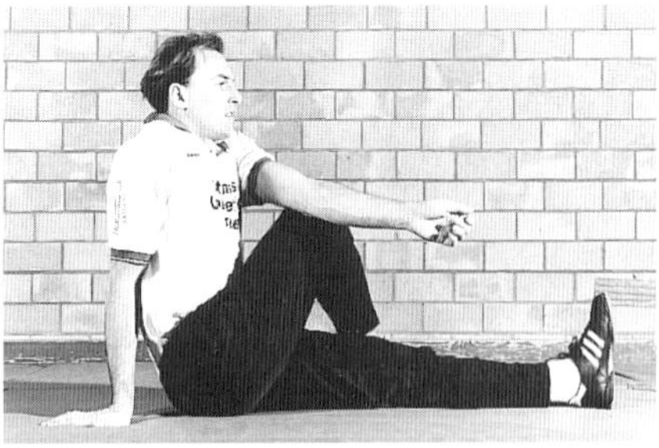

Hand stützt nahe am Gesäß!

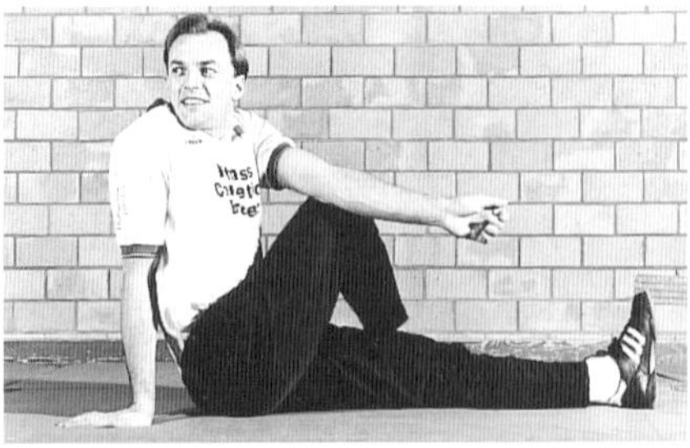

Ein zusätzliches Wegdrehen des Oberkörpers verstärkt die Dehnung.

6/12 Dehnung der Wadenmuskulatur

... vor allem im oberen Bereich

→ Vorderes Knie beugen; Ferse des hinteren Beines behält Bodenkontakt

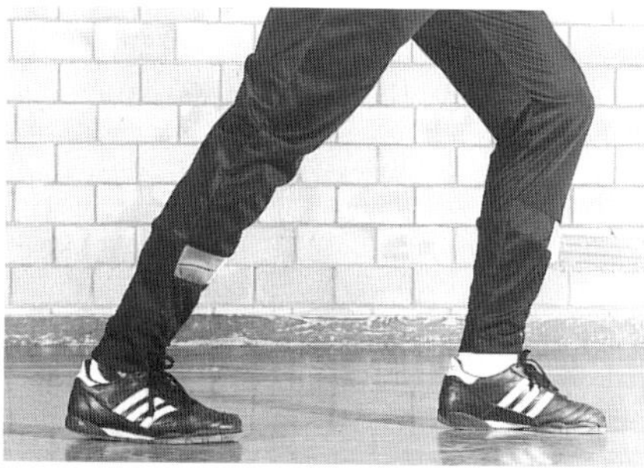

... vor allem im Achillessehnenbereich

→ Knie beugen; Körperschwerpunkt über das hintere Bein verlagern

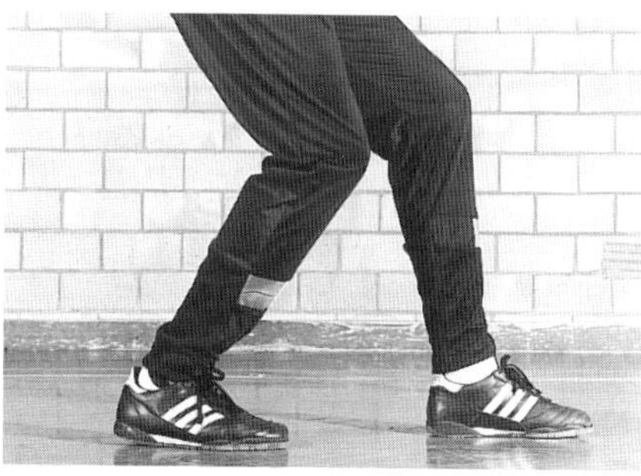

Ferse behält Bodenkontakt!
Dehne beidseitig!

7/12 Kräftigung der seitlichen Rumpfmuskulatur

Seitenlage im Unterarmstand
Füße abgelegt

→ Becken heben und Ganzkörperspannung

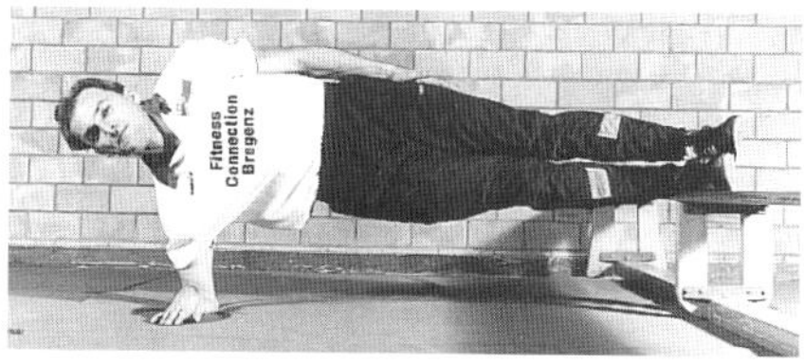

Hochführen des oberen, leicht einwärtsgedrehten Beines

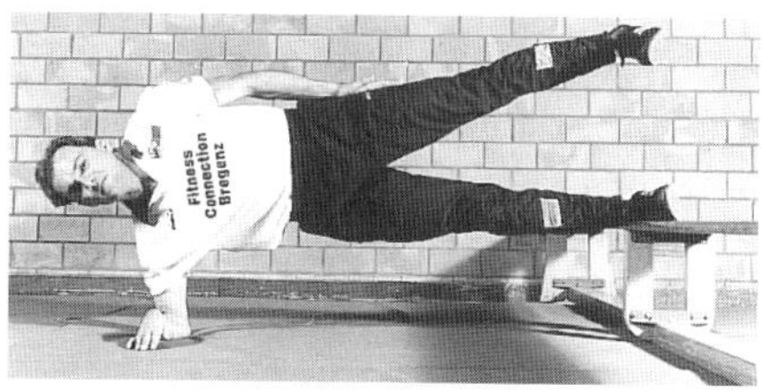

Variation für Geübte

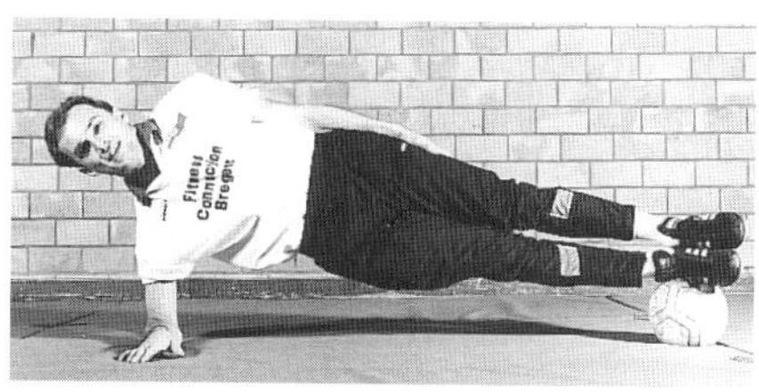

Ferse stets höher als Zehen

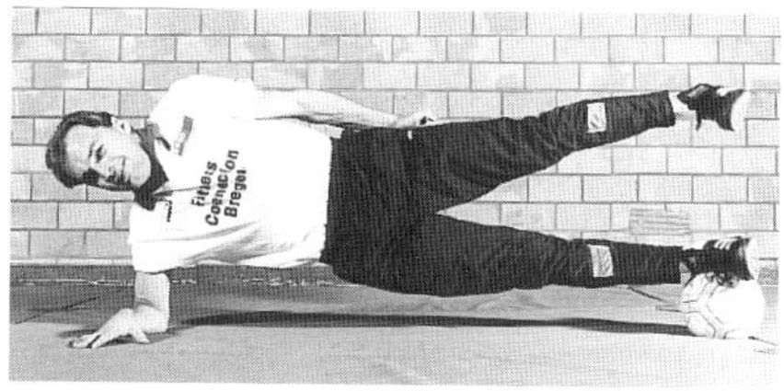

Hüfte bleibt gestreckt.
Kräftige beidseitig!

8/12 Kräftigung der hinteren Rumpf- und Oberschenkelmuskulatur

Unterarmstütz in der Bankgasse
(2 parallele Langbänke)

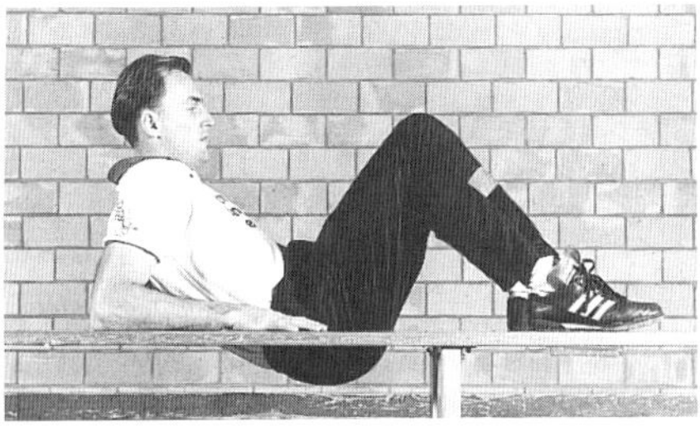

→ Becken heben und senken durch Anspannen der Gesäß- und Bauchmuskeln

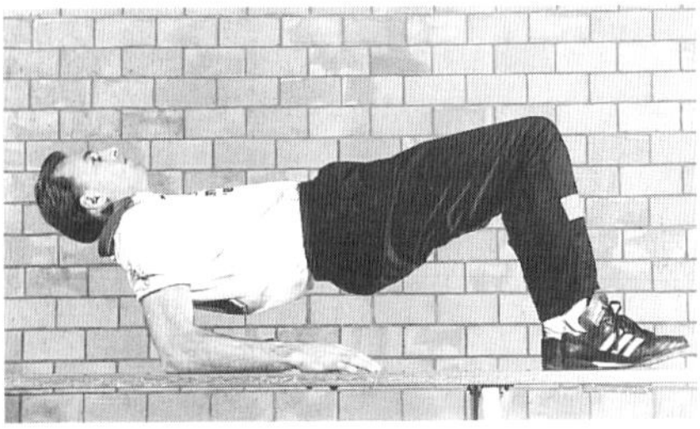

... für Geübte
Ein Bein in Verlängerung des Oberschenkels strecken

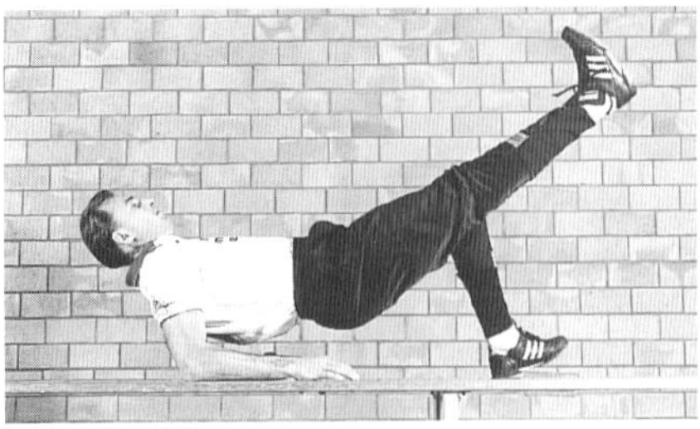

Ferse schiebt!
Becken bleibt gehoben!

9/12 Kräftigung des großen Gesäßmuskels

Rutschhalte (ein Bein gebeugt hinten abgelegt)
→ Langsames Heben und Senken des gebeugten Beines

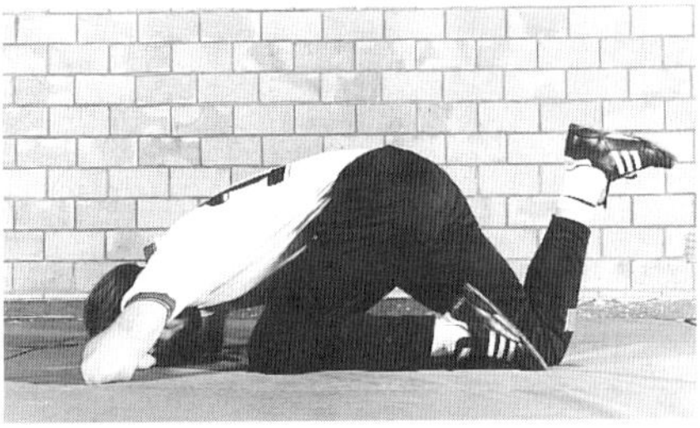

Fußsohle schiebt zur Decke

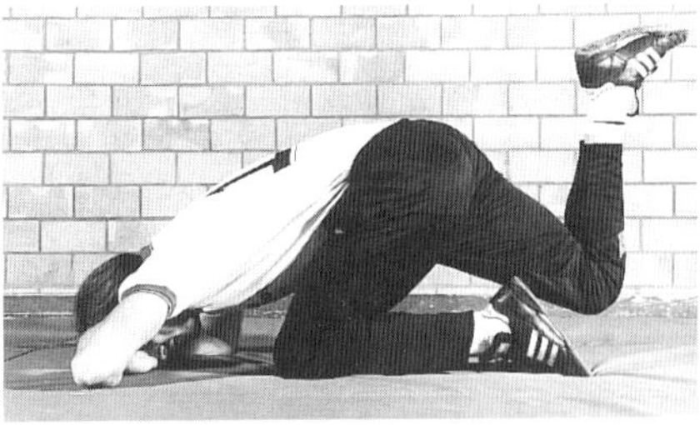

Variation (Partnerübung)
Partner fixiert das Gesäß und gibt leichten bis mittleren Widerstand am Oberschenkel.

10/12 Kräftigung der Bauchmuskulatur

→ Aus der Vorspannung aufrollen und den Ball zuspielen – Ball fangen und in die Vorspannung abrollen

1. Gerades Auf- und Abrollen

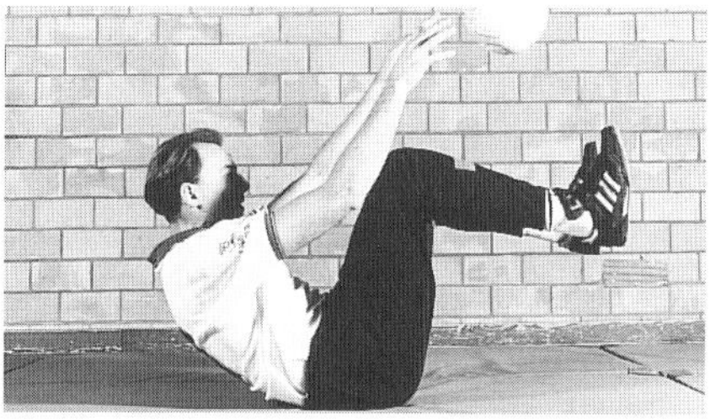

2. Schräges Auf- und Abrollen

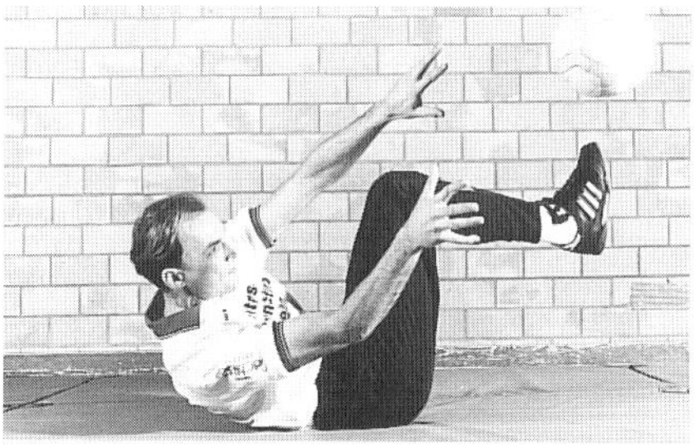

→ Hände versuchen aus der Vorspannung, die Knie nach vorne zu drücken

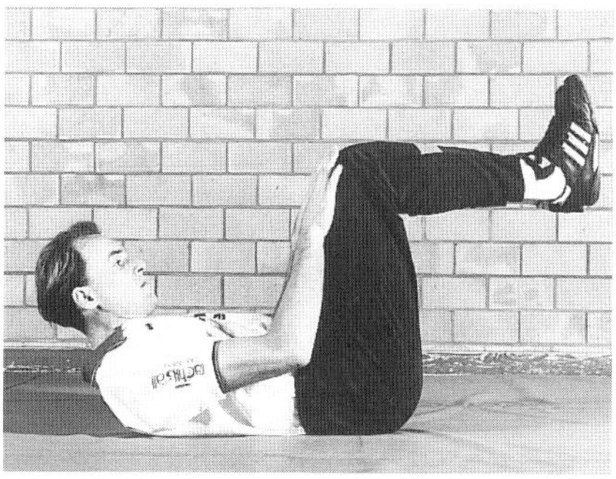

Knie leisten Widerstand!

11/12 Kräftigung der Adduktoren und der Abduktoren

Kräftigung der Adduktoren
Stabile Seitenlage
ein Bein über das andere gestellt

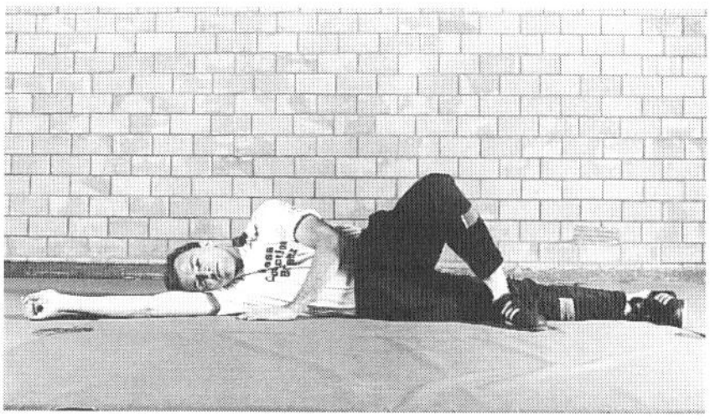

→ Gestrecktes Bein heben und senken

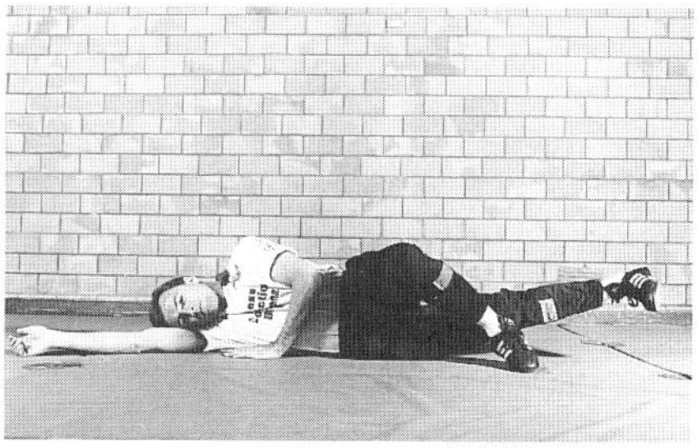

→ Einen Softball mit den Knien zusammendrücken

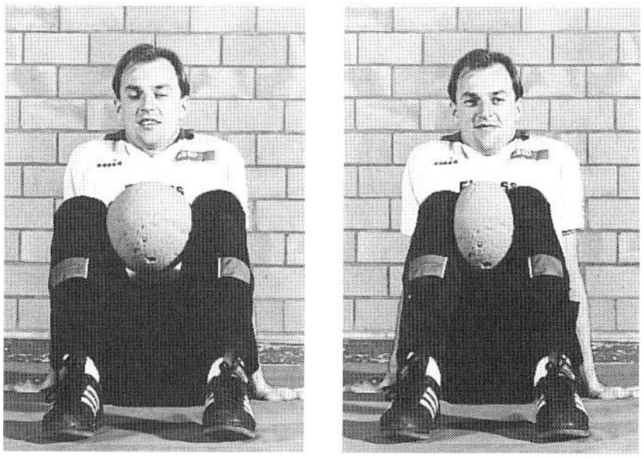

Arme stützen hinter dem Körper ab. Achte auf eine gleichmäßige Atmung (keine Preßatmung)!

11/12 Kräftigung der Adduktoren und der Abduktoren

Kräftigung der Abduktoren

Stabile Seitenlage

→ Gestreckte Beine mit Ball heben und senken

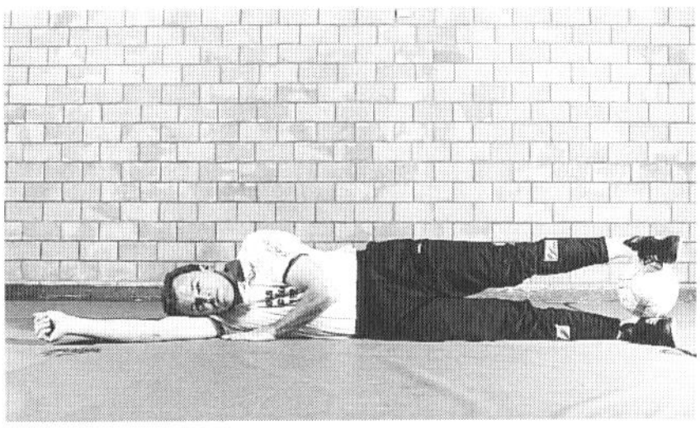

Hüfte bleibt gestreckt

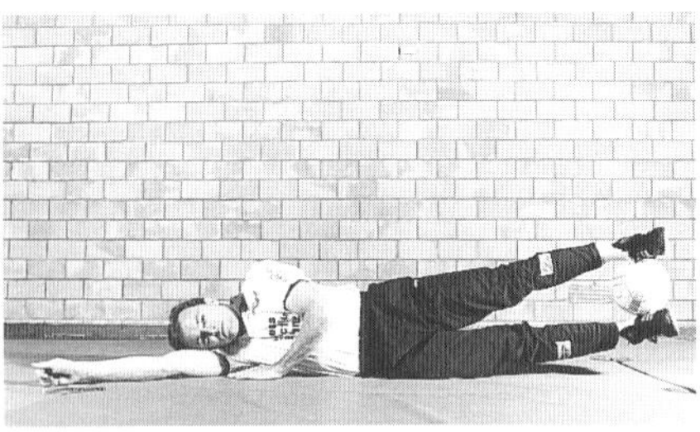

→ Auseinanderdrücken der gestreckten Beine gegen Partnerwiderstand (Kräftigung der Abduktoren)

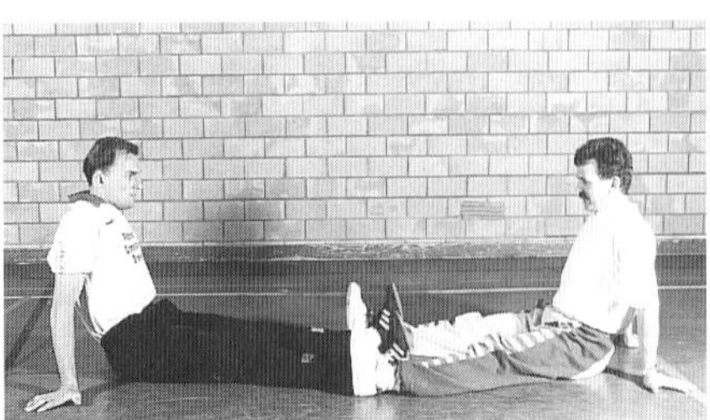

Beim Zusammendrücken der gestreckten Beine werden die Adduktoren gekräftigt.

12/12 Kräftigung der Sprunggelenksstabilisatoren und der vorderen Oberschenkelmuskulatur

Zur Verbesserung der Kraftausdauer

→ Sprünge auf Weichboden (über knöchel- bis max. kniehoch gespannte Schnur)

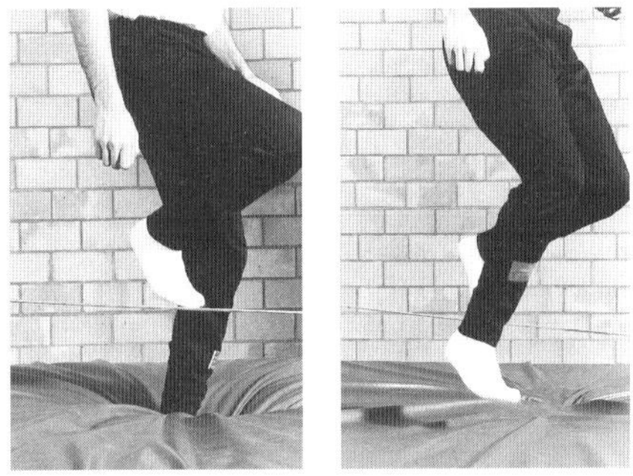

Sprünge ein- und beidbeinig ausführen

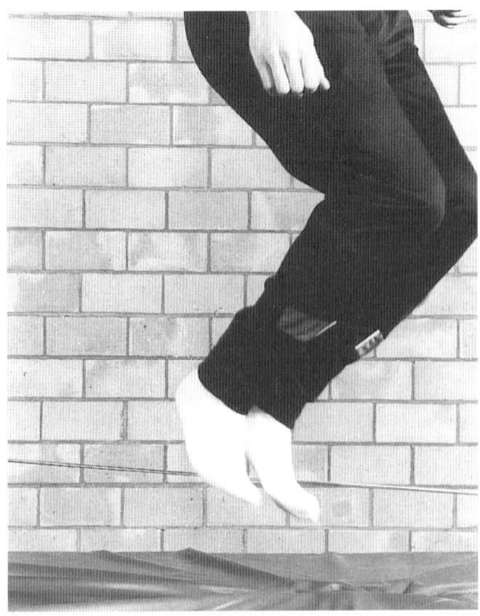

Intensive Kräftigung der Sprunggelenksstabilsatoren durch Ausführung ohne Turnschuhe!

3

Die Goldenen Zwölf

HANDBALL

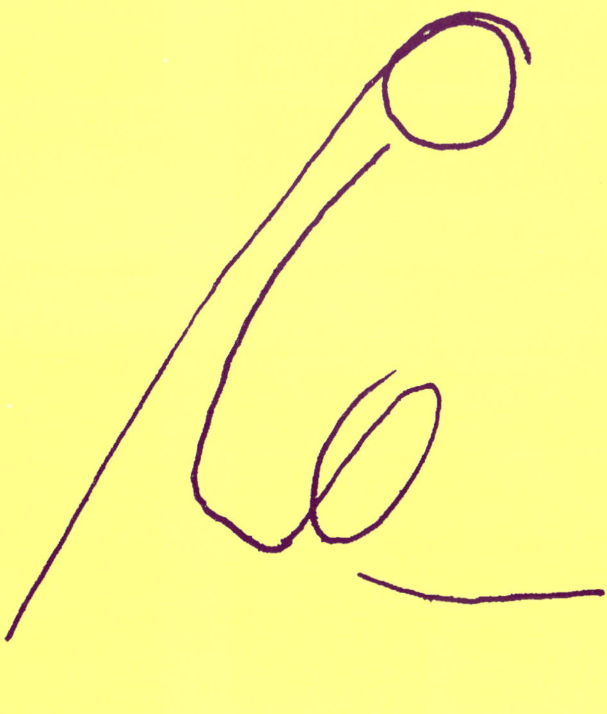

12/12 Kräftigung der Arm-, Schulter- und Rumpfmuskulatur

Kräftigung der hinteren Rumpfmuskulatur

→ „Bauch einziehen“, Gesäßmuskeln anspannen

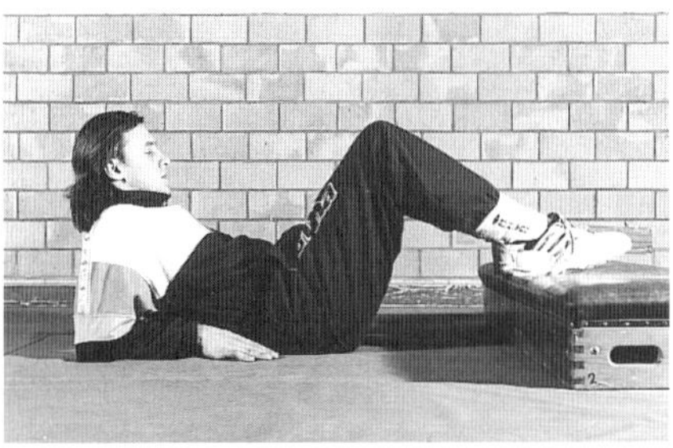

→ Becken heben

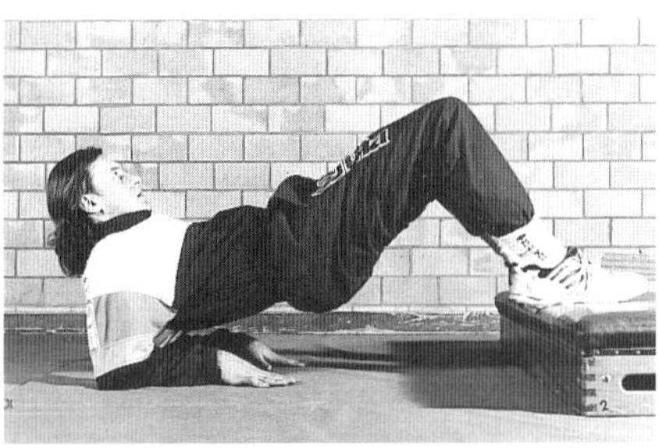

Ein Bein in Verlängerung des Oberkörpers strecken

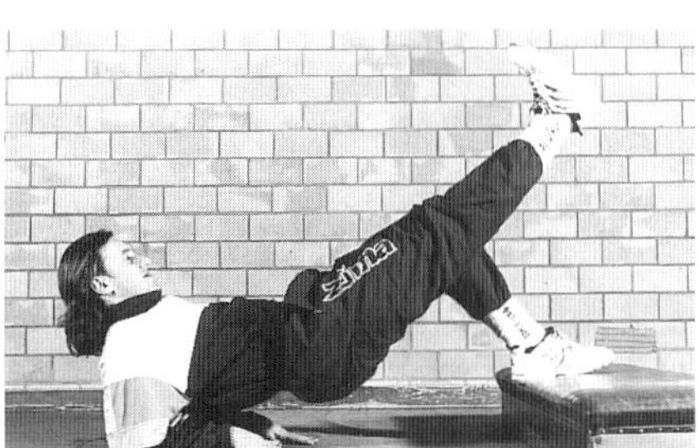

Ferse schiebt!

12/12 Kräftigung der Arm-, Schulter- und Rumpfmuskulatur

Kräftigung der seitlichen Rumpfmuskulatur

→ Aus der Ganzkörperspannung oberes Bein hochführen und senken

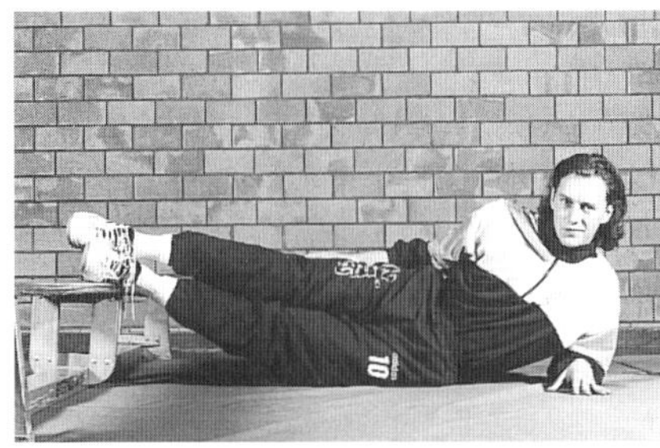

Ganzkörperspannung

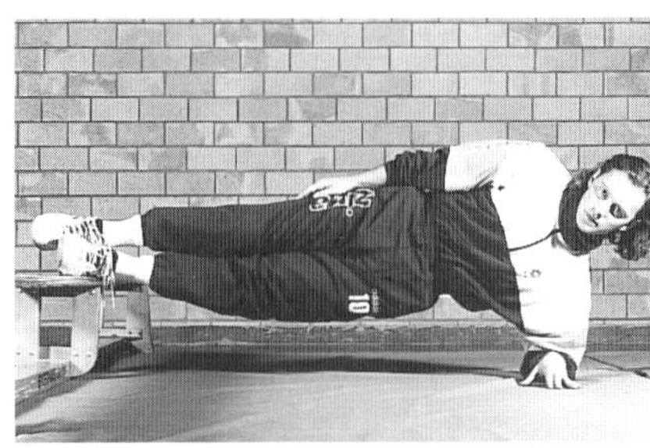

Oberes Bein hochführen und senken (Ferse höher als Zehen)

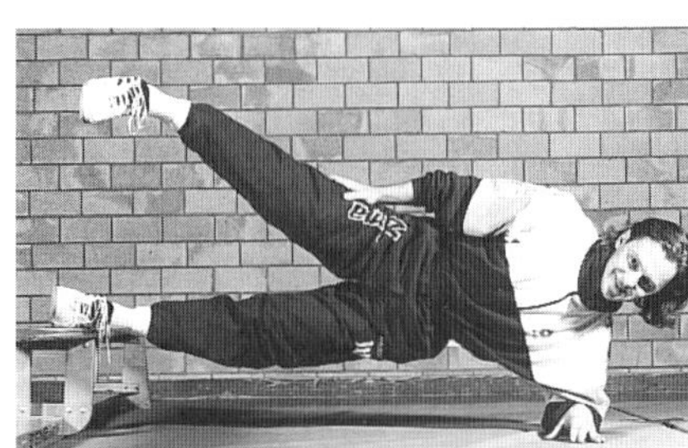

Kräftige beidseitig!

4

Die Goldenen Zwölf

VOLLEYBALL

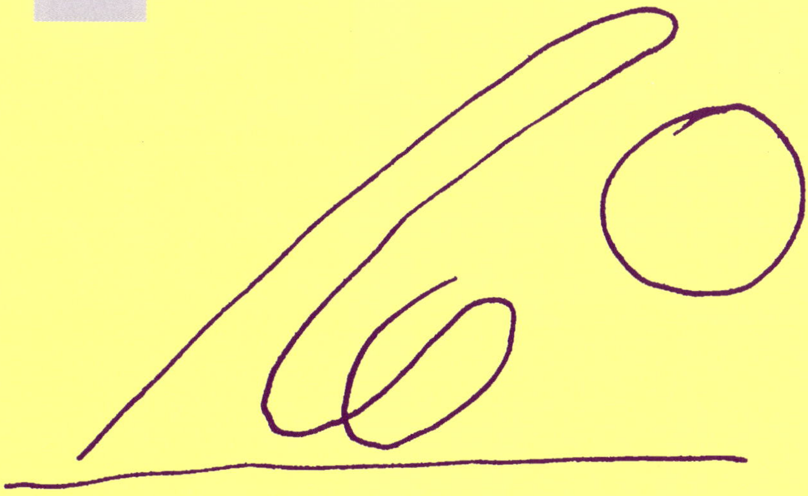

4/12 Dehnung der Adduktoren

Sitz
Fußsohlen aneinander (nahe am Rumpf)
→ Nach-unten-Ziehen der Knie

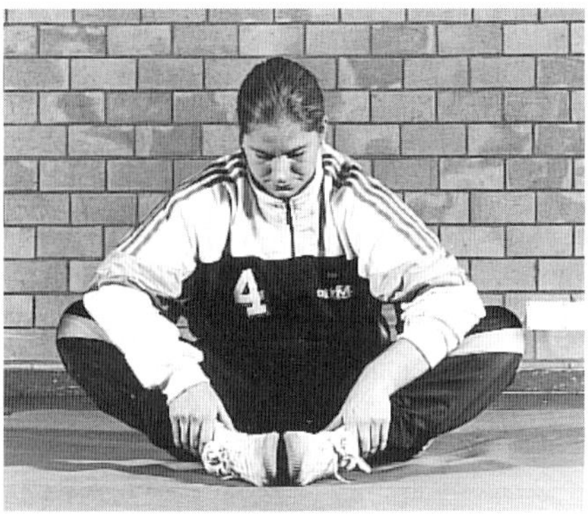

Mit Unterstützung der Ellbogen werden die Knie nach unten gedrückt

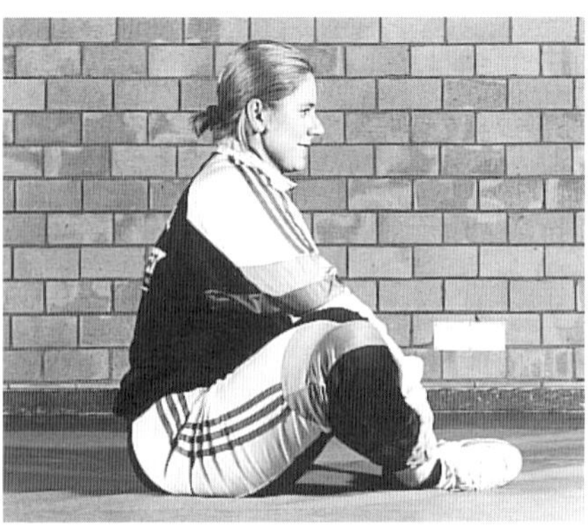

Achte auf einen geraden Rücken!

5/12 Dehnung des Lenden-Darmbeinmuskels und der vorderen Oberschenkelmuskulatur

Dehnung des Lenden-Darmbeinmuskels
Einbeinkniestand: Oberkörper abgestützt
→ Becken nach hinten kippen (Bauch einziehen, „Schambein vorschieben")

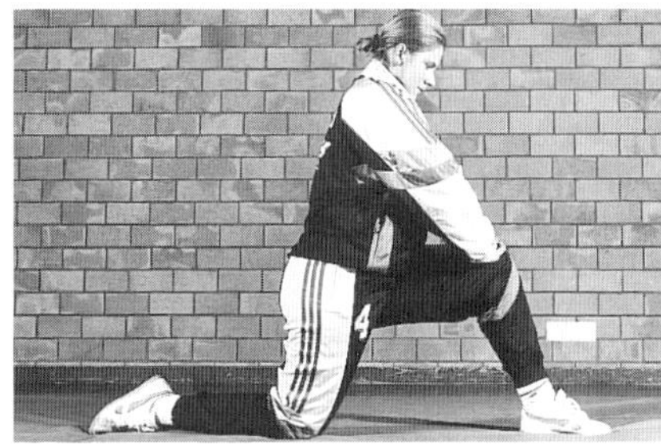

Vorschieben der Hüfte

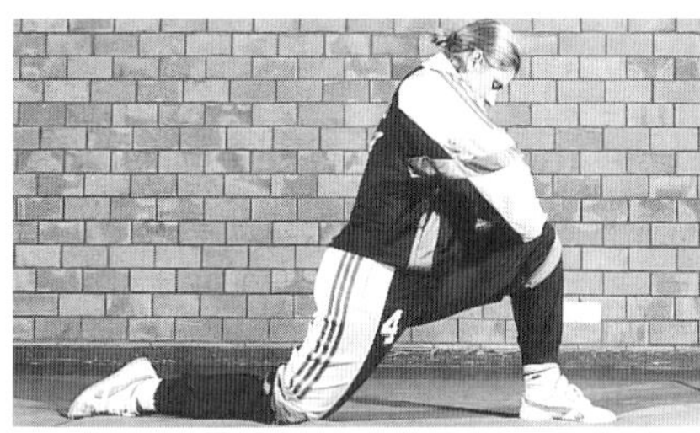

Dehnung der vorderen Oberschenkelmuskulatur
Seitenlage: Knie nahe der Stirn
→ Oberes Bein waagrecht zurückführen

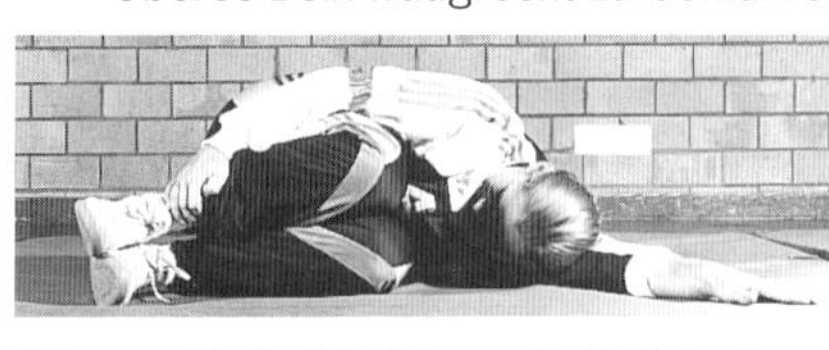

Oberes Bein bleibt am Fuß fixiert

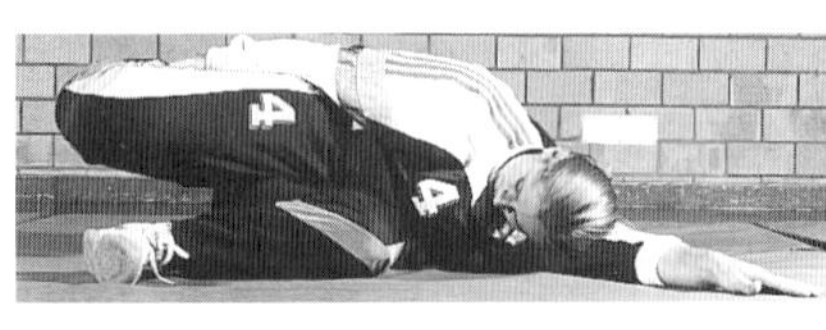

Aktive Hüftstreckung!

6/12 Dehnung der Rücken- und der hinteren Oberschenkelmuskulatur

Dehnung der Rückenmuskeln (vor allem der Rückenstrecker)
Sitz mit angewinkelten Beinen (hüftbreit)
→ Oberkörper beugen und zwischen den Beinen hängen lassen

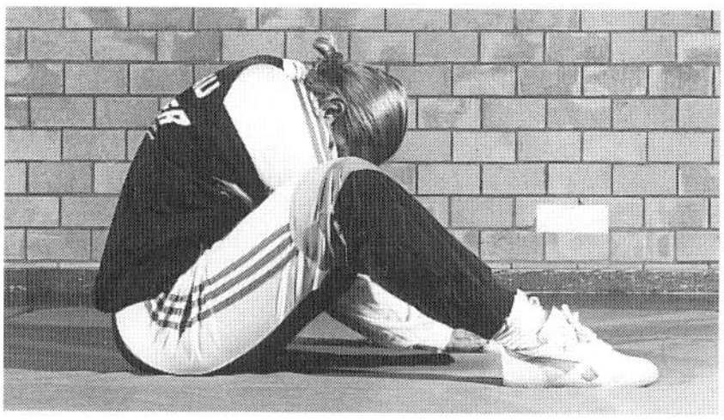

Durch den Zug der Ellbogen nach unten kann die Dehnung verstärkt werden

Dehnung der hinteren Oberschenkelmuskulatur
Sitz: Ein Bein angewinkelt

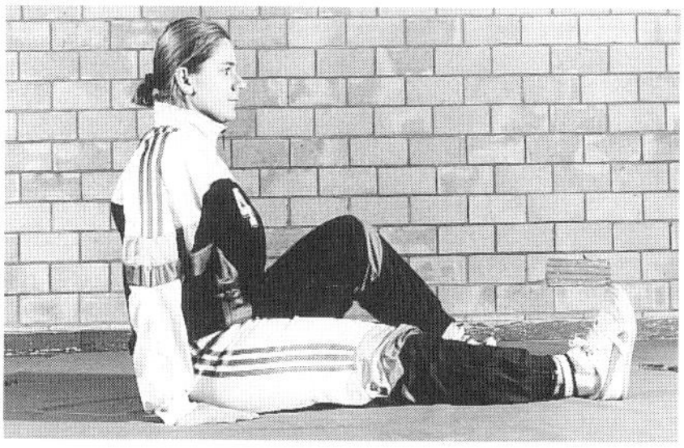

→ Oberkörper herausheben und vorkippen

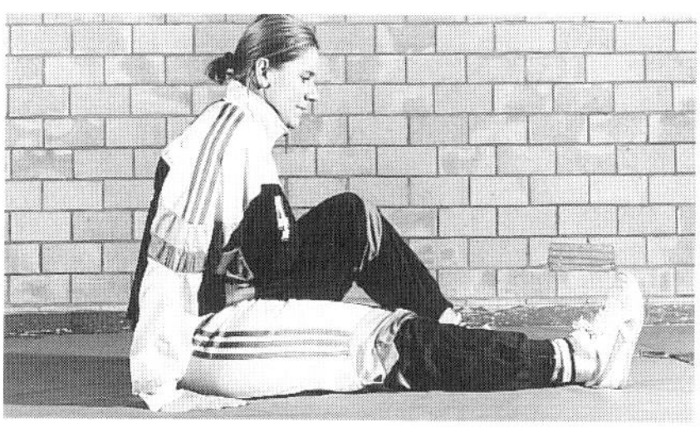

Kopf in Verlängerung der Wirbelsäule!

7/12 Dehnung der Wadenmuskulatur

Bankstellung
ein Bein gestreckt am Boden
→ Oberkörper langsam zurückschieben

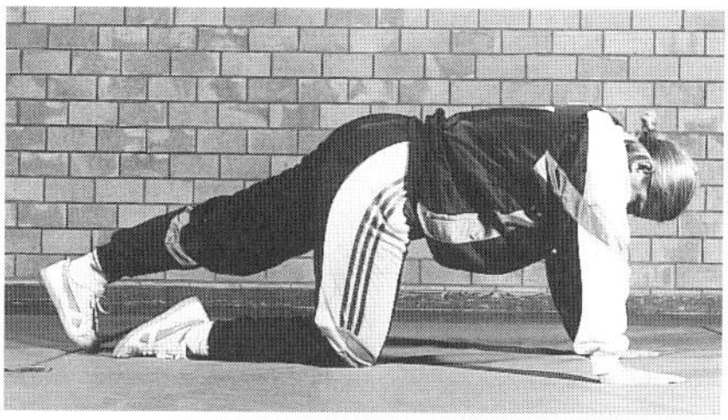

Langsames Zurückschieben des Oberkörpers (Ferse schiebt)

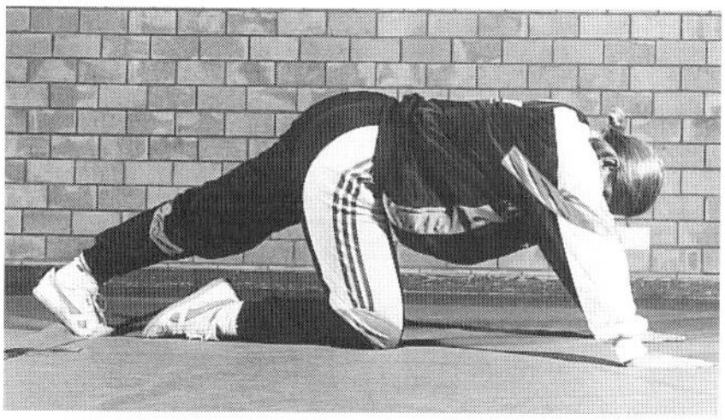

Dehne stets beidseitig!

Ist die Ferse leicht einwärts- bzw. auswärtsgedreht, werden vor allem die äußeren bzw. die inneren Anteile der Wadenmuskeln gedehnt.

8/12 Kräftigung der Finger-, Arm- und Schultermuskulatur

Knieliegestütz im Fingerkuppenstand
→ Beugen und Strecken der Arme

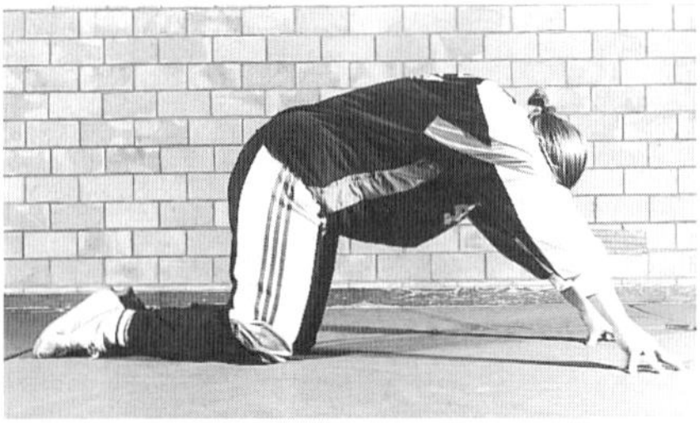

Bauchmuskeln anspannen und Schulterblätter stabilisieren

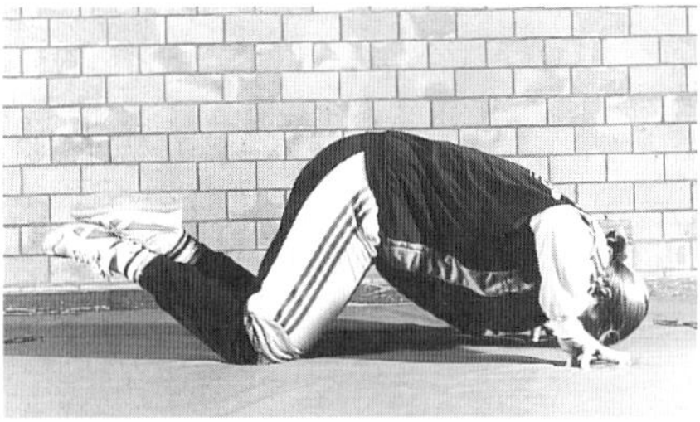

Beim Beugen der Arme den Oberkörper nach vorne-unten führen

9/12 Kräftigung der hinteren Rumpfmuskulatur

Sitz mit angewinkelten Beinen

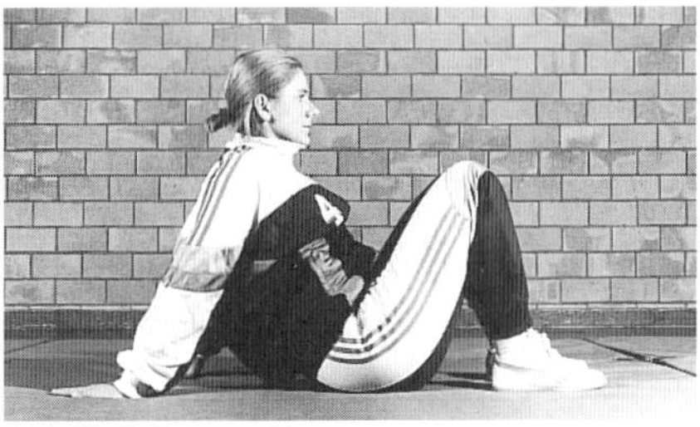

→ Im Fingerkuppenstand das Becken heben (Gesäßmuskeln anspannen)

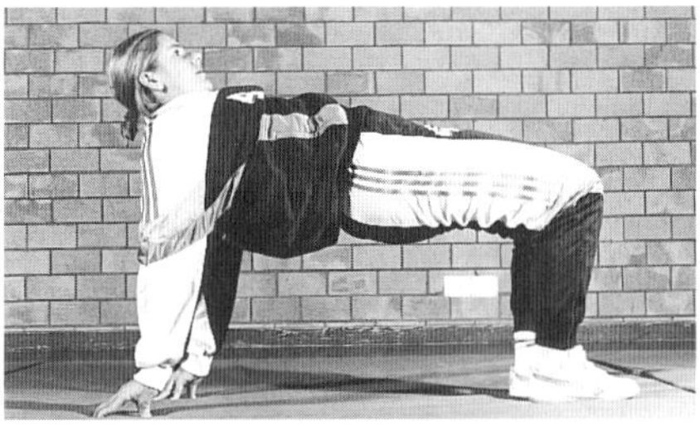

Zeigen die Finger nach vor, werden die Schulterrotatoren mitgekräftigt.

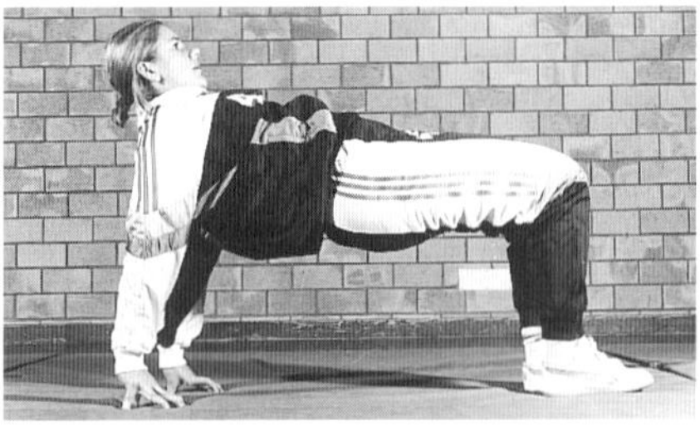

Wird ein Bein in Verlängerung des Oberschenkels gestreckt (mit Fersenschub), kann die Kräftigung zusätzlich intensiviert werden.

10/12 Kräftigung des breiten Rückenmuskels

Einbeinkniestand
→ Ball hinter dem Körper nach oben führen

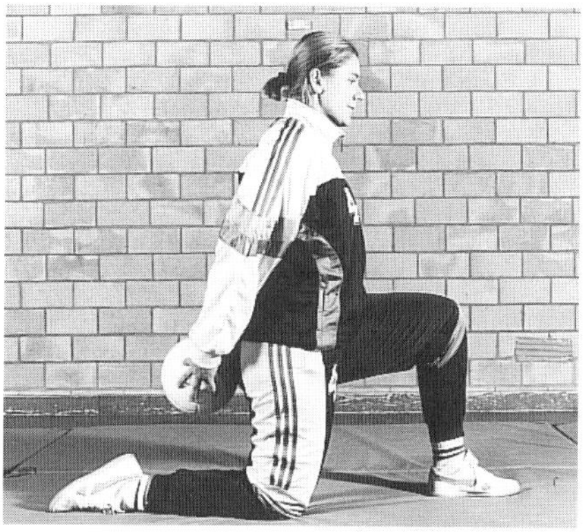

Gestreckte Arme hinter dem Körper hochführen

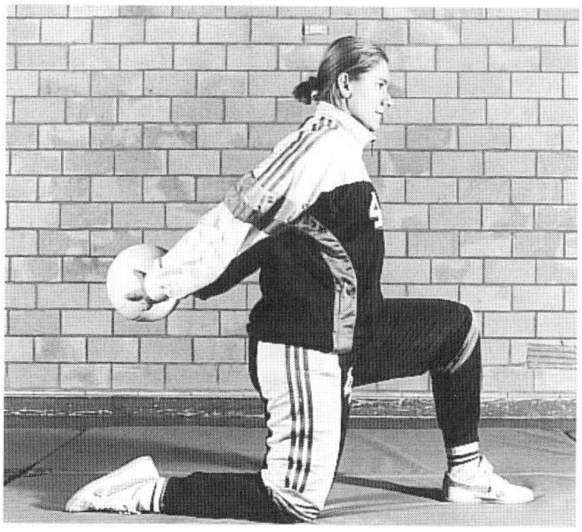

Bauch- und Gesäßspannung halten!

11/12 Kräftigung der Gesäßmuskulatur

Kräftigung des großen Gesäßmuskels
Bankstellung im Unterarmstand
→ Langsames Hochführen eines gebeugten Beines max. bis zur Waagrechten

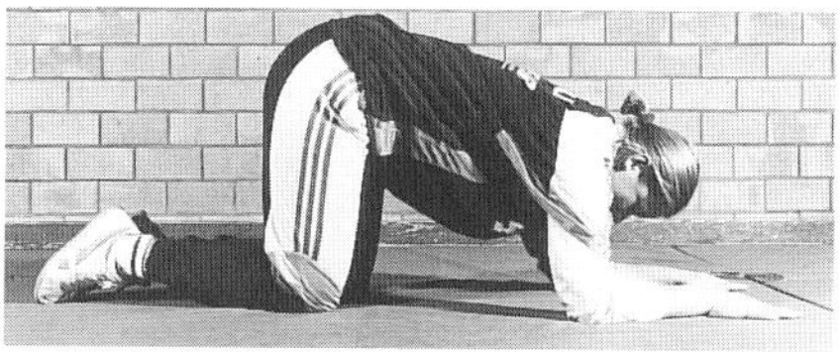

„Bauch einziehen" und Gesäßmuskeln anspannen!

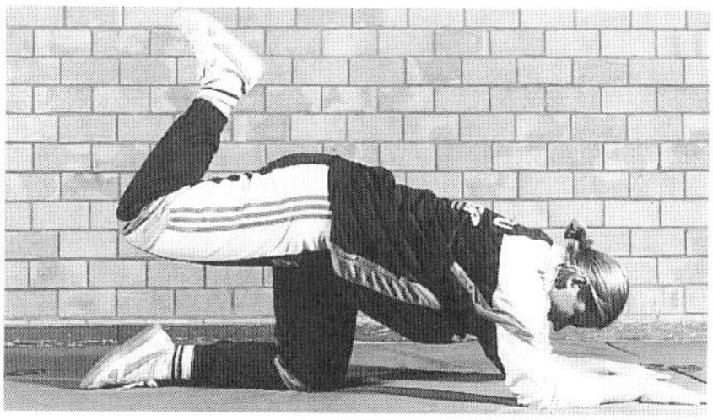

Kräftigung des mittleren und kleinen Gesäßmuskels
Stabile Seitenlage
→ Hochführen und Senken des gestreckten Beines

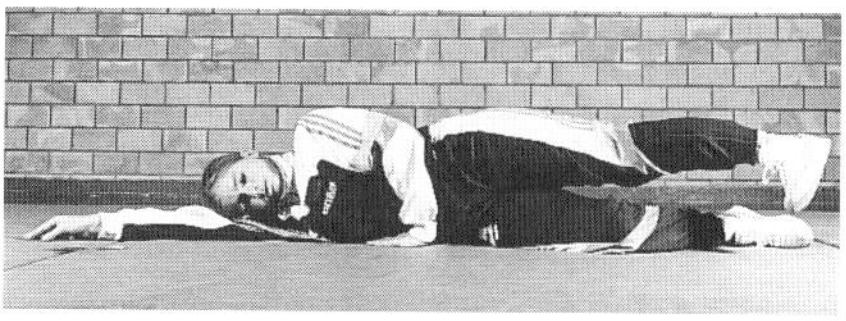

Ferse höher als Zehen

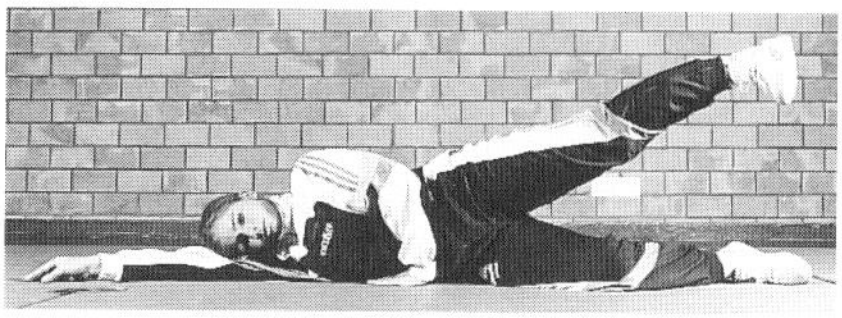

Hüfte nicht ausdrehen!
Kräftige beidseitig!

12/12 Kräftigung der Bauchmuskeln

Rückenlage
Beine rechtwinklig gebeugt
Vorspannung
→ Abwechselndes Zur-Decke-Greifen aus der Vorspannung

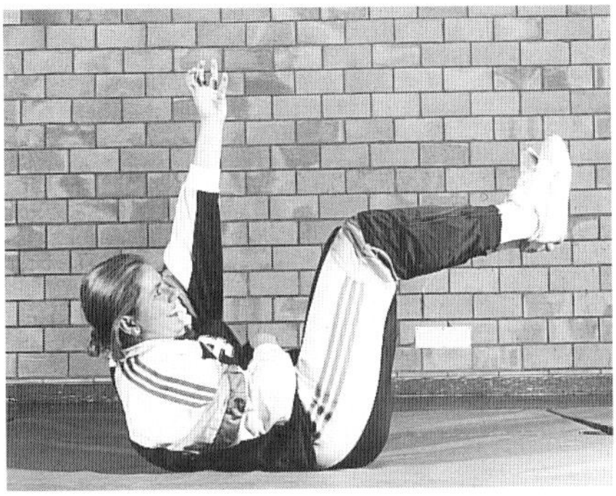

Kräftige stets beidseitig!

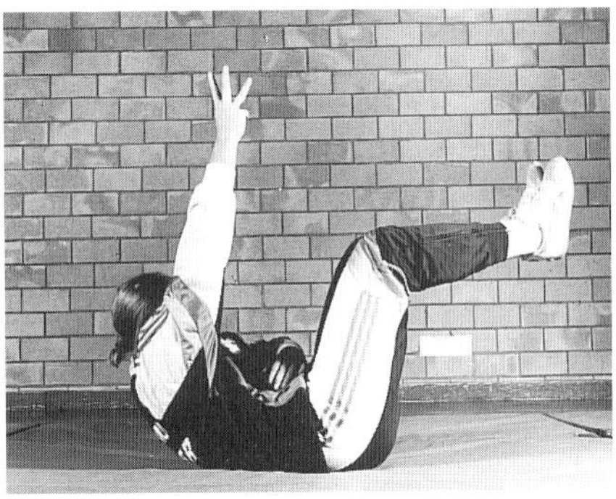

Aus der Vorspannung - in die Vorspannung!

Vorspannung:
Bauchmuskeln anspannen und Nacken lang machen (Faust hat zwischen Kinn und Brustbein Platz)!

12/12 Kräftigung der Bauchmuskeln

Rückenlage mit rechtwinklig gebeugten Beinen
Vorspannung

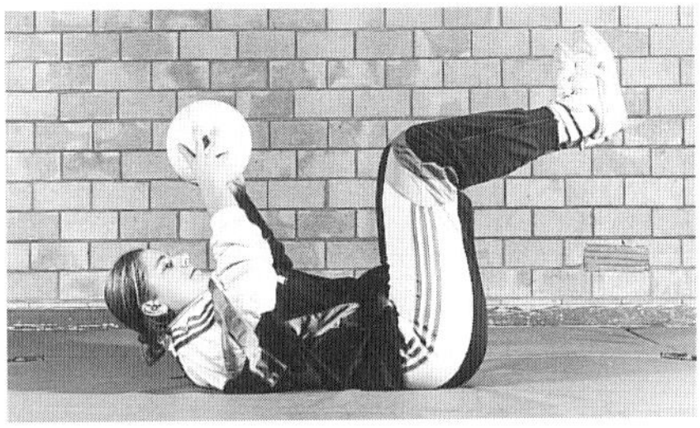

→ Ball soweit wie möglich zur Decke schieben

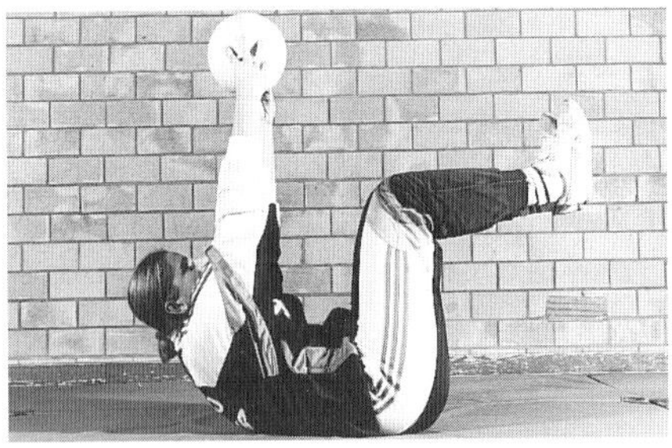

Variation
→ Aus der Vorspannung Ball auf den Unterschenkeln ablegen

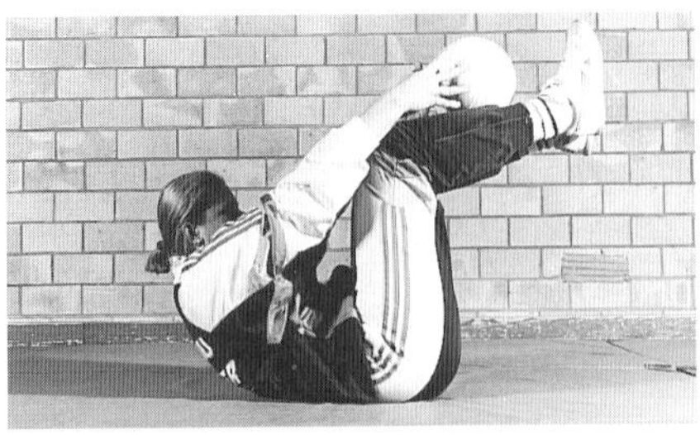

Abrollen bis in die Vorspannung → Ball holen

5

Die Goldenen Zwölf

FAUSTBALL

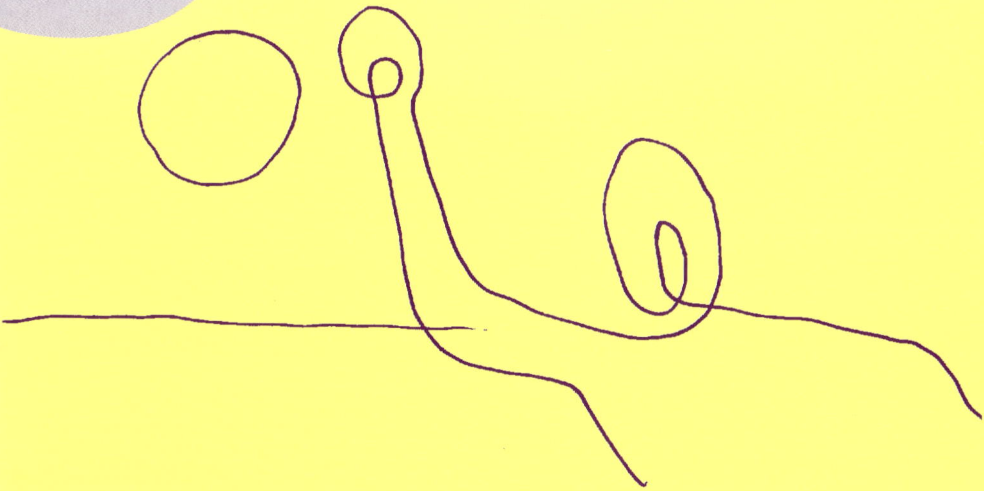

1/12 Mobilisierung des Schultergürtels und der Wirbelsäule

Mobilisierung des Schultergürtels

→ 1. Heben und Senken der Schultern (beidseitig oder links/rechts im Wechsel)

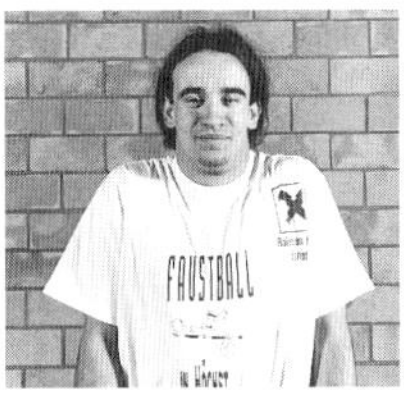

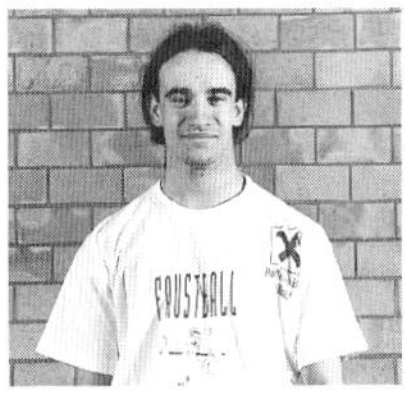

→ 2. Kreisen der Schultern mit Armen in Schlaghalte

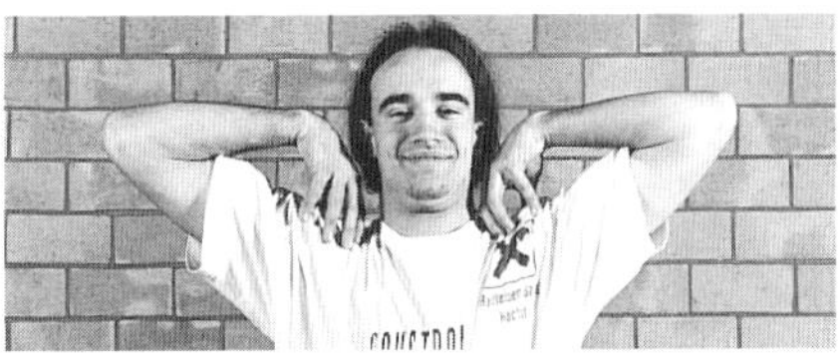

Gleichzeitiges oder abwechselndes Kreisen der Schultern

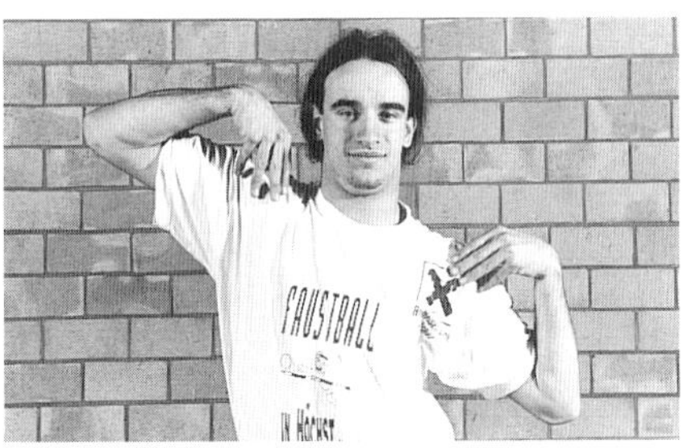

Richtung und Radius variieren

→ 3. Gegengleiches Ein- und Auswärtsdrehen der Arme in Seithalte

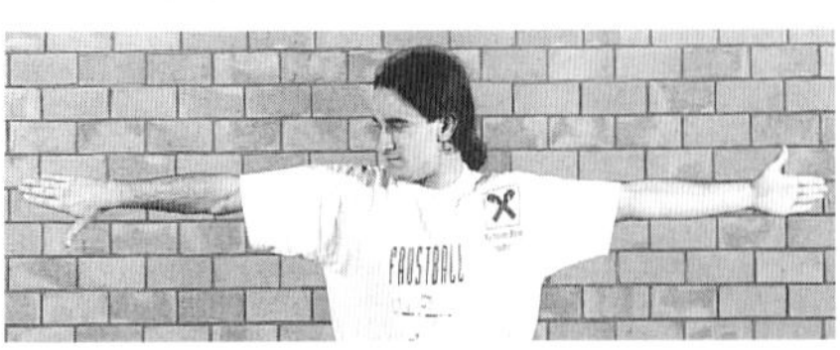

Blick zum Handrücken (Daumen unten)

1/12 Mobilisierung des Schultergürtels und der Wirbelsäule

Mobilisierung der Wirbelsäule

→ Kippen des Beckens

1. Becken nach vorne kippen
   Schultern drücken zu Boden

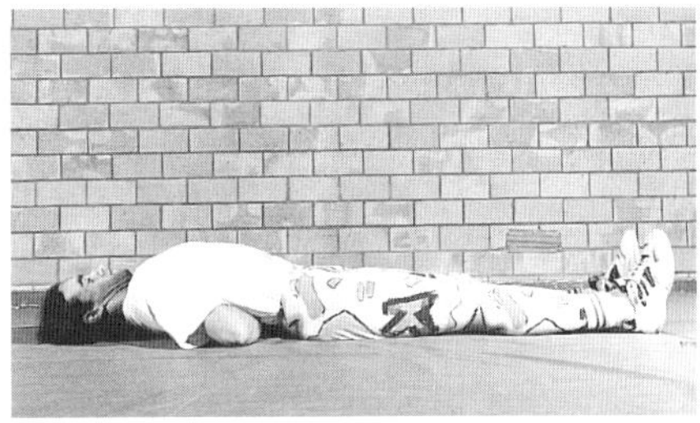

Hand hat unter der LWS Platz

2. Becken nach hinten kippen („Schambein nach oben schieben“ = „Bauch einziehen“)

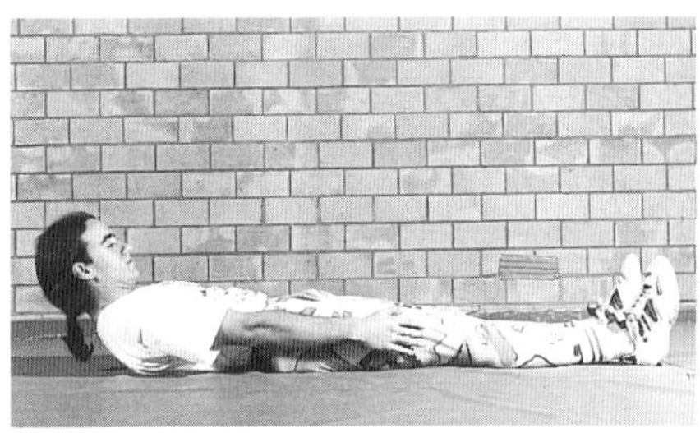

Hände ziehen vor.
Durch leichtes Heben des Kopfes (Nacken lang machen) Lendenwirbelsäule bewußt zu Boden drücken.

2/12 Dehnung der Armstrecker und der Handgelenkbeuger

Dehnung der Armstrecker

→ Gebeugten Arm hinter dem Kopf nach unten drücken

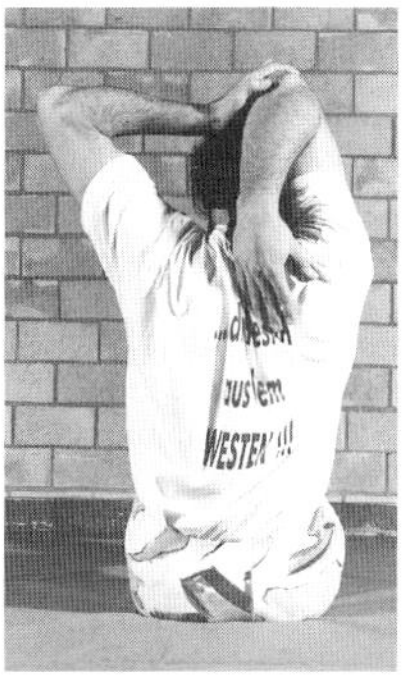

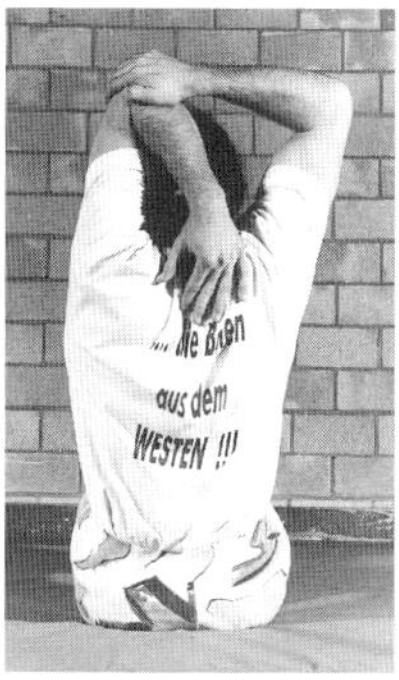

Dehnung der Handgelenkbeuger

→ Arm bei fixierter Hand auswärtsdrehend strecken

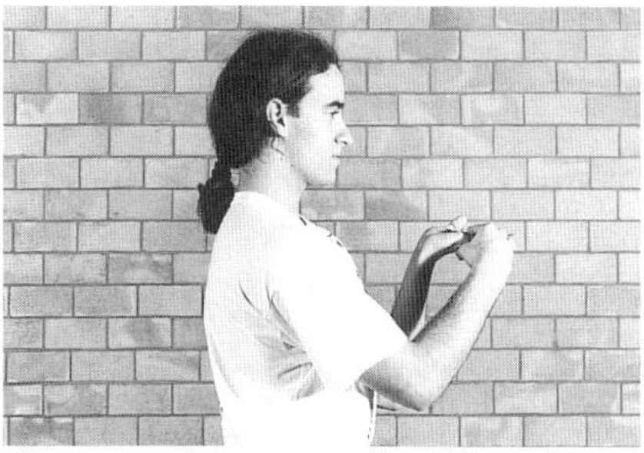

Dehne behutsam!

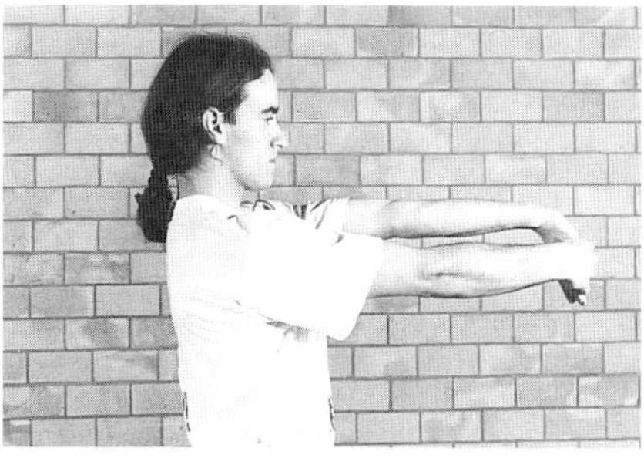

Dehne stets beidseitig!

3/12 Dehnung der Armbeuger und der Brustmuskulatur

Dehnung der Armbeuger

→ Aus der Bauchlage Oberkörper um eine Schulter wegdrehen

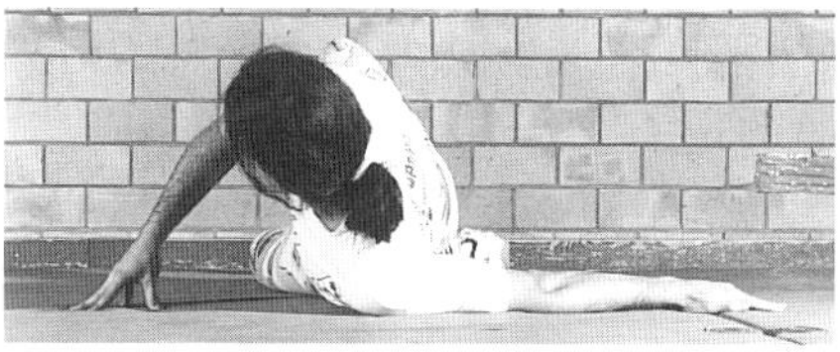

Schulter behält Bodenkontakt.

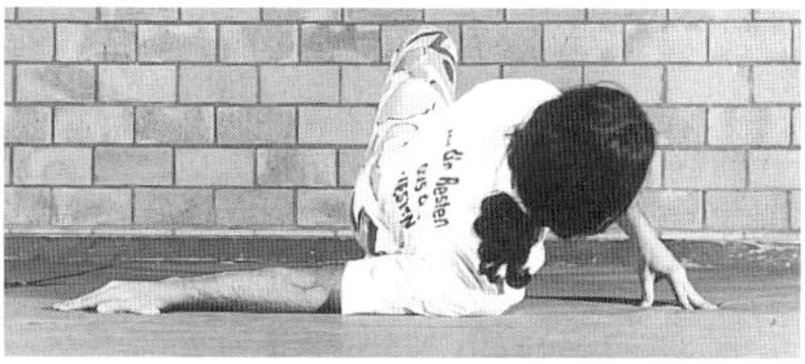

Dehnung der Brustmuskulatur

→ Aus der Rückenlage gestreckte Arme zurückführen

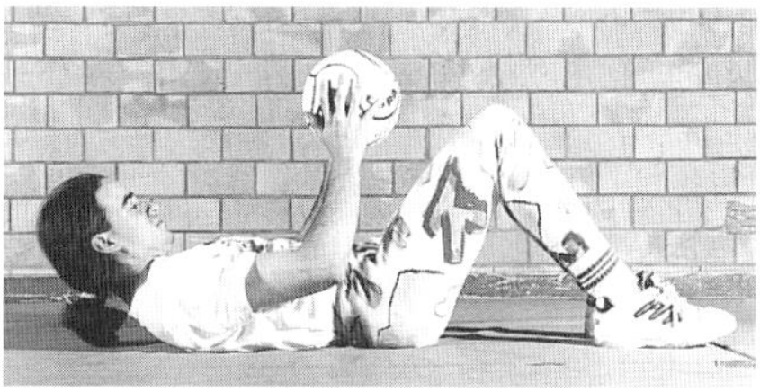

Becken nach hinten kippen („Bauch einziehen") und Arme gestreckt zurückführen.

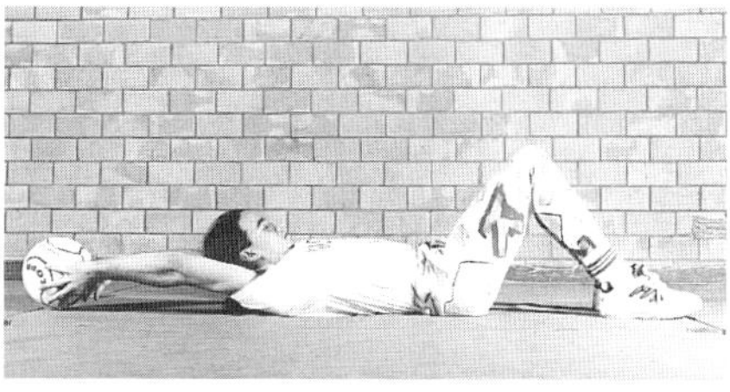

Kopf bleibt gehoben!

4/12 Dehnung der seitlichen Gesäß- und äußeren Oberschenkelmuskulatur

Rückenlage; ein Bein gebeugt
→ Gebeugtes Bein mit Gegenhand zur Seite und Richtung Schulter ziehen

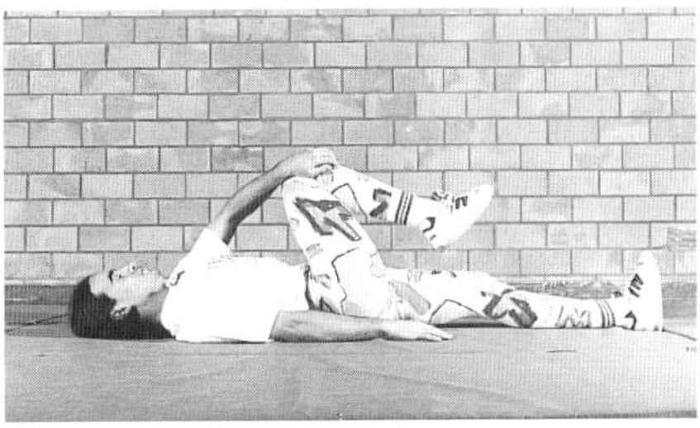

Schultern behalten Bodenkontakt.

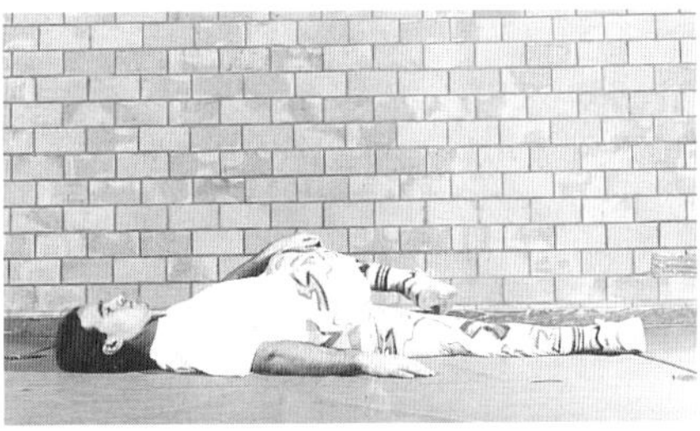

Dehne stets beidseitig!

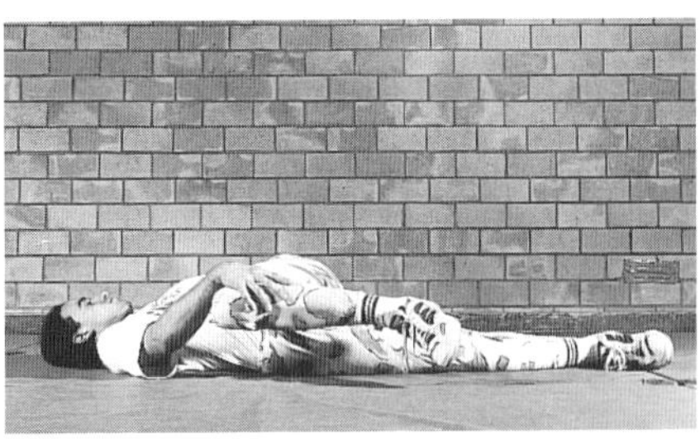

Atme ruhig und gleichmäßig!

5/12 Dehnung der Adduktoren

Einbeinkniestand
→ Oberkörper zur Seite des gestreckten Beines neigen

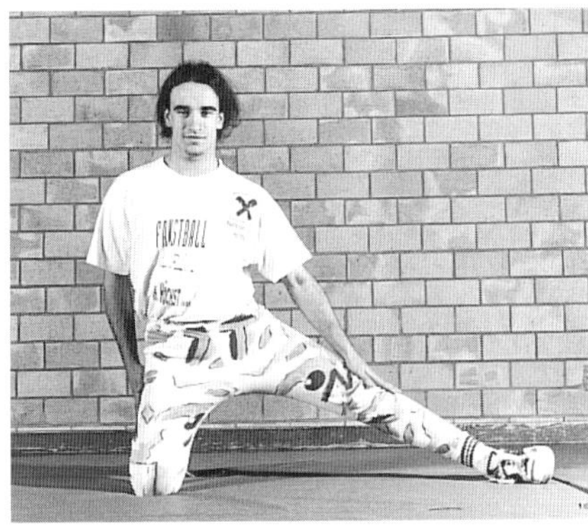

Hand zieht entlang des gestreckten Beines

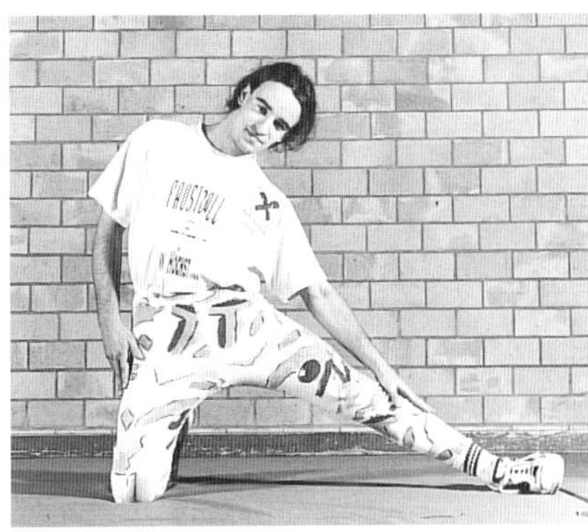

Dehne behutsam und beidseitig!

6/12 Dehnung des Lenden-Darmbeinmuskels

Rückenlage auf erhöhter Unterlage
ein Bein am Oberkörper fixiert
→ Angewinkeltes Bein langsam strecken (Ferse schiebt)

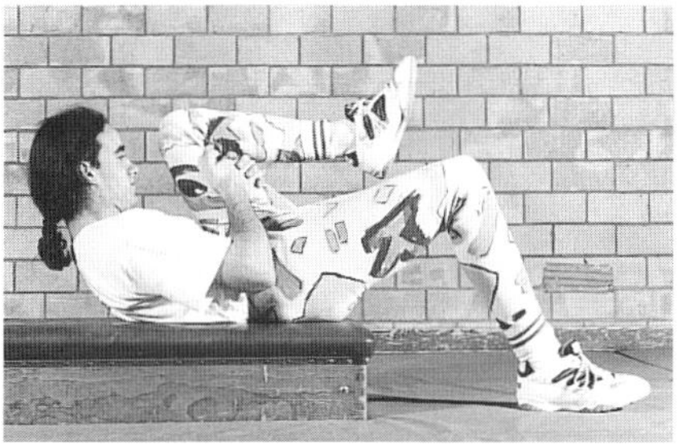

Kopf und Schultergürtel sind gehoben

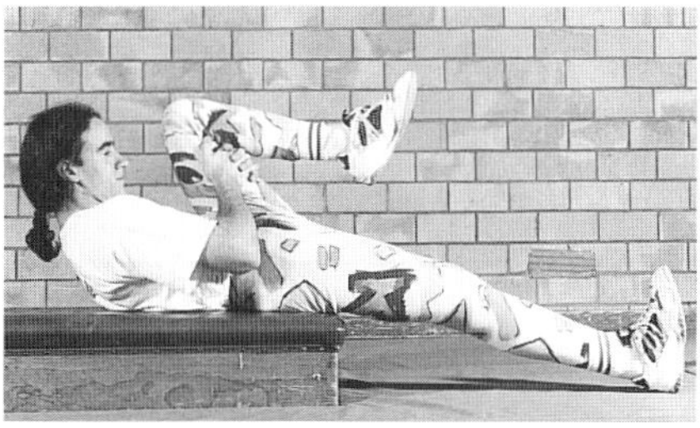

Drückt die Ferse gegen den Boden wird die Dehnung verstärkt.

7/12 Dehnung der Oberschenkelmuskulatur

Dehnung der vorderen Oberschenkelmuskulatur
→ „Päckchen" in der Seitenlage
Knie nahe der Stirn

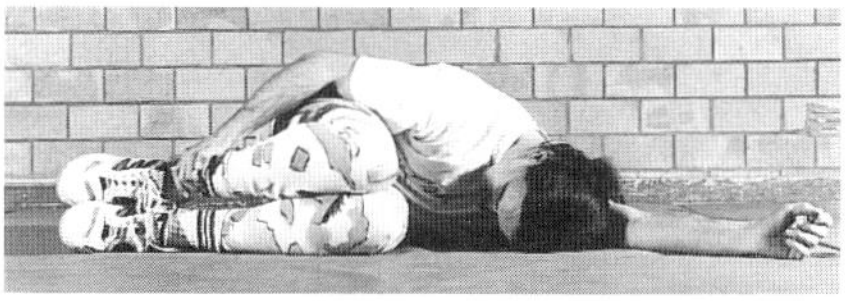

Oberes Bein waagrecht zurückführen

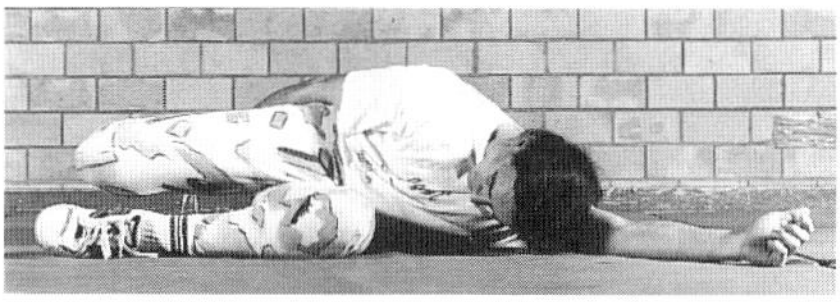

Dehnung der hinteren Oberschenkelmuskulatur
Einbeinkniestand

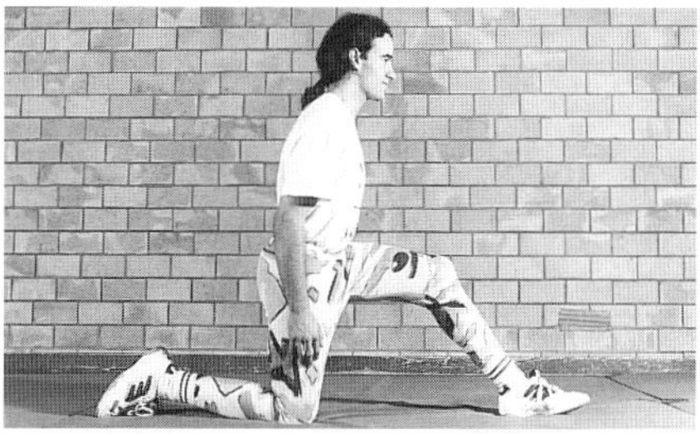

→ Vorderes Bein strecken, Hüfte beugen

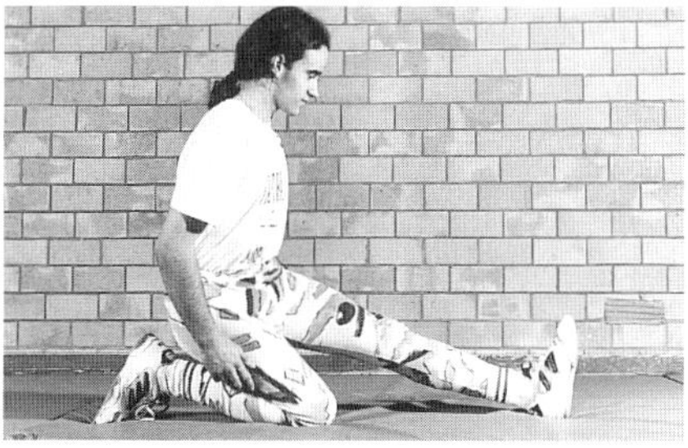

Gestreckten Oberkörper leicht nach vorne kippen

8/12 Kräftigung der Armstrecker und der Muskulatur des Schultergürtels

Liegestützstellung vor Kastenoberteil
→ „Auf- und Absteigen“

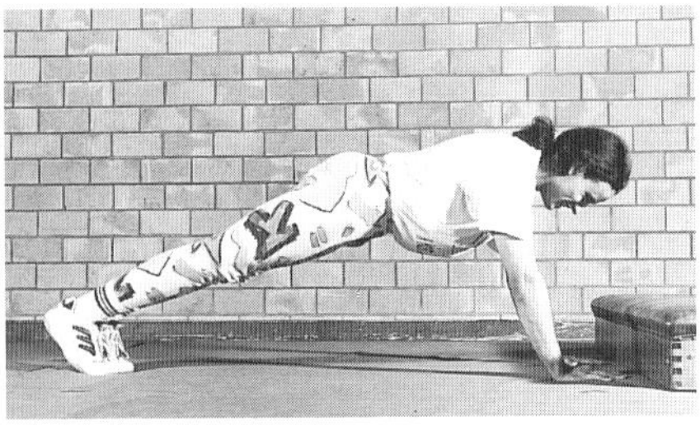

Ganzkörperspannung halten!

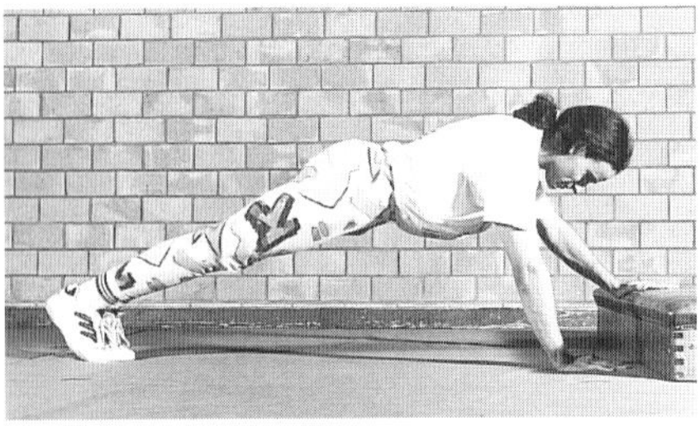

Kopf in Verlängerung der Wirbelsäule!

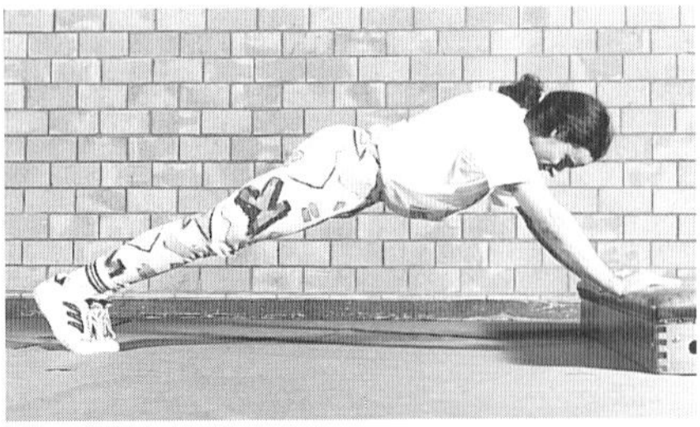

8/12 Kräftigung der Armstrecker und der Muskulatur des Schultergürtels

Liegestütz vorlings von kniehohem Kasten
→ Beugen und Strecken der Arme

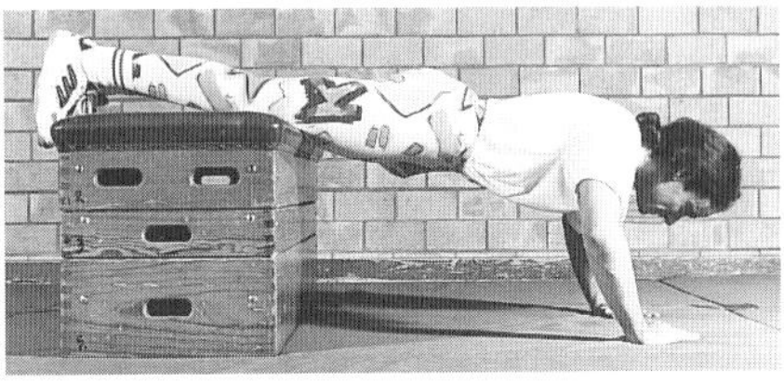

Auflage der Oberschenkel
Ganzkörperspannung

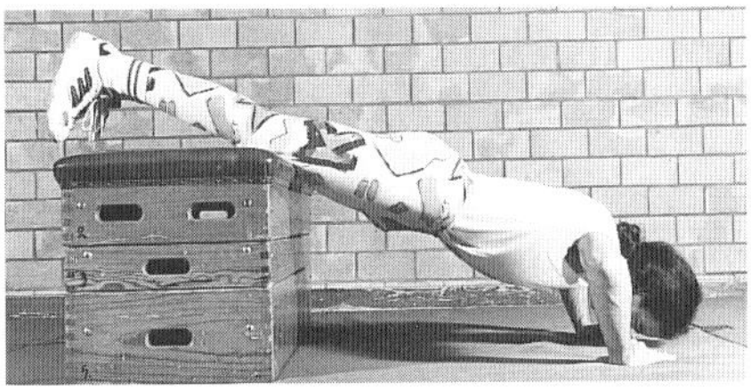

Klassischer Liegestütz
→ Beugen und Strecken der Arme

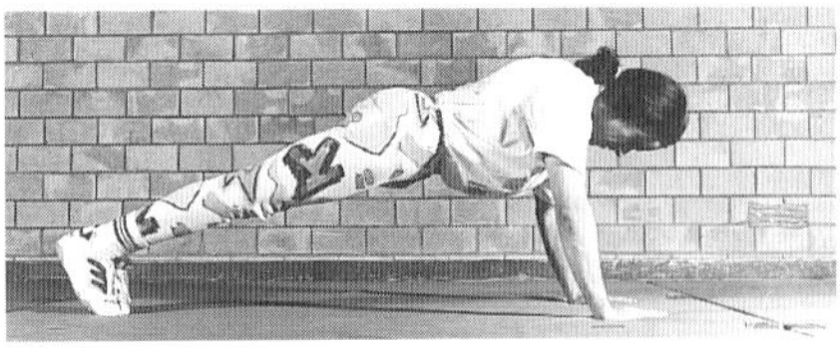

Ganzkörperspannung
(Bauch- und Gesäßspannung halten)

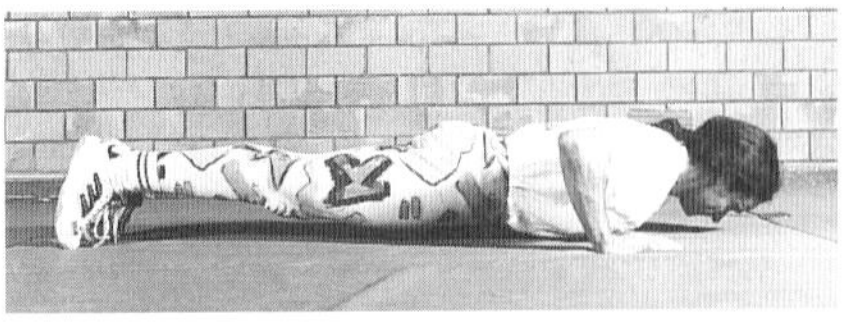

Kopf in Verlängerung der Wirbelsäule

Variation
durch breite bzw. schmale Armstellung

9/12 Kräftigung der Armstrecker sowie der hinteren Rumpf- und Oberschenkelmuskulatur

Stütz in der Bankgasse
(zwei parallele Langbänke)
→ Senken und Heben des Beckens

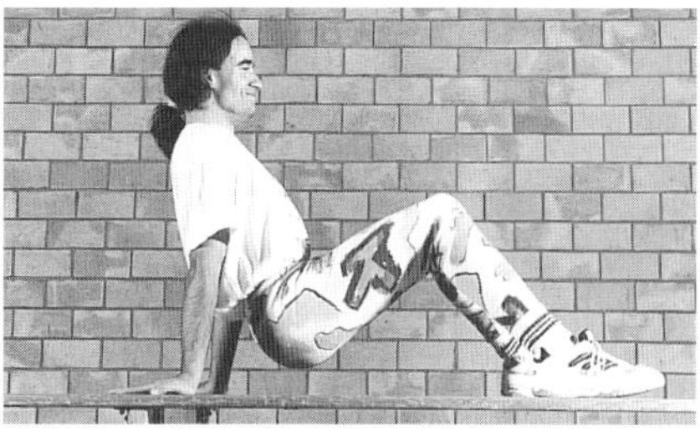

Senken in die Bankgasse

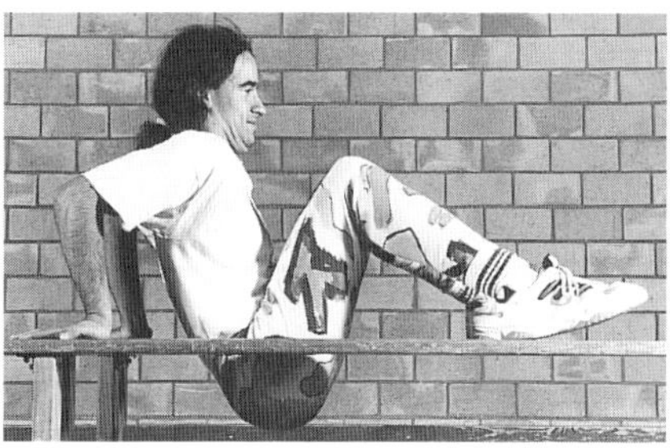

Gesäßmuskeln anspannen

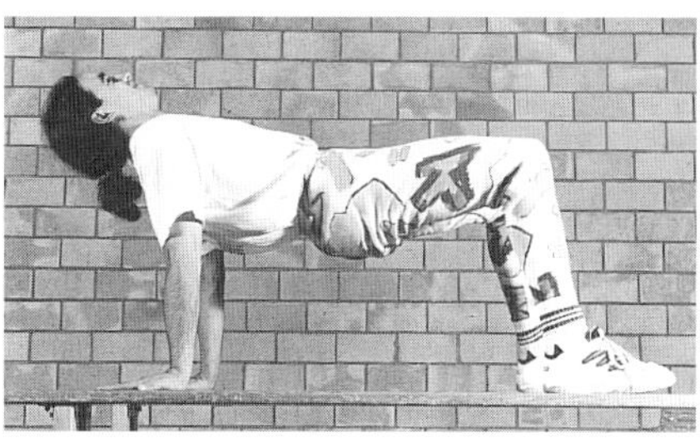

Becken heben bis zur Hüftstreckung

Kopf bleibt in Verlängerung der Wirbelsäule!

10/12 Kräftigung der Schulterblattfixatoren und der Rückenmuskeln

Bauchlage
→ Gestreckte Arme mit Ball heben

1. Arme in Hochhalte
Ganzkörperspannung (Fersenschub)

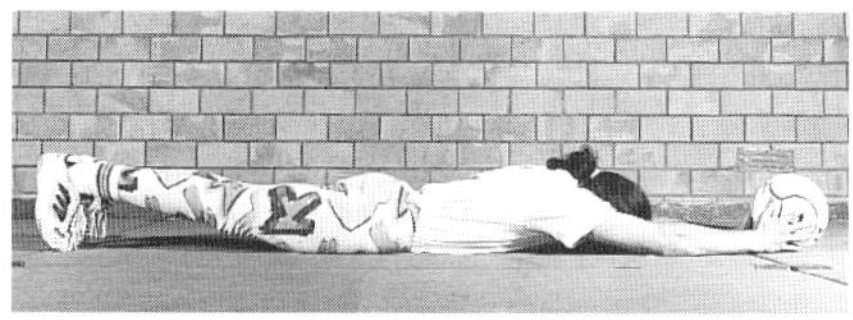

Ball leicht heben

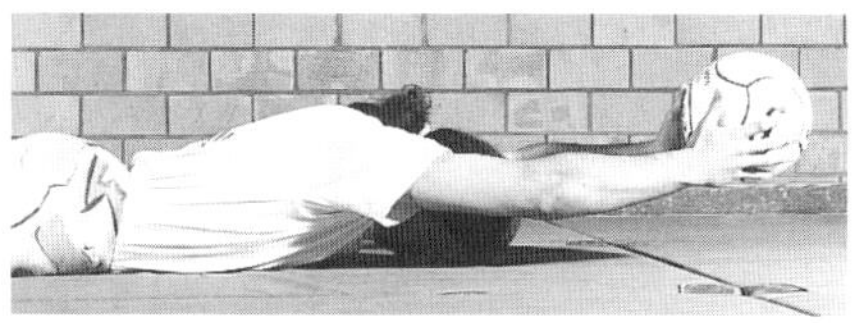

Spannung einige Sekunden halten und gleichmäßig atmen

2. Gestreckte Arme hinter dem Körper
Ganzkörperspannung (Fersenschub)

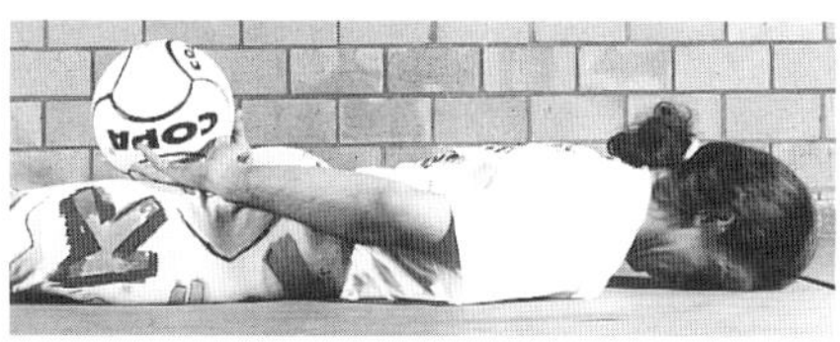

Ball hinter dem Körper hochführen

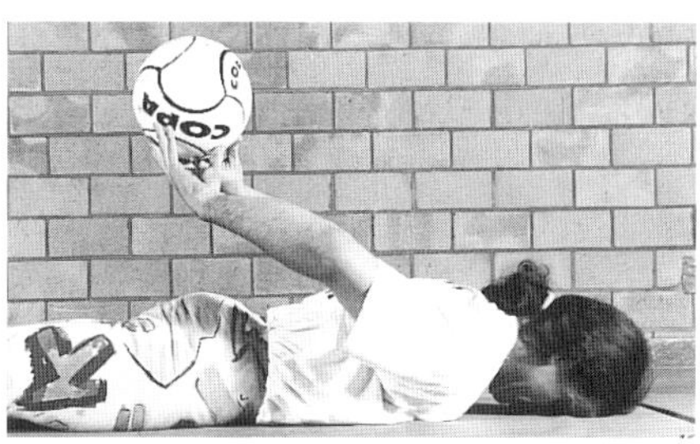

Spannung einige Sekunden halten!

11/12 Kräftigung der Bauchmuskeln

Rückenlage; Beine senkrecht, gestreckt und überkreuzt

→ Oberkörper aufrollen und Ball um die Beine führen

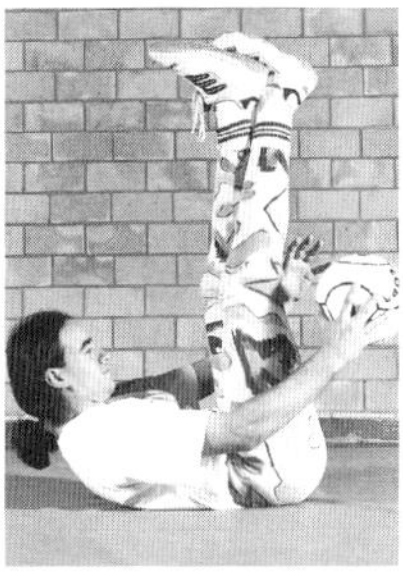

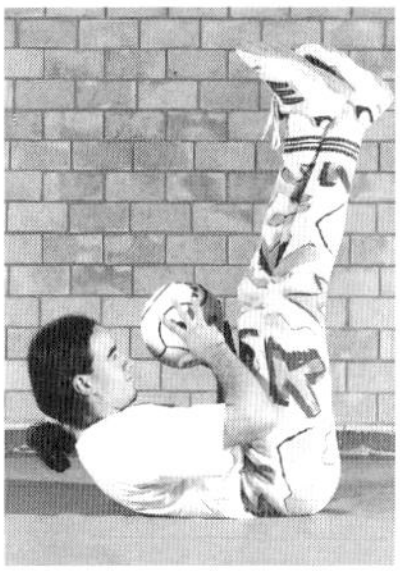

Rückenlage; Beine gebeugt und Unterschenkel überkreuzt; Hände an der Stirn Vorspannung

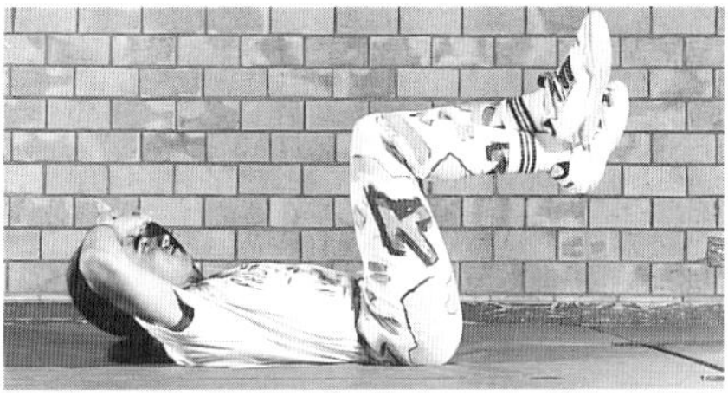

→ Aus der Vorspannung linker Ellbogen zum rechten Knie und ...

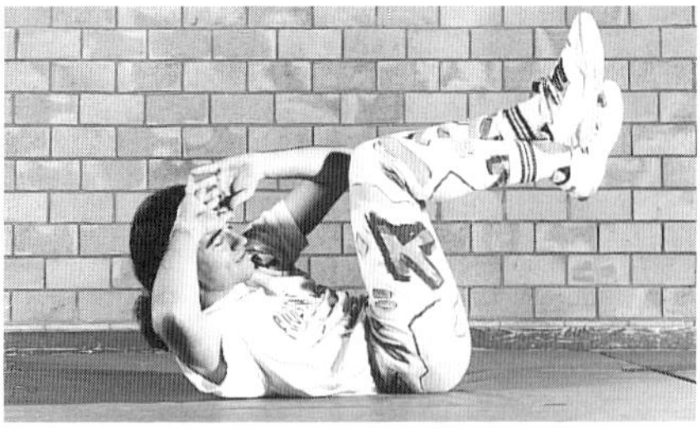

Ellbogen nicht zusammenziehen

Kräftige aus der Vorspannung in die Vorspannung!

12/12 Kräftigung der Abduktoren und der Adduktoren

Kräftigung der Abduktoren
Stabile Seitenlage

→ Heben und Senken des rechtwinklig gebeugten Beines

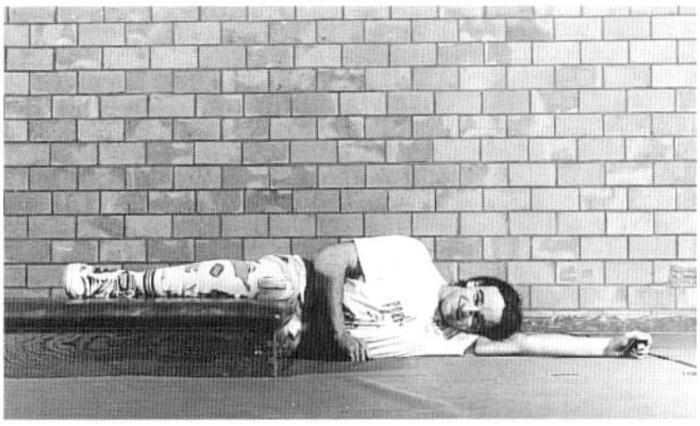

Unterschenkel stets parallel zur Unterlage

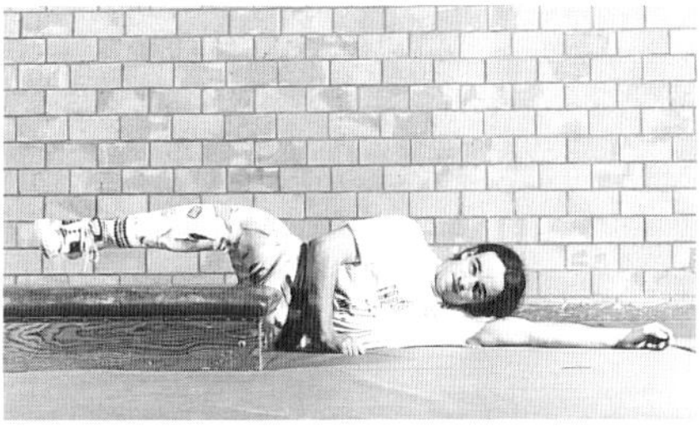

Kräftigung der Adduktoren

→ Rechtwinklig gebeugtes Bein drückt gegen die Unterlage

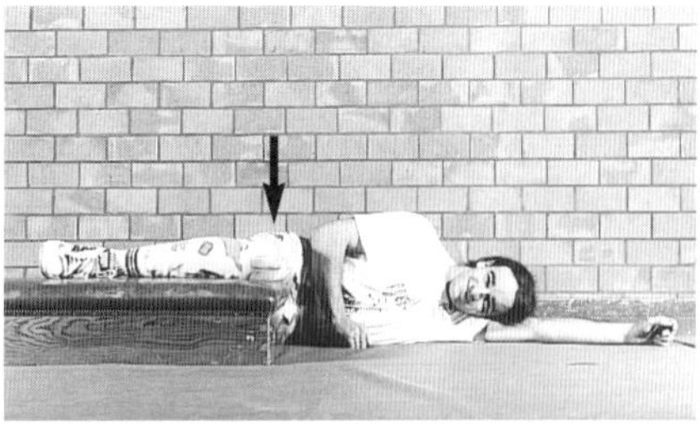

Kräftige beidseitig und achte auf einen gleichmäßigen Atem!

6

Die Goldenen Zwölf

TENNIS

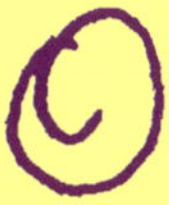

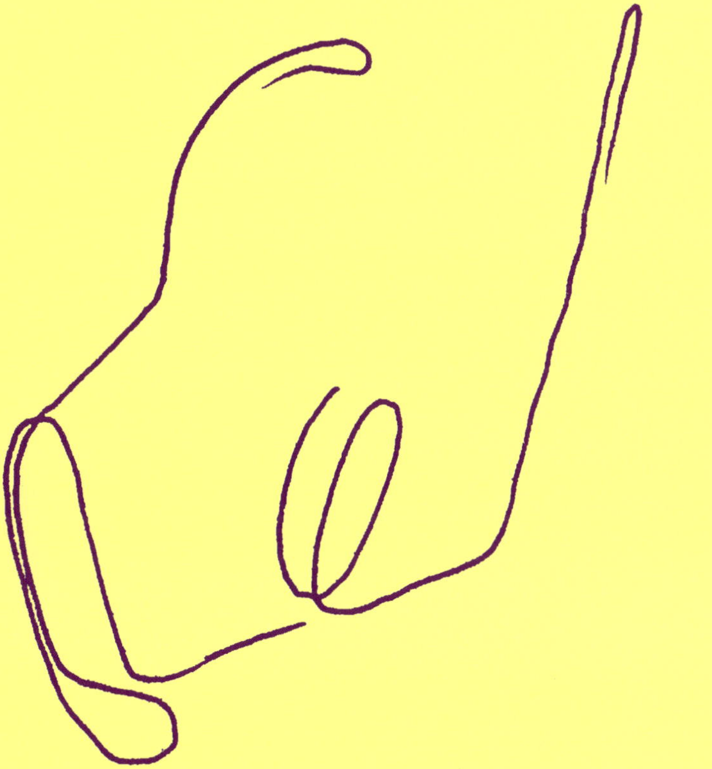

1/12 Mobilisierung des Schultergelenks und der Wirbelsäule

→ Kraulbewegung

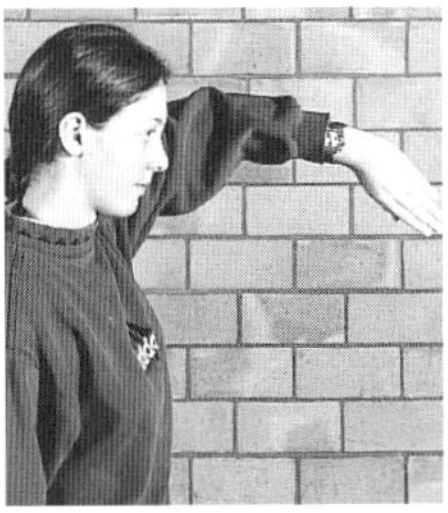

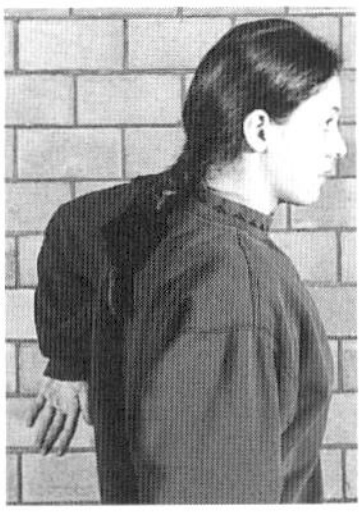

Langsam dynamisch ausführen!
Mobilisiere beidseitig!

Rückenlage mit Armen in U-Halte

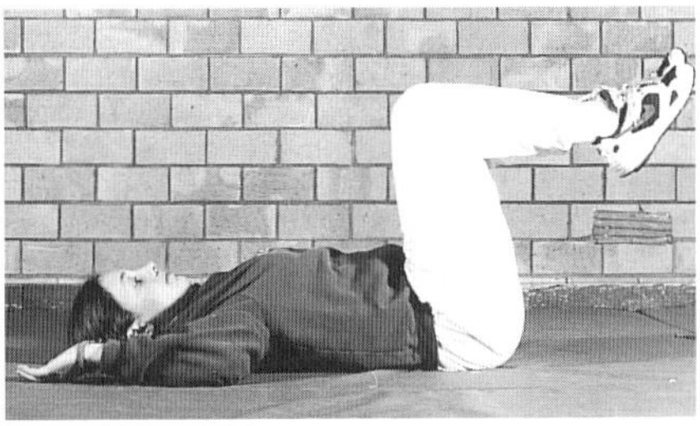

→ Gebeugte Beine langsam zur Seite legen

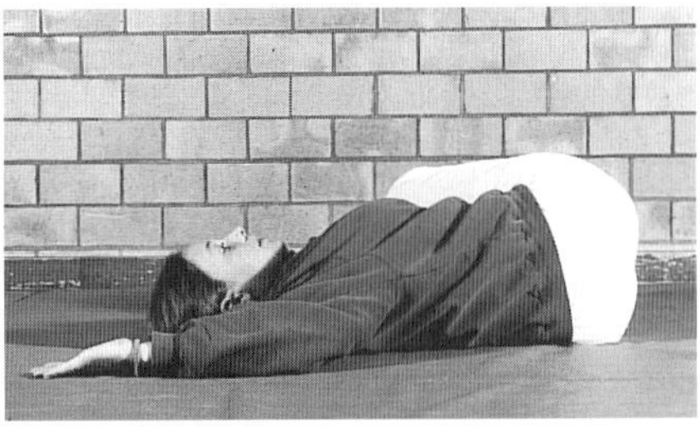

Schultern und Ellbogen behalten Bodenkontakt!

2/12 Dehnung der Schultermuskulatur und der Armstrecker

→ Schläger hinter dem Körper nach oben und nach unten ziehen

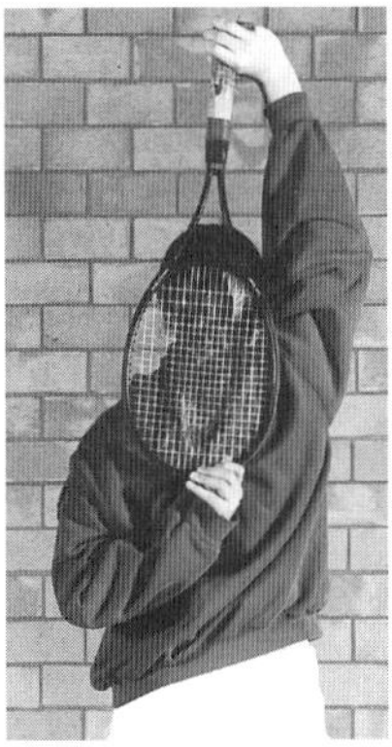

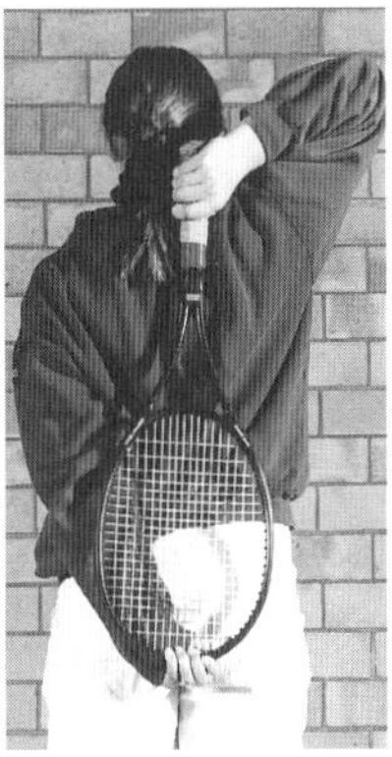

→ Gestreckten Arm waagrecht zum Körper drücken

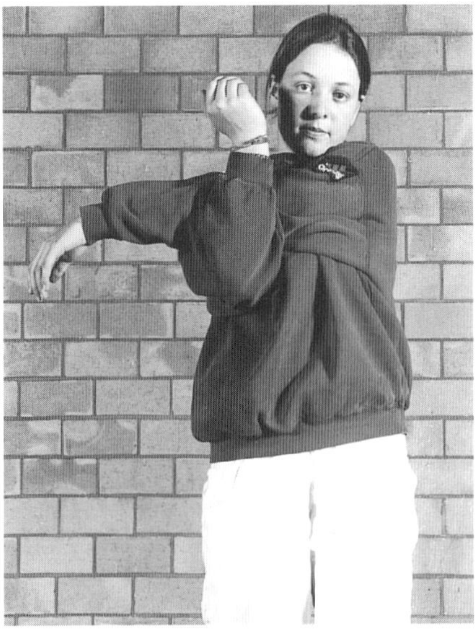

Bauch- und Gesäßspannung halten!

Dehne beidseitig!

3/12 Dehnung der Handgelenkstrecker

Gebeugte Arme überkreuzt im Flechtgriff
→ Obere Hand zieht die untere nach oben

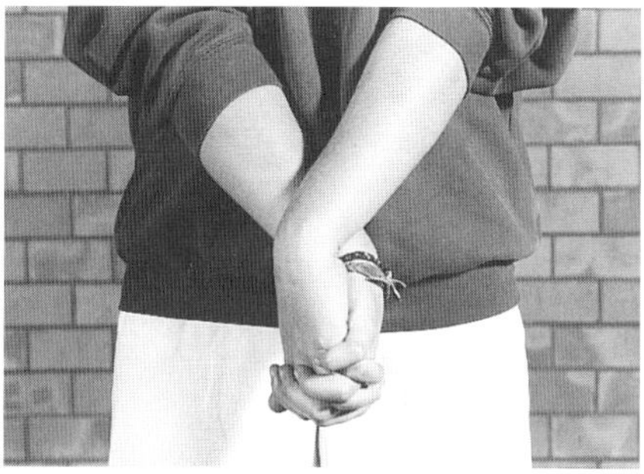

Ellbogen strecken und gleichzeitig den Arm einwärtsdrehen

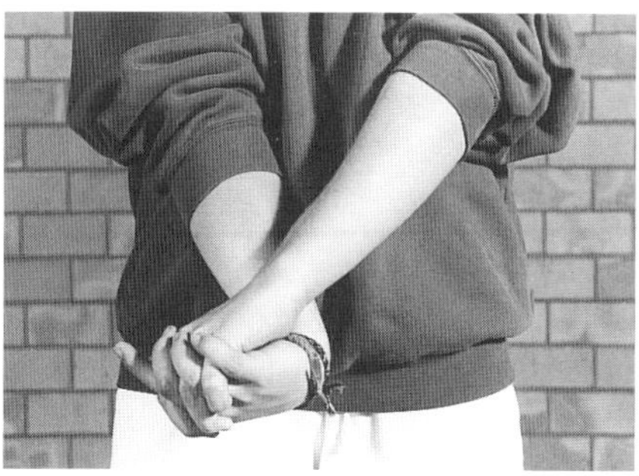

Dehne beidseitig!

Gut geeignet zur Prophylaxe von Tennisarmbeschwerden.

4/12 Dehnung der Rumpfmuskulatur

Dehnung der Brustmuskulatur
→ Gestreckte Arme nach hinten oben ziehen

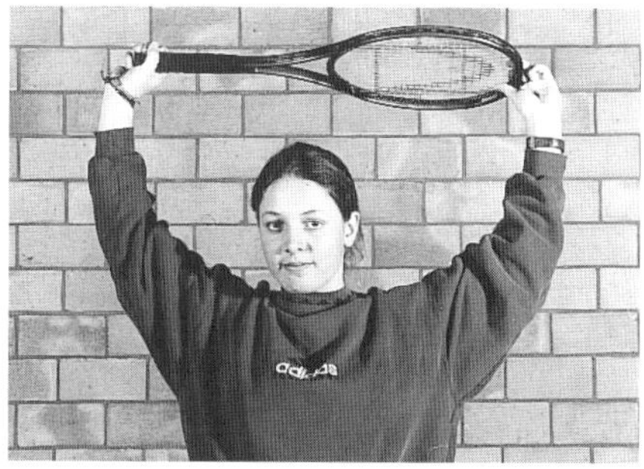

Bauch- und Gesäßspannung halten!

Unterarm des rechtwinklig gebeugten Armes an einem Widerstand

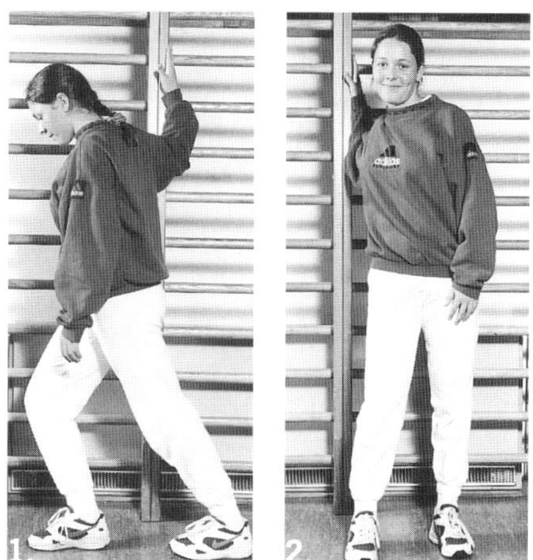

→ 1. Beugen des vorderen Knies Gewicht nach vorne verlagern
→ 2. Körper seitlich wegdrehen

Dehne beidseitig!

4/12 Dehnung der Rumpfmuskulatur

Dehnung der Rückenmuskulatur

→ Oberkörper nach vorne beugen und „hängen lassen"

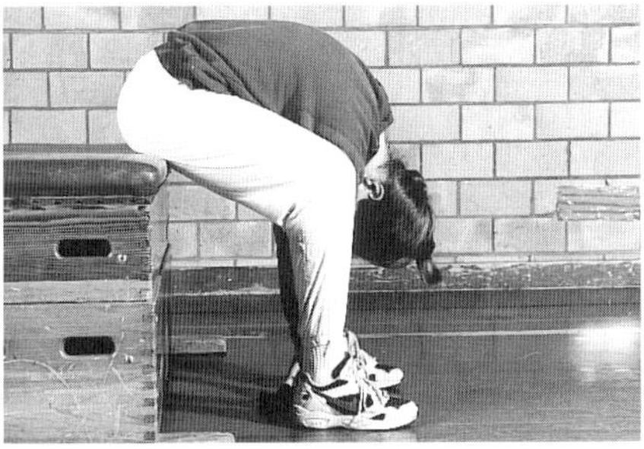

→ Oberkörper mit Hilfe der Arme tiefziehen

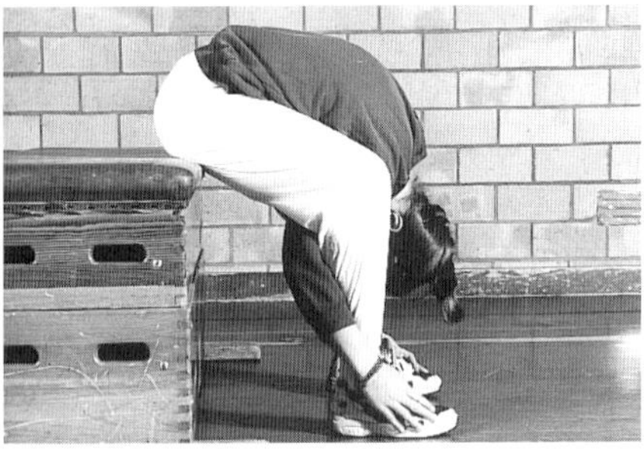

Ein bewußtes Nach-hinten-Drücken der Lendenwirbelsäule verstärkt die Dehnung.

5/12 Dehnung der Adduktoren

→ Standbein beugen bis gewünschte Spannung erreicht ist

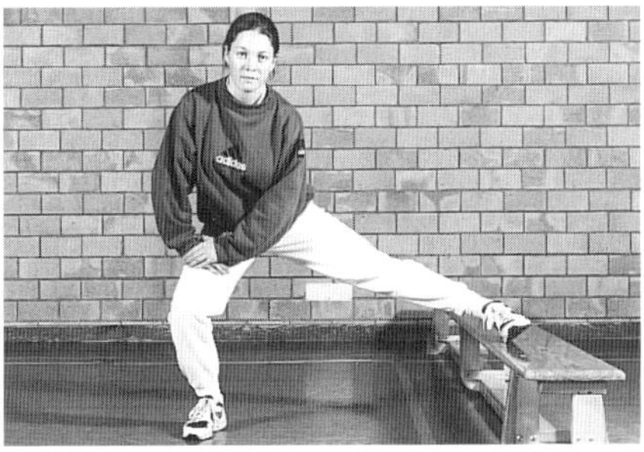

Wird das abgelegte Bein aufgestellt (Zehen oben), werden vor allem die hinteren Anteile gedehnt.

→ Seitneigen des Oberkörpers

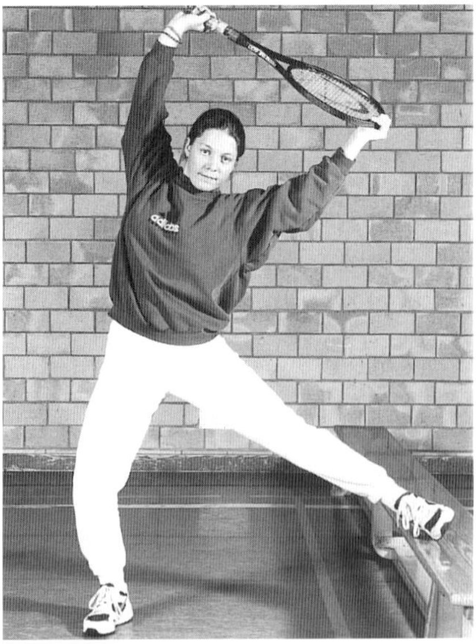

Das Seitneigen verstärkt die Dehnung der Adduktoren, die äußere Flankenmuskulatur wird mitgedehnt.

6/12 Dehnung des Lenden-Darmbeinmuskels und der vorderen Oberschenkelmuskulatur

Dehnung des Lenden-Darmbeinmuskels

→ Becken nach hinten kippen („Bauch einziehen, Schambein vorschieben")

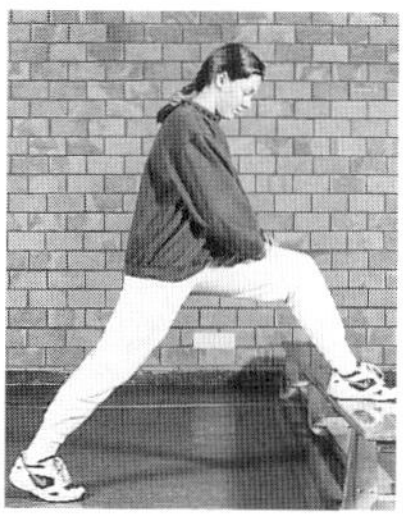

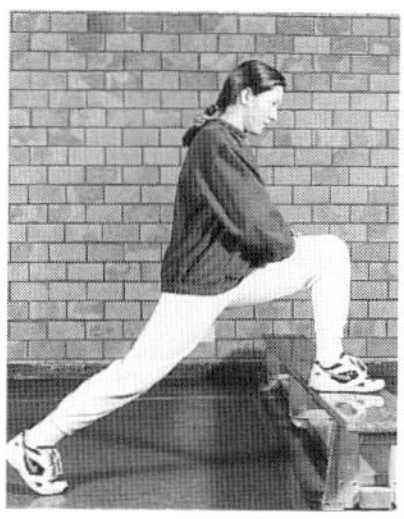

Hüfte zieht Richtung Ferse des vorderen Beines

Dehnung der vorderen Oberschenkelmuskulatur

→ Becken nach hinten kippen („Bauch einziehen und Schambein vorschieben")

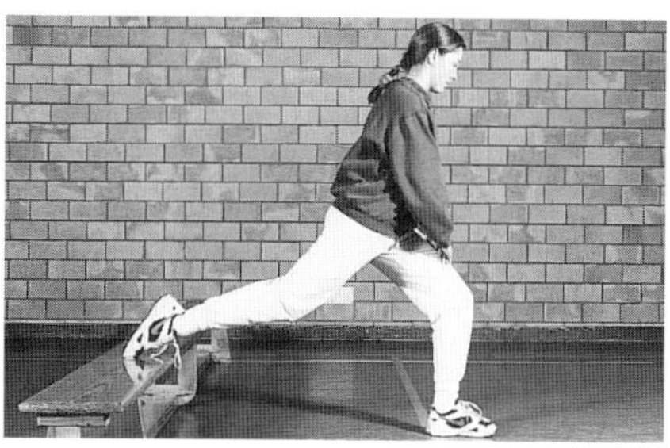

... vorderes Bein beugen

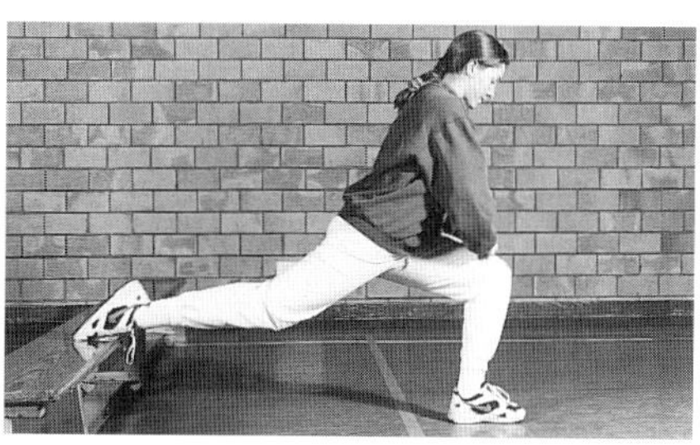

Oberkörper auf Oberschenkel abgestützt

7/12 Dehnung der Abduktoren und der hinteren Oberschenkelmuskulatur

Dehnung der Abduktoren

→ Gegengleicher Ellbogen drückt von außen gegen gebeugtes Knie

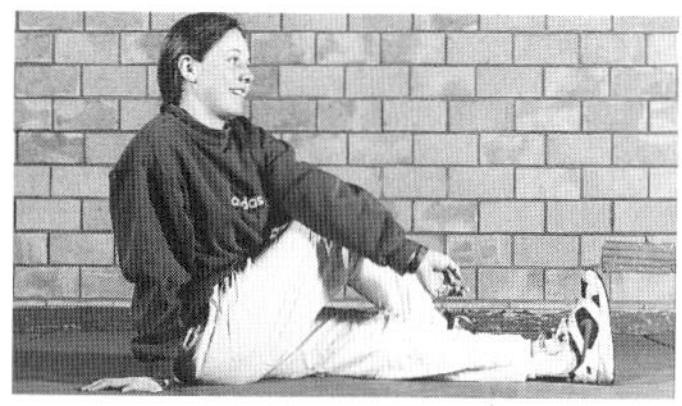

Arm stützt nahe am Körper

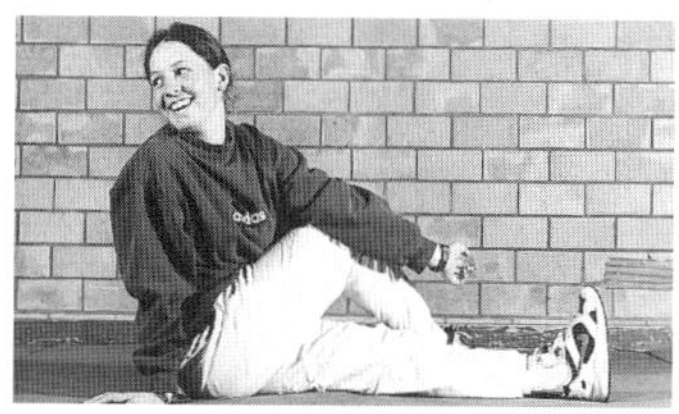

Ein zusätzliches Wegdrehen des Oberkörpers verstärkt die Dehnung

Dehnung der hinteren Oberschenkelmuskulatur

→ Oberkörper herausheben (lang machen) und vorkippen

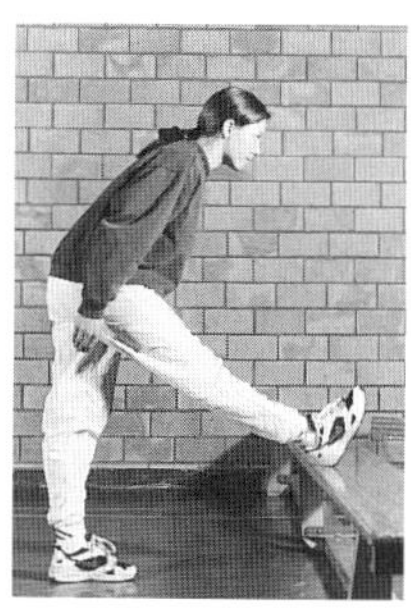

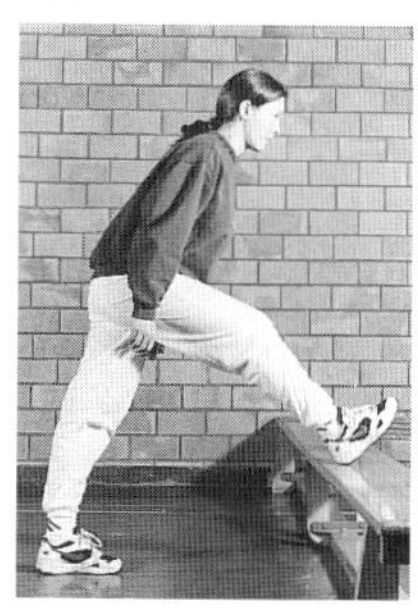

Ist das abgelegte Bein leicht gebeugt, werden vor allem die oberen Anteile gedehnt.

Dehne stets beidseitig!

8/12 Dehnung der Wadenmuskulatur

... vor allem im oberen Bereich

→ Vorderes Knie beugen
Ferse des hinteren Beines behält Bodenkontakt

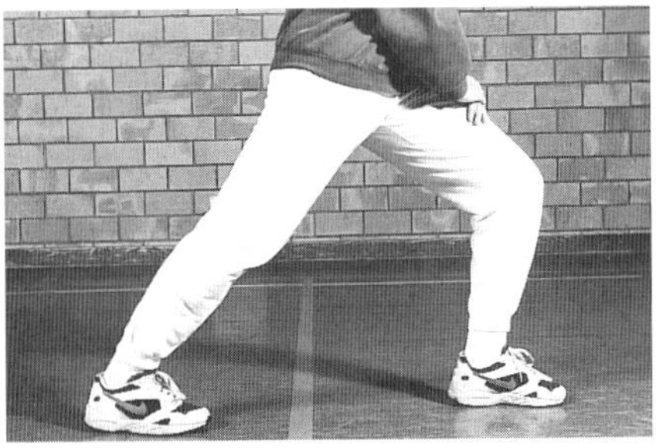

... vor allem im Achillessehnenbereich

→ Hinteres Knie beugen

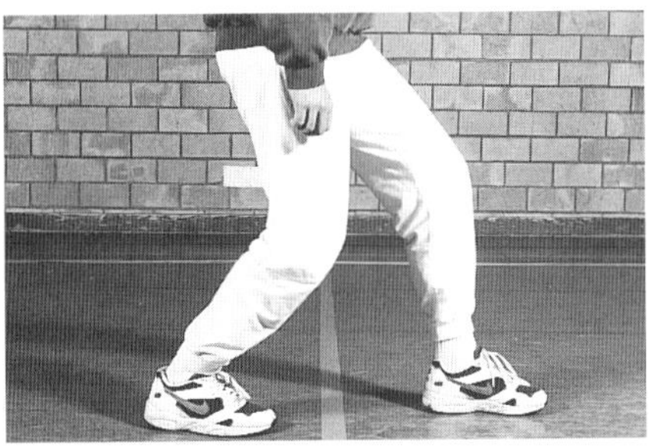

Körperschwerpunkt über das hintere Bein verlagern

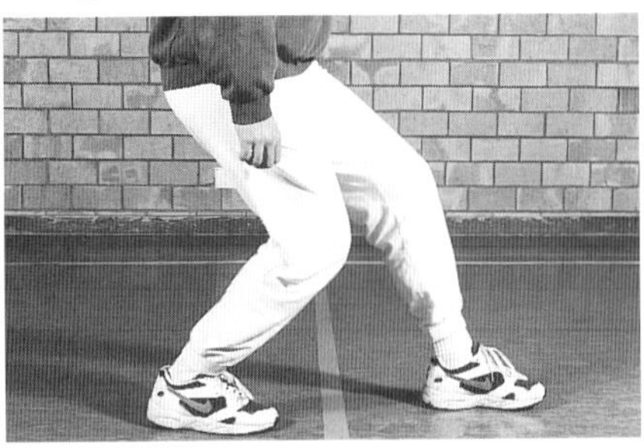

Fersen behalten Bodenkontakt!
Dehne beidseitig!

9/12 Kräftigung der hinteren Rumpfmuskulatur

Kräftigung der Schulterblattfixatoren

Bankstellung

→ Gestreckten Oberkörper nach vor schieben

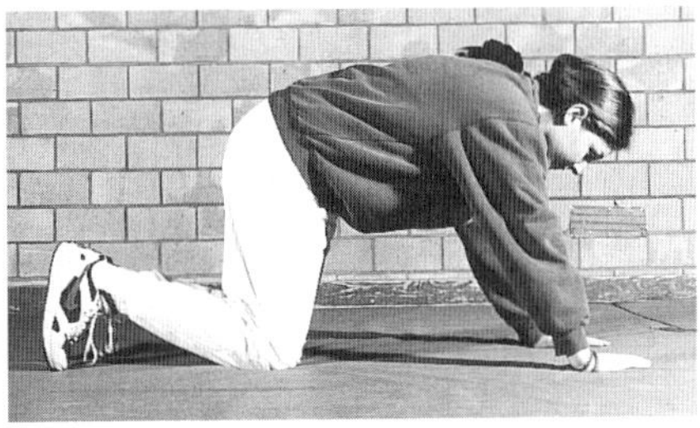

Knie strecken

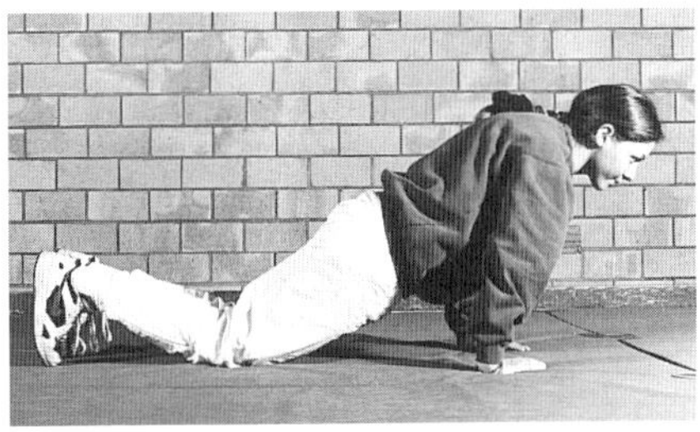

Fersen zurückschieben

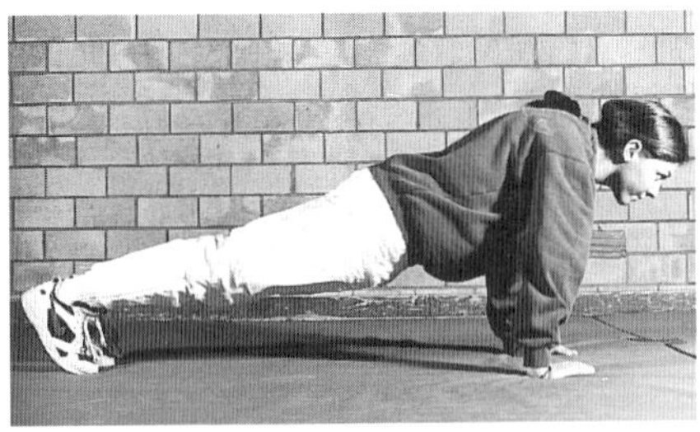

Langsam dynamischen Wechsel von „Knieliegestütz-“ und „Liegestützstellung“.

9/12 Kräftigung der hinteren Rumpfmuskulatur

Kräftigung des breiten Rückenmuskels

Bauchlage

→ Tennisball mit gestreckten Armen hinter dem Körper hochführen

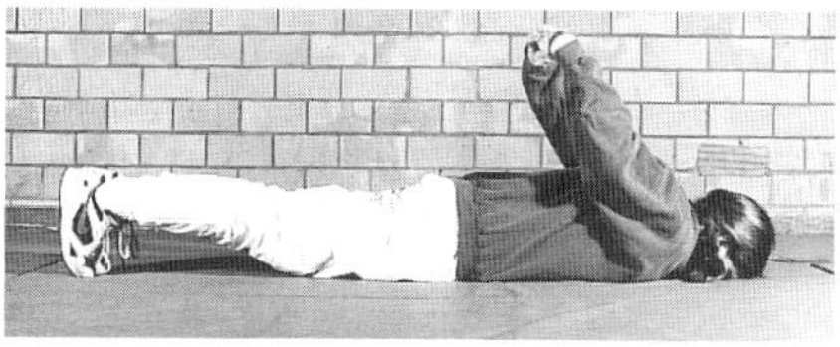

Gesäßspannung und Fersenschub!

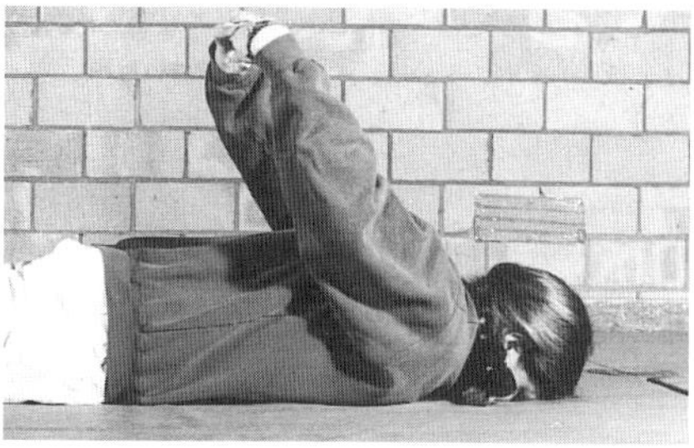

Kräftigung der Schulter-, Rücken-, Gesäß und hinteren Oberschenkelmuskulatur

Liegestütz im Unterarmstand

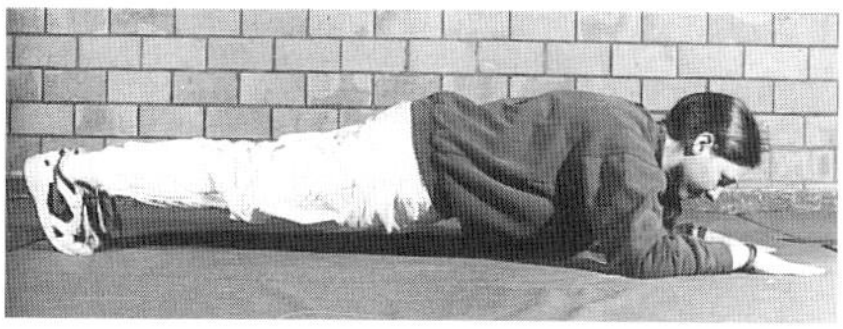

→ Ein Bein gestreckt (mit Fersenschub) leicht heben

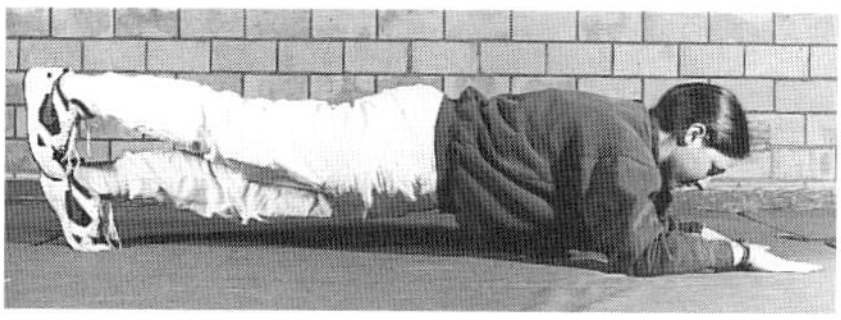

Ganzkörperspannung halten

10/12 Kräftigung der Bauchmuskulatur

→ Aufrollen des Oberkörpers aus der Vorspannung

Kräftigung der geraden Bauchmuskeln

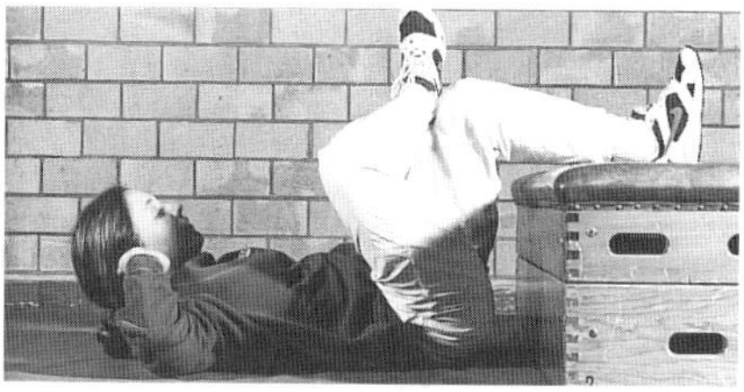

Ferse drückt gegen kniehohen Kasten

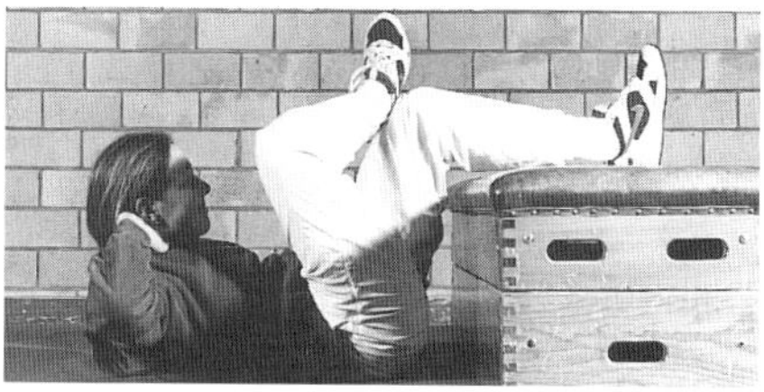

Kräftigung der schrägen Bauchmusklen

→ Linker Ellbogen zu rechtem Knie

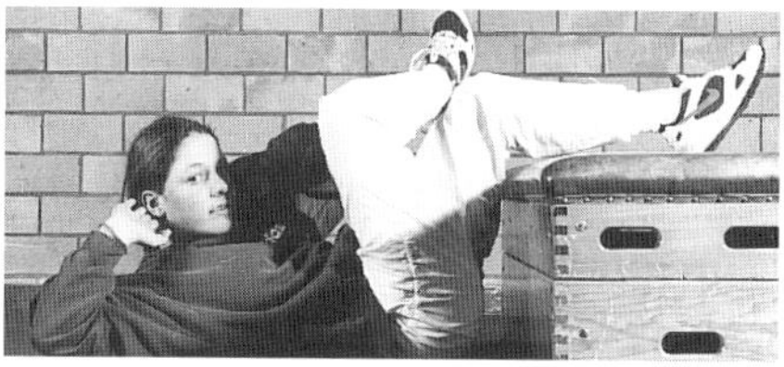

Variation mit einem angewinkelten Bein

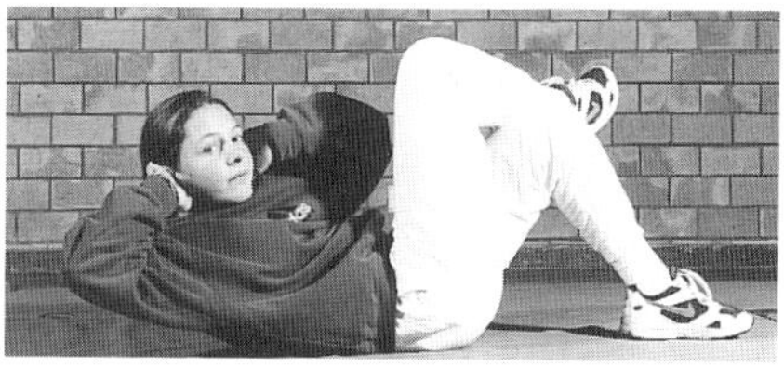

Kräftige beidseitig (aus der Vorspannung in die Vorspannung)!

11/12 Kräftigung der Adduktoren und der Abduktoren

Kräftigung der Adduktoren
→ Gestrecktes Bein heben und senken

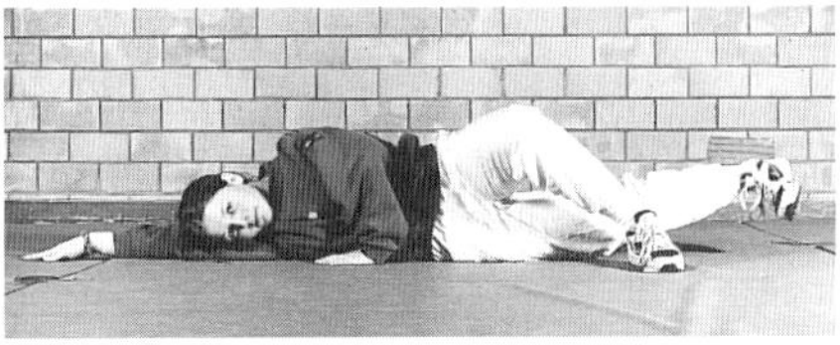

Ferse höher als Zehen

Kräftigung der Abduktoren
→ Gestreckte Beine heben und senken

1. oberes Bein ... (Ferse höher als Zehen)

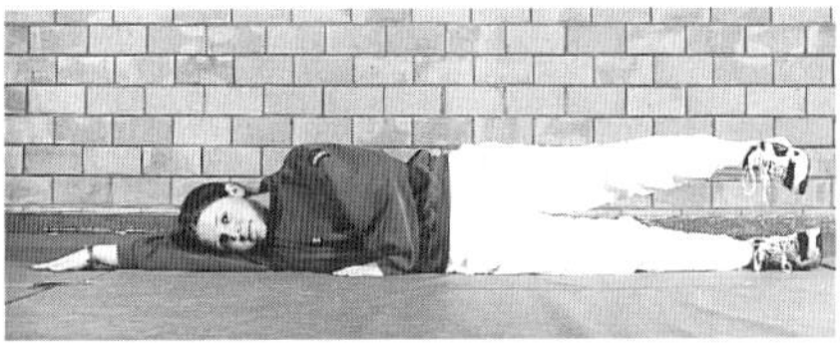

2. beide Beine ...

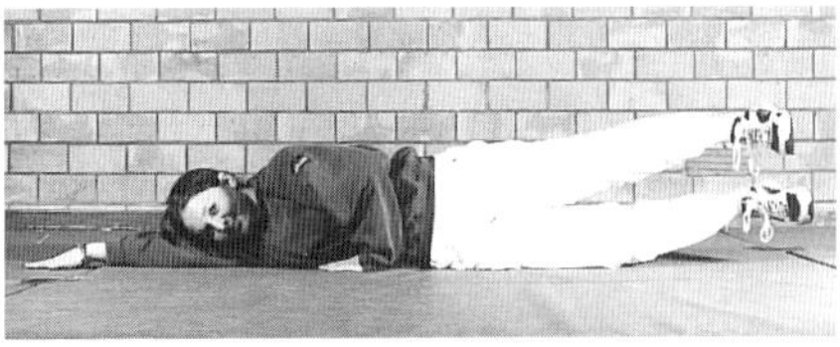

3. beide Beine mit Tennisball ...

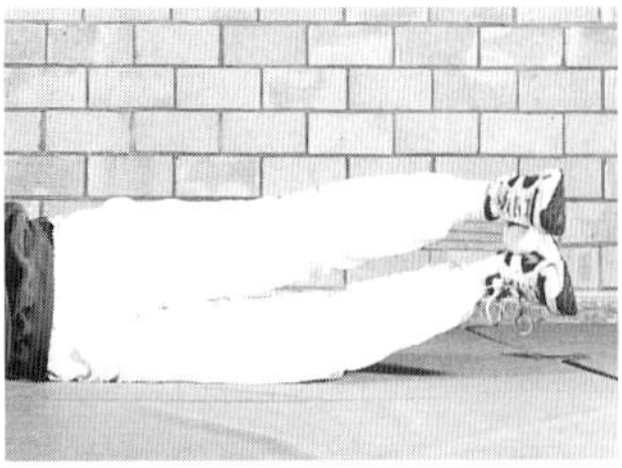

Übe beidseitig!

12/12 Kräftigung der vorderen Oberschenkel- und der Sprungmuskulatur

→ Heben und Senken der Fersen

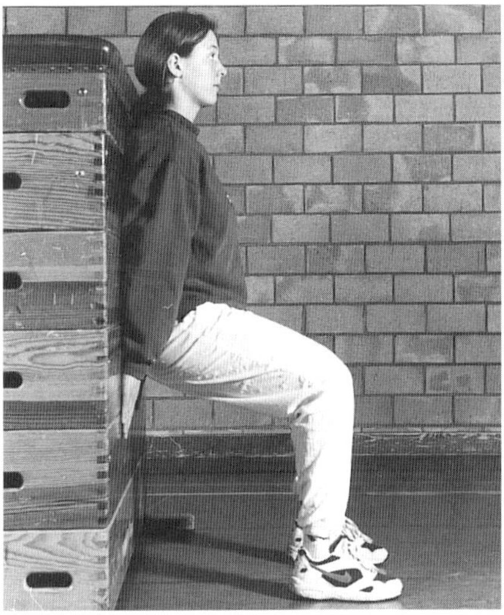

Wechsel
Sohlenstand und Zehenballenstand

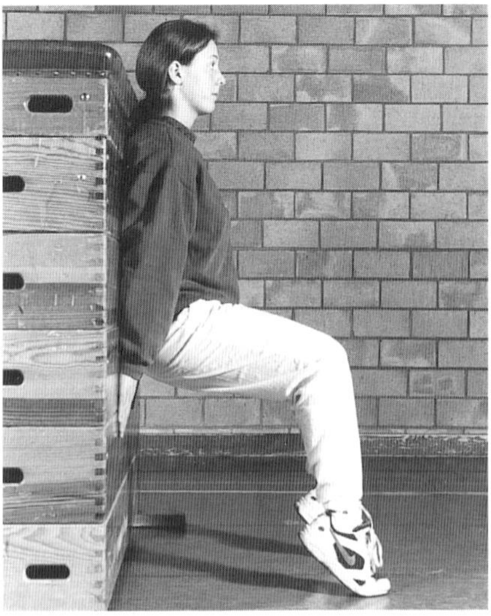

Kniewinkel größer 90°

Die Goldenen Zwölf

BADMINTON

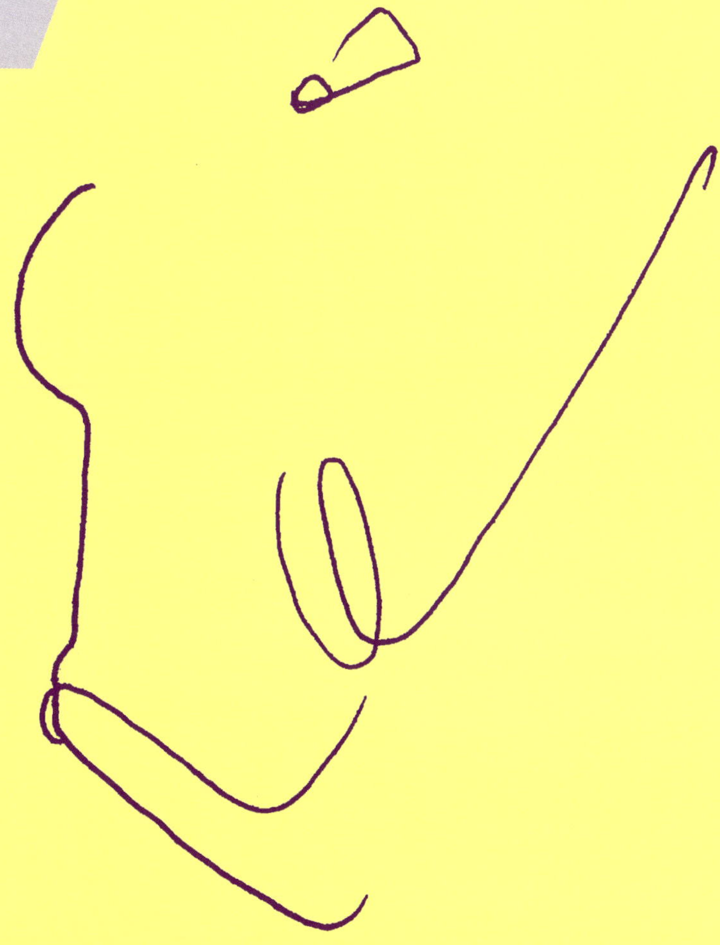

1/12 Mobilisierung des Schulter- und Ellbogengelenks

→ Den Schläger nach links und rechts bewegen („Scheibenwischerbewegung")

1. vor dem Körper

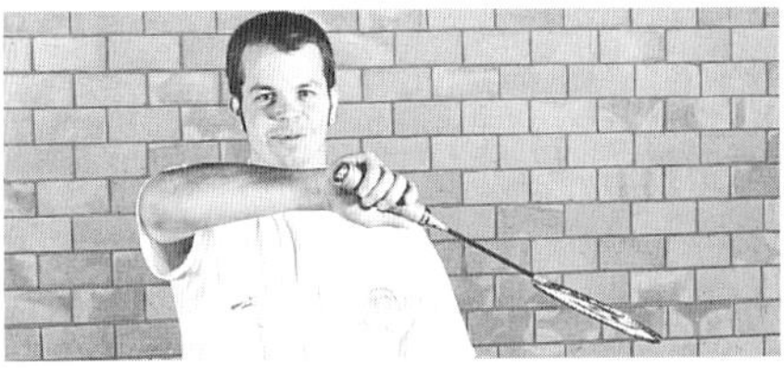

Dynamisch rascher Wechsel von links nach rechts

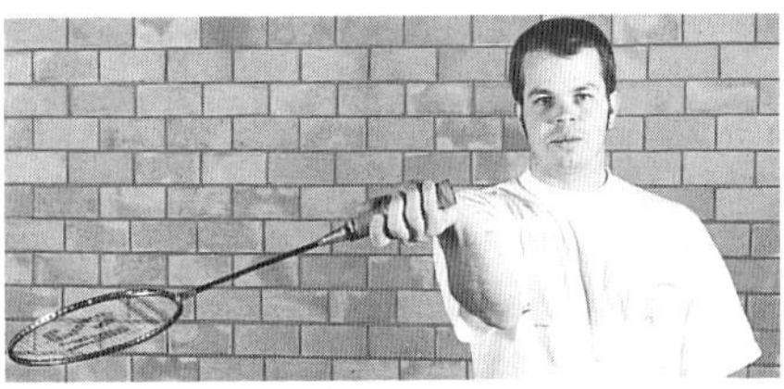

2. über dem Kopf

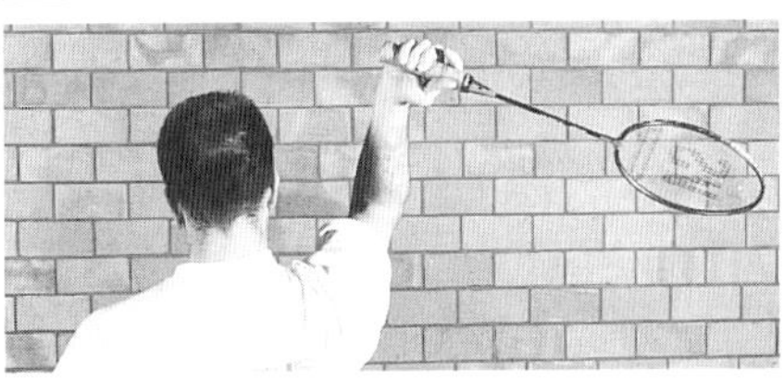

Ein zusätzliches Beugen im Handgelenk führt zu einer Erweiterung des Bewegungsradius → Mobilisierung des Handgelenks

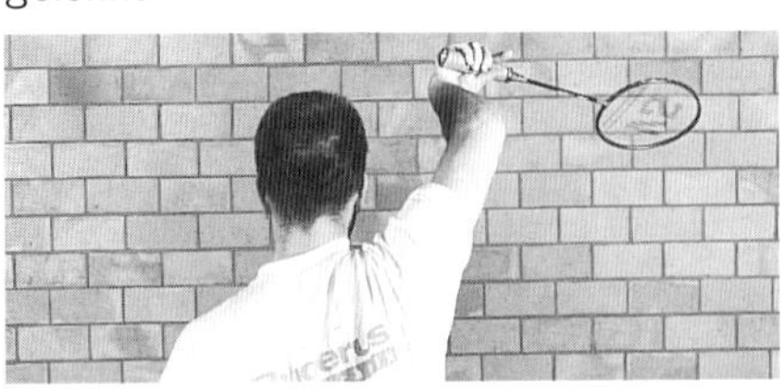

Mobilisiere häufig und mit vielen Wiederholungen!

2/12 Mobilisierung des Sprunggelenks

→ Heben und Senken der Fußspitze

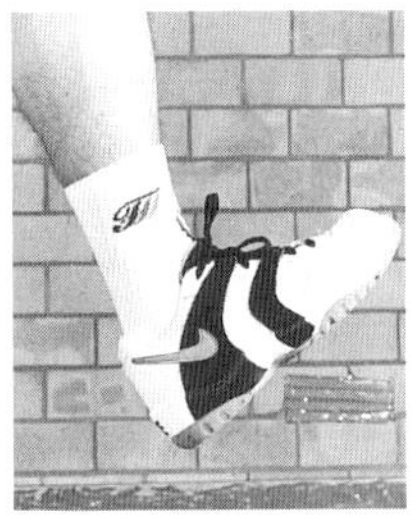

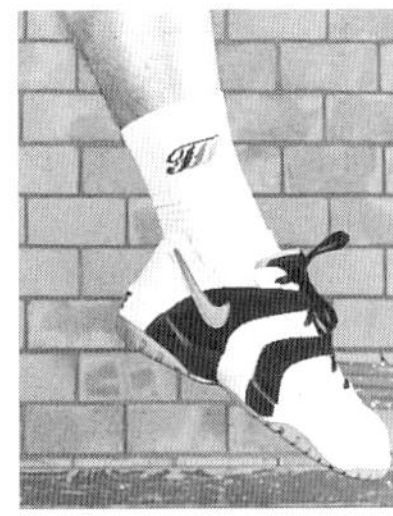

→ Heben des inneren bzw. des äußeren Fußrandes

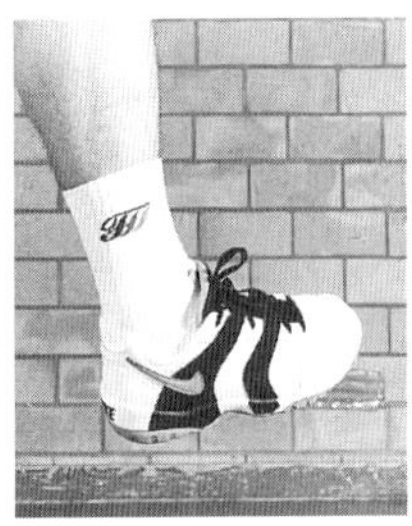

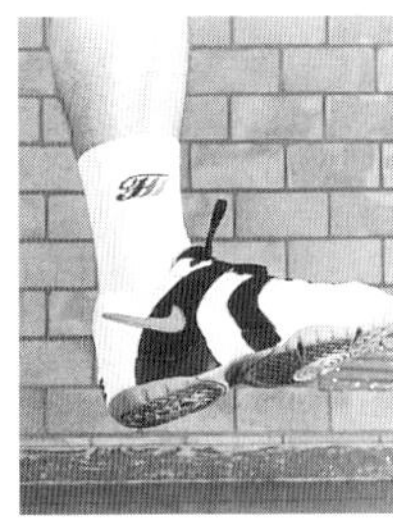

Mobilisiere beidseitig, langsam dynamisch und mit vielen Wiederholungen.

Kräftigung der Sprungmuskulatur
Stand mit überkreuzten Beinen (auf Matte)
→ Heben und Senken der Fersen

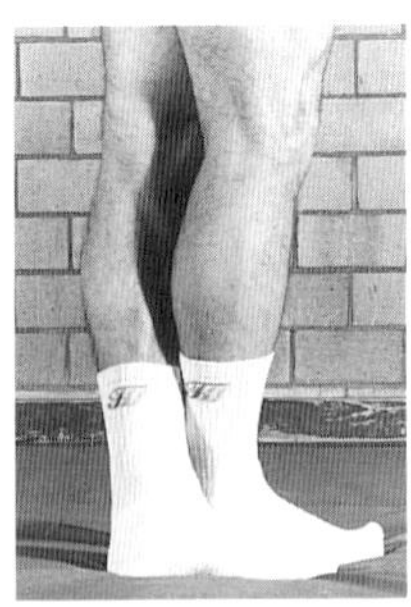

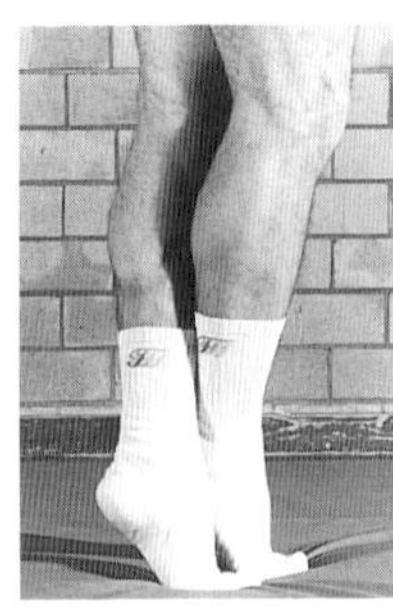

Wechsel von Sohlenstand und Zehenballenstand

3/12 Dehnung der Arm- und der Handgelenkstrecker

Dehnung der Armstrecker
→ Schläger hinter dem Körper tiefziehen

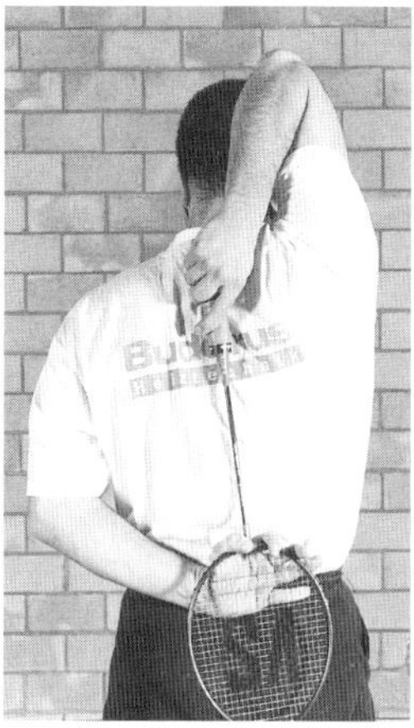

Dehnung der Handgelenkstrecker
Einbeinkniestand
→ Handrücken flach auf den Boden legen

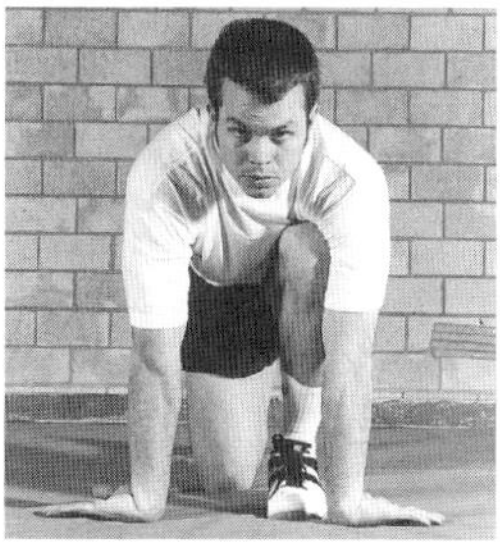

Handgelenke soweit wie möglich zusammenführen

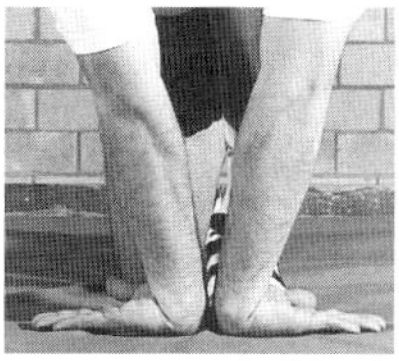

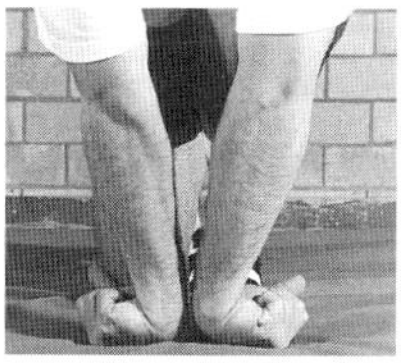

Das Ballen der Finger zur Faust verstärkt die Dehnung.

4/12 Dehnung der Ellbogenbeuger und der Brustmuskulatur

Sitz mit angewinkelten Beinen
Arme weit hinter dem Körper abgestützt

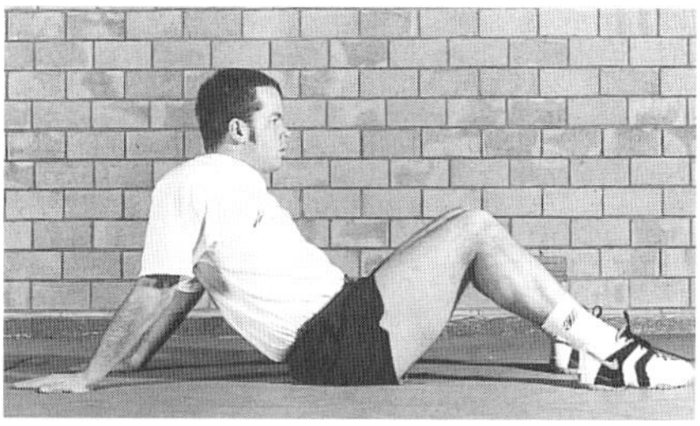

→ Becken heben und vorschieben

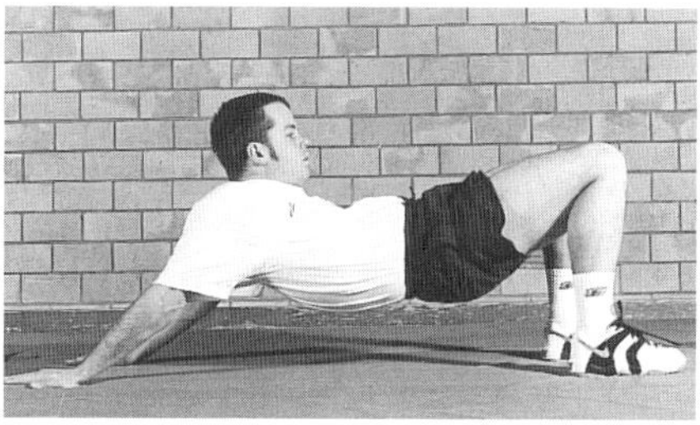

Becken senken

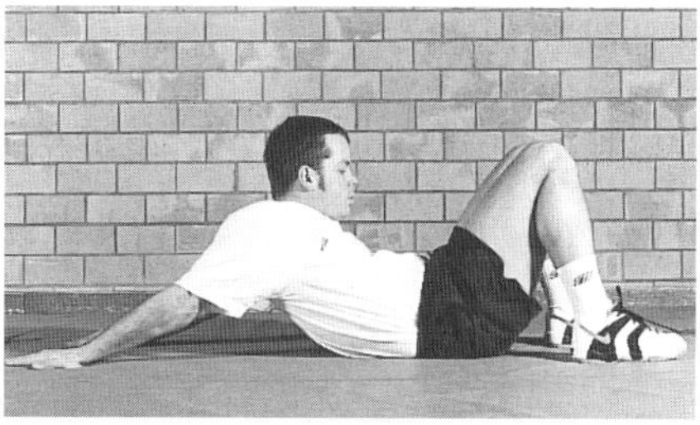

Dehne langsam und behutsam!

5/12 Dehnung des großen Gesäßmuskels

Rückenlage
ein Bein angewinkelt, eines auf dem Oberschenkel abgelegt

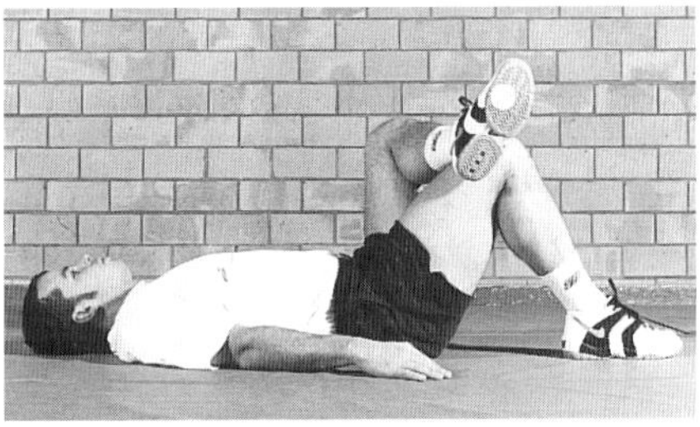

→ Heben des angewinkelten Beines

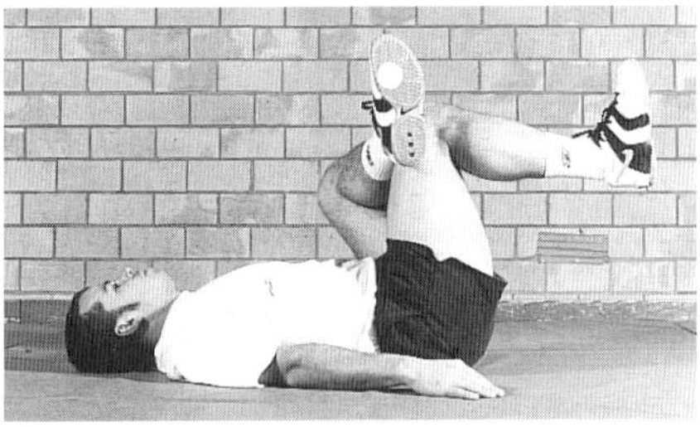

→ Zum-Körper-Ziehen des angewinkelten Beines

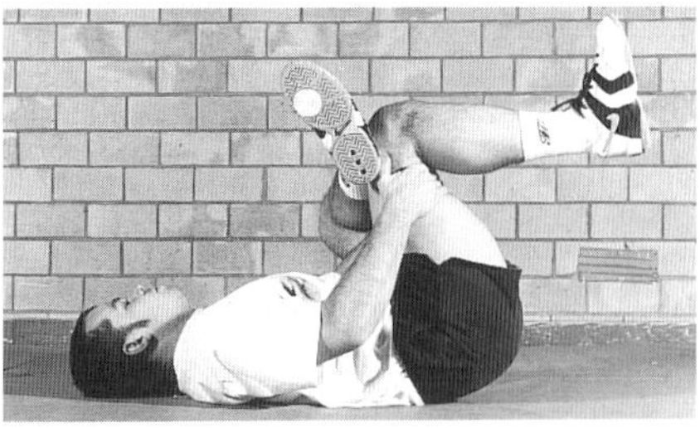

Dehne beidseitig!

6/12 Dehnung der Adduktoren

Ausfallschritt (seitlich)
→ Vorderes Bein beugen

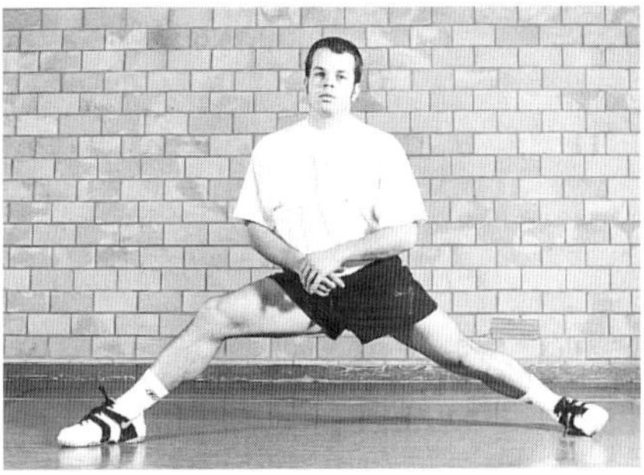

Gestrecktes Bein auswärtsdrehen (Zehen oben)

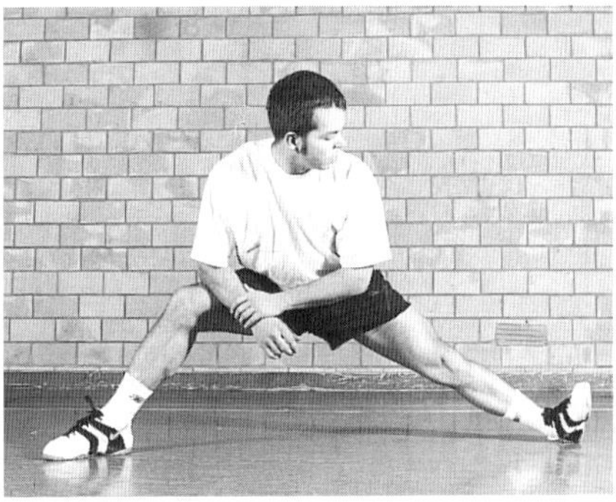

Beim Auswärtsdrehen des Beines werden vor allem die hinteren Anteile der Adduktoren gedehnt.

7/12 Dehnung des Lenden-Darmbeinmuskels

Rückenlage auf erhöhter Unterlage
ein Bein am Oberkörper fixiert
→ Angewinkeltes Bein langsam strecken (Ferse schiebt)

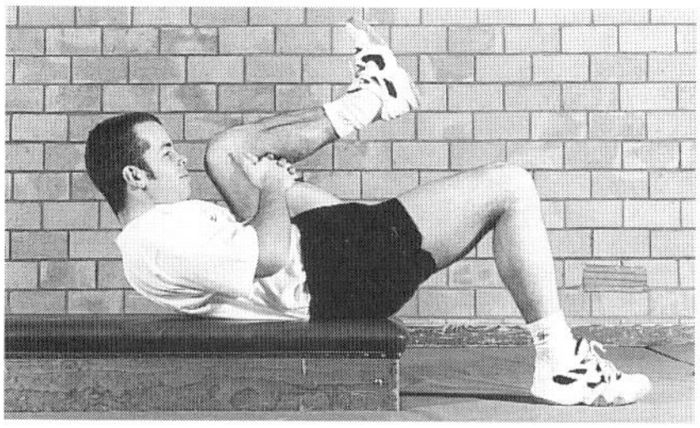

Kopf und Schultergürtel sind gehoben

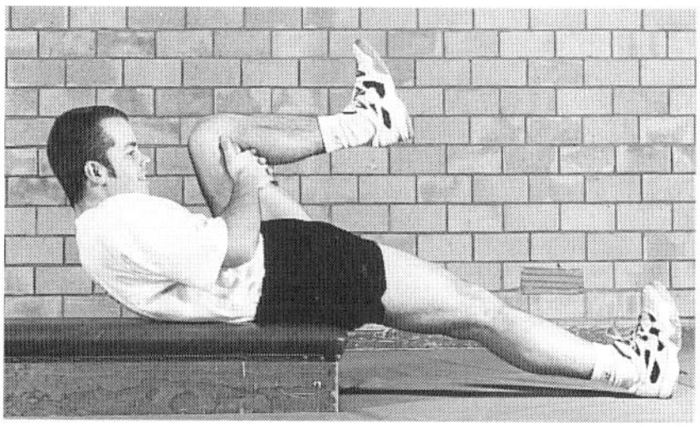

Drückt die Ferse gegen den Boden, wird die Dehnung verstärkt

Variation
Einbeinkniestand: Oberkörper abgestützt
→ Becken nach hinten kippen und Hüfte Richtung Ferse schieben

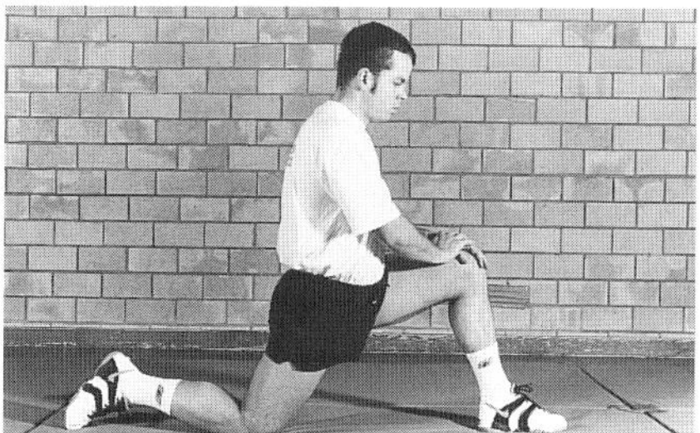

Dehne beidseitig!

8/12 Dehnung der Oberschenkelmuskulatur

Dehnung der vorderen Oberschenkelmuskulatur
„Päckchen" in der Seitenlage
Knie nahe der Stirn

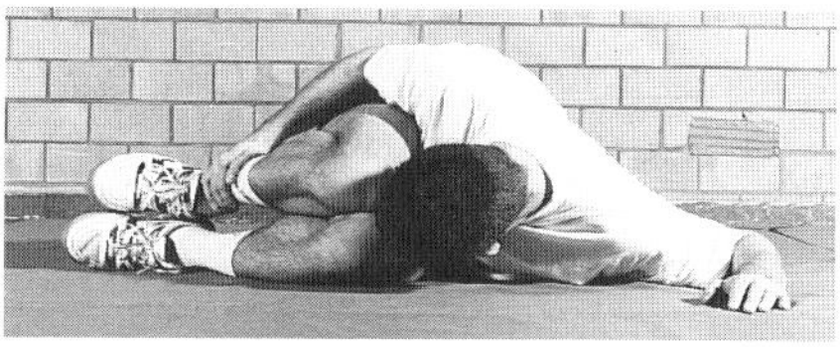

→ Oberes Bein waagrecht zurückführen

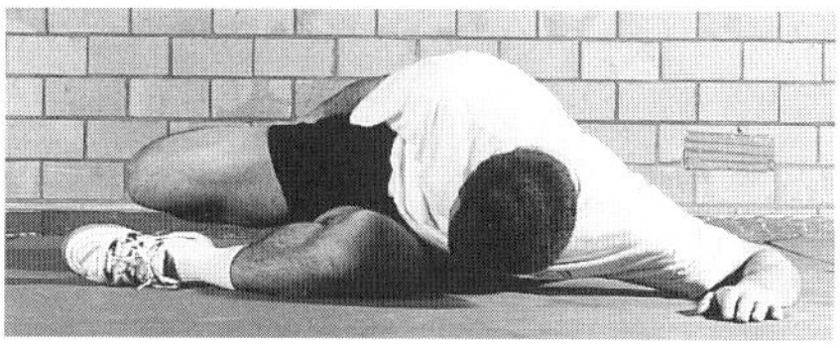

Dehnung der hinteren Oberschenkelmuskulatur
Rückenlage (ein Bein angewinkelt)

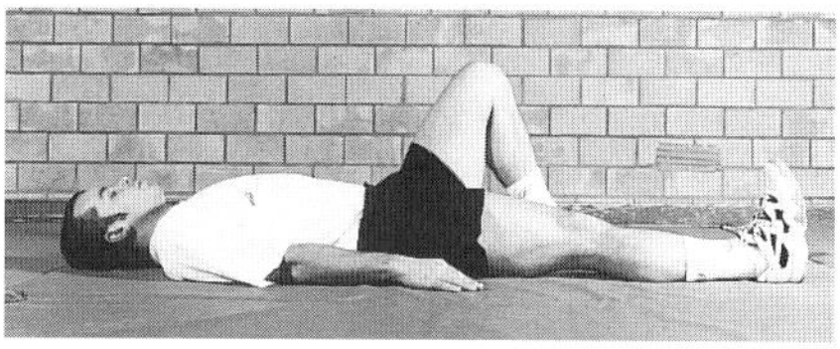

→ Angewinkeltes Bein nach oben strecken (Ferse schiebt)

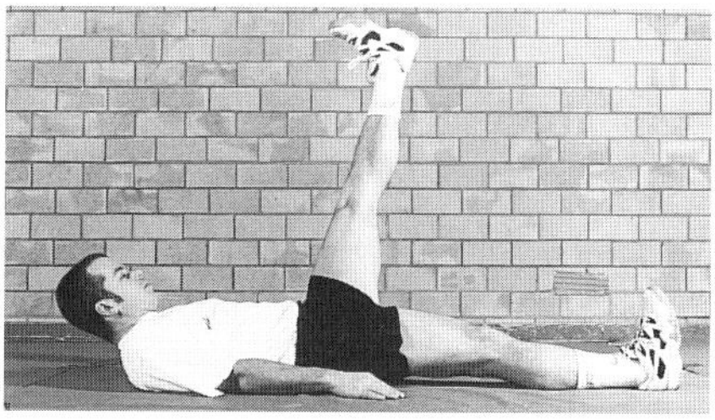

Bauchmuskeln anspannen, Kopf leicht heben und Bein strecken!

9/12 Dehnung der Wadenmuskulatur

Bankstellung
ein Bein gestreckt am Boden
→ Oberkörper langsam zurückschieben

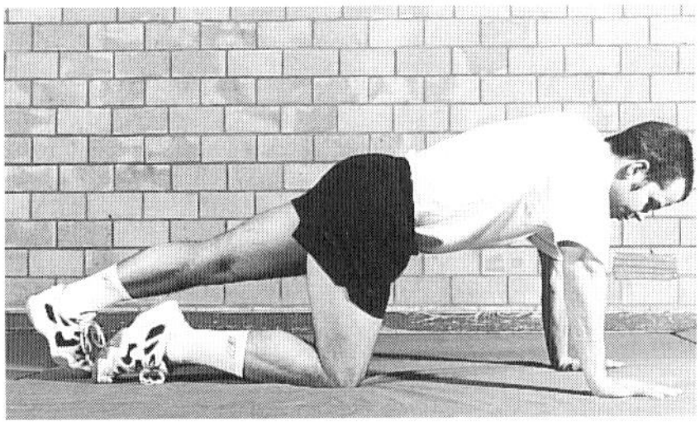

Langsames Zurückschieben des Oberkörpers (Ferse schiebt)

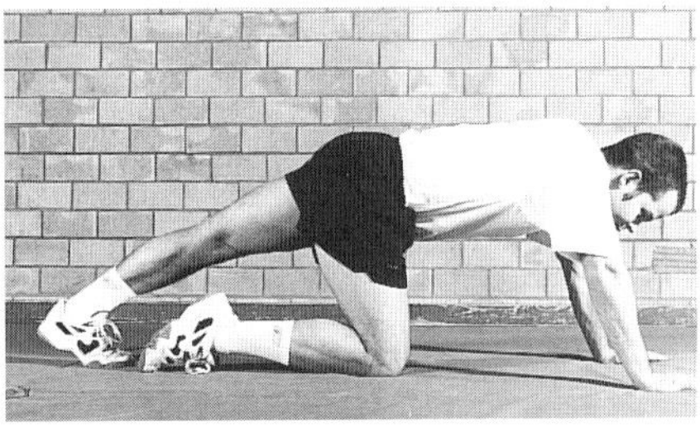

Dehne stets beidseitig!

Ist die Ferse leicht einwärts- bzw. auswärtsgedreht, werden die äußeren bzw. die inneren Anteile der Wadenmuskeln gedehnt.

10/12 Kräftigung der Bauchmuskulatur

Kräftigung der geraden Bauchmuskeln
Rückenlage mit rechtwinklig gebeugten Beinen
Vorspannung
→ Aus der Vorspannung Oberkörper aufrollen

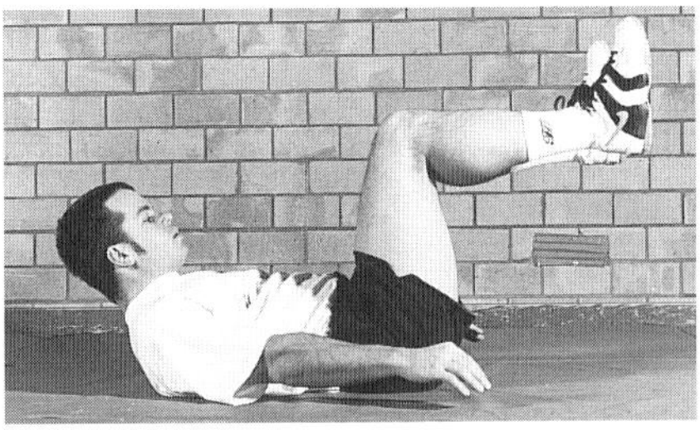

Hände ziehen zu den Fersen

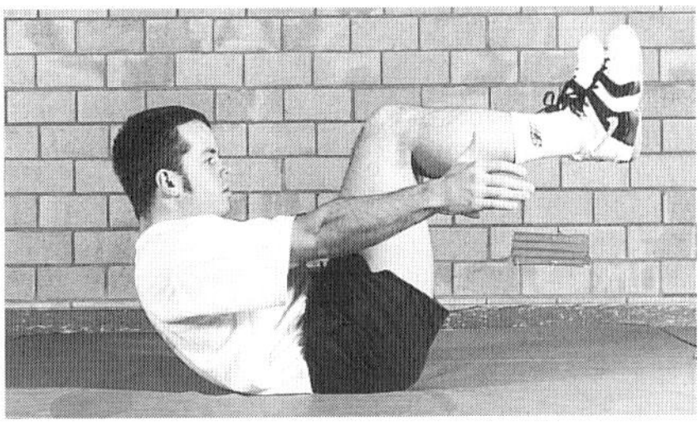

Variation
Aufrollen und Werfen eines Federballes

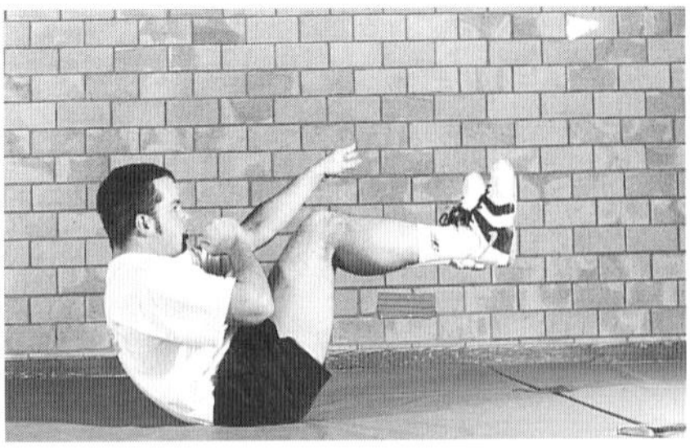

Aus der Vorspannung aufrollen und max. bis in die Vorspannung abrollen!

10/12 Kräftigung der Bauchmuskulatur

Kräftigung der schrägen Bauchmuskeln
Rückenlage mit rechtwinklig gebeugten Beinen
Vorspannung
→ Aus der Vorspannung Oberkörper schräg aufrollen

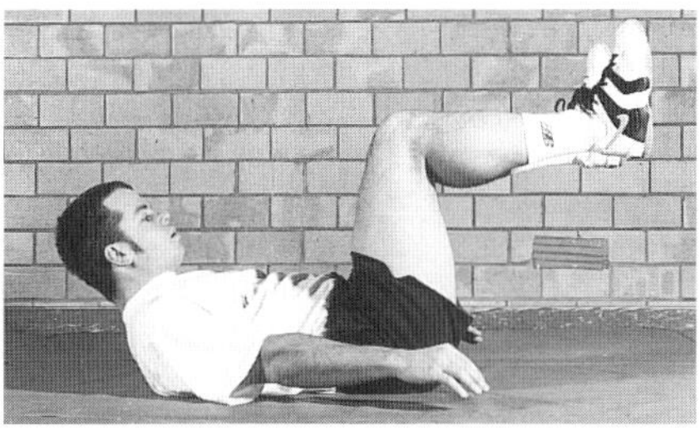

Hände ziehen seitlich nach vor

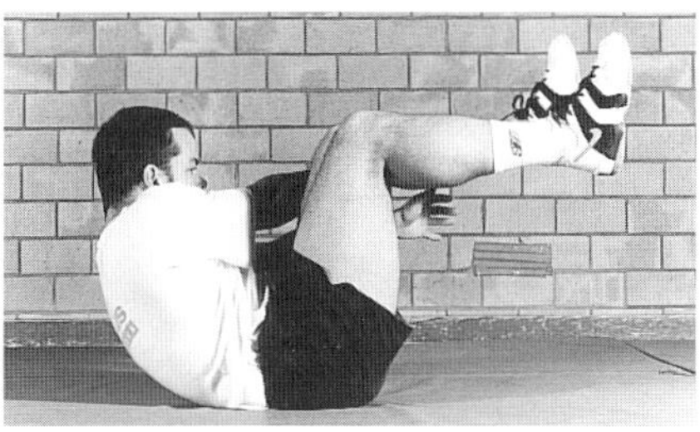

Kräftige „links und rechts“

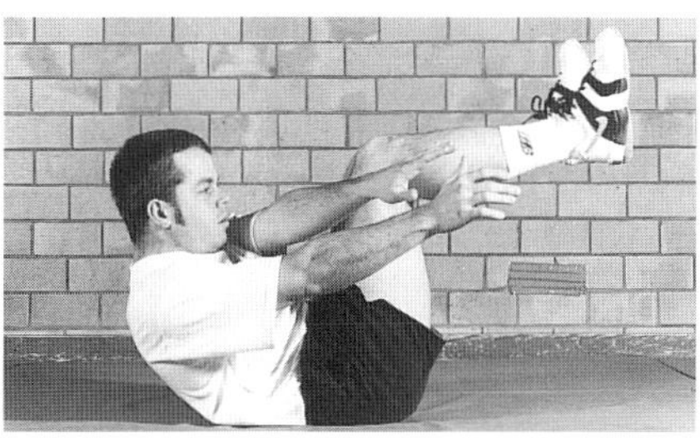

Schräges Aufrollen aus der Vorspannung und schräges Abrollen in die Vorspannung.

11/12 Kräftigung der seitlichen Rumpfmuskulatur

Seitlicher Liegestütz im Unterarmstand (Ganzkörperspannung)

1. am Boden

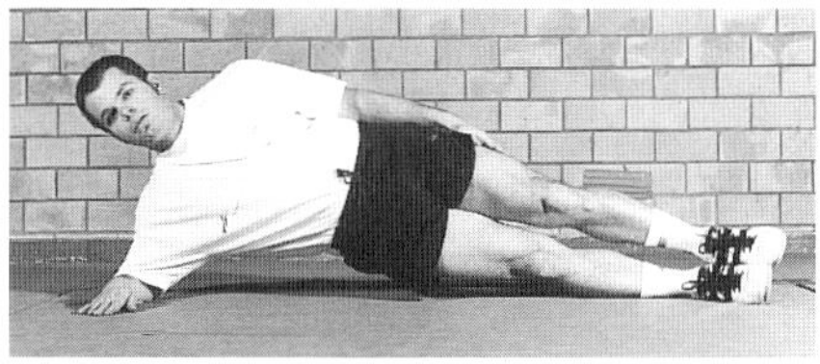

→ Heben und Senken des leicht einwärtsgedrehten oberen Beines

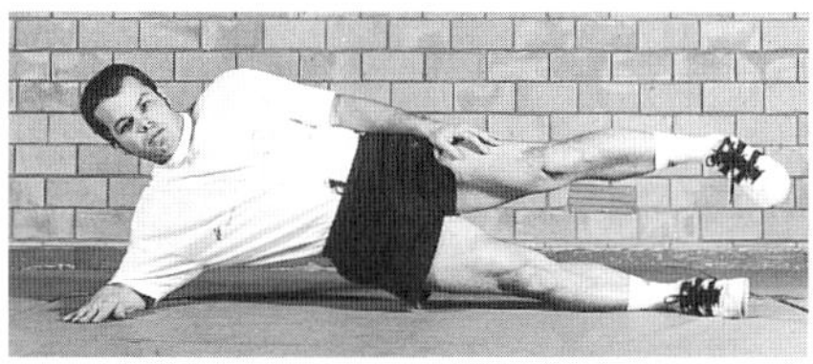

Ferse höher als Zehen

2. auf erhöhter Unterlage

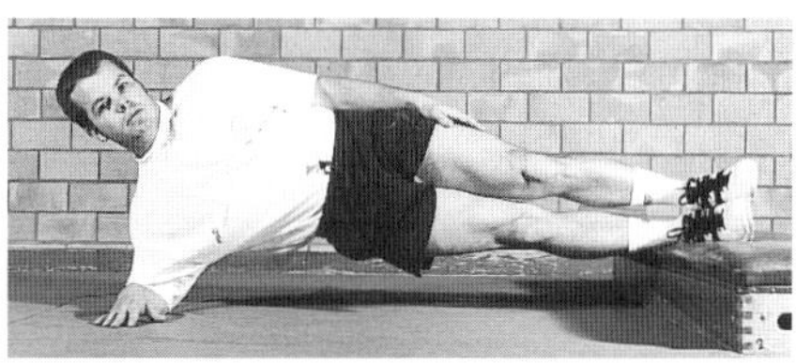

→ Heben und Senken des leicht einwärtsgedrehten oberen Beines

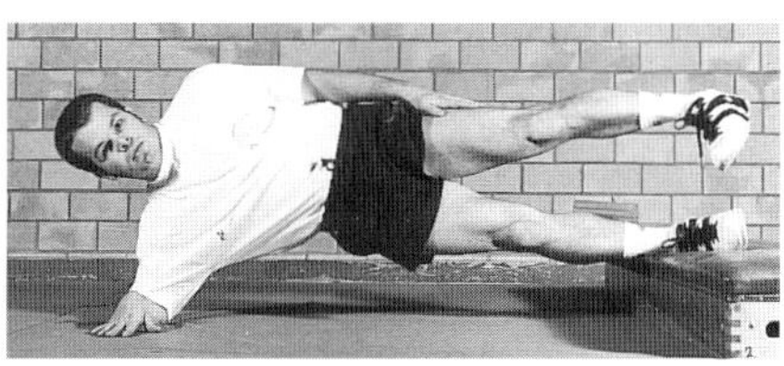

Ferse höher als Zehen!

12/12 Kräftigung der hinteren Rumpf- und Oberschenkelmuskulatur

Tiefe Rutschhalte mit gestreckten Armen

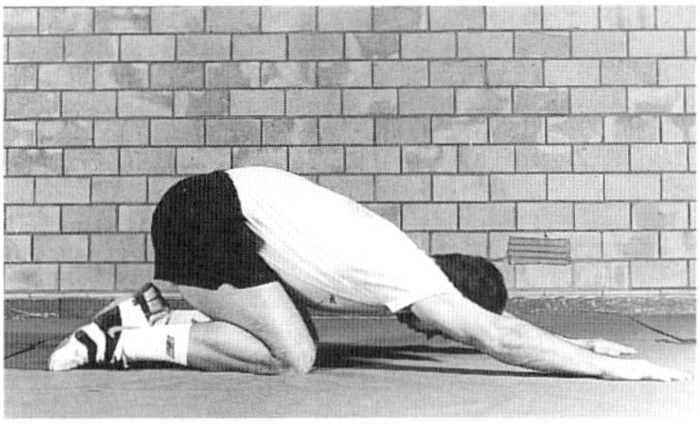

→ Heben und Senken eines gestreckten Armes

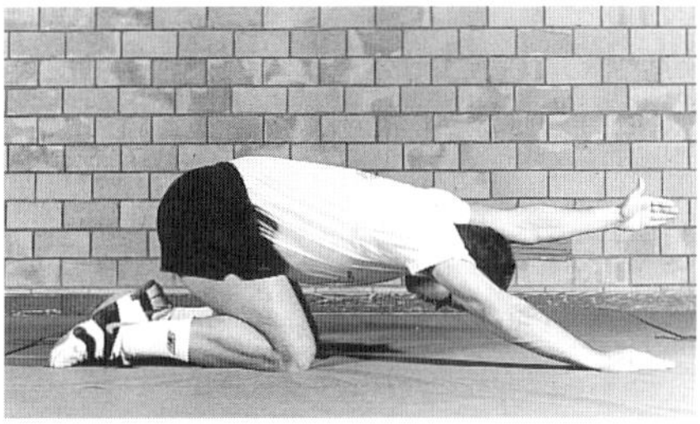

Gestreckter Arm ist in Verlängerung des Oberkörpers

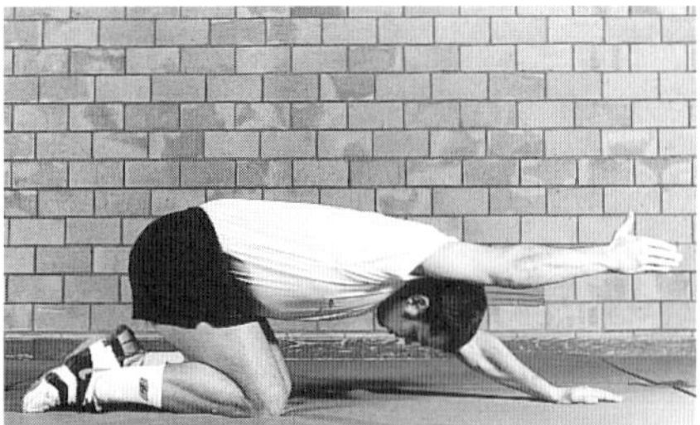

Kräftige stets beidseitig!

12/12 Kräftigung der hinteren Rumpf- und Oberschenkelmuskulatur

→ „Bauch einziehen"; Gesäßmuskeln anspannen

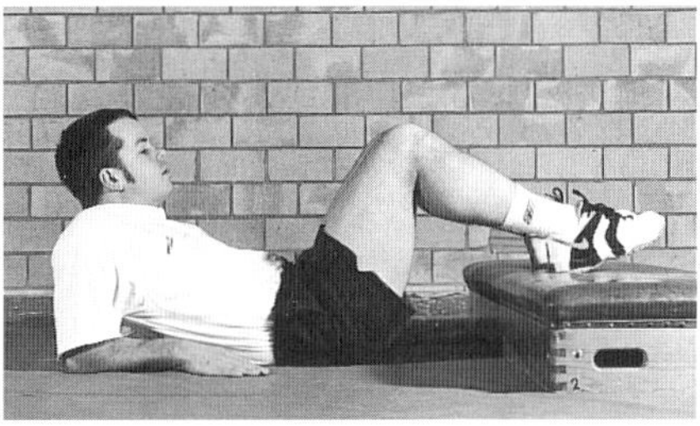

Becken heben

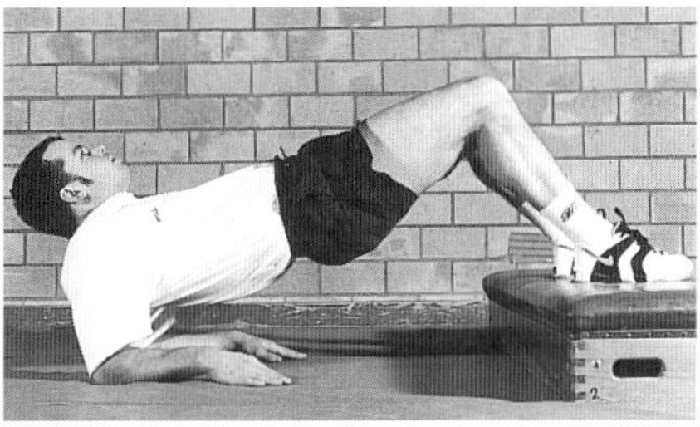

Ein Bein in Verlängerung des Oberkörpers strecken

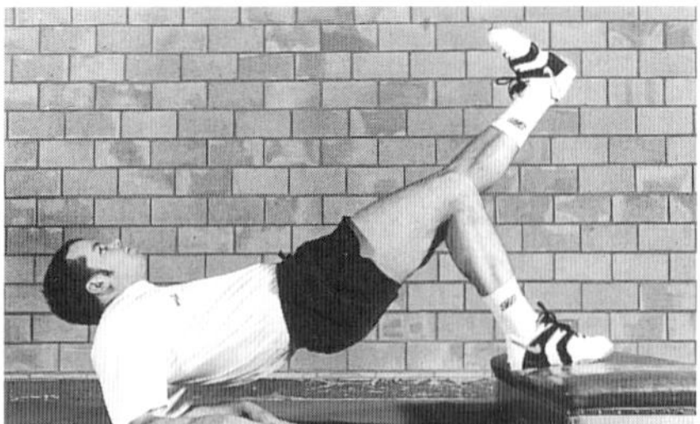

Ferse schiebt
(Sehr anstrengend)!

8

Die Goldenen Zwölf

GOLF

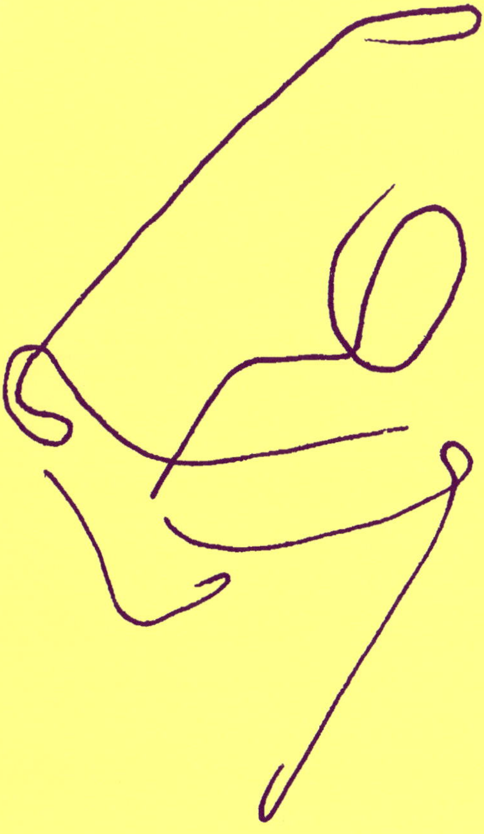

1/12 Mobilisierung des Schultergürtels

Stand
Schläger in Hochhalte
→ Zur-Seite-Ziehen des Schlägers über Kopf

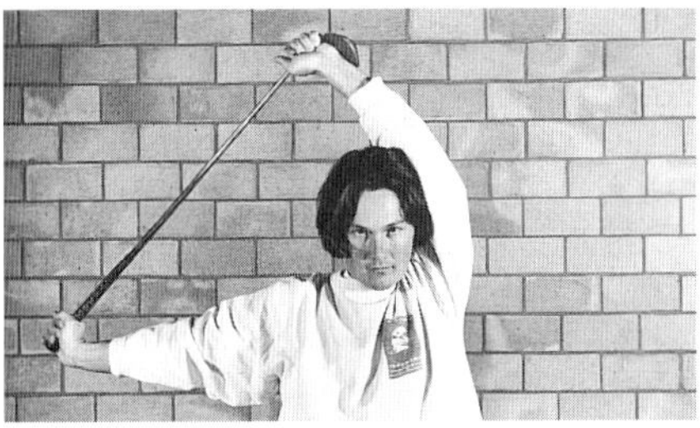

Oberkörper stabilisieren
(Bauch- und Gesäßspannung)

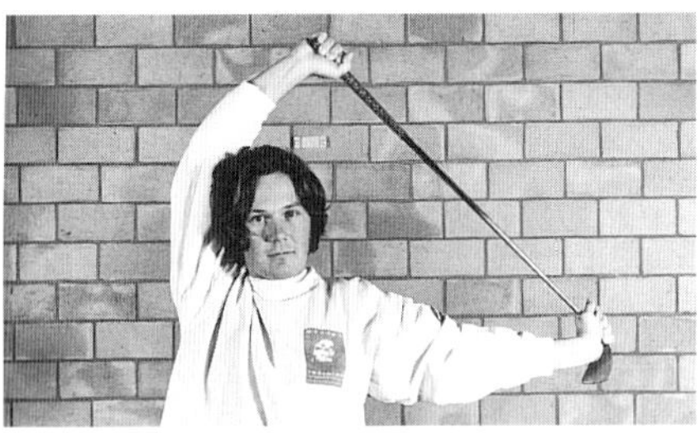

→ Schläger hinter dem Körper nach oben und nach unten ziehen

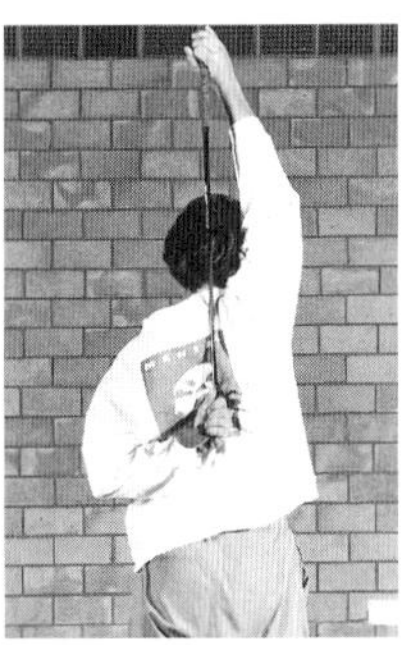

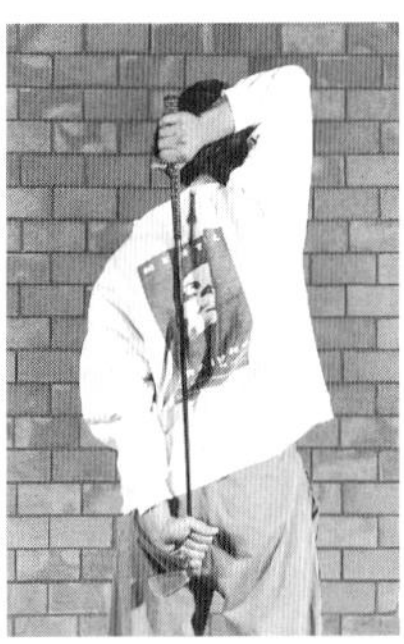

Mobilisiere kontrolliert, häufig und stets beidseitig!

2/12 Mobilisierung der Wirbelsäule

→ Kniebeuge mit Rumpfdrehung

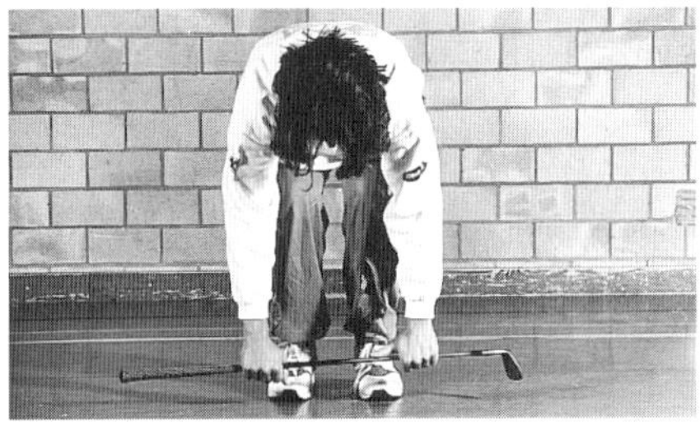

Kniewinkel größer 90°
Aus der Kniebeuge Körper strecken und zur Seite drehen

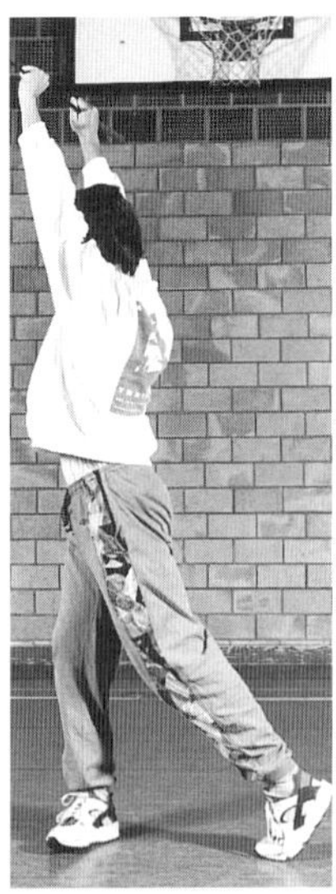

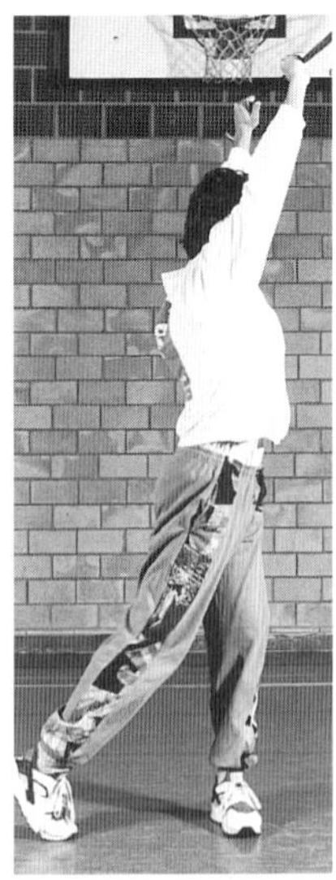

Arme in die Hochhalte führen (Körper strecken)!

3/12 Dehnung der Handgelenkbeuger und der Brustmuskulatur

Dehnung der Handgelenkbeuger
→ Arm bei fixierter Hand auswärtsdrehend strecken

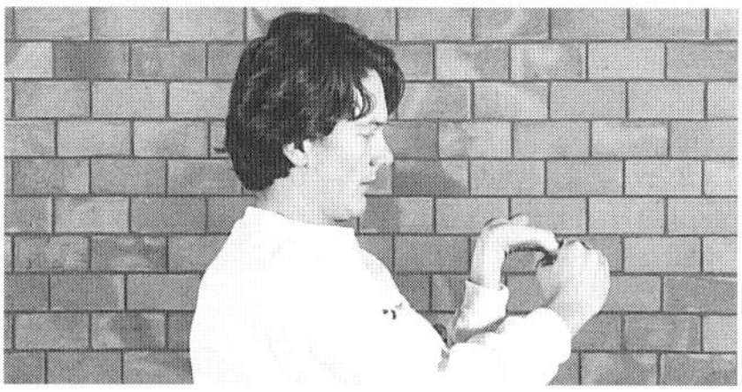

Dehne behutsam!

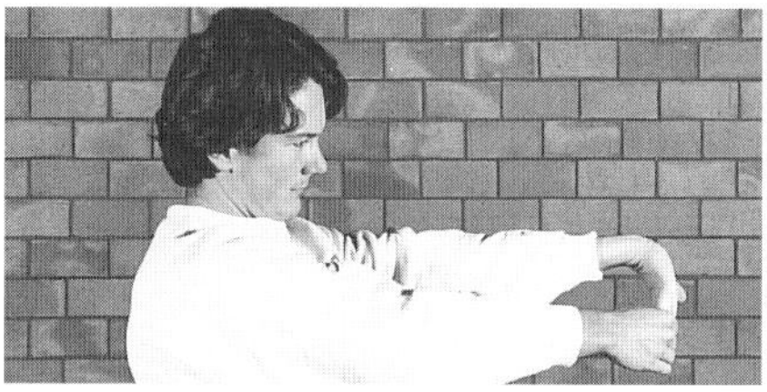

Dehne stets beidseitig!

Dehnung der Brustmuskeln
Arme mit Schläger in Hochhalte

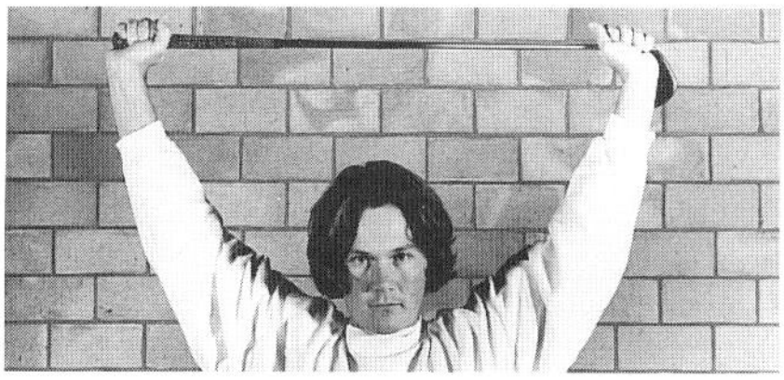

→ Arme beugen; Schläger hinter dem Körper nach unten führen

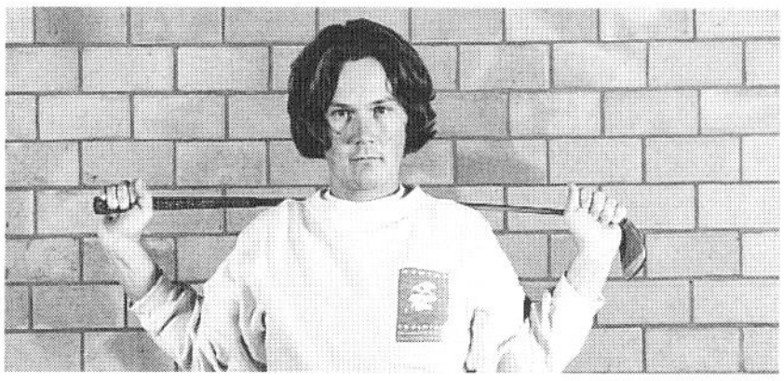

Bei Übungen im Stand Bauch- und Gesäßspannung halten!

4/12 Dehnung der Rückenstrecker

Sitz mit angewinkelten Beinen (hüftbreit)
→ Oberkörper beugen und zwischen den Beinen „hängen lassen"

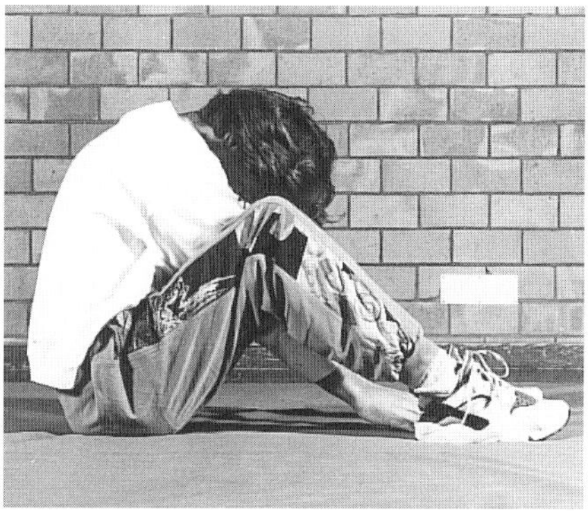

Durch den Zug der Ellbogen nach unten kann die Dehnung verstärkt werden

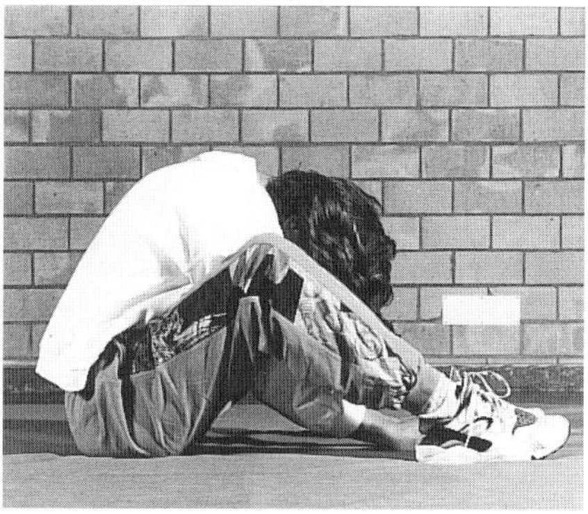

Achte auf eine gleichmäßige Atmung!

5/12 Dehnung der seitlichen Rumpfmuskulatur

Stand
Beine überkreuzt (rechts vor links)
Arme mit Schläger in Hochhalte

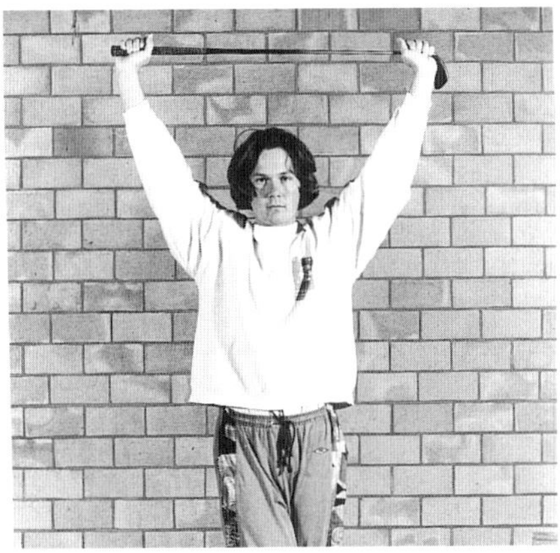

→ Oberkörper zur Seite (nach rechts) neigen und dabei langsam ausatmen

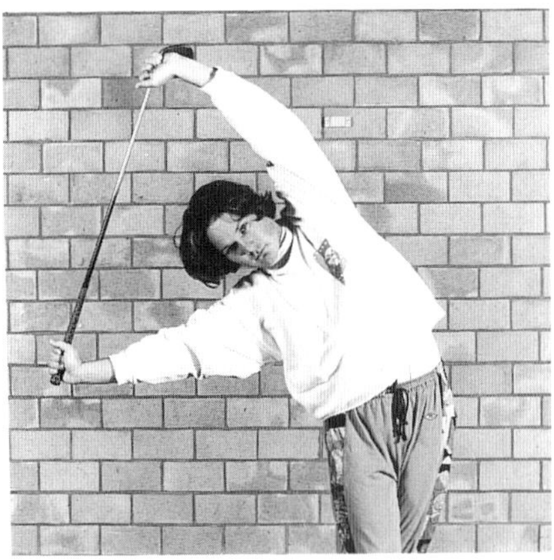

Durch bewußtes Einatmen in die Flanke kann die Dehnung verstärkt werden.

Dehne beidseitig (Beinwechsel)!

6/12 Dehnung des Lenden-Darmbeinmuskels

Ausfallschritt
Oberkörper auf Oberschenkel abgestützt
→ Becken nach hinten kippen und vorderes Knie beugen

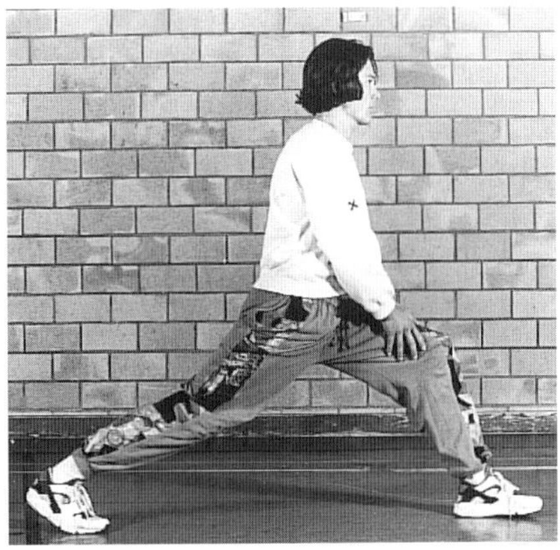

Hüfte Richtung Ferse des vorderen Beines schieben

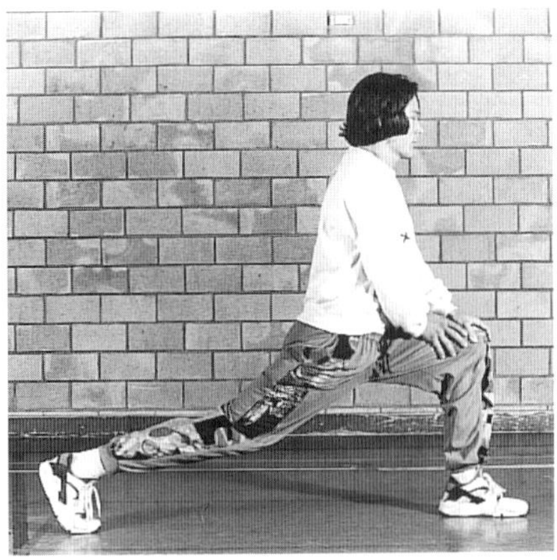

Dehne stets beidseitig!

7/12 Dehnung der hinteren Oberschenkelmuskulatur und der Wadenmuskulatur

Dehnung der hinteren Oberschenkelmuskulatur
Ein Bein auf kniehohem Kasten abgelegt
→ Gestreckten Oberkörper leicht nach vorne kippen

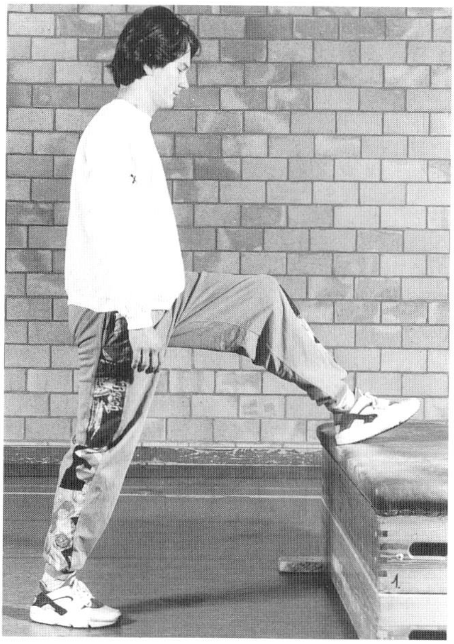

Ist das abgelegte Bein leicht gebeugt, werden vor allem die oberen Anteile gedehnt.

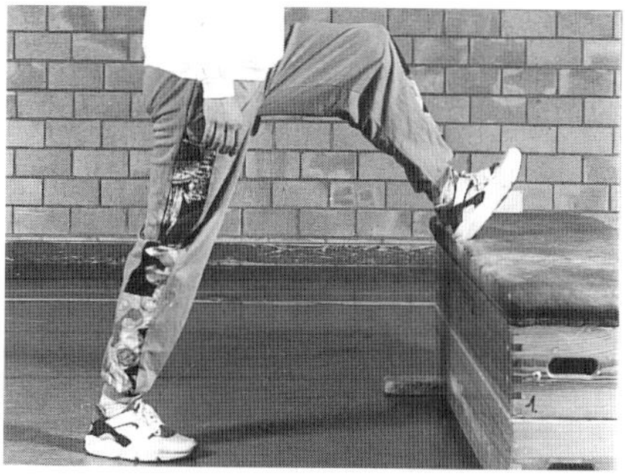

Durch ein Heranziehen der Zehen kann die Dehnung intensiviert werden.

7/12 Dehnung der hinteren Oberschenkelmuskulatur und der Wadenmuskulatur

Dehnung der hinteren Oberschenkelmuskulatur
Langsitz
ein Bein angewinkelt

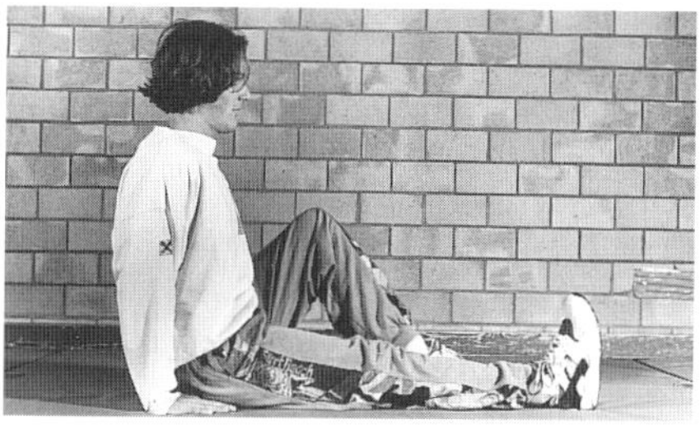

→ Oberkörper herausheben und leicht nach vorne kippen

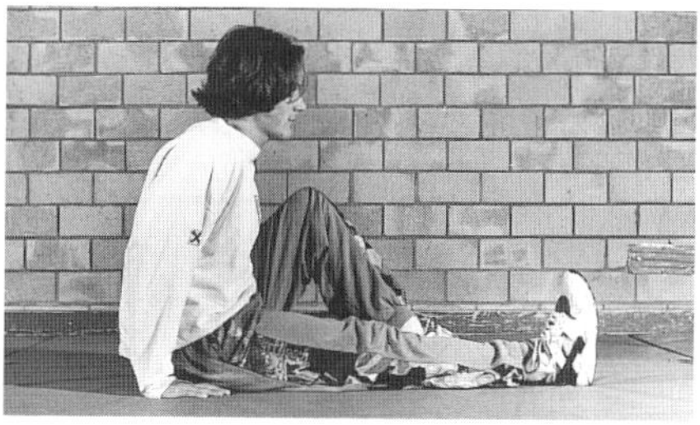

Dehnung der Wadenmuskulatur
Schrittstellung: Füße parallel
→ Vorderes Knie beugen

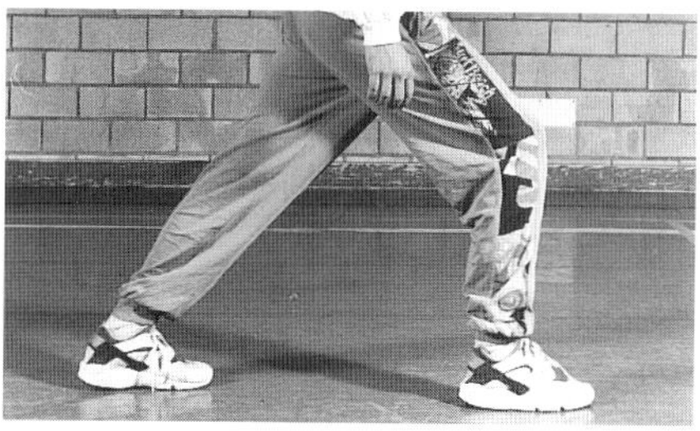

Ferse des hinteren Beines behält Bodenkontakt.

8/12 Kräftigung der Arm- und Schultergürtelmuskulatur

Langsitz
Hände hinten abgestützt

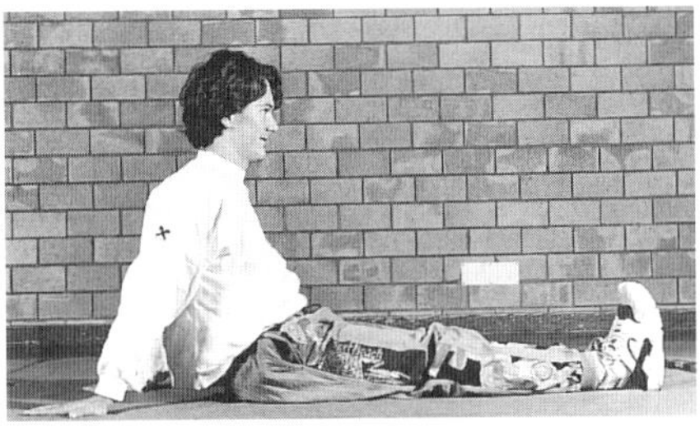

→ Drehen in den seitlichen Liegestütz mit anschließendem Wegdrücken

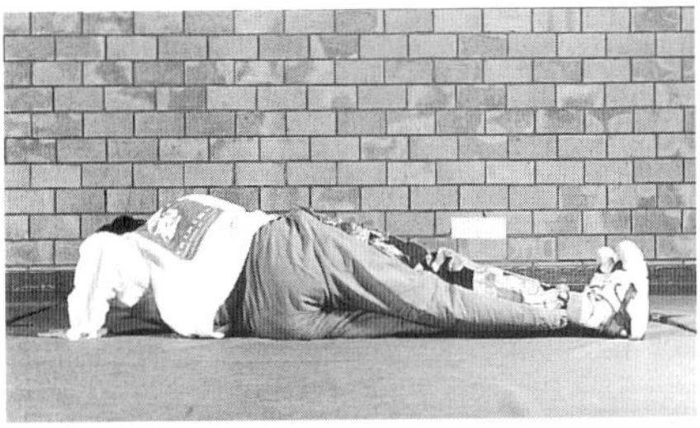

Gebeugte Arme stützen Oberkörper ab, Brustbein nahe am Boden

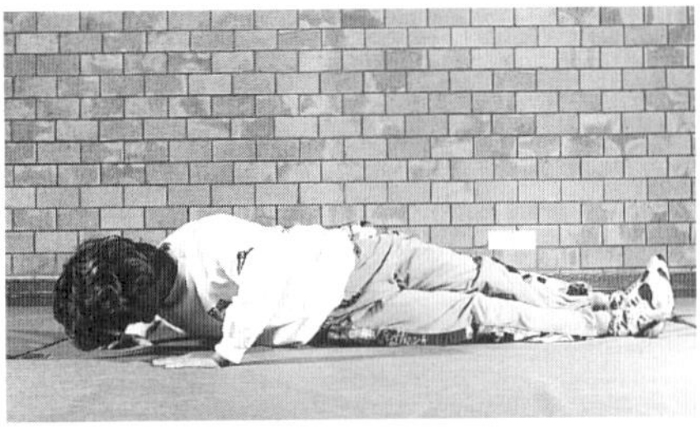

Kräftiges Abstoßen und Seitenwechsel

9/12 Kräftigung der hinteren Rumpfmuskulatur

Kräftigung des breiten Rückenmuskels
Schrittstellung: Hände fassen Schläger hinter dem Körper

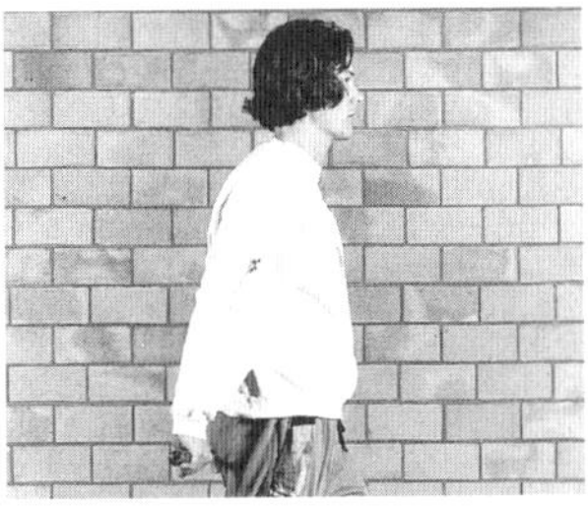

→ Gestreckte Arme nach hinten oben führen

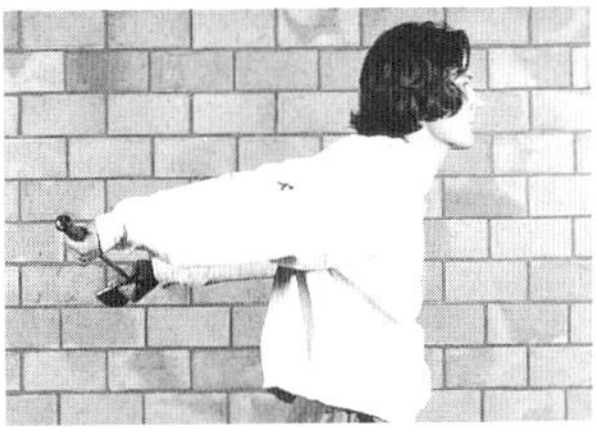

Bauch- und Gesäßspannung halten!

Ganzkörperkräftigung
Liegestütz vorlings im Unterarmstand

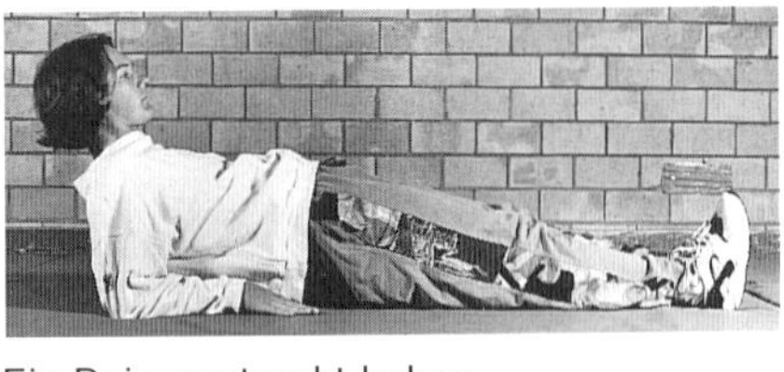

Ein Bein gestreckt heben

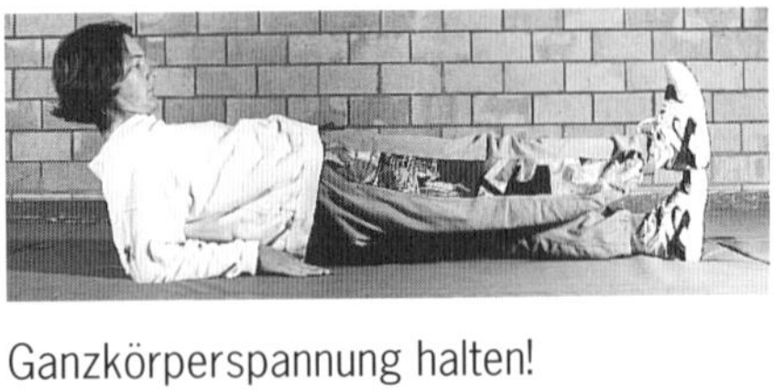

Ganzkörperspannung halten!

10/12 Kräftigung der Rückenstrecker, der Gesäß- und hinteren Oberschenkelmuskulatur

Rückenlage
Beine angewinkelt

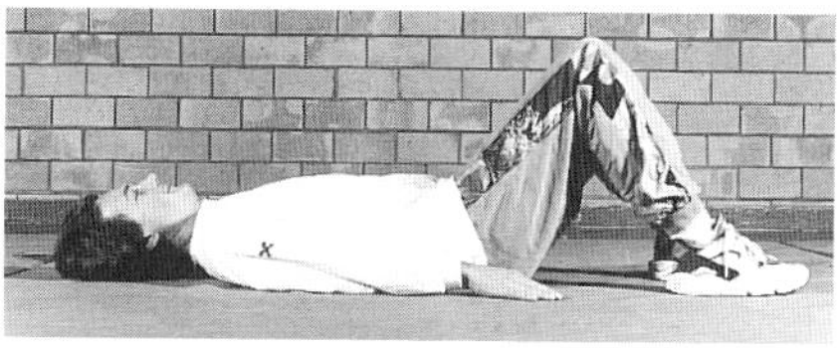

➞ „Bauch einziehen", Gesäßmuskeln anspannen und Becken heben

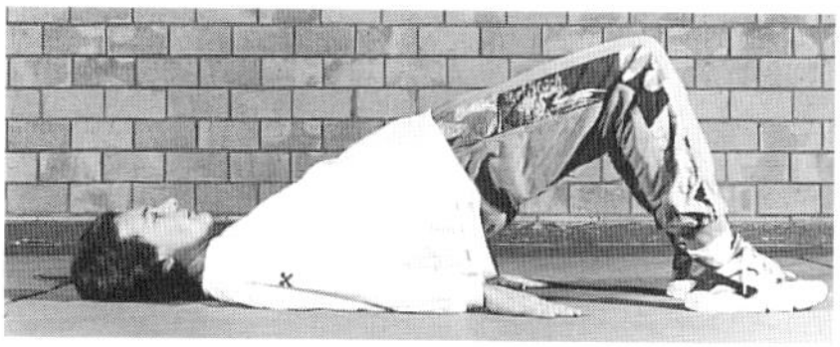

Ein Bein in Verlängerung des Oberschenkels strecken (Ferse schiebt)

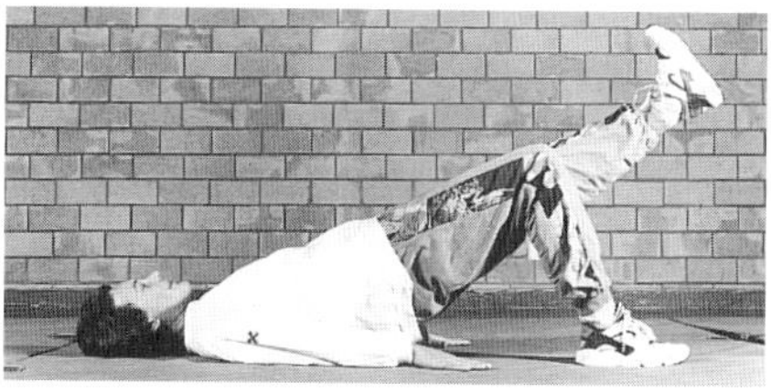

Variation
➞ Ein angewinkeltes Bein anheben

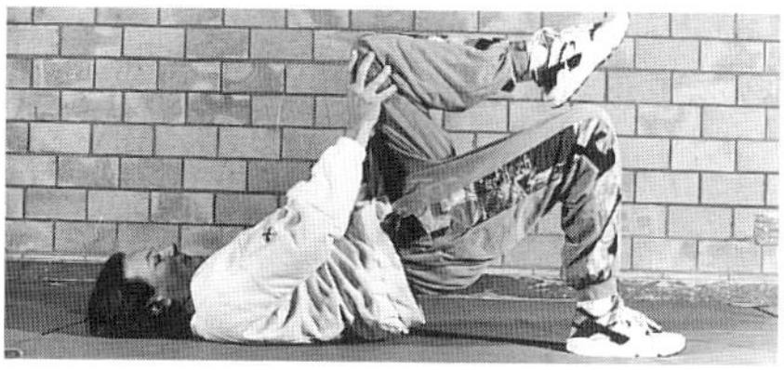

Hand versucht, Bein wegzudrücken (Bein gibt Widerstand)
Körperspannung halten!

11/12 Kräftigung der Bauchmuskulatur

Kräftigung der schrägen Bauchmuskeln
Rückenlage
ein Bein angewinkelt, eines überkreuzt;
Arme an der Brust
Vorspannung

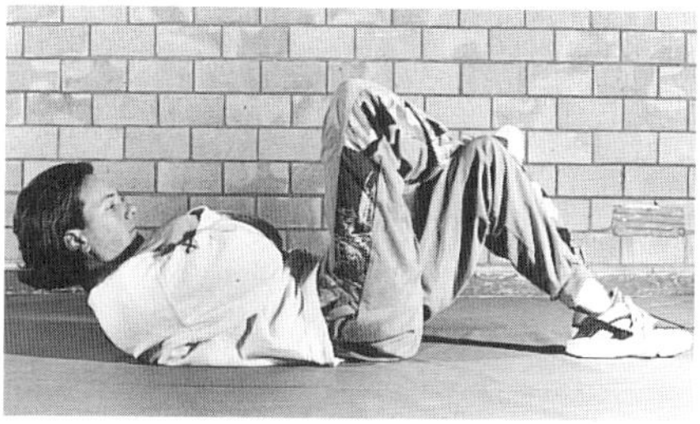

➞ Aus der Vorspannung Oberkörper schräg aufrollen

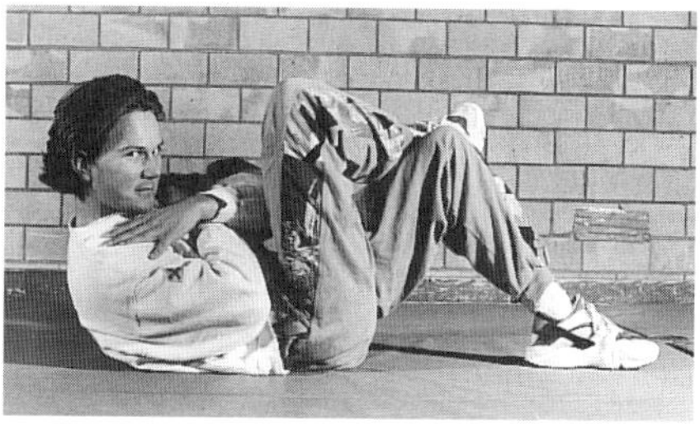

Linker Ellbogen zu rechtem Knie

Variation
Finger an den Schläfen, Ellbogen außen

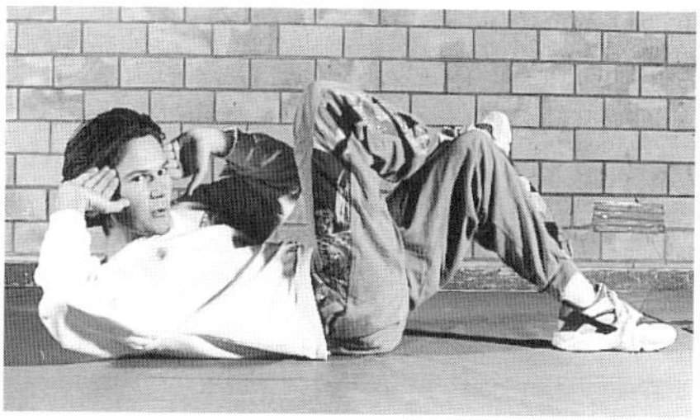

Kräftige beidseitig!

11/12 Kräftigung der Bauchmuskeln

Kräftigung der geraden Bauchmuskeln
Rückenlage: Ein Bein angewinkelt, eines überkreuzt; Arme an der Brust
Vorspannung

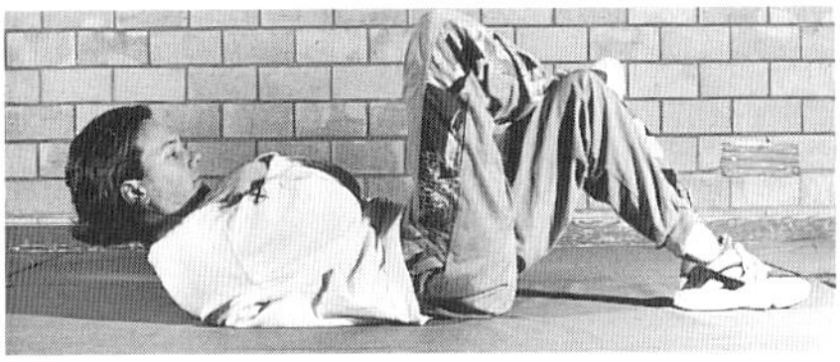

→ Aus der Vorspannung Oberkörper aufrollen; LWS behält Bodenkontakt

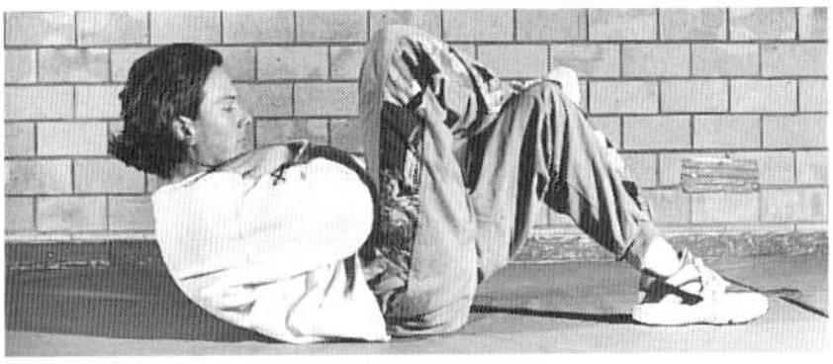

Rückenlage mit rechtwinklig gebeugten Beinen; Hände an den Ohren

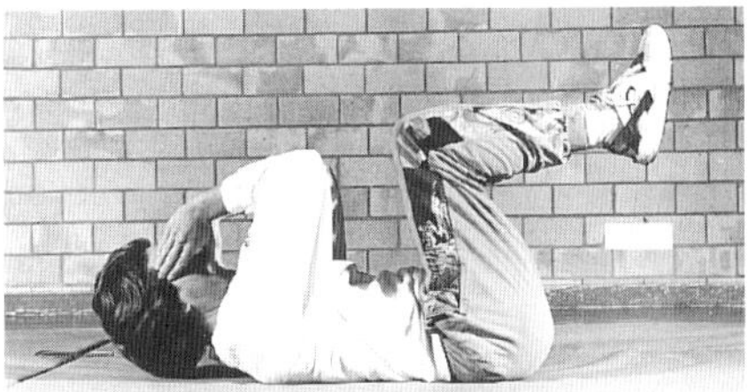

→ Ellbogen und Knie gleichzeitig nach oben ziehen

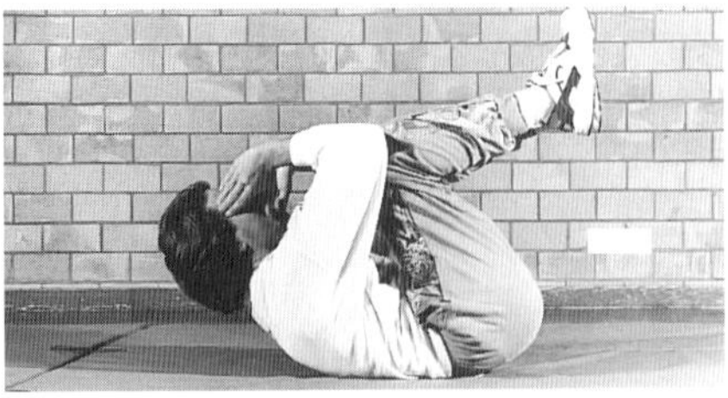

Kopf dabei nicht in den Nacken nehmen!

12/12 Koordinationsübung

Kräftigung der vorderen Oberschenkelmuskulatur und der schrägen Bauchmuskeln
Ein Bein auf kniehohem Kasten

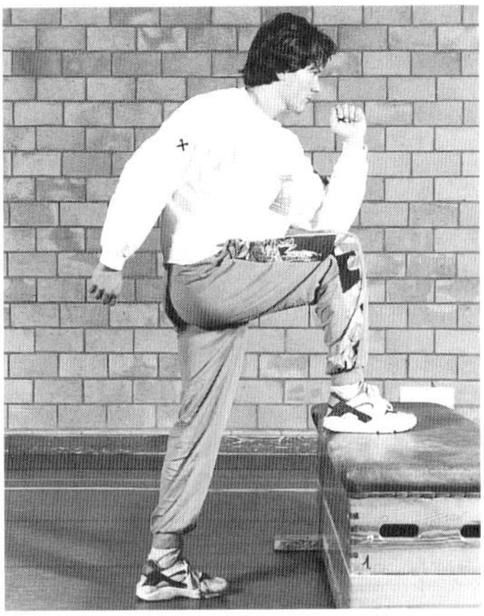

→ Hochsteigen mit gleichzeitigem Zusammenführen von Schwungbein und gegengleichem Ellbogen

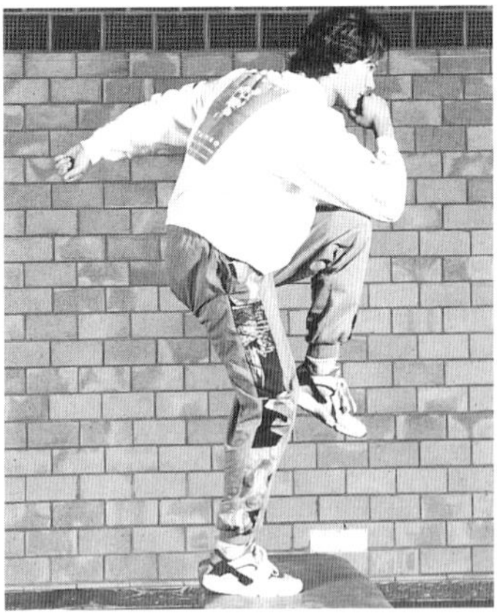

Durch Strecken des Standbeines kann die Übung intensiviert werden.
Fußsohle bleibt auf dem Kasten!

Kräftige beidseitig!

9

Die Goldenen Zwölf

SKILAUF

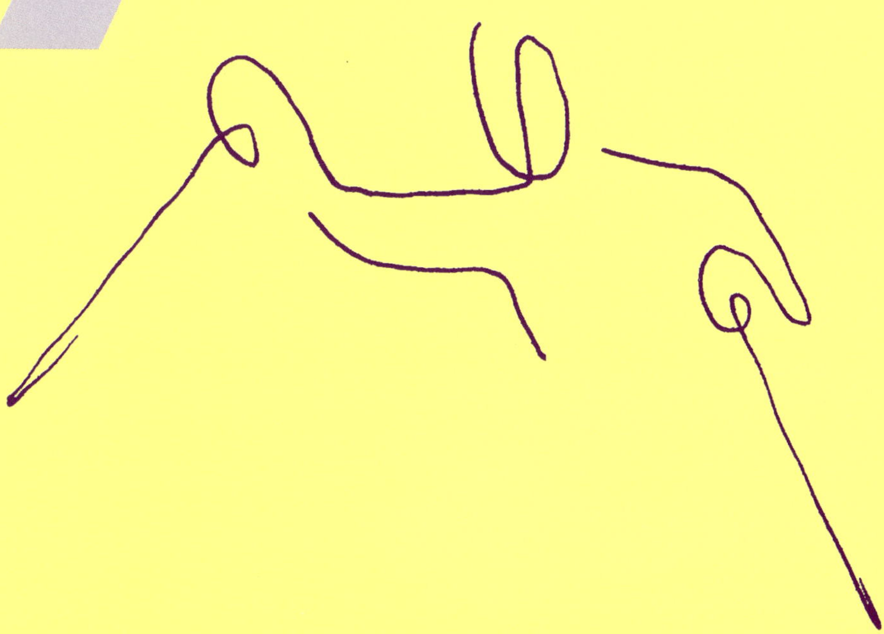

1/12 Mobilisierung der Wirbelsäule

Rückenlage
Beine gebeugt und überkreuzt

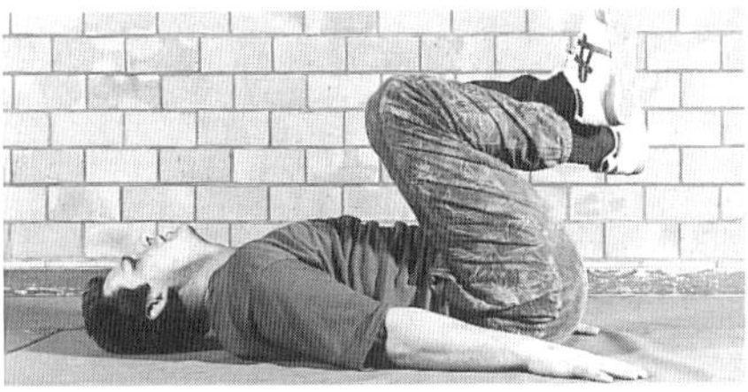

→ Gebeugte Beine zum Oberkörper ziehen und langsam zur Seite legen

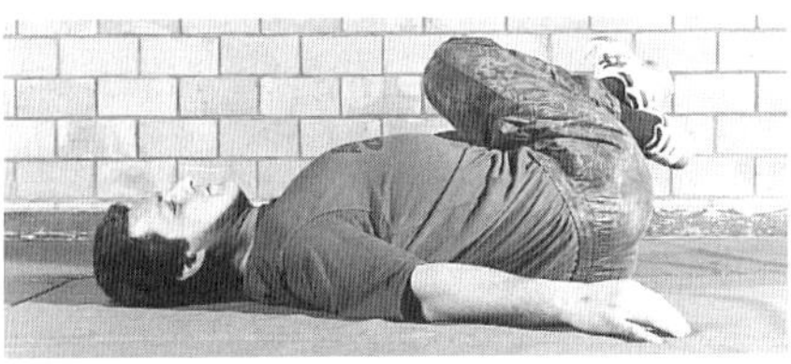

Bankstellung
→ Beugen und Strecken eines Beines und des gegengleichen Armes

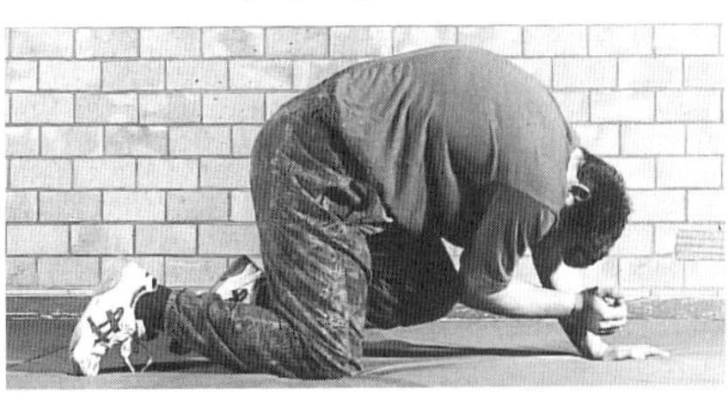

Arm und Bein in Verlängerung des Oberkörpers strecken (Gesäß- und Rückenmuskeln anspannen)

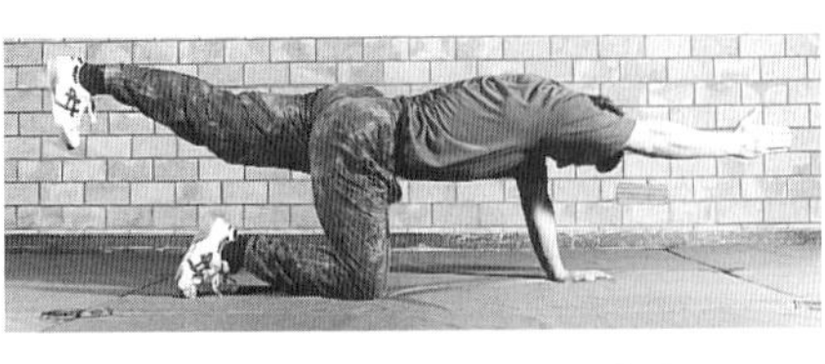

Mobilisiere kontrolliert und häufig!

2/12 Dehnung der Brustmuskulatur

Rutschhalte
→ Oberkörper langsam zurückziehen

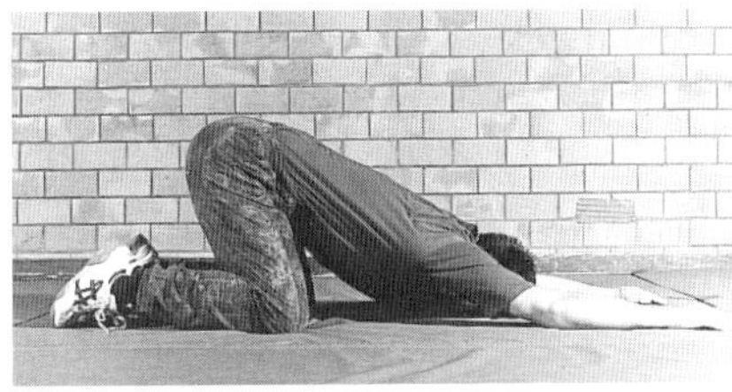

Gesäß zieht nach hinten, Handflächen drücken zu Boden

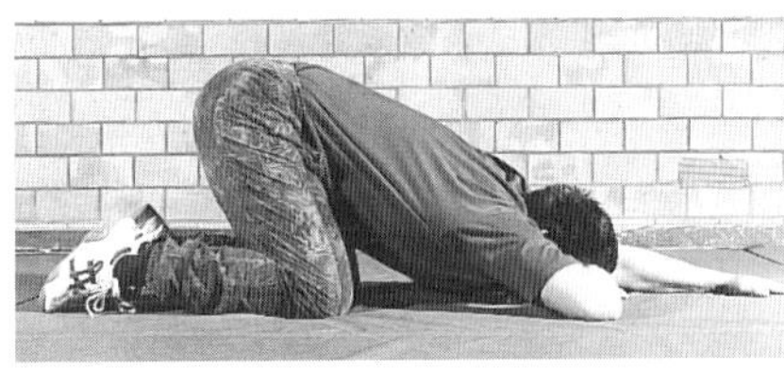

Bei einarmiger Ausführung ist eine bessere Kontrolle der Dehnung möglich

Schrittstellung
Rücken an der Sprossenwand; gestreckte Arme halten in Schulterhöhe
→ Oberkörper durch Beugen der Knie absenken

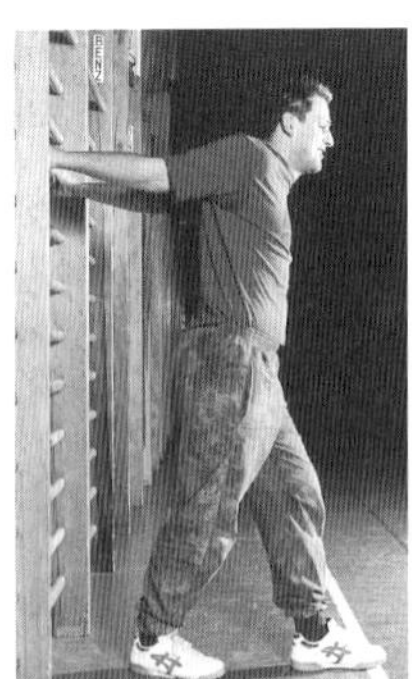

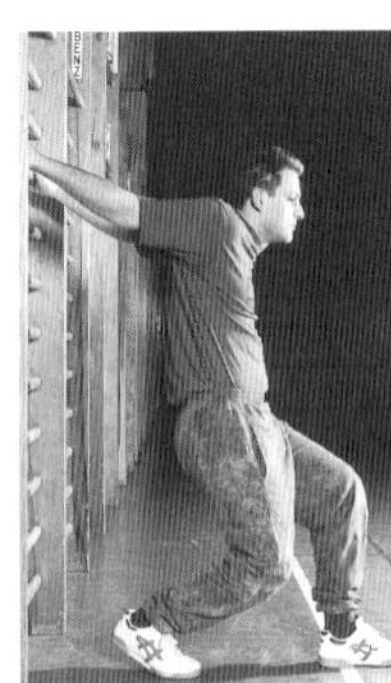

Dehne behutsam!

3/12 Dehnung der hinteren Rumpfmuskulatur

Dehnung der Rückenstrecker

→ Kopf zwischen den gebeugten Beinen langsam zu den Füßen ziehen

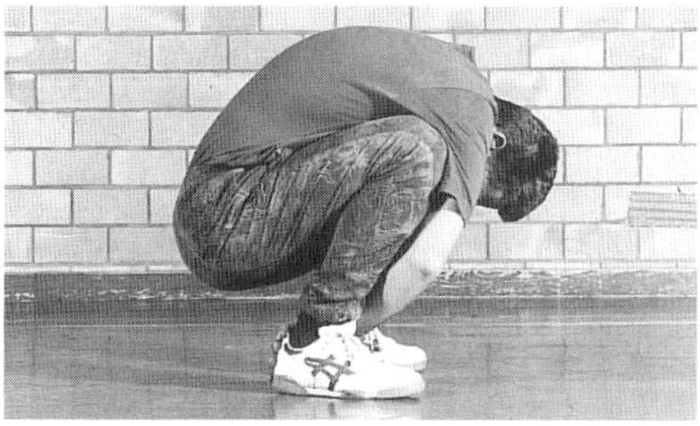

Dehnung des großen Gesäßmuskels

Rückenlage
ein Bein angewinkelt, eines überkreuzt

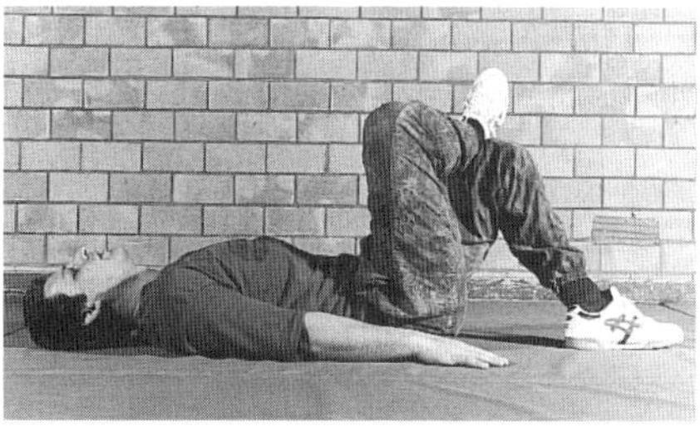

→ Angewinkeltes Bein Richtung Rumpf ziehen

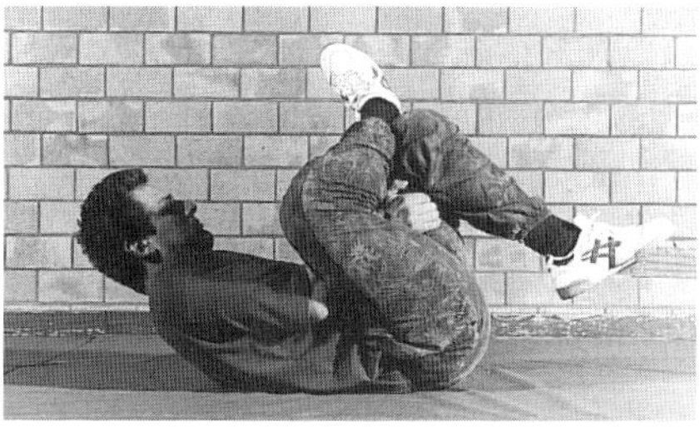

Dehne beidseitig!

4/12 Dehnung der Adduktoren

Grätschstand
Füße parallel

→ Ein Bein beugen und Oberkörper abstützen

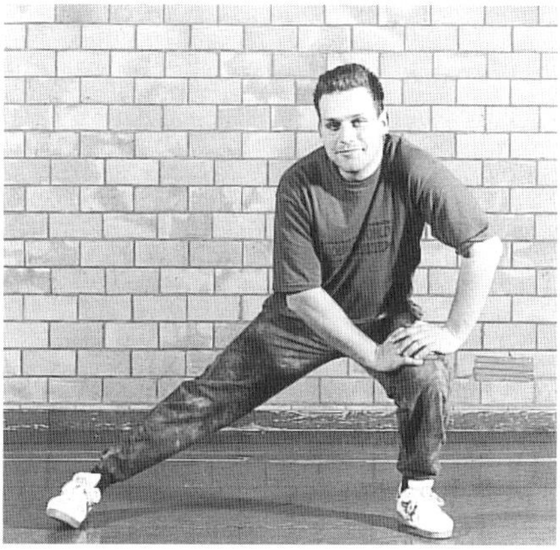

Gestrecktes Bein nach außen drehen (Zehen zeigen nach oben)

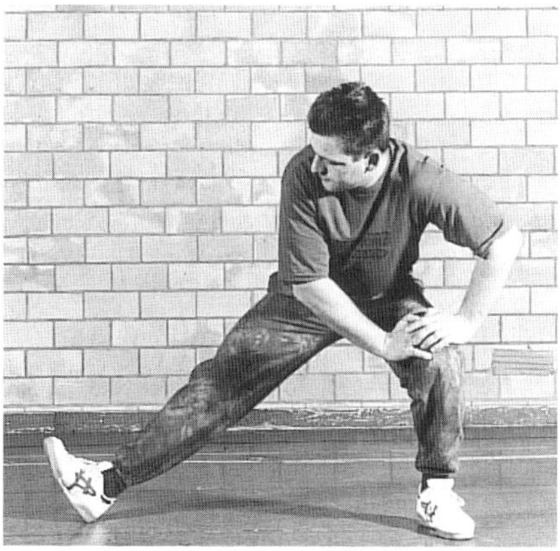

Wird das gestreckte Bein aufgestellt (Zehen oben), werden vor allem die hinteren Anteile der Adduktoren gedehnt.

Dehne stets beidseitig!

5/12 Dehnung des Lenden-Darmbeinmuskels

Einbeinkniestand
→ Becken nach hinten kippen (Bauch einziehen, „Schambein vorschieben“)

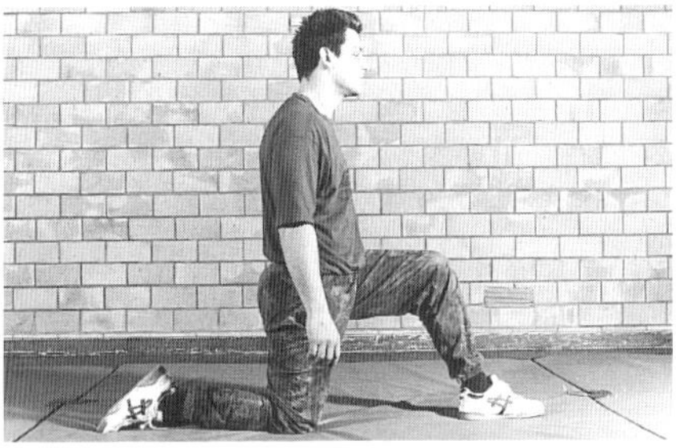

Hüfte Richtung Ferse des vorderen Beines schieben

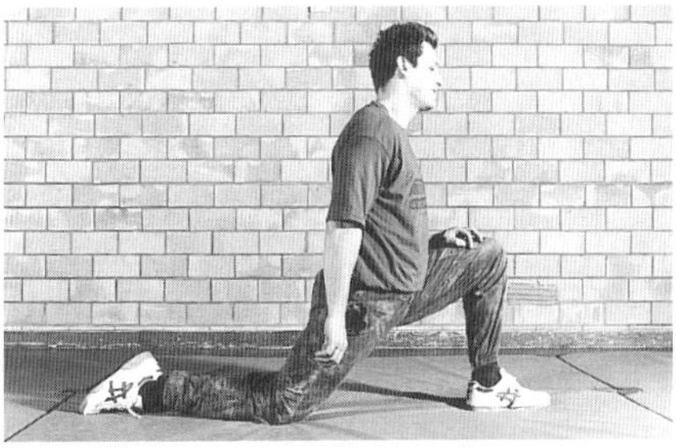

Variation
Stabiler Ausfallschritt
→ Becken nach hinten kippen und gebeugtes Knie vorschieben

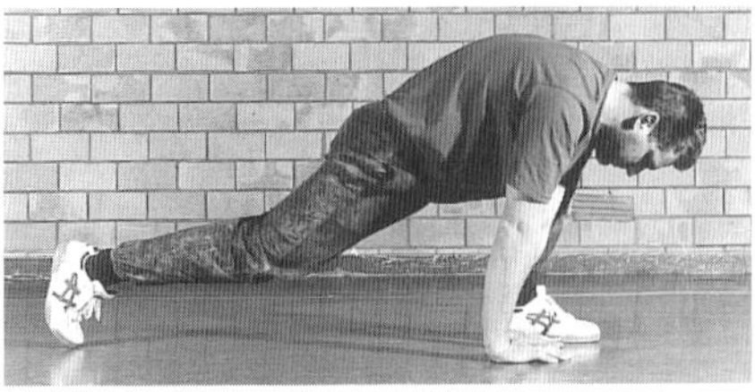

Dehne beidseitig!

6/12 Dehnung der Oberschenkelmuskulatur

Dehnung der vorderen Oberschenkelmuskulatur
Stabiler Einbeinkniestand
Hand fixiert gebeugtes Bein
→ Becken nach hinten kippen („Schambein vorschieben“)

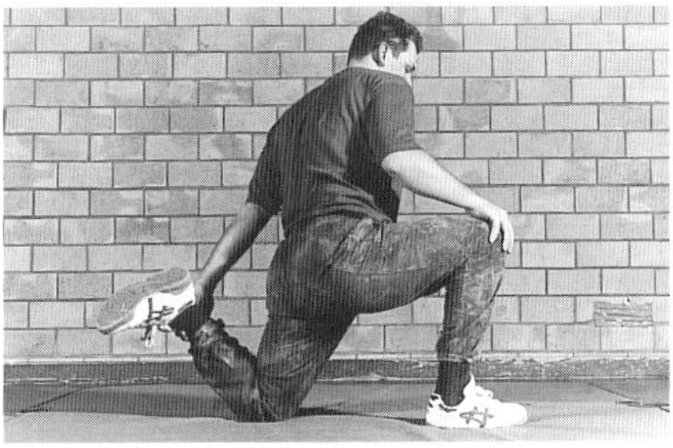

Durch Vorschieben der Hüfte kann die Dehnung verstärkt werden.

Dehnung der hinteren Oberschenkelmuskulatur

Ein Bein auf kniehohem Kasten abgelegt
→ Oberkörper herausheben und leicht nach vor kippen

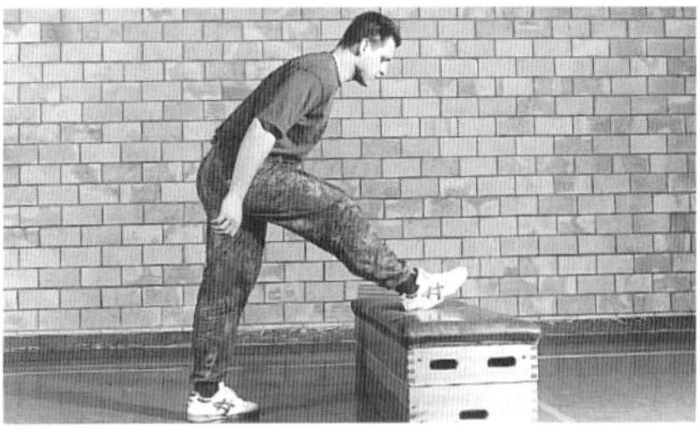

Das Heranziehen der Zehen intensiviert die Dehnung

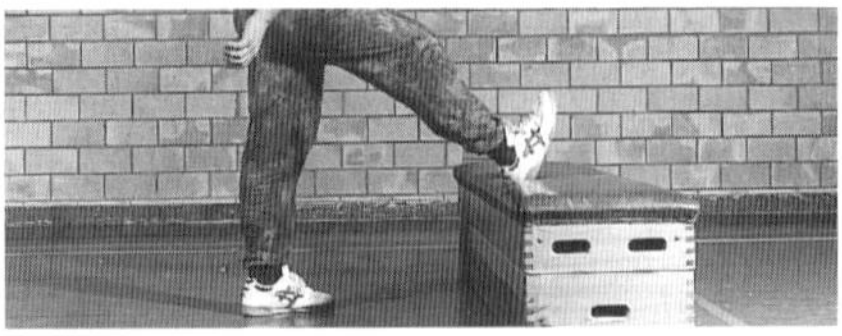

Dehne stets beidseitig!

7/12 Kräftigung der Arm- und hinteren Rumpfmuskulatur

Sitz
angewinkelte Beine auf Kastenoberteil

1. Finger nach hinten

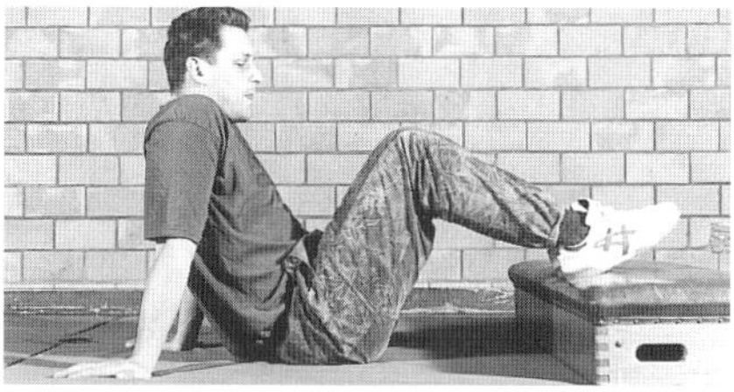

→ „Bauch einziehen", Gesäßmuskeln anspannen und Becken heben

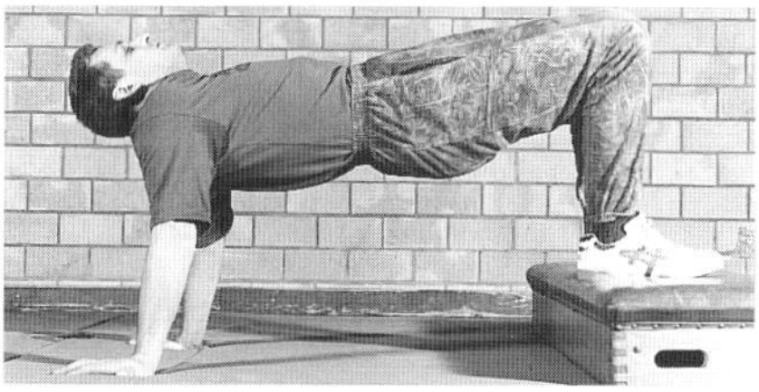

Ein Bein in Verlängerung des Oberkörpers strecken: Ferse schiebt

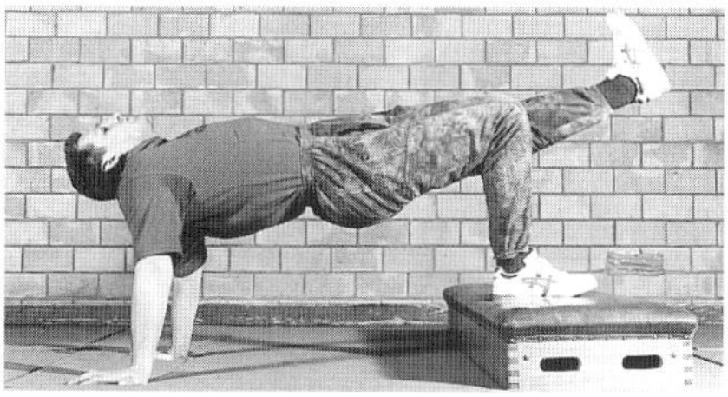

2. Finger nach vor (sehr anstrengend)

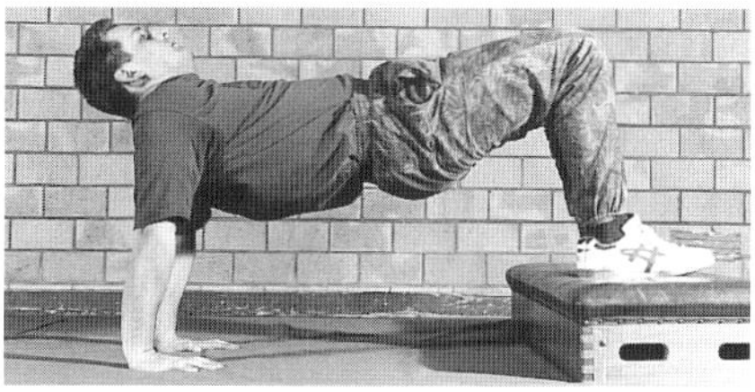

Schulterrotatoren werden mitgekräftigt

8/12 Kräftigung der Gesäßmuskulatur

Kräftigung des großen Gesäßmuskels
Bauchlage auf Längskasten
Beine rechtwinklig gebeugt

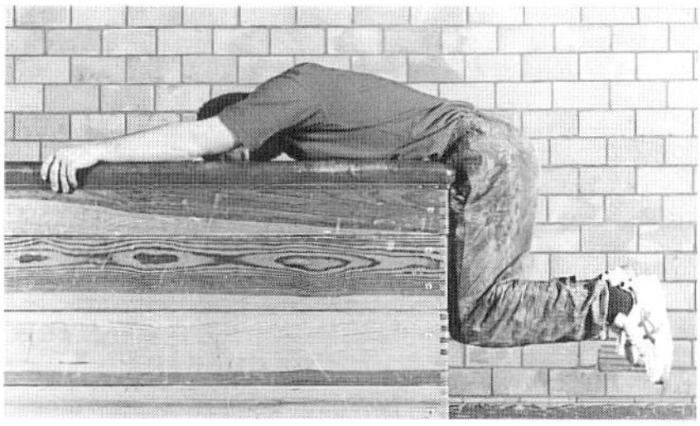

→ Hochführen eines gebeugten Beines max. bis in die Waagrechte

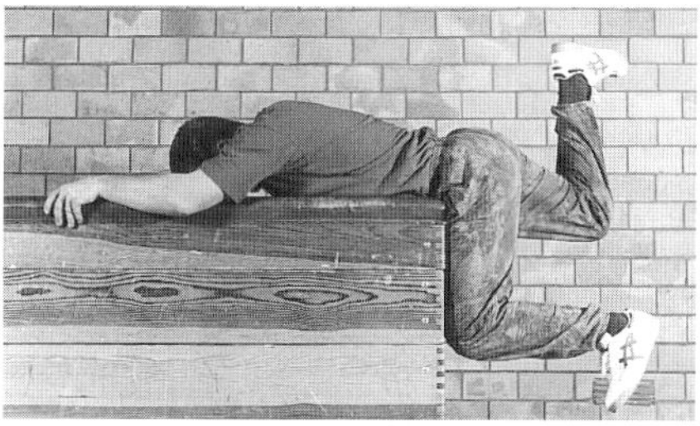

Kräftigung des mittleren und kleinen Gesäßmuskels
→ Seitliches Hochführen eines gebeugten Beines max. bis in die Waagrechte

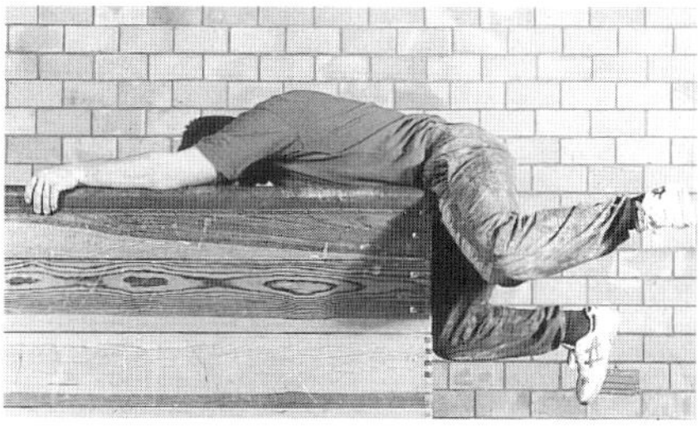

Fuß- und Kniegelenk auf gleicher Höhe.

9/12 Kräftigung der hinteren Rumpf- und Oberschenkelmuskulatur

Bauchlage auf Längskasten
Beine rechtwinklig gebeugt

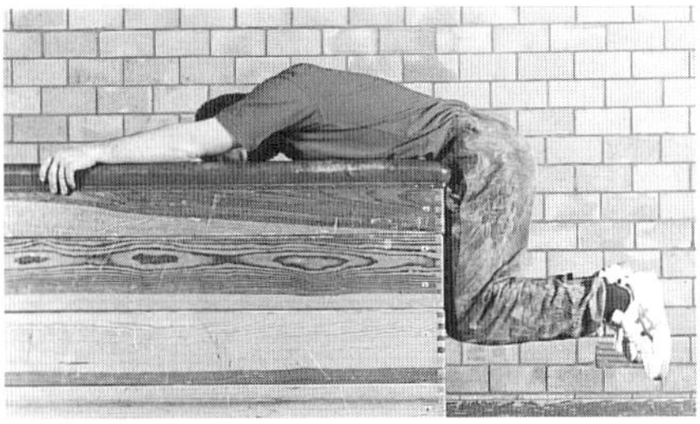

→ Abwechselndes Strecken und Beugen eines Beines

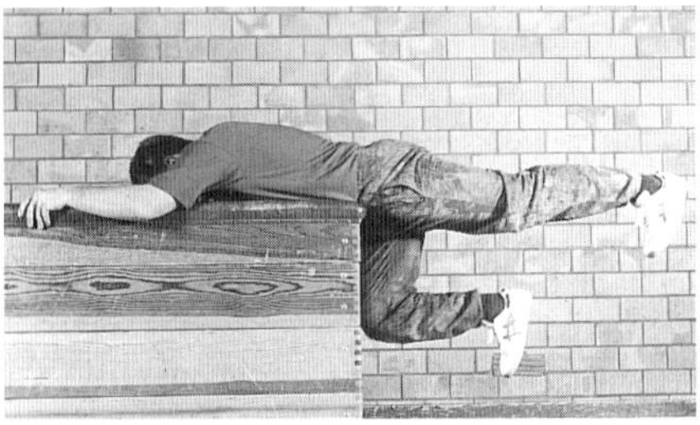

→ Strecken und Beugen beider Beine

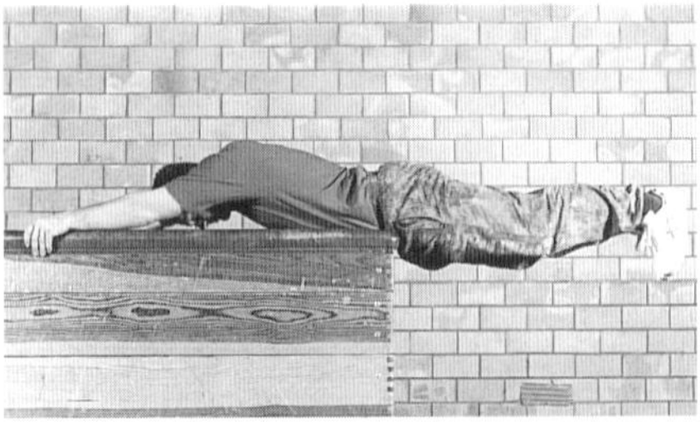

Ferse schiebt bis max. in die Waagrechte

Ganzkörperspannung!

9/12 Kräftigung der hinteren Rumpf- und Oberschenkelmuskulatur

Variation
mit Medizinball

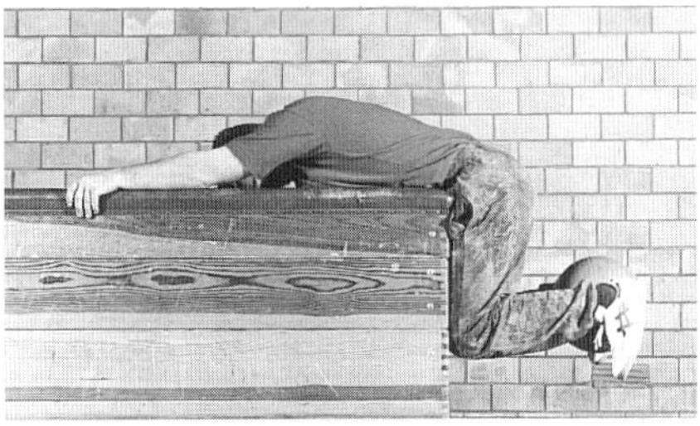

→ Strecken und Beugen der Beine mit Ball

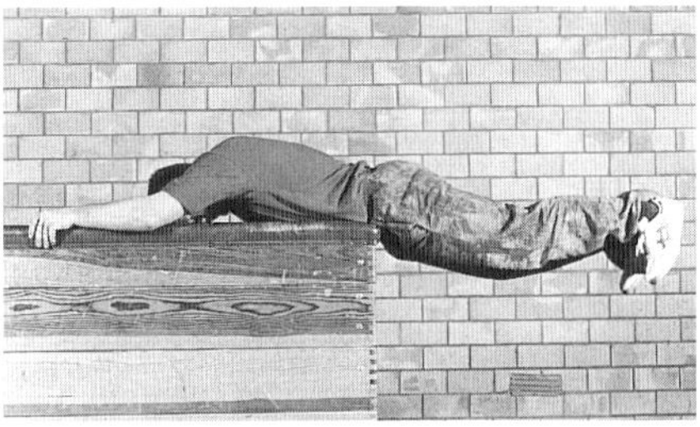

Leite die Streckbewegung durch ein Aktivieren der Gesäßmuskeln ein

Strecken der Beine nur bis max. in die Waagrechte!

10/12 Kräftigung der seitlichen Rumpfmuskulatur

Seitenlage
Beine fixiert
→ Oberkörper seitlich hochziehen

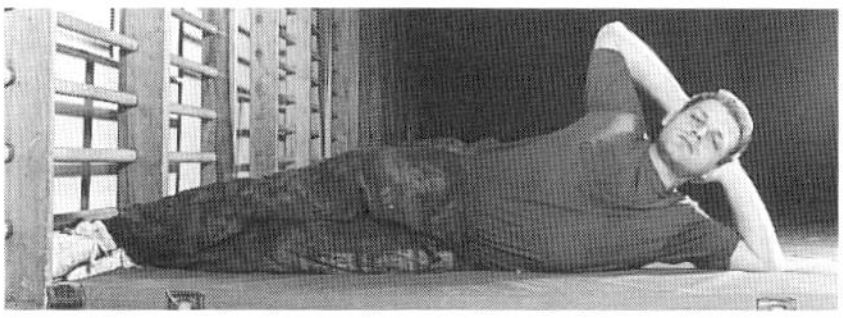

Oberkörper bei völliger Hüftstreckung nach oben ziehen

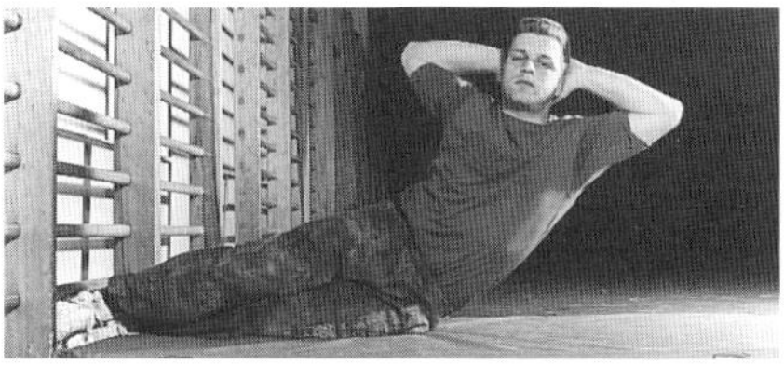

Ganzkörperkräftigung mit Kräftigung der Abduktoren
Seitlicher Liegestütz im Unterarmstand (Ganzkörperspannung)

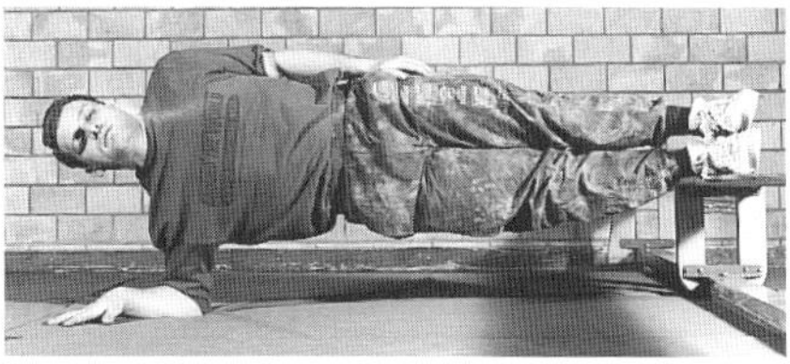

→ Hochführen und Senken des oberen leicht einwärtsgedrehten Beines

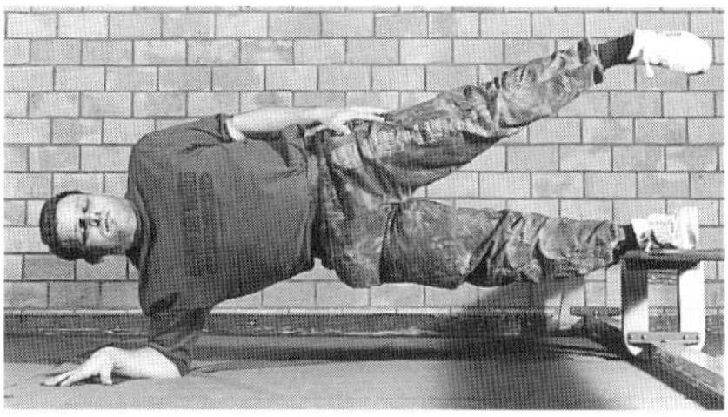

Ferse höher als Zehen

11/12 Kräftigung der Bauchmuskeln

Rückenlage
Beine rechtwinklig gebeugt auf kniehohem Kasten – Vorspannung

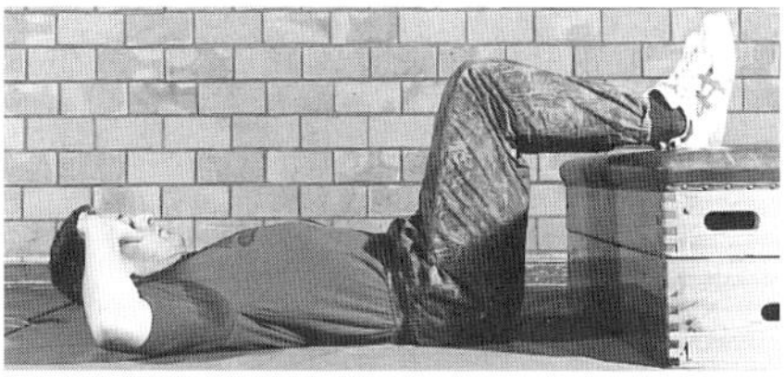

→ Aus der Vorspannung Oberkörper gerade aufrollen

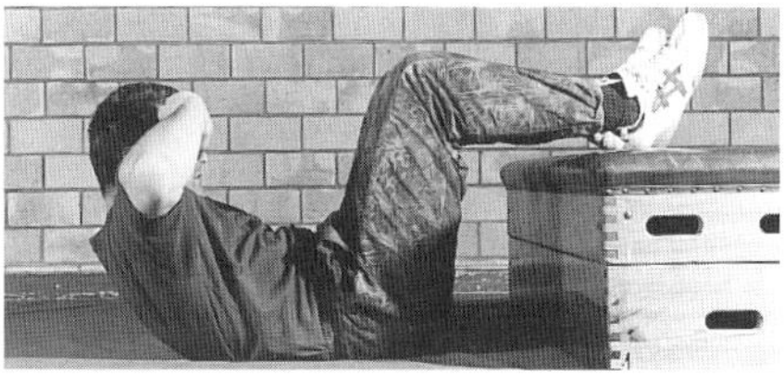

→ Aus der Vorspannung Oberkörper schräg aufrollen - Linker Ellbogen zu rechtem Knie und ...

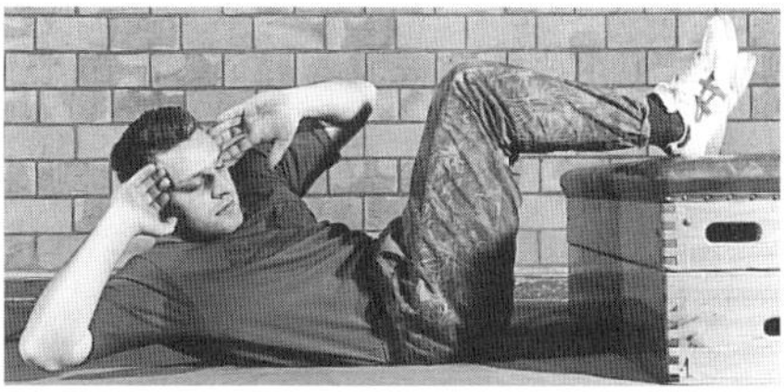

→ Aus der Vorspannung abwechselndes Nach-oben-Greifen eines Armes

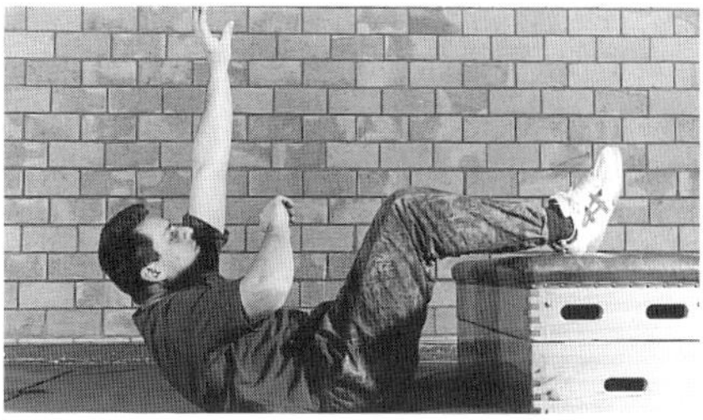

Fersen drücken gegen den Kasten!

12/12 Kräftigung der Adduktoren und der vorderen Oberschenkelmuskulatur

Kräftigung der Adduktoren

→ Einen Softball mit den Knien zusammendrücken

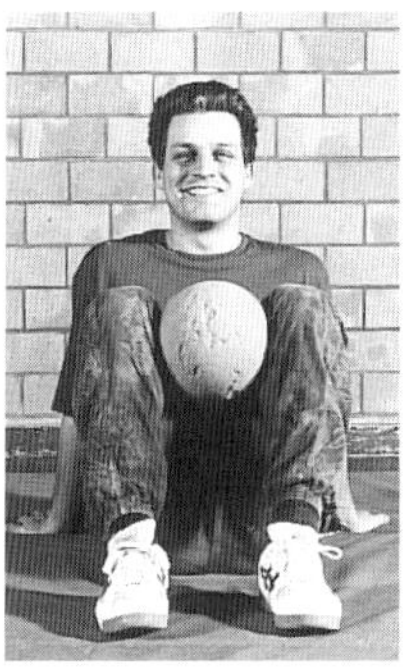

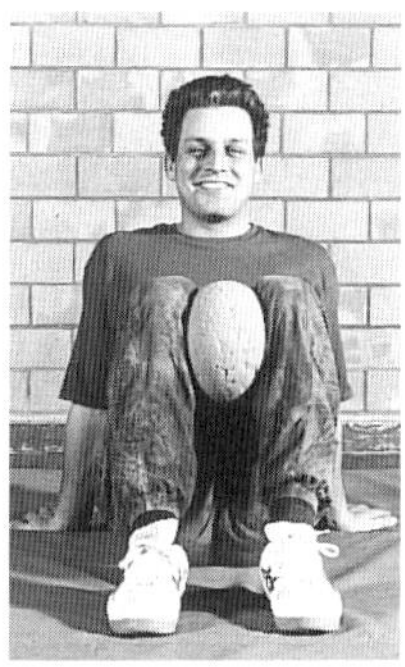

Arme stützen hinter dem Körper

Kräftigung der vorderen Oberschenkelmuskulatur

„Abfahrtshocke" (Kniewinkel größer 90°)

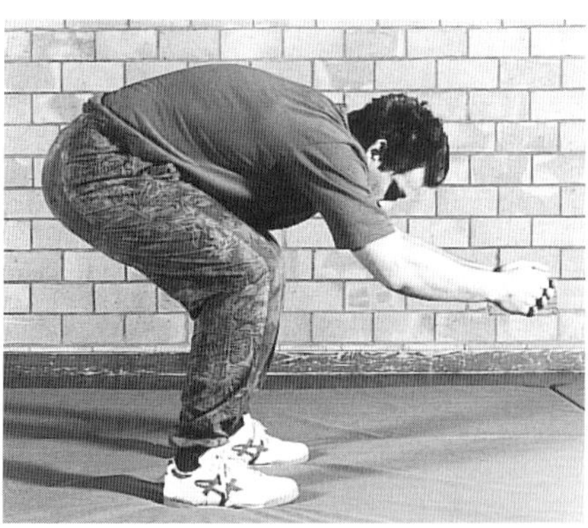

Leichtes Heben und Senken des Beckens (voller Sohlenstand)

12/12 Kräftigung der Adduktoren und der vorderen Oberschenkelmuskulatur

Sprünge über die Langbank

→ „Umsteigsprünge"

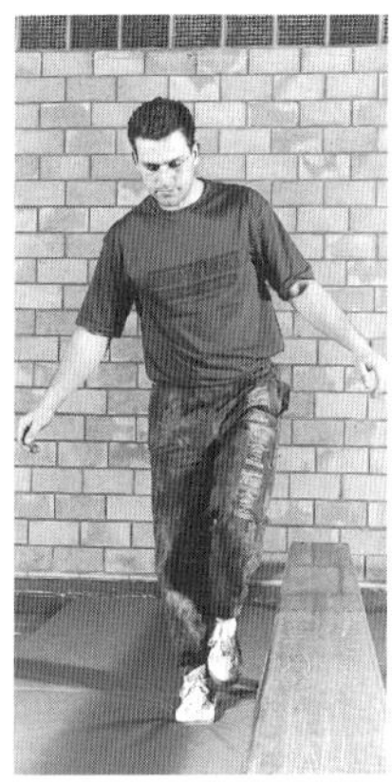

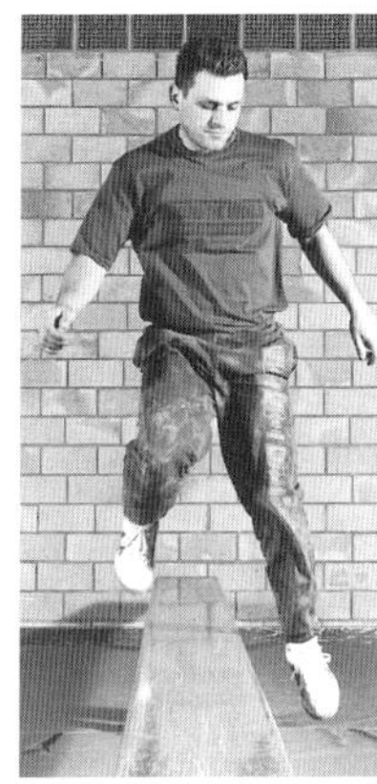

→ Beidbeinige Sprünge

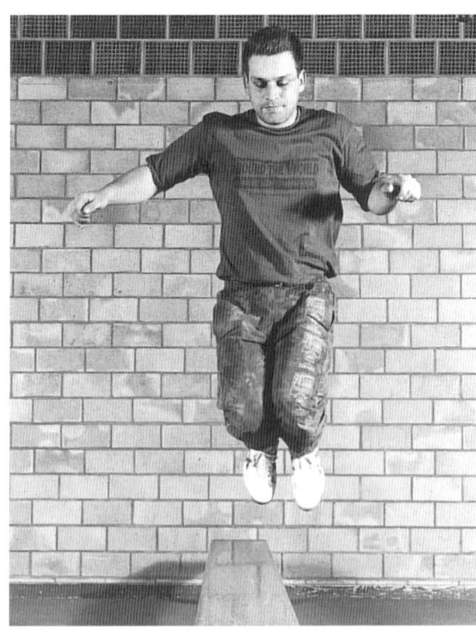

Sprünge auf weicher Unterlage verbessern vor allem die Kraftausdauer.

10

Die Goldenen Zwölf

LANGLAUF

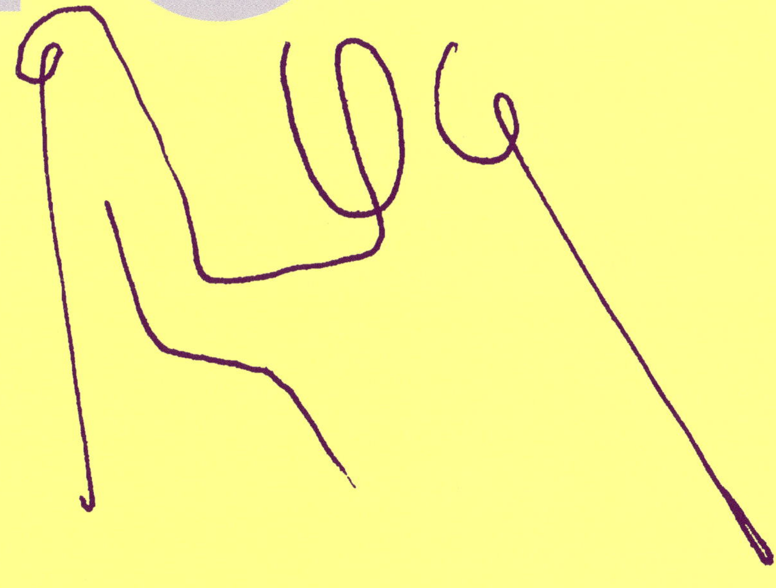

1/12 Mobilisierung

Mobilisierung des Schultergelenks

→ Zusammenführen der Fingerspitzen hinter dem Körper

a) ... im Nacken

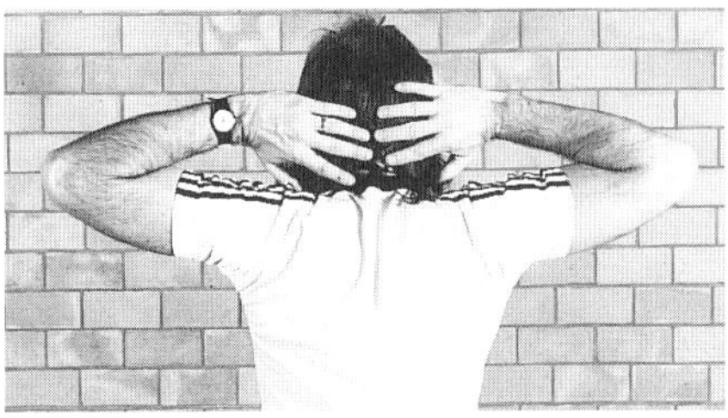

b) ... am Rücken

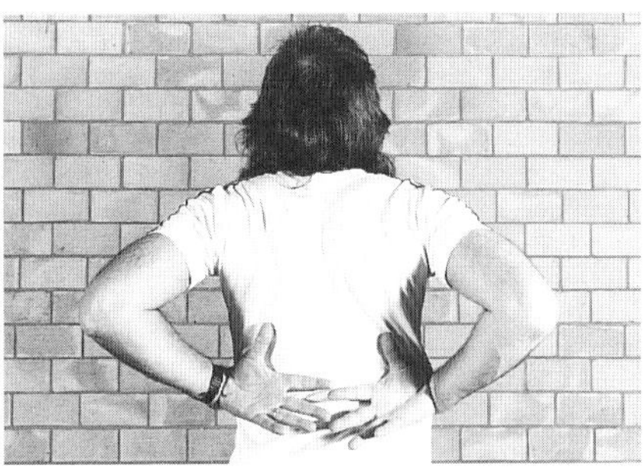

Ellbogen nach außen und zurück führen

c) ... in Kombination (für Geübte)

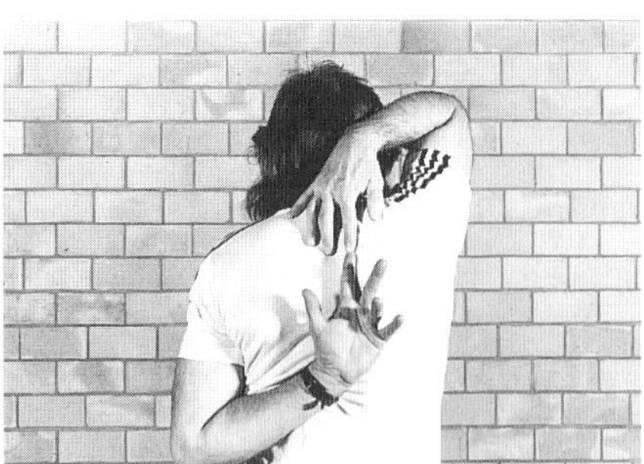

Mobilisiere beidseitig (Armwechsel)!

1/12 Mobilisierung

Mobilisierung des Sprunggelenks

→ Wechselweises Heben und Senken der Fersen

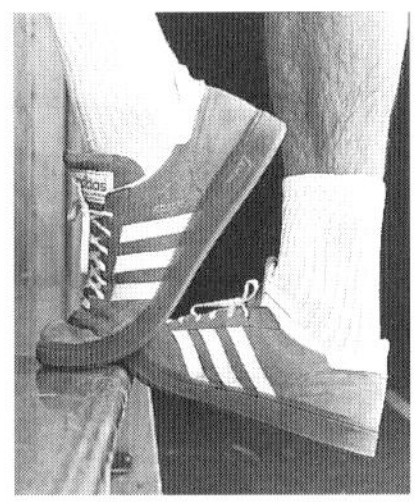

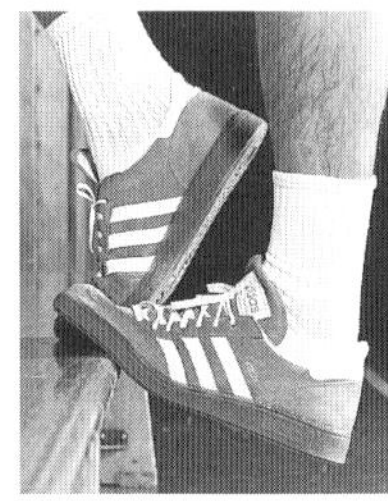

Koordinationsübung

→ Hochsteigen mit gleichzeitigem Zusammenführen von Schwungbein und gegengleichem Ellbogen

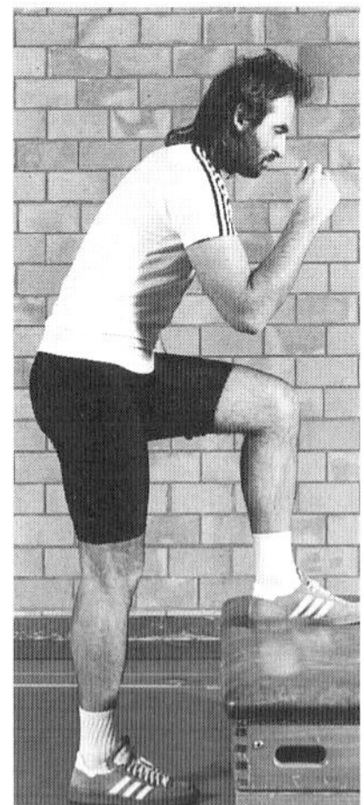

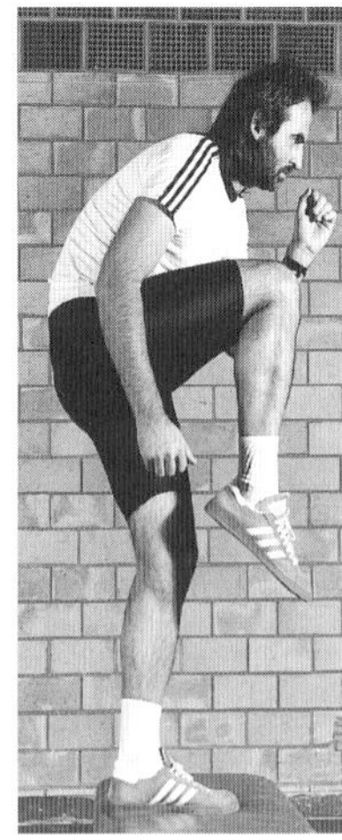

Übe beidseitig, häufig und kontrolliert!

Bauch- und Gesäßspannung halten!

1/12 Mobilisierung

Mobilisierung der Wirbelsäule
Bankstellung
→ Ein Arm unter dem Körper durchführen

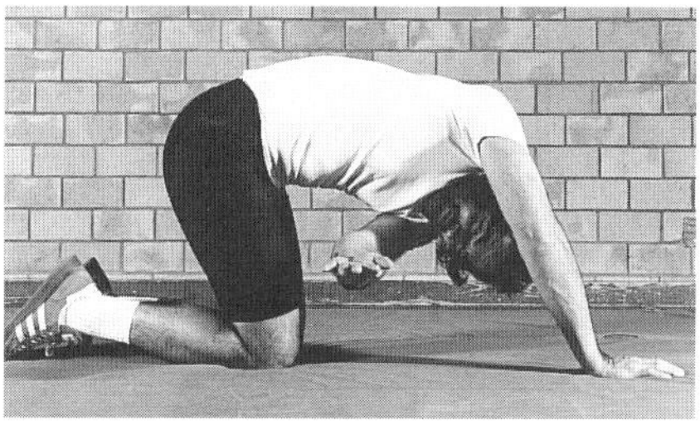

Wird der Hand nachgeschaut, so wird die Mobilisierung verstärkt

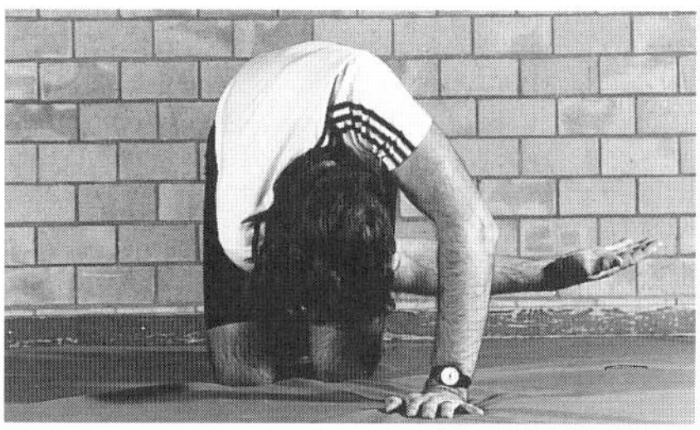

Mobilisiere stets beidseitig!

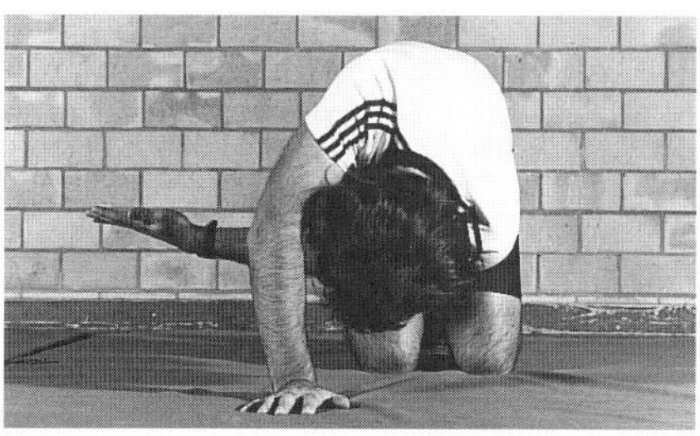

Eine weiche Unterlage verhindert unangenehme Druckschmerzen

2/12 Dehnung der Armmuskulatur

Dehnung der Armstrecker
→ Gestreckten Arm waagrecht zum Körper drücken

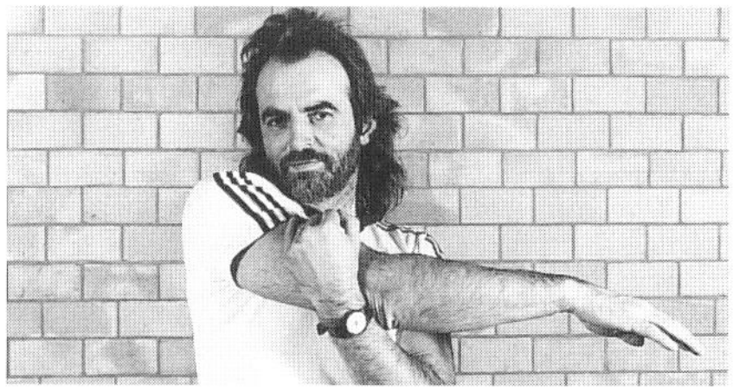

Dehnung der Armbeuger
Sitz; Arme stützen weit hinter dem Körper

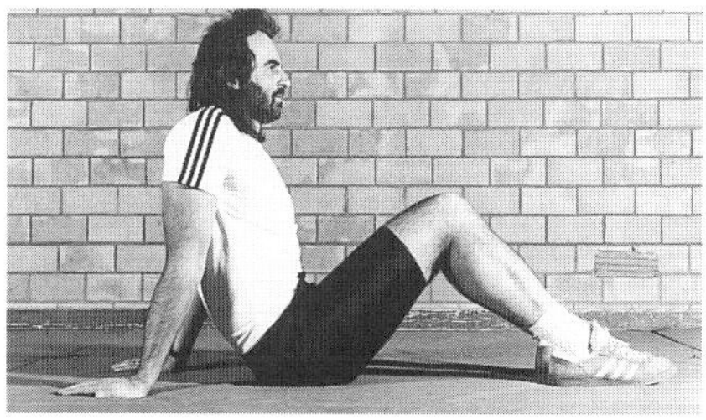

→ Becken heben und vorschieben

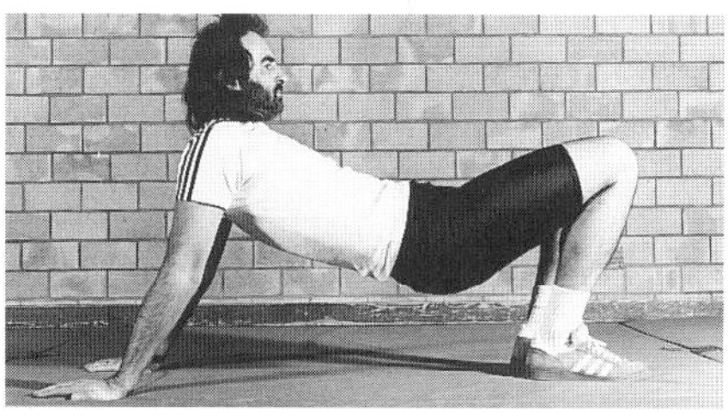

Ist die gewünschte Spannung erreicht, Becken senken

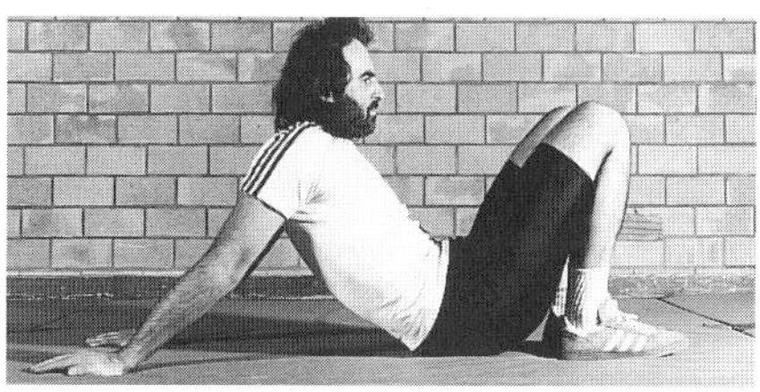

Dehne behutsam!

3/12 Dehnung der Brustmuskeln

Schrittstellung
Hand an einem festen Widerstand
→ 1. Vorderes Knie beugen;
Gewichtsverlagerung nach vorne
2. Körper seitlich wegdrehen

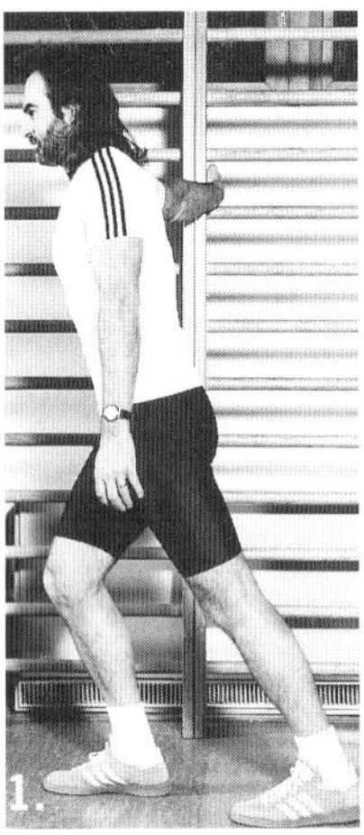

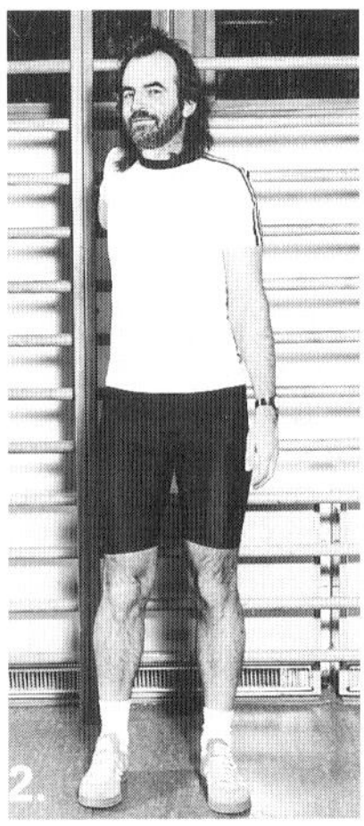

→ Nach-oben-Schieben der ausgedrehten Hände im Flechtgriff

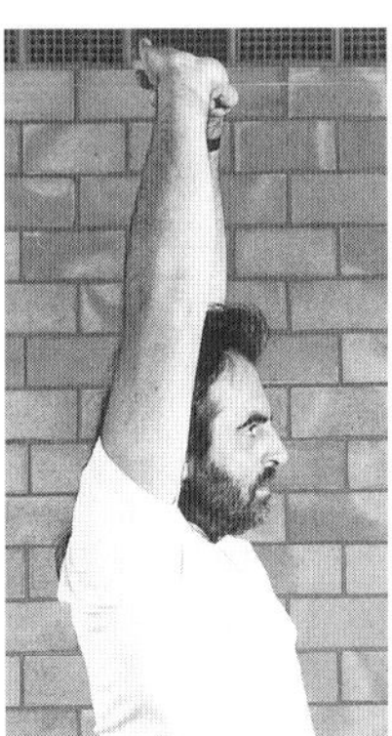

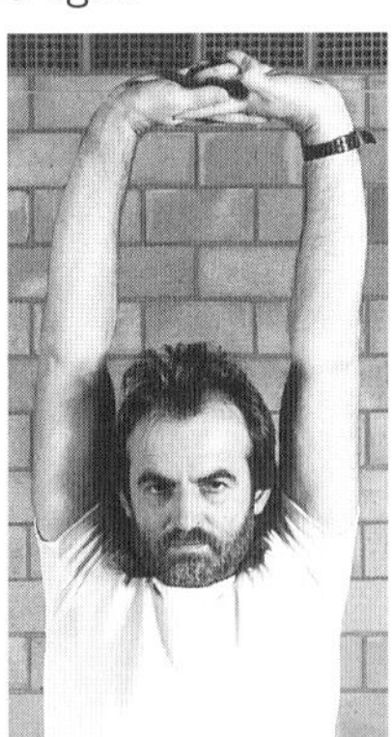

Bauch- und Gesäßspannung halten!

Kopf bleibt in Verlängerung der Wirbelsäule!

4/12 Dehnung der Gesäßmuskulatur

Dehnung des großen Gesäßmuskels
Rückenlage
→ Ein Bein zum Oberkörper ziehen

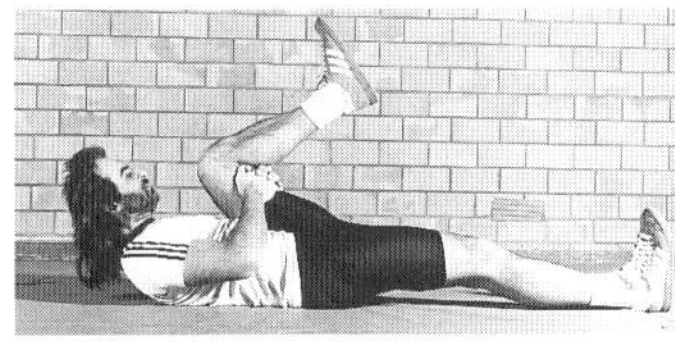

→ Beide Beine zum Oberkörper ziehen

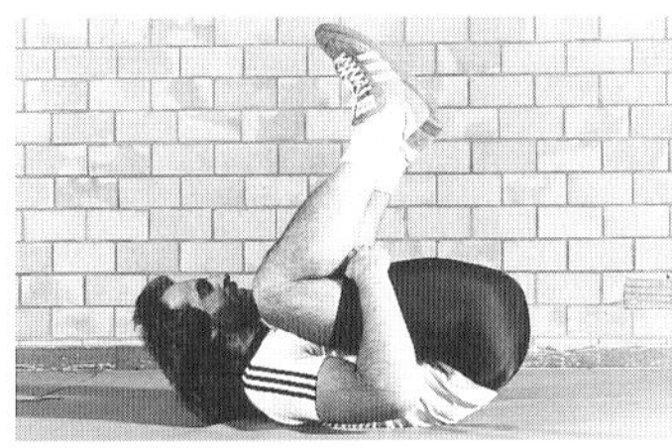

Dehnung des mittleren und kleinen Gesäßmuskels
Sitz: Ein Bein über das andere gestellt
→ Ellbogen drückt von außen gegen gegengleiches Knie

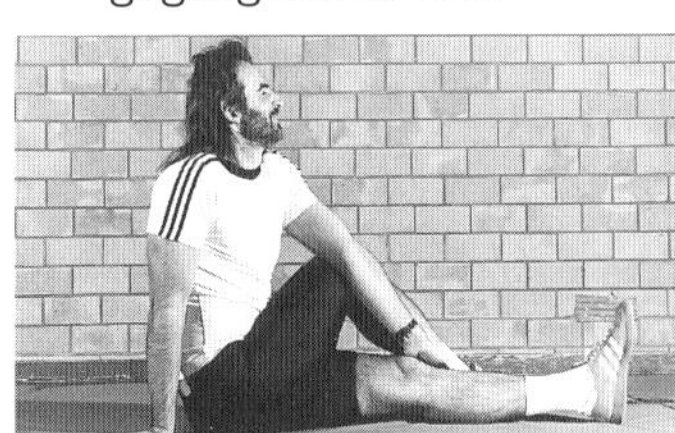

Ein zusätzliches Wegdrehen des Oberkörpers verstärkt die Dehnung

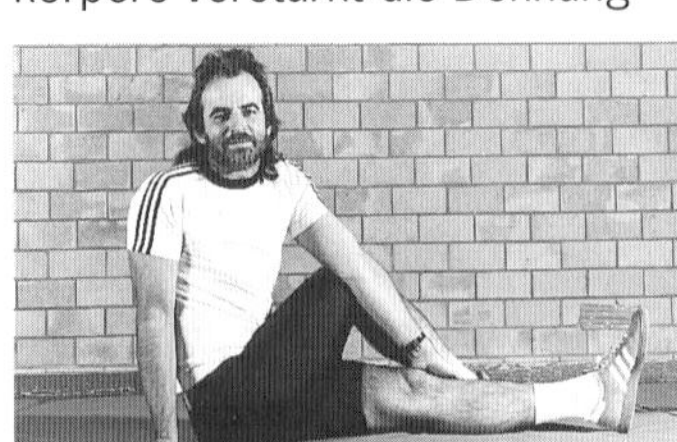

Hand stützt nahe am Gesäß

5/12 Dehnung der Adduktoren

→ Standbein beugen bis gewünschte Spannung erreicht ist

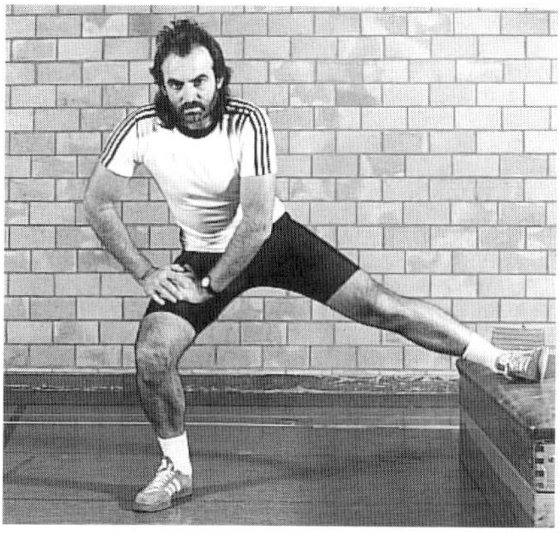

Oberkörper auf Oberschenkel abgestützt

→ Abgelegtes Bein nach außen drehen (Zehen oben)

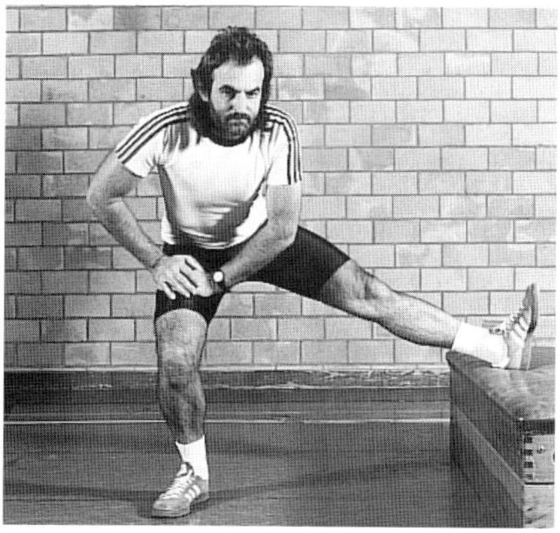

Wird das abgelegte Bein nach außen gedreht, werden vor allem die hinteren Anteile der Adduktoren gedehnt.

6/12 Dehnung des Lenden-Darmbeinmuskels

Vorderes Bein auf kniehohem Kasten

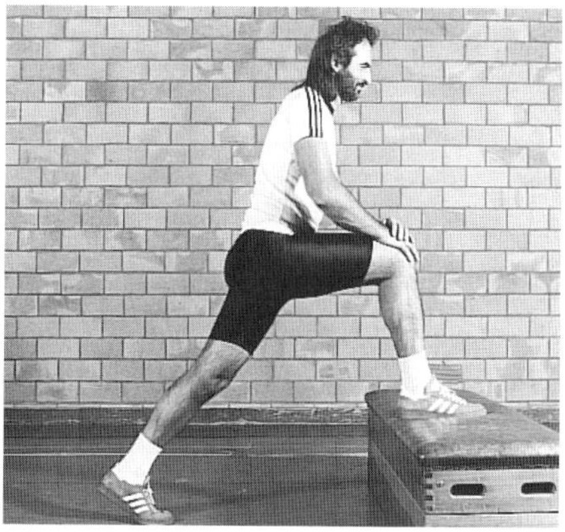

Oberkörper auf Oberschenkel abgestützt

→ Becken nach hinten kippen (Bauch einziehen, „Schambein vorschieben"), Hüfte vorschieben (Richtung Ferse)

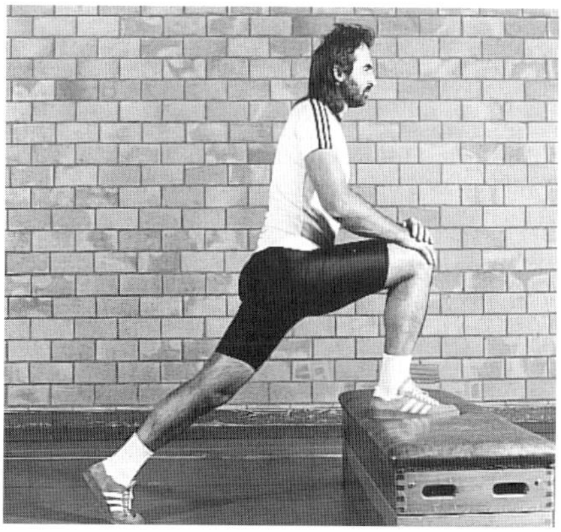

Ferse des hinteren Beines ist vom Boden gehoben.

7/12 Dehnung der Oberschenkelmuskulatur

Dehnung der vorderen Oberschenkelmuskulatur
Ein Bein auf kniehohem Kasten abgelegt
→ Becken nach hinten kippen und vorderes Bein beugen

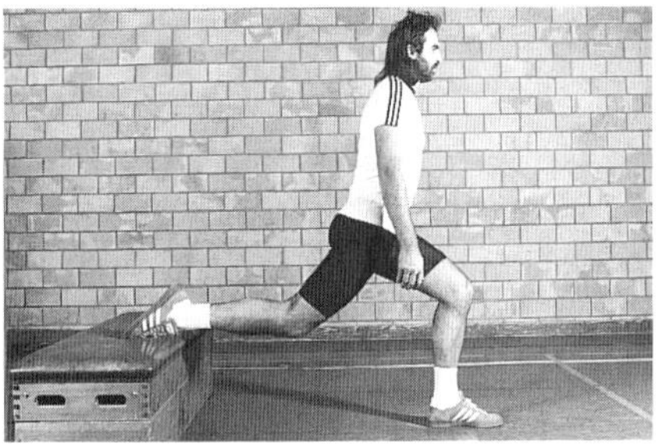

Variation
Stabiler Stand; gebeugtes Bein fixiert

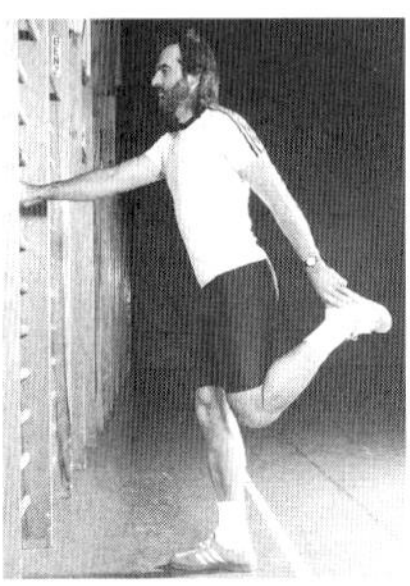

→ Becken nach hinten kippen und fixiertes Bein leicht zurückführen

Dehnung der hinteren Oberschenkelmuskulatur
Große Schrittstellung: Gewicht nach hinten verlagern und vorderes Bein strecken

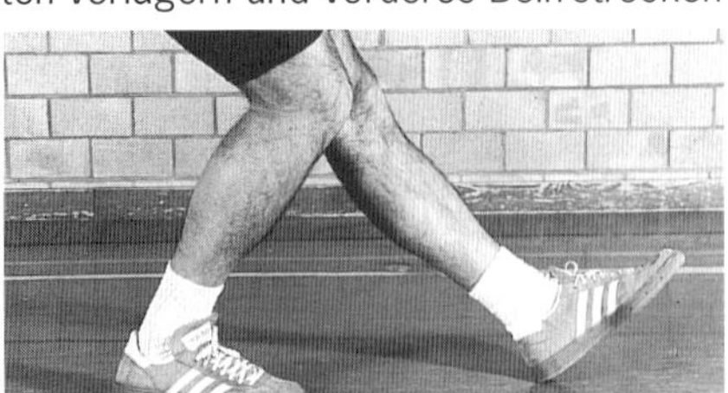

→ Oberkörper herausheben und gestreckt nach vor kippen

8/12 Dehnung der Wadenmuskulatur

... vor allem im oberen Bereich
→ Vorderes Knie beugen
Ferse des hinteren Beines behält Bodenkontakt

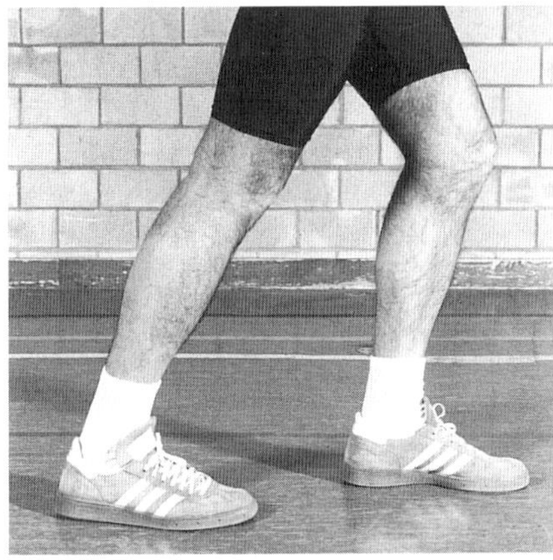

... vor allem im Achillessehnenbereich
→ Hinteres Knie beugen
Körperschwerpunkt über das hintere Bein verlagern

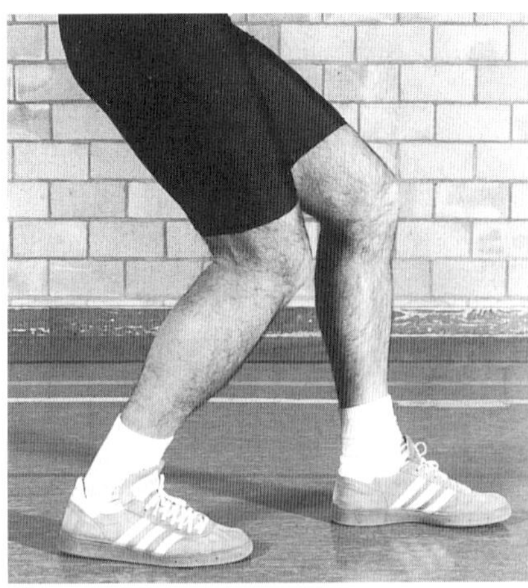

Fersen behalten Bodenkontakt

Dehne beidseitig!

9/12 Kräftigung der Armstrecker und der Muskulatur des Schultergürtels

Knieliegestütz
Unterschenkel überkreuzt
→ Beugen und Strecken der Arme

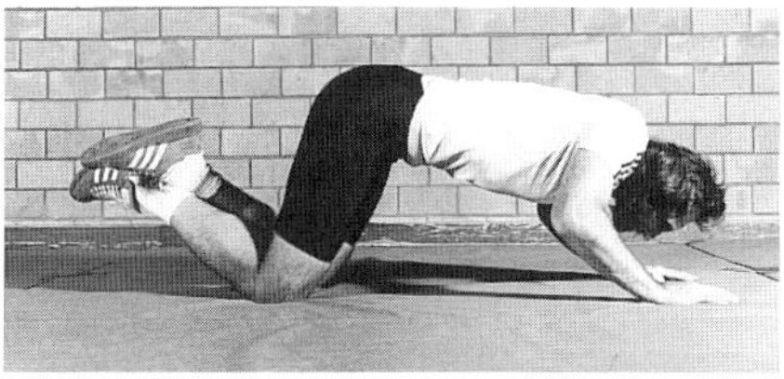

Bauchmuskeln anspannen, Schulterblätter stabilisieren und beim Beugen der Arme den Oberkörper nach vorne-unten führen

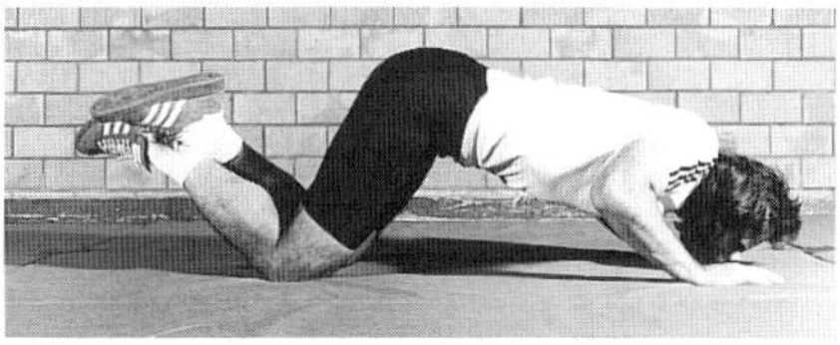

Variation
Aus dem Sitz in den seitlichen Liegestütz drehen (Brustbein nahe am Boden)

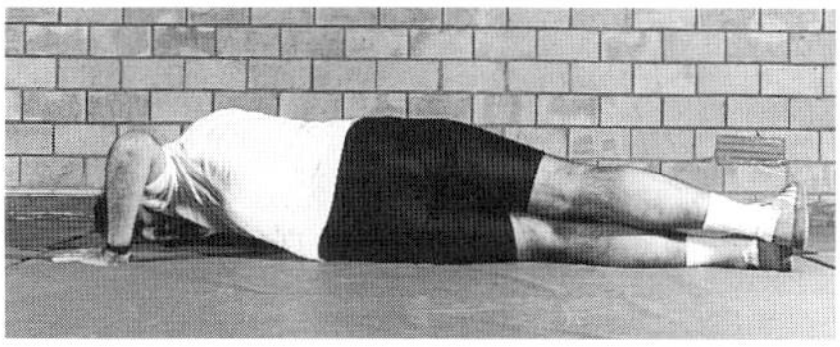

→ Kräftiges Abstoßen und Seitenwechsel

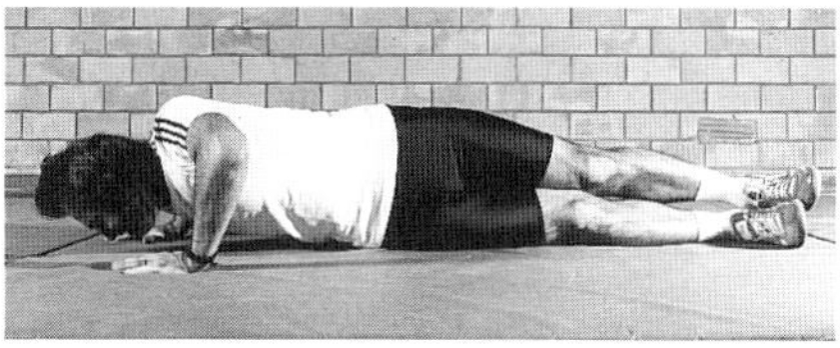

Gebeugte Arme stützen den Oberkörper ab

10/12 Kräftigung der hinteren Rumpfmuskulatur

Kräftigung der Schulterblattfixatoren und der Rückenmuskeln
„Päckchen"

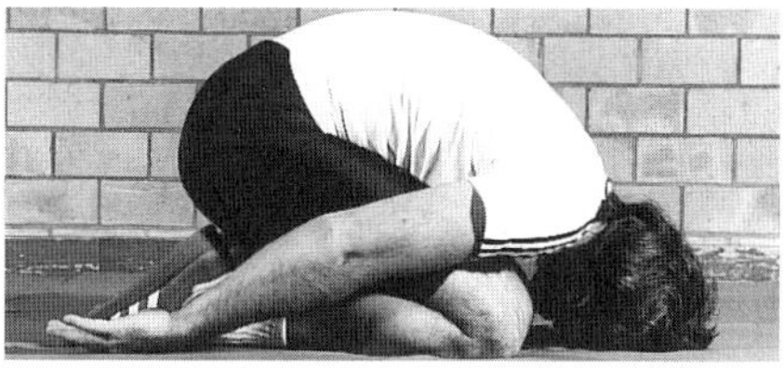

→ Schulterblätter zusammen und nach hinten-unten ziehen
Hals- und Brustwirbelsäule strecken

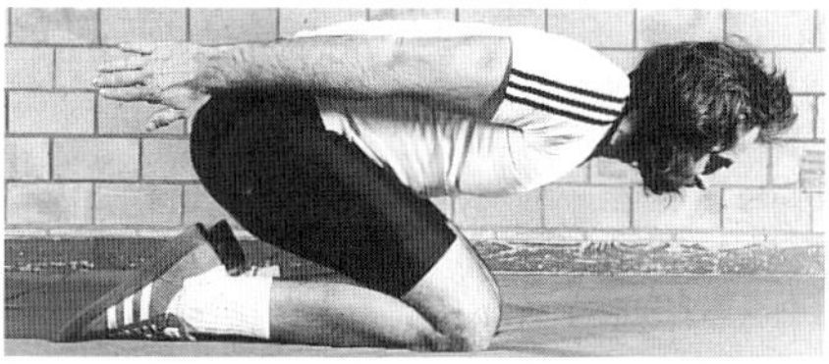

Variation
Aus der Rutschhalte Oberkörper und gestreckten Arm in die Waagrechte heben

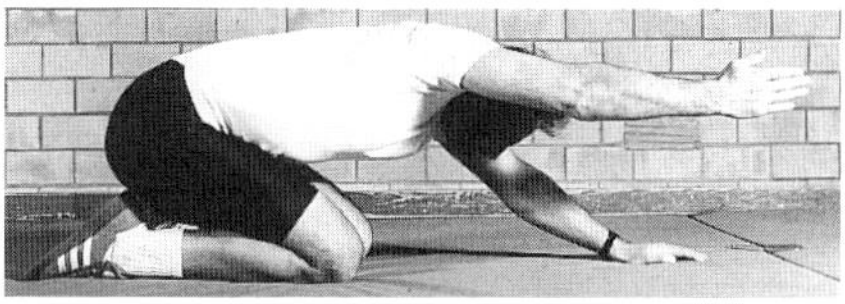

Kräftigung des großen Gesäßmuskels

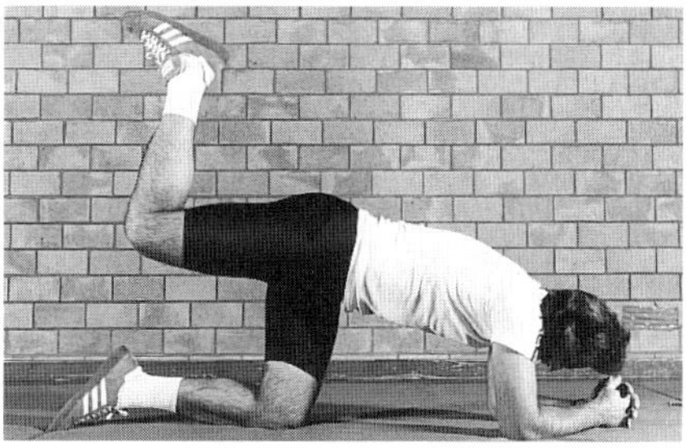

→ Heben (max. bis in die Waagrechte) und Senken eines gebeugten Beines

11/12 Kräftigung der Bauchmuskulatur

Rückenlage mit angewinkelten Beinen; Vorspannung

→ Aus der Vorspannung Oberkörper gerade aufrollen und gleichzeitig ein Bein heranziehen

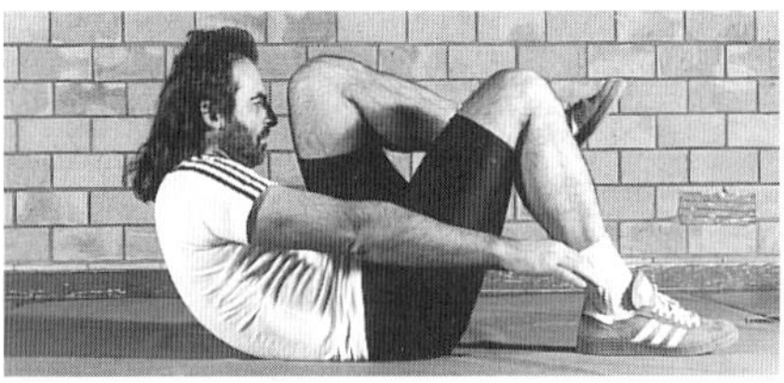

→ Oberkörper gerade aufrollen und gleichzeitig beide Beine heranziehen

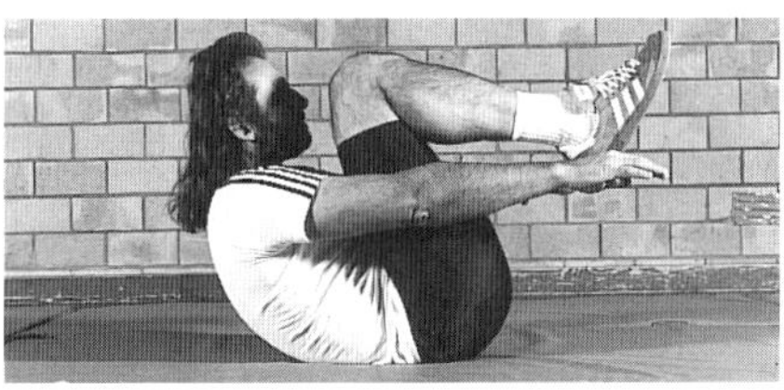

→ Oberkörper schräg aufrollen und gleichzeitig ein Bein heranziehen

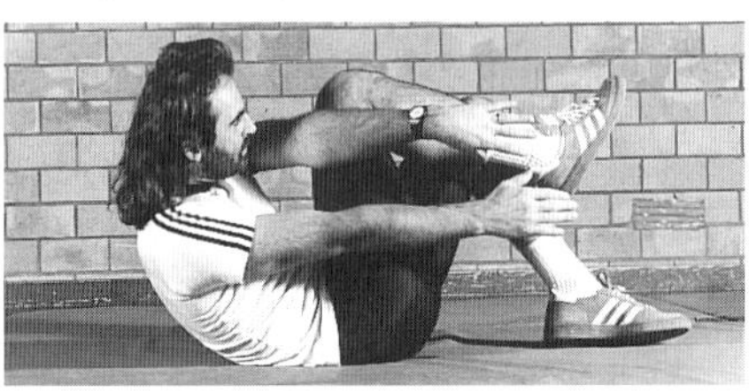

→ Oberkörper schräg aufrollen und gleichzeitig beide Beine heranziehen

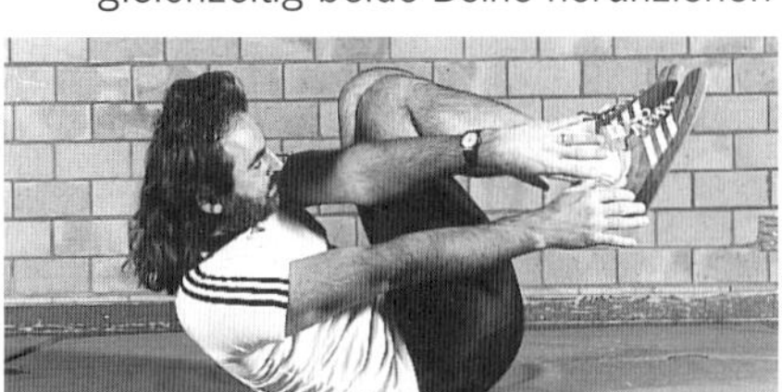

Kräftige dynamisch, aber kontrolliert!

12/12 Kräftigung der Adduktoren und der Abduktoren

Kräftigung der Adduktoren
Stabile Seitenlage mit einem aufgestellten Bein

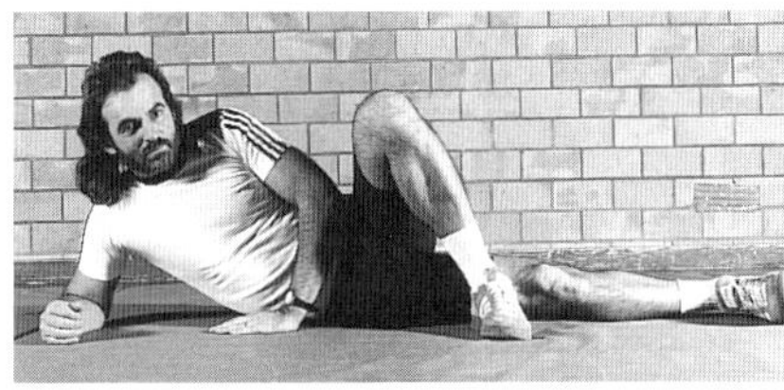

→ Hochführen und Senken des unteren gestreckten Beines

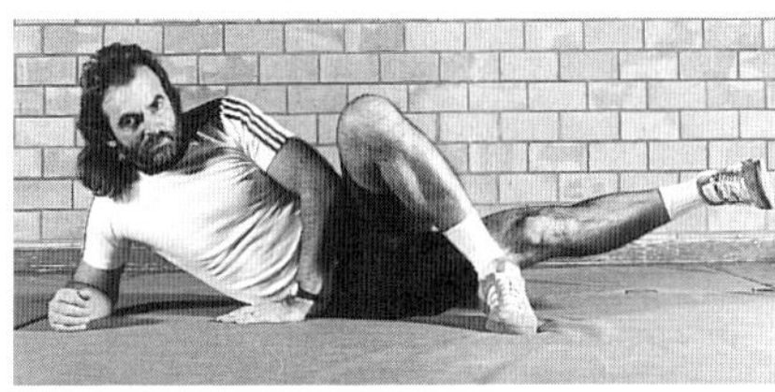

Kräftigung der Abduktoren
Stabile Seitenlage

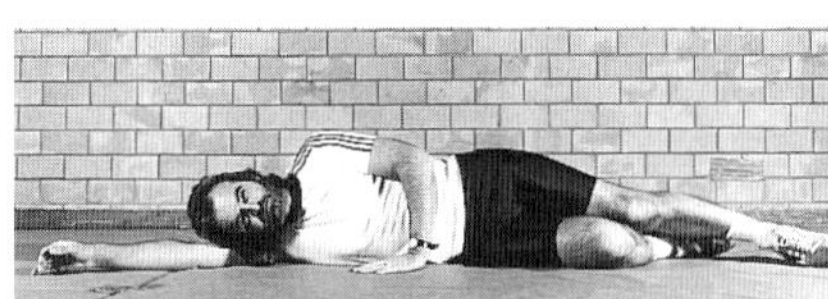

→ Hochführen und Senken des oberen gestreckten Beines

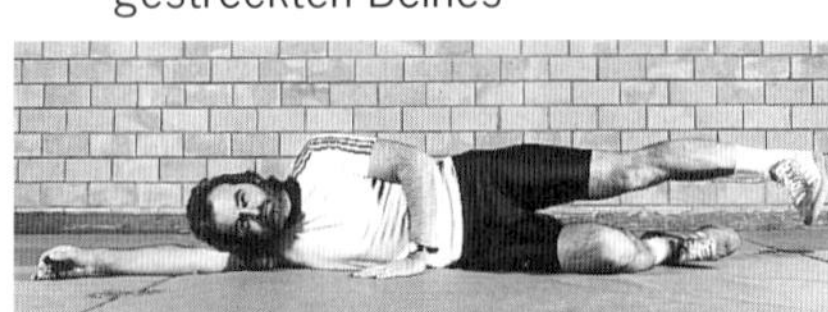

Ferse höher als Zehen

Kräftige beidseitig!

11

Die Goldenen Zwölf

JOGGING

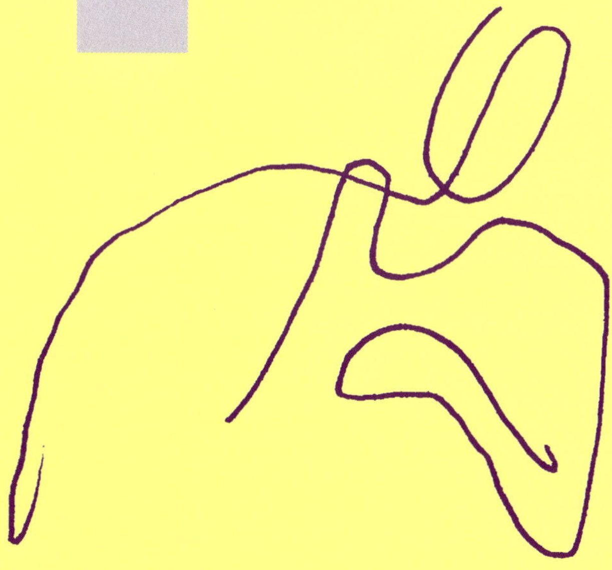

1/12 Dehnung der Brustmuskulatur

→ Arme rechtwinklig gebeugt zurückführen

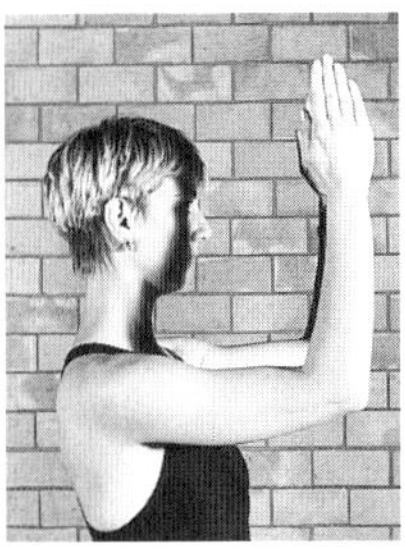
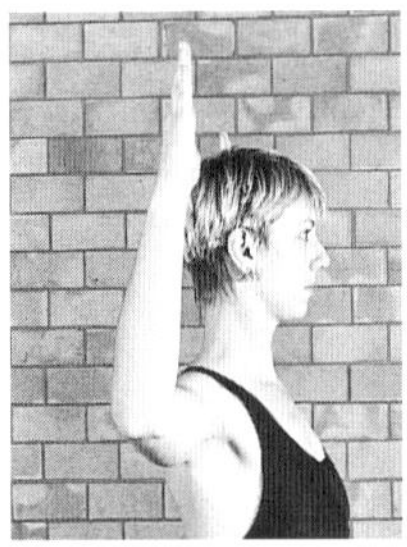

Bauch- und Gesäßspannung halten!

Während der Dehnung Winkelstellung der Arme beibehalten

Variation
→ Arme verschränkt über Kopf führen

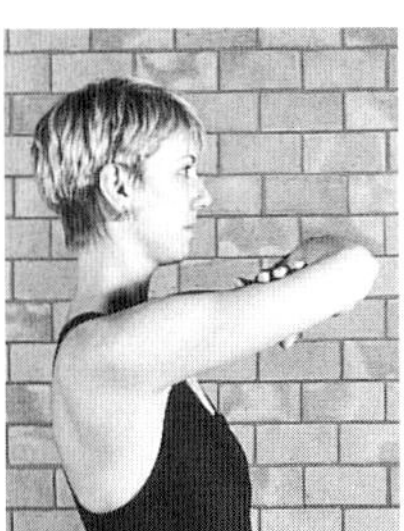
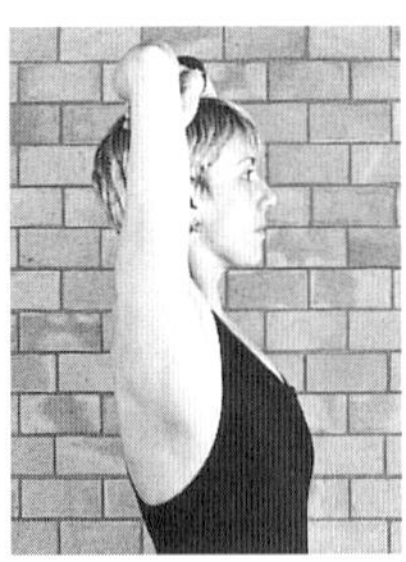

Bauch- und Gesäßspannung halten!

Kopf nicht in den Nacken nehmen!

2/12 Dehnung der seitlichen Rumpfmuskulatur

Beine überkreuzt (rechts vor links)
→ Oberkörper zur Seite neigen

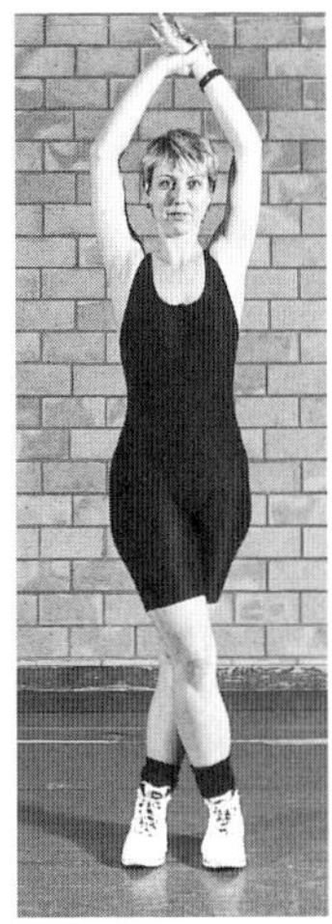
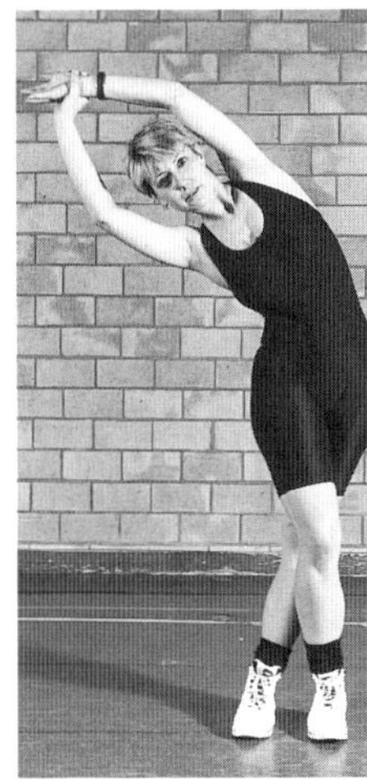

Ein bewußtes Einatmen in die Flanke verstärkt die Dehnung

Rückenlage
ein Bein angewinkelt, eines auf Oberschenkel abgelegt

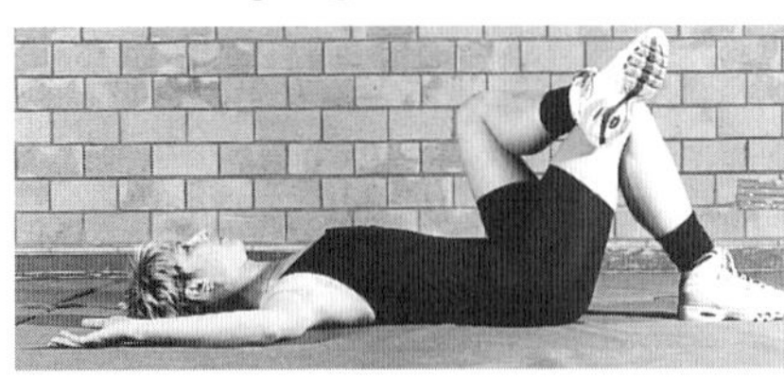

→ Oberes Bein zieht unteres zur Seite

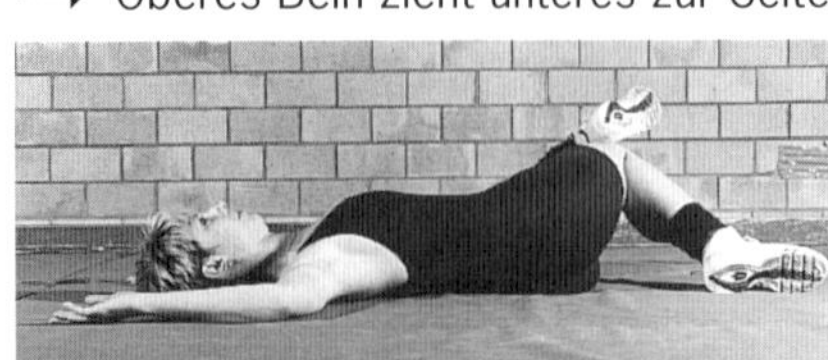

Schultern und Ellbogen behalten Bodenkontakt

3/12 Dehnung der Adduktoren

Grätschstand
Füße parallel
→ Ein Bein beugen und Oberkörper abstützen

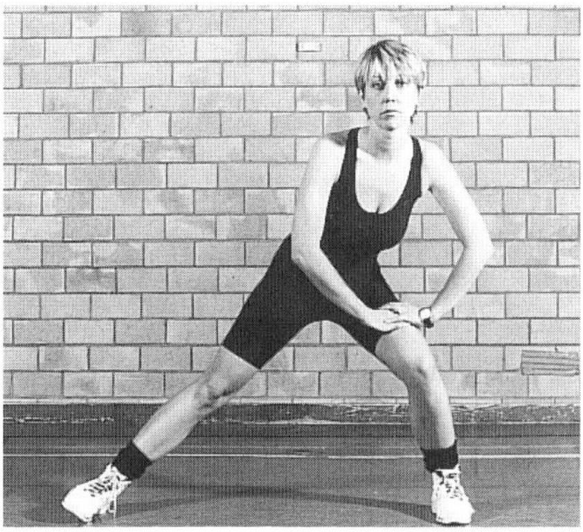

Gestrecktes Bein nach außen drehen (Zehen zeigen nach oben)

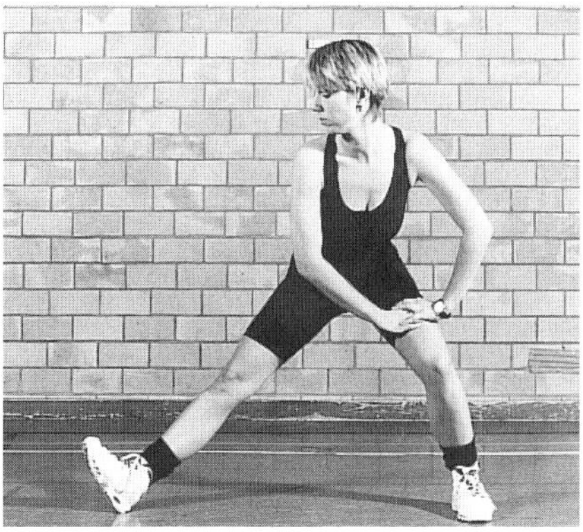

Wird das gestreckte Bein nach außen gedreht, werden vor allem die hinteren Anteile der Adduktoren gedehnt.

Dehne beidseitig!

4/12 Dehnung des Lenden-Darmbeinmuskels

Ausfallschritt mit Stütz am Boden

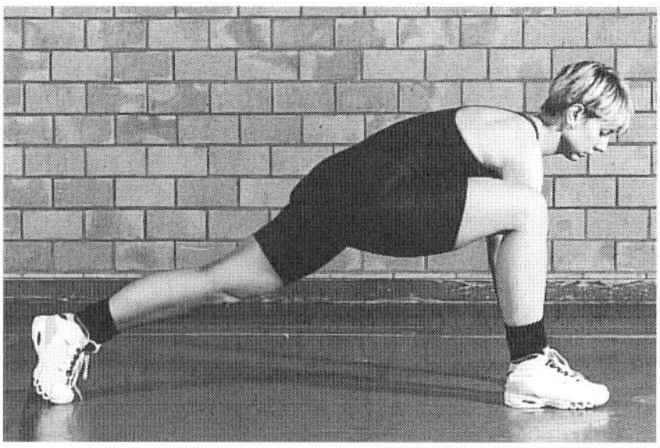

→ Becken nach hinten kippen (Bauch einziehen, „Schambein vorschieben")

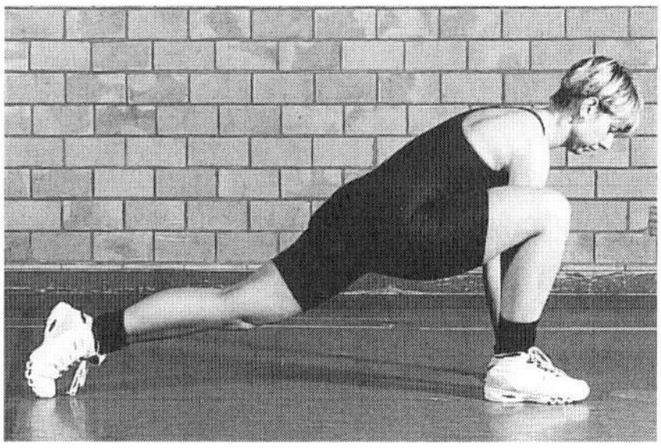

Gebeugtes Knie nach vor schieben (Hüfte zieht Richtung Ferse des vorderen Beines)!

5/12 Dehnung der vorderen Oberschenkelmuskulatur

Hinteres Bein auf kniehohem Kasten abgelegt

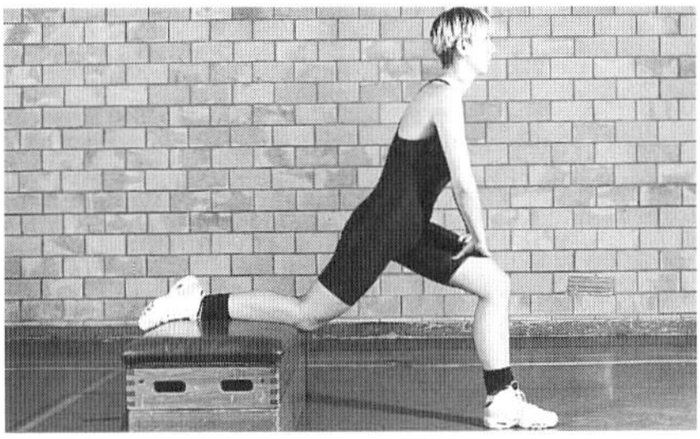

→ Becken nach hinten kippen und vorderes Bein beugen

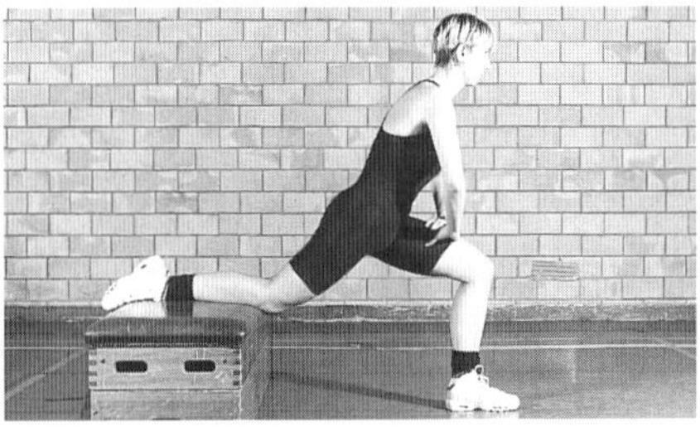

Oberkörper auf Oberschenkel abgestützt und in Verlängerung der Wirbelsäule

Variation
Standbein leicht gebeugt; anderes Bein fixiert
→ Becken nach hinten kippen

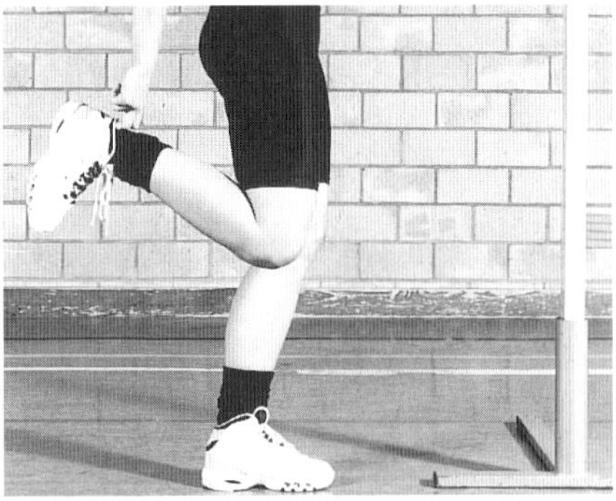

Fixiertes Bein leicht zurückführen

6/12 Dehnung der hinteren Oberschenkelmuskulatur

Ein Bein gestreckt auf kniehohem Kasten abgelegt
→ Oberkörper herausheben („lang machen“) und vorneigen

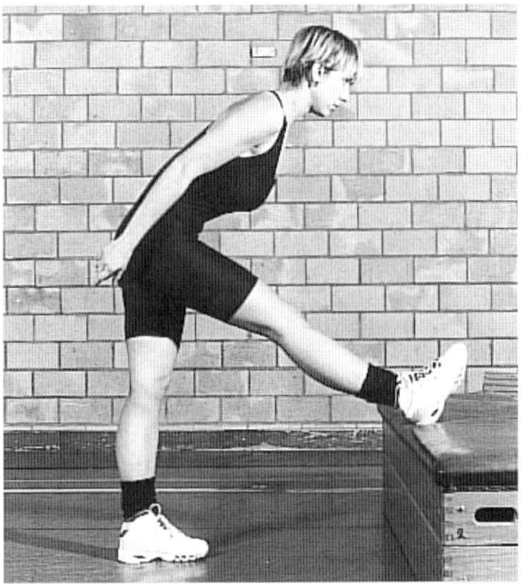

Ist das abgelegte Bein leicht gebeugt, werden vor allem die oberen Anteile gedehnt.

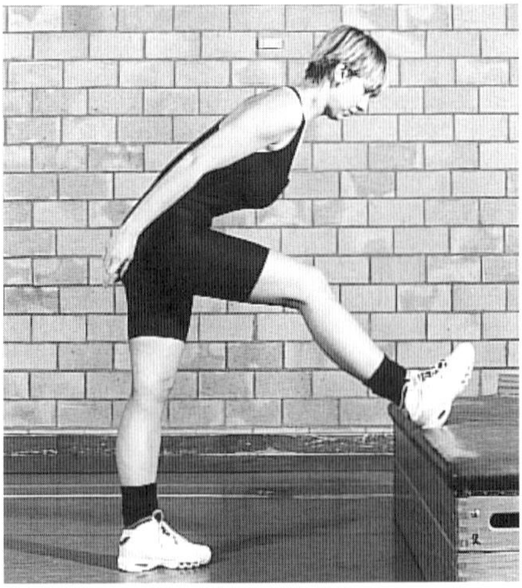

Beim Neigen des Oberkörpers Rücken gerade halten!

7/12 Dehnung der Wadenmuskulatur

... vor allem im oberen Bereich
→ Vorderes Knie beugen
Ferse des hinteren Beines behält Bodenkontakt

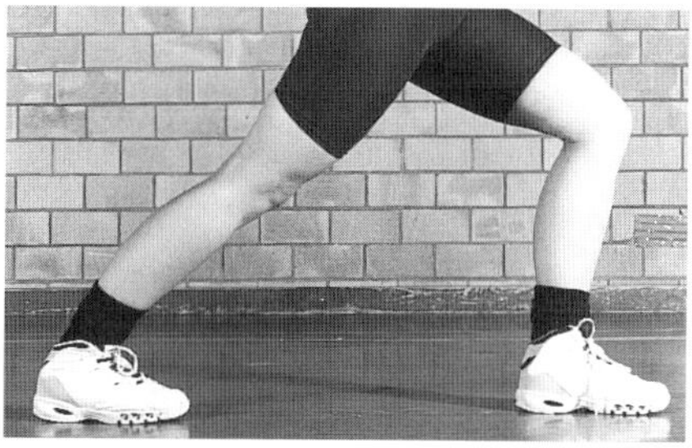

... vor allem im Achillessehnenbereich
→ Hinteres Knie beugen
Körperschwerpunkt über das hintere Bein verlagern

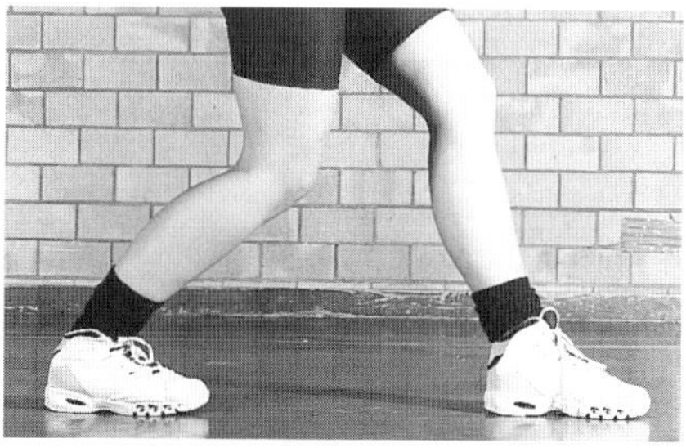

Fersen behalten Bodenkontakt!

Dehne beidseitig!

8/12 Kräftigung der Arm- und hinteren Rumpfmuskulatur

Sitz mit angewinkelten Beinen

1. Finger zeigen nach hinten

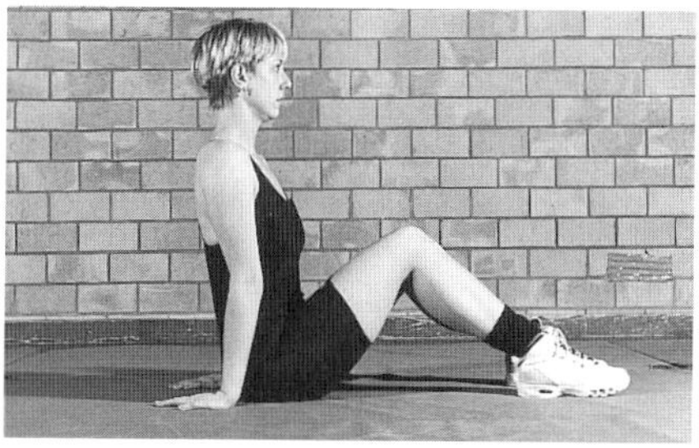

→ „Bauch einziehen", Gesäßmuskeln anspannen und Becken heben

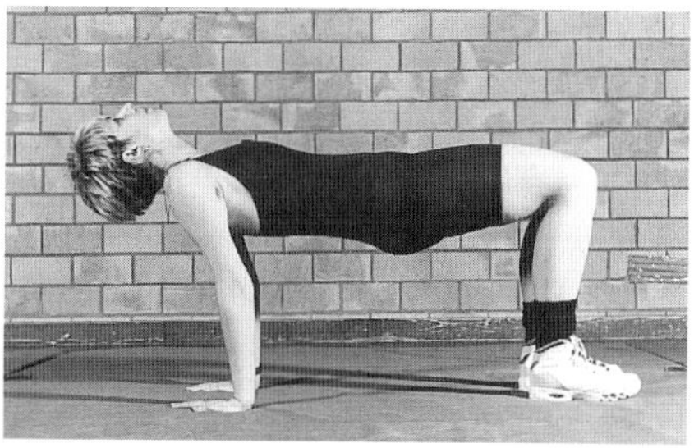

2. Finger zeigen nach vor

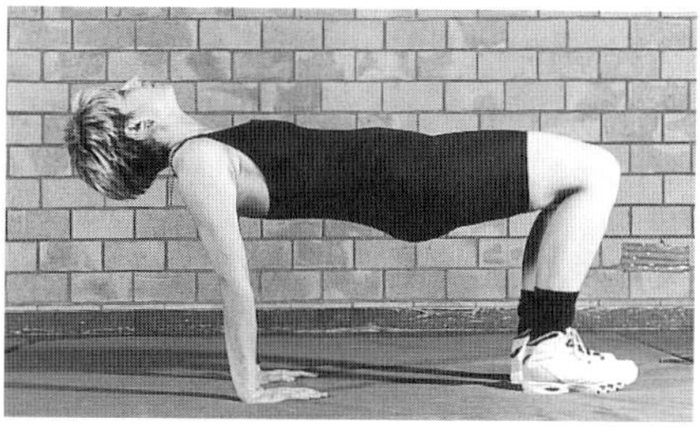

Zeigen die Finger nach vor, werden die Schulterrotatoren mitgekräftigt

9/12 Kräftigung der Gesäßmuskulatur und der seitlichen Rumpfmuskulatur

Bankstellung

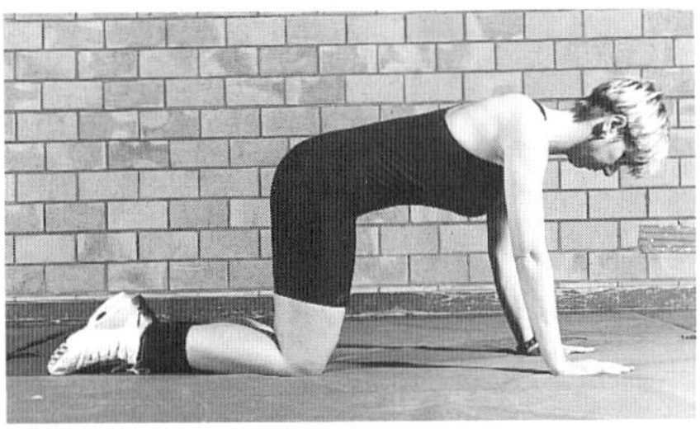

→ Hochführen eines gebeugten Beines max. bis in die Waagrechte

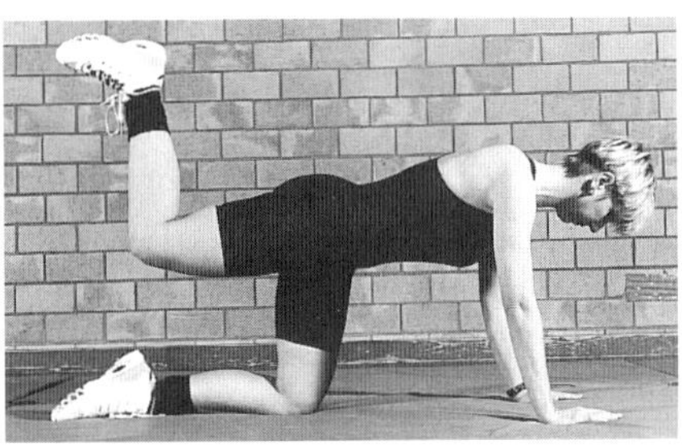

→ Seitliches Hochführen und Senken eines gebeugten Beines

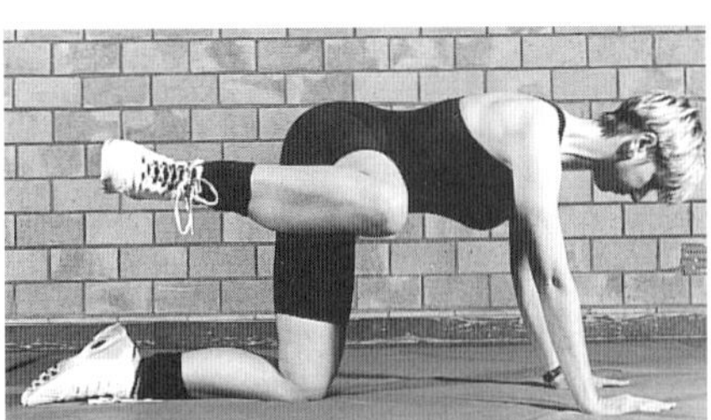

Knie und Ferse sind stets auf gleicher Höhe

Kräftige beidseitig!

9/12 Kräftigung der Gesäßmuskulatur und der seitlichen Rumpfmuskulatur

Variation (für Geübte)
Oberkörper auf Oberschenkel abgelegt

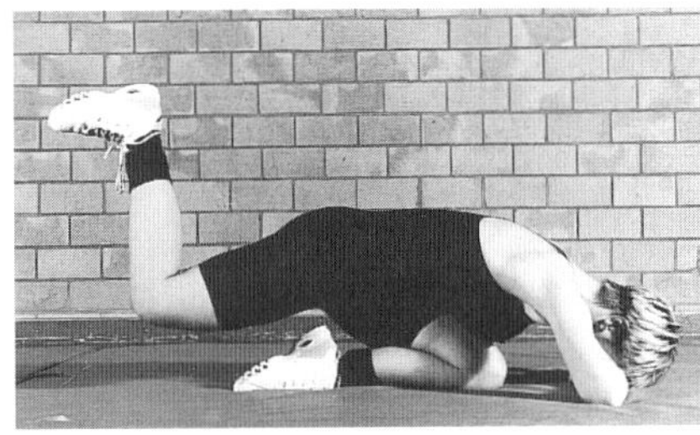

→ Hochführen und Senken des gebeugten Beines

Kräftigung der seitlichen Rumpfmuskulatur
Seitlicher Liegestütz im Unterarmstand (Ganzkörperspannung)

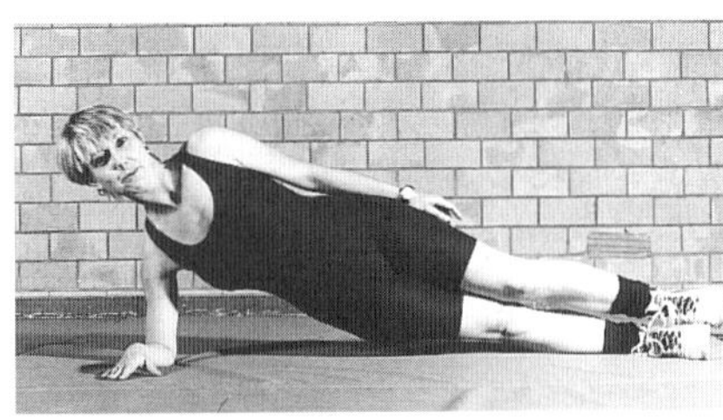

→ Hochführen und Senken des oberen gestreckten Beines

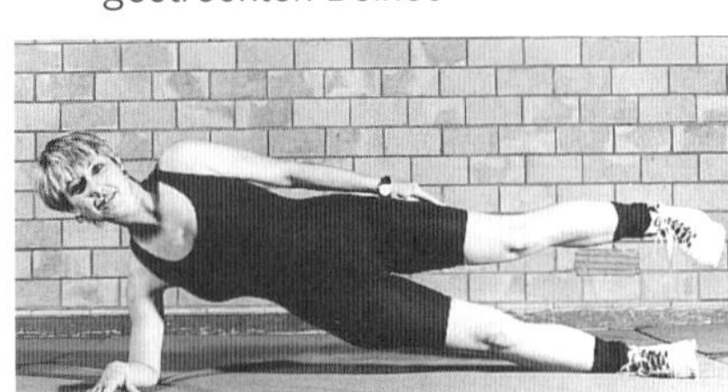

Ferse höher als Zehen

Ganzkörperspannung halten!

10/12 Kräftigung der Bauchmuskeln

Rückenlage
Beine rechtwinklig gebeugt auf kniehohem Kasten abgelegt
Vorspannung

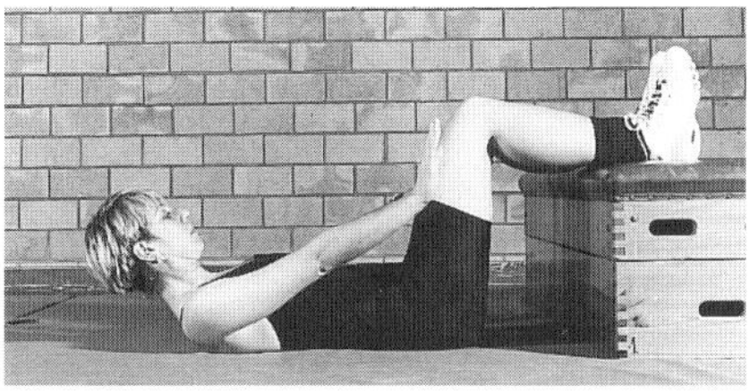

Kräftigung der geraden Bauchmuskeln

→ Aus der Vorspannung Oberkörper gerade aufrollen

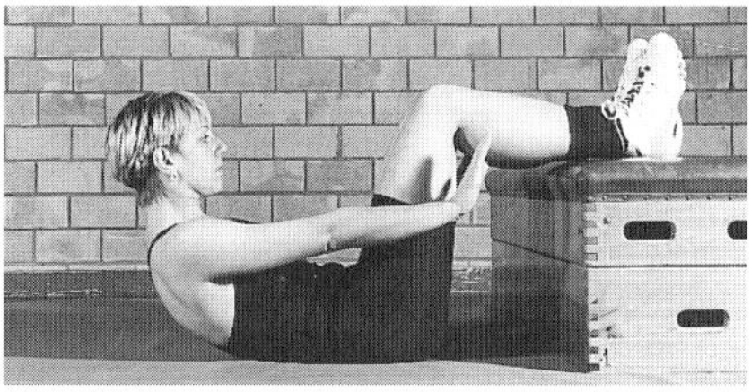

Fersen drücken gegen Kasten

Kräftigung der schrägen Bauchmuskeln

→ Aus der Vorspannung Oberkörper schräg aufrollen

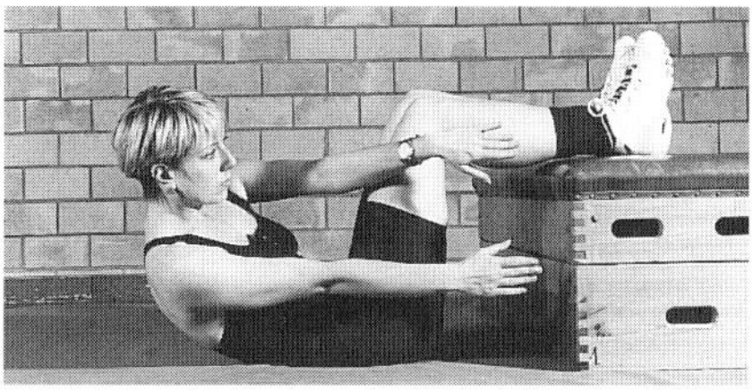

Hände ziehen seitlich vor

10/12 Kräftigung der Bauchmuskeln

Variationen für Geübte
Rückenlage
Beine senkrecht gestreckt und überkreuzt - Vorspannung

→ Aus der Vorspannung Oberkörper gerade aufrollen

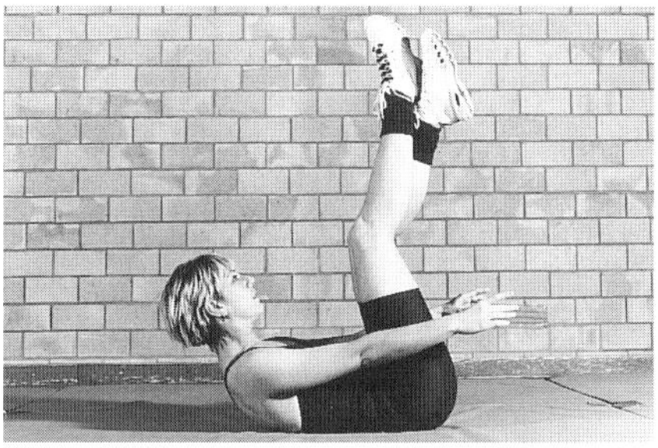

→ Aus der Vorspannung Oberkörper schräg aufrollen

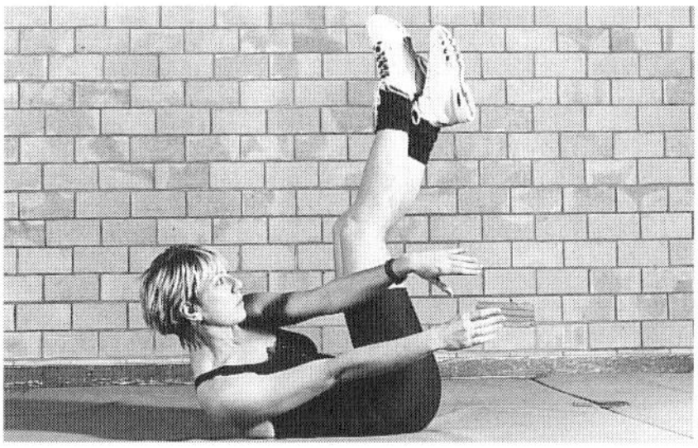

Für Geübte (Arme in Hochhalte)

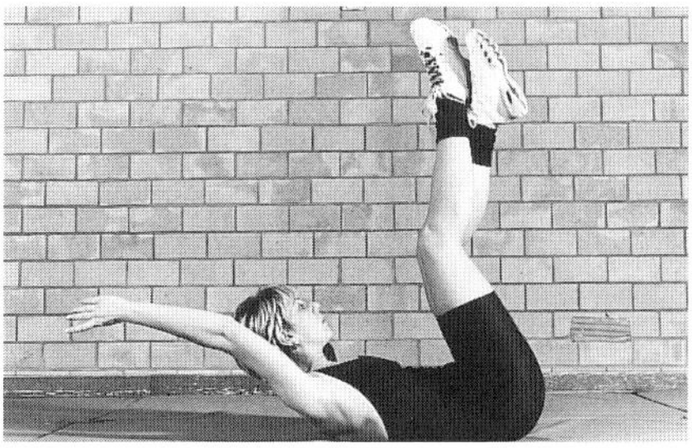

→ Aus der Vorspannung Oberkörper aufrollen und in die Vorspannung abrollen.

11/12 Koordinationsübung

Kräftigung der vorderen Oberschenkel- und der schrägen Bauchmuskeln

Ein Bein auf kniehohem Kasten

→ Hochsteigen mit gleichzeitigem Zusammenführen von Schwungbein und gegengleichem Ellbogen

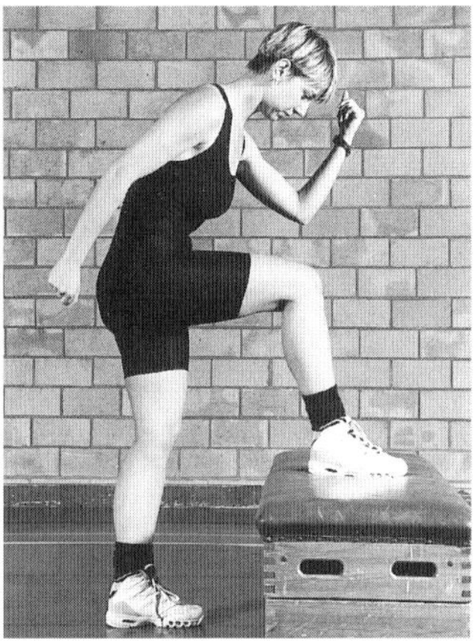

Durch Strecken des Standbeines (auf dem Kasten) kann die Übung intensiviert werden.

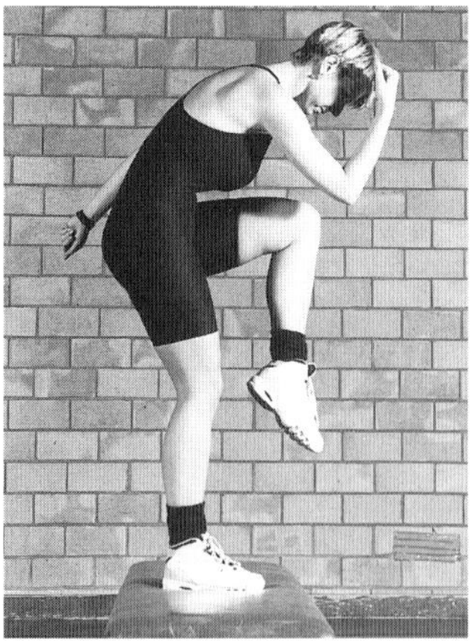

Fußsohle bleibt auf dem Kasten!
Kräftige beidseitig!

12/12 Kräftigung der Sprunggelenksstabilisatoren und Mobilisierung des Sprunggelenks

→ Heben und Senken der Fußspitze

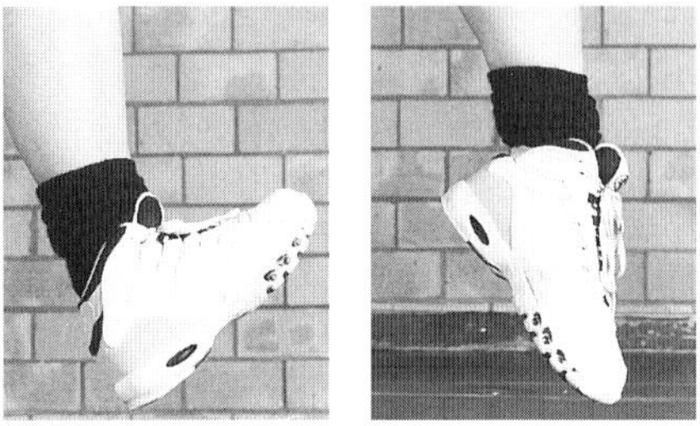

→ Heben des inneren bzw. des äußeren Fußrandes

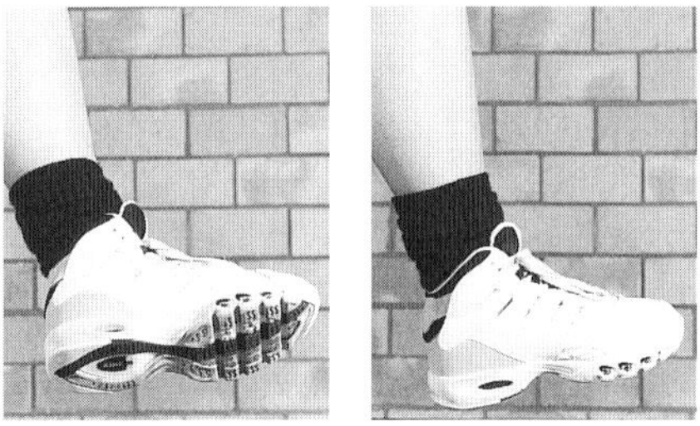

Beine überkreuzt

→ Heben und Senken der Fersen

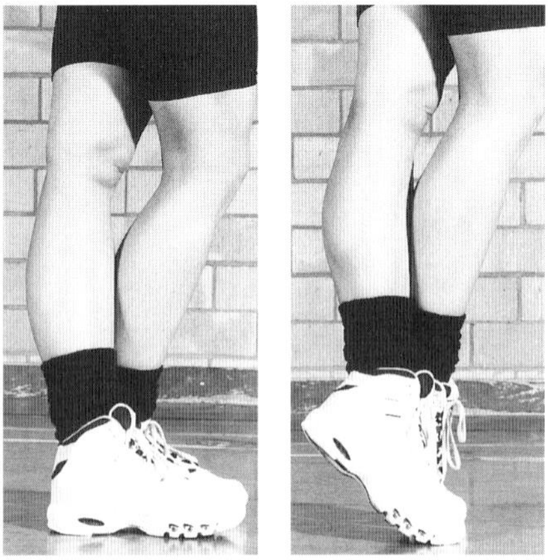

Wechsel von Zehenballenstand und Sohlenstand

Die Goldenen Zwölf

RADFAHREN

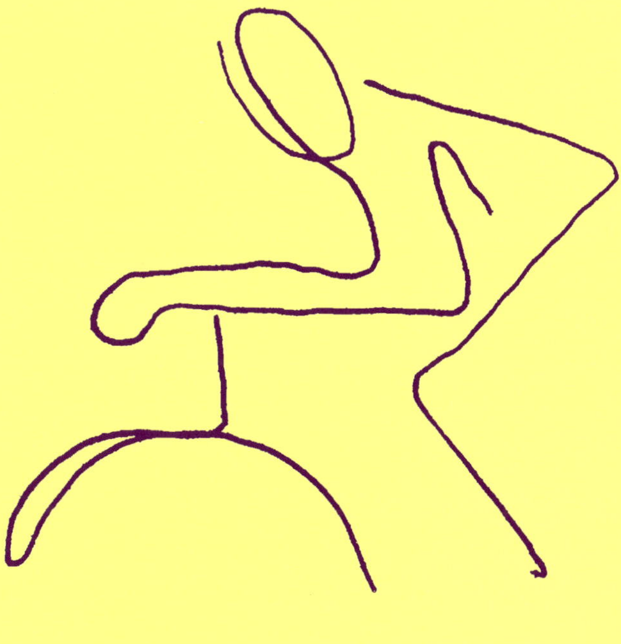

1/12 Mobilisierung der Halswirbelsäule und Dehnung der seitlichen Nackenmuskulatur

→ Bei aufrechter Kopfhaltung Kinn gerade zurückschieben („Doppelkinn")

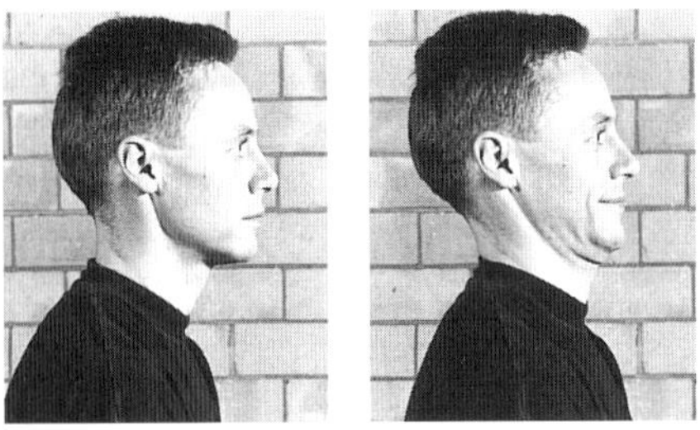

→ Kopf zur Seite legen (Hand fixiert) Handfläche der Gegenseite zieht zu Boden

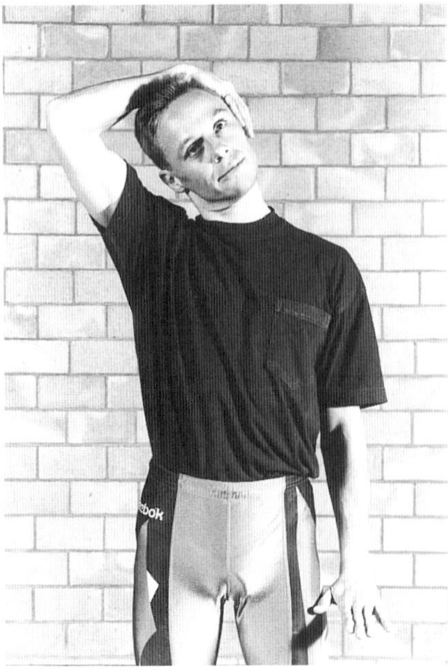

Dehne beidseitig!

2/12 Mobilisierung der Wirbelsäule und des Sprunggelenks

Mobilisierung der Wirbelsäule

→ Gebeugte Beine langsam zur Seite legen

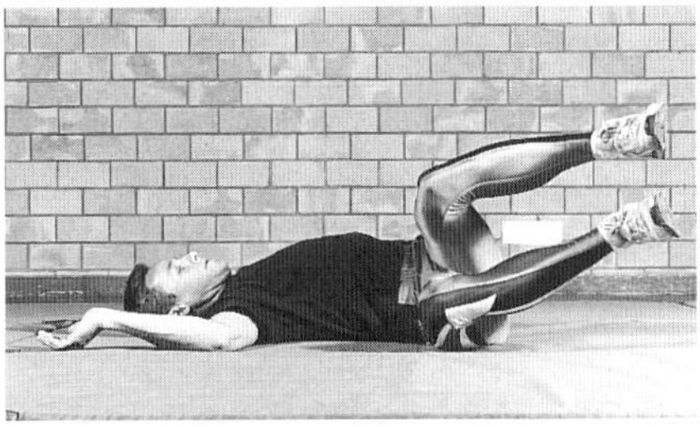

Bewegung nur soweit ausführen, daß Gegenschulter noch Bodenkontakt behält.

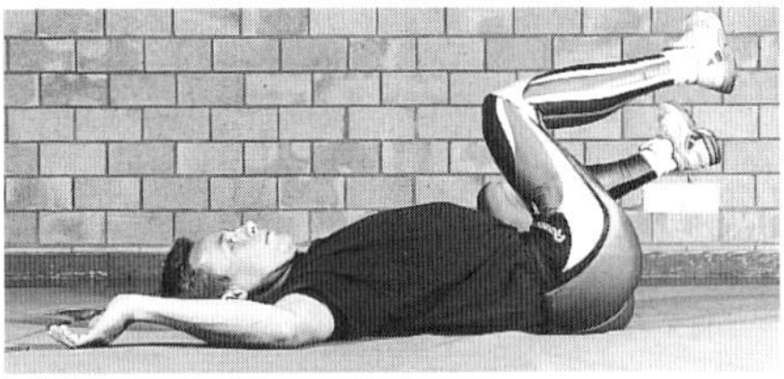

Beine hüftbreit

Mobilisierung des Sprunggelenks

→ Wechselweises Heben und Senken der Fersen

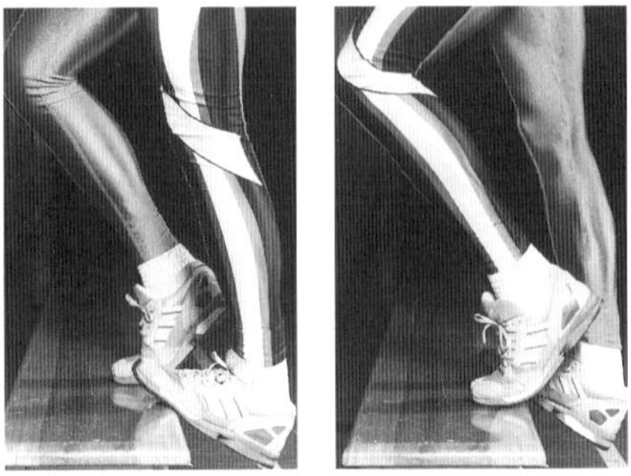

Langsam dynamischer Wechsel

3/12 Dehnung der Brustmuskeln und der Armbeuger

→ Handfläche eines gestreckten Armes an einem Widerstand

1. Beugen des vorderen Knies
Gewicht nach vorne verlagern

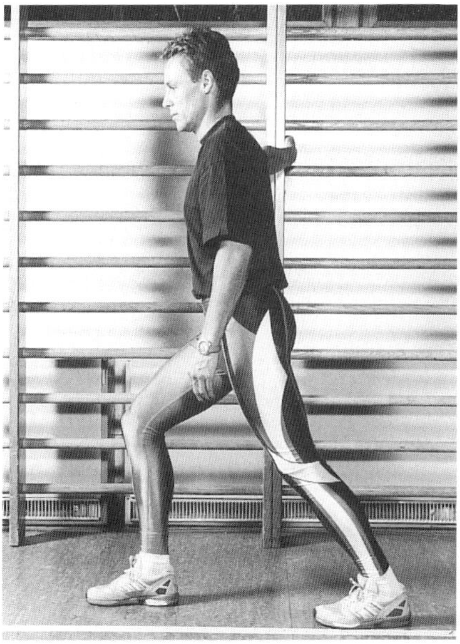

2. Körper seitlich wegdrehen

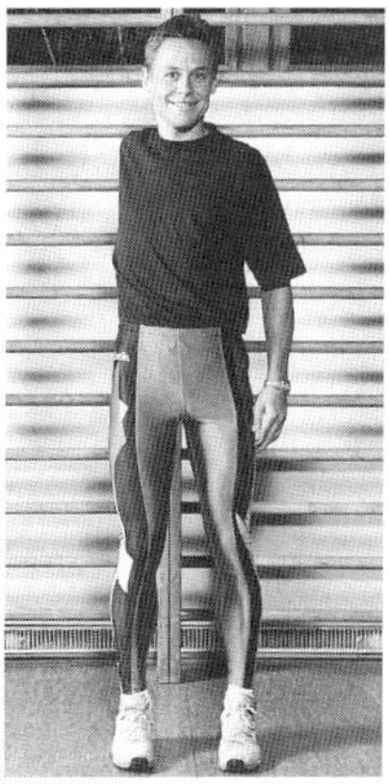

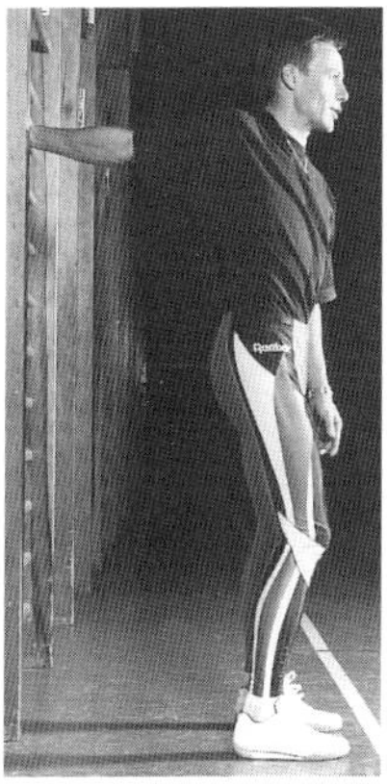

Dehne beidseitig!

4/12 Dehnung der Armstrecker und der Handgelenkbeuger

Dehnung der Armstrecker

→ Gebeugten Arm hinter dem Kopf tiefdrücken

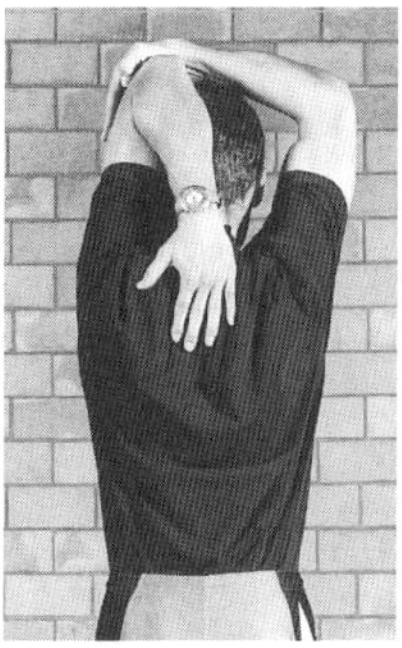

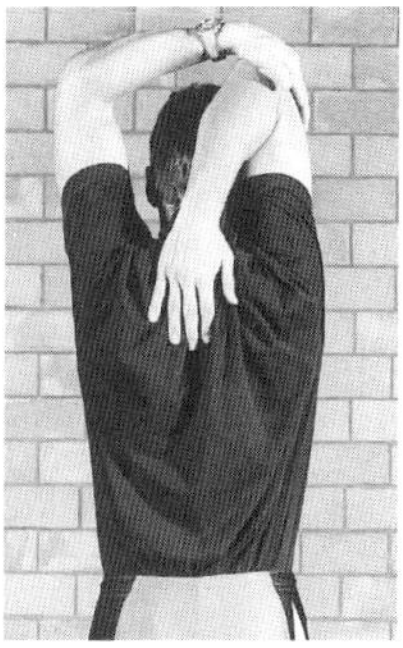

Bauch- und Gesäßspannung halten!

Dehnung der Handgelenkbeuger

→ Strecken der Ellbogen durch Vorschieben der Handflächen (Hände im Flechtgriff ausgedreht)

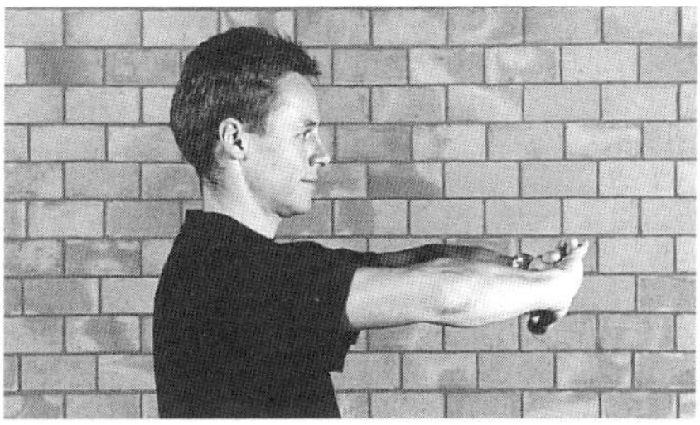

Leite die Streckbewegung durch eine Rollbewegung der Schultern nach vorne ein!

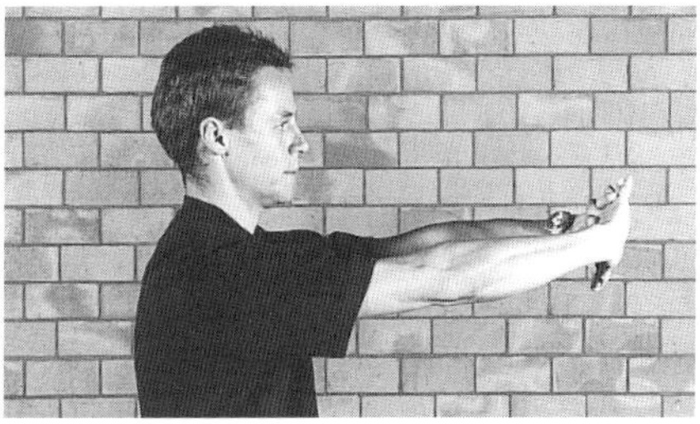

Bauch- und Gesäßspannung halten!

5/12 Dehnung der Adduktoren

→ Knie mit den Ellbogen langsam nach unten drücken

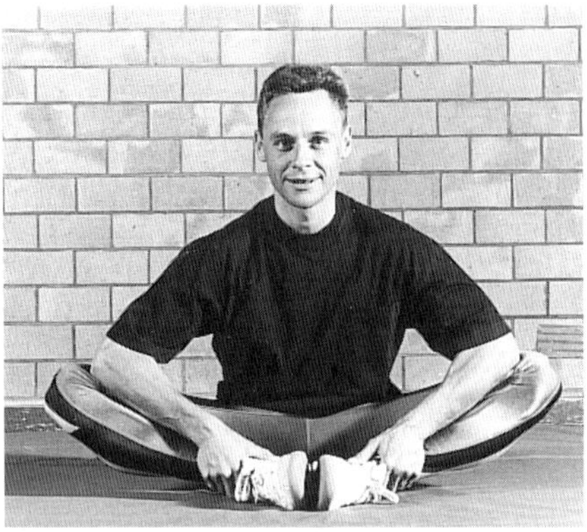

Rücken bleibt gerade

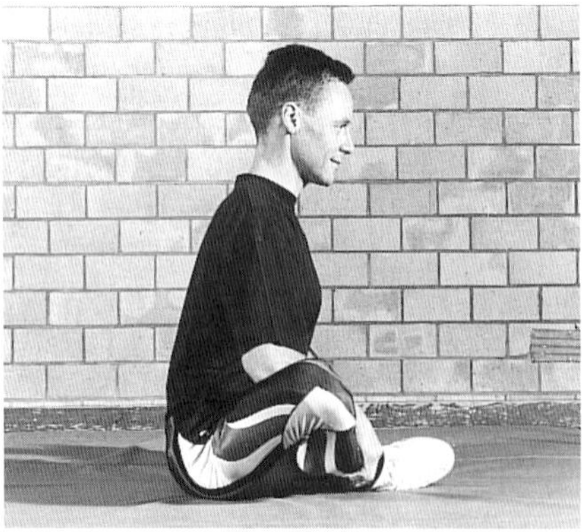

Kopf bleibt in Verlängerung der Wirbelsäule!

6/12 Dehnung des Lenden-Darmbeinmuskels

→ Becken nach hinten kippen (Bauch einziehen, „Schambein vorschieben")

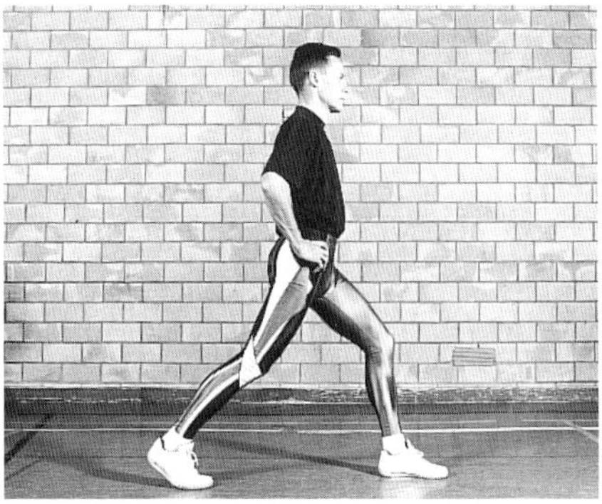

Vorderes Knie beugen

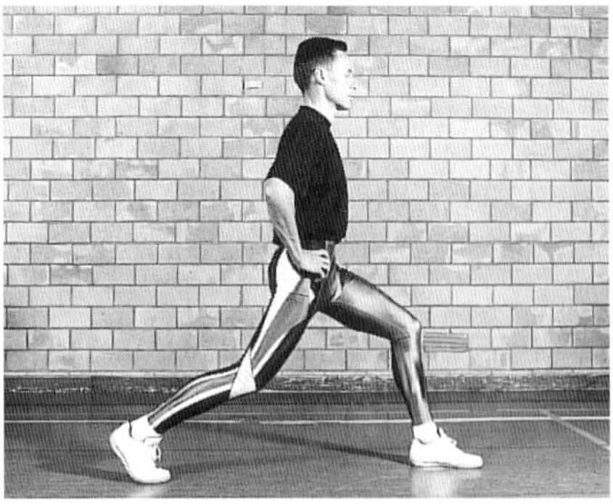

Hüfte nach vor schieben (Richtung Ferse)

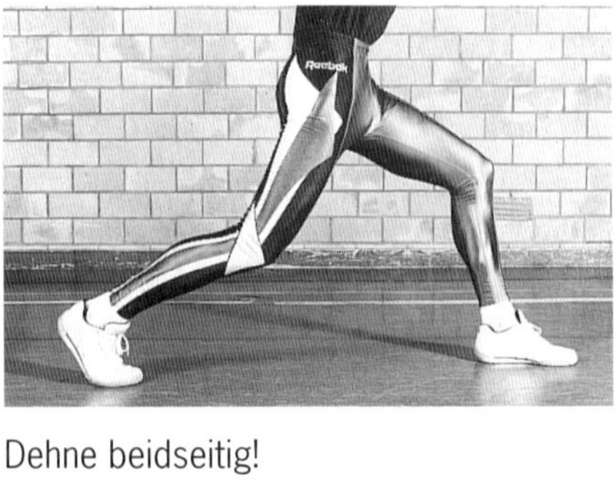

Dehne beidseitig!

7/12 Dehnung der Oberschenkelmuskulatur

Dehnung der vorderen Oberschenkelmuskulatur

→ Einbeinkniestand
(hinteres Bein fixiert)
Becken nach hinten kippen

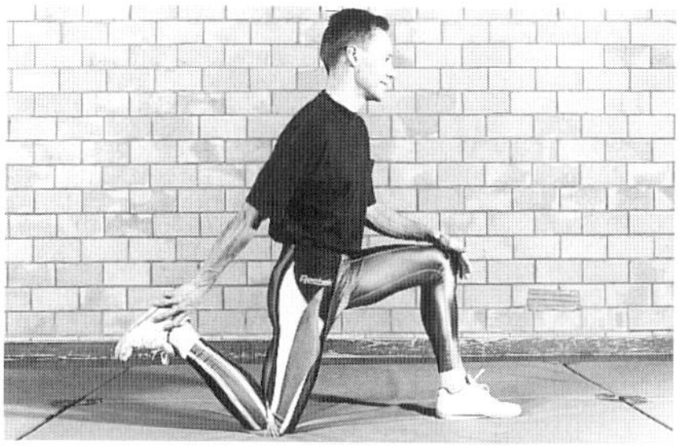

Hüfte nach vor schieben (Richtung Ferse)

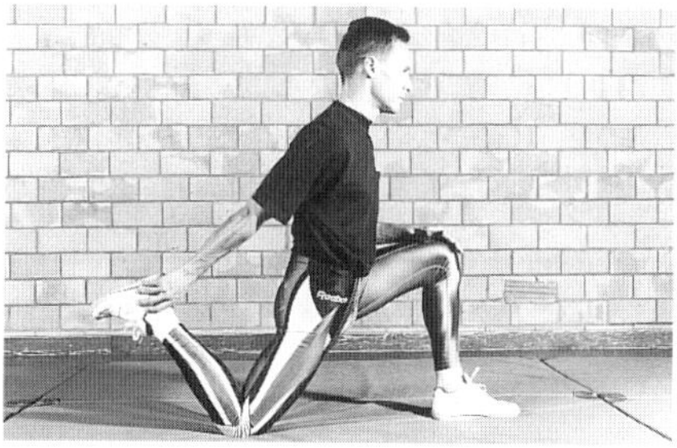

Dehne beidseitig!

Variation im Stand

→ Becken nach hinten kippen
Gebeugtes Bein sanft zurückführen

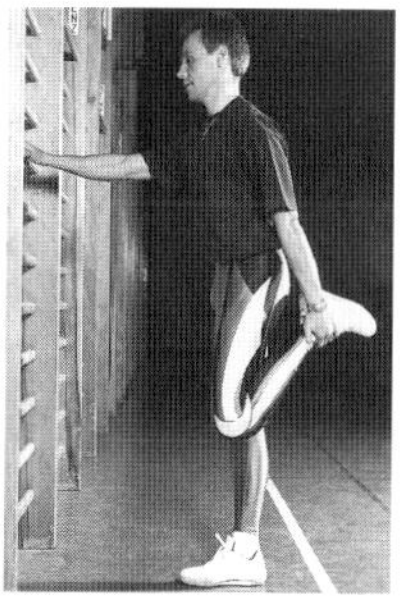

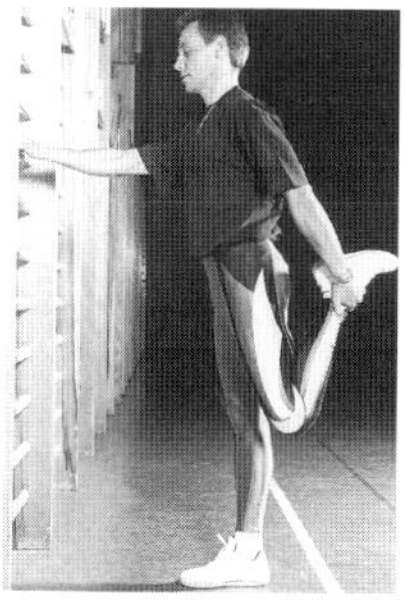

Bauch- und Gesäßspannung halten!

7/12 Dehnung der Oberschenkelmuskulatur

Dehnung der hinteren Oberschenkelmuskulatur

→ Oberkörper aufrichten (Hände stützen nahe am Gesäß)

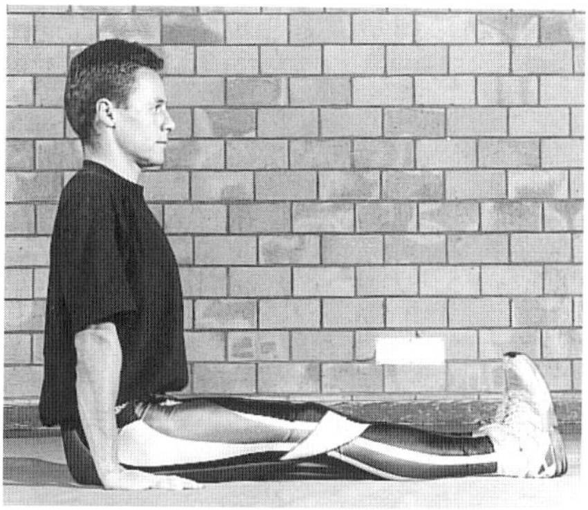

Oberkörper vorkippen

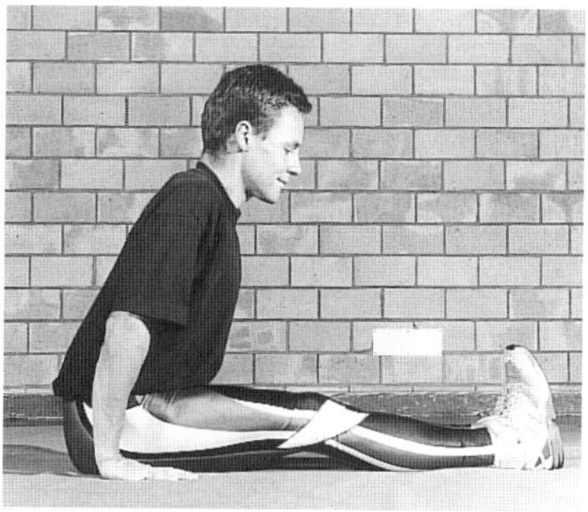

Rücken bleibt gerade!

8/12 Dehnung der Wadenmuskulatur

... vor allem im oberen Bereich

→ Vorderes Knie beugen
Ferse des hinteren Beines behält Bodenkontakt

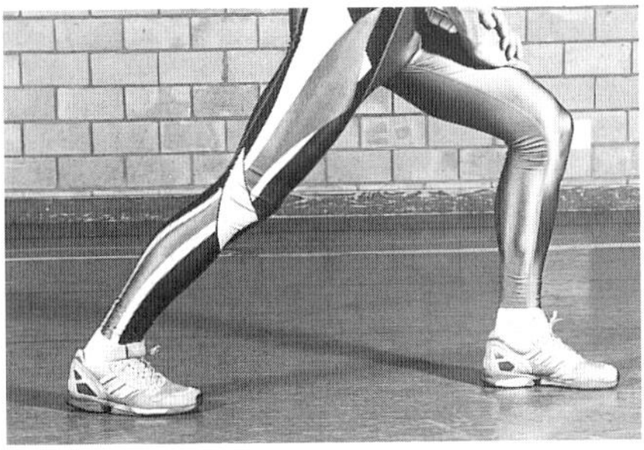

... vor allem im Achillessehnenbereich

→ Hinteres Knie beugen

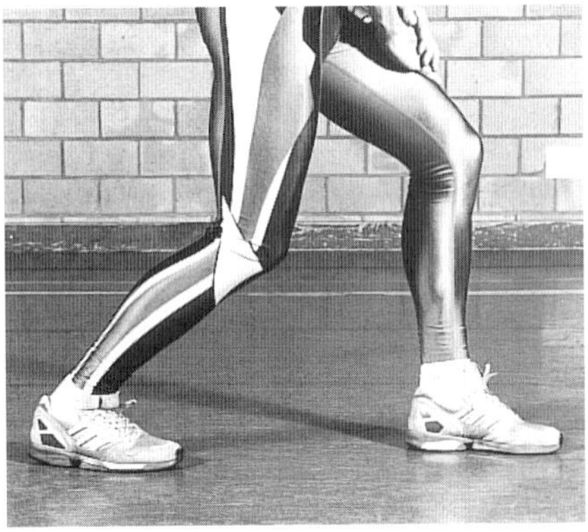

Durch Verlagern des Körperschwerpunktes nach hinten kann die Dehnung verstärkt werden.

9/12 Kräftigung der Bauchmuskulatur

Kräftigung der geraden Bauchmuskeln

1. ... vor allem im oberen Bereich

→ Aufrollen des Oberkörpers aus der Vorspannung (Bauchmuskeln anspannen, Nacken lang machen)

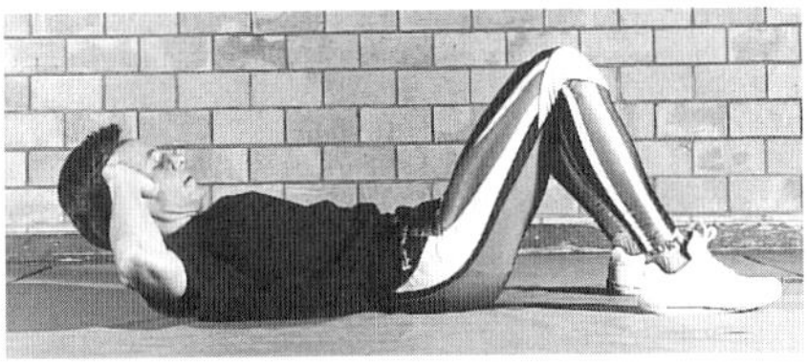

Abrollen in die Vorspannung

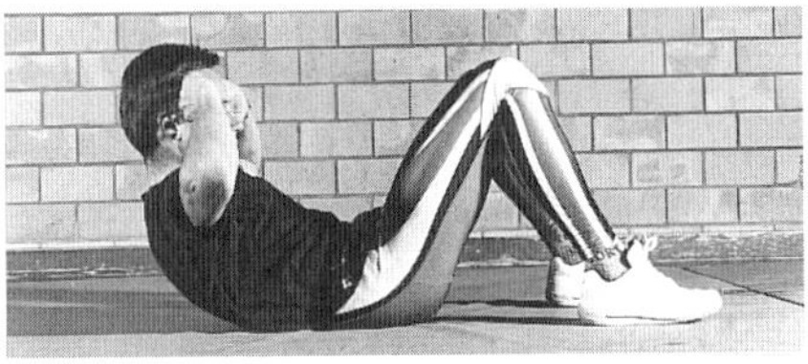

2. ... vor allem im unteren Bereich

→ Heben und Senken des Beckens

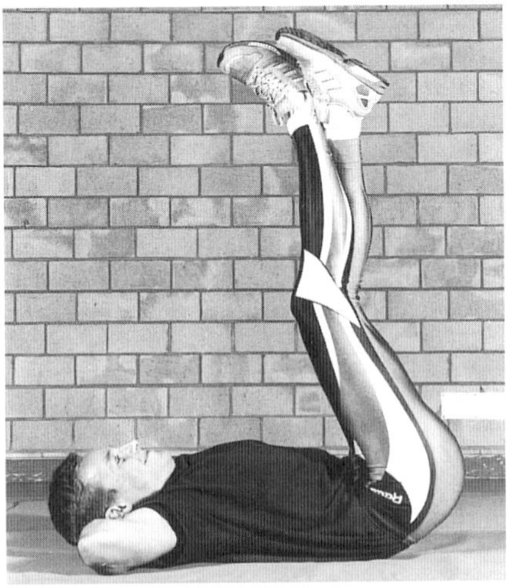

Beine schieben zur Decke, Ellbogen bleiben am Boden

9/12 Kräftigung der Bauchmuskulatur

Kräftigung der schrägen Bauchmuskeln

→ Aus der Vorspannung Ellbogen zum gegengleichen (überkreuzten) Knie führen

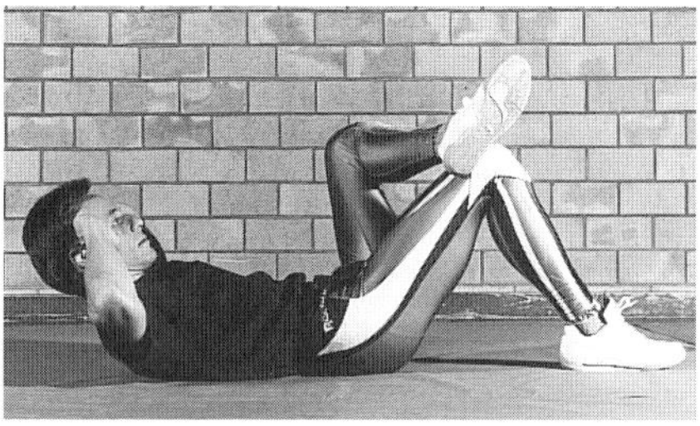

Ellbogen zum gegengleichen Knie

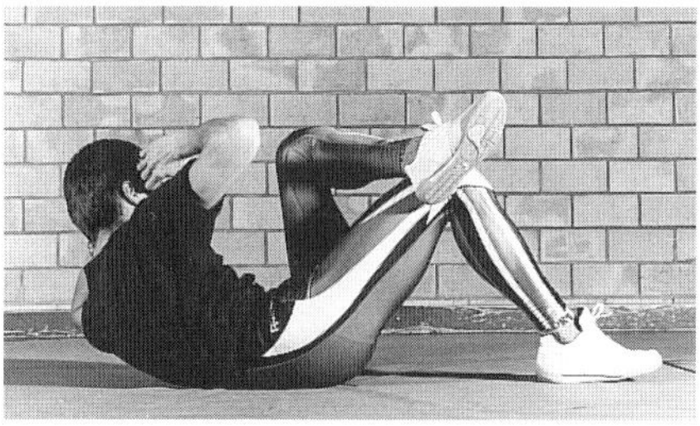

Beim Aufrollen Ellbogen „offen lassen"

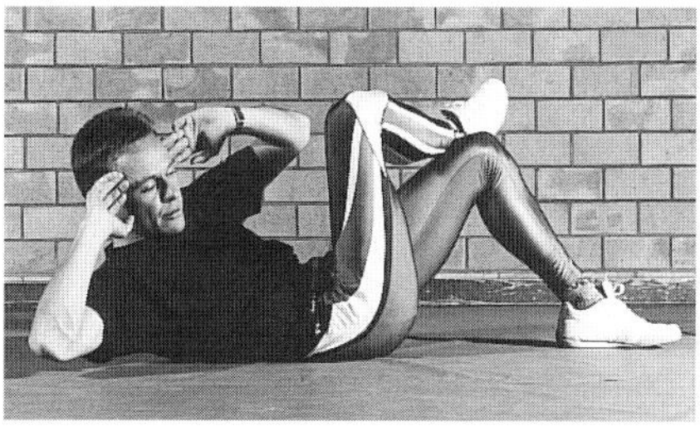

Kräftige beidseitig!

10/12 Kräftigung der hinteren Rumpfmuskulatur

Kräftigung der Schulterblattfixatoren und der Rückenmuskeln

→ Aus der Päckchenhaltung Schulterblätter nach hinten-unten ziehen

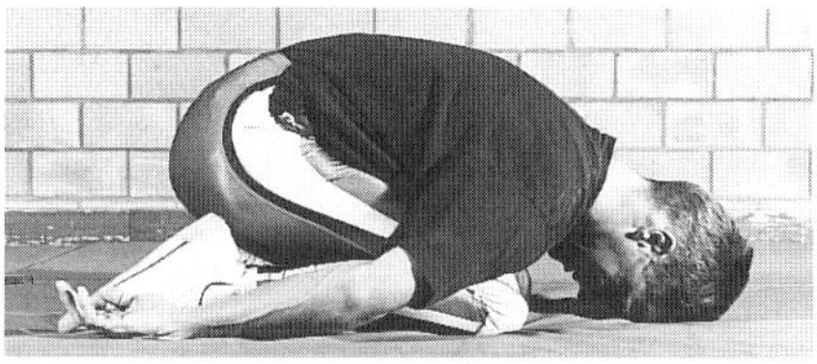

Strecken der Brust- und Halswirbelsäule

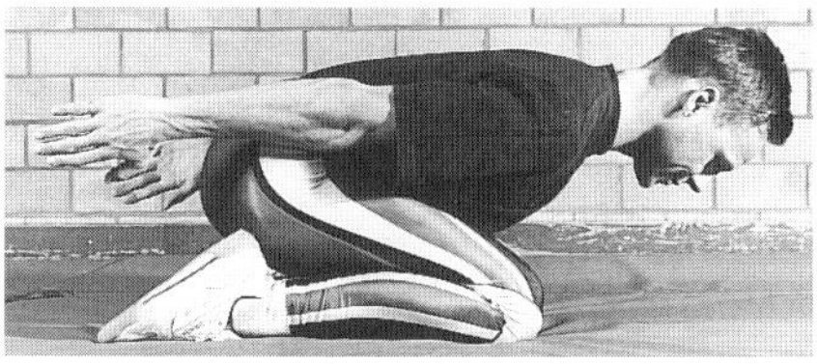

Kräftigung der Rücken-, Gesäß- und hinteren Oberschenkelmuskulatur

„Bauch einziehen" und Gesäßmuskeln anspannen

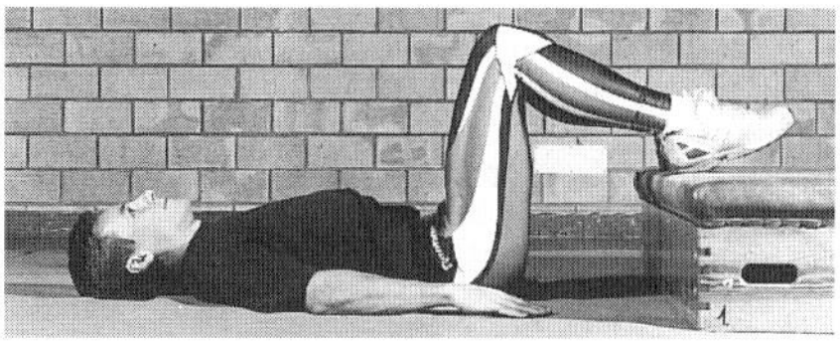

→ Becken heben

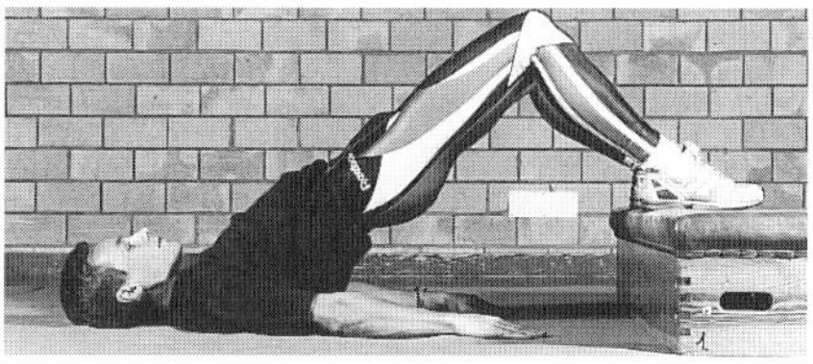

Schulterblätter behalten Bodenkontakt!

11/12 Kräftigung der Gesäßmuskulatur

Kräftigung des großen Gesäßmuskels

Gesäßmuskeln anspannen

→ Ein gebeugtes Bein hochführen und senken

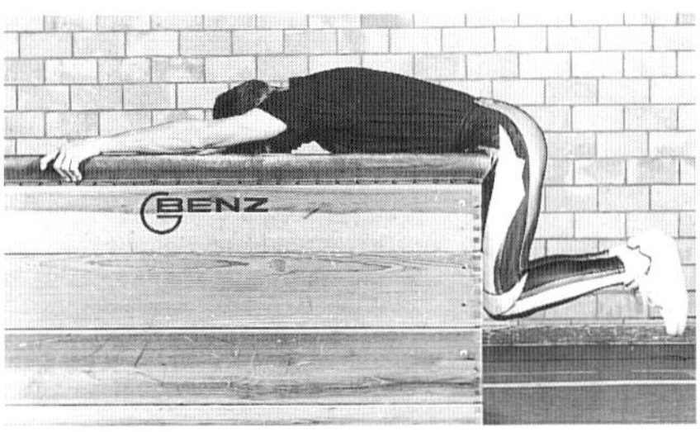

Bein maximal bis in die Waagrechte heben

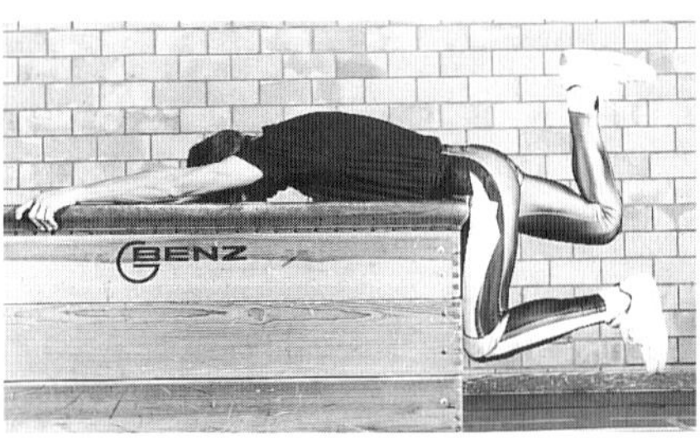

Kräftigung des kleinen und mittleren Gesäßmuskels

Gesäßmuskeln anspannen

→ Ein gebeugtes Knie seitlich hochführen und senken

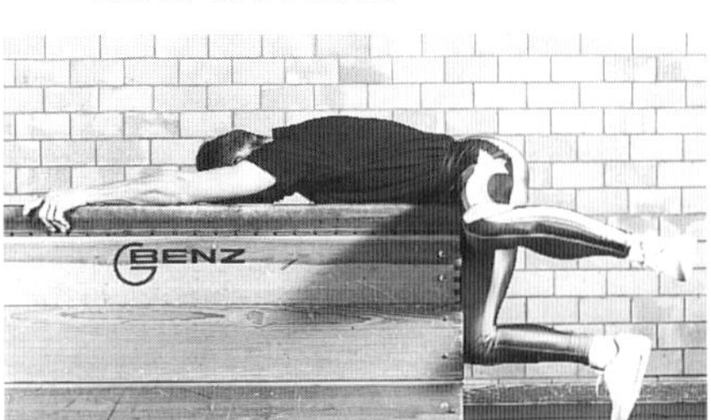

Unterschenkel waagrecht

12/12 Kräftigung der seitlichen Rumpfmuskulatur

→ Hochführen und Senken der Beine aus der stabilen Seitenlage

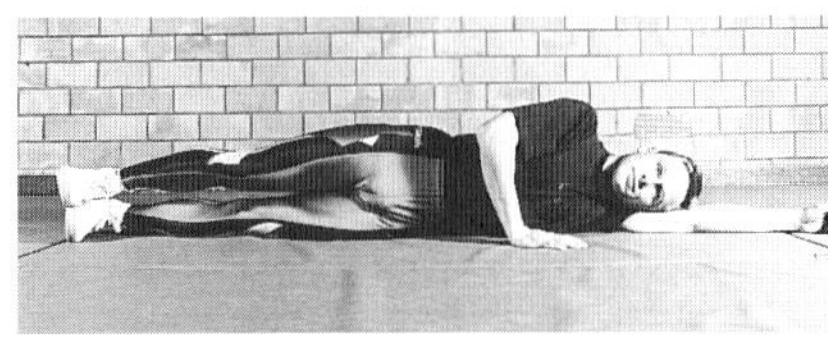

... ein Bein heben und senken

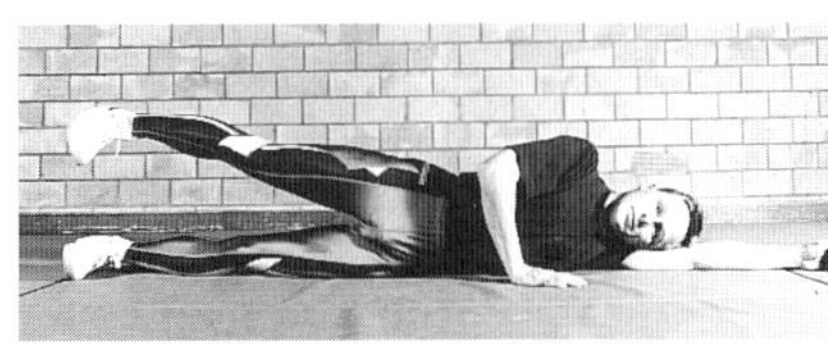

... beide Beine heben und senken

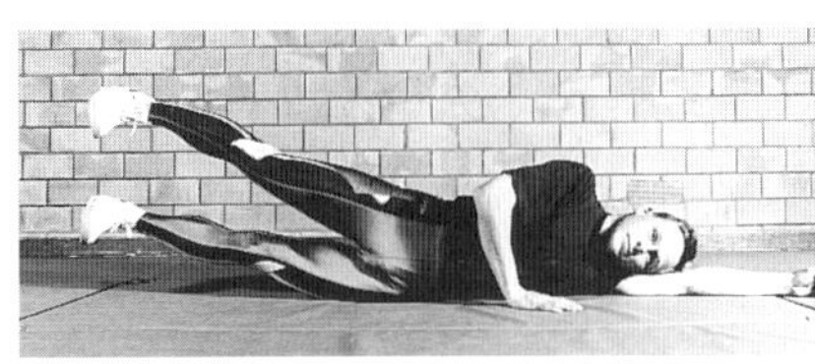

Ferse höher als Zehen

→ Oberkörper seitlich hochziehen (Beine fixiert)

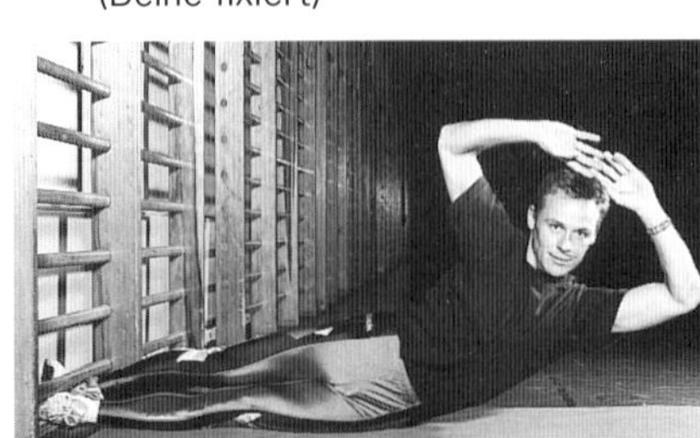

Kräftige beidseitig!

13

Die Goldenen Zwölf

SCHWIMMEN

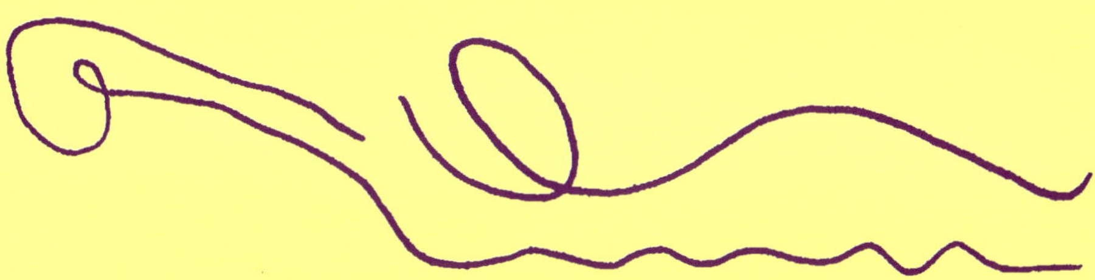

1/12 Mobilisierung

Mobilisierung des Schultergelenks

→ Zusammenführen der Fingerspitzen hinter dem Körper

a) ... im Nacken

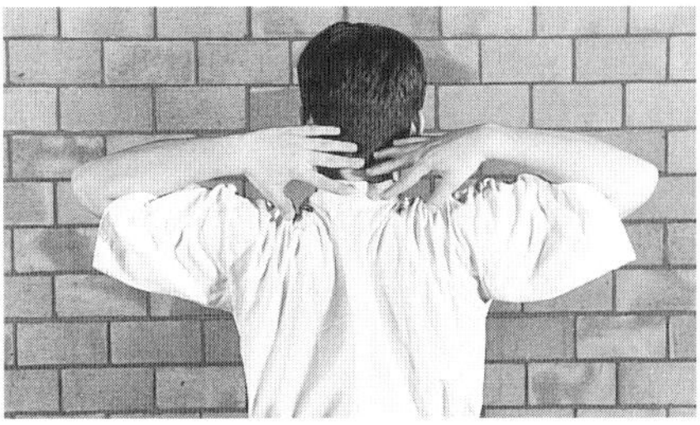

b) ... am Rücken

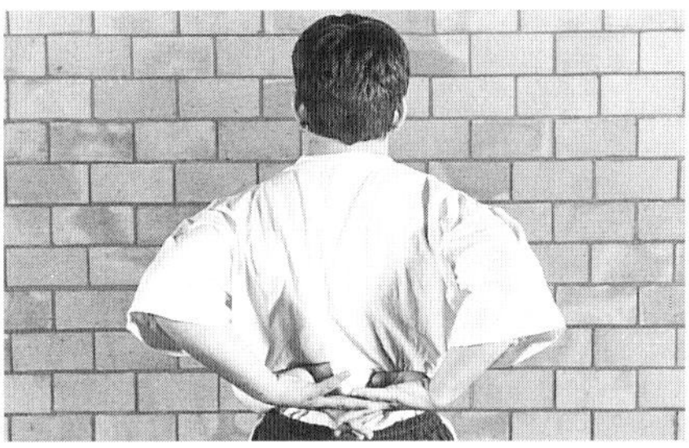

Ellbogen nach außen und zurück ziehen

→ Handtuch hinter dem Körper hoch- und tiefziehen

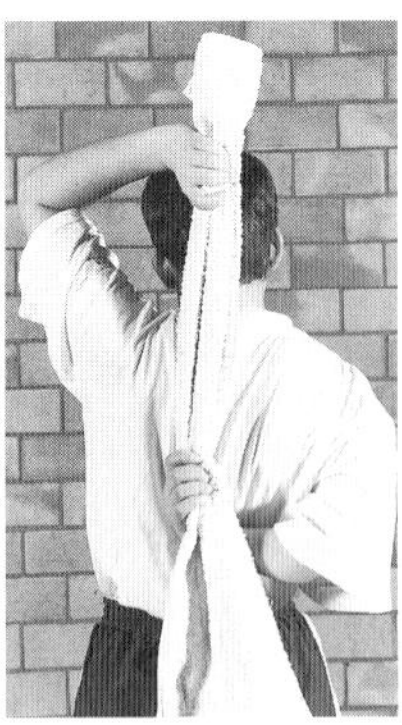
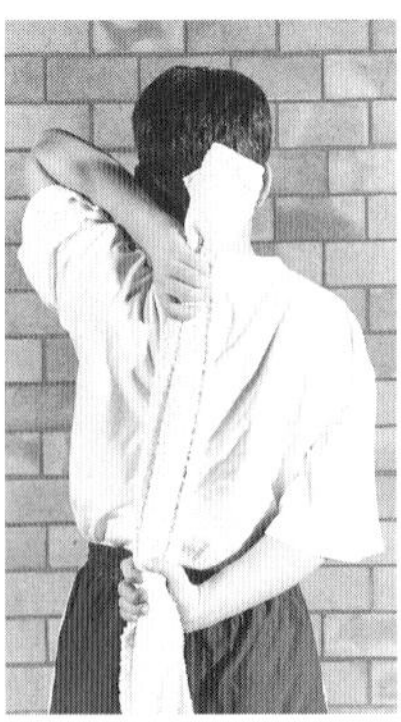

Mobilisiere beidseitig (Armwechsel)!

1/12 Mobilisierung

Mobilisierung des Hüftgelenks

Grätschsitz mit angewinkelten Beinen

→ Abwechselnd ein Knie nach innen ablegen

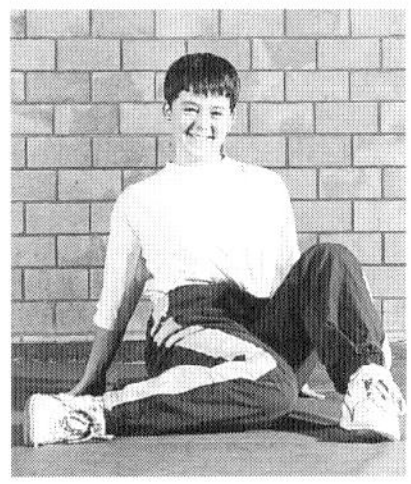
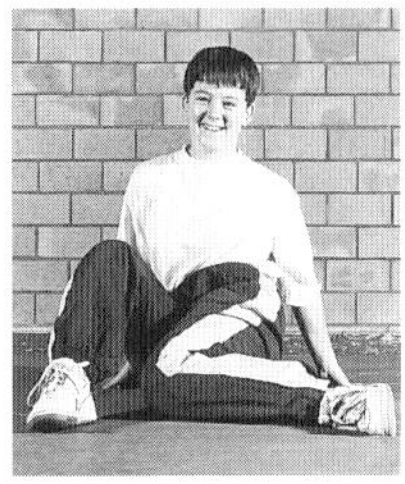

Mobilisierung der Wirbelsäule

Rückenlage

Beine gebeugt, Unterschenkel überkreuzt

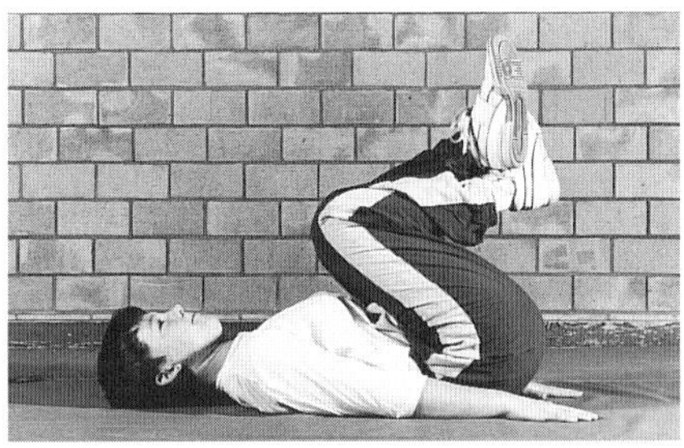

→ Gebeugte Beine zum Oberkörper ziehen und langsam zur Seite legen

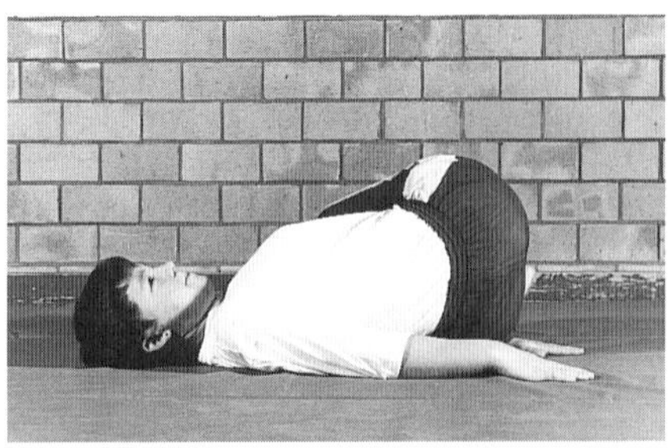

Schultern behalten Bodenkontakt!

2/12 Dehnung der Armmuskulatur

Dehnung der Armbeuger
Sitz
Arme stützen weit hinter dem Körper

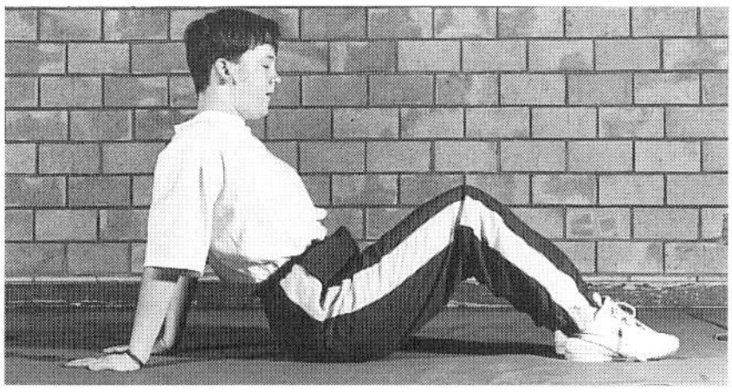

→ Becken heben und vorschieben

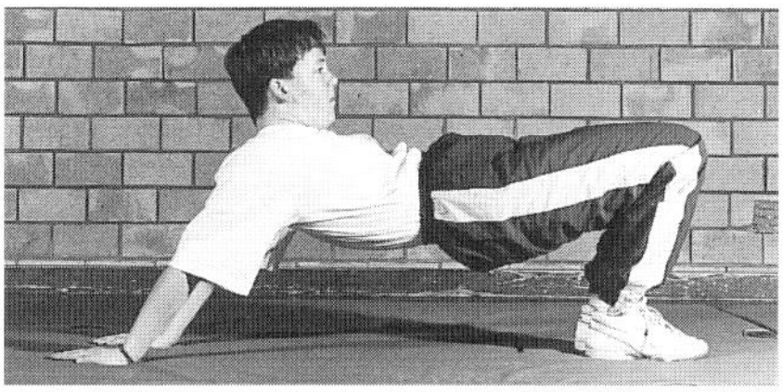

→ Ist die gewünschte Spannung erreicht, Becken absenken

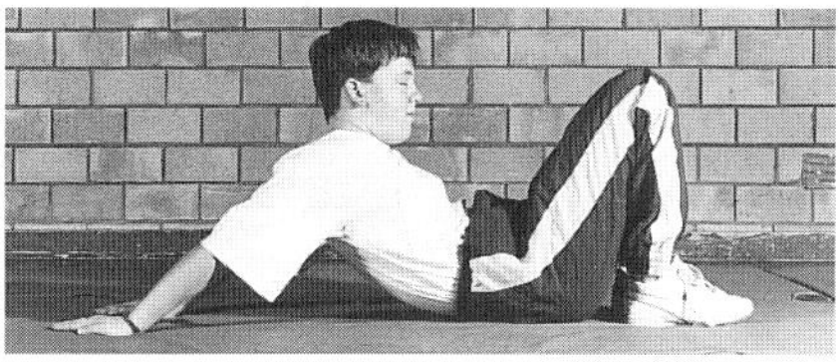

Dehnung der Armstrecker
→ Oberarm waagrecht zum Körper drücken

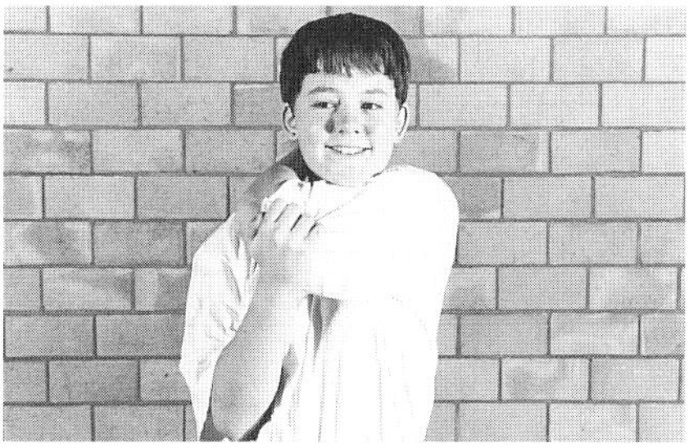

Dehne beidseitig!

3/12 Dehnung der Brustmuskeln

Bankstellung
Hände auf Kastenoberteil

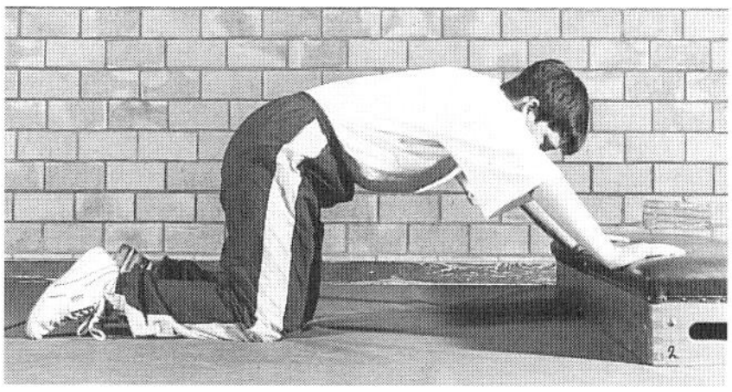

→ Oberkörper zurückziehen

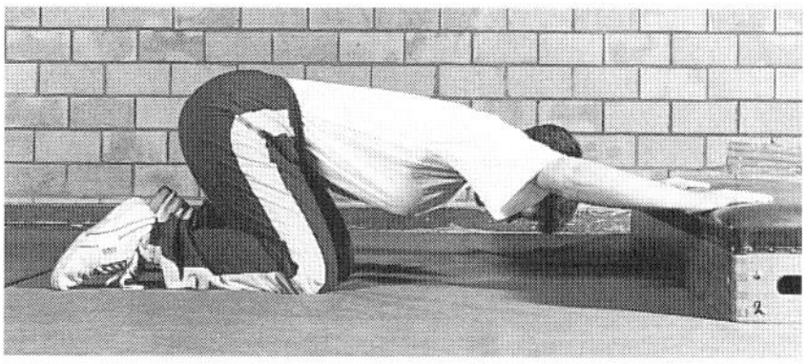

Kopf bleibt in Verlängerung der Wirbelsäule

Dehnung der Brust- und Schultermuskulatur
→ 1. Arme rechtwinklig gebeugt zurückführen (Dehnung der Brustmuskeln)
→ 2. Arme rechtwinklig gebeugt vor dem Körper zusammenführen - Ellbogen an Ellbogen (Dehnung der Schultermuskulatur)

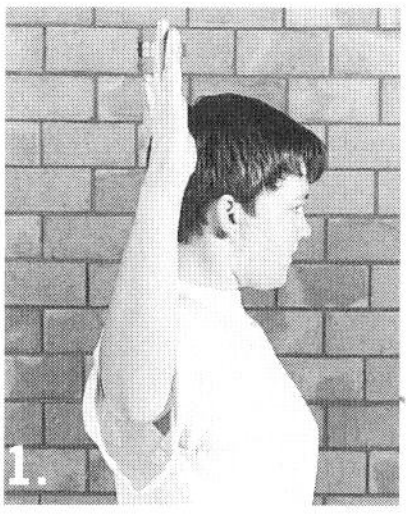

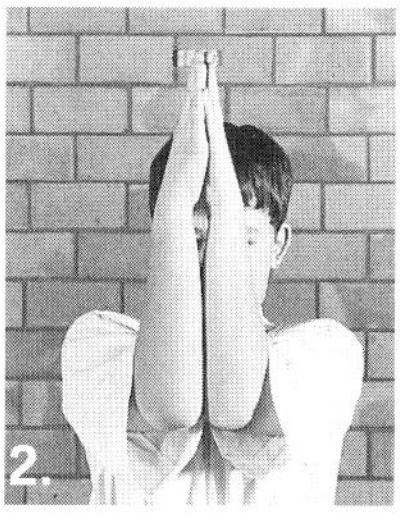

Während der Dehnung Winkelstellung der Arme beibehalten!

8/12 Dehnung der Wadenmuskulatur

→ „In die tiefe Hocke gehen“

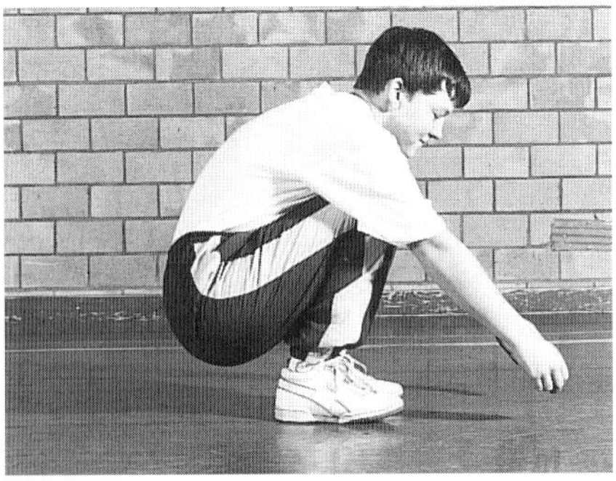

Bankstellung
ein Bein gestreckt am Boden

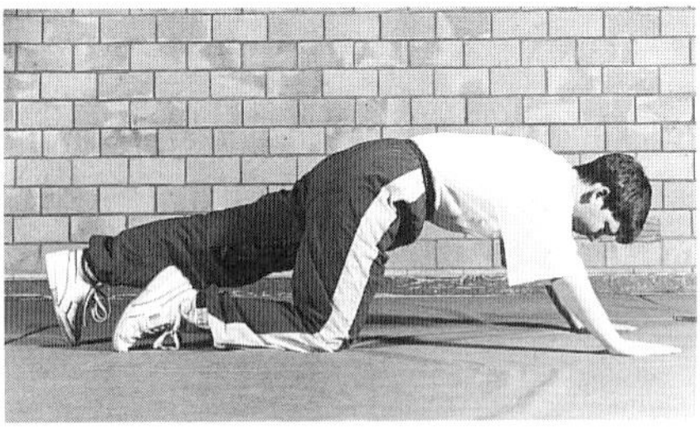

→ Oberkörper langsam zurückschieben

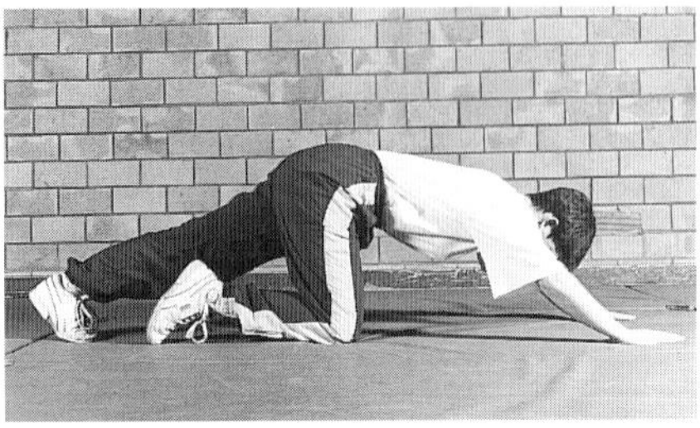

Ferse schiebt!
Dehne stets beidseitig!

9/12 Kräftigung der Armstrecker und der Muskulatur des Schultergürtels

Bankstellung im Unterarmstand: Schulterblätter zusammen und nach unten ziehen

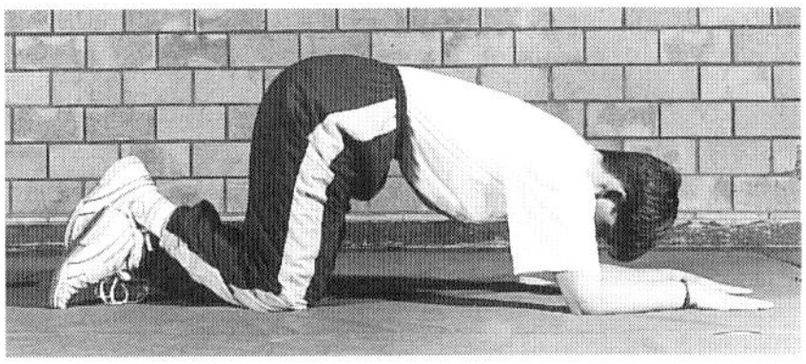

→ Vor- und Zurückschieben des Oberkörpers

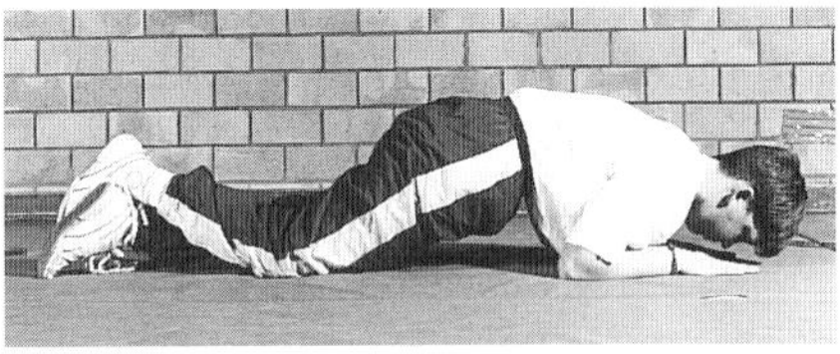

Liegestütz vorlings von kniehohem Kasten
Ganzkörperspannung

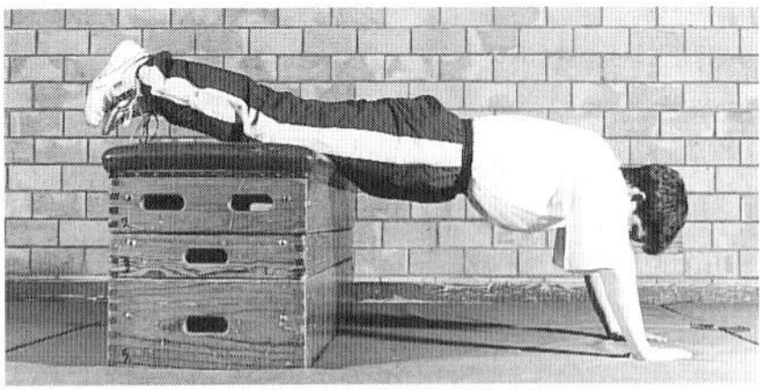

→ Beugen und Strecken der Arme

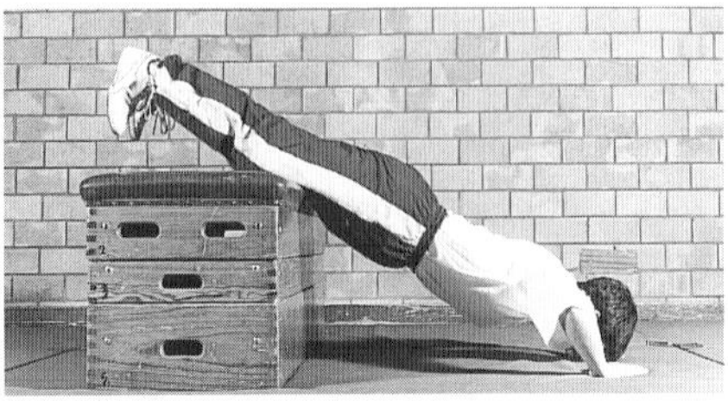

Die Auflage der Oberschenkel sorgt für eine bessere Stabilisierung der Lendenwirbelsäule.

9/12 Kräftigung der Armstrecker und der Muskulatur des Schultergürtels

Liegestützstellung vor Kastenoberteil
Ganzkörperspannung

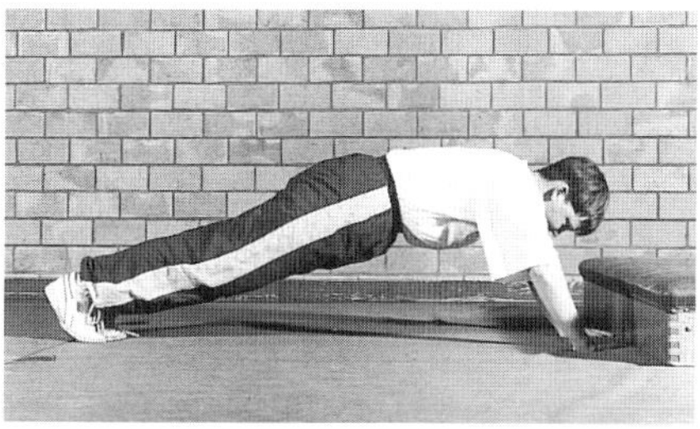

→ Auf- und Absteigen

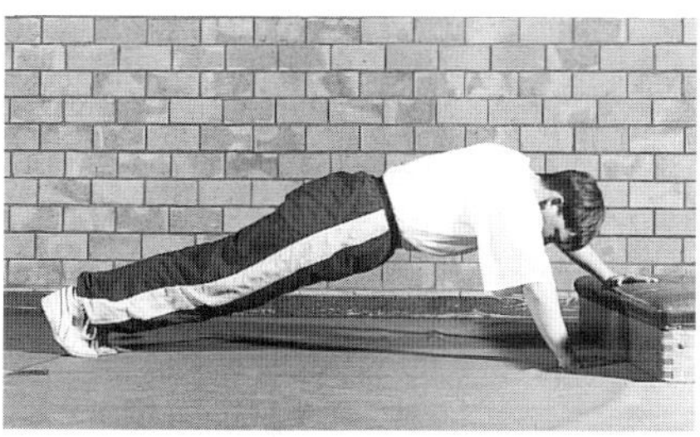

Kopf in Verlängerung der Wirbelsäule

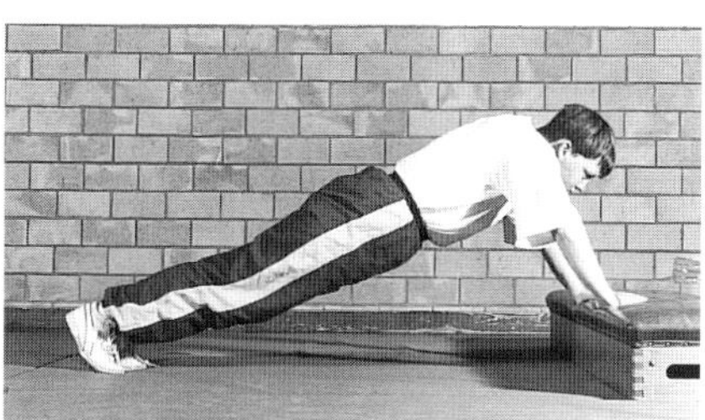

Ganzkörperspannung halten!

10/12 Kräftigung der Schulterblattfixatoren und der Rückenstrecker

„Päckchen"

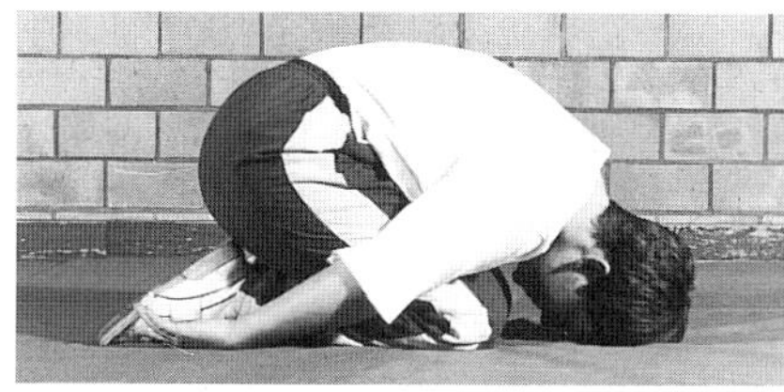

→ Schulterblätter zusammen und nach hinten-unten ziehen (HWS und BWS strecken)

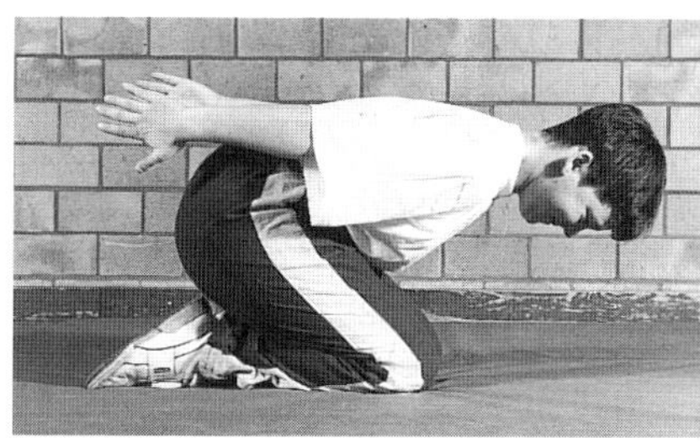

Bauchlage: Ganzkörperspannung; Fersenschub; Arme in U-Halte
→ Arme und Kopf leicht abheben

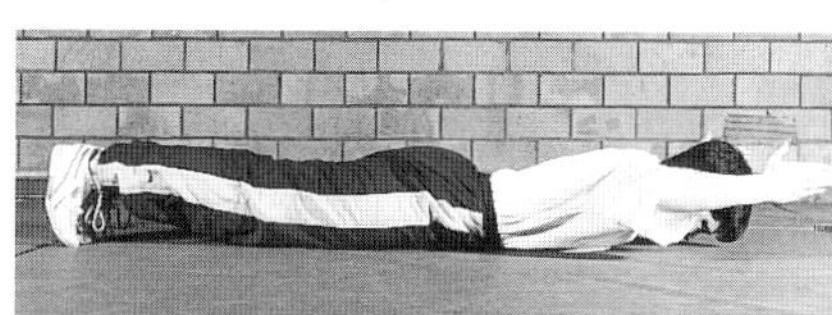

Mit den Ellbogen nicht nach hinten ausweichen!

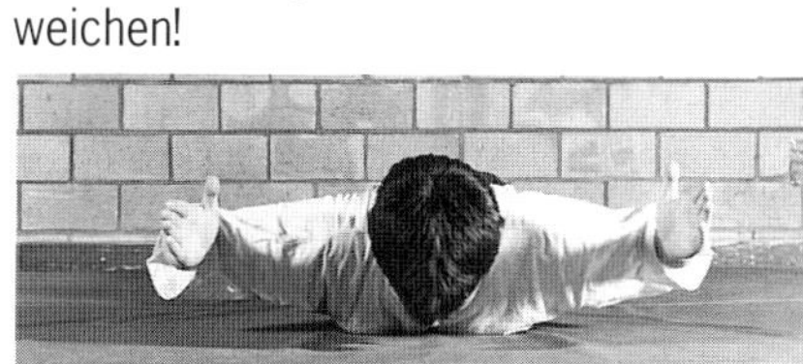

Kopf in Verlängerung der Wirbelsäule!

13 Literaturverzeichnis

Aigelsreiter, H./Lanz, E.: Dehnung, Kräftigung, Bewegung. 3. Auflage, Graz (Eigenverlag) 1986

Anderson, R. A./Anderson, J.: Stretching - Dehnübungen, die den Körper geschmeidiger und gesünder halten. Oesch-Verlag AG Zürich 1987

Autorenteam SVSS: Sitzen als Belastung. PMSI - Verlag Ismaning 1993

Bernstein, D.A./Borkovec, T. D.: Entspannungs-Training (Handbuch der Progressiven Muskelentspannung). Reihe „Leben lernen" Nr. 16. 5. Auflage 1990

Bäker, B.: Die verrückte Bandscheibe - Wirbelsäulenbeschwerden und ihre Behandlung. 4. Auflage - Ehrenwirth 1988

Blum, B./Wöllzenmüller, F.: Stretching - Bessere Leistungen in allen Sportarten. 6. Auflage - Sportinform 1988

Cirkus: Lehrbuch des Schulsonderturnens. Ferd.-Dümmlers-Verlag, Bonn

Dassel, H./Haag, H.: Circuit - Training in der Schule. 4. Auflage - Karl-Hofmann-Verlag Schorndorf 1975 (Schriftenreihe zur Praxis der Leibeserziehung und des Sports, Band 30)

Eberspächer, H.: Mentale Trainingsformen in der Praxis. sportinform Verlag GmbH Franz Wöllzenmüller Oberhaching. 3. Auflage 1990

Ehrich, D./Gebel, R.: Aufbautraining nach Sportverletzungen. Philippka-Verlag Münster. 3. Auflage 1992

Feneis, H.: Anatomisches Bildwörterbuch der internationalen Nomenklatur. Georg-Thieme-Verlag Stuttgart. 4. Auflage 1974

Forstreuter, H.: Gymnastik - Körperschule ohne Gerät. 27. Auflage - Verlag Limpert, Frankfurt 1972

Freiwald, J.: Aufwärmen im Sport (Übungen für Vorbereitung und Cool-Down). Rowohlt 1994

Fuchs, K./Sologub, L.: Badminton (Technik - Taktik - Training). Falken-Verlag Niederhausen 1992. ISBN 3 8068 0699 3.

Gain, W./Hartmann, J.: Muskelkraft durch Partnerübungen. 4. Auflage - Sportverlag Berlin 1978

Groher, W./Noack, W.: Sportliche Belastungsfähigkeit des Haltungs- und Bewegungsapparates 1982

Grosser, M./Ehlenz, H./Zimmermann, E.: Richtiges Muskeltraining - Grundlagen und Trainingsprogramme. 3. Auflage - BLV Sportpraxis 1987

Haag, H./Dassel, H.: Fitness-Tests. Karl-Hofmann-Verlag, Schorndorf 1975 (Band 89)

Junghanns, H.: Die Wirbelsäule in Forschung und Praxis. Bd.100. (Die Wirbelsäule unter den Einflüssen des täglichen Lebens, der Freizeit, des Sports). Hippokrates Verlag Stuttgart 1986

Kempf, H.-D.: Die Rückenschule. Rowohlt 1995

Kempf, H.-D./Fischer, J.: Rückenschule für Kinder. Rowohlt 1995

Kendall, F. P./Kendall Mc Creary, E.: Muskeln; Funktionen und Test. 3. Auflage. Gustav Fischer Verlag. Stuttgart 1988

Knebel, K.-P.: Funktionsgymnastik: Training, Technik und Taktik. Rowohlt 1987

Knebel, K.-P./Herbeck, R./Schaffner, S.: Tennis Funktionsgymnastik. Rowohlt 1989

Knupp, M.: Badminton Praxis (Programme - Übungen - Lernhilfen). Rowohlt 1989

Kos, B./Teply, Z./Vorlab, R.: Gymnastik - 1200 Übungen. 11. Auflage - Sportverlag Berlin 1983

Kruber, D. und H. und M./Schmidt, G.: Allgemeines Konditionstraining (Teil 1 und 2). 4. Auflage. Karl-Hofmann-Verlag, Schorndorf 1995 (Schriftenreihe zur Praxis der Leibeserziehung und des Sports, Bd. 79 und 85)

Lewit, K.: Manuelle Medizin. 4. Auflage - Urban und Schwarzenberg 1984

Letzelter, M.: Trainingsgrundlagen (Training - Technik - Taktik). Rowohlt 1982

Linser, F.: Effektives Krafttraining (Grundlagen und Praxis am Beispiel des alpinen Schilaufs). 1. Auflage. Limpert Verlag Wiesbaden 1994

Markworth, P.: Sportmedizin, Physiologische Grundlagen. Rowohlt. ISBN 3-499-17049-3

Medler, M.: Fitness (Materialien für ein gezieltes Körpertraining). Sportverlag Neumünster. 2. Auflage 1994

Michler, P./Graß, M.: Gymnastik - aber richtig. Eigenverlag Hard 1989

Michler, P./Graß, M.: Gymnastik - aber richtig. 3. Auflage. Eigenverlag Hard 1991

Oberthaler, W./Albertini, B. und G.: Gymnastik - Gezielt Haltungs Fördernd, Eigenverlag Innsbruck. 1993

Oettinger, B. und T.: Funktionelle Gymnastik - Was? Wie? Warum?. Verlag Karl Hofmann. Schorndorf. 1995

Platzer, W.: Taschenatlas der Anatomie. Bd. 1 Bewegungsapparat. 6. Auflage. Georg-Thieme-Verlag Stuttgart 1991

Pock, K.: Turnfibel I und II. Österreichischer Bundesverlag für Unterricht, Wissenschaft und Kunst. Wien 1971 (Theorie und Praxis der Leibesübungen, Band 43)

Redl, S. (Hg.): Sport in der Schule. Bd. 69. Bundesverlag. 1992

Redl, S. (Hg.): Sport in der Volksschule. Bd. 66. Bundesverlag. 1989

Reinhardt, B.: Gesunder Rücken - besser leben; Rückenschule, Perimed-Verlag Bad Aibling 1989

Renström, P./Peterson, L.: Verletzungen im Sport. 2. Auflage - Köln 1987

Ritter, M.: Die ideale Wirbelsäulen-Gymnastik. Orbis Verlag München 1993

Schnack, G.: Intensivstretching und Ausgleichsgymnastik (Aktivtherapie bei Fehlbelastungen in Beruf und Sport). Deutscher Ärzte-Verlag GmbH - Köln 1992

Schwirtz, A.: Bewegungstechnik und muskuläre Koordination beim Skilanglauf. Sport und Buch Strauß - Edition Sport Köln. 1. Auflage 1994

Spring, H./Illi, U. u.a.: Dehn- und Kräftigungsgymnastik - Stretching und dynamische Kräftigung. 2. Auflage - Georg-Thieme-Verlag. Stuttgart 1988

Staude, G.: Arbeitskarten für das Schulkurzturnen. Österreichischer Bundesverlag

Syer, J./Conolly, C.: Psychotraining für Sportler. Rowohlt 1993

Voigt, H.-F./Richter, E.: betreuen, fördern, fordern - Volleyballtraining im Kindes- und Jugendalter. Philippka-Verlag 1991

Waldeyer, A.: Anatomie des Menschen (Erster Teil). Walter de Gruyter & Co. Berlin. 6. Auflage 1969

Waldeyer, A.: Anatomie des Menschen (Zweiter Teil). Walter de Gruyter & Co. Berlin. 6. Auflage 1970

Walter, K./Przybilla, K.: GEWINNEN ... beim Badminton. Walter Rau Verlag, Düsseldorf. 1. Auflage 1993. ISBN 3-7919-0452-3

Weineck, J.: Sportanatomie: Perimed. Fachbuch. 6. Auflage - Erlangen 1990 (Beitrage zur Sportmedizin, Band 9. ISBN 3-88429-308-7)

Weineck, J.: Optimales Training (Leistungsphysiologische Trainingslehre unter besonderer Berücksichtigung des Kinder- und Jugendtrainings). Perimed-spitta. 9. Auflage - Erlangen 1996

Wirhed, R.: Sport-Anatomie und Bewegungslehre. Schattauer Verlag Stuttgart. 2. Auflage 1988

Die Lehre der Leichtathletik in: DLV-Lehrbeilage Nr.13, 1988

Ski-News (BMUK): Aigelsreiter, H.: S. 26f. 9/1994

Bestellkarte

______ Stück **„Gymnastik – aber richtig"**
€ 28,80 sFr 49,50

______ Stück **Mappe mit „Arbeitskarten"**
€ 20,– sFr 35,20

______ Stück **„Muskelfunktionstests"**
€ 6,40 sFr 11,–
zuzüglich Porto und Versandspesen

______________________ ______________________
Ort, Datum Unterschrift

Nützen Sie die Bestellmöglichkeit mittels Postkarte!

Bestellkarte

______ Stück **„Gymnastik – aber richtig"**
€ 28,80 sFr 49,50

______ Stück **Mappe mit „Arbeitskarten"**
€ 20,– sFr 35,20

______ Stück **„Muskelfunktionstests"**
€ 6,40 sFr 11,–
zuzüglich Porto und Versandspesen

______________________ ______________________
Ort, Datum Unterschrift

Absender: (bitte in Blockschrift)

....

....

....

....

Peter Michler
Im Winkel 1
A-6971 Hard
http://www.gymnastik.at

Telefon und Fax (05574) 7 83 91
aus Deutschland und der Schweiz
(0043) 5574 / 7 83 91
e-mail: office@gymnastik.at

Nützen Sie die Bestellmöglichkeit mittels Postkarte!

Absender: (bitte in Blockschrift)

....

....

....

....

Peter Michler
Im Winkel 1
A-6971 Hard
http://www.gymnastik.at

Telefon und Fax (05574) 7 83 91
aus Deutschland und der Schweiz
(0043) 5574 / 7 83 91
e-mail: office@gymnastik.at